BIBLIOTHÈQUE
DE L'ÉTUDIANT EN PHARMACIE

PRÉCIS

DE

PHARMACIE CHIMIQUE

par

F. Crolas & B. Moreau

5ME ÉDITION

REVUE ET AUGMENTÉE PAR B. MOREAU

A. MALOINE ET FILS, Editeurs
27 -- RUE DE L'ÉCOLE-DE-MÉDECINE -- 27
PARIS, 1923

PRÉCIS

DE

PHARMACIE CHIMIQUE

DANS LA MÊME COLLECTION

BIBLIOTHÈQUE DE L'ÉTUDIANT EN PHARMACIE

Publiée sous la direction du Dr HUGOUNENQ

Doyen de la Faculté de Médecine et de Pharmacie de Lyon

PRÉCIS

DE

PHARMACIE CHIMIQUE

PAR LES DOCTEURS

F. CROLAS et B. MOREAU

Professeurs à la Faculté de Médecine
et de Pharmacie de Lyon

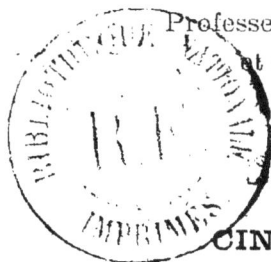

CINQUIÈME ÉDITION

Revue et augmentée

par M. B. MOREAU

A. MALOINE & FILS, ÉDITEURS

27, RUE DE L'ÉCOLE-DE-MÉDECINE. 27

PARIS — 1923

PRÉFACE DE LA CINQUIÈME ÉDITION

La cinquième édition de ce livre a été rédigée en conservant le plan et la classification des éditions précédentes, c'est-à-dire que les médicaments y sont divisés en deux classes :

1° *Les médicaments minéraux :*
2° *Les médicaments organiques.*

Les médicaments minéraux comprennent :

A) Les métalloïdes et leurs dérivés ;
B) Les métaux et leurs sels minéraux et organiques ;

Les métalloïdes et les métaux sont divisés en monovalents, bivalents, etc. ; après chaque métal nous avons étudié la série de ses sels groupés sous trois chefs :

a) Sels minéraux non oxygénés *(bromures, iodures, etc.)* ;
b) Sels minéraux oxygénés *(carbonates, chlorates, etc.)* :
c) Sels organiques *(benzoates, salicyclates, etc.).*

Dans chaque classe, les sels sont rangés par ordre alphabétique. pour faciliter les recherches.

Les médicaments organiques comprennent six classes :

A) **Les** médicaments non cycliques, *ou de la* série grasse ;
B) **Les** médicaments cycliques, *ou de la* série aromatique ;
C) **Les** alcaloïdes *et* leurs sels ;
D) **Les** glucosides ;
E) **Les** corps non sériés *(quassine, thyroïdine, etc.)* ;
F) **Les** matières albuminoïdes.

Les médicaments cycliques et non cycliques ont été divisés, d'après leur fonction chimique, en hydrocarbures, alcools, éthers, *etc., et les médicaments nouveaux ont été étudiés après les corps dont ils dérivent. (Ex. : le salol après l'acide phénique, le bétol après le naphtol, etc.).*

Pour chaque corps, nous envisageons successivement : la prépa-ration, *de laboratoire et industrielle ; la* purification, *les* propriétés, *les* impuretés, *les* modes d'essai, *le* dosage, *la* pharmacologie, *les* doses et niodes d'administration, *les* incompatibilités.

En écrivant cette nouvelle édition, nous nous sommes efforcé de la rendre encore plus pratique et plus utile, en développant surtout les considérations d'ordre pharmaceutique et en laissant à la chimie l'exposé des théories scientifiques.

Nous avons insisté tout particulièrement sur la solubilité des corps dans les divers dissolvants, sur leurs réactions d'identité, sur les moyens d'établir leur pureté, sur les propriétés thérapeutiques. Nous avons revu soigneusement la posologie et donné des indications plus précises sur les doses qu'il convient d'administrer aux enfants, selon leur âge. Il n'est pas une question qui n'ait été reprise et mise au point d'après les indications les plus récentes.

Tous les médicaments nouveaux qui nous ont paru intéressants ont été étudiés.

Nous avons également enregistré les données fournies par le supplément du Codex et les dernières publications officielles en tenant compte des critiques formulées et des tolérances reconnues nécessaires au point de vue de l'essai des médicaments.

Nous avons supprimé, dans cette édition, le chapitre des ferments. Nous avions autrefois pensé que l'action médicamenteuse de ces corps serait un jour attribuée à la présence de composés chimiques, oxydes de fer, de manganèse, etc., d'où leur étude logique dans un traité de pharmacie chimique ; cette conception n'étant pas encore établie, il est plus rationnel de laisser ces ferments dans le groupe des produits galéniques.

Nous espérons, qu'ainsi mise au point, cette édition recevra, comme les précédentes, le même accueil bienveillant des médecins, pharmaciens et étudiants, qui pourront y puiser de nombreux renseignements utiles pour l'exercice de leur profession.

Lyon, le 1ᵉʳ Janvier 1923.

B. MOREAU.

PREMIÈRE PARTIE
MÉDICAMENTS MINÉRAUX

———

CHAPITRE PREMIER
Métalloïdes monovalents et leurs dérivés.

———

ACIDE CHLORHYDRIQUE Cl H = 36.5.

Synonymes : Acide muriatique. — Acide hydrochlorique.
Esprit de sel.

Préparation. —- On prépare l'*acide chlorhydrique gazeux* en faisant agir l'acide sulfurique sur le sel marin purifié et décrépité ; il se fait de l'acide chlorhydrique et du sulfate acide de sodium, si la température est peu élevée :

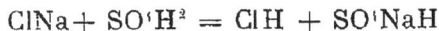

$$ClNa + SO^4H^2 = ClH + SO^4NaH$$

mais si l'on chauffe au rouge, le sulfate acide réagit sur une nouvelle molécule de ClNa pour donner de l'acide chlorhydrique et du sulfate neutre de sodium. Le rendement est ainsi plus élevé.
La réaction totale devient :

$$2\,ClNa + SO^4H^2 = 2\,ClH + SO^4Na^2$$

La solution aqueuse d'acide chlorhydrique, qui constitue le produit habituel, s'obtient en faisant passer un courant d'acide chlorhydrique gazeux dans de l'eau distillée, qui le dissout, jusqu'à concentration suffisante.

Dans l'industrie, l'acide chlorhydrique s'obtient comme produit complémentaire de la fabrication du sulfate de sodium (voir ce corps .

Purification. — L'acide commercial peut contenir de l'acide *sulfurique*, du *perchlorure de fer* formé aux dépens de la fonte des appareils et qui le colore en jaune, de l'*acide sulfureux*, par réduction de l'acide sulfurique, de l'*arsenic* et du *sélénium* provenant de l'acide sulfurique impur, des *matières organiques*, des *sels* provenant de l'eau.

Pour le purifier, on y ajoute un peu de bioxyde de manganèse qui, dégageant du chlore, transforme l'*acide sulfureux* en acide sulfurique et l'*acide arsénieux* en acide arsénique, puis l'addition de chlorure de baryum précipitera tout l'*acide sulfurique* à l'état de sulfate de baryum. On ajoute encore un peu de chlorure stanneux pour précipiter le *sélénium*. Ensuite on décante et on distille avec soin en rejetant les premières portions qui contiennent du chlore. L'*arsenic*, les *sels*, les *matières organiques* restent dans la cornue.

Un autre procédé de purification consiste à distiller l'acide avec de l'hypophosphite de baryum, qui s'oxyde en transformant le *chlore* en acide chlorhydrique, et en même temps précipite l'*arsenic* à l'état métalloïdique et l'acide *sulfurique* à l'état de sulfate de baryum. Pour cela on étend l'acide avec de l'eau jusqu'à obtention d'un liquide de densité $= 1,13$, puis on ajoute 4 grammes d'hypophosphite de baryum par litre d'acide et on distille. On rejette le premier dixième, qui peut contenir des produits arsenicaux.

Dans les laboratoires, on purifie l'acide chlorhydrique commercial en y versant lentement de l'acide sulfurique concentré. De l'acide chlorhydrique gazeux se dégage, on le reçoit dans de l'eau distillée. L'appareil qui sert est analogue à celui qui s'emploie pour la préparation de l'ammoniaque liquide.

Pour éliminer spécialement l'*arsenic*, on a indiqué un grand nombre de moyens. Le plus simple est celui d'ENGEL, qui consiste à ajouter par litre d'acide 4 à 5 grammes d'hypophosphite de soude, de laisser déposer, l'arsenic se précipite, de décanter après quarante-huit heures et de distiller.

Propriétés. — Le *gaz chlorhydrique* est incolore et d'une odeur piquante ; sa densité est de 1,27 (Biot et Gay-Lussac), le poids du litre de 1 gr. 641.

— Il se liquéfie à — 80° et se solidifie à — 115° sous pression normale.

Il fume à l'air, parce qu'il absorbe l'humidité atmosphérique en donnant un hydrate qui se condense, sa tension de vapeur étant moins considérable que celle de l'eau.

A + 20°, un litre d'eau dissout 460 litres de gaz chlorhydrique, et cette solution contient un mélange d'hydrates de composition assez variable :

La *solution du gaz chlorhydrique* se présente sous deux états :

1° L'*acide chlorhydrique du commerce*, qui est coloré en jaune par du perchlorure de fer, fume à l'air, est toujours très impur ; il a une densité de 1,16 à 1,17 (20 à 21° B.) et contient environ 33 % de gaz pur. Il sert exclusivement pour les usages externes et contient souvent de notables quantités d'acide sulfurique.

2° L'*acide chlorhydrique pur* ou *officinal*, de densité 1,171 (22° B.), qui contient pour 100 grammes 33 gr. 65 d'acide chlorhydrique gazeux et pour 100 c. c. à 15°, 39 gr. 40 (Codex).

C'est un liquide incolore, fumant à l'air, d'une odeur forte et irritante, de saveur très acide, complètement volatil, très caustique. Chauffé, il perd du gaz chlorhydrique jusqu'à 110°, température à laquelle il distille, en donnant un hydrate à 8 H^2O de densité 1,10.

L'acide chlorhydrique est un acide puissant que presque tous les métaux attaquent en donnant des chlorures et en dégageant de l'hydrogène. Il est monobasique et donne des fumées blanches abondantes au voisinage de l'ammoniaque. Il précipite en blanc l'azotate d'argent et dégage du chlore en présence de bioxyde de manganèse.

3° L'*acide chlorhydrique dilué*, en solution aqueuse au dixième, de densité 1,049 à 15°. Il s'obtient en mélangeant 297 gr. d'acide officinal avec 703 gr. d'eau distillée. Il contient en poids 30 % d'acide officinal et 10 % de gaz chlorhydrique.

Impuretés. — Comme nous l'avons signalé plus haut, l'acide chlorhydrique industriel peut contenir des matières organiques, des sels, du fer, de l'acide sulfurique ou sulfureux, du chlore libre, de l'arsenic et du sélénium.

Essai du Codex. — La *densité* doit être de 1,171 à 15°.

L'*évaporation* ne doit laisser aucun résidu (*sels fixes*).

L'essai se fait sur l'acide chlorhydrique étendu de 9 vol. d'eau.

A près saturation par un alcali, *l'hydrogène sulfuré* et le *sulfure d'ammoniaque*, ne doivent donner ni coloration, ni précipité (*arsenic, sélénium, métaux*). L'arsenic sera reconnu par l'appareil de Marsh ou par l'hypophosphite de soude à chaud, coloration brune.

Le *permanganate de potasse* ou le *sulfate d'indigo* ne doivent pas se décolorer (*chlore, peroxyde d'azote, acide sulfureux*). Le chlore libre colore en bleu le papier amidonné à l'iodure de potassium. L'acide sulfureux décolore le permanganate de potasse.

Le *chlorure stanneux* ne doit pas précipiter à chaud, même après vingt-quatre heures (*arsenic, sélénium*).

Le *ferrocyanure de potassium*, à la dose de quelques gouttes, ne doit pas colorer en bleu la solution d'acide chlorhydrique diluée au 1/5 saturée presque complètement par l'ammoniaque (*sels ferriques, limite de tolérance du fer*).

Le *chlorure de baryum* ne doit pas troubler (*acide sulfurique*).

L'*oxalate d'ammoniaque*, dans la solution acide saturée par 'ammoniaque, ne doit pas précipiter (*sels de calcium*).

Dosage. — 10 grammes d'acide chlorhydrique pur doivent saturer exactement 4 gr. 89 de carbonate de soude pur et anhydre, soit 92 c. c. 1 de solution normale de carbonate de soude ou de soude.

10 centimètres cubes d'acide doivent saturer 107 c. c. 85 de solution normale de carbonate de soude ou de soude.

Pharmacologie. — L'acide chlorhydrique est utilisé en médecine comme astringent au même titre que les autres acides, mais surtout comme eupeptique. Son rôle dans la digestion normale est multiple : il est probable qu'il n'agit pas seulement en favorisant l'action de la pepsine, mais qu'il agit aussi chimiquement sur l s matières albuminoïdes en les hydratant, les transformant et réduisant ainsi au minimum le travail de la pepsine dans l'acte de la peptonisation. Outre son action digestive, il peut agir aussi à la façon d'un agent antiseptique pour arrêter les fermentations anormales.

Doses et modes d'administration. — On le donne à l'*intérieur*, pendant ou une demi-heure après le repas, à la dose de 1 à

4 grammes, en solution, toujours très dilué (1 à 4 °/oo), limonade (2 °/oo), potion, ou par gouttes, 10 dans un verre d'eau sucrée ; à l'*extérieur*, en gargarisme, pédiluves (2 °/o), lotions.

On évitera le contact avec les dents, dont l'émail pourrait s'altérer, en faisant boire la préparation acide avec une paille ou un tube de verre

On le prescrit surtout dans les troubles digestifs avec insuffisance d'acidité ; mais certains cliniciens l'emploient aussi pour combattre les dyspepsies acides. On le donne encore sous forme de limonade aux fébricitants.

Incompatibilités. — On ne doit pas l'associer aux carbonates et aux sels de plomb, d'argent ou mercureux.

BROME Br = 80

Préparation. — PROCÉDÉ DE LABORATOIRE. — On décompose le bromure de potassium par l'acide sulfurique en présence de bioxyde de manganèse.

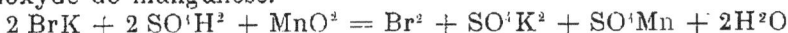

$$2\,BrK + 2\,SO^4H^2 + MnO^2 = Br^2 + SO^4K^2 + SO^4Mn + 2H^2O$$

Le mélange est introduit dans une cornue chauffée au bain de sable, on distille et le brome vient se condenser dans un récipient refroidi contenant un peu d'eau.

PROCÉDÉS INDUSTRIELS. — Dans l'industrie, on le prépare de différentes façons :

1° A l'aide des eaux-mères de varechs ou des marais salants que l'on concentre après extraction de l'iode et que l'on traite soit par le chlore, soit par l'acide sulfurique et le bioxyde de manganèse, qui, au contact des chlorures, libèrent du chlore capable de mettre en liberté le brome.

2° A l'aide des eaux résiduelles du chlorure de magnésium de Stassfurt qui contient du bromure On y met le brome en liberté soit par un courant de chlore, soit par le bioxyde de manganèse et l'acide sulfurique, soit par électrolyse, qui, décomposant le chlorure de magnésium, libère du chlore qui réagira ensuite sur le bromure pour donner du brome.

3° Au moyen des salines de Sebka sur la côte tunisienne, provenant d'un lac salé desséché dont le dépôt, mélangé de plusieurs sels parmi lesquels le chlorure de potassium que l'on extrait, est riche en bromure de magnésium.

L'extraction se fait par action du chlore gazeux cheminant de bas en haut d'une colonne où l'eau-mère circule en sens inverse : le brome est mis en liberté.

Purification. — Le brome brut contient presque toujours des dérivés organiques bromés et du chlore.

Dans l'industrie, on le distille à nouveau dans des cornues de verre. Dans les laboratoires, on le lave à l'eau et on décante

Propriétés. — Le brome est un liquide rouge-brun à odeur forte, irritante, émettant déjà à la température ordinaire des vapeurs rouge orangé. Sa densité est 2,99 à 15°. Il se solidifie à —24°5 et bout à 63°. Il est soluble dans 32 parties d'eau (3,20 %) à 15°, plus soluble dans l'alcool, l'éther et le chloroforme, qu'il colore en orangé. Son action chimique est voisine de celle du chlore et de l'iode. Il se combine facilement à l'hydrogène, qu'il emprunte au besoin à l'eau, ce qui lui donne des propriétés oxydantes et décolorantes. En présence des lessives alcalines, il donne à chaud un mélange de bromure et de bromate.

Essai (Codex). — Il doit être volatil sans résidu ; être absorbé complètement par une solution alcaline de soude à 15%. Pour s'assurer de l'absence d'iode, agiter fortement dans un flacon : Brome 1 c. c. avec eau distillée 10 c. c. Décanter la majeure partie de l'eau bromée, la faire bouillir jusqu'à ce qu'elle soit incolore, signe de disparition du brome, puis ajouter à ce liquide 1 c. c. de décocté aqueux d'amidon, 1 c. c. d'acide chlorhydrique dilué, enfin goutte à goutte et en agitant une solution à 2 % de sulfite neutre de soude cristallisé. En présence d'iode il se fait une coloration bleu violacé, passant au bleu par addition de 2 gouttes de réactif.

Pharmacologie. — Sert à la préparation de quelques médicaments comme la bromipine, les bromures, les dérivés bromés.

Il n'est pas employé en nature en pharmacie.

Il est très toxique et tache en jaune l'épiderme, qu'il mortifie.

ACIDE BROMHYDRIQUE OFFICINAL

$$BrH = 81$$

Synonyme : Solution officinale d'acide bromhydrique.

Préparation. — Peut s'obtenir :

1º Par attaque à froid du phosphore rouge par le brome, en présence de l'eau, le gaz bromhydrique se dégage ;

2º Par action à chaud du brome sur la paraffine ;

3º Par décomposition du bromure de baryum pur par l'acide sulfurique.

Dans tous ces cas, le gaz bromhydrique peut être recueilli directement ou reçu dans un volume convenable d'eau distillée où il se dissout.

Propriétés. — Le *gaz bromhydrique* est incolore, fumant à l'air, très soluble dans l'eau, qui en dissout 600 vol. à 0º en donnant une solution sirupeuse qui, vers — 20º, laisse déposer l'hydrate cristallisé BrH, $2H^2O$.

La *solution officinale* est un liquide incolore, limpide, inodore, de saveur fortement acide. Sa densité est 1,077 à 15º. Saturée par de la soude, elle donne les réactions des bromures.

Essai. — Elle ne doit contenir ni sels, ni acide phosphorique, ni acide sulfurique, ni baryum, ni iode, ni chlore.

Évaporée, elle ne doit laisser aucun résidu (*sels*).

Neutralisée par l'ammoniaque, elle ne doit précipiter ni par le chlorure de baryum (*acides phosphorique et sulfurique*), ni par l'acide sulfurique (*baryum*).

Agitée dans un tube avec de l'eau de chlore ajoutée peu à peu et du chloroforme, celui-ci ne devra pas se colorer en violet (*iode*).

Titrage. — 10 gr. de solution officinale doivent contenir 1 gr. d'acide bromhydrique et seront saturés par 12 c. c. 34 de solution normale de soude.

Pharmacologie. — N'est pas employée directement, mais sert à la préparation de quelques médicaments ; se conserve assez longtemps sans altération, à la condition d'éviter la lumière et de boucher à l'émeri.

Bromipine. — Combinaison de brome et d'huile de sésame à deux concentrations : 33 % ou plus habituellement 10 %.

Ordinairement bien supportée. Le brome est mis en liberté par oxydation des corps gras et produit une action analogue aux bromures, mais moins rapide et plus durable. L'huile à 10 % se donne à la dose de 2 cuillerées à café par jour, pure, dans du lait ou aromatisée avec de la menthe.

IODE $I = 127$

Préparation. — PROCÉDÉS DE LABORATOIRE. — On peut obtenir l'iode par un procédé analogue à celui qui donne le chlore et le brome, c'est-à-dire en décomposant à chaud un iodure alcalin par l'acide sulfurique en présence du bioxyde de manganèse. Il se fait de l'iode, qui distille, du sulfate de potasse, du sulfate de manganèse et de l'eau.

La réaction est celle-ci :

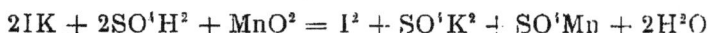

$$2IK + 2SO^4H^2 + MnO^2 = I^2 + SO^4K^2 + SO^4Mn + 2H^2O$$

2° Un autre procédé consiste à décomposer un iodure alcalin par un mélange d'acide sulfurique et de bichromate de potasse.

On dissout 25 grammes d'iodure de potassium dans 50 grammes d'eau, on y ajoute peu à peu 25 grammes d'acide sulfurique pur, puis 7 grammes de bichromate de potasse pulvérisé. On agite fortement et l'iode se précipite. On le recueille, lave et sèche.

3° On extrait encore l'iode d'un iodure alcalin en faisant bouillir sa solution avec du perchlorure de fer liquide. De l'iode est mis en liberté et on peut l'isoler soit par distillation, soit à l'aide d'un dissolvant, par exemple le sulfure de carbone. Il se fait en même temps du chlorure ferreux et du chlorure de potassium.

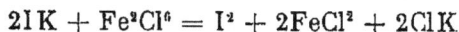

$$2IK + Fe^2Cl^6 = I^2 + 2FeCl^2 + 2ClK$$

PROCÉDÉS INDUSTRIELS. — L'industrie extrait l'iode du nitrate le sodium naturel du Chili ou des cendres de varechs.

1° Le nitrate de soude du Chili renferme de l'iodure et de l'iodate de sodium. Pour mettre l'iode en liberté, on fait passer dans la solution de nitrate de soude un courant d'acide sulfureux, qui transforme l'iodate en iodure, puis un courant de chlore, qui précipite l'iode que l'on recueille et purifie par sublimation.

2° Quand on emploie les cendres de varechs, on les épuise méthodiquement par l'eau. Cette eau, amenée à cristallisation, laisse déposer du chlorure de potassium, du chlorure de sodium, du sulfate de potassium, du sulfate de sodium, et il reste une eau-mère incristallisable, riche en iodure de sodium. On y fait passer un courant lent de chlore que l'on arrête dès que la précipitation de l'iode est complète, car un excès de gaz redissoudrait le précipité sous forme de chlorure. L'iode se dépose, on le lave, on l'égoutte et on le sublime.

3° Actuellement on cherche à éviter la calcination des varechs, et on emploie la plante fraîche ou desséchée à l'air.

Pour en extraire l'iode, on immerge pendant 12 heures une demi-tonne d'algues dans une solution de 8 kilogrammes de soude caustique dans 1 mètre cube d'eau de mer. On enlève ainsi 65 % de l'iode ; deux autres opérations de six heures chacune portent le rendement à 90 % de l'iode total. La solution ainsi obtenue est traitée par du sulfate ferreux ou de la chaux vive, qui précipitent la matière mucilagineuse ; on décante, on neutralise par l'acide sulfurique et on met l'iode en liberté par l'acide azotique nitreux. On l'enlève par des traitements réitérés au pétrole.

4° Aux Indes néerlandaises, on retire l'iode de l'eau de certaines sources minérales contenant de l'iodure de magnésium. L'iode est précipité à l'état d'iodure cuivreux par l'acide sulfurique et le sulfate de cuivre.

5° On a préparé de l'*iode colloïdal* en faisant absorber de l'iode métalloïdique par un véhicule organique neutre, le glycogène, par exemple (*Ioglysol*), sans qu'il y ait combinaison vraie. L'iode absorbé bénéficie des propriétés générales des colloïdes. Sa dissociation s'opère facilement et l'iode agit comme à l'état naissant. Il correspond à toutes les indications de la médication iodée ou iodurée. On le donne en ampoules, que l'on injecte dans le tissu sous-hypodermique ou dans les masses musculaires. Il ne serait pas caustique.

Purification. — Habituellement, on purifie l'iode simplement par sublimation. Cette sublimation se fait en plaçant l'iode dans des cornues en grès chauffées au bain de sable et communiquant avec de grands réservoirs de forme ellipsoïdale où l'iode se condense. On obtient ainsi l'*iode bisublimé* du commerce.

Propriétés. — L'iode cristallise en octaèdres orthorhombiques d'un gris d'acier foncé, à odeur caractéristique. Celui du commerce se trouve le plus souvent en lames amincies, douées de l'éclat métallique. Sa densité est de 4,95. Il fond à $+ 114°$ et bout à $184°$ en donnant des vapeurs violettes.

Il est très peu soluble dans l'eau (1/7000 environ) qu'il colore en jaune brunâtre, soluble dans 9 parties d'alcool à 95°, 20 parties d'éther, 58 parties de glycérine, dans les huiles, la vaseline, les solutions d'iodures alcalins et d'acide iodhydrique, qu'il colore en jaune-brun, très soluble encore dans 20 parties de chloroforme, dans la benzine, le sulfure de carbone, qui se colorent en violet, dans l'acétone (2 pour 5) (*iodacétone*).

L'iode possède un ensemble de réactions analogues à celles du chlore et du brome. Toutefois, son affinité pour l'hydrogène est plus faible et pour l'oxygène plus forte.

Le charbon le précipite de ses dissolutions et le retient avec énergie ; il n'y a que les alcalis qui puissent le lui enlever. Son réactif le plus sensible est l'empois d'amidon récent, qu'il colore en bleu foncé : avec l'azotate d'argent, précipité blanc jaunâtre d'iodure d'argent, insoluble dans l'ammoniaque.

Falsifications. — On a signalé, comme falsifications de l'iode, l'*eau*, qui en est la principale et qu'on peut introduire dans la proportion de 20 %, le *chlorure d'iode*, le *bioxyde de manganèse*, l'*ardoise*, la *houille*, la *plombagine*, la *galène* et même des *sels*, tels que chlorure de calcium, chlorure de magnésium.

Essai. — Pour démontrer la présence de l'*eau*, on dissout 0,50 d'iode dans 20 centimètres cubes de chloroforme : la solution est limpide si l'iode est exempt d'eau, autrement celle-ci se sépare en fines gouttelettes au sein du liquide.

On peut la doser en pesant 3 grammes d'iode qu'on place sous une cloche desséchante à acide sulfurique. Après douze heures, on pèse ; la perte de poids représente la quantité d'eau.

Les *matières minérales et organiques* seront facilement décelées puisqu'elles resteront comme résidu en soumettant l'échantillon soit à l'action de la chaleur, soit à l'action d'un dissolvant, l'alcool par exemple, l'iode pur devant être complètement volatil et soluble dans l'alcool.

Le *chlorure d'iode*, en dissolvant l'iode dans de la soude caustique, puis on recherche le chlorure en présence de l'iode par les méthodes habituelles (par exemple SO^4H^2 + bichromate de potasse).

Dosage. — Le dosage est encore le moyen le plus exact de vérifier la pureté de l'iode.

Diverses méthodes sont indiquées : la méthode de Mohr au

moyen de l'arsenite de sodium, la méthode de Bunsen avec l'anhydride sulfureux.

Le procédé le plus simple et le plus couramment employé est celui de Fordos et Gélis, qui utilise l'action de l'hyposulfite de soude sur l'iode : il se fait un iodure et du tétrathionate de sodium.

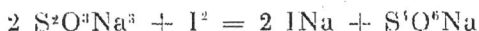

$$2\ S^2O^3Na^3 + I^2 = 2\ INa + S^4O^6Na$$

On dissout 0 gr. 51 d'iode à essayer dans 40 centimètres cubes d'eau contenant 1 gr. 50 d'iodure de potassium ; on obtient ainsi une solution décinormale d'iode. On en prélève 10 centimètres cubes dans lesquels on ajoute 2 gouttes d'empois d'amidon qui donne une coloration bleue ; puis on fait tomber goutte à goutte, dans cette liqueur, à l'aide d'une burette graduée, une solution décinormale d'hyposulfite de soude jusqu'à décoloration. Le nombre de dixièmes de centimètres cubes employés donne immédiatement la richesse pour 100.

Exemple : Il a fallu 8 c. c. 6 de solution décino male d'hyposulfite pour obtenir la décoloration de 10 centimètres cubes de solution d'iode. Donc richesse en iode : 86 %.

On vérifie le résultat en opérant de nouveau sur 10 autres centimètres cubes.

La méthode précédente dose le chlorure d'iode comme si c'était de l'iode pur, parce que ce chlorure réagit sur l'iodure de potassium pour libérer de l'iode.

Le procédé suivant évite cette cause d'erreur :

On dissout 0 gr. 20 d'iode dans 15 centimètres cubes de chloroforme et on y fait tomber, en agitant fortement, de la solution d'hyposulfite N/10 jusqu'à décoloration. On calcule la teneur pour 100 (Hennecke).

L'iode pharmaceutique doit titrer au moins 98,50 % d'iode pur.

Le Codex fait le titrage sur une solution de 0,20 d'iode 1 gr. 1K dans 20 c. c. d'eau. Il faut, pour obtenir la décoloration, 15 c. c. 75 de solution N/10 hyposulfite de soude, ce qui correspond à 100 % d'iode.

Pharmacologie. — L'iode, introduit dans la thérapeutique par Coindet, de Genève, en 1819, est un médicament très employé soit libre, soit en combinaison.

Il est antiseptique, propriété qu'il doit sans doute à la facilité avec laquelle il se combine aux matières organiques pour donner des produits d'addition ou de substitution ; c'est un irritant cutané et un caustique parce que, doué d'une grande diffusibilité et d'une grande affinité pour le protoplasma vivant, il pénètre profondément les tissus en se combinant intimement avec eux. On le trouve alors dans le sang à l'état d'iodure de sodium.

On l'emploie à l'*extérieur* comme parasiticide, rubéfiant, révulsif et antiseptique. A ce titre, il est très couramment employé aujourd'hui en chirurgie.

A l'*intérieur*, on le donne, sous forme de teinture d'iode ou de combinaisons organiques iodées, contre les manifestations du lymphatisme et de l'arthritisme.

L'iode existe normalement dans l'organisme (BAUMANN, BOURCET).

Doses et modes d'administration. — Les *doses* maxima, à l'*intérieur*, sont 0 gr. 05 en une seule fois, 0 gr. 20 en vingt-quatre heures.

Tout récemment, BONDREAU, de Bordeaux, vient de préconiser une thérapeutique iodée intensive dans la tuberculose. Pour lui, l'iode est le désinfectant interne le plus maniable, le moins offensif pour l'organisme, avec le maximum d'action ; il le considère comme le remède direct, spécifique et héroïque de la tuberculose. Pour cela, on emploie la teinture d'iode du Codex, mais sans iodure. On commence par des doses faibles que l'on augmente journellement par une progression donnée et continue, jusqu'à des doses quotidiennes, dans les cas graves, de trois cents, cinq cents, mille et douze cents gouttes, prises en fractions tout le long de la journée et dans toutes sortes de boissons. Il n'a jamais eu d'accidents d'iodisme. Cette médication s'adresse à toutes les tuberculoses, pulmonaire, laryngée, intestinale, ganglionnaire, etc...

Les FORMES PHARMACEUTIQUES sous lesquelles on l'utilise soit à l'intérieur, soit à l'extérieur, sont nombreuses : teinture d'iode, sirop iodotannique, sirop de raifort iodé, papier iodogène, coton iodé, pommade iodo-iodurée.

En comprimant l'iode avec des sels desséchés, on obtient des *iodules* ou comprimés permettant de préparer de la teinture d'iode fraîche en quantité voulue.

On peut aussi faire des *comprimés* dosés à 0,50 et 1 gramme d'iode naissant, soluble dans l'eau, en mélangeant à sec des doses convenablement choisies d'iodure de potassium, d'azotite de sodium et d'acide tartrique, ou encore par mélange d'iodure et d'iodate de potassium et d'acide tartrique.

La TEINTURE D'IODE se prépare facilement et rapidement en plaçant 10 grammes d'iode dans un linge dont on fait un nouet que l'on maintient en suspension dans 90 grammes d'alcool à 95°. Au bout de quelques heures, la dissolution est complète (formule du Codex). Cette teinture agit comme révulsif en applications externes. Elle est un peu concentrée et de ce fait caustique. Elle s'altère à la longue en donnant de l'acide iodhydrique et de l'iodure d'éthyle. Pour combattre cette altération, CASTHELAZ a proposé l'emploi d'une faible quantité d'iodate de potasse. L'addition de 4 grammes d'iodure de potassium pour 100 grammes l'empêche et maintient limpide le mélange de teinture d'iode et d'eau (COURTOT).

Le supplément du Codex donne la formule suivante d'une teinture d'iode au 1/15 iodurée : iode 10 gr., iodure de potassium, 4 gr., alcool à 90°, 136 gr. A conserver dans un flacon blanc.

Pour régénérer une teinture d'iode renfermant de l'acide iodhydrique, ROQUES propose de l'agiter avec de l'acide iodique en poudre fine, 10 grammes par litre, pendant 5 minutes, qui transforme IH en iode.

Il y a une grande importance à employer pour la préparation de la teinture d'iode de l'alcool éthylique et à ne pas lui substituer l'alcool méthylique ou l'alcool dénaturé, car, dans ce cas, il se fait très rapidement de l'acide iodhydrique et de l'iodure de méthyle, et le médicament, ainsi préparé, est très caustique, produit de véritables brûlures et possède une odeur piquante très intense, très désagréable, produisant le larmoiement.

Pour reconnaître cette substitution, on agite 20 centimètres cubes de teinture avec un excès de mercure métallique ; il se fait du biiodure de mercure qu'on dissout avec de l'iodure de potassium, ensuite on distille. Dans le produit distillé, on recherche l'alcool méthylique en y plongeant une spirale de cuivre portée au rouge ; il se dégage l'odeur piquante du formol (ALCOK et SIEKER).

Les taches jaunes ou brunes produites sur la peau ou le linge par la teinture d'iode s'enlèvent facilement à l'aide d'une solution chaude d'hyposulfite de soude à 15 ou 20 %.

La teinture d'iode est la forme la plus commode sous laquelle on puisse administrer l'iode à l'intérieur à la dose de 10 à 30 gouttes, de préférence avec du lait, du café, du vin ou dans de l'eau albumineuse et à la fin du repas.

Il est inutile de la conserver dans des flacons colorés à l'abri de la lumière. A. SAPIN et B. POPIEL ont en effet montré que les produits d'altération de la teinture d'iode, acide iodhydrique, iodure d'éthyle, iodoforme, sont décomposés, avec mise en liberté d'iode, par la lumière, qui favorise ainsi sa conservation.

Les badigeonnages de teinture d'iode trop copieux sont douloureux et peuvent produire de la vésication. On arrête leur action en frottant la peau avec un linge imprégné d'alcool, ou mieux avec une solution chaude d'hyposulfite de soude à 20 %.

CHASSEVANT a proposé l'emploi d'une solution chloroformique d'iode à 1 gramme pour 30 grammes de chloroforme dont l'action révulsive ne s'accompagnerait pas de démangeaisons comme avec la teinture d'iode. Une pratique un peu prolongée n'a pas démontré les avantages de cette teinture sur l'ancienne, mais elle est avantageuse pour la désinfection des téguments. Elle ne produit pas de desquamation sur la peau et les muqueuses, ne détruit pas la cellule vivante. Elle peut servir au pansement des plaies suppurées, même douloureuses, au badigeonnage du pharynx et des amygdales, à l'asepsie de la peau et des mains de l'opérateur.

On a préconisé l'emploi de l'iode pour la stérilisation de l'eau de boisson. Une dose de 1 centigramme pour 1 litre d eau avec contact d'une demi-heure suffit. On utilise comme porteur d'iode soit la teinture d'iode iodurée dont 6 gouttes correspondent à 1 centigr. d'iode, soit des solutions iodo-iodurées à 1 gr. d'iode pour 25 c. c. d'eau dont 5 gouttes égalent 1 centigr. d'iode. Après une demi-heure de contact, on décolore par 1 ou 2 gouttes de solution saturée, d'hyposulfite de soude. On a ainsi sans filtration une eau stérilisée, mais à saveur légèrement iodée.

SABRAZÈS conseille les solutions suivantes :

a) Iode, 5 gr. ; IK, 2 gr. ; glycérine, 2 c. c. ; alcool 90°, q. s. pour 100 c. c.

b) Hyposulfite de soude, 10 gr. ; glycérine, 5 c. c. ; alcool à 60°, q. s. pour 100 c. c.

Pour stériliser un litre d'eau, y ajouter 10 gouttes de la solution a, laisser 20 minutes à une demi-heure et décolorer par 5 gouttes de solution b. L'eau peut alors se boire immédiatement ; elle n'a pas de saveur.

Incompatibilités. — L'iode est incompatible avec les préparations d'opium, l'amidon, les fécules, les gommes, les alcalis caustiques, les alcaloïdes, les métaux, certains sels métalliques, les huiles essentielles. L'ammoniaque peut former avec lui de l'iodure d'azote, corps très explosible.

Iodipine Lipiodol. — On donne ce nom à une combi-. naison d'iode et d'huile de sésame dans laquelle l'iode est complètement dissimulé. Elle se prépare de deux façons : soit par la méthode allemande, qui consiste à faire agir le protochlorure d'iode sur l'huile, on obtient ainsi en réalité une huile chloro-iodée ; soit par le procédé français de M. LAFAY, qui fait agir de l'acide iodhydrique sur l'huile. Le produit ainsi obtenu est plus pur que le précédent ; on le désigne plus spécialement sous le nom de *lipiodol*. Il existe à deux états de concentration à 10 % et à 40 % d'iode.

Le lipiodol à 10 % est une huile jaune clair insoluble dans l'eau et dans l'alcool, soluble dans l'éther.

Le lipiodol à 40 % est un liquide visqueux jaun ambré, odeur et saveur peu marquées, insoluble dans l'eau et l'alcool. Il correspond à la moitié de son poids d'iodure de potassium.

On le prescrit en nature, en émulsion, en capsules et en injections hypodermiques. Pour ces usages, la solution à 40 % est préférable, parce qu'il en faut moins. On peut en donner par la voie buccale, chez les *enfants*, 1 gramme avant chaque repas, deux fois par jour, en émulsion, dans du lait ou dans une infusion ; chez l'*adulte*, 2 à 3 grammes à chaque repas ou 10 centimètre cubes, en injection hypodermique tous les huit jours.

Le lipiodol s'absorbe dans l'intestin et ne s'élimine que lentement ; il ne produit pas d'accidents d'iodisme.

Il donne des résultats particulièrement favorables dans l'asthme et les dyspnées de l'appareil respiratoire, dans les affections du tissu lymphoïde, végétations adénoïdiennes de l'enfance. On l'a conseillé aussi dans certaines formes de tuberculose, dans la bronchite chronique des arthritiques, chez les syphilitiques.

On utilise fréquemment aujourd'hui les combinaisons de l'iode avec diverses substances organiques soit du groupe des albumines végétales telles que *collo-iode, iodo-maïsine*, soit du groupe des peptones telles que *iodalose, iodeugénol, iodogline iodone*. L'*iodacétone* est une dissolution de 1 p. d'iode dans 4 p. d'acétine. Elle sert contre les piqûres d'insectes et de moustiques et comme abortif sur les furoncles tout à fait au début.

CHAPITRE II

Métalloïdes bivalents et leurs dérivés

———

Parmi les métalloïdes bivalents : oxygène, soufre, sénium et tellure, nous étudierons les deux premiers et deux de leurs dérivés : l'eau, l'acide sulfurique ; quant au sélénium, il commence à s'utiliser et le tellure n'a encore reçu aucune application thérapeutique.

OXYGÈNE : O = 16

Préparation. — PROCÉDÉS DE LABORATOIRE. — On peut obtenir l'oxygène par de nombreux procédés : celui qui sert le plus couramment repose sur la décomposition du chlorate de potasse par la chaleur.

1° On chauffe le chlorate de potasse dans une cornue en verre vert. Le sel fond d'abord, puis se décompose, et l'oxygène mis en liberté se combine avec l'excès de chlorate de potasse pour le transformer en une masse solide de perchlorate qui ne se décompose qu'à une température plus élevée. On obtient finalement de l'oxygène et du chlorure de potassium.

L'équation suivante rend compte de ces transformations :

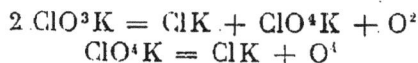

$$2 \, ClO^3K = ClK + ClO^4K + O^2$$
$$ClO^4K = ClK + O^4$$

Cette opération mérite d'être bien surveillée, sans quoi elle peut devenir dangereuse par suite de l'explosion de la cornue ; aussi remplace-t-on ce procédé par le suivant qui est le plus employé.

2° On a remarqué que l'addition au chlorate de potasse de certains oxydes capables de suroxydation, tels que les oxydes de fer, de cuivre, de manganèse, facilitait la décomposition de ce sel. On prend :

Chlorate de potasse sec et pulvérisé . . . . 100 gr.
Bioxyde de manganèse. . . . . 100 —

On mélange exactement ces deux substances ; on les introduit dans une cornue en verre, d'un demi-litre environ, à laquelle on adapte un tube à dégagement qui conduit le gaz dans un premier flacon laveur contenant une solution alcaline qui retient le chlore, l'acide carbonique et les composés oxygénés de l'azote, puis dans un deuxième flacon renfermant une solution de permanganate de potassium alcalin qui oxyde et retient le reste du chlore et des composés oxygénés de l'azote. On chauffe graduellement la cornue à feu nu en modérant le feu si le dégagement devient trop rapide. L'opération est poussée jusqu'à ce que le gaz cesse de se produire. On obtient ainsi un courant régulier d'oxygène pur qu'on reçoit dans un gazomètre ou sur une éprouvette à eau.

Le rendement est de 27 litres d'oxygène pour 100 grammes de chlorate de potasse.

La réaction s'exprime ainsi :

$$ClO^3K = ClK + O^3$$

En réalité, la réaction est plus complexe ; l'oxygène dégagé ne forme plus ici du perchlorate de potasse, mais se porte sur le bioxyde de manganèse et le transforme en acide permanganique. Cet acide, très instable, se décompose à une température relativement peu élevée, en donnant de l'oxygène et régénérant le bioxyde de manganèse, qui pourra de nouveau entrer en réaction.

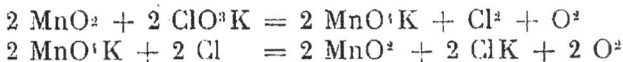

$$2\ MnO^2 + 2\ ClO^3K = 2\ MnO^4K + Cl^2 + O^2$$
$$2\ MnO^4K + 2\ Cl\ \ = 2\ MnO^2 + 2\ ClK + 2\ O^2$$

Le résidu de la préparation de l'oxygène est formé par du chlorure de potassium et du bioxyde de manganèse. Par un simple lavage qui enlève le sel de potassium, on peut isoler le bioxyde, qui servira pour une nouvelle préparation.

PRÉCAUTIONS A PRENDRE. — Dans la préparation de l'oxygène, il faut éviter avec soin la présence de matières combustibles qui peuvent se trouver dans le bioxyde de manganèse et provoquer de violentes explosions. Aussi est-il de toute nécessité de prendre les précautions suivantes :

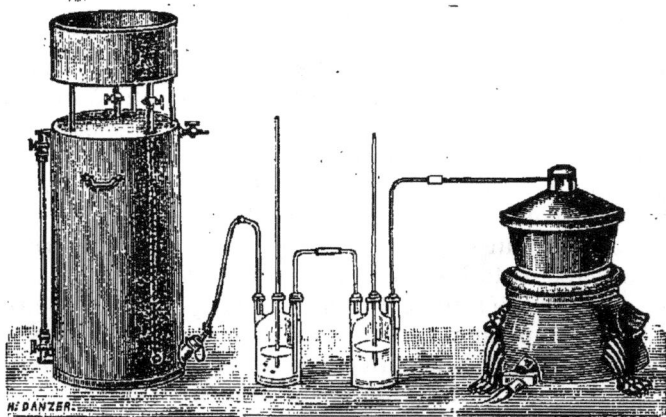

FIG. 1. — Préparation de l'oxygène pharmaceutique.

S'assurer qu'on n'a pas substitué ou mélangé au bioxyde de manganèse du sulfure d'antimoine ou du graphite ; puis calciner le bioxyde, le mélanger exactement au chlorate de potasse, introduire dans la cornue et chauffer doucement.

On peut opérer en toute certitude en effectuant, avant la préparation, l'essai suivant : quand le mélange de chlorate de potasse et de bioxyde est prêt à mettre dans la cornue, on en prend 2 ou 3 grammes, que l'on place dans un tube à essai, et l'on chauffe ; s'il ne se produit pas de détonation, le mélange peut être utilisé.

3° Quand on veut préparer de grandes quantités d'oxygène par ce procédé, on se sert d'une cornue en fonte formée de deux pièces (fig. 1). L'une est une sorte de marmite pourvue à sa partie supérieure d'une rigole, dans laquelle vient s'adapter l'autre pièce, formant chapiteau et munie d'un large tube à dégagement. Un lut, fait avec du plâtre, réunit les deux parties et clôt l'appareil. La cornue communique avec un premier flacon laveur contenant une solution de soude, puis avec un second contenant une solution alcaline de permanganate de potasse, et enfin avec un gazomètre.

4° On peut encore obtenir de l'oxygène par le procédé indiqué par FLEITMANN, qui consiste à chauffer vers 70° une solution d'hypochlorite de chaux ou tout simplement de l'eau de Javel additionnée d'un peu d'oxyde ou de chlorure de cobalt.

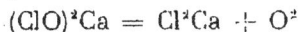

$$(ClO)^2Ca = Cl^2Ca + O^2$$

Cette préparation peut se faire, selon les indications de KOLLO et de VOISENET, en versant, dans un flacon à tubulures, une bouillie de 100 grammes d'hypochlorite de chaux dans 350 grammes d'eau, puis une solution de 15 grammes de sulfate de fer, 3 grammes de sulfate de cuivre, dans 50 grammes d'eau. L'oxygène se dégage à froid ; on le lave soigneusement dans un lait de chaux pour enlever un peu d'acide hypochloreux entraîné. Le rendement est de 400 centimètres cubes d'oxygène pour 1 kilogramme de chlorure de chaux et par degré chlorométrique. Ainsi 1 kilogramme de chlorure de chaux titrant 90° dégage $400 \times 90 = 36$ litres d'oxygène (VOISENET).

5° Différentes réactions peuvent encore fournir de l'oxygène, par exemple le mélange de permanganate de potasse et d'eau oxygénée en présence d'acide sulfurique.

6° MÉTHODE AU BIOXYDE DE SODIUM. — On se sert beaucoup aujourd'hui, pour la préparation de l'oxygène pharmaceutique, du bioxyde de sodium, qui, au contact de l'eau froide, donne de l'oxygène et de la soude.

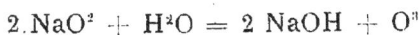

$$2 NaO^2 + H^2O = 2 NaOH + O^3$$

Ce produit se trouve dans le commerce sous forme de comprimés cubiques de 25, 50, 100 grammes, désignés sous le nom d'*oxylithe*, qui est en réalité un mélange de divers peroxydes et d'un permanganate ou d'un sel de nickel, de cuivre ; 100 grammes fournissent 15 litres d'oxygène. Ces comprimés craignent l'humidité ; ils sont caustiques si on les laisse sur la peau. Eviter d'en porter aux yeux et de les laisser au contact de matières inflammables. Pour les utiliser, on a construit divers appareils, tels que ceux de Jaubert à grand et à petit débit, de Bialout (flacon à tubulures en terre réfractaire), de Neveu, l'oxygénophore Sabatier pour inhalation ou préparation rapide, l'oxygéno-gène de Vallet (*fig.* 2).

Tous ces appareils sont fondés sur le même principe : faire arriver de l'eau au contact du bioxyde et l'oxygène se dégage à froid.

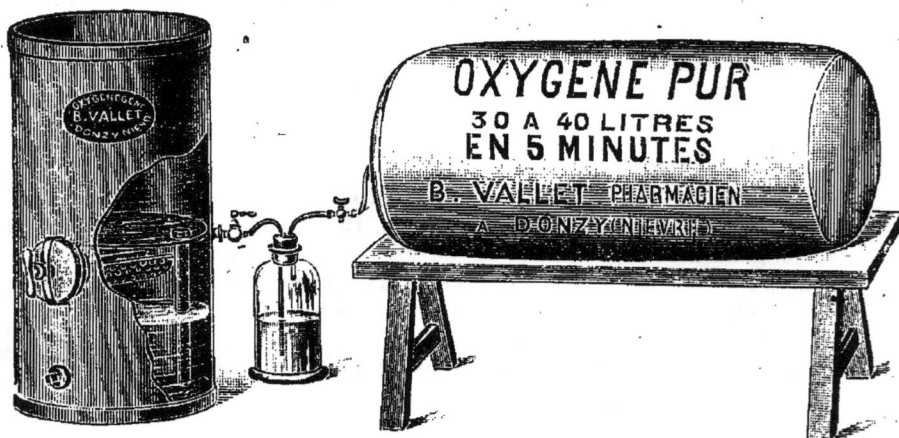

FIG. 2. — Oxygéno-gène Vallet.

L'appareil de Vallet se signale par sa simplicité. Il se compose d'une cuve cylindrique divisée en deux compartiments superposés, par une cloison traversée par un tube plongeur. Le compartiment supérieur sert de réservoir à eau et l'inférieur de réservoir à gaz. Dans ce dernier pénètre un générateur recevant l'oxylithe et fermant hermétiquement. On y dispose les cubes (4 cubes de 50 grammes pour 30 litres d'oxygène), puis on verse de l'eau dans la cuve supérieure et dès qu'elle arrive par le tube plongeur au contact de l'oxylithe, l'oxygène se dégage par le robinet. On le lave dans un peu d'eau. Les premières eportions sont à rejeter, elles contiennent l'air de l'appareil. On n'a pas à craindre d'accidents.

On peut se passer d'appareils en disposant l'oxylithe dans une capsule reposant au fond d'une terrine et recouverte d'un entonnoir en verre muni d'un tube à dégagement en caoutchouc. On verse de l'eau peu à peu dans la terrine et dès qu'elle arrive au contact du bioxyde, le gaz se dégage par l'entonnoir.

D'une façon générale, les appareils métalliques sont préférables aux appareils de verre à cause de l'élévation de température qui se produit dans la réaction. Le liquide qui reste dans l'appareil est une solution de soude utilisable.

PROCÉDÉS INDUSTRIELS — Dans l'industrie, on extrait l'oxygène de l'air :

1º Par le procédé DEVILLE et DÉBRAY, par action de la chaleur sur l'acide sulfurique.

2º Par le procédé TESSIÉ DU MOTAY et MARÉCHAL. Ces auteurs font passer de la vapeur d'eau sur du bioxyde de manganèse imprégné de soude et chauffé au rouge.

3º Par le procédé de BOUSSINGAULT modifié par BRIN. Il consiste à chauffer au rouge sombre de la baryte caustique pure, provenant de la calcination de l'azotate, baryte sur laquelle on fait passer un courant d'air humide, mais privé d'acide carbonique ; il se fait du bioxyde de baryum. On chauffe ensuite vers 750º, la baryte caustique est régénérée et on favorise le départ de l'oxygène formé, par l'action du vide. On obtient dans ces conditions des quantités illimitées d'oxygène sensiblement pur.

4º On applique avec succès l'électricité à la fabrication de l'oxygène industriel par électrolyse de l'eau distillée. L'eau, sous l'influence du courant électrique, se dédouble en oxygène et en hydrogène que l'on peut recueillir séparément. L'oxygène ainsi produit contient un peu d'ozone qu'il est facile de lui enlever en faisant passer le gaz dans un tube chauffé : l'ozone se détruit pour reformer de l'oxygène On obtient par ce procédé de l'oxygène pur que l'on comprime dans des tubes d'acier.

5º Par distillation fractionnée de l'air liquide dans une colonne spéciale, on en extrait les deux composants, mais l'oxygène ainsi obtenu est impur et ne peut servir que dans l'industrie.

Propriétés. — L'oxygène est incolore, inodore, sans saveur. Sa densité à 0º est 1,1052 ; 1 litre pèse 1 gr. 429. Il est peu soluble dans l'eau, plus soluble dans l'alcool. Il est liquéfiable et solidifiable. Il se reconnaît facilement, parce qu'il rallume une allumette n'ayant plus qu'un point en ignition.

Sous l'influence de l'électricité, l'oxygène se condense et se transforme en ozone en acquérant des propriétés nouvelles. Les huiles fixes, les essences, en particulier l'essence de térébenthine, ozonisent l'oxygène en l'absorbant.

Impuretés. — L'oxygène est souvent souillé par du *chlore*, provenant du chlorate de potasse, par de l'*acide carbonique*, de l'*oxyde de carbone* et des *composés oxygénés de l'azote* provenant du bioxyde de manganèse ou de l'*air* pour le produit industriel. C'est pourquoi il est utile de le faire passer dans des flacons laveurs, contenant une solution alcaline de permanganate de potasse, comme il a été indiqué à propos de sa préparation par le deuxième procédé.

Essai. — On essaie l'oxygène en le faisant passer d'abord dans une solution ammoniacale d'azote d'argent, qui devra rester limpide et incolore et non brunir (*oxyde de carbone*), puis dans une solution alcaline, puis dans de la potasse additionnée d'acide pyrogallique qui retient l'oxygène. Si l'oxygène contient de l'*azote*, il restera un résidu gazeux non absorbé par le deuxilème flacon. On recherchera dans la solution alcaline du premier flacon la présence de l'*acide carbonique*, du *chlore*, des *composés oxygénés de l'azote* par les procédés ordinaires.

En résumé, l'oxygène pur est absorbé presque complètement par une solution d'acide pyrogallique dans de la soude ou de la potasse. L'industrie fournit de l'oxygène qui titre habituellement 94 à 96 % de produit pur.

Pharmacologie. — L'oxygène a un rôle de premier ordre en chimie biologique, puisqu'il est l'élément essentiel de l'hématose ; il est le médicament rationnel de l'insuffisance respiratoire. Il favorise les oxydations élémentaires, améliore la nutrition, détruit par oxydation les déchets organiques et les produits morbides, aussi est-il conseillé dans un grand nombre de cas. C'est un remède précieux dans les cas d'asphyxie due au chloroforme ou à l'éther, aux gaz des fosses d'aisances, à l'oxyde de carbone. On l'administre à l'intérieur dans la tuberculose, en dehors de la période inflammatoire, dans les différentes asphyxies, la dyspnée des asthmatiques et des cardiaques, la chlorose, le scorbut, etc. On l'a préconisé en injections hypodermiques sous-cutanées, contre tout état asphyxique local ou général, anthrax, furoncle, sciatique (DOMINE et CHAMBAS), dans les états pulmonaires infectieux, dans certaines dyspnées toxiques. Elles sont suivies d'effets sédatifs rapides.

Doses. — L'oxygène pur n'est pas toxique, du moins à la pression normale ; on peut sans danger en respirer 30 litres par jour et pendant plusieurs jours sans qu'il survienne d'accidents.

Modes d'administration. — En injections hypodermiques faites de préférence à la cuisse ou à l'abdomen, on peut injecter 3 ou 4 litres à la fois en 20 minutes et renouveler plusieurs fois par jour.

En inhalations, on administre l'oxygène aux malades à l'aide d'un appareil simple (*fig.* 3) qui se compose d'un flacon laveur A,

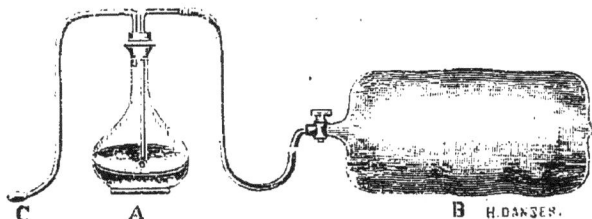

Fig. 3. — Appareil par inhalation d'oxygène.

à moitié plein d'eau, dont la grande branche communique avec le réservoir à oxygène B (ballon en caoutchouc) et la petite, munie d'un tube en caoutchouc, porte une canule buccale C en verre ou en porcelaine. Le malade n'a qu'à aspirer après avoir ouvert légèrement le robinet du ballon. Ne pas oublier de désinfecter la canule C ou, mieux, de la changer pour chaque malade.

Il existe des appareils préparateurs et inhalateurs tout à la fois d'oxygène tels que celui de SABATIER, l'*oxinhalateur de Neveu*, fondés sur l'association d'un appareil à oxylithe et d'un flacon laveur d'oxygène.

L'industrie fournit aujourd'hui de l'oxygène comprimé (60 à 120 atmosphères) contenu dans des réservoirs métalliques en fer ou en acier renfermant 500 litres et plus d'oxygène. Un robinet à vis de pression permet d'en retirer la quantité que l'on désire. Ces appareils, en principe très pratiques, ont l'inconvénient d'être difficilement transportable et de laisser assez fréquemment perdre leur gaz. Ils provoquent rarement des accidents d'explosion dus dans la plupart des cas à la présence de corps gras dans le robinet de dégagement, ou, dans l'intérieur du tube, de parcelles de métal qui en s'oxydant s'échauffent, s'enflamment et facilitent l'attaque des points de fermeture (LEMAIRE). On a proposé aussi l'emploi de siphons analogues à ceux des eaux gazeuses et contenant de l'oxygène dissous sous pression. Cette eau, appelée à tort *eau oxygénée*, reste peu employée.

OZONE $O^3 = 24$

L'ozone possède des propriétés bactéricides, physiologiques et thérapeutiques que des expériences récentes mettent de plus en plus en lumière ; son étude rentre donc dans le domaine de la pharmacologie à titre de médicament, bien que ce soit un médicament que le médecin p. épare lui-même au moment de l'administrer aux malades.

Préparation. — PROCÉDÉ DE LABORATOIRE. — Dans le laboratoire on prépare l'ozone à l'aide de l'appareil classique de BERTHELOT, qui consiste à faire passer lentement de l'oxygène dans un espace annulai e dans lequel se produisent des effluv s électriques. Le gaz qui sort est de l'oxygène riche en ozone.

PRÉPARATION INDUSTRIELLE ET MÉDICALE. — Trois sortes d'appareils peuvent préparer de grandes quantités d'air ou d'oxygène ozonisés : la machine statique, les tubes ozoneurs et les appareils à courants de haute fréquence.

Dans la machine statique, la quantité d'ozone produite à chacun des pôles est très faible, trop faible pour être utilisée valablement en thérapeutique.

Les tubes ozoneurs sont de différents modèles plus ou moins parfaits. Celuiqui peut servir de type est l'appareil primitif de HOUZEAU, qui se compose d'un tube cylindrique en verre, de diamètre plus faible à ses extrémités, dont l'une laisse passer une tige d'aluminium formant l'armature interne et placée dans l'axe du tube ; autour de ce tube est enroulé un fil d'aluminium ou une feuille de papier d'étain constituant l'armature externe.

Pour se servir de ces tubes, on les actionne avec une bobine de Ruhmkorff reliée elle-même avec deux piles au bichromate, puis on fait circuler de l'air dans l'ozoneur. Les effluves électriques éclatant entre les deux armatures du tube et au sein de l'air circulant produisent constamment de l'ozone qui est entraîné par le courant d'air. Ces appareils donnent une proportion un peu faible d'ozone, mais déjà suffisante pour être employée utilement en thérapeutique.

Les appareils véritablement pratiques sont les appareils à courants de haute fréquence qui sont basés sur la décharge oscillante de condensateurs. Le dispositif indiqué par d'Arsonval consiste à relier aux bornes d'une bobine de Ruhmkorff les deux armatures internes de deux condensateurs dont les armatures externes sont mises en communication avec un solénoïde métallique. L'ozone se produit autour du solénoïde.

La quantité d'ozone produite par ces appareils est considérable en comparaison des autres procédés : en un quart d'heure, Bordieu et Moreau ont obtenu 195 milligrammes d'ozone.

Propriétés. — L'ozone est un gaz qui, même très dilué, a une odeur pénétrante, spéciale, alliacée ; sa couleur, vue sous une épaisseur suffisante, est bleue ; sa densité égale 1,624.

C'est un oxydant par excellence, plus actif que l'oxygène en lequel il se décompose très facilement. Il agit sur le mélange d'iodure de potassium et d'empois d'amidon avec mise en liberté d'iode et formation d'iodure d'amidon bleu. C'est là une de ses réactions.

L'ozone n'est pas autre chose que de l'oxygène condensé dont trois atomes, soit une molécule et demie, se sont condensés en une molécule, d'où sa formule O^3.

Pharmacologie. — L'ozone est à la fois un antiseptique externe et un médicament interne. A la dose de 1 centimètre cube par litre d'air, il enraye le développement des microorganismes tels que celui du charbon, de la fièvre typhoïde et de la tuberculose. Au-dessous, son action est nulle. L'ozonisation des eaux de rivière souillées par des matières organiques végétales et des matières humides les améliore très sensiblement. Il y a diminution de la matière organique dosable, destruction des microbes pathogènes et de leurs produits de sécrétion, toxines, toxalbumines (Van Ermengèn, Courmont, Lacomme). Des essais de stérilisation des eaux potables par l'ozone ont été faits sur les eaux de la ville de Lille par Abraham et Marmier, qui ont obtenu d'excellents résultats, vérifiés et contrôlés par une commission officielle et confirmés depuis par de nombreux hygiénistes.

En thérapeutique, l'ozone est administré en inhalations à l'état d'air ozonisé ; il semble efficace pour combattre la coqueluche, la bronchite, l'anémie et peut-être la tuberculose pulmonaire. Il est toxique si on le respire pendant un certain temps ; aussi doit-on éviter de stationner longtemps dans le voisinage des appareils à production d'ozone.

EAU $H^2O = 18$

La question de l'eau envisagée au point de vue pharmacologique ne comporte pas, à notre avis, l'étude de l'eau potable, ni celle des eaux minérales naturelles qui sont du domaine de l'hydrologie ; aussi nous ne nous occuperons ici que de l'eau distillée.

Préparation. — Pour préparer l'eau distillée, on se sert d'un appareil distillatoire quelconque, soit une cornue de verre munie d'un réfrigérant de Liebig pour les petites quantités, soit d'un alambic en métal pour les quantités plus grandes. On y introduit de l'eau ordinaire et on porte à l'ébullition. La vapeur d'eau vient se condenser dans un récipient refroidi.

L'eau ordinaire contient en dissolution des gaz et des sels, parmi lesquels du chlorure de magnésium décomposable par la chaleur en acide chlorhydrique et en oxyde de magnésium, quelquefois des sels ammoniacaux, du bicarbonate de calcium qui peut donner de l'acide carbonique, etc.

Pour obtenir une eau distillée très pure, il faut rejeter les premières parties condensées qui contiennent les gaz dissous, tels que : acide carbonique, oxygène, azote, ammoniaque, et arrêter l'opération lorsqu'il reste encore dans la cornue le quart de la quantité d'eau employée. En poussant plus loin, on risque de décomposer les matières organiques et les sels fixes.

On doit ajouter à l'eau ordinaire, avant de la distiller, un lait de chaux pour faire dégager dès le début la totalité de l'ammoniaque, transformer le chlorure de magnésium, facilement décomposable, en chlorure de calcium beaucoup plus fixe et absorber l'acide carbonique des bicarbonates. On peut aussi ajouter du phosphaté acide de calcium dans les eaux contenant des produits azotés, pour absorber l'ammoniaque.

Si l'on veut obtenir de l'eau absolument pure, il faut employer le procédé de Stas, qui consiste à distiller l'eau sur du permanganate de potassium très alcalin et à redistiller le produit sur du sulfate d'alumine.

L'eau de pluie ou la neige récente, fondue et filtrée, donne généralement de l'eau ne précipitant par aucun réactif et pouvant, à la rigueur, par exemple pour la photographie, remplacer l'eau distillée, à la condition de la stériliser par ébullition, car elle est chargée de germes entraînés de l'atmosphère et se putréfie rapidement.

Propriétés. — L'eau pure est un liquide incolore, inodore, se solidifiant à O° et bouillant à 100°. Elle présente son maximum de densité à + 4°. Sa vapeur a une densité de 0,622, rapportée à celle de l'air ; elle occupe à 100° un volume 1700 fois plus grand que celui de l'eau liquide. L'eau est le dissolvant par excellence pouvant s'emparer des gaz comme des solides et des liquides. Elle est neutre aux réactifs.

Essai. — L'eau distillée doit avoir une réaction neutre, ne laisser aucun résidu par évaporation et ne donner ni précipité, ni coloration par les réactifs suivants :

1° Eau de chaux (un précipité signale la présence d'acide carbonique).

2° Azotat d'argent (acide chlorhydrique et chlorures).

3° Chlorure de baryum (sulfates).

4° Oxalate d'ammoniaque (sels de chaux).

5° Hydrogène sulfuré ou sulfure d'ammonium (métaux divers).

6° Chlorure mercurique ou réactif de Nessler (ammoniaque).

7° Carbonate de soude (sels de divers métaux).

8° A 100 c. c. d'eau distillée, ajouter 10 c. c. d'acide sulfurique dilué, 0 c. c. 1 de solution de permanganate de potasse à 3 gr. 16 par litre. Faire bouillir dix minutes ; la coloration du liquide ne devra pas être détruite (*limite de tolérance des matières organiques*).

EAU OXYGÉNÉE $H^2O^2 = 34$

Syn. : Bioxyde d'hydrogène. — Peroxyde d'hydrogène.

Préparation. — PAR LE BIOXYDE DE BARYUM. — On fait agir

le bioxyde de baryum pulvérisé sur l'acide sulfurique en refroidissant ; il se fait H^2O^2 et du sulfate de baryum. La réaction suivante se produit :

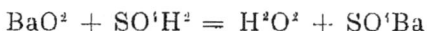

$$BaO^2 + SO^4H^2 = H^2O^2 + SO^4Ba$$

Dans l'industrie on remplace fréquemment l'acide sulfurique par l'acide fluorhydrique pour avoir une eau plus pure.

On peut la concentrer, d'après les indications de Houzeau et Hanriot, en purifiant le produit commercial et en distillant dans le vide à 60°. La plus grande partie de l'eau s'évapore et le résidu constitue de l'eau oxygénée très riche et pouvant dégager de 200 à 250 volumes d'oxygène.

L'addition soit d'un peu d'acide minéral libre, sulfurique ou phosphorique ou 30 grammes par litre d'acide borique, soit de 2 à 3 % d'alcool, ou de chlorure de sodium, 10 grammes par litre, (Allain), ou de 5 grammes de borax (Martin), ou de 1 gr. 50 d'acétanilide, donne de la stabilité à l'eau oxygénée.

Par le perborate de soude. — L'eau oxygénée perd assez rapidement de son oxygène et le produit commercial est généralement impur et fortement acide ; aussi a-t-on cherché à préparer cette eau extemporanément. On s'est servi pour cela du perborate de soude, poudre blanche, qui, par simple dissolution dans l'eau, se décompose en eau oxygénée et borax. On peut la préparer à des titres divers.

L'eau oxygénée à 2 volumes s'obtient par dissolution à saturation du perborate de soude dans l'eau à la température ordinaire. Il en faut environ 25 grammes par litre.

L'eau à 10-12 volumes se prépare en dissolvant dans quantité suffisante d'eau distillée pour faire un litre, 60 grammes d'acide citrique en poudre et 170 grammes de perborate de soude ; filtrer si c'est nécessaire.

L'eau à 18-20 volumes se prépare avec 700 grammes d'eau froide, 210 grammes de perborate de soude et 105 grammes d'acide citrique ou tartrique en poudre.

On n'a pas à craindre l'acidité du liquide, si elle se produit car elle est due à de l'acide borique qui devient libre.

Par le peroxyde de sodium. — Merck prépare de l'eau oxygénée à 100 volumes en distillant le produit de l'action de l'acide sulfurique dilué sur le peroxyde de sodium : il se fait de l'eau oxygénée et du sulfate de soude dont la présence empêche la décomposition de l'eau oxygénée pendant la distillation. Ensuite on concentre convenablement le liquide distillé. En remplaçant le peroxyde de sodium par le percarbonate de baryum (CO³Ba), on obtient, sans distillation, de l'eau oxygénée pure et riche en oxygène (MERCK).

Purification. — Le produit commercial contient un peu d'acide chlorhydrique, d'acide sulfurique et souvent de l'acide phosphorique, du fer, de l'alumine, du sulfate de soude qui servent à la clarification et à la conservation de l'eau.

Pour le purifier, on ajoute de l'eau de baryte qui précipite l'alumine, le fer, l'acide sulfurique et l'acide phosphorique, puis une solution de sulfate d'argent qui précipite l'acide chlorhydrique et l'excès de baryte. On décante. Il ne reste dans l'eau qu'un peu de phosphate de soude.

SCHILOFF propose d'agiter le produit commercial, rendu alcalin, avec de l'éther, qui enlève le bioxyde d'hydrogène à l'exclusion des sels minéraux. La solution éthérée évaporée dans le vide fournit de l'eau oxygénée concentrée.

Propriétés. — Liquide incolore, inodore, de saveur métallique. Densité 1,45.

L'eau oxygénée est instable et facilement décomposable avec effervescence par la chaleur, en oxygène et eau. L'ammoniaque et les matières pulvérulentes, bioxyde de manganèse, charbon, poussières organiques, la décomposent à froid. D'autres corps la décomposent en absorbant son oxygène, ce qui en fait un oxydant énergique (anhydride arsénieux, potassium, fer, sulfure de plomb, chaux, potasse, baryte, etc.). La fibrine et la musculine la décomposent ; la caséine, l'albumine, les peptones, les graisses, les sucres, l'amidon, sont sans action.

Elle blanchit la peau et la désorganise. Elle arrête les fermentations et la putréfaction.

L'eau oxygénée décolore le permanganate de potasse acidifié, bleuit le mélange d'iodure de potassium et d'empois d'amidon et donne avec l'acide chromique une coloration bleue par formation d'acide perchromique, coloration que l'on rend plus visible en l'agitant avec l'éther.

L'eau oxygénée existe dans le commerce sous trois états :

L'eau industrielle qui titre environ 10 volumes, mais qui est impure et très acide. Elle doit être exclue de l'usage médical.

L'eau officinale dite pure et neutre, mais qui contient fréquemment très peu d'acide libre pour assurer sa stabilité. Elle doit titrer 12 volumes et ne donner à l'évaporation que 0,25 % de résidu maximum.

L'eau oxygénée acide devient douloureuse ; aussi ne doit-on l'employer qu'après l'avoir additionnée de 5 grammes environ de borax par litre pour enlever l'acidité.

L'eau obtenue par le perborate de soude est généralement alcaline ; elle se fait à volonté au titre de 2 ou 10 ou 20 volumes et plus.

Impuretés. — L'eau oxygénée peut contenir de *l'acide sulfurique*, de *l'alumine*, du *fer*, de *l'acide chlorhydrique*, de *l'acide phosphorique*, du *chlorure de baryum*, de *l'arsenic*.

Essai. — *Réaction* neutre au tournesol ou très légèrement acide.

L'acide sulfurique sera indiqué par le chlorure de baryum additionné d'acide azotique ou chlorhydrique : précipité blanc de sulfate de baryte.

L'alumine par l'ammoniaque : précipité gélatineux.

Le *fer*, par le sulfocyanate de potasse : coloration rouge.

Le *baryum*, par addition sulfurique : précipité blanc.

L'acide chlorhydrique, par l'azotate d'argent : précipité blanc de chlorure d'argent, insoluble dans l'acide azotique.

L'acide phosphorique, par le réactif molybdique : précipité jaune.

L'arsenic, en chauffant au bain-marie une demi-heure 10 cc. d'eau oxygénée avec 20 cc. de solution chlorhydrique d'hypophosphite de soude, il ne doit se produire ni coloration brune, ni précipité noir.

Titrage. — Il est indispensable de déterminer le litre de l'eau oxygénée, c'est-à-dire le volume d'oxygène que peut dégager un litre. Le procédé le plus employé repose sur la décoloration du permanganate de potasse par l'eau oxygénée.

On fait une solution de 3 gr. 16 de permanganate de potassium dans 1 litre d'eau distillée (Solution N/100). Chaque centimètre cube de cette solution correspond à 0 cc. 56 d'oxygène.

Pour effectuer le dosage, on met dans un verre 1 cc. d'eau oxygénée, 50 cc. environ d'eau distillée et 1 cc. d'acide sulfurique pur, et tout en agitant, on fait tomber goutte à goutte la solution manganique disposée dans une burette graduée jusqu'à faible coloration rose persistante.

Soit N cc. de solution manganique employée.

$$N \times 0,56 = \text{le titre.}$$

Pour une eau à 12 volumes, $N = 21,5$.

On peut encore faire le dosage en décomposant l'eau oxygénée additionnée de bioxyde de manganèse par la chaleur et recueillant le gaz dégagé.

Pharmacologie. — L'eau oxygénée a des propriétés antiseptiques, hémostatiques et cicatrisantes très marquées ; elle est plus active que le sublimé pour arrêter les fermentations et elle n'est pas toxique. On l'a utilisée à l'*extérieur* pour le pansement des plaies diverses, des brûlures, pour la désinfection de la bouche et de la gorge, dans le muguet, la scarlatine, les angines, les affections des dents et des gencives, comme désinfectant de la peau. Elle est l'antiseptique de choix pour les plaies anfractueuses, les ulcères variqueux. Son action hémostatique s'utilise dans le saignement de nez, l'avulsion des dents, les hémorragies des plaies pénétrantes.

A l'*intérieur*, elle a été recommandée contre les vomissements de la grossesse, la diarrhée, le choléra infantile.

Versée sur un pansement, elle le détache, par le gaz qui se dégage et permet ainsi de l'enlever plus facilement.

On prescrit l'eau oxygénée à 12 volumes à l'*intérieur*, à la dose de 5 à 10 grammes par jour en potion ; à l'*extérieur*, on emploie l'eau à 12 volumes comme hémostatique ou pour les plaies atones, l'eau à 2 volumes pour le pansement des plaies et la désinfection de la bouche et de la gorge.

On obtient ces différents titres par simple dilution de l'eau à 12 volumes.

L'eau oxygénée doit être conservée à l'abri de la lumière et de la chaleur qui la décomposent et on doit toujours, par précaution, surtout si elle est acide, l'additionner d'environ 5 grammes de borax par litre avant son emploi.

On peut ajouter que l'eau oxygénée est encore utilisée pour le blanchiment des dents et pour transformer les cheveux bruns en blonds.

SOUFRE S = 32

On utilise cinq variétés de soufre : le soufre industriel, le soufre sublimé, le soufre sublimé lavé, le soufre précipité, enfin le soufre colloïdal.

Préparation. — SOUFRE INDUSTRIEL. — On obtient le soufre industriel en traitant les *solfatares* ou terres à soufre soit par le procédé des *calceroni*, qui utilise la chaleur dégagée par la combustion d'une partie du minerai pour fondre l'autre partie, soit par distillation de la terre dans les fourneaux de galère, en entraînant le soufre par un courant de vapeur d'eau surchauffée, soit enfin par fusion du minerai dans un liquide bouillant à 120°.

Dans tous les cas, le produit obtenu retient de 5 à 10 % de matières étrangères.

On le purifie par le raffinage, qui consiste à opérer une seconde distillation dans des chambres spéciales où le soufre se condense en poudre fine dite *fleur de soufre* ou *soufre sublimé* tant que la température est inférieure à 113°, et devient liquide au-dessus de cette température. On le coule alors dans des moules refroidis pour avoir le *soufre en canons.*

On obtient encore le soufre par distillation des pyrites et on l'extrait aussi de la charrée de soude, mélange de sulfure et d'oxysulfure de calcium provenant de la fabrication du carbonate de soude par le procédé LEBLANC.

SOUFRE SUBLIMÉ OU FLEUR DE SOUFRE. — La fleur de soufre se produit dans l'opération précédente et toutes les fois qu'on reçoit de la vapeur de soufre dans les chambres de condensation dont la température n'atteint pas 113°. Le produit ainsi obtenu n'est pas homogène et sa composition change selon la température des chambres de condensation et les variations de cette température. Plus la chambre est froide, plus il se fait de soufre utriculaire ; plus elle s'échauffe, plus il se fait de soufre cristallisé. Si la température reste fixe, il se fait l'un ou l'autre de ces corps ; si elle subit des fluctuations, les deux formes de soufre se produisent alternativement.

DOMERGUE, qui a étudié les réactions précédentes, propose de donner le nom de *fleur de soufre* au soufre utriculaire et celui de *soufre sublimé* au soufre cristallisé. Le premier est insoluble dans le sulfure de carbone, le second y est complètement soluble.

En pratique, la fleur de soufre est un mélange de ces deux formes. C'est une poudre jaune citron formée de cristaux et de vésicules irrégulières entourées d'une pellicule mince à l'extérieur (d'où le nom de soufre utriculaire). Elle est insoluble dans l'eau, l'alcool et l'éther, plus soluble dans les huiles, en partie seulement soluble dans le sulfure de carbone, la partie insoluble (soufre utriculaire) est de 13 à 33 % dans les produits commerciaux. Elle retient toujours un peu d'acides sulfureux et sulfurique.

Elle fond à 113° et bout à 446° ; sa densité est 2,07.

SOUFRE SUBLIMÉ LAVÉ. — On l'obtient en lavant la fleur de soufre pour lui enlever les composés acides qui viennent d'être signalés. On mélange la fleur de soufre dans un mortier avec un peu d'eau froide pour faire une pâte molle que l'on délaie ensuite avec de l'eau bouillante. On laisse déposer et on lave à l'eau chaude par décantation jusqu'à ce que l'eau de lavage ne rougisse plus le tournesol ; on jette sur toile, on sèche et on tamise.

SOUFRE PRÉCIPITÉ OU MAGISTÈRE DE SOUFRE. — On l'obtient en décomposant, par l'acide chlorhydrique pur et dilué, du polysulfure de sodium en solution.

On prend :

Monosulfure de sodium cristallisé	240 gr.
Soufre sublimé	128 —
Eau.	200 —
Acide chlorhydrique.	230 — -

On place l'eau, le monosulfure et le soufre dans un ballon et on chauffe jusqu'à dissolution du soufre ; il se fait un polysulfure.

On étend à quatre litres avec de l'eau, on filtre et on verse lentement, dans cette liqueur froide, l'acide chlorhydrique étendu d'eau à un litre, en agitant continuellement. On s'arrête quand le liquide est nettement acide. Le précipité est lavé à l'eau bouillante tant que l'eau de lavage trouble l'azotate d'argent, puis on sèche à l'air.

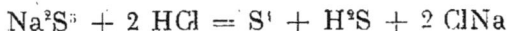

$$Na^2S^3 + 2 HCl = S^1 + H^2S + 2 ClNa$$

C'est une poudre très fine, presque blanche, qui possède au moment de sa préparation et conserve longtemps une odeur propre, due à la présence d'une petite quantité d'hydrogène sulfuré et probablement de bisulfure d'hydrogène que des lavages multiples ne peuvent lui enlever.

Il est soluble dans le sulfure de carbone.

SOUFRE COLLOÏDAL. — On peut l'obtenir par le mélange d'un sulfure alcalin et d'acide sulfureux en présence d'albumine (von Heyden).

MAILLARD le prépare par action d'un courant de H S sur une solution aqueuse de SO^2 ; on voit se former des flocons qui se déposent abondamment. Séparé, ce dépôt se redissout dans l'eau, distillée et par dialyse on débarrasse cette solution du peu d'acide qui la souille.

On obtient ainsi une poudre grisâtre, capable de fournir des pseudo-solutions utilisables à l'intérieur et par voie sous-cutanée. Ces solutions sont jaune blanchâtre, opaques, dichroïques, transparentes sous une faible épaisseur.

Propriétés. — Le soufre ordinaire est solide, inodore, de couleur variant avec la température, jaune à la température ordinaire.

Il est dimorphe et cristallise par fusion en prismes rhomboïdaux obliques et par dissolution en octaèdres orthorhombiques. Sa densité varie entre 1,93 et 2,087, son point de fusion entre 113° et 120° ; il bout à 445°. Le soufre nacré, qui se présente en écailles, cristallise en prismes orthorhombiques terminés par des octaèdres et finit par se transformer en soufre octaédrique dont il n'est qu'une modification.

Quand on fond le soufre, il conserve sa couleur et sa fluidité jusque vers 150° ; au-dessus, sa teinte se fonce ; à 200° il est rouge orangé et devient visqueux ; à 250° il est brun ; au-dessus il reprend sa fluidité en même temps que sa teinte s'éclaircit. Si on refroidit brusquement le soufre chauffé à 200°, on obtient une masse filante, élastique, qui est le *soufre mou*.

Le soufre est insoluble dans l'eau, à peine soluble dans l'alcool.

un peu dans l'éther, la benzine, les huiles fixes et essentielles, très soluble dans les huiles lourdes de houille qui en dissolvent des quantités presque illimitées.

Le soufre existe encore sous deux états dont l'un est très soluble dans le sulfure de carbone (38% à 15° et 181% à 55°), et l'autre complètement insoluble et qui, pour cette raison, porte le nom de *soufre insoluble*. On en trouve des quantités notables dans le soufre mou et dans la fleur de soufre.

Essai. — SOUFRE EN CANONS. — Il peut être impur et contenir des matières terreuses, du fer, etc., mais il n'est pas falsifié. Il doit être complètement volatil.

SOUFRE SUBLIMÉ. — Contient presque toujours des acides sulfureux et sulfurique. On les reconnaît dans l'eau de lavage, par le tournesol qui rougit, et le chlorure de baryum qui précipite en blanc. Quelquefois, il y a de l'arsenic que l'on retrouve en calcinant 1 gramme de soufre avec 4 ou 5 grammes de nitrate de potasse, il se fait de l'arséniate de potasse. Le résidu est repris par l'acide sulfurique pour chasser l'acide azotique du nitrate et introduit dans l'appareil de Marsh (RICHTER).

SOUFRE LAVÉ. — Peut contenir les impuretés de la fleur de soufre que l'on reconnaît de la même façon et être falsifié par addition de sels fixes et de soufre en canons pulvérisé. Les sels fixes resteront comme résidu en volatilisant le soufre. Le microscope décélera le soufre en canons, celui-ci étant en grains anguleux, tandis que le soufre lavé est riche en vésicules arrondies.

SOUFRE PRÉCIPITÉ. — On le falsifie avec du soufre en poudre, de la fleur de soufre, des sels fixes (sulfate de chaux), de l'amidon, etc.

La volatilisation fera reconnaître les sels fixes qui ne doivent pas dépasser 0,50 % ; l'amidon sera coloré en bleu par l'iode ; le microscope décélera le soufre en poudre (grains anguleux) et la fleur de soufre (vésicules arrondies).

Trituré avec de l'eau distillée, il doit donner un liquide neutre ne laissant pas de résidu sensible à l'évaporation.

SOUFRE COLLOÏDAL. — Se transforme avec le temps en soufre ordinaire, on dit qu'il est coagulé. On reconnaît cette altération

par les divers caractères suivants : le soufre colloïdal donne dans
l'eau une solution qui, par réflexion, paraît jaune, et par transmission, brun-rouge ou brun-jaune ; le soufre ordinaire dans l'eau
paraît blanc sale par réflexion, et bleu violacé ou rose par transmission.

La solution aqueuse portée à l'ébullition reste transparente,
sans flocons, si le soufre est colloïdal ; elle donne une floculation
rapide si le soufre est coagulé.

L'addition d'alcool, ou d'éther, ou d'acétone ne trouble pas la
solution du soufre colloïdal, elle provoque l'apparition de flocons
si le soufre est coagulé.

Pharmacologie. — Le soufre est un antiseptique et surtout
un antiparasitaire ; mais on admet que ces propriétés ne lui
appartiennent pas en propre et sont dues à la formation d'acide
sulfureux et d'hydrogène sulfuré. On pense qu'il se transforme
dans l'organisme en sulfures, puis en hyposulfites et en sulfates.
Il s'élimine par les bronches, les urines et surtout par la peau.
On l'a utilisé dans le traitement des affections des voies respiratoires, contre certaines maladies parasitaires de la peau et en
particulier contre la gale, contre certaines dermatoses, acné,
eczéma, etc...

Doses. — Pris à l'*intérieur*, il jouit de propriétés variables
suivant les doses. A la dose de 0 gr. 80 à 1 gramme, il agit comme
expectorant ; à la dose de 2 à 4 grammes pour un enfant, 6 à
8 grammes pour un adulte, pris en une seule fois, le soufre agit
comme laxatif, sans provoquer de grandes coliques ; de 15 à
50 grammes il est purgatif. A la dose fractionnée de 6 à 8 grammes
par jour, il produit une excitation générale, la peau est plus chaude
et exhale de l'acide sulfureux, les diverses sécrétions contiennent
de l'hydrogène sulfuré.

Les préparations pour l'usage externe se font au dixième
environ.

Modes d'administration. — On donne le soufre pour l'usage
interne en tablettes, poudre, électuaire ou mélangé à du miel ; à
l'*extérieur* en lotions, pommades, pâtes et poudres composées.

On peut préparer une solution ininflammable avec : soufre
précipité, 6 gr., sulfure de carbone, 40 volumes, tétrachlorure
de carbone, 60 volumes.

Le soufre sublimé lavé est à peu près le seul employé aussi

bien pour l'usage interne que pour l'usage externe, mais il est certain que le soufre précipité est plus actif et qu'il serait avantageux de le substituer dans tous les cas au soufre lavé. Le soufre en canons est moins actif que les précédents, ce qu'il doit sans doute à son état cristallin.

On l'emploie encore pour la désinfection des objets et des appartements en le transformant en anhydre sulfureux.

Quand il s'agit de pratiquer la désinfection d'un appartement par l'anhydride sulfureux, on place au milieu de la pièce, sur une couche de sable de 2 centimètres environ ou sur une brique, un récipient en fer blanc dans lequel on met environ 60 grammes de soufre concassé par mètre cube d'air : on y verse un peu d'alcool que l'on enflamme. Toutes les ouvertures doivent avoir été soigneusement calfeutrées. On laisse agir quarante-huit heures, puis on ouvre portes et fenêtres, pour ventiler largement. Avec les doses indiquées, les étoffes ne sont pas altérées. Pour éviter tout danger d'incendie, il est nécessaire d'utiliser un récipient, incassable par la chaleur, assez grand pour contenir largement tout le soufre fondu, et séparé du plancher par une couche isolante, sable ou brique.

L'*ébonite* qui sert à construire des accessoires de pharmacie, canules, robinets, seringues, etc., est un mélange de 30 parties de soufre et de 70 parties de caoutchouc Para.

LE SOUFRE COLLOÏDAL se donne en solution à 1 gr. 30 % à la dose de 1 cuillerée à café à 1 cuillerée à bouche deux fois par jour avant le repas. A dose un peu forte ou longtemps prolongée, il peut amener un peu de diarrhée. Il est utilisé à l'*intérieur* dans les arthrites rhumatismales, bronchites chroniques, et à l'*extérieur* contre les maladies de la peau où son action serait plus efficace que celle du soufre sublimé.

Dans le rhumatisme, il provoque des hyperthermies et ne doit s'employer que chez les malades qui ne supportent pas le traitement habituel aux dérivés salicylés. On doit le rejeter également en présence de myocardite.

Le soufre colloïdal en poudre perd assez rapidement la faculté de se dissoudre dans l'eau ; les solutions doivent être faites au moment du besoin. On reconnaît son altération comme il est dit aux essais.

IODURE DE SOUFRE $S^2I^2 = 318$

Préparation. — PROCÉDÉ L. PRUNIER. — On fond du soufre

en canons, puis on le chauffe jusqu'à 250° ; on le laisse ensuite refroidir en plongeant un thermomètre dans la masse. Vers 200°, l'état pâteux se produit. On ajoute alors peu à peu 4 parties d'iode grossièrement pulvérisé en se maintenant entre 180° et 200°. Une réaction énergique se produit. Quand tout l'iode est ajouté, on laisse refroidir, on coule la masse, au besoin dans l'eau froide. On pulvérise et on tamise. Quand le produit doit être employé à l'*intérieur*, il faut le débarrasser de l'iode qu'il peut contenir. Pour cela, on agite sa poudre avec une solution d'hyposulfite de soude à 5 %.

Propriétés. — C'est un produit mal défini, auquel on attribue la formule S^2I^2. C'est un mélange plutôt qu'une combinaison, car les dissolvants appropriés enlèvent séparément l'iode et le soufre. Il est brun, d'odeur iodée et d'apparence cristalline.

Pharmacologie. — Antiseptique employé contre les affections cutanées, surtout en pommade à 1/20.

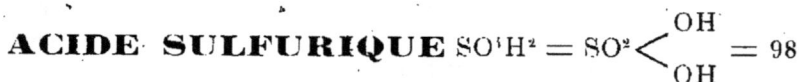

ACIDE SULFURIQUE $SO^4H^2 = SO^2 {\Large<} {{OH} \atop {OH}} = 98$

Syn. : Huile de vitriol. — Acide sulfurique monohydraté.
Acide sulfurique anglais

Préparation. — La préparation de l'acide sulfurique est entièrement industrielle. Elle repose sur l'oxydation de l'anhydride sulfureux par les composés oxygénés de l'azote en présence de l'air et de l'eau ou encore par l'oxydation de l'acide sulfureux par l'air au moyen d'un catalyseur qui est habituellement l'amiante platiné.

Purification. — On trouve, dans l'acide du commerce, du sulfate de plomb provenant des chambres de plomb, des produits nitreux, de l'anhydride sulfureux, de l'arsenic, du sélénium provenant des pyrites.
Lorsque l'acide sulfurique contient de l'arsenic et pas de vapeurs nitreuses, il faut le chauffer avec un peu d'acide azotique pour transformer l'arsenic en acide arsénique non volatil.

La purification s'effectue en distillant l'acide sulfurique additionné de 10 grammes de sulfate d'ammoniaque dans une cornue de verre chauffée par une grille annulaire. On recueille le produit distillé dans un ballon, en ayant soin de rejeter le premier dixième et en recueillant environ les 2/3 de l'acide. Les impuretés restent dans la cornue. L'addition de sulfate d'ammoniaque avant la distillation a pour but de décomposer les produits nitrés en azote et eau.

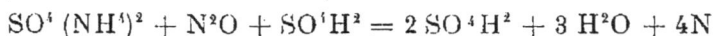

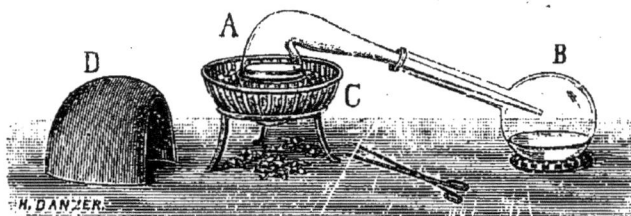

$$SO^4 (NH^4)^2 + N^2O + SO^4H^2 = 2 SO^4H^2 + 3 H^2O + 4N$$

Fig. 4. — Distillation de l'acide sulfurique.

Propriétés. — L'ACIDE SULFURIQUE PUR, MONOHYDRATÉ OU OFFICINAL est un liquide incolore, inodore, de consistance sirupeuse ; à son maximum de concentration, sa densité est 1,84 à 15° ; il bout à 338°. Il contient 98 % de SO^4H^2.

L'ACIDE SULFURIQUE ORDINAIRE OU COMMERCIAL est incolore ou légèrement coloré et impur.

L'industrie le livre à deux états de concentration :

L'*acide à 62°* B., tel qu'il sort de la tour de Glower, renferme 81 % d'acide monohydraté.

L'*acide à 66°* B., au maximum de concentration, renferme 99 % d'acide monohydraté, soit 80,8 % d'anhydrique sulfurique. Il bout à 326°.

L'acide sulfurique est un acide bibasique énergique qui donne des sulfates acides et des sulfates neutres. Il attaque presque tous les métaux et leurs sels pour en chasser les autres acides ; il charbonne les matières organiques (sucre, bois, etc.). Il se combine facilement avec l'eau en donnant plusieurs hydrates, aussi sert-il couramment comme déshydratant.

Le mélange d'acide sulfurique et d'eau dégageant beaucoup de chaleur doit toujours être fait en versant l'acide dans l'eau et en agitant constamment.

Avec l'azotate de baryte il donne un précipité blanc de sulfate de baryte, insoluble dans les acides.

Impuretés. — L'acide sulfurique du commerce peut contenir des sels minéraux fixes, du plomb, de l'arsenic, du sélénium, des produits nitrés, de l'anhydride sulfureux, de l'ammoniaque, de l'acide chlorhydrique et des matières organiques.

Essai. — Les *sels minéraux fixes* resteront comme résidu après volatilisation de l'acide.

Le *plomb* sera décelé en étendant l'acide d'eau ; il se fera un précipité blanc de sulfate de plomb.

Un procédé plus sensible consiste à additionner l'acide de 5 volumes d'alcool : le sulfate de plomb se précipite.

L'*arsenic* se reconnaîtra par l'appareil de Marsh ou par l'hydrogène sulfuré dans l'acide étendu : précipité jaune, soluble dans l'ammoniaque.

Le *sélénium*, en ajoutant de l'eau, puis un peu de solution d'acide sulfureux ; on obtiendra, surtout à chaud, une coloration orangée, puis un dépôt rouge de sélénium.

On verse sur un fragment de codéine cinq à six gouttes d'acide sulfurique ; s'il se produit au bout de quelques minutes une coloration verte à froid ou vert bleuâtre au bain-marie c'est que l'acide examiné contient du sélénium.

Les *produits nitrés*, en projetant dans l'acide un peu de sulfate ferreux pulvérisé : il se produira une coloration rose ou brune.

La diphénylamine sera colorée en bleu par une goutte d'acide.

L'*anhydride sulfureux*, avec une solution faible de permanganate de potasse, qui sera décoloré dans l'acide dilué.

L'*ammoniaque* en additionnant l'acide dilué puis alcalinisé par de la potasse, de réactif de Nessler qui ne devra pas se colorer en jaune-brun.

L'*acide chlorhydrique* par l'azotate d'argent, précipité blanc.

Les *matières organiques* donnent à l'acide une coloration brune qui disparaît par l'ébullition.

Les falsifications sont très rares.

Toutes ces réactions sont conformes à celles indiquées au Codex.

Dosage. — On titre aisément l'acide sulfurique soit avec les densimètres et en se reportant à des tables spéciales, soit par un procédé acidimétrique ou par pesée à l'état de sulfate de baryte

100 grammes de cet acide à 66° B. doivent saturer environ 106 grammes de carbonate de soude CO^3Na^2 pur et sec ou 80 grammes de soude $NaOH$, ce qui correspond à une teneur de 98 % en SO^4H^2.

1 centimètre cube sature environ 37 centimètres cubes de solution normale de soude.

Pharmacologie. — L'acide sulfurique est employé comme caustique, mais rarement, et comme astringent.

Pour utiliser son action caustique, qui serait trop énergique et s'étendrait trop loin, on le mélange avec la moitié de son poids de safran pulvérisé ou de charbon en poudre. Comme astringent, il est employé contre les crachements de sang.

Il est très toxique.

Doses et modes d'administration. — On le prescrit à l'*inrieur* surtout en limonade à la dose de 2 grammes par litre ou encore sous forme d'eau de Rabel (solution alcoolique au 1/4 colorée par des coquelicots), 4 grammes par litre d'eau.

Incompatibilités. — On ne doit pas l'associer aux alcalis, carbonates, azotates, sulfures, sels de plomb, de calcium, de baryum, de strontium, ni aux émulsions.

Sélénium colloïdal. — Obtenu par Schulze en réduisant à froid l'acide sélénieux par une solution à 7-8 % de SO^2. L'excès d'acide est neutralisé par l'ammoniaque et l'excès de ce dernier par l'acide oxalique.

Par centrifugation, le sélénium colloïdal se dépose.

Il s'obtient également en solution par voie électrolytique sous le nom d'*électrosélénium* ou *séléniol*.

Il se présente en grains ultra microscopiques extrêmement fins et uniformes et en solution sous forme d'un liquide rouge, transparent, trouble par réflexion.

On l'utilise en solution pour injections hypodermiques ou intraveineuses. Ces injections déterminent une réaction organique intense avec frissons et température pouvant aller à 40°. Dans son passage à travers l'organisme, il se fixe plus particulièrement sur les néoformations en modifiant la vie des tissus. Il s'élimine par les urines.

On l'administre dans le traitement des cancers ; on observe la diminution, puis la disparition des douleurs, l'amélioration de l'état général, et parfois la régression des lésions néoplasiques.

L'électrosélénium est moins toxique que les autres composés du sélénium. On peut l'injecter quotidiennement d'abord à doses faibles, puis croissantes, en surveillant le malade à cause de la réaction hyperthermique.

On en cite deux variétés : l'électrosélénium α brun ou *Mélanosélénium* et l'électrosélénium β rouge corail ou *Erythrosélénium.*

CHAPITRE III

Métalloïdes trivalents et leurs dérivés

Parmi les métalloïdes trivalents il en est qui fonctionnent comme éléments pentavalents, et seront étudiés avec ceux-çi : le bore seul est exclusivement trivalent. Son étude n'ayant qu'une importance purement chimique, un seul de ses dérivés, l'acide borique, sera étudié.

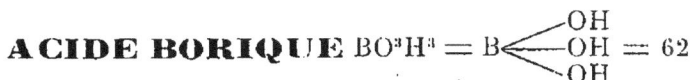

$$\textbf{ACIDE BORIQUE } BO^3H^3 = B{\Large<}\begin{matrix} OH \\ OH \\ OH \end{matrix} = 62$$

Préparation. — Procédé de laboratoire. — On traite le borate de sodium par l'acide sulfurique.

On prend :

Borate de sodium.	300 gr.
Eau distillée	1.200 —
Acide sulfurique	100 —
Blanc d'œuf	n° 1

On dissout le borate à chaud dans la moitié de l'eau ; l'autre moitié, partagée en deux, sert à diluer l'acide sulfurique et à délayer le blanc d'œuf. On mélange à la solution de borax la solution albumineuse, on porte à l'ébullition, on ajoute l'acide sulfurique, on filtre, on laisse cristalliser. On fait écouler l'eau-mère et on lave à froid les cristaux jusqu'à ce que l'eau n'ait plus de saveur acide et on les sèche dans du papier à filtrer.

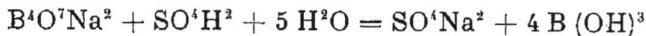

$$B^4O^7Na^2 + SO^4H^2 + 5\,H^2O = SO^4Na^2 + 4\,B\,(OH)^3$$

L'addition d'albumine a pour but d'entraîner les impuretés en se coagulant.

Il est avantageux dans cette préparation de remplacer l'acide sulfurique par 200 grammes d'acide chlorhydrique, car le lavage des cristaux est plus rapide et le rendement plus élevé, mais les cristaux obtenus n'ont pas l'aspect nacré comme avec l'acide sulfurique.

Procédé industriel. — L'industrie extrait l'acide borique des *suffioni*, qui sortent de certains terrains volcaniques et qui sont formés de vapeurs d'eau entraînant de l'acide borique. Ces vapeurs sont condensées dans des *lagoni*, ou petits lacs, d'où le liquide s'écoule pour se concentrer par évaporation sur des lames de plomb inclinées ; puis on abandonne à la cristallisation. On obtient de l'acide borique impur que l'on transforme en borate de soude que l'on décompose par l'acide sulfurique ou chlorhydrique comme précédemment.

On retire aujourd'hui la majeure partie de l'acide borique des borates naturels en dissolvant le minerai dans l'eau chaude et on précipite par l'acide chlorhydrique ; l'acide se dépose par refroidissement. On le recueille et on le lave à l'eau froide.

Propriétés. — L'acide borique pur est en petits cristaux blancs, sans saveur, sans odeur, de densité 1,54.

Il est peu soluble dans l'éther, soluble dans l'acétone, dans 16 parties d'alcool à 90°, 10 parties de glycérine et dans l'eau, avec abaissement de température. Il est plus soluble dans l'eau acidulée d'acide chlorhydrique que dans l'eau pure.

100 grammes d'eau dissolvent (d'après Ditte) :

à 0°	1,947	d'acide borique
à 12°	2,92	—
à 20°	3,99	—
à 102°	29,11	—

A l'ébullition, la vapeur d'eau en entraîne une certaine quantité.

La solubilité de l'acide borique dans l'eau froide peut être portée à 12 % par addition de magnésie ou de borax.

La solution marquant 6° B (D = 1,040) donne de beaux cristaux par refroidissement.

Chauffé au rouge dans un creuset de platine, l'acide borique perd trois molécules d'eau, devient anhydre (B^2O^3), subit la fusion ignée et se prend en masse transparente par refroidissement. Sa solution aqueuse colore en rouge vineux le tournesol et en brun la teinture de curcuma en présence d'acide chlorhydrique. Sa solution alcoolique brûle avec une flamme verte.

L'acide borique pharmaceutique est de l'acide orthoborique se combinant avec les bases pour donner des orthoborates. Il peut perdre une molécule d'eau pour former un premier anhydride, l'*acide métaborique* BO^2H, qui donne des métaborates.

Il peut aussi se combiner à lui-même avec élimination d'un nombre variable de molécules d'eau pour former les acides polyboriques dont les plus importants sont :

L'*anhydride borique* B^2O^3 provenant de la combinaison de deux molécules d'acide orthoborique avec perte de 3 H^2O.

L'*acide tétraborique* $B^4O^7H^2$ se produisant par combinaison de quatre molécules d'acide borique avec élimination de 5 H^2O. On peut le considérer comme formé par deux molécules d'acide biborique 2 (B^2O^3), H^2O ; il donne des tétraborates qu'on appelle aussi biborates.

On trouve dans le commerce deux sortes d'acide borique : l'acide borique en paillettes et l'acide cristallisé.

L'ACIDE CRISTALLISÉ, qui est le plus pur et qui devrait seul être employé, est obtenu directement par action de l'acide sulfurique sur le borate de soude. C'est l'acide officinal. Calciné, il donne un produit blanc.

L'ACIDE BORIQUE EN PAILLETTES ou écailles très blanches, nacrées, onctueuses au toucher, est moins pur que le précédent.

Il est obtenu, dans la plupart des cas, en agglutinant les petits cristaux à l'aide d'une solution d'albumine ou de gélatine et on leur donne le toucher onctueux au moyen d'un peu de stéarine. Calciné, il donne un produit brunâtre et dégage l'odeur de corne brûlée, indices de matières organiques. Il se prête donc mal à la préparation d'une solution qui doit être antiseptique. (OLIVIERO).

Impuretés. — L'acide borique peut contenir de l'acide chlorhydrique ou sulfurique provenant de sa fabrication, des sels, sulfates ou chlorures, de l'arsenic, des matières albuminoïdes, de la stéarine ajoutée pour donner le toucher onctueux.

Essai. — On dissout l'acide dans de l'eau distillée et dans une partie de cette dissolution on trouve l'*acide sulfurique* et les *sulfates* en y ajoutant de l'acide azotique et du chlorure de baryum qui donne un précipité blanc, insoluble, de sulfate de baryte ; dans l'autre partie on décèle l'*acide chlorhydrique* et les *chlorures* en ajoutant de l'acide azotique et de l'azotate d'argent qui produit un précipité blanc de chlorure d'argent.

L'*arsenic* par le procédé de Marsh.

Les *matières albuminoïdes* donneront par calcination un résidu noir et l'odeur de corne brûlée.

La *stéarine* se décèle en mettant un peu de l'acide sur du papier blanc et versant quelques gouttes d'éther ou de sulfure de carbone ; il reste une tache huileuse sur le papier après évaporation du dissolvant.

Toutes ces réactions sont conformes à celles prescrites par le codex.

Dosage. — L'acide borique peut être dosé acidimétriquement à la condition de le mélanger à de la glycérine qui exalte son acidité.

On dissout 2 grammes d'acide borique dans 60 centimètres cubes d'eau distillée ; on en prélève 30 centimètres cubes, représentant 1 gramme d'acide, auxquels on ajoute 15 centimètres cubes de glycérine et quelques gouttes de phtaléine et on fait tomber, dans ce mélange, de la solution normale de soude jusqu'à coloration rose. Chaque centimètre cube de soude normale correspond à 0 gr. 062 d'acide borique. Cet acide fonctionne en effet dans ce dosage comme monovalent. Il suffit donc pour avoir le pourcentage de multiplier 0,062 par N nombre de centimètres cubes de soude employés, puis par 100.

$$0,062 \times N \times 100 = \text{acide borique \%}$$

Pharmacologie. — L'acide borique est un antiseptique faible mais non irritant. Il agit sur les diastases animales (ptyaline, pepsine), sur les diastases végétales (émulsine, myrosine), et sur les ferments figurés (levure de bière, vibrions, bactéries), mais non sur les moisissures. On l'a employé pour conserver les viandes de boucherie, emploi toléré par le conseil d'hygiène, à l'exclusion de l'acide salicylique. Il est facilement absorbé par la muqueuse gastro-intestinale et se transforme dans le sang en borate de soude pour s'éliminer par les urines.

L'acide borique est rarement prescrit à l'intérieur ; mais, à l'extérieur, la chirurgie l'emploie toujours quoique avec moins de confiance qu'autrefois. Il sert toutes les fois qu'il n'est pas nécessaire de pratiquer une sérieuse désinfection.

Doses et modes d'administration. — L'acide borique se donne, rarement à l'*intérieur*, comme antiseptique des voies urinaires, à la dose de 25 centigrammes à 2 grammes. Pour l'*usage externe*, on utilise les solutions aqueuses à 4 % (qui cristallisent en hiver), pommades à 10 %, coton, gaze boriqués, 10 %, poudre, etc.

Les pommades sont plus spécialement employées pour les affections de la peau ; la poudre pour le pansement des plaies, en insufflation dans le coryza, en collutoire dans les maux de gorge. La solution à 4 % est fréquemment utilisée en gargarismes, injections, lavages de plaies, de la vessie, des yeux ; en lavements dans la dysenterie. Elle cristallise en hiver et doit être faite avec de l'eau bouillie et de l'acide borique cristallisé qui seul est pur. Il serait bon d'abandonner la forme paillettes et d'en déshabituer le public, car au lieu de donner une eau antiseptique, elle y introduit une substance propice aux cultures microbiennes, la gélatine ou l'albumine.

La solubilité de l'acide borique dans la glycérine permet d'avoir des solutions plus concentrées et possédant des propriétés antiseptiques et antiputrides à un plus haut degré.

On a utilisé les glycéroborates de sodium et de calcium, très solubles et inoffensifs, pour la conservation des viandes.

L'acide borique est moins inoffensif qu'on ne le croyait et on connaît déjà une vingtaine de cas d'accidents d'empoisonnement chronique, rarement mortels, dus soit à l'ingestion d'acide borique comme antiseptique interne, soit à l'emploi d'acide borique en poudre pour le pansement des plaies.

Pour pulvériser facilement de petites quantités d'acide borique il suffit de l'arroser dans le mortier de quelque gouttes d'alcool de temps en temps.

Solution à 1/10 d'acide borique
Acide borique. 10
Carbonate de magnésie . . . 1.40
Eau . . . . . . Q. S. pour 100 c. c.

Solution à 1/5 d'acide borique
Acide borique. 20
Carbonate de magnésie. . . 3.50
Eau . . . . . Q. S. pour 100 c.c.

Sulfo-bore. — Sous ce nom on vend dans le commerce un produit qui a, dit-on, la composition suivante : acide borique pulvérisé et très sec 100 grammes, hyposulfite de soude pulvérisé et très sec 200 grammes. C'est une poudre blanche en grande partie soluble dans l'eau qui, à son contact, dégage lentement de l'anhydride sulfureux. On l'utilise, à cause de cela, en solution à 30 grammes par litre d'eau, comme antiseptique et désinfectant, en gynécologie, en oculistique, dans les maladies de la peau, le coryza, l'ozène.

Boricine. — C'est une combinaison ou un mélange à parties égales de biborate de soude et d'acide borique. C'est une poudre blanche, donnant à froid des solutions neutres et stables, soluble à parties égales dans la glycérine. On l'emploie comme antiseptique des muqueuses et des plaies ; elle est hémostatique. On s'en sert à la dose de une à cinq cuillerées à soupe par litre d'eau, en injections, irrigations, gargarismes.

CHAPITRE IV

Métalloïdes tétravalents et leurs dérivés

Parmi les métalloïdes tétravalents, nous étudierons le carbone sous ses différentes formes pharmaceutiques, ainsi que ses dérivés, laissant de côté le silicium qui n'a aucune application en thérapeutique.

CARBONE $C = 12$

La thérapeutique n'emploie ni le carbone pur, ni les charbons naturels, mais seulement quelques charbons artificiels impurs, tel que le charbon végétal, les charbons d'os, d'éponges, la suie.

Charbon végétal

Préparation. — On introduit dans un creuset de terre des fragments de bois non résineux (peuplier, saule, châtaignier) et on comble les vides avec de la poudre de charbon que l'on ajoute en quantité suffisante pour qu'il y en ait une couche de 2 centimètres environ au-dessus du bois. On lute le couvercle du creuset et on chauffe au rouge pendant une heure environ. Après refroidissement, on extrait les fragments de charbon que l'on brosse pour enlever la poussière et on les enferme dans un flacon bouché.

Propriétés. — Le charbon végétal est amorphe et insoluble dans tous les dissolvants neutres, mauvais conducteur de la chaleur et de l'électricité, sauf celui qui a été porté à une haute température (braise). Sa densité est 1,6. Il est loin d'être constitué par du carbone pur et contient de 1 à 5 % de cendres riches en carbonates de potasse et de chaux.

Il absorbe très facilement les gaz et d'autant mieux que ceux-ci sont plus solubles dans l'eau, que la température est plus basse et la pression plus élevée.

Il enlève l'iode à ses dissolutions dans l'iodure de potassium, absorbe le phosphore, certaines résines, quelques alcaloïdes et jouit de propriétés décolorantes et désinfectantes.

Impuretés. — Il peut contenir des matières organiques par défaut de calcination.

Essai. — Chauffé dans un tube à essai, il ne doit pas donner d'odeur empyreumatique trop accentuée. Ajouté à une solution bouillante de potasse caustique, il ne doit pas la colorer. Agité avec de l'acide sulfurique, il ne doit pas dégager de H^2S (*sulfures*).

Pharmacologie. — Le charbon végétal, destiné à servir de médicament, doit être préparé par le procédé que nous avons indiqué et on doit rejeter le charbon industriel toujours imparfaitement calciné. Utilisant sa propriété d'absorber les gaz, on l'emploie pour la désinfection des plaies et de l'haleine, et dans le traitement de certaines dyspepsies avec production exagérée de gaz intestinaux.

On le prescrit à l'intérieur à doses très variables, 0,50 à 10 grammes, surtout en poudre fine placée dans un pain azyme ou en granules enrobés de gluten pour qu'il arrive jusque dans l'intestin sans être humecté d'eau. On en fait aussi des tablettes, pilules, poudres dentifrices. Ces dernières doivent être abandonnées, le charbon rayant l'émail des dents.

Pour l'usage interne, il faut laver à plusieurs reprises avec de l'eau bouillante le charbon végétal pulvérisé, puis le sécher à 100° et le conserver au sec.

Charbon animal.

Syn. : Charbon d'os. — Noir animal.

Préparation. — Il s'obtient par la calcination dans des marmites de fonte superposées des os préalablement dégraissés. Après carbonisation complète, on concasse le produit et on le tamise pour séparer le noir en poudre du noir en grains.

Purification. — Le charbon d'os, tel qu'il est livré par le commerce, contient presque toujours une matière animale à odeur désagréable et des sulfures de fer et de calcium provenant de la réduction des sulfates des os. On le purifie de la façon suivante :

On le laisse pendant douze heures en contact avec cinq fois son poids d'acide chlorhydrique au 1/5, en agitant souvent, puis on lave abondamment à l'eau chaude et on le sèche à 150°. L'acide enlève au noir les sulfures métalliques, le carbonate et le phosphate de chaux (Codex).

Collas admet que les lavages à l'acide chlorhydrique sont nuisibles, car ils enlèvent le phosphate de chaux qui, selon lui, partage les propriétés décolorantes du charbon. Il conseille de purifier le charbon d'os par de simples lavages à l'eau pure.

Propriétés. — Le noir animal est moins propre à condenser les gaz que le charbon végétal, mais il possède des propriétés décolorantes bien plus énergiques. Ces propriétés sont dues surtout à la fixation de la couleur sur le charbon ; car on peut la lui enlever à l'aide d'un dissolvant approprié ; mais on ne doit pas oublier, non plus, le rôle actif de l'oxygène condensé dans les pores qui, agissant à la façon de l'ozone, comme l'a prouvé Cazeneuve, détruit certaines couleurs et en avive d'autres.

D'après Bobierre, il contient environ 11 % de charbon et 89 % de substances minérales dont 82 % de phosphate de chaux et de magnésie.

De même que le charbon végétal, il fixe certaines substances salines et quelques alcaloïdes.

Impuretés et falsifications. — Le noir animal peut contenir des sulfures de fer et de calcium et des matières organiques provenant d'une mauvaise fabrication. On le fraude par addition de poussières de charbon, de houille, de noir ayant déjà servi et de matières minérales : cendres, sable, plâtre, etc.

Essai. — Le procédé le plus exact consiste à déterminer le pouvoir décolorant du noir à examiner et à le comparer à celui d'un noir pur. Pour cela, on prend deux poids égaux des deux noirs et on les met en contact avec les mêmes volumes d'un même liquide et pendant le même temps : on filtre et on compare les teintes au colorimètre. Ou bien on détermine le poids de chaque noir nécessaire pour décolorer le même volume, par exemple 100 centimètre cubes, d'un même liquide.

Le Codex indique que le noir animal ne doit pas dégager CO^2 par HCl (*carbonates*) ; ne pas donner d'odeur empyreumatique par calcination (*calcination incomplète*) et ne laisser que environ 15 % de cendres blanches ou légèrement grisâtres, neutres, insolubles dans l'eau, solubles dans l'acide chlorhydrique dilué. Lavé avec de l'eau distillée, celle-ci ne doit pas précipiter par l'azotate d'argent (*acide chlorhydrique*).

Pharmacologie. —Le noir animal n'est employé en pharmacie que pour décolorer certains médicaments ; mais il doit toujours être purifié sous peine de modifier la saveur des produits. Il agit mieux à chaud qu'à froid et mieux aussi dans les liqueurs neutres que dans les liqueurs alcalines. On ne doit jamais ajouter le noir commercial à des liqueurs acides qui dissoudraient les sels calcaires.

Charbon de résine

On le prépare en portant au rouge, dans un creuset, un mélange de 5 parties de chaux hydratée, 1 partie de colophane, 1 partie de goudron de Norvège ; après refroidissement, on lave avec un mélange d'eau et d'acide chlorhydrique, jusqu'à ce que l'on ait enlevé la totalité de la chaux, puis avec de l'eau distillée jusqu'à disparition de réaction acide, on fait sécher et on tamise au tamis nº 37.

Ce noir a un pouvoir décolorant seize fois plus fort que celui du noir d'os.

Charbon d'éponges

Syn. : Eponges torréfiées.

On prépare le charbon d'éponges en torréfiant dans un cylindre, jusqu'à ce qu'elles aient perdu le quart de leur poids, des éponges fines, lavées simplement à l'eau. Il ne faut pas les porter à trop haute température, sans quoi l'iodure qui se forme aux dépens de l'iodospongine de l'éponge se décomposerait et l'iode se volatiliserait. Si l'opération a été bien conduite, les éponges ont pris une couleur brun noirâtre.

Le charbon d'éponges, peu employé aujourd'hui, agit par l'iode qu'il contient. Il est généralement administré sous forme de tablettes dont chacune contient 10 centigrammes d'iode.

ANHYDRIDE CARBONIQUE $CO_2 = 44$

Préparation. — PROCÉDÉ DE LABORATOIRE. — On attaque à froid du marbre ou du carbonate de chaux par de l'acide chlorhydrique, il se fait du chlorure de calcium et du gaz carbonique.

PROCÉDÉS INDUSTRIELS. — On le prépare dans l'industrie en traitant le marbre par de l'acide sulfurique dans des appareils munis d'agitateurs.

Aujourd'hui, que l'emploi de l'acide carbonique liquide a pris un développement considérable, on le prépare par d'autres moyens. On le fabrique soit par combustion du coke, soit par le gaz carbonique de fermentation, soit par calcination de la pierre à chaux.

Les gaz se dégageant dans ces divers procédés sont aspirés par un ventilateur, puis refroidis, lavés, débarrassés de leurs poussières et lancés dans des tours d'absorption dans lesquels ils rencontrent une pluie de carbonate de potassium qui absorbe l'acide carbonique pour se transformer en bicarbonate. La solution de bicarbonate portée à l'ébullition dégage l'acide carbonique absorbé qui est emmagasiné dans un gazomètre puis liquéfié par compression à 50 atmosphères.

L'*acide liquide* est surtout obtenu en partant du coke, ce qui lui donne une odeur et une saveur un peu spéciales.

L'*acide carbonique solide* ou *neigeux* est obtenu par refroidissement au-dessous de — 87° et surtout par le procédé de la détente qui consiste à lancer un jet d'acide carbonique liquide sur la paroi solide d'une boîte, une partie de CO^2 cristallise en neige.

Propriétés. — Gaz incolore, d'odeur et de saveur légèrement piquantes, de densité 1,53. Poids du litre : 1,978. Il se liquéfie à 0° par 36 atmosphères de pression et se solidifie sous forme de neige à — 87°.

L'eau en dissout son volume à la pression normale, sa solubilité augmente avec la pression. Il est trois fois plus soluble dans l'alcool que dans l'eau. Sa solution dans l'eau peut dissoudre les carbonates de chaux, de magnésie, de fer, en les transformant en bicarbonates, et aussi la silice, le phosphate tricalcique qui devient phosphate monocalcique, avec formation de bicarbonate de chaux.

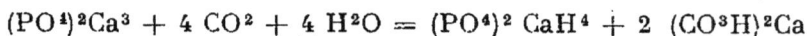

$$(PO^4)^2Ca^3 + 4\ CO^2 + 4\ H^2O = (PO^4)^2\ CaH^4 + 2\ (CO^3H)^2Ca$$

En solution, le gaz carbonique semble répondre à la formule CO^3H^2 ou $CO (OH)^2$ et fonctionne comme acide bibasique pour les uns, comme acide alcool pour d'autres.

Sa caractéristique est de troubler l'eau de chaux et d'être impropre à la combustion.

On le trouve couramment aujourd'hui à l'état liquide, comprimé à 55/60 atmosphères, renfermé dans des cylindres d'acier qui en contiennent de 2 à 8 kilogrammes. 1 kilogramme représente environ 500 litres de gaz à pression normale.

Cet acide carbonique liquide est incolore, très mobile, de densité, 0,840 à 11°, soluble dans l'alcool et l'éther.

L'acide neigeux additionné de quelques gouttes d'éther détermine une réfrigération intense d'environ 79°.

Pharmacologie. — L'anhydride carbonique est un anesthésique provoquant le sommeil et l'insensibilité, quand on le respire. Il est quelquefois utilisé comme anesthésique local. C'est ainsi qu'on arrête la douleur d'une brûlure en l'arrosant avec le contenu d'un flacon d'eau de Seltz ou une solution de bicarbonate de soude. Il stimule la sécrétion gastrique et calme les douleurs d'estomac d'où l'emploi des eaux gazeuses.

L'acide carbonique sert comme antiémétique (potion de Rivière) ; en inhalation, il a donné de bons résultats dans le traitement de l'emphysème, de la dyspnée, surtout chez les tuberculeux ; on l'administre alors à la façon de l'oxygène.

A l'*extérieur*, les bains d'acide carbonique sont stimulants de la fonction cutanée et des échanges nutritifs.

L'*acide carbonique neigeux* est entré récemment dans la thérapeutique. On l'amène sous forme de bâtonnets ou de crayons en comprimant les cristaux dans des moules.

Appliqué fortement sur la peau il provoque une sensation de froid suivi, après cessation de contact, d'un érythème avec bulle qui se dessèche et laisse une croûtelle s'éliminant après dix jours. 5 à 10 secondes d'application suffisent pour faire disparaître les pigmentations cutanées. Après 50 à 60 secondes de contact, il se fait une escharre adhérente donnant une cicatrice blanche et superficielle. Il convient pour faire disparaître les nœvus pigmentés avec poils, les nœvus vasculaires, les verrues, les kératomes séniles.

L'industrie emploie l'acide carbonique à la préparation des eaux gazeuses artificielles, de l'eau de Seltz en particulier, et des limonades gazeuses.

L'acide carbonique liquide est de plus en plus employé non seulement dans l'industrie, mais encore dans la préparation ou la conservation de certains médicaments ou de certaines boissons.

On l'utilise pour la préparation des boissons gazeuses, et pour la stérilisation des liquides organiques d'après la méthode de d'ARSONVAL. L'acide carbonique sous pression est doué de propriétés bactéricides puissantes qui sont mises à profit pour la conservation de certaines substances alimentaires, viande, lait, et pour empêcher le développement des microorganismes dans les solutions de phosphate et de glycérophosphate de chaux.

On peut aujourd'hui fabriquer facilement, en petit, des boissons gazeuses à l'acide carbonique liquide, au moyen de petits appareils d'acier spéciaux. Ces appareils sont de deux sortes, les *selsobulles* et les *sparklets*.

Les *selsobulles* sont des récipients en forme de cylindre à fond hémisphérique contenant environ 31 centimètres cubes d'acide carbonique liquide ; ils pèsent vides environ 70 grammes. Pour les utiliser, on les place sur un flacon qu'on appelle *selsodon* à fermeture spéciale.

Les *sparklets* sont de tout petits récipients en forme d'olive dont la capacité est d'environ 2 c. c. 6. Ils contiennent environ 2 gr. 3 d'anhydride carbonique.

Les risques d'explosion par suite des chocs n'existent à peu près pas, des chutes de 7 mètres ne produisent rien ; mais il faut éviter de les chauffer et de les exposer au soleil ; vers 59°, il peut y avoir explosion.

Ces récipients à acide carbonique sont fixés au moment du besoin sur un flacon spécial qui perfore le récipient ; le gaz se dissout dans le liquide du flacon et l'excès de pression après saturation permet l'expulsion du liquide quand on le désire, comme dans les siphons d'eau gazeuse.

SULFURE DE CARBONE $(CS^2 = 76$

Syn. : Anhydride sulfocarbonique.

Préparation. — La préparation du sulfure de carbone est industrielle et consiste à faire passer de la vapeur de souffre sur du charbon porté au rouge. Le produit, recueilli dans un récipient refroidi, est rectifié par distillation.

Purification. — Le produit commercial peut contenir du soufre, de l'hydrogène sulfuré et d'autres produits sulfurés à odeur fétide.

On le purifie en le mettant en contact avec du cuivre réduit jusqu'à ce que celui-ci ne noircisse plus, et distillant ensuite en présence d'un peu d'axonge. Le cuivre retient les produits sulfurés, en se transformant en sulfure de cuivre.

On peut aussi l'additionner de sublimé à 5 %, et laisser vingt-quatre heures en agitant de temps en temps, puis distiller.

Propriétés. — Liquide incolore, d'odeur faible quand il est pur, de réaction neutre, densité 1,27, bout à 46°, peu soluble dans l'eau, 1 % à peine, soluble dans l'alcool, l'éther, le chloroforme, les huiles et les carbures d'hydrogène. Il dissout le soufre, l'iode, le phosphore, les matières grasses, le caoutchouc, et brûle avec une flamme bleue en produisant CO^2 et SO^2.

Il ne doit rien laisser à l'évaporation et ne céder, par agitation avec l'eau, aucune substance acide.

Il peut être envisagé comme un anhydride sulfocarbonique auquel correspond un acide sulfocarbonique CS (SH)^2 inconnu, mais dont les sels (sulfocarbonates) sont connus et utilisés en agriculture.

Pharmacologie. — Le sulfure de carbone possède une action microbicide certaine. Les applications médicales se bornent à l'antisepsie intestinale. On administre, à l'*intérieur*, l'eau sulfocarbonée (à 2 %) à la dose de huit à dix cuillerées à bouche par jour dans du lait ou du vin, pour stériliser et désinfecter les matières fécales dans les diarrhées fétides ou infectieuses. Comme à cette dose le sulfure de carbone ne se dissout pas dans l'eau et tombe au fond de l'eau, il faut prévenir le malade de n'absorber que le liquide supérieur et de le remplacer par de l'eau à mesure qu'on puise. A l'*extérieur*, il est utilisé comme antiparasitaire. C'est surtout comme dissolvant des matières grasses qu'il est employé.

On doit éviter de le manipuler dans le voisinage d'une flamme, car il s'enflamme très facilement à distance et même au simple contact d'un corps rouge.

Dans l'air, il prend feu spontanément dès 150°-200°, quelquefois avec explosion.

Le conserver en récipients métalliques exactement clos, dans un endroit frais et loin de tout corps incandescent (Codex).

CHAPITRE V

Métalloïdes pentavalents et leurs dérivés

———

Les métalloïdes de ce groupe sont à la fois trivalents et pentavalents.

Nous étudierons : les dérivés de l'azote, du phosphore, de l'arsenic et de l'antimoine.

DÉRIVÉS DE L'AZOTE

———

Parmi les dérivés de l'azote, nous passerons en revue : l'ammoniaque et l'acide azotique.

AMMONIAQUE $NH^3 = 17$

Syn. : *Alcali volatil*

Préparation. — Gaz ammoniac.

a) On obtient le gaz ammoniac en décomposant par la chaleur un mélange à parties égales de chlorure d'ammonium pulvérisé et de chaux éteinte ; on sèche le gaz sur de la potasse en plaques et on le recueille sur le mercure.

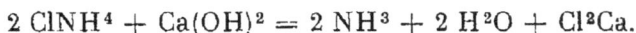

$$2\ ClNH^4 + Ca(OH)^2 = 2\ NH^3 + 2\ H^2O + Cl^2Ca.$$

En réalité, le chlorure de calcium ne reste pas libre, car il absorberait l'ammoniaque, mais il se combine avec de la chaux pour donner de l'oxychlorure de calcium CaO, Cl^2Ca.

b) On peut encore se procurer le gaz ammoniac en chauffant jusqu'à l'ébullition sa solution aqueuse.

c) Dans l'industrie, on extrait l'ammoniaque des eaux de condensation obtenues pendant la préparation du gaz d'éclairage ou au moyen des eaux-vannes de vidanges ou encore par fermentation des vinasses de betterave. On ajoute à ces liquides de la chaux et on chauffe ; le gaz mis en liberté est utilisé tel que, ou le plus souvent on le reçoit dans une série de flacons contenant de l'eau pour obtenir l'AMMONIAQUE LIQUIDE DU COMMERCE.

L'industrie chimique fabrique aujourd'hui de l'ammoniaque synthétique au moyen de l'azote de l'air et par divers moyens.

Par la cyanamide, obtenue en chauffant du carbure de calcium dans un courant d'azote : il se fait une cyanamide calcique qui, chauffée au contact de l'eau, donne de l'ammoniaque.

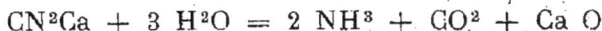

$$CN^2Ca + 3\ H^2O = 2\ NH^3 + CO^2 + Ca\ O$$

Par l'azoture d'aluminium qui s'obtient en réduisant au four électrique la bauxite (minerai d'aluminium) par du charbon dans un courant d'air ou d'azote. L'azoture traité par l'eau au-dessous de 100° donne de l'ammoniaque et de l'alumine.

Par combinaison directe de l'azote et de l'hydrogène sous pression de 200 atmosphères à 500° en présence d'un catalyseur (fer pur).

L'azote nécessaire dans ces diverses préparations est fourni par la distillation de l'air liquide, et l'hydrogène par liquéfaction partielle du gaz à l'eau.

L'industrie prépare aujourd'hui de grandes quantités d'ammoniaque liquéfiée pour l'obtention du froid. Le gaz obtenu et purifié de la façon habituelle est envoyé dans un serpentin refroidi par un courant d'eau où une pompe le comprime à 30 atmosphères. On le répartit ensuite dans des tubes en acier renfermant chacun 25 kilogrammes d'ammoniaque. C'est un liquide limpide et incolore à la température ordinaire. En s'évaporant à l'air, il produit un froid suffisant pour congeler l'eau.

SOLUTION OFFICINALE OU AMMONIAQUE LIQUIDE

On prend d'après le Codex de 1884 :

Ammoniaque liquide du commerce. . . . . 1.500 gr.

que l'on introduit dans un ballon A (*fig.* 5), communiquant avec

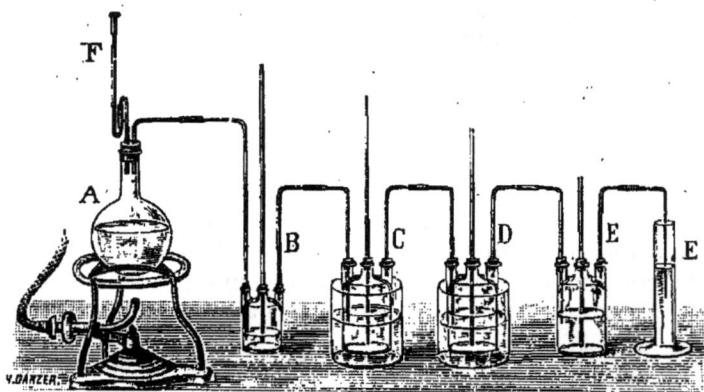

FIG. 5. — Préparation de l'ammoniaque liquide.

un flacon laveur B renfermant 100 grammes de lessive de soude à 30 % pour retenir l'acide carbonique, puis avec deux flacons de Woolf (C et D) contenant chacun 1 litre d'eau distillée qui ne doit remplir qu'à moitié les vases, à cause de l'augmentation de volume du liquide par suite de sa saturation. Les tubes adducteurs du gaz doivent plonger jusqu'au fond du liquide ; la solution formée, étant moins dense que l'eau, montera à la surface et l'eau la moins saturée sera toujours au fond. Les deux flacons de Woolf seront plongés dans des vases d'eau froide pour empêcher l'élévation de température due à la condensation du gaz. L'excès de gaz est absorbé en E par une solution étendue d'acide chlorhydrique.

L'appareil étant ainsi disposé, on chauffe lentement le ballon jusqu'à l'ébullition. Quand tout le gaz s'est dégagé, on a dans le deuxième flacon (C) une solution très pure d'ammoniaque qui doit marquer 0,925 au densimètre. L'autre flacon de Woolf (D) contient une solution faible d'ammoniaque qu'on peut utiliser à la place d'eau pure dans une autre opération.

Au lieu d'employer l'ammoniaque liquide du commerce, on peut faire passer dans ces divers flacons un courant de gaz ammoniac préparé comme nous l'avons indiqué.

Propriétés. — Le GAZ AMMONIAC est incolore, d'odeur irritante et de saveur caustique. Sa densité est 0,596, 1 litre pèse 0 gr. 770. Il se liquéfie à — 38° et se solidifie à -— 75°, sous pression nor· male. Il est très soluble dans l'eau, dans les alcools méthylique et éthylique et dans l'éther.

A	0° l'eau dissout plus de	1.147	volumes de gaz	
A + 15°	—	—	750	—
A + 20°	—	—	650	—

Il éteint les corps en combustion et s'unit aux acides pour donner des sels ammoniacaux.

La chaleur, le chlore, le charbon, etc., le décomposent. L'iode forme avec lui de l'iodure d'azote, cors explosif dont la formule semble être NHl^2. Avec les métaux, il donne des amidures correspondants par substitution (NH^2Na) ou se soude directement à eux. Exemple : potassammonium NH^3K ; sodammonium NH^3Na.

Il se combine aussi avec certains oxydes métalliques. Exemple : oxyde cupro-ammoniacal.

Même à l'état de traces, il donne avec le réactif de Nessler une coloration brun-rouge et souvent un précipité.

En présence de nitrobactéries et d'un corps poreux, l'oxygène le transforme à froid en acide azotique ou plutôt en nitrates.

La SOLUTION OFFICINALE, qui constitue l'ammoniaque liquide couramment employée, est incolore ; elle doit avoir comme densité 0, 925 et contient alors 20,18 % en poids de gaz ammoniac. 1 litre à 15° en contient 186 gr. 66 : les solutions de densité 0,88 en renferment 36 %.

Exposée à l'air, elle perd peu à peu son gaz ; la chaleur et le vide facilitent le dégagement qui est total à 100°.

En présence d'acide chlorhydrique, elle donne des fumées blanches. Elle agit comme un alcali énergique et déplace la plupart des oxydes métalliques pour les précipiter ou les dissoudre ainsi que beaucoup d'alcaloïdes.

Impuretés. — L'ammoniaque liquide du commerce peut contenir des carbonates, sulfates, chlorures, provenant de l'eau, des matières organiques qui la colorent en jaune, des ammoniaques composées, des dérivés pyridiques, etc.

Essai. — L'ammoniaque officinale doit être limpide, incolore, ne laisser, après l'évaporation, ni résidu, ni odeur empyreumatique. Densité maxima 0,925 à 15°.

Les *carbonates* seront décelés par l'eau de chaux, qui donnera un précipité blanc de carbonate de chaux.

Les *sulfates* en additionnant d'eau, d'un excès d'acide chlorhydrique pur et ajoutant du chlorure de baryum : on aura un précipité blanc de sulfate de baryte.

Les *sulfures* par l'acétate de plomb : précipité noir.

les *chlorures*, en diluant, ajoutant un excès d'acide azotique et de l'azotate d'argent, on aura un précipité blanc de chlorure d'argent.

Les *composés organiques azotés*, par addition d'acide azotique en excès : coloration rose.

Les *sels de l'eau ordinaire*, par l'évaporation qui laisse un résidu.

La *chaux*, par l'oxalate d'ammoniaque : précipité blanc d'oxalate de chaux, insoluble dans l'acide acétique.

On doit conserver l'ammoniaque liquide dans des flacons bou chés à l'émeri, car elle se colore au contact du liège.

Dosage. — 10 grammes de solution officinale d'ammoniaque sont exactement neutralisés par 5 gr. 81 d'acide sulfurique SO^4H^2, soit par 118 c. c. 6 de solution normale d'acide sulfurique. (Codex).

10 centimètres cubes sont neutralisés par 109 c. c. 7 d'acide sulfurique normal.

Pharmacologie. — L'ammoniaque, prise à l'*intérieur*, jouit de propriétés excitantes énergiques, mais de courte durée ; son action sudorifique, longtemps admise, est aujourd'hui contestée. A dose élevée, elle produit des hémorragies, en même temps que les propriétés irritantes du gaz sur les voies respiratoires peuvent amener une bronchite grave. Son action contre l'ivresse tiendrait simplement à ce qu'elle provoque des vomissements. On peut donner, dans ce cas, de 5 à 20 gouttes.

A l'*extérieur*, elle est employée comme caustique et révulsive en liniments, baumes, pommades. Appliquée sur la peau, la solution concentrée produit une sensation de cuisson suivie de rougeur et de vésication. Pour produire la rubéfaction de la peau, on la frotte fortement avec un linge de flanelle imbibé d'ammoniaque. L'érythème déterminé dure environ deux heures. Pour obtenir une vésication rapide, mais douloureuse, on imprègne d'ammoniaque une rondelle d'amadou ; le côté spongieux est placé sur la peau, tandis que le côté lisse empêche la volatilisation de l'ammoniaque; on laisse dix minutes. On peut aussi employer la pommade de Gondret. Cette action vésicante est utilisée pour aviver les plaies et pour guérir les engorgements chroniques, rhumatismes, etc., pour cautériser les morsures d'animaux venimeux ; mais son action dans ce cas est douteuse. Pour les uns, elle agirait en neutralisant le principe actif du venin, auquel ils attribuent un caractère acide ; pour d'autres, l'ammoniaque produirait une inflammation locale constituant une sorte de barrières empêchant la pénétration du poison dans l'organisme. Elle est très toxique.

PROTOXYDE D'AZOTE $Az^2O = 44$

Préparation. — On obtient le protoxyde d'azote en décomposant par la chaleur le nitrate d'ammonium.

On met dans un ballon *A* (fig. 8) l'azotate sec et privé de chlorure d'ammonium, on chauffe doucement. A 108°, le sel fond et se décompose à 200° en donnant du protoxyde d'azote et de l'eau.

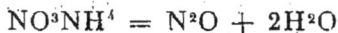

$$NO^3NH^4 = N^2O + 2H^2O$$

Il importe de ne pas dépasser la température de 300°, sans quoi le dégagement devient irrégulier, il y a formation de bioxyde d'azote et d'hypoazotide, et il peut y avoir explosion. Un thermomètre placé dans le sel en fusion permet d'éviter cet accident.

Dans l'*industrie*, on chauffe un mélange équimoléculaire de nitrate de soude et de sulfate d'ammoniaque.

Purification. — Le protoxyde d'azote est toujours souillé de produits nitreux (bioxyde d'azote, hypoazotide, acide nitreux ou nitrique, ammoniaque) ; il contient même du chlore, si l'azotate était mélangé de chlorure d'ammonium.

On fait passer le gaz d'abord dans un réfrigérant *B* (fig. 8) où la vapeur d'eau se condense, puis dans deux éprouvettes à pied dont la première *C* renferme de la pierre ponce, imprégnée de potasse caustique qui retient le chlore et les acides nitreux et nitrique, et la deuxième *D* des cristaux de sulfate ferreux humides, pour absorber le bioxyde d'azote. Enfin, le gaz traverse un flacon *E* contenant de l'eau distillée qui retient l'ammoniaque et il se rend dans un gazomètre où on le laisse quelque temps pour per-

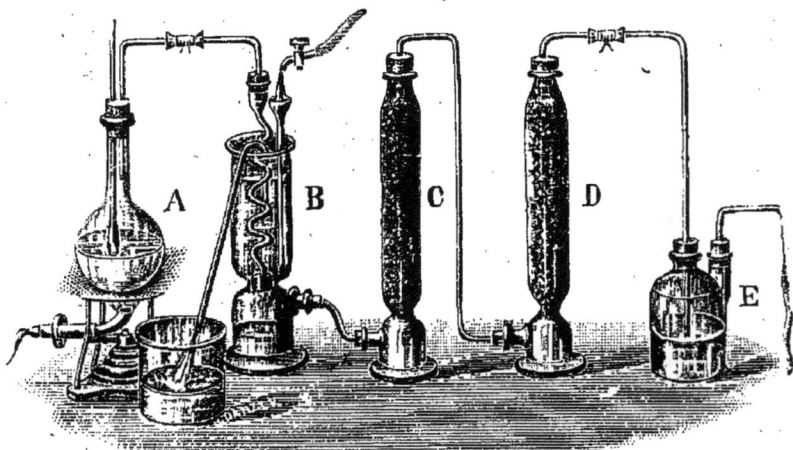

Fig. 6. — Préparation du protoxyde d'azote pur.

mettre la dissolution des traces d'hypoazotide que les lavages n'enlèvent jamais complètement.

Propriétés. — Gaz incolore, de saveur sucrée, de densité 1,527. Poids du litre 1,974. Il se liquéfie à 0° sous la pression de 40 atmosphères, en formant un liquide très mobile, bouillant à — 88° et se solidifiant dans le vide à — 100°.

L'eau en dissout son volume environ à 5°; l'alcool 4 volumes à 0°, l'éther 8 volumes à — 12°. Le protoxyde n'est pas comburant et n'entretient la combustion qu'à une température élevée.

Le commerce fournit le protoxyde d'azote liquéfié, renfermé dans des récipients en bronze ou en acier. Ce liquide donne un gaz plus pur que le gaz obtenu directement.

Impuretés. — Le protoxyde d'azote peut contenir du bioxyde d'azote, des vapeurs nitreuses, du chlore et quelquefois de l'ammoniaque.

Essai. — Le *bioxyde d'azote* sera reconnu en mélangeant au gaz quelques bulles d'oxygène qui donneront des vapeurs nitreuses jaunes, solubles dans l'eau. On recherchera dans cette eau les réactions des nitrites et nitrates.

Les *vapeurs nitreuses* et le *chlore* : en faisant passer le gaz dans une solution alcaline où ils seront absorbés. Une partie de cette solution alcaline traitée par l'acide sulfurique et un cristal de sulfate ferreux prendra une coloration brune s'il y a des vapeurs nitreuses ; l'autre partie additionnée d'acide azotique et d'azotate d'argent donnera un précipité blanc, s'il y a du chlore.

Pharmacologie. — Le protoxyde d'azote jouit de propriétés anesthésiques et se prend en inhalations. On peut l'employer de différentes façons : ou bien pur, à la pression ordinaire (méthode de WELLS), mais le patient a besoin d'être surveillé, car il se produit assez rapidement de l'asphyxie ; ou bien mélangé d'oxygène et sous pression ordinaire (méthode DAVY), mais alors l'anesthésie est très lente, souvent incomplète.

On peut encore l'employer mélangé d'oxygène et sous pression (méthode de PAUL BERT). On obtient alors une anesthésie rapide, sans danger et pouvant se prolonger longtemps. On réalise les conditions nécessaires en plaçant le malade dans une sorte de chambre fermée dans laquelle on fait arriver un mélange de 85 % de protoxyde d'azote et 15 % d'oxygène, la pression étant de 6/5 d'atmosphère environ.

AMBERT et MARTEL emploient un mélange de 7 part. de protoxyde d'azote pour 1 part. d'oxygène avec une surpression de 30 cm. de mercure, soit 7/5 d'atmosphère.

L'anesthésie se produit aussi avec un mélange à volumes égaux d'air et de protoxyde d'azote absorbé à la pression de deux atmosphères.

D'après DE SAINT-MARTIN, on peut opérer à la pression ordinaire avec un mélange de 85 litres de protoxyde d'azote, 15 litres d'oxygène, 6 à 7 grammes de chloroforme.

Actuellement, on préfère la méthode de NEU. Elle consiste dans l'administration, au sujet, d'un hypnotique dans l'heure précédant l'inhalation de protoxyde donné sous pression normale.

45 minutes avant l'anesthésie, on fait une injection sous-cutanée de 1 centigr. chlorhydrate de morphine et 1 milligr. scopolamine. Le protoxyde et l'oxygène arrivent dans un réservoir commun portant une manette qui se meut sur un cadran pour régler le débit respectif de chacun des deux gaz. Ils sont réchauffés par un régulateur thermique électrique, puis déversés dans un ballon de caoutchouc en communication avec le masque par un tube adducteur.

Pratiquement, l'anesthésie protoxydienne est inoffensive ; elle peut s'appliquer aux vieillards ; elle permet de faire de courtes ou de longues anesthésies au choix de l'opérateur et se prête par suite aux grandes opérations chirurgicales.

ACIDE AZOTIQUE $NO^3H = NO^2OH = 63$

Syn. : Acide nitrique. — Eau-forte.

Préparation. — La préparation de l'acide azotique se fait à l'aide des nitrates de soude naturels et de l'acide sulfurique ; elle est entièrement industrielle.

L'industrie chimique prépare aujourd'hui de l'acide azotique synthétique par divers moyens : en unissant directement l'azote et l'oxygène de l'air au four électrique ; ou en faisant exploser sous pression des mélanges d'air et de gaz de fours à coke ; ou par oxydation de l'ammoniaque synthétique en présence d'un catalyseur (mousse de platine — oxyde de fer, etc.).

Purification. — L'acide azotique industriel peut contenir de 'acide sulfurique entraîné par la distillation, de l'acide chlorhydrique dû à la présence de chlorures dans le nitrate, des composés nitreux, du chlore, de l'iode (provenant des nitrates du Chili, de l'arsenic, du fer, du zinc.

1° Dans l'industrie, on ajoute un ou deux centièmes d'azotate de plomb qui précipite à la fois l'acide sulfurique et l'acide chlorhydrique, puis on redistille, et, dans le liquide jaune obtenu, on fait passer un courant d'acide carbonique ou d'air sec qui chasse les vapeurs nitreuses et le rend incolore.

2° Le Codex de 1884 donne le procédé de purification suivant :

On introduit dans un flacon 2000 grammes d'acide du commerce à 1,39 = 40° B. On y verse goutte à goutte, pour enlever l'acide chlorhydrique, une solution d'azotate d'argent tant qu'il se fait un précipité, puis 20 grammes d'azotate de baryte pulvérisé, qui précipite l'acide sulfurique ; on agite, on laisse douze heures. On décante le liquide, qui ne doit plus troubler par les azotates d'argent et de baryum, on y introduit 20 grammes de bichromate de potassium pur ou 10 grammes d'urée, pour détruire les vapeurs nitreuses, et on distille presque à sec dans une cornue. L'acide ainsi obtenu est à peine coloré et marque 40° B (densité = 1,39). C'est l'acide dit quadrihydraté ($N^2O^5 + 4 H^2O$).

Propriétés. — On trouve dans le commerce quatre degrés principaux de concentration pour l'acide azotique.

1° L'ACIDE MONOHYDRATÉ OU FUMANT (NO^3H), qui est un liquide incolore quand il est pur, mais habituellement coloré en jaune par des vapeurs nitreuses.

Il fume à l'air. Sa densité est 1,52 à 15°, soit 49°5 B. Il bout à 86° et peut cristalliser à — 49°. La lumière le décompose à froid en produisant de l'oxygène, de l'eau, et de l'hypoazotide qui colore en jaune le liquide. La chaleur le décompose à l'ébullition jusqu'à formation d'acide quadrihydraté, qui distille alors sans décomposition pendant que la température s'élève de 86° à 123°.

2° L'ACIDE QUADRIHYDRATÉ, ou acide ordinaire est un liquide incolore, bouillant vers 123°. Sa densité varie entre 1,38 et 1,42 à + 15°, il marque environ 40° B. Sa formule est N^2O^5, 4 H^2O, ou, ce qui est identique, NO^3H, 3 /2 H^2O. D'ailleurs, la quantité d'eau contenue varie avec la température à laquelle on a porté l'acide. Il contient environ 61 % d'acide monohydraté NO^3H.

3° L'ACIDE PURIFIÉ, OU ACIDE OFFICINAL, se rapproche de l'acide quadrihydraté ; il est incolore, fume à l'air, d'odeur nitreuse ; il a comme densité 1,394 = 40°, 4 B. à + 15° ; il bout à 119° ; il se colore en jaune à la lumière. Il renferme 54,5 % d'anhydride azotique et 63,64 % d'acide monohydraté, soit 887 gr. 14 pour 1 litre.

4° L'ACIDE A 36° B (densité = 1,33), qui contient environ 52 % d'acide monohydraté.

L'acide azotique est un oxydant très énergique, agissant sur presque tous les métalloïdes. Il n'attaque les métaux que s'il est dilué, sauf le fer, qui, trempé dans l'acide monohydraté, n'est plus attaquable par l'acide étendu que si on les touche avec du cuivre. Il tache en jaune la peau et les matières albuminoïdes. En présence du cuivre, il donne des vapeurs orangées d'hypoazotide. Il décolore le sulfate d'indigo, colore le sulfate ferreux en brun, la diphénylamine en bleu, la brucine en rouge. Il coagule l'albumine. C'est un acide monobasique donnant des sels pour la plupart solubles dans l'eau.

Impuretés. — L'acide azotique peut contenir : de l'acide sulfurique, de l'acide chlorhydrique, du chlore, des produits nitreux, de l'iode à l'état d'acide iodique et de l'arsenic.

Essai. — Sa densité doit être de 1,394 à 15°.

Il ne doit laisser aucun résidu à l'évaporation (*sels*).

L'*acide sulfurique* se trouve en étendant l'acide azotique de 3 à 4 volumes d'eau et ajoutant de l'azotate de baryte : il se fait un précipité blanc de sulfate de baryte.

L'*acide chlorhydrique* et le *chlore*, par l'azotate d'argent : précipité blanc de chlorure d'argent insoluble dans l'acide dilué.

Les *produits nitreux* se reconnaissent à la teinte jaune orangé du liquide.

L'*acide iodique*, en chauffant avec de l'hypophosphite de soude et plaçant au-dessus du tube un papier imprégné d'empois d'amidon : l'iode se volatilise et le papier bleuit par formation d'iodure d'amidon.

Il est plus simple d'étendre l'acide de 2 volumes d'eau, puis d'ajouter 10 gouttes environ de liqueur de Fowler et 5 centimètres cubes de chloroforme, qui se colore en violet par agitation (JORISSEN).

A défaut de liqueur de Fowler, on ajoute à l'acide étendu de l'hypophosphite de soude, du chloroforme, puis peu à peu, en agitant, de l'acide sulfurique ; le chloroforme prend la coloration violette.

L'*arsenic*, en évaporant l'acide à siccité, neutralisant par 2 à 3 gouttes d'ammoniaque, évaporant de nouveau à sec, puis ajoutant à froid de la solution d'azotate d'argent ; la formation d'un précipité rouge brique d'arséniate d'argent signale l'arsenic.

Dosage. — 100 grammes d'acide officinal doivent neutraliser 53 grammes de carbonate de soude pur et sec, soit 10 c. c. de solution N. de soude.

1 centimètre cube d'acide neutralisera 13 c. c. 9 de solution normale de carbonate de soude ou de soude caustique.

Pharmacologie. — Employé pour l'*usage externe* comme caustique : pour détruire les verrues, végétations, loupes, kystes sébacés, etc.

A l'*intérieur*, il est utilisé en solution à 2 °/oo pour combattre certaines dyspepsies, soit seul, soit associé à l'acide sulfurique (mélange sulfonitrique). Il est très toxique.

On doit le conserver à l'abri de la lumière.

Il est incompatible avec l'alcool, la glycérine et les solutions albumineuses,

EAU RÉGALE

Préparation. — L'eau régale est un mélange d'une partie d'acide azotique pour quatre parties d'acide chlorhydrique. On prend :

Acide azotique	80 gr.
Eau distillée	20 —
Acide chlorhydrique	300 —

Ce mélange doit être placé à l'abri de la lumière et bouché quelques jours seulement après sa préparation, sous peine de rupture du flacon. On varie les proportions suivant les besoins.

Propriétés. — C'est un liquide jaune, émettant des vapeurs, et capable de dissoudre les métaux précieux, l'or en particulier.

Le mélange des deux acides donne divers produits parmi lesques : du chlore libre, des vapeurs nitreuses, des acides chloroazoteux ($NOCl$), hypochloroazotique ($NOCl^2$), chloroazotique (NO^2Cl). Ces différents acides peuvent, comme le chlore lui-même attaquer et dissoudre l'or et le platine.

Pharmacologie. — Utilisée quelquefois comme caustique et comme antidyspeptique pour remplacer l'acide chlorhydrique.

DÉRIVÉS DU PHOSPHORE

ACIDE PHOSPHORIQUE ORDINAIRE

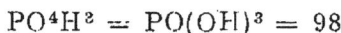

$$PO^4H^2 = PO(OH)^3 = 98$$

Syn. : Acide orthophosphorique. — Acide phosphorique normal.
Acide phosphorique trihydraté.

Préparation. — Procédé de laboratoire. — On obtient
l'acide phosphorique en faisant réagir l'acide azotique sur le
phosphore rouge. Il se fait en même temps du bioxyde d'azote et
de l'hypoazotique.

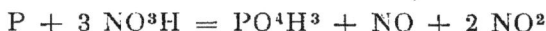

$$P + 3\ NO^3H = PO^4H^3 + NO + 2\ NO^2$$

Le Codex 1884 indique :

Phosphore rouge entier.	10 gr.
Acide nitrique officinal (40° B).	66 —
Eau distillée	44 —

On introduit dans une cornue de verre A (*fig.* 6) le phosphore
divisé en fragments, puis le mélange d'eau et d'acide fait préalablement. La cornue communique avec un ballon B à long col
refroidi par un filet d'eau. On chauffe doucement ; le phosphore
est attaqué et une partie de l'acide azotique distille et se condense
dans le récipient refroidi. Quand tout le phosphore est dissous, on
transvase, dans la cornue, l'acide azotique condensé dans le récipient et on distille de nouveau. Le liquide qui reste dans la cornue
est de l'acide phosphorique. On le verse dans une capsule en platine et on concentre en consistance de sirop épais, sans dépasser
180° ; sans quoi il se ferait de l'acide pyrophosphorique. On opère
ensuite différemment, suivant que l'on veut obtenir l'acide cristallisé ou l'acide normal.

Pour obtenir l'*acide phosphorique cristallisé*, on concentre
encore davantage et on ajoute au liquide refroidi un cristal d'acide
phosphorique qui fait cesser la sursaturation ; la cristallisation se
fait ensuite rapidement.

L'*acide officinal* ou *acide trihydraté* s'obtient en ajoutant de l'eau au liquide épais obtenu dans la préparation jusqu'à ce qu'il marque 1,35 au densimètre, soit 38° B.

Dans cette préparation, l'acide azotique transforme d'abord le phosphore en acides phosphorique et phosphoreux ; c'est pour oxyder ce dernier que l'on verse l'acide azotique du récipient dans la cornue, il se dégage à ce moment des vapeurs nitreuses. Enfin, on concentre le liquide à l'air pour chasser l'acide nitrique retenu.

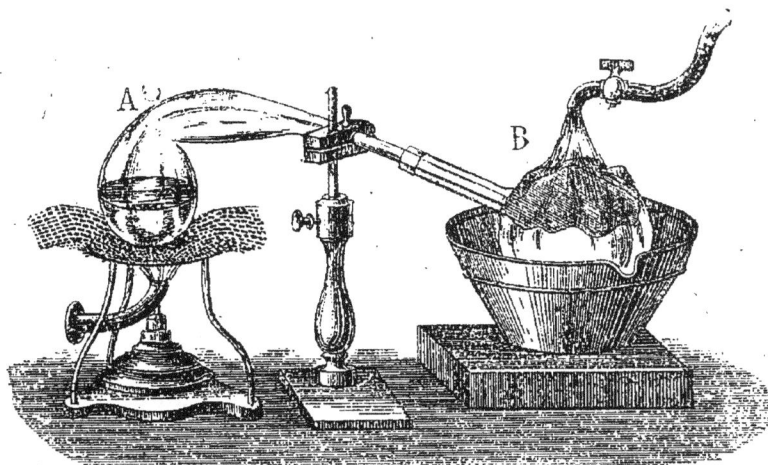

Fig. 7. — Préparation de l'acide phosphorique.

Propriétés. — L'*acide phosphorique cristallisé* est en prismes rhomboïdaux droits, fusibles, à 41°7. Le plus souvent, il est en masses translucides, très solubles dans l'eau. Sa formule est PO^4H^3 ou PO^4H^3 1/2 H^2O, suivant la température de formation.

L'*acide phosphorique officinal* ou *trihydraté* est un liquide sirupeux, incolore, inodore, de saveur acide, soluble dans l'eau et cristallisant lentement. Sa densité est 1,35 = 38° B. Il contient 50 % d'acide cristallisé et 36,22 % d'anhydride phosphorique.

Chauffé à 213°, l'acide phosphorique se transforme en acide pyrophosphorique et au rouge en acide métaphosphorique par perte d'eau. C'est un acide tribasique ne précipitant ni le chlorure de baryum, ni l'albumine, ni l'azotate d'argent. Il précipite en jaune le réactif nitromolybdique. En solution très concentrée, il attaque le verre et la porcelaine.

En présence de glycérine il donne trois éthers glycérophospho-
tiques différents dont les proportions varient avec la température
et le temps de chauffe (CARRÉ).

Impuretés. — L'acide phosphorique peut contenir des acides
azotique, phosphoreux, pyrophosphorique et métaphosphorique,
provenant d'une préparation mal dirigée ; des acides sulfurique,
chlorhydrique, arsénieux, arsénique ; du plomb.

Essai. — L'*acide azotique* se reconnaîtra par le sulfate ferreux
(coloration brune) ou la diphénylamine (coloration bleue).

L'*acide phosphoreux*, en chauffant à l'ébullition avec du bichlorure de mercure ; il y a réduction et précipité noir de mercure
métallique.

L'acide *métaphosphorique* coagule l'albumine.

L'acide *pyrophosphorique* précipite en blanc l'azotate d'argent.

Les acides *chlorhydrique* et *sulfurique* donnent, avec l'azotate
d'argent et le chlorure de baryum, un précipité blanc insoluble
dans l'acide azotique.

Le *plomb*, précipite en noir par l'hydrogène sulfuré ou le sulfure
d'ammonium dans la liqueur étendue.

L'*arsenic :* précipité jaune avec l'hydrogène sulfuré après addition de SO^2 pour réduire $As^2 O^5$ en As^2O^3, ou anneau avec l'appareil de Marsh, ou encore coloration noire quand on chauffe l'acide
avec une dissolution de 1 gramme hypophosphite de soude dans
10 centimètres cubes d'acide chlorhydrique.

Dosage. — L'acide phosphorique officinal doit contenir 50 %
d'acide tribasique PO^4H^3. 1 gramme est saturé par 10 c. c. 2 de
solution N. de soude en présence de phtaléine.

Pharmacologie. — L'acide phosphorique est employé sous
forme de limonade phosphorique (2 /1000) comme désaltérant dans
les fièvres. C'est un reconstituant des systèmes nerveux et osseux ;
aussi le donne-t-on dans la paralysie générale, le rachitisme, la
phosphaturie. BARDET et CAUTRU ont vanté son emploi dans le
traitement des neurasthénies et des dyspepsies. Pour eux, l'acide
phosphorique est indiqué toutes les fois qu'on reconnaît que les
urines sont neutres ou hypoacides ; il est supérieur aux autres
acides, qu'il mérite de remplacer dans le traitement des dyspepsies.
Comme agent de la médication phosphorée, il peut restaurer la

fonction nerveuse, et il exerce une action dynamogénique très marquée.

On le donne habituellement à la dose de 0 gr. 50 à 1 gr. 50 d'acide anhydre par jour, ou encore 20 à 100 gouttes de l'acide officinal ; mais on peut la dépasser beaucoup et atteindre par l'habitude 4 à 6 grammes par jour sans inconvénient. Pourtant il peut y avoir de l'intolérance (céphalée, névralgie viscérale, diarrhée).

On l'administre en solution plus ou moins aromatisée par de la teinture d'orange et du sirop simple et contenant 0 gr. 10 d'acide phosphorique anhydre par cuillerée à café. La dose est de 10 à 15 cuillerées à café étendues d'eau pour remplacer la boisson aux repas.

Pour la préparation de ces solutions, on doit se rappeler que pour 1 gramme d'acide phosphorique anhydre il faut 2 gr. 75 d'acide officinal à 38°B. — 19 gouttes d'acide officinal = 1 gramme = 0 gr. 50 d'acide orthophosphorique = 0 gr. 362 d'acide anhydre.

DÉRIVÉS DE L'ARSENIC

Les composés les plus importants sont : l'iodure d'arsenic, les deux sulfures (réalgar et orpiment), l'anhydride arsénieux et l'acide arsénique.

IODURE D'ARSENIC AsI^3 = 456

Syn. : Triiodure d'arsenic.

Préparation. — PAR VOIE SÈCHE. — En distillant dans une cornue de verre, munie d'un récipient, un mélange d'une partie d'arsenic pulvérisé et de cinq parties d'iode. L'iodure d'arsenic se volatilise et se condense dans le récipient. On a ainsi l'iodure anhydre.

Par voie humide. — **Procédé Dupouy.** — On dissout au bain-marie 20 grammes d'anhydride arsénieux dans 200 c. c. d'acide chlorhydrique pur ; après dissolution on ajoute une solution de 100 grammes d'iodure de potassium dans 100 grammes d'eau et on maintient au bain-marie bouillant un quart d'heure : il se fait un précipité rouge qu'on sépare par filtration sur du coton hydrophile. Ce précipité est un mélange d'iodure d'arsenic et de chlorure de potassium. On le laisse égoutter, on le traite par du sulfure de carbone qui ne dissout que l'iodure d'arsenic. On filtre et on évapore en demi-lumière les rayons solaires libérant de l'iode. On obtient ainsi un produit à peu près pur. Cette préparation se fait très bien, mais il est bon d'opérer l'évaporation du sulfure de carbone lentement, dans un vase en partie couvert, et de décanter les dernières portions de sulfure, sans évaporer à sec, sans quoi de l'iode libre se mélange à l'iodure d'arsenic.

Procédé Languepin. — On amène au voisinage de l'ébullition un mélange de 20 grammes d'arsenic métalloïdique pulvérisé et de 400 grammes d'eau, puis on ajoute par petites portions 10 grammes d'iode. Après changement de couleur du liquide, on laisse bouillir quelques minutes, on filtre et on évapore à sec au bain-marie.

Propriétés. — Cristaux rouge brique, fusibles et volatils.
L'eau le dissout en le décomposant partiellement en acide iodhydrique et en acide arsénieux. L'alcool et l'éther le dissolvent en libérant de l'iode. Le chloroforme et le sulfure de carbone le dissolvent et le laissent en tablettes cristallines par évaporation lente.

Pharmacologie. — L'iodure d'arsenic n'avait été employé jusqu'à présent que dans les maladies de la peau, en pommade ou pilules. Il a été recommandé par Saint-Philippe pour le traitement des enfants lymphatiques et scrofuleux. Il ne produirait pas les effets irritants des autres préparations iodées, tout en déterminant une action bienfaisante manifeste. On le donne à la dose de 5 milligrammes à 2 centigrammes par jour pour les enfants. Le mieux est de se servir d'une solution aqueuse à 1 % faite à froid et d'en faire prendre, suivant l'âge de l'enfant, 1 à 10 gouttes, une ou deux fois par jour, dans du lait, pendant le repas. On élève progressivement les doses pour les diminuer ensuite et recommencer si c'est nécessaire. La dose de 20 gouttes deux fois par jour est un maximum qu'on ne doit pas dépasser sous peine de provoquer de la diarrhée, de l'anorexie, de l'insomnie, etc.

TRISULFURE D'ARSENIC $As^2S^3 = 246$

Syn. : Orpiment. — Sulfure jaune d'arsenic.

Préparation. — PROCÉDÉ DU CODEX :
On dissout 100 grammes d'anhydride arsénieux dans un mélange de 900 grammes eau distillée et 300 grammes acide chlorhydrique.
Dans cette dissolution on fait passer à refus un courant d'hydrogène sulfuré. On laisse déposer vingt-quatre heures, on filtre, on lave le précipité et on le sèche à une température modérée.

Propriétés. — Corps jaune d'or et amorphe, insoluble dans l'eau et dans l'acide chlorhydrique, soluble dans l'ammoniaque et dans les carbonates alcalins, en donnant des métaarsénites et des sulfoarsénites, et dans les sulfures alcalins en donnant des sulfoarsénites ; il est facilement fusible et volatil. Chauffé dans un tube avec du cyanure de potassium et du carbonate de soude, il donne un anneau d'arsenic. L'hydrogène naissant ne le transforme pas en hydrogène arsénié.
On l'emploie comme épilatoire. Inusité en pharmacie.
On a préparé un *trisulfure d'arsenic colloïdal* ou *thiarsol* par action de H^2S sur une solution neutre d'acide arsénieux.
Il aurait une action remarquable sur les tripanosomiases et sur le cancer, dont il fait regresser la tumeur par inoculation directe au sein du néoplasme. On donne 1 à 2 cc. par jour, par voie hypodermique ou par la bouche, d'une solution jaune à 2 milligrammes par centimètre cube.

ANHYDRIDE ARSÉNIEUX $As^2O^3 = 198$

Syn. : Acide arsénieux. — Arsenic blanc. — Oxyde blanc d'arsenic.

Préparation. — La préparation de l'anhydride arsénieux est industrielle ; elle consiste à griller les arséniures ou les arséniosulfures naturels et, en particulier, le mispickel (FeAs.S) et à recevoir les produits volatilisés dans une série de chambres de condensation.

Purification. — L'anhydride arsénieux retient souvent du sulfure d'arsenic et de l'oxyde d'antimoine. Pour le purifier, on lui ajoute un peu de potasse caustique et on sublime dans des vases de fonte surmontés de cylindres en tôle sur les parois desquels l'anhydride arsénieux vient se condenser en masses d'aspect vitreux.

Propriétés. — L'anhydride arsénieux se présente sous deux états allotropiques : vitreux et opaque.

L'*acide vitreux* est en masses transparentes comme le verre; ils se produit lorsque sa condensation a lieu sur des parois chauffées au-dessus de 200° ; il est amorphe, sa densité est 3,74. Il est soluble dans vingt-cinq parties d'eau froide et neuf parties d'eau bouillante. A la longue, il perd sa transparence et se transforme en acide opaque.

L'*acide opaque* ou *acide porcelanique* constitue le produit officinal. Il est en poudre blanche, cristalline, inodore, de saveur âcre et légèrement acide. Il se forme soit aux dépens de l'acide vitreux, ou quand on le condense sur des parois chauffées au-dessous de 200°. Sa densité est 3,70 ; il est moins soluble dans l'eau que le précédent. Il exige 82 parties d'eau froide pour se dissoudre, mais une ébullition prolongée facilite sa dissolution. Il se dissout dans 140 parties d'alcool à 95° et dans 5 parties de glycérine, dans l'acide chlorhydrique, les alcalis et les carbonates alcalins. Il est complètement volatil.

Ces deux formes opaque et vitreuse se transforment facilement l'une dans l'autre, mais c'est la forme opaque qui est stable à la température ordinaire.

Indépendamment de ces deux modifications allotropiques, l'anhydride arsénieux est encore dimorphe : il cristallise en octaèdres réguliers au-dessous de 200° et en prismes orthorhombiques vers 200°-250°. Ces deux formes passent d'ailleurs facilement de l'une à l'autre.

C'est un acide peu énergique qui décompose lentement les carbonates alcalins. Au contact de l'eau, il se transforme probablement en acide arsénieux AsO^3H^3. C'est un réducteur énergique, absorbant l'oxygène pour se transformer en acide arsénique. Sa solution aqueuse précipite en jaune par l'hydrogène sulfuré en liqueur acide, et en vert par le sulfate de cuivre après neutralisation. Chauffé sur le charbon il dégage l'odeur d'ail.

Il renferme 75,76 % d'arsenic.

Impuretés et falsifications. — L'acide arsénieux peut contenir comme impuretés de l'oxyde d'antimoine. On y ajoute de la craie, des sulfates de chaux et de baryte et autres matières minérales.

Essai. — L'*oxyde d'antimoine* se reconnaît en dissolvant l'acide arsénieux dans HCl ; dans cette solution un courant de H^2S détermine la formation d'un précipité jaune, sans trace de rouge, complètement soluble dans l'ammoniaque, en donnant un liquide incolore si l'acide est pur. En présence d'oxyde d'antimoine, le précipité est rougeâtre et en partie insoluble dans l'ammoniaque, par présence de sulfure d'antimoine.

Les *sels minéraux*, en chauffant dans une capsule sous une cheminée d'appel ; l'acide arsénieux, s'il est pur, est volatil sans résidu.

Pharmacologie. — L'anhydride arsénieux est employé :

A l'*intérieur*, dans le traitement de la chlorose comme adjuvant des préparations ferrugineuses : l'arsenic augmente le nombre des globules pendant que le fer les colore. Il semble être le spécifique par excellence de la malaria, sous forme de liqueur de Fowler. On l'emploie encore comme antinévralgique et contre les affections des voies respiratoires. Son élimination par la peau explique son action sur les dermatoses.

A l'*extérieur*, c'est un reconstituant puissant des téguments externes, employé avec succès dans le traitement de toutes les affections de la peau, surtout dans les formes sèches.

Pour les uns, l'arsenic agit comme antiseptique ou tout au moins comme un modificateur du terrain rendant celui-ci impropre à la vie des microbes ; pour d'autres, il est surtout tonique, soit en relevant directement la vie élémentaire, soit en améliorant la nutrition.

C'est encore un caustique employé fréquemment pour détruire la pulpe dentaire.

Il est très toxique.

Doses et modes d'administration. — On le donne à l'*intérieur* à la dose de 2 à 10 milligrammes, en granules de 1 milligramme, désignés quelquefois sous le nom de *granules de Dioscoride*, ou encore en solution à 1 0/00 dans l'eau (liqueur de Boudin) ou le plus souvent sous forme de liqueur de Fowler.

A l'*extérieur*, en poudre, pommade ou solution.

ACIDE ARSÉNIQUE $AsO^4H^3 = 142$

Préparation. — On l'obtient en oxydant, dans un appareil distillatoire, l'anhydride arsénieux par l'eau régale. On mélange :

Anhydride arsénieux . . . . 14 gr.
Acide chlorhydrique (D = 1, 20). . . . . . . 11 —
Acide azotique (D = 1,25) . . . . 112 —

On chauffe au bain de sable, et quand l'acide arsénieux est dissous, on dessèche et on chauffe au rouge sombre. On obtient ainsi l'anhydride. En faisant simplement cristalliser, on a l'acide hydraté.

Propriétés. — L'*acide anhydre* est blanc, poreux.

L'*acide hydraté* cristallisé a pour formule $(AsO^4H^3)^2H^2O$. Une température de 100° à 110° donne le produit AsO^4H^3. Une température plus élevée donnerait des acides pyroarsénique et méta-arsénique, dont les sels ne sont pas stables en présence de l'eau. Il n'y aurait, d'après Kopp, que des orthoarséniates.

L'acide arsénique est tribasique et peut ainsi donner trois catégories de sels. Il est soluble dans l'eau, l'alcool, la glycérine ; sa solution aqueuse, neutralisée, précipite en rouge brique par l'azotate d'argent et en bleu par le sulfate de cuivre. Il n'est transformé en sulfure qu'à la longue par l'hydrogène sulfuré.

Pharmacologie. — N'est employé qu'à l'état d'arséniates.

ANTIMOINE $Sb = 120$

Préparation. — Obtenu en partant de la stibine ou sulfure d'antimoine naturel que l'on traite par le fer de façon à déplacer l'antimoine ou encore en grillant la stibine pour la transformer en oxyde que l'on réduit par le charbon.

On le raffine en le fondant avec un mélange oxydant de nitrate de potasse et carbonate de soude qui élimine le soufre, le zinc et le fer à l'état de sulfates que les lavages entraînent.

Propriétés. — Métal blanc d'argent, à cassure grenue, de densité 6,7, fondant à 630°. Il brûle à l'air en produisant des fumées blanches d'anhydride antimonieux. L'acide chlorhydrique ne l'attaque pas, mais l'acide azotique le transforme en oxyde antimonique insoluble et l'eau régale, en chlorure.

Essai. — Pour rechercher l'arsenic, dissoudre l'antimoine dans l'eau régale, évaporer à sec, reprendre par HCl et verser dans l'appareil de Marsh. Les taches d'antimoine obtenues sur une capsule, oxydées par chauffage à siccité en présence d'acide azotique, ne doivent pas donner de coloration rouge brique d'arséniate d'argent, par addition d'azotate d'argent ammoniacal, sans quoi il y a de l'arsenic.

Pharmacologie. — Utilisé pour la préparation de l'antimoine diaphorétique lavé.

DÉRIVÉS DE L'ANTIMOINE

CHLORURE ANTIMONIEUX SbCl³ = 226,5

*Syn. : Beurre d'antimoine. — Trichlorure d'antimoine.
Protochlorure d'antimoine.*

Préparation. — PROCÉDÉ DU CODEX 1884. — On utilise le résidu de l'attaque du sulfure d'antimoine par l'acide chlorhydrique dans la préparation de l'hydrogène sulfuré. Ce liquide contient du chlorure d'antimoine et d'autres chlorures. On le filtre sur de l'amiante et on l'évapore dans une capsule jusqu'à ce qu'une goutte mise sur un corps froid se solidifie. On verse alors la liqueur dans une cornue de verre munie d'un récipient et on distille à siccité. Le chlorure d'antimoine vient se condenser dans le récipient en même temps qu'un peu d'eau acidulée qu'on décante après refroidissement. On fond de nouveau le chlorure et on le coule dans les flacons.

On peut encore l'obtenir en faisant passer un courant de chlore sur l'antimoine en grenaille, placé dans une cornue et chauffé. Le produit distille et se condense dans un récipient.

Propriétés. — Le chlorure d'antimoine est en masses cristallines transparentes, très déliquescentes, ayant l'aspect d'une matière grasse, d'où son nom de *beurre d'antimoine*. Il fond à 73°2 et bout à 230° ; sa densité est 2,7. Il est très soluble dans 2 parties d'eau, mais une plus grande quantité le décompose en oxychlorure insoluble et acide chlorhydrique qui le maintient, au moins en partie, en dissolution. On peut cependant obtenir facilement une dissolution aqueuse limpide, en y ajoutant de l'acide chlorhydrique ou de l'acide tartrique.

Pharmacologie. — Utilisé comme caustique, il désorganise facilement les tissus en provoquant de vives douleurs. On l'emploie rarement pur, mais surtout en solution obtenue par déliquescence, et bien peu souvent. On doit le conserver dans des flacons bouchés à l'émeri.

L'oxychlorure d'antimoine ou *poudre d'Algaroth* est obtenu en délayant du trichlorure d'antimoine dans de l'eau. Sa composition varie suivant la proportion d'eau employée et sa température. Avec 2 à 5 parties d'eau froide on a le composé $SbOCl$; avec 40 parties, on a $2(SbOCl)Sb^2O^3$; avec de l'eau bouillante $Sb^4O^5Cl^2$.

C'est une poudre blanche, autrefois employée comme vomitif, aujourd'hui inusitée.

SULFURE ANTIMONIEUX $Sb^2S^3 = 336$

Syn. : Trisulfure d'antimoine. — Sulfure d'antimoine purifié. — Stibine.

Préparation. — On mélange exactement :

Antimoine pulvérisé. . . . . 1.250 gr.
Fleur de soufre . . . . 500 —

Le mélange est mis dans un creuset et chauffé jusqu'à fusion ; on donne un fort coup de feu pour chasser l'excès de soufre, on laisse refroidir, on brise le creuset et on conserve dans un vase fermé.

Quand on n'a pas besoin de sulfure pur, il suffit de fondre le sulfure naturel (stibine) à l'abri de l'air et de faire cristalliser.

En faisant passer un courant d'hydrogène sulfuré dans la solution acide d'un sel d'antimoine, il se fait un précipité jaune orangé de sulfure antimonieux hydraté.

Propriétés. — Le sulfure d'antimoine anhydre est en longues aiguilles brillantes, d'un gris bleuâtre, à reflets métalliques. Il est très fusible (fond dans la flamme d'une bougie) et se volatilise au rouge. Insoluble dans l'eau, il est encore insoluble dans l'ammoniaque, mais soluble dans l'acide chlorhydrique concentré en dégageant de l'hydrogène sulfuré et en se transformant en chlorure ; ces deux caractères le distinguent du sulfure d'arsenic. Il se dissout aussi dans les sulfures alcalins en donnant des sulfo-antimonites ; dans les alcalis et les carbonates alcalins qui le convertissent en antimonite alcalin et, dans certaines conditions, en kermès. Le cyanure de potassium le réduit à l'état métallique.

Essai. — Il ne doit pas contenir d'arsenic que l'on recherche comme il est dit pour l'antimoine. Il doit se dissoudre sans résidu dans la lessive de soude.

Pharmacologie. — Le sulfure d'antimoine sert à la préparation du kermès et entre dans la tisane de Feltz. Autrefois, il était employé comme astringent, fébrifuge, reconstituant : propriétés qu'il devait sans doute aux impuretés et en particulier au sulfure d'arsenic.

SULFURE ANTIMONIQUE $Sb^2S^5 = 400$

Syn. : Soufre doré d'antimoine. — Pentasulfure d'antimoine.

Préparation. — Procédé du Codex. — On prend :

Sulfure d'antimoine purifié.	300 gr.
Soufre sublimé	100 —
Monosulfure de sodium crist.	200 —
Eau distillée	1.000 —

On fond dans un creuset le sulfure d'antimoine et le soufre jusqu'à masse homogène et on laisse refroidir. On pulvérise le produit obtenu et on le chauffe à l'ébullition avec le sulfure de sodium et l'eau jusqu'à résidu insoluble, puis on filtre, on concentre et on fait cristalliser. Le sel qui cristallise est le sulfo-antimoniate de sodium ou sel de Schlippe $SbS^4Na^3,9H^2O$

Puis on prend :

Sulfo-antimoniate de soude crist.	100 gr.
Acide sulfurique officinal.	40 —
Eau distillée	4.000 —

On dilue l'acide sulfurique dans 1.000 gr. d'eau, on dissout les cristaux de sulfo-antimoniate dans 3.000 gr. d'eau et on verse peu à peu, en agitant, cette solution filtrée dans l'acide dilué. Le précipité est lavé à l'eau froide jusqu'à cessation de trouble par le chlorure de baryum ; on sèche à 36°-40°. Le rendement est d'environ 40 gr. de pentasulfure.

Propriétés. — Poudre rouge orangé, inodore, insipide, insoluble dans l'eau et l'alcool, soluble dans la potasse et l'ammoniaque qui se colorent en jaune. L'acide chlorhydrique le transforme en chlorure d'antimoine, hydrogène sulfuré et soufre. Il se dissout dans les sulfures alcalins en donnant des sulfoantimoniates et une solution jaune .

Essai. — Le soufre doré ayant été agité avec de l'eau, le liquide décanté ne doit pas fournir les réactions de l'acide sulfurique ou chlorhydrique

Dissous dans HCl, cette solution, précipitée par l'eau, puis filtrée, doit donner avec le sulfure d'ammonium un précipité complètement soluble dans les sulfures alcalins (absence de *fer*, *cuivre*, *plomb*).

La solution chlorhydrique ne doit pas se colorer en brun quand on la chauffe avec une solution d'hypophosphite de soude (*arsenic*).

Pharmacologie. — Le soufre doré jouit des mêmes propriétés et serait même plus actif que le kermès. Aussi lui donne-t-on la préférence dans certaines contrées de l'Allemagne. On le prescrit à la dose de 0 gr. 05 à 0 gr. 50. On doit le conserver à l'abri de la lumière et de l'humidité.

Oxysulfures d'antimoine. — On employait autrefois en pharmacie quelques-uns de ces corps tels que le *verre d'antimoine*, le *foie d'antimoine*, le *crocus metallorum*, le *rubine* et le *cinabre d'antimoine*, a titre de purgatifs et d'émétiques. Ils s'obtenaient par grillage du sulfure d'antimoine à l'air ou en présence d'un oxydant. Leur composition était mal connue et très variable. Ils sont aujourd'hui complètement inusités.

KERMÈS

Historique. — Le kermès a été préparé pour la première fois au xviie siècle par GLAUBER, qui en fit un remède secret. L'indiscrétion d'un de ses élèves permit au chirurgien LA LIGERIE, de Paris, de connaître la formule de cette préparation que le gouvernement lui acheta en 1720 et rendit publique.

Préparation. — 1º PAR VOIE SÈCHE (procédé de BERZÉLIUS)

Sulfure d'antimoine.	30 gr.
Carbonate de potassium	80 —

On mélange ces deux substances, on les fond dans un creuset, puis on concasse la masse, on la fait bouillir avec de l'eau, on filtre à chaud ; le liquide en se refroidissant dépose du kermès.

Le kermès obtenu par voie sèche est exclusivement réservé à la médecine vétérinaire et se désigne habituellement sous le nom de *kermès vétérinaire*.

2º PAR VOIE HUMIDE (procédé de CLUZEL, adopté par le Codex)
On prend :

Sulfure d'antimoine purifié.	60 gr.
Carbonate de sodium cristallisé officinal .	1.280 —
Eau distillée	12.800 —

Dissolvez le carbonate dans l'eau, portez à l'ébullition dans une chaudière en fonte et ajoutez le sulfure en ayant soin d'agiter de temps en temps avec une spatule en bois. Laissez bouillir une heure en remplaçant l'eau qui s'évapore, filtrez bouillant et recevez le liquide dans des vases en grès ou en verre préalablement chauffés et placés dans de l'eau chaude. Laissez refroidir lentement, abandonnez au repos pendant 24 heures : le kermès se dépose. Recueillez-le sur un filtre ; lavez-le avec de l'eau froide jusqu'à ce que l'eau de lavage soit sans action sur le tournesol. Faites sécher dans une étuve modérément chauffée (30 à 40° au plus), passez au tamis de soie n° 37 et conservez à l'abri de la lumière et de l'humidité. Les eaux-mères peuvent servir pour une nouvelle opération. La filtration doit être faite au papier blanc. Le velouté si recherché s'obtient par la tamisation à travers un tissu serré. C'est là le kermès de Cluzel ou *kermès officinal.*

MÉHU, pour rendre cette préparation plus simple et plus rapide, conseille de réduire à quinze minutes au lieu d'une heure le temps d'ébullition, de ne rien faire pour empêcher le refroidissement du liquide d'où se dépose le kermès et de filtrer ce liquide dès que la température est descendue à 35°, enfin de ne faire servir les eaux-mères qu'après deux jours de repos.

Le produit ainsi obtenu n'a pas la composition de celui du Codex ; il est plus riche en sulfure d'antimoine et contient moins d'antimoniate de soude.

Composition. — Le kermès a été l'objet de nombreuses recherches ayant pour but de fixer sa constitution. Au début, on le considérait comme un oxysulfure d'antimoine, puis ROBIQUET montra qu'il était un mélange de sulfure d'antimoine et d'oxyde antimonieux. TERREIL confirma la présence de cet oxyde et même précisa qu'il se trouvait à l'état d'antimonite de sodium.

Une autre théorie admettait que le kermès était un mélange de sulfoantimonite acide de sodium et d'antimonite acide de sodium.

Ces notions sont aujourd'hui combattues. MITCHERLICH et ROSE avaient déjà démontré que l'oxyde antimonieux n'attaque pas, par voie humide, le carbonate de soude à l'abri de l'air, et en présence de l'air il se fait un antimoniate. FEIST a précisément retrouvé dans le kermès des cristaux qu'il a identifiés avec le pyroantimoniate de sodium $Sb^2O^7Na^2H^2$.

Enfin BOUGAULT, reprenant cette question, conclut que le kermès du Codex a une composition voisine de la suivante : sulfure d'antimoine 70 ou 71 %, pyroantimoniate de soude 17 ou 18 %, eau 11 ou 12 %, et qu'il ne contient pas d'antimonite. Le Codex accepte cette composition pour le kermès officinal, mais elle n'est qu'approximative et varie avec chaque fabricant dans d'assez fortes proportions.

Si on ne recueille le kermès qu'après refroidissement, l'oxydation est plus complète et il est plus riche en pyroantimoniate que si l'on filtre dès 35°.

La réaction pourrait peut-être s'exprimer ainsi :

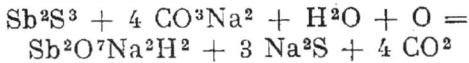

$$Sb^2S^3 + 4\ CO^3Na^2 + H^2O + O =$$
$$Sb^2O^7Na^2H^2 + 3\ Na^2S + 4\ CO^2$$

Le pyroantimoniate de sodium formé, plus soluble à chaud qu'à froid, se dépose par refroidissement.

Le sulfure de sodium formé dissout à chaud un excès de sulfure d'antimoine qui se dépose par refroidissement.

Le kermès préparé avec le carbonate de potasse ne présente pas la même composition, il ne contient pas de pyroantimoniate.

Propriétés. — Le kermès obtenu par voie sèche, ou *kermès vétérinaire*, est plus rouge, moins fin et moins velouté que le kermès officinal ; il colore l'ammoniaque en jaune par suite de la présence de pentasulfure d'antimoine et contient presque toujours de l'arsenic.

Le *kermès officinal* est une poudre brune, amorphe, légère, d'aspect velouté. Il est inodore, insipide, insoluble dans l'eau et dans l'ammoniaque, soluble dans l'acide chlorhydrique (solution incolore) avec dépôt de soufre, et dans la potasse ; soluble à chaud dans une solution concentrée de carbonate de soude, partiellement soluble dans le monosulfure de sodium. La lumière le décompose en donnant de l'hydrogène sulfuré et du soufre. Le microscope y décèle, au milieu d'une poudre amorphe, rouge, de sulfure d'antimoine, des cristaux incolores de pyroantimoniate de soude.

Falsifications. — On fraude le kermès avec du soufre doré d'antimoine, de l'ocre, du colcothar (sesquioxyde de fer), de la brique pilée, de la poudre de santal, de l'arsenic.

Essai. — Agité avec de l'eau, le kermès ne doit lui céder que des traces *d'hyposulfites* et la liqueur doit être exempte de *carbonates* et de sulfures. Le *soufre doré* se trouve en traitant le kermès par l'ammoniaque, qui prendra une teinte jaune, tandis qu'elle restera incolore avec le kermès pur.

Le *colcothar* se recherche en attaquant un échantillon par l'acide chlorhydrique, qui se colorera en jaune après dilution : l'addition de ferrocyanure de potassium donnera un précipité ou une coloration bleue.

L'*ocre* et la *brique* resteront comme résidu après traitement par l'acide chlorhydrique.

La *poudre de santal* en traitant par l'alcool qui se colore en rouge.

L'*arsenic* en dissolvant 0,50 kermès dans 10 c. c. HCl, faire bouillir pour chasser H^2S, filtrer sur amiante pour enlever S et ajouter 10 c. c. de solution chlorhydrique d'hypophosphite de soude : coloration brune ou précipité brun en présence d'arsenic, sinon le liquide reste incolore.

L'hyposulfite de soude existe toujours, normalement et en petite quantité, dans le kermès.

Pharmacologie. — Le kermès est absorbé lentement en présence des acides du suc gastrique. Il agit comme expectorant dans le traitement des bronchites aiguës et chroniques, grippe, pneumonie ; c'est la préparation d'antimoine la plus employée. On le fait prendre dans un looch, une potion gommeuse, en tablettes, à la dose de 0 gr. 05 à 0 gr. 25 par jour, en dehors des repas. Il ne faut jamais l'associer aux acides, sels acides, crème de tartre, qui le décomposent en un sel vomitif.

ANHYDRIDE ANTIMONIEUX $Sb^2O^3 = 288$

Syn. : *Oxyde d'antimoine.* — *Fleurs argentines d'antimoine.*

Préparation. — 1º PAR VOIE SÈCHE. — On obtenait autrefois les fleurs argentines d'antimoine en grillant de l'antimoine au contact de l'air. Actuellement, on opère surtout par voie humide.

2º PAR VOIE HUMIDE. — On décompose le chlorure d'antimoine par le sesquicarbonate d'ammoniaque : il se fait de l'oxyde d'antimoine qui se dépose, du chlorure d'ammonium et de l'acide carbonique.

Propriétés. — L'anhydride antimonieux est cristallisé en prismes ou en octaèdres, blancs à froid, jaunes à chaud ; il fond au rouge et se volatilise aussitôt. Il est à peine soluble dans l'eau bouillante, soluble dans la potasse et la soude, mais non dans l'ammoniaque.

Il sature les acides pour donner des combinaisons peu stables : il se dissout bien dans l'acide tartrique. Avec l'eau, il donne l'acide méta-antimonieux SbO^2H, qui forme avec les alcalis des méta-antimonites.

Pharmacologie. — L'anhydride antimonieux ne sert qu'à la préparation de l'émétique.

ARSÉNIATE D'ANTIMOINE

Préparation. — On l'obtient en versant une solution concentrée de chlorure d'antimoine dans un excès de solution concentrée d'arséniate de soude : il se fait du chlorure de sodium et de l'arséniate d'antimoine insoluble, qu'on lave plusieurs fois et qu'on fait sécher.

Propriétés. — C'est un corps blanc, amorphe, insipide, insoluble dans l'eau et les acides faibles, soluble dans l'acide chlorhydrique froid et dans l'acide azotique bouillant.

Pharmacologie. — Employé depuis peu et avec succès dans le traitement des affections du cœur. On l'administre surtout en granules dosés à 1 milligramme : 2 à 10 par jour.

ANTIMONIATE ACIDE DE POTASSIUM

Syn. : Oxyde blanc d'antimoine. — Antimoine diaphorétique lavé

Préparation. — PROCÉDÉ DU CODEX. — On l'obtient en oxydant au rouge l'antimoine par le nitrate de potassium.

On fait un mélange de 1 partie d'antimoine pulvérisé et pur et de 3 parties d'azotate de potasse.

Cette poudre est projetée par petites portions dans un creuset chauffé au rouge. Lorsqu'il est plein on le couvre et on le maintient au rouge un quart d'heure. La masse refroidie est porphyrisée, lavée par décantation avec de l'eau froide jusqu'à ce que l'eau de lavage ne contienne plus de nitrate, puis séchée à l'étuve.

Dans cette opération, il se fait de l'antimoniate acide de potassium, du nitrate et du nitrite de potassium et de l'acide antimonique. Les lavages enlèvent le nitrate et le nitrite de potassium. On n'est d'ailleurs pas très exactement fixé sur sa constitution.

Propriétés. — Corps amorphe, blanc, sans odeur ni saveur, ne rougissant pas le tournesol bleu, insoluble dans l'eau à laquelle il communique cependant une légère alcalinité, très peu soluble dans les acides et les alcalis. Il contient 2 à 3% d'eau qu'il perd à 120°.

La formule de ce corps varie suivant qu'on le considère comme un méta-antimoniate ou un ortho-antimoniate ; dans ce dernier cas elle devient SbO^4H^2K, SbO^4H^3 et dans le premier cas SbO^3K, SbO^3H, $2H^2O$.

Essai. — DU CODEX. — Pour le distinguer de l'anhydride antimonieux, on en délaye 1 gramme dans une solution de 1 gr. d'acide tartrique dans 10 c. c. d'eau ; après 1 heure de contact, on filtre, on ajoute un excès de bicarbonate de potasse, environ 2 gr., puis 2 gouttes de solution N/10 d'iode qui devront suffire pour colorer le mélange pendant 1 minute au minimum.

L'*arsenic* se recherche par la méthode indiquée à propos du kermès.

Les *produits nitreux*, en humectant d'eau puis broyant avec SO^4H^2 ; après repos, la liqueur sulfurique ne doit pas se colorer sensiblement par le sulfate ferreux. En pratique, il est presque impossible d'arriver à ce degré de pureté.

Pharmacologie. — Employé comme expectorant à la dose par 24 heures, de 1 à 6 grammes pour les adultes, 0,25 à 1,50 pour les enfants, émulsionné dans une potion ou un looch. Son action est faible à cause de son insolubilité. Il n'est absorbé qu'en faible proportion. Il ne faut pas le confondre avec l'oxyde d'antimoine ou anhydride antimonieux, beaucoup plus actif. Le commerce livre ordinairement l'antimoine diaphorétique en trochisques, mais ceux-ci ne peuvent être obtenus que par addition de gomme ; on doit donc préférer le produit en poudre. Il ne faut pas l'associer aux eaux sulfureuses, aux alcalis et surtout à la crème de tartre ou à l'acide tartrique qui le rend soluble, ce qui peut amener des accidents d'empoisonnement.

ANTIMONIO-TARTRATE ACIDE DE POTASSIUM

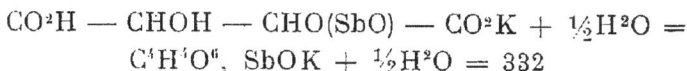

$$CO_2H — CHOH — CHO(SbO) — CO_2K + \frac{1}{3}H_2O =$$
$$C^4H^4O^6, SbOK + \frac{1}{2}H_2O = 332$$

Syn. : Émétique. — Tartre stibié. — Tartrate d'antimonyle et de potasse.

Le tartrate d'antimoine et de potassium est le type d'un groupe de composés que l'on désigne sous le nom générique d'*émétiques*. Ils se produisent par l'action, sur un tartrate acide, d'un oxyde métallique jouant le rôle d'acide et qui, au lieu de saturer l'oxhydrile acide resté libre, vient éthérifier un oxhydrile alcoolique de l'acide tartrique. Ce sont donc des éthers-sels. C'est ainsi que l'oxyde d'antimoine, l'oxyde de fer, l'acide borique, réagissant sur le tartrate acide de potassium, donnent les émétiques correspondants qui sont encore des sels acides.

Préparation. — Procédé de Soubeyran. — On obtient l'émétique en combinant le tartrate acide de potassium et l'anhydride antimonieux, ou oxyde d'antimoine. On prend :

Bi-tartrate de potassium pulvérisé. . . . . 100 gr.
Anhydride antimonieux par voie humide . . 75 —
Eau distillée . . . . 700 —

On mélange le bi-tartrate et l'oxyde dans un mortier, et on y ajoute de l'eau bouillante en quantité nécessaire pour faire une pâte liquide, on laisse réagir vingt-quatre heures. Le reste de l'eau est ajouté ; le tout versé dans une capsule est mis à bouillir jusqu'à dissolution complète (environ une heure), en remplaçant l'eau à mesure qu'elle s'évapore. La liqueur est filtrée, concentrée jusqu'à 1,21 au densimètre (25° B.), puis abandonnée au refroidissement : l'émétique cristallise. Les eaux mères évaporées donneront de nouveaux cristaux.

Propriétés. — L'émétique cristallise en octaèdres transparents devenant opaques par efflorescence. Il est soluble dans 18 parties d'eau froide, en donnant une solution à saveur douceâtre, puis métallique et nauséeuse, dans 2 parties d'eau bouillante et 19 parties de glycérine, insoluble dans l'alcool. Sa solution aqueuse rougit faiblement le tournesol et décompose les bicarbonates. Chauffé à 100°, il perd son eau de cristallisation ; à 200°, il perd encore de l'eau et devient $C^4H^2O^6SbK$, véritable tartrate d'antimoine et de potasse ; à plus haute température, il donne un produit qui détone par l'eau et s'enflamme.

L'émétique n'est pas un sel double, mais un éther-sel résultant de la substitution du radical antimonyl SbO à un hydrogène alcoolique de l'acide tartrique.

Sa densité est 2,6, son pouvoir rotatoire dextrogyre, 136°,7.

Impuretés. — L'émétique contient quelquefois de l'arsenic, mais n'est jamais fraudé.

Réactions. — La solution d'émétique présente quelques réactions spéciales différentes des réactions des sels d'antimoine :

Les *acides sulfurique, azotique, chlorhydrique,* donnent des précipités blancs, solubles dans un excès d'acide.

L'*hydrogène sulfuré,* dans la liqueur acide, donne un précipité rouge orangé, soluble dans l'acide chlorhydrique, le sulfure d'ammonium et les alcalis.

Les *alcalis* et *carbonates alcalins* la troublent lorsqu'elle est concentrée en donnant de l'oxyde d'antimoine.

Le *tannin* : précipité blanc floconneux.

Le *sublimé* : précipité blanc de calomel.

Essai. — CODEX. — Doit être soluble dans 18 parties d'eau froide. Rechercher l'arsenic par la solution chlorhydrique d'hypophosphite de soude en opérant sur 0,50 d'émétique.

Pharmacologie. — L'émétique est un vomitif énergique. Il est encore utilisé comme purgatif, contro-stimulant, expectorant, révulsif.

A l'*intérieur,* on l'administre comme vomitif à la dose de 0 gr. 05, seul ou allié à 1 gramme d'ipéca, dans un peu d'eau ou dans une potion gommeuse, à prendre en deux fois, à cinq minutes d'intervalle ; comme éméto-cathartique, à la dose de

0 gr. 05 à 0 gr. 10, dans un litre de bouillon, à prendre par verres toutes les heures ; comme contro-stimulant, à la dose de 0 gr. 30 à 0 gr. 60, dans une potion gommeuse à prendre dans les vingt-quatre heures ; quelquefois en lavement, à la dose de 0 gr. 05.

Pour les enfants, un demi-centigramme par année ; ne pas en donner au-dessous de deux ans, ni aux vieillards et aux personnes très affaiblies.

A l'*extérieur*, on l'emploie comme révulsif, en pommade, à la dose de 4 à 10 grammes pour 30 grammes d'axonge ou de vaseline ; ou répandu à la surface d'un écusson de poix de Bourgogne, à la dose de 1 à 2 grammes. Il entre aussi dans la composition de suppositoires destinés à produire une révulsion énergique du côté de l'intestin, à la dose de 0 gr. 10 pour 4 gr. de beurre de cacao.

Il est toxique.

Incompatibilités. — Acides, alcalis, astringents, eau calcaire. Le tannin de la noix de galle est l'agent le plus propre à combattre son action vénéneuse. L'opium diminue son action vomitive.

CHAPITRE VII

Métaux

Pour l'étude des métaux, comme pour celle des métalloïdes, nous avons adopté la classification chimique, c'est-à-dire celle qui les groupe d'après leur valence. Nous les étudierons, ainsi que leurs dérivés, en laissant de côté ceux qui n'ont pas d'applications thérapeutiques.

Métaux monovalents

Nous étudierons dans ce groupe, en classant les métaux d'après leur importance pharmaceutique : les dérivés du potassium, du sodium, de l'ammonium et du lithium ; l'argent et l'azotate d'argent.

DÉRIVÉS DU POTASSIUM

Composés minéraux non oxygénés
BROMURE DE POTASSIUM BrK $= 119,10$

Préparation. — 1° Procédé du Codex 1884. — On obtient le bromure de potassium en faisant agir le brome pur sur de la potasse caustique.

On fait une solution de potasse caustique dans 15 parties d'eau et on y ajoute, peu à peu et à froid, du brome recouvert d'une couche d'eau et placé dans un tube à boule qui plonge au fond du liquide. On agite constamment et on continue l'addition du brome jusqu'à coloration jaune persistante du liquide.

Cette solution est évaporée à siccité dans une capsule en porcelaine et le résidu est chauffé au rouge quelques minutes. On reprend par de l'eau distillée, on évapore jusqu'à pellicule ($D = 1,38 = 40°$ B.) et on fait cristalliser.

Il se fait d'abord, par l'action du brome sur la potasse, un mélange d'hypobromite, de bromate et de bromure :

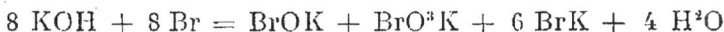

$$8 \ KOH + 8 \ Br = BrOK + BrO^3K + 6 \ BrK + 4 \ H^2O$$

La calcination transforme l'hypobromite en bromate et le bromate en bromure :

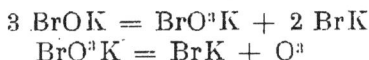

$$3 \ BrOK = BrO^3K + 2 \ BrK$$
$$BrO^3K = BrK + O^3$$

2° PROCÉDÉ FALIÈRES. — Le Codex emploie des produits purs ; le procédé Falières permet d'utiliser les produits commerciaux en les purifiant au moment de la préparation. Ce procédé consiste à traiter le bicarbonate de potassium par du brome purifié.

On commence d'abord par débarrasser le brome du chlore qu'il peut contenir. Pour cela, on l'agite avec la moitié de son volume d'une solution à 10 % de bromure de potassium qui n'a pas besoin d'être pur. Le chlore décompose le bromure en donnant du brome et du chlorure de potassium, qui se dissout dans l'eau. Si tout le chlore est absorbé, la liqueur surnageante doit contenir un excès de bromure et par suite donner avec l'azotate d'argent un précipité incomplètement soluble dans l'ammoniaque ; s'il reste du chlore, il n'y aura dans la liqueur surnageante que du chlorure qui, avec l'azotate d'argent, donnera un précipité complètement soluble dans l'ammoniaque. On prélève donc un peu de liqueur surnageante, on y ajoute de l'azotate d'argent, puis de l'ammoniaque : si le précipité est incomplètement soluble, le brome est purifié ; s'il est complètement soluble, il reste encore du chlore et il faut agiter le brome avec une nouvelle quantité de solution de bromure de potassium, puis recommencer l'essai indiqué. Le brome ne retient plus que de l'iode qui est éliminé plus tard.

On prend ensuite :

Brome purifié.	80 gr.
Bicarbonate de potassium pur.	100 —
Eau distillée	500 —
Ammoniaque liquide à 0,875	30 —

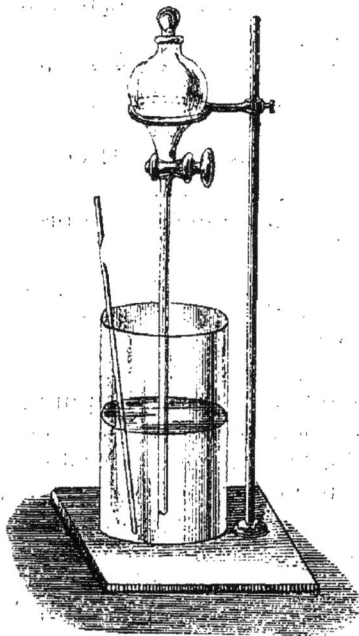

Fig. 8. — Préparation du bromure
de potassium.

Le bicarbonate est dissous dans l'eau ; on y ajoute peu à peu le brome tant qu'il se dégage de l'acide carbonique et on verse ce liquide dans l'ammoniaque étendue de 3 parties d'eau distillée. On évapore à siccité, on chauffe tant qu'il se dégage des vapeurs blanches dues au carbonate d'ammoniaque, on porte au rouge. Si le produit contient de l'iode, on opère suivant les indications de BAUDRIMONT, en reprenant par l'eau distillée, portant à l'ébullition et y ajoutant de l'eau bromée en léger excès, qui précipite l'iode. Le liquide filtré est évaporé à siccité pour chasser l'excès de brome ; on redissout dans l'eau et on fait cristalliser. On obtient ainsi du bromure de potassium pur.

Le brome donne avec le bicarbonate de potassium de l'hypobromite, du bromate, du bromure de potassium, de l'acide carbonique et du carbonate de potassium dont une partie reste inattaquée, même à chaud. C'est pourquoi on ajoute de l'ammoniaque qui forme, avec le brome, du bromure d'ammonium, lequel réagit sur le carbonate de potassium en formant du carbonate d'ammonium et du bromure de potassium. La calcination volatilise à la fin le carbonate d'ammonium et transforme l'hypobromite et le bromate en bromure.

3° On l'obtient encore par double décomposition entre le carbonate de potasse et le bromure de fer. On filtre pour séparer le carbonate de fer et on concentre. Le bromure de fer se fait facilement avec 100 parties d'eau, 10 parties de brome et 5 parties de limaille de fer.

Purification. — Le bromure commercial contient un grand nombre d'impuretés dont il est difficile de le débarrasser ; seul l'iodure peut être enlevé par le procédé BAUDRIMONT qui vient d'être indiqué. Aussi vaut-il mieux préparer le sel pur par le procédé FALIÈRES.

Propriétés. — Le bromure de potassium se présente en cristaux cubiques, incolores, de saveur salée et piquante, de densité 2,697. Il est très soluble dans l'eau et un peu dans l'alcool, insoluble dans l'éther et le chloroforme. 1 gramme se dissout dans 1 gr. 6 d'eau froide, 0 gr. 98 d'eau bouillante, 200 grammes d'alcool à 90° froid, 4 grammes de glycérine. Le permanganate de potasse l'oxyde et le transforme en bromate, sans mettre de brome en liberté. Le perchlorure de fer ne le décompose pas ; le chlore ou l'eau chlorée en chasse le brome. Il décrépite par la chaleur et fond au rouge.

Sa solution aqueuse donne avec l'azotate d'argent un précipité blanc insoluble dans NO^3H et peu soluble dans NH^3 ; agitée avec de l'eau chlorée ou du soluté de chlorure de chaux et du chloroforme, celui-ci se colore en jaune orangé.

Il contient pour 100 parties 67,23 de brome et 32,77 de potassium.

Impuretés et falsifications. — Le bromure du commerce est souvent préparé avec des matières premières impures, aussi contient-il presque toujours de nombreux sels étrangers tels que : chlorure, iodure, bromate, carbonate de potassium, de la potasse libre. Il est fraudé avec des chlorures de sodium et de potassium, de l'azotate de potassium ou de sodium, du sulfate de potassium, des bromures d'ammonium et de sodium, qui permettent l'introduction d'impuretés sans changer le titre.

Recherche des chlorures. — 1° PAR LE PROCÉDÉ DU CODEX. — Dissoudre, dans un ballon, 0 gr. 20 de bromure dans 10 c. c. d'eau distillée et précipiter complètement avec la solution à 5% d'azotate d'argent (il en faut environ 8 c. c.) ; ajouter au mélange

22 c. c. de solution de carbonate neutre d'ammoniaque à 20 %, agiter, puis maintenir le vase 10 minutes dans la vapeur d'eau bouillante. Après refroidissement on filtre : le liquide filtré additionné d'un léger excès d'acide azotique donne un précipité en présence de chlorures et reste limpide ou légèrement opalescent si le bromure n'en contient pas.

2º PAR FORMATION D'ACIDE CHLOROCHROMIQUE. — On triture le bromure à essayer avec du bichromate de potasse cristallisé, on introduit le tout avec de l'acide sulfurique concentré dans un petit ballon muni d'un tube à dégagement, on chauffe et on fait arriver les vapeurs dans de l'eau ammoniacale. Avec le bromure pur, il se dégage du brome seul qui se décolore dans l'eau ammoniacale ; si le bromure contient du chlorure, il se dégage du brome et de l'acide chlorochromique, lequel colore en jaune l'eau ammoniacale, par formation de chromate d'ammoniaque.

3º PAR L'ANILINE. — On prépare le réactif suivant :

Solution aqueuse saturée d'aniline incolore.	100 c. c.
Solution — — d'orthotoluidine .	20 —
Acide acétique cristallisable	30 —

On dissout environ 0 gr. 50 de bromure à essayer dans 5 centimètres cubes d'eau, on place cette solution dans un petit ballon avec 10 centimètres cubes d'acide sulfurique au 1/2 et 10 centimètres cubes de solution saturée de permanganate de potasse ; on chauffe doucement et on reçoit le gaz dans 10 centimètres cubes du réactif précédent placé dans un tube à essai plongeant dans l'eau froide. S'il y a du chlore, il se produit une coloration bleue ou un précipité bleu qui ne se produisent pas avec le bromure pur (VILLIERS et FAYOLLE).

Recherche de l'iodure. — La solution de bromure est chauffée dans un tube à essai avec quelques centimètres cubes de perchlorure de fer liquide qui met l'iode en liberté. On expose aux vapeurs un papier trempé dans l'empois d'amidon, qui bleuit s'il y a de l'iode (CODEX).

Recherche du bromate de potassium. — La solution de bromure, traitée à froid par quelques gouttes d'acide chlorhydrique, prend, s'il y a du bromate, une coloration jaune due au brome mis en liberté, coloration que l'on rend plus visible en agitant avec le sulfure de carbone ou le chloroforme (Codex).

Recherche de la potasse et du carbonate de potasse. — On ajoute un cristal d'iode à la solution aqueuse qui se colore immédiatement en jaune si le sel est pur et reste incolore s'il contient de la potasse.

On peut encore ajouter un peu de phtaléine qui colorera la solution en rouge si le bromure contient de la potasse ou du carbonate de potasse.

Comme on admet une tolérance de 1 % de potasse ou de carbonate dans le bromure de potassium, pour empêcher la coloration du sel par mise en liberté de brome au contact de l'air, les deux réactions précédentes n'ont en pratique aucune valeur. Pour rechercher si cette tolérance est dépassée, on doit opérer ainsi : on dissout 2 grammes de bromure dans 10 à 15 centimètres cubes d'eau distillée et on y ajoute 5 centigrammes d'iode, on chauffe légèrement ; si le liquide reste coloré, la dose tolérée de potasse ou de carbonate n'est pas dépassée ; si le liquide est décoloré, cette dose est dépassée.

Recherche des sulfates — Par addition du chlorure de baryum, il se fait un précipité blanc dans l'acide azotique.

Recherche des nitrates. — Le sulfate ferreux et l'acide sulfurique donnent une réaction douteuse à cause de la mise en liberté du brome qui colore le liquide ; il en est de même de la brucine. Il vaut mieux se servir du sulfate de diphénylamine, qui, avec 2 ou 3 gouttes de solution de BrK, donnera une coloration bleue s'il y a un azotate. La recherche est encore plus sûre avec le réactif sulfo-phéniqué de GRANDVAL et LAJOUX (SO^4H^2 100 centimètres cubes, phénol 15 grammes). On ajoute à 1 ou 2 centimètres cubes de réactif quelques gouttes de solution de bromure, puis de l'eau, enfin un excès d'ammoniaque et le liquide se colore en jaune (acide picrique) s'il y a un azotate.

La recherche de l'*ammoniaque* et du *sodium* se fera par les procédés ordinaires.

Dosage. — Le bromure de potassium à doser peut contenir de l'iodure et du chlorure. Ce dernier corps ne gêne pas le dosage, mais il est nécessaire d'éliminer l'iodure.

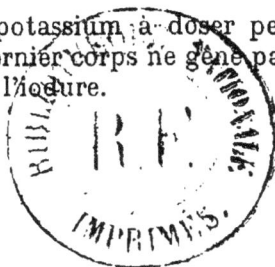

P. C. 8

MODE OPÉRATOIRE. — On pèse 1 gr. 20 du bromure de potassium à examiner, on l'introduit dans un petit ballon A (*fig. 9*) avec 20 grammes d'eau distillée environ et 2 à 3 centimètres cubes de solution officinale de perchlorure de fer, on porte à l'ébullition. Le perchlorure décompose l'iodure qui peut se trouver dans le sel et chasse l'iode. On maintient l'ébullition tant qu'il se dégage des vapeurs violettes, puis on laisse refroidir et on ajoute 3 à 4 grammes de bioxyde de plomb et un excès d'acide acétique. Le ballon A est mis en communication par un tube à dégagement C avec un vase D contenant environ 20 grammes d'ammoniaque.

D'autre part, un petit tube droit B traverse le bouchon et pénètre dans le liquide : il a pour but d'empêcher l'absorption par refroidissement du ballon.

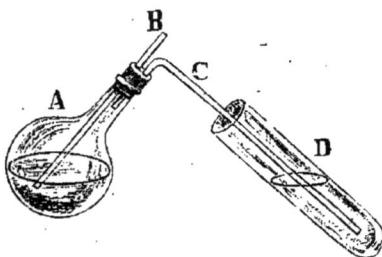

FIG. 9. — Dosage du bromure de potassium.

On chauffe le ballon ; le bromure seul est décomposé à l'exclusion du chlorure et le brome qui distille donne du bromure d'ammonium. Quand toutes les vapeurs jaunes sont absorbées, on démonte l'appareil, on rince le tube à dégagement avec un peu d'eau ammoniacale, on ajoute cette liqueur à l'ammoniaque, on neutralise exactement par de l'acide acétique et on étend à 100 centimètres cubes. (Si on dépassait la neutralité, on y reviendrait en ajoutant un excès de magnésie calcinée). On prélève 10 centimètres cubes de cette liqueur, on ajoute 2 gouttes de chromate jaune de potasse et l'on y fait tomber peu à peu une solution décinormale d'azotate d'argent jusqu'à léger précipité rouge persistant. Le nombre de dixièmes de centimètre cube employés indique la richesse pour cent.

Exemple : Si, en suivant le procédé indiqué, il a fallu 8 c. c. 4 de solution décinormale d'azotate d'argent pour obtenir le précipité rouge, le sel examiné contenait 84 % de bromure de potassium pur.

L'appareil habituellement employé ne porte qu'un tube à dégagement et nécessite une surveillance constante, car le moindre refroidissement du ballon produit une vive aspiration de la liqueur ammoniacale qui pourrait pénétrer dans le ballon et amener sa rupture. En employant le dispositif que nous indiquons, avec le tube de sûreté B, la distillation se fait régulièrement, sans qu'il soit besoin de surveiller et sans absorption possible ; dès que la pression diminue dans le ballon, de l'air rentre par le tube B pour rétablir l'équilibre.

Méthode du Codex. — Dissoudre dans l'eau 0 gr. 20 de bromure pur et sec, précipiter complètement par un léger excès d'azotate d'argent, environ 0 gr. 285 : on doit obtenir 0 gr. 315 de bromure d'argent insoluble et au minimum 0 gr. 309.

Par volumétrie on emploie la solution N/10 d'azotate d'argent avec le chromate neutre de potasse comme indicateur 0 gr. 20 de bromure de potassium dans environ 10 c. c. d'eau exigent 16 c. c. 76 de solution N/10 d'azotate d'argent si le produit est pur.

Le sel officinal doit contenir au moins 98 % de bromure de potassium pur.

Pharmacologie. — Le bromure de potassium est un médicament prescrit fréquemment. C'est un hypnotique et un sédatif, diminuant l'excitabilité réflexe du cerveau et de la moelle. Il agit surtout par le brome qu'il contient. Il s'élimine principalement par l'urine et la salive, un peu par la peau en produisant quelquefois des éruptions cutanées. On peut déjà le déceler dans l'urine cinq minutes après l'ingestion. On l'emploie avec succès dans toutes les névroses, contre l'insomnie et la céphalalgie des nerveux, les palpitations cardiaques, l'épilepsie, l'hystérie, la chorée, l'asthme, la coqueluche. L'administration prolongée peut provoquer des accidents de bromisme ; elle diminue l'activité intellectuelle et physique. Les excités le supportent très bien.

Doses et modes d'administration. — On le donne sous toutes les formes, pilules, solution, potion, sirop, pommade.

La dose moyenne à l'intérieur est de 0,50 à 5 grammes dans les vingt-quatre heures pour un adulte. Pour un enfant, la dose est de 0,20 en deux fois au-dessous d'un an ; 0,40 après un an et à partir de 2 ans, 1, 2 et 3 grammes.

Exceptionnellement, dans certaines affections, comme l'épilepsie, le tétanos, les doses peuvent être très élevées, jusqu'à 15 grammes par jour, et longtemps continuées. On le fera prendre de préférence au début du repas et en solution diluée, pour diminuer l'action irritante sur les voies digestives.

Incompatibilités. — Les bromures sont incompatibles avec les sels de plomb, de mercure, d'argent, les acides et les sels acides.

IODURE DE POTASSIUM $IK = 166,10$

Préparation. — 1° PROCÉDÉ DE TURNER. — On fait agir de l'iode sur de la potasse caustique pure.

On prépare une solution aqueuse de potasse caustique pure marquant environ 1,16 au densimètre. On y fait tomber, peu à peu et en agitant, de l'iode, jusqu'à légère coloration du liquide. On y ajoute ensuite quelques gouttes de potasse, pour décolorer ; la solution contient alors un mélange d'hypoiodite, d'iodure et d'iodate de potassium.

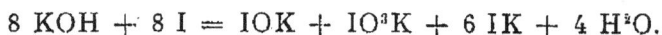

$$8 \ KOH + 8 \ I = IOK + IO^3K + 6 \ IK + 4 \ H^2O.$$

Elle est évaporée à siccité et le résidu chauffé jusqu'à fusion.

$$IO^3K = IK + 3 \ O.$$

On reprend par de l'eau chaude, on évapore jusqu'à 60° B. et on fait cristalliser. En pratique, on laisse toujours un petit excès de carbonate de potasse, qui se retrouve dans l'iodure, pour absorber l'iode qui pourrait être mis en liberté par l'action de l'air et colorer les cristaux en jaune.

Il faut éviter d'employer de la potasse commerciale renfermant de la soude ; car il se fait de l'iodure de sodium décomposable par la calcination en iode, qui se perd, et en carbonate de sodium.

On peut dans cette préparation remplacer la potasse par du carbonate de potasse en opérant à chaud.

2° Procédé Baup et Caillot. — On fait agir une solution d'iodure ferreux sur une solution de carbonate de potassium : il se fait de l'iodure de potassium et du carbonate ferreux insoluble.

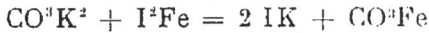

$$CO^3K^2 + I^2Fe = 2\ IK + CO^3Fe$$

On fait une solution d'iodure ferreux en chauffant de la limaille de fer en présence d'iode, et dans cette solution filtrée on verse une solution de carbonate de potasse, tant qu'il se fait un précipité. On filtre, on lave le précipité, on concentre les liqueurs pour faire cristalliser. Le produit retient des traces de fer et peut être coloré. Ce procédé évite la formation d'iodate et par suite la calcination.

3° Industriellement on le prépare en partant des eaux-mères résiduelles de la fabrication des chlorure et sulfate potassiques des varechs. Les sels provenant de l'évaporation sont, après grillage ménagé à l'air pour oxyder les sulfures, épuisés par de l'alcool chaud qui dissout l'iodure puis le laisse après distillation de l'alcool, sous forme d'un mélange d'iodures de potassium et sodium. Après dissolution dans l'eau on ajoute du carbonate de potasse et on fait passer un courant de CO^2 qui précipite le sodium à l'état de bi-carbonate. On sépare par filtration, concentre et fait cristalliser. Pour obtenir l'iodure pur, on dissout ces cristaux dans de l'alcool et on fait recristalliser.

Propriétés. — Cristaux en trémies cubiques, transparents quand ils sont purs, légèrement opaques lorsqu'ils contiennent un peu de carbonate de potasse, de saveur salée, piquante, désagréable 1 gramme d'iodure de potassium se dissout dans 0 gr. 7 d'eau froide, 0 gr. 5 d'eau bouillante, 12 parties d'alcool à 90° froid, 6 parties d'alcool bouillant, 2 p. 5 de glycérine, insoluble dans l'éther. Il fond et se volatilise au rouge blanc sans décomposition. Sa densité est 2,85 (Schiff) ou 3,07 (Schroeder).

L'iodure de potassium s'altère au contact de l'air ; de l'iode est mis en liberté. Cette altération est due à l'action de l'oxygène en présence de l'humidité ; l'anhydride carbonique ne fait que la faciliter, ainsi que la lumière qui, seule, ne suffit pas.

Il faut donc conserver l'iodure pur à l'abri de l'humidité et même de la lumière. Dans le commerce, on laisse toujours un petit excès de carbonate de potasse pour absorber cet iode mis en liberté à l'air et empêcher la coloration jaune que prendraient les cristaux.

L'eau chlorée, l'eau bromée, chassent l'iode de l'iodure ; le permanganate de potasse et l'acide sulfurique l'oxydent ; le perchlorure de fer libère à chaud la totalité de l'iode. Les persulfates alcalins, l'eau oxygénée, le transforment en iodate qui, avec l'iodure en excès, donne de l'iode pur.

La solution dans l'eau précipite en jaune par un excès d'acétate de plomb, en rouge par un excès de sublimé, en jaune pâle par l'azotate d'argent.

La solution aqueuse d'iodure de potassium dissout l'iode en donnant des combinaisons moléculaires instables de formules I^2K, I^3K. Ces produits, bruns ou bleu foncé, se forment sans dégagement thermique apparent.

Impuretés et falsifications. — Comme impuretés, on peut signaler de l'iodate, du carbonate de potassium et de la potasse libre ; comme falsification, des chlorures et bromures de potassium et de sodium, du nitrate de soude. On a même substitué le bromure de potassium à l'iodure.

Essai. — Doit se dissoudre complètement dans 12 parties d'alcool à 90° froid (CODEX).

Recherche de l'iodate. — Cette recherche a une grande importance, car l'iodate est rapidement toxique.

La solution d'iodure est additionnée de quelques gouttes d'acide acétique ou d'acide tartrique 1/10, la liqueur se colore en jaune par mise en liberté d'iode. On agite avec du chloroforme, qui devient violet. Avec le sel pur, la réaction est négative (CODEX).

On peut mettre l'iodate en évidence en ajoutant à la solution d'iodure un peu d'empois d'amidon, puis quelques gouttes d'acide acétique : il se produit une coloration bleue par formation d'iodure d'amidon.

Recherche du carbonate. — L'iodure cristallisé est traité par de l'alcool à 90° qui ne dissout pas le carbonate. Le résidu traité par un acide fera effervescence. Le Codex admet une tolérance de 1 % de carbonate de potasse. Pour connaître si ce chiffre est dépassé, on dissout 2 gr. 50 d'iodure dans quelques centimètres cubes d'eau distillée, on y ajoute 5 centigrammes d'iode et on chauffe légèrement : si le liquide reste coloré, la dose de 1 % de carbonate n'est pas dépassée ; si le liquide se décolore, cette dose est dépassée. Ou encore 1 gr. d'iodure officinal dissout dans l'eau doit être neutralisé par 1 c. c. 5 de solution N /10 SO⁴H² (Codex). Ces deux réactions s'appliquent également à la potasse libre.

Recherche de la potasse caustique. — L'addition d'un peu d'eau odée colore en jaune la solution d'iodure pur et ne colore pas celle qui contient de la potasse. Le bleu soluble Poirier la colore en rose, la phtaléine en rouge.

Recherche d'un azotate. — L'iodure est précipité par un excès de bichlorure de mercure ; après filtration, on cherche dans la liqueur l'azotate par le sulfate ferreux (coloration rosée ou brune) ou le sulfate de diphénylamine (coloration bleue).

Il vaut mieux rechercher directement l'azotate dans l'iodure au moyen du réactif sulfophéniqué, comme il est indiqué à propos de cette même recherche dans le bromure de potassium.

Recherche d'un sulfate. — Par l'azotate de baryte : précipité blanc, insoluble dans HCl.

Recherche du bromure. — La solution d'iodure est additionnée d'une solution à 5 % de bichlorure de mercure jusqu'à précipitation totale. On filtre et on additionne la liqueur de sulfure de carbone et d'eau chlorée ; on agite. Le sulfure de carbone prend presque toujours une teinte violacée due à la présence de l'iode provenant d'un peu d'iodure mercurique resté en dissolution dans l'eau. On ajoute peu à peu, en agitant, de l'eau chlorée récente jusqu'à disparition de la teinte violacée. Si l'iodure est pur, le sulfure de carbone se dépose incolore ; il se colore en jaune rougeâtre, s'il y a du bromure.

Les autres méthodes de recherches sont inexactes ou douteuses.

Recherche d'un chlorure. — 1° Par formation d'acide chlorochromique (*Voir Essai du bromure de potassium*) ;

2° Par l'aniline (*Voir Essai du bromure de potassium*) ;

3° On peut retrouver dans un iodure la présence d'un bromure ou d'un chlorure, sans qu'il soit possible de désigner lequel des deux, par la simple réaction que voici qui repose sur l'insolubilité de l'iodure d'argent et la solubilité du bromure et du chlorure d'argent dans l'ammoniaque. On dissout un gramme d'iodure dans environ 5 centimètres cubes d'ammoniaque et on ajoute de la solution d'azotate d'argent tant qu'il se fait un précipité (il faut environ 1 gr. 20 d'azotate d'argent, on filtre et dans le liquide filtré on ajoute un excès d'acide azotique. Avec l'iodure pur, on obtient un louche faible indiquant des traces de chlorures ; avec 5 % de chlorure ou de bromure, le louche est très net ; avec 10 %, le liquide est opaque, on voit même le précipité en légers flocons.

Recherche de l'iodure de sodium. — Doit être complètement insoluble dans un mélange à parties égales d'alcool absolu et d'éther sec ; l'iodure de sodium y est soluble.

Dosage. — 0 gr. 20 d'iodure de potassium pur et sec précipitent 0 gr. 205 d'azotate d'argent et donnent 0 gr. 283 d'iodure d'argent ou au minimum 0 gr. 277, ce qui correspond à 97,8 % d'iodure pur (Codex).

Le dosage des iodures solubles peut s'effectuer par différentes méthodes.

1° Procédé de Personne modifié. — Le plus recommandable et le plus expéditif. Il repose sur la réaction suivante : quand on verse une solution de chlorure mercurique dans une solution d'iodure de potassium, il se fait d'abord un iodomercurate de potassium incolore ; quand tout l'iodure de potassium est à l'état de sel double, un excès de sel mercurique le décompose en donnant un précipité rouge vif d'iodure mercurique ;

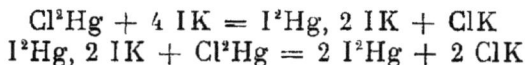

$$Cl^2Hg + 4 IK = I^2Hg, 2 IK + ClK$$
$$I^2Hg, 2 IK + Cl^2Hg = 2 I^2Hg + 2 ClK$$

Le bromure, le chlorure et l'iodate ne sont pas attaqués dans les mêmes conditions.

En réalité, quand on effectue cette réaction, l'iodo mercurate de potassium, instable en présence de l'eau seule, stable seulement quand elle contient de l'iodure de potassium, se décompose déjà avec production de précipité rouge alors même qu'il reste encore en dissolution une faible quantité d'iodure de potassium, lequel, n'entrant pas en réaction, n'est pas compté dans l'analyse. C'est ce qui explique pourquoi les résultats donnés par le procédé

Personne sont souvent plus faibles de 5 à 1 0 % que ceux des autres méthodes. On peut obvier à cette cause d'erreur en augmentant un peu la dose d'iodure de potassium à analyser (Denigès). La théorie montre d'après les formules précédentes qu'il faudrait mettre en présence deux solutions contenant pour cent : l'une 1 gr. 355 de bichlorure de mercure, l'autre 3 gr. 32 d'iodure de potassium. La pratique a démontré que les résultats n'étaient exacts qu'à la condition d'employer 3 gr. 51 d'iodure de potassium. Il faudrait employer : 3 gr. 17 pour l'iodure de sodium, 3 gr. 07 pour l'iodure d'ammonium, 3 gr. 11 pour l'iodure de calcium.

Voici comment il convient d'opérer :

On dissout 1 gr. 355 de bichlorure de mercure pur et sec et 0 gr. 60 de chlorure de sodium pur et sec dans 100 c. c. d'eau distillée.

On fait une deuxième solution avec 1 gr. 75 de l'iodure à examiner et 50 centimètres cubes d'eau distillée. Si l'iodure est pur, volumes égaux mélangés des deux liqueurs donnent un liquide incolore qu'une goutte de sublimé colore en rose persistant.

On place dans un verre à pied 10 centimètres cubes de la solution d'iodure à examiner, 1/2 centimètre cube de solution saturée à froid de carbonate de soude, pour saturer l'acide libre de la solution titrée de sublimé ; on y laisse tomber, goutte à goutte et en agitant, la solution de chlorure mercurique placée dans une burette graduée. Dès qu'un précipité rose persistant se forme, on s'arrête et on lit le nombre de dixièmes de centimètre cube employés, nombre qui indique la richesse pour cent en iodure pur. Exemple : Pour 10 centimètres cubes de solution d'iodure préparée avec les doses indiquées, il a fallu 8 c. c. 4 de solution mercurique, le sel examiné contenait 84 % d'iodure de potassium pur.

2° Procédé Duflos. — Ce procédé repose sur la réaction suivante : quand on fait agir à chaud un excès de perchlorure de fer sur de l'iodure de potassium, tout l'iode devient libre. De la quantité d'iode libéré on déduit la richesse de l'iodure.

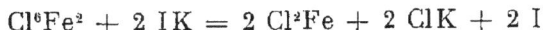

$$Cl^6Fe^2 + 2\,IK = 2\,Cl^2Fe + 2\,ClK + 2\,I$$

On place dans un petit ballon, analogue à celui qui sert pour le dosage du bromure de potassium, 1 gramme d'iodure à essayer et 15 à 20 centimètres cubes de solution officinale de perchlorure de fer. On chauffe à l'ébullition et on reçoit les vapeurs d'iode dans une solution d'iodure de potassium placée dans un tube que l'on refroidit. On maintient l'ébullition tant que le ballon contient des vapeurs violettes. On laisse refroidir, on lave le tube à dégagement avec quelques centimètres cubes de solution d'iodure de potassium pour enlever les parcelles d'iode qui s'y trouvent. On mélange cette solution à celle du tube, on étend à 100 centimètres cubes avec de l'eau distillée. On prélève 10 centimètres cubes de ce mélange et on y dose l'iode au moyen de la solution décinormale d'hyposulfite de soude en présence d'empois d'amidon comme ou l'a indiqué en traitant du dosage de l'iode. Chaque centimètre cube de solution N/10 d'hyposulfite de soude employé correspond à 0 gr. 0166 de KI pur.

Exemple : Il a fallu 6 centimètres cubes de solution d'hyposulfite pour 10 centimètres cubes du mélange (contenant 0 gr. 10 d'iodure). Le calcul devient :

$$0{,}0166 \times 6 \times 10 = 0{,}996 \text{ de sel pur pour 1 gr., soit } 99{,}60 \text{ \%}$$

3° PROCÉDÉ FALIÈRES. — FALIÈRES a modifié cette méthode : il emploie le même appareil et le même réactif, mais il reçoit les vapeurs d'iode dans un verre contenant un volume connu de solution titrée d'hyposulfite de soude et un peu de chloroforme qui sert à dissoudre l'iode. Quand la distillation est terminée, on agite le liquide du verre ; l'hyposulfite réagit sur l'iode et décolore le chloroforme. On détermine ensuite la quantité d'hyposulfite non transformé à l'aide d'une solution titrée d'iode ajoutée jusqu'à légère coloration jaune du chloroforme. Connaissant la proportion d'hyposulfite mise en œuvre et celle qui reste après la réaction, on en déduit la quantité entrée en réaction et, par suite, la quantité d'iode et d'iodure de potassium correspondante.

PROCÉDÉ VILLIERS et FAYOLLE. — Ces auteurs ont fait aux procédés DUFLOS et FALIÈRES ce reproche que la distillation entraîne difficilement la totalité des vapeurs d'iode ; aussi conseillent-ils d'opérer autrement. Ils traitent la solution de 1 gramme d'iodure par 40 centimètres cubes de solution officinale de perchlorure de fer, exempte de chlore libre, dans un entonnoir fermé à robinet et ils enlèvent l'iode mis en liberté, par agitation à plusieurs reprises avec du sulfure de carbone que l'on décante chaque fois. Enfin ils dosent l'iode en solution dans le sulfure de carbone à l'aide de la solution titrée d'hyposulfite de soude jusqu'à décoloration.

5° PROCÉDÉ A L'ACIDE IODIQUE. — BERTHET, GOOCH, WALKER et VINCENT ont conseillé l'emploi de l'acide iodique dans le dosage des iodures. Quand on fait agir de l'acide iodique sur un iodure en solution aqueuse, il se fait un iodate et de l'iode libre dont les 5/6 proviennent de l'iodure d'après la réaction.

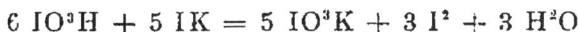

$$6\ IO^3H + 5\ IK = 5\ IO^3K + 3\ I^2 + 3\ H^2O$$

On opère à froid en faisant agir 0 gr. 20 d'acide iodique sur 0 gr. 10 d'iodure de potassium et dosant l'iode, mis en liberté, par l'hyposulfite de soude N/10. Les 5/6 du chiffre d'iode trouvé sont transformés en iodure par le calcul. Cette méthode est simple et rapide, mais elle donne des résultats inexacts si l'iodure est fraudé par du bromure qui est lui-même décomposé par l'acide iodique.

RICHARD conseille d'opérer ainsi : on dissout 1 gramme de l'iodure à essayer dans 100 centimètres cubes d'eau, puis on met dans un verre 10 centimètres cubes de cette solution, 10 centimètres cubes de solution d'iodate de potasse à 0 gr. 50 %, 10 centimètres cubes de solution d'acide tartrique à 4 % ; on agite, puis on ajoute 20 centimètres cubes de solution de phosphate de soude à 10 % pour neutraliser l'acide tartrique, on agite et on titre à l'hyposulfite de soude N/10. Les 5/6 de la quantité d'iode trouvé représente la teneur en iode de 0,10 d'iodure.

Pharmacologie. — L'iodure de potassium est un excitant général et un résolutif des plus employés. Introduit dans l'organisme, il se dédouble en partie et lentement en mettant en liberté de l'iode qui se combine aux albuminoïdes. Il s'élimine très rapidement, surtout par les urines et la salive. On le retrouve cinq minutes après l'ingestion et la majeure partie est rejetée en vingt-quatre heures. Le reste, combiné momentanément avec les éléments fixes, met de trois à dix jours à s'éliminer.

A toutes doses et en dehors de toute prévision, les iodures produisent parfois des phénomènes d'intolérance désignés sous le nom d'iodisme, se traduisant par du catarrhe oculo-nasal, de la dyspnée, de la sécheresse de la gorge avec goût métallique, de la céphalalgie, de l'acnée, des œdèmes, de l'insomnie, etc...

Cette intolérance se produirait surtout chez les personnes qui ont une grande acidité des sécrétions. Mélangé à du bicarbonate de soude, il serait mieux supporté.

L'iodure de potassium pris à l'*intérieur* possède une action vaso-dilatrice, avec abaissement de la tension artérielle, que l'on utilise pour le traitement des affections cardiaques, la sclérose cardiaque, l'angine de poitrine, l'artério-sclérose, etc. Il facilite les sécrétions bronchiques et par suite diminue la dyspnée dans les maladies des bronches : aussi l'emploie-t-on dans la bronchite chronique, l'emphysème, l'asthme.

Il est prescrit également dans la goutte, la gravelle, le rhumatisme chronique, le goître, la scrofule. Enfin il a une action spécifique dans la syphilis.

A l'*extérieur*, on l'emploie comme fondant et résolutif.

Doses. — On le donne habituellement à la dose de 0 gr. 50 à 5 grammes par jour, en allant par doses croissantes. Dans certains cas, comme pour la syphilis, la dose peut être beaucoup plus élevée et atteindre, par l'habitude, 15 grammes par jour.

On donne aux enfants environ 0 gr. 40 par année. On doit l'administrer de préférence aux repas.

Modes d'administration. — On le prescrit à l'*intérieur*, dans une tisane, en potion, en solution ou dans du sirop d'écorces d'oranges amères, en injections sous-cutanées et surtout avec du lait ou de la bière pour masquer sa saveur et de préférence aux repas.

Pour faciliter la tolérance on l'associe au glycérophosphate de chaux, à la belladone, au bicarbonate de soude ; on le met sous forme de pilules kératinisées.

Pour l'usage *externe*, on fait des pommades, qui jaunissent assez rapidement par mise en liberté d'un peu d'iode sous l'influence du rancissement de l'axonge. On masque cette altération en ajoutant aux pommades à l'iodure un peu de carbonate de potasse ou d'hyposulfite de soude. Les solutions aqueuses jaunissent aussi quelquefois ; pour les décolorer, il suffit de les agiter avec un peu de fécule qui absorbe l'iode et de filtrer, ou encore d'y ajouter goutte à goutte en agitant une solution de potasse à 5 % environ. Le bicarbonate de potasse ou de soude ne peut pas décolorer.

Pour se servir des cristaux jaunis, il faut en faire une solution que l'on décolore à la fécule et qui est utilisée comme solution titrée ou qu'on laisse cristalliser après concentration.

Pour obtenir des solutions très claires d'iodure de potassium, on doit employer de l'eau distillée, parce que l'iodure, contenant toujours un peu de carbonate de potasse, donne avec l'eau ordinaire, toujours calcaire, un louche dû à la formation de carbonate de chaux.

Incompatibilités. — Ce sont les mêmes que pour le bromure de potassium. Des accidents graves ont pu suivre l'emploi simultané d'iodures alcalins et de *composés mercuriels* qui sont ainsi solubilisés. L'élimination de l'iodure se faisant par la salive, la sueur et les larmes, on a vu le traitement ioduré donner des ophtalmies graves à des malades dont on traitait les yeux par le collyre sec au calomel (formation d'iodure mercureux qui se décompose en mercure réduit et en iodure mercurique irritant). La même cause explique les irritations cutanées des malades traités simultanément par l'iodure et les frictions mercurielles, et commande au moins la prudence.

TRISULFURE DE POTASSIUM $S^3K^2 = 174,2$

Syn. : Sulfure de potasse. — Polysulfure de potassium.

Foie de soufre

Préparation. — On l'obtient par voie sèche en fondant le mélange de carbonate de potasse bien desséché 2 part., soufre sublimé 1 part. dans un vase en terre muni de son couvercle ; on maintient la température tant qu'il y a du boursouflement. Quand le dégagement gazeux a cessé et que la masse est entièrement liquéfiée, on laisse refroidir. On brise le vase et on enferme le produit dans des pots en grès bien bouchés.

On obtient environ 2 kilogrammes de produit.

Dans cette réaction, le soufre se combine au potassium en dégageant de l'anhydride carbonique et de l'oxygène.

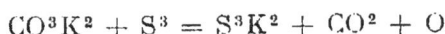

$$CO^3K^2 + S^3 = S^3K^2 + CO^2 + O$$

Mais l'oxygène se porte en partie sur le sulfure formé en

donnant, au-dessous de 250°, de l'hyposulfite de soude et au rouge, du sulfate. Le trisulfure de potassium ainsi préparé est donc un mélange de trisulfure, d'hyposulfite et de sulfate de potassium. Il s'y trouve souvent du carbonate et du pentasulfure de potassium (Codex).

Propriétés. — C'est un corps brun-rouge foncé au moment de sa préparation, mais, avec le temps, sa surface devient gris verdâtre et cette teinte s'avance peu à peu jusqu'au centre des fragments. Il doit alors être rejeté. Son odeur est celle de l'hydrogène sulfuré. Récemment préparé il est soluble dans 2 part. d'eau. L'air humide le transforme en carbonate de potasse et en hyposulfite, en précipitant du soufre. Les acides en dégagent de l'hydrogène sulfuré et du soufre. Il est très vénéneux.

Essai. — Doit se dissoudre presque totalement dans 2 part. d'eau froide. Pour constater la substitution du sulfure de soude, le dissoudre dans l'eau, acidifier par HCl, faire bouillir pour chasser H²S, filtrer après refroidissement, ajouter une solution concentrée de tartrate acide de sodium ; il se fait un précipité abondant s'il s'agit du sulfure de potasse (Codex).

En pratique, le sulfure de potassium retient toujours des sels de sodium et n'est pas complètement soluble dans l'eau.

Pharmacologie. — Il n'est employé qu'à l'*extérieur*, à la préparation de bains (40 à 125 grammes pour un bain), lotions et pommades qui sont utilisées dans les affections cutanées, dans les affections rhumatismales et comme parasiticides. Le conserver à l'abri de l'air humide :

Composés minéraux oxygénés.

ARSÉNIATE MONOPOTASSIQUE

$$AsO^4H^2K = 180,10$$

Syn. : Sel arsenical de Macquer. — Arséniate acide de potassium

Préparation. — On l'obtient en oxydant l'acide arsénieux par le nitrate de potasse. On chauffe au rouge un mélange à parties égales d'acide arsénieux et de nitrate de potasse, dans un creuset de terre, jusqu'à ce qu'il ne se dégage plus de vapeurs, puis on laisse refroidir. Le résidu est repris par l'eau bouillante, et la solution filtrée est évaporée jusqu'à 36° B. (D = 1,318) et mise à cristalliser.

Propriétés. — Sel cristallisé en prismes, soluble dans l'eau, en lui donnant une réaction acide, inaltérable à l'air. Il contient 63,88 % d'acide arsénique ou 41,66 % d'arsenic.

La solution aqueuse neutralisée exactement donne par évaporation le sel bipotassique AsO^4K^2H, et, en présence d'un excès de potasse, on obtient le composé tripotassique AsO^4K^3.

Pharmacologie. — Employé en solution, en sirop, pilules ou granules, à la dose de 1 à 6 milligrammes. Il est très vénéneux et possède les propriétés de l'acide arsénieux.

On ne doit pas le confondre ni le substituer à l'arseniate de soude qui contient moitié moins d'arsenic.

ARSÉNITES DE POTASSIUM

Il en existe deux qui se forment en même temps dans la préparation de la liqueur de Fowler : l'arsénite bipotassique (AsO^3HK^2) et l'arsénite monopotassique (AsO^3H^2K).

Ils se produisent l'un et l'autre en faisant bouillir 1 molécule d'acide arsénieux avec une solution de 2 molécules de potasse. On concentre et on fait cristalliser.

On facilite cette cristallisation en versant à la surface du liquide de l'alcool absolu. Le corps produit est fortement souillé de carbonate de potasse.

Propriétés. — Ce corps est cristallisé en prismes déliquescents, de réaction alcaline ; il est surtout formé par de l'arsénite bipotassique, mélangé d'arsénite monopotassique et de carbonate de potasse. C'est ce mélange que renferme la liqueur de Fowler, laquelle contient 1 % d'acide arsénieux, jouit des propriétés de cet acide et s'administre à la dose progressive de 3 à 25 gouttes en une fois et jusqu'à 50 gouttes par jour à l'intérieur, ou en injections sous-cutanées, 1 /5 à 1 centimètre cube, ou en lavement, 1 /3 à 1 c. c. étendu d'eau, par jour, en plusieurs petits lavements de 5 c. c. d'eau chacun. Elle est toxique.

Solution d'arsénite de potasse. Liqueur de Fowler.

Anhydride arsénieux.	1 gr.
Carbonate de potasse pur	1 —
Alcoolat de mélisse composé.	3 —
Alcool à 90°.	12 —
Eau distillée	q. s. pour 100 gr.

Introduire dans un ballon ou dans un tube à essai l'anhydride arsénieux, le carbonate de potasse et 2 gr. d'eau, chauffer doucement jusqu'à dissolution qui s'effectue rapidement si on n'augmente pas la quantité d'eau ci-dessus, ajouter 40 gr. environ d'eau, puis l'alcool, l'alcoolat de mélisse et enfin q. s. d'eau pour faire 100 gr., filtrer.

Cette solution contient 1 gr. d'acide arsénieux ; elle donne 34 gouttes au gramme. 5 gr. de cette solution, 20 gr. d'eau, 1 gr. de bicarbonate de soude, 10 c. c. de solution N /10 d'iode, quelques gouttes d'empois d'amidon, donnent un mélange incolore qui doit se colorer en bleu avec 2 gouttes de solution d'iode N /10 (Codex).

Il est bon de renouveler souvent la liqueur de Fowler, dans laquelle se développe facilement des filaments dus à un champignon, l'Hygrocrosis arsenicus. GUÉGUEN croit qu'il s'agit plutôt de Penicellium glaucum, d'Aspergillus et d'Hormodendron. L'addition d'alcool a pour but d'empêcher cette altération.

AZOTATE DE POTASSIUM NO³K = 101,10

Syn. : Sel de nitre. — Nitrate de potasse. — Salpêtre.

Préparation. — Procédés industriels. — 1° On traite à l'ébullition le nitrate de soude naturel, provenant surtout du Chili, par du chlorure de potassium, il se fait du nitrate de potasse et du chlorure de sodium. Ce dernier corps, moins soluble, se dépose.

On l'enlève par décantation et on fait cristalliser la solution marquant 28° B. (D = 1,23).

2° Il se forme naturellement dans certains pays, comme la Chine et l'Egypte, où la terre se recouvre d'efflorescences blanches qu'il suffit de traiter par l'eau et de faire cristalliser. Ce produit naturel se forme aux dépens des matières organiques, sous l'influence des nitro-bactéries (nitrosomonade et nitrobacter de Winogradsky), lesquelles agissent surtout en milieu alcalin et vers la température de 37°. Si les conditions ne sont pas favorables, il se forme des nitrites et de l'ammoniaque.

Purification. — Le nitrate du commerce peut contenir du chlorure de sodium, du chlorure de potassium et des sels de chaux, de magnésie et de soude.

Pour le purifier on le dissout dans l'eau et on concentre : les chlorures alcalins se déposent, on décante et on fait cristalliser en agitant. Les petits cristaux obtenus sont alors arrosés avec une faible quantité de solution saturée de nitrate de potasse pur qui enlève les impuretés.

Propriétés. — L'azotate de potassium cristallise en prismes rhomboïdaux droits, incolores et quelquefois en rhomboèdres. Sa densité est de 2,10, il fond vers 339°. Sa saveur est fraîche, puis amère et piquante.

Un gramme de salpêtre se dissout dans 7 grammes d'eau à 0°, dans 4 grammes à 15° et dans 0 gr. 4 à 100°. Il est insoluble dans l'alcool absolu, et très peu soluble dans l'alcool faible.

La chaleur le décompose au rouge, en oxygène et nitrite de potassium ; chauffé davantage, il donne de la potasse, de l'oxygène et de l'azote. C'est donc à chaud une source d'oxygène qui peut jouer le rôle d'oxydant énergique. Il fuse sur les charbons ardents en activant la combustion.

GAYON ET DUPETIT ont montré que certains microbes anaérobies le transforment en nitrite, puis en azote et ammoniaque.

Impuretés. — Le nitrate de potasse peut contenir des chlorures, des sulfates, des sels de chaux ou de magnésie, de l'azotate de soude.

Essai. — CODEX. — La solution aqueuse à 5 % ne doit pas donner de précipité avec l'azotate d'argent (*chlorures*), le chlorure de baryum (*sulfates*), l'oxalate d'ammonium (*calcium*), le phosphate de soude, en présence d'ammoniaque et de chlorure d'ammonium (*magnésium*) ou l'hydrogène sulfuré (*métaux*).

Par l'acide acétique, l'iodure de potassium et l'empois d'amidon, pas de coloration bleue (*azotite, iodate*).

Dosage. — 0 gr. 20 de nitrate de potassium doivent produire environ 0 gr. 48 de chloroplatinate de potassium.

Il contient 38,61 % de potassium.

Pharmacologie. — Le nitrate de potasse est employé comme diurétique et altérant ; il est rapidement absorbé et s'élimine très vite en produisant une hypersécrétion urinaire. Il sert aussi en fumigations (papier nitré) comme source d'oxygène, pour combattre la dyspnée des asthmatiques. Pris à fortes doses en une fois, il est toxique.

Doses et modes d'administration. — Il est prescrit comme diurétique à la dose de 1 à 6 grammes par jour, 0,25 à 1 gramme pour un enfant.

On l'administre en solution ou dans une tisane et quelquefois mélangé à d'autres poudres (*poudre diurétique, poudre de Dower*). Il sert encore à la préparation de l'antimoine diaphorétique lavé, des crayons de nitrate d'argent, de la pierre divine.

CARBONATE NEUTRE DE POTASSIUM
$CO^3K^2 = 138,2$

Syn. : Nitre fixé par le charbon. — Nitre fixé par le tartre.
Sel de tartre.

Préparation. — PROCÉDÉ DE LABORATOIRE. — On préparait autrefois le carbonate de potassium par calcination du salpêtre en présence du charbon, d'où son nom de *nitre fixé par le charbon*, ou en présence de la crème de tartre des vins, *nitre fixé par le tartre*. Les substances désignées sous le nom de flux blanc et flux noir se rapprochent de ces produits. Le *flux blanc* est obtenu par calcination d'un mélange de crème de tartre et de salpêtre, et le *flux noir* en calcinant la crème de tartre seule. Ce dernier corps est noir, parce qu'il contient du charbon.

1° On obtient actuellement le carbonate de potassium pur en calcinant dans un creuset de platine, au rouge, du bicarbonate ou du bioxalate de potassium pur.

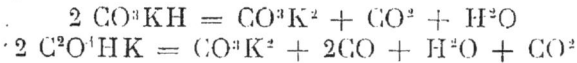

$$2 \, CO^3KH = CO^3K^2 + CO^2 + H^2O$$
$$2 \, C^2O^4HK = CO^3K^2 + 2CO + H^2O + CO^2$$

2°. On peut aussi porter au rouge de la crème de tartre. Le résidu noir est repris par l'eau, on filtre, on évapore à siccité. Le produit est du *sel de tartre*.

PROCÉDÉS INDUSTRIELS. — 1° L'industrie extrait le carbonate de potassium des cendres des végétaux terrestres. Ces végétaux renferment beaucoup de sels organiques de potassium, que l'incinération transforme en carbonate. On soumet ces cendres à un lessivage méthodique qui enlève les sels solubles, carbonates, sulfates, chlorures, et laisse les sels insolubles de calcium, la silice, etc.

On concentre et on évapore à siccité. On obtient un sel impur blanc grisâtre qui est la *potasse perlasse* ou *potasse brute*.

2° On obtient encore le carbonate de potasse par calcination des vinasses de betteraves, liquide brun, résidu de la distillation de l'alcool. En opérant par distillation ménagée, on retire en plus des produits importants, tels que sels ammoniacaux, alcool méthylique, chlorure de méthyle. Le résidu est du salin de betteraves, riche en carbonate de potasse que l'on enlève par des lavages méthodiques.

3° L'incinération du suint, produit de lavage de la laine brute des moutons (MAUMENÉ, P. HUGOUNENQ) et des lies de vin, donne aussi du carbonate de potasse.

4° Aujourd'hui on prépare surtout le carbonate de potasse en partant du chlorure de potassium naturel que l'on transforme en sulfate en le chauffant avec de l'acide sulfurique ; puis on calcine le sulfate obtenu avec du charbon et du carbonate de chaux : il se fait du carbonate de potasse. Cette préparation est identique à celle du carbonate de soude par le procédé Leblanc.

Purification. — Le sel commercial contient toujours des sulfates, chlorures, silicates, phosphates, de la chaux, de l'alumine, des oxydes de fer et de manganèse ; on le purifie par différents procédés.

1º On place sur un entonnoir, disposé sur un flacon, le carbonate de potasse, et on l'expose à l'air humide. Très déliquescent, il absorbe l'humidité et coule dans le flacon. Les autres sels restent sur l'entonnoir. Le liquide est évaporé à siccité.

2º Dans l'industrie, on dissout le carbonate impur dans son poids d'eau froide ; on filtre, on concentre jusqu'à 1,5 au densimètre, on laisse cristalliser les sels étrangers. Le liquide surnageant est décanté et évaporé à sec. C'est la *potasse raffinée* du commerce.

Le produit obtenu par ces deux procédés contient un peu de chlorures et de sulfates. Pour avoir un corps absolument pur, il faut calciner le bioxalate ou le bicarbonate de potassium, comme nous l'avons indiqué.

Propriétés. — Le sel officinal est anhydre, blanc, pulvérulent, de réaction alcaline, très déliquescent, soluble dans son poids d'eau froide et dans 0,65 d'eau bouillante. La solution saturée à 15º contient 49 grammes % de sel anhydre, sa densité est de 1,54, elle bout à 113º. Il est insoluble dans l'alcool. La chaleur seule ne le décompose pas. Sa densité est 2,264.

La solution aqueuse, soumise à basse température à l'action d'un courant électrique, laisse précipiter une poudre blanche qui est du *percarbonate de potassium* utilisé comme oxydant et décolorant.

Impuretés. — Le carbonate de potasse peut contenir des sulfates, des chlorures, des silicates, des phosphates, de la chaux, de l'alumine, du fer et du manganèse.

Essai. — Il doit être soluble dans son poids d'eau froide. La solution aqueuse additionnée d'un excès d'acide nitrique ne doit précipiter que faiblement par les réactifs suivants : azotate de baryum (*sulfates*) ; azotate d'argent (*chlorures*) ; réactif molybdique (*phosphates*). La solution aqueuse ne doit rien donner par l'oxalate d'ammonium en liqueur acétique (*chaux*) ; le sulfure d'ammonium (*métaux étrangers*).

Dosage. — Ne doit perdre que 10 % d'eau par calcination. 1 gr. doit saturer au minimum 13 c. c. de solution N d'acide sulfurique.

Pharmacologie. — Sel irritant, presque caustique.

- Il entre dans la préparation des pilules de Blaud, des gouttes amères de Baumé, de la liqueur de Fowler, de la pommade anti-psorique et d'un certain nombre de sels de potassium.

CARBONATE ACIDE DE POTASSIUM
$$CO^3KH = 100,10$$

Syn. : *Bicarbonate de potasse.*

Préparation. — On l'obtient en faisant passer un courant d'anhydride carbonique pur dans une solution de carbonate neutre de potassium, de densité 1,21.

La portion du tube adducteur plongeant dans la solution alcaline doit être large, afin que les cristaux de bicarbonate formés ne puissent l'obstruer. Quand le gaz n'est plus absorbé, on égoutte les cristaux et on les lave avec une faible quantité de solution saturée et froide de bicarbonate de potassium pur et on les fait sécher à la température ordinaire. L'évaporation des eaux-mères, au-dessous de 100°, donne une nouvelle quantité de cristaux.

Propriétés. — Cristallise en prismes rhomboïdaux obliques non déliquescents, inaltérables à l'air, à réaction légèrement alcaline, solubles dans quatre parties d'eau froide, insolubles dans l'alcool.

La solution aqueuse portée à l'ébullition dégage de l'anhydride carbonique et il se fait du sesquicarbonate, puis du carbonate neutre.

Le sel porté à 100° perd également de l'anhydride carbonique en se transformant en carbonate neutre ; il fournit 22 % de gaz carbonique, soit 111 c. c. 2 pour 1 gr. Traité par un acide, il donne 44 % de CO^2, soit 222 c. c. 4 pour 1 gr. de bicarbonate.

Impuretés. — Le bicarbonate peut contenir du carbonate neutre non transformé et aussi ses impuretés, c'est-à-dire chlorures et sulfates.

Essai. — Quand le bicarbonate de potasse contient du carbonate neutre, la solution aqueuse à 1/15 précipite immédiatement la solution tiède de sulfate de magnésie ou le chlorure de calcium.

Pour les autres impuretés, on fait une solution dans l'eau acidulée d'acide nitrique et on opère comme pour le carbonate neutre.

Dosage. — 1 gr. calciné doit laisser un résidu de 0 gr. 69 de carbonate neutre.

Pharmacologie. — Le bicarbonate de potasse sert surtout comme source d'acide carbonique et entre à ce titre dans la préparation de la potion de Rivière et de quelques eaux minérales artificielles. Il agit aussi en tant qu'alcalin. On le donne à la dose de 1 à 5 grammes, en potion. Il s'emploie dans la préparation du borotartrate de potassium.

CHLORATE DE POTASSIUM $ClO^3K = 122,6$

Syn. : Chlorate de potasse. — Sel de Berthollet.

Préparation. — Procédé de laboratoire. — On l'obtient en faisant passer un courant de chlore dans une solution de carbonate de potassium : il se fait un mélange d'hypochlorite, de chlorate et de chlorure de potassium. Une partie du chlorate cristallise.

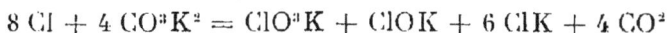

$$8\,Cl + 4\,CO^3K^2 = ClO^3K + ClOK + 6\,ClK + 4\,CO^2$$

Quand le liquide est jaune foncé, on enlève les cristaux et on le fait bouillir tant qu'il dégage du chlore. Sous l'influence de l'ébullition, l'hypochlorite se transforme en chlorate et en chlorure :

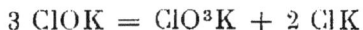

$$3\,ClOK = ClO^3K + 2\,ClK$$

On laisse ensuite cristalliser ; le chlorure reste dans les eaux mères.

Pour purifier ces cristaux, on les dissout dans deux fois leur poids d'eau bouillante et on laisse refroidir : le chlorate cristallise, le chlorure reste dissous. Les solutions marquant 22° B. (D = 1,17) donnent de beaux cristaux.

PROCÉDÉS INDUSTRIELS. — 1° On fait arriver un courant de chlore dans un mélange de chlorure de potassium, d'eau et de chaux maintenue en suspension par un agitateur mécanique. Après saturation, on porte à l'ébullition, on filtre et on fait cristalliser. Dans cette opération, il se fait d'abord de l'hypochlorite de chaux qui, par l'ébullition, se transforme en chlorure et chlorate de calcium, lequel donne, par double décomposition avec le chlorure de potassium, du chlorate et du chlorure de calcium.

2° Aujourd'hui cette fabrication se fait surtout par l'électrolyse d'une solution de chlorure de potassium.

On fait une solution aqueuse à 25 %, de chlorure que l'on place dans une cuve à électrolyse divisée en compartiments à l'aide de diaphragmes. L'électrode négative est formée de lames de tôle, l'électrode positive est une feuille mince de platine. On chauffe la solution vers 45°-55° et on fait passer le courant. Le chlorate de potasse peu soluble se dépose à mesure de sa formation et est enlevé. La réaction qui se passe est la suivante : la solution de chlorure de potassium est décomposée par le courant en chlore, potasse et oxygène provenant de l'eau, lesquels se combinent pour former le chlorate de potasse.

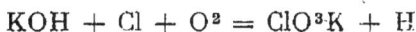

$$KOH + Cl + O^2 = ClO^3K + H$$

Suivant la température du bain et l'intensité du courant, on peut obtenir à volonté du chlorate ou de l'hypochlorite.

Cette fabrication, qui se fait en France à Saint-Michel-de-Maurienne et à Chedde, en Suisse à Vallorbes, tend à se généraliser dans le monde entier.

Propriétés. — Le chlorate de potassium est un sel blanc, anhydre, cristallisé en lames incolores, de saveur fraîche. Il est soluble dans 16 parties d'eau à 15°, 1,7 d'eau bouillante, 30 parties de glycérine, presque insoluble dans l'alcool. Chauffé, il fond vers 334°, puis se décompose en perchlorate de potasse et oxygène et finalement en chlorure de potassium. Cette décomposition est facilitée par la présence de certains oxydes (MnO^2). Il fuse sur les charbons ardents et, mélangé avec des corps combustibles tels que charbon, soufre, poudre de quinquina, glycérine, miel rosat, il détone par le choc ou quand on le chauffe. L'acide sulfurique le décompose à froid en dégageant des vapeurs jaunes détonantes d'anhydride hypochloreux. L'acide chlorhydrique donne à chaud des vapeurs vertes de chlore et d'acide chloreux. C'est un oxydant énergique.

Impuretés et falsifications. — Le chlorate de potasse contient presque toujours du chlorure de potassium. On le mélange quelquefois de nitrate ou de carbonate de potasse. Il est important d'y constater l'absence de toute substance combustible.

Essai. — 0 gr. 50 chauffés à sec dans une capsule de porcelaine ne doivent pas produire de déflagration.

La solution aqueuse à 1/20 ne doit donner qu'un léger trouble par l'azotate d'argent (*chlorures*) et par l'oxalate d'ammonium (*calcium*) ; ne pas dégager de CO^2 par un acide (*carbonate*).

L'*azotate* se retrouve assez difficilement. Les réactifs ordinaires : sulfate de diphénylamine, brucine, cuivre, etc., sont influencés par le chlorate et ne peuvent pas servir. On dissout environ 0,50 de chlorate suspect dans 5 centimètres cubes d'eau, on y ajoute 2 à 3 centimètres cubes d'acide chlorhydrique et on fait bouillir tant qu'il se dégage des vapeurs vertes et jusqu'à ce que le liquide soit devenu à peu près incolore, puis on essaye sur 2 à 3 gouttes de ce liquide l'action du réactif sulfo-phéniqué comme il est indiqué pour la recherche d'un azotate dans le bromure de potassium. La coloration jaune acide picrique indique la présence d'un azotate. Un chlorate pur traité dans ces conditions ne donne aucune coloration.

On peut aussi chauffer dans un petit ballon 1 gramme de chlorate de potasse avec 5 centimètres cubes de lessive de soude et quelques morceaux d'aluminium ; il se dégage de l'ammoniaque qui bleuit le tournesol, s'il y a de l'azotate, même à la dose de 1 %.

Pharmacologie. — Le chlorate de potasse s'emploie peu à l'intérieur.

Il est conseillé dans le traitement de l'intoxication mercurielle, des stomatites, gingivites, affections de la gorge, des brûlures superficielles. Dans ce dernier cas, la douleur serait très rapidement calinée par des bains ou des compresses d'une solution saturée à froid de chlorate de potasse.

Doses et modes d'administration. — On peut le donner à *l'intérieur* à la dose de 0 gr. 50 à 5 grammes par jour pour les adultes, en solution dans l'eau, en potion, tablettes; à *l'extérieur*, en gargarismes, collutoires, injections.

Incompatibilités. — Toutes les fois qu'on manipule du chlorate de potassium, il faut se souvenir que ce sel détone facilement en présence d'un grand nombre de corps, surtout de nature organique, et que de nombreux accidents sont arrivés faute de précaution.

Il faut donc éviter de l'associer au tanin, cachou, glycérine, charbon, amidon, sucre, saccharine et autres matières organiques, ainsi qu'au soufre, à l'iodure de potassium, car il se produit de l'iodate de potassium.

La préparation des poudres dentifrices à base de chlorate de potasse et de charbon ou de poudre de quinquina doit être faite avec beaucoup de précaution, en mélangeant lentement et en employant du chlorate préalablement pulvérisé. De semblables mélanges sont d'ailleurs dangereux. Il en est de même des collutoires à base de glycérine et de miel rosat, qui, chauffés pour dissoudre le chlorate, ont donné lieu à des explosions.

Lorsqu'on doit pulvériser du chlorate de potasse, il faut d'abord s'assurer de l'absence de toute matière organique dans le mortier et pulvériser par trituration légère et non par choc.

HYDRATE DE POTASSIUM $KOH = 56,10$

Syn. : Potasse caustique. — Hydroxyde de potassium

Préparation. — 1º La potasse caustique s'obtient en décomposant, à l'ébullition, une solution étendue de carbonate de potasse par un lait de chaux. Il se fait de la potasse et du carbonate de chaux insoluble.

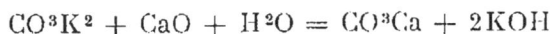

$$CO_3K_2 + CaO + H_2O = CO_3Ca + 2KOH$$

Après repos et décantation, la liqueur claire est évaporée rapidement dans une bassine d'argent jusqu'à fusion ignée et non pas dans une capsule de porcelaine qui serait attaquée. La matière en fusion est coulée sur des plaques de marbre huilées ou dans une lingotière, ou versée par gouttes sur un marbre huilé, suivant qu'on veut obtenir des *plaques, cylindres* ou *pastilles*, que l'on enferme dans des flacons bouchés et parafinés.

Ce produit est impur et porte le nom de *potasse à la chaux.*

2° On peut obtenir de l'hydrate de potasse pur par divers moyens :

a) On précipite à l'ébullition une solution de 9 parties de sulfate de potasse par 16 parties d'hydrate de baryte cristallisé.

b) On met dans un flacon :

Carbonate de potasse pur.	10 gr.
Chaux éteinte bien lavée et séchée	10 —
Eau distillée froide	120 —

On agite pendant quelques jours et on décante.

Par ces deux procédés on obtient une solution de potasse qu'il faudra évaporer dans une bassine d'argent, puis couler sur une plaque d'argent ou dans une lingotière.

3° Actuellement, on prépare de grandes quantités de potasse par l'électrolyse d'une solution de chlorure de potassium. Il se fait du chlore, que l'on recueille, et du potassium, lequel, au contact de l'eau, donne de la potasse et de l'hydrogène.

La cuve à électrolyse est divisée en deux compartiments par un diaphragme en parchemin végétal. Le compartiment anodique reçoit la solution de chlorure de potassium et la solution de potasse s'accumule dans le compartiment cathodique. Le chlore se dégage à l'anode.

Purification. — La potasse à la chaux contient de nombreux sels, des chlorures, sulfate, azotate, silicate, du carbonate de potassium, de la chaux, de l'alumine, du fer et de l'eau.

Pour la purifier, on la traite par de l'alcool à 95° qui ne dissout pas les sels étrangers.

On pulvérise grossièrement la potasse à la chaux et on la laisse en contact quarante-huit heures avec son poids d'alcool à 95°, dans un vase de verre bouché. On décante et on fait encore deux macérations semblables. Les solutions alcooliques décantées sont placées dans une cornue de verre et distillées jusqu'à la moitié de leur volume ; on achève la concentration dans une bassine d'argent. Vers la fin de l'opération, il se rassemble à la surface du liquide une matière charbonneuse qui est enlevée soigneusement. On coule ensuite sur une plaque d'argent ou de marbre. On obtient ainsi la *potasse à l'alcool*, qui retient encore un peu de chlorure, de nitrate et de carbonate de potassium.

Propriétés. — L'hydrate de potasse est solide, blanc, déliquescent, onctueux au toucher, à cassure fibreuse. Sa densité est 2,1. Il fond au rouge sombre et se volatilise au rouge blanc. Il se dissout dans 0,5 part. d'eau et 2 part. d'alcool à 95°, avec élévation de température ; soluble encore dans la glycérine et faiblement dans l'éther. Avec l'eau, il fournit plusieurs hydrates. Il est déliquescent et peut absorber jusqu'à 50 % d'eau sans perdre l'état solide. Exposé à l'air, il en absorbe l'humidité et l'acide carbonique.

C'est un alcali puissant, dissolvant l'épiderme et la plupart des matières organisées (poils, soies), attaquant à chaud le verre et la porcelaine, en s'emparant de la silice et de l'alumine, ainsi que l'étain, le zinc, l'aluminium, le platine.

L'industrie le livre en plaques, cylindres ou pastilles.

Impuretés. — La potasse caustique peut contenir des carbonates, des chlorures, des sulfates, des phosphates, de l'alumine, de la silice, du fer et de l'eau.

Essai. — La potasse pure se dissout sans résidu dans 2 part. d'eau et 5 part. d'alcool à 95°. Calcinée dans un creuset d'argent, elle ne perd pas de son poids (*eau*). Saturée par l'acide azotique, elle ne doit pas donner de dégagement gazeux (*présence de carbonates*) ; ne précipiter que faiblement par l'azotate d'argent (*chlorures*), ou l'azotate de baryte (*sulfates*) ; ne pas précipiter par le molybdate d'ammoniaque (*phosphates*), ni par l'ammoniaque (*alumine*). La solution chlorhydrique ne doit ni précipiter ni se colorer par H^2S (*plomb, arsenic*). La solution aqueuse à 1/50 ne doit précipiter ni par le chlorure d'ammonium et l'ammoniaque précipité gélatineux (*alumine*), ni après addition d'acide acétique, par l'acide oxalique (*chaux*). Elle ne doit se colorer que faiblement par 1 goutte de sulfure d'ammonium (*traces de fer*). Évaporée en présence de l'acide chlorhydrique, elle ne laisse pas de résidu insoluble dans l'eau (*silice*).

La potasse à la chaux contient toujours de la chaux et du carbonate de potasse et souvent un excès d'eau. Elle doit titrer au minimum 85 % de potasse pure KOH.

Dosage. — 1 gramme de potasse pure et sèche KOH est exactement neutralisé par 0 gr. 875 d'acide sulfurique pur SO^4H^2, soit par 17 c. c. 8 de solution normale d'acide sulfurique. Le produit commercial pur doit contenir 90 % de potasse pure, ce qui correspond à 16 c. c. de solut. N/SO^4H^2 pour 1 gr. de produit. Le reste est de l'eau.

En pratique, le chiffre de 87 % est rarement dépassé.

Pharmacologie. — La potasse est utilisée, sous forme de cylindres ou de pastilles, comme caustique. Son affinité pour l'eau des tissus fait qu'elle se diffuse trop ; aussi donne-t-elle une escharre molle, s'étendant bien au delà de la partie en contact avec elle. On la mélange le plus souvent avec de la chaux pour limiter son action (*Caustique de Filhos, Poudre de Vienne*).

Combinée avec les acides, c'est-à-dire à l'état de sels, elle joue un rôle important de constitution dans les éléments anatomiques : globules sanguins, cellules nerveuses, fibres musculaires. Elle se retrouve surtout dans les matériaux solides, par opposition à la soude qui abonde dans les liquides.

On s'en sert pour la préparation d'un grand nombre de sels.

On doit la conserver en flacons secs et bouchés au liège paraffiné ou au caoutchouc.

PERMANGANATE DE POTASSIUM
$MnO^4K = 158,1$

Préparation. — 1° On l'obtient en oxydant du bioxyde de manganèse par le chlorate de potasse.

On prend :

Bioxyde de manganèse pulvérisé	40 gr.
Chlorate de potasse pulvérisé	35 —
Potasse caustique	50 —

La potasse est dissoute dans très peu d'eau et cette solution est versée sur le mélange des deux poudres. On chauffe la masse au rouge obscur pendant une heure dans un creuset de fer, en agitant. On laisse refroidir. Il se fait une masse verte de manganate de potasse. Le produit pulvérisé est traité par deux litres d'eau bouillante, on filtre et on y fait passer un courant de chlore.

On concentre à basse température jusqu'à 25° B. (D = 1,20) et on fait cristalliser.

Dans cette opération, le bioxyde de manganèse est oxydé par le chlorate de potasse et il se forme d'abord du manganate de potasse qui est vert.

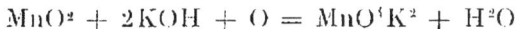

$$MnO^2 + 2KOH + O = MnO^4K^2 + H^2O$$

Le chlore transforme ce manganate en permanganate :

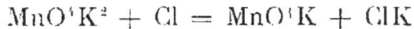

$$MnO^4K^2 + Cl = MnO^4K + ClK$$

2° On opère plus économiquement en faisant passer un courant d'air dans des cylindres en grès contenant un mélange intime de potasse et de bioxyde de manganèse ; il se fait du manganate que l'on dissout dans l'eau et que l'on transforme en permanganate par un courant de CO^2 ou par électrolyse.

3° On peut aussi obtenir du permanganate de potassium en électrolysant une solution de potasse caustique, l'anode étant en ferro-manganèse.

Propriétés. — Le permanganate de potasse cristallise en prismes violacés à reflets métalliques. Sec, il est inaltérable à l'air.

Il est soluble dans 16 parties d'eau froide, en donnant une solution rouge violacé que les alcalis ramènent au vert et que décolorent l'acide sulfureux, l'alcool et les corps réducteurs. Cette solution s'altère au contact du liège, mais se conserve en flacon à bouchon de verre. On ne doit pas la filtrer sur du papier qui la décompose, mais sur de l'amiante ou de la laine de verre. C'est un oxydant énergique qui détruit les matières organiques.

Essai. — Sa solution décolorée à chaud par de l'alcool ne précipite ni par l'azotate d'argent (*chlorures*), ni par le chlorure de barym (*sulfates*).

0 gr. 316 dissout dans l'eau additionnée de SO^4H^2 devront être décolorés par 10 c. c. solut. N. d'acide oxalique.

Pharmacologie. — Le permanganate de potasse est un désinfectant et un antiseptique assez actif, mais infidèle et peu pratique, parce que son action est trop rapide à cause de la facilité avec laquelle il perd son oxygène. C'est en effet à titre d'oxydant qu'il est bon désinfectant et parfait désodorisant. Il détruit bien les mauvaises odeurs, celles des ulcérations de toutes natures.

On l'emploie à l'*extérieur* en lotions, injections (blennorragie), gargarismes, irrigations, très rarement à l'*intérieur*.

Ces solutions pour usage externe se font ordinairement à la dose de 0,50 à 5 °/$_{oo}$ d'eau distillée ; plus concentrées elles seraient caustiques. Pour désinfecter les matières fécales, on utilise une solution à 1 %.

On l'a préconisé comme antidote de la morphine, et aussi contre les morsures des serpents venimeux, en injections à 1 % dans chaque blessure faite par les crochets du reptile, 3 à 4 injections de 1/2 c. c.

Les taches brunes qu'il laisse sur la peau s'enlèvent en les frottant avec un morceau d'acide tartrique ou un peu d'acide chlorhydrique ou une solution d'hyposulfite de soude.

On l'a encore indiqué comme agent d'épuration pour les eaux destinées à l'alimentation. Il suffirait d'y ajouter suffisamment de permanganate de potasse (environ 5 à 10 centigrammes par litre d'eau à purifier) pour avoir une coloration rosée persistante, de laisser une demi-heure et de décolorer ensuite par addition d'un peu de poudre d'écorce de chêne ou de quinquina ou mieux d'hyposulfite de soude.

SILICATE DE POTASSE

Syn. : *Verre soluble.*

Préparation. — Par voie sèche. — On fait un mélange de :

Sable de Fontainebleau fin et sec . . . . . . 63 gr.
Carbonate de potasse pur . . . . 36 —

que l'on chauffe au rouge blanc pendant quatre heures dans un four à réverbère. La masse obtenue est transparente et légèrement ambrée.

Pour préparer la solution officinale, on introduit dans un autoclave le produit concassé avec la quantité d'eau nécessaire pour obtenir une solution marquant 33° à 36° B. (D = 1,28). A haute température et sous pression, la dissolution se fait bien et sans dissociation. Il importe d'employer de l'eau dépourvue de sels calcaires, si l'on veut éviter la formation de silicate de chaux insoluble qui rendrait le produit louche. Le corps ainsi obtenu est non un sel défini, mais un mélange de divers silicates, de silice et d'alcali libre, avec plus ou moins d'eau.

PAR. VOIE HUMIDE. — On dissout de la silice dans de la potasse à l'ébullition ; mais le produit obtenu est très alcalin et durcit mal. On ne doit pas l'employer pour l'usage chirurgical.

Propriétés. — Le silicate de potassium sec est vitreux et incolore. Il est soluble dans l'eau et d'autant plus qu'il contient plus d'alcali. Sa solution se dessèche facilement à l'air et laisse précipiter de la silice par les acides, le chlore, le brome, la créosote, le phénol, le chloral, la gélatine, l'albumine.

La *solution chirurgicale* est un liquide incolore ou opalin, visqueux, de densité 1,28, à réaction alcaline. Les acides y produisent un précipité de silice soluble dans HCl.

Impuretés et falsifications. — Le silicate de potasse ne doit pas contenir d'alcali libre, qui le rendrait caustique. On le fraude souvent avec du silicate de soude qui est moins siccatif ; quelquefois même la substitution est totale.

Essai. — La solution chirurgicale doit marquer 1,28 au densimètre.

Un excès d'alcali se constate par un courant de CO^2 qui donne un carbonate reconnaissable ensuite par ses réactions.

Pour retrouver l'addition de *silicate de soude*, on précipite la silice par l'acide chlorhydrique, on filtre et dans la liqueur neutralisée par de la potasse pure, le pyro-antimoniate de potasse donnera un précipité, s'il y a de la soude.

Pour reconnaître la substitution totale, il suffit de rechercher la présence du potassium par ses réactions : acide picrique, acide tartrique, réactions négatives s'il y a substitution.

L'essai pratique consiste à imprégner de solution un morceau de toile que l'on enroule ensuite sur un bâton. Elle doit sécher rapidement en 5 ou 6 heures, devenir très raide, ne pas adhérer aux doigts, ne pas se détacher facilement du bois.

Pharmacologie. — Le silicate de potasse sert à la préparation de bandages inamovibles dont les avantages sont la légèreté, la solidité et la facilité avec laquelle on peut les enlever avec de l'eau chaude.

SULFATE NEUTRE DE POTASSIUM
$$SO^4K^2 = 174,2$$

Préparation. — On l'obtient par saturation du carbonate de potasse par l'acide sulfurique étendu. On concentre jusqu'à 15° B. (D = 1,11) et on fait cristalliser.

On l'obtient aussi comme résidu de la préparation de l'acide nitrique par le nitrate de potasse ; par action de l'acide sulfurique sur le chlorure de potassium ; par lessivage des cendres de varechs et des salins de betteraves ; par action du chlorure de potassium sur le sulfate de magnésie des mines de Stassfurt.

Propriétés. — C'est un sel cristallisé en prismes à six pans terminés par des pyramides. Il est blanc, soluble dans 10 parties d'eau froide et 4 parties d'eau bouillante, insoluble dans l'alcool. Il est habituellement anhydre, mais il peut s'hydrater et donner :

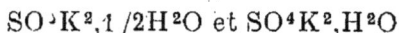

$$SO^4K^2,1/2H^2O \text{ et } SO^4K^2,H^2O$$

Les cristaux sont très durs et décrépitent quand on les chauffe, puis ils fondent. La densité est 2,572.

Fondu dans une capsule en platine dans la proportion de 87 p. de sulfate et 49 p. d'acide sulfurique, jusqu'à masse limpide, puis le tout coulé sur une assiette de porcelaine, il fournit le *bisulfate de potasse* qui sert en analyse.

Sous l'influence de l'électrolyse, le sulfate de potasse se change en *persulfate* $S^2O^8K^2$, poudre blanche, cristalline, très peu soluble dans l'eau, dégageant de l'oxygène au contact des alcalis et servant à titre d'oxydant et de décolorant.

Pharmacologie. — Ce corps était employé comme purgatif à a dose de 10 à 15 grammes. Mais comme il est toxique à la dose de 30 grammes et qu'il n'agit pas mieux que les autres purgatifs (sulfate de soude ou de magnésie), on l'a délaissé. Il sert à remplir les flacons de sels volatils anglais. Il entre dans la poudre de Dower.

Composés organiques

ACÉTATE DE POTASSIUM

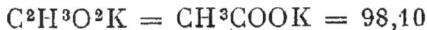

$$C^2H^3O^2K = CH^3COOK = 98,10$$

Préparation. — PROCÉDÉ DE LABORATOIRE. — On sature l'acide acétique dilué par du carbonate de potasse ; on évapore à sec et l'on enferme chaud dans des flacons.

PROCÉDÉS INDUSTRIELS. — Dans l'industrie on prépare souvent l'acétate de potasse avec les acétates de chaux ou de plomb que l'on décompose par le sulfate ou le tartrate de potassium. Le produit ainsi obtenu retient des impuretés.

Propriétés. — C'est un sel blanc, cristallisé en prismes anhydres, fondant à 292°, léger, déliquescent, soluble dans moins de la moitié de son poids d'eau froide et dans 3 parties d'alcool à 95°, insoluble dans l'éther. Il ne se décompose qu'à une température élevée en donnant de l'acétone, du charbon, du carbonate de potassium et des produits empyreumatiques. Il forme avec l'acide acétique un sel acide décomposable à 200°. Avec le perchlorure de fer, coloration rouge disparaissant par les acides. Avec l'alcool et l'acide sulfurique, à chaud, odeur d'éther acétique. Distillé avec de l'acide arsénieux, il fournit du cacodyle, à odeur fétide. Sa solution saturée (800 grammes pour 100 grammes d'eau) bout à 169°.

Impuretés. — Le produit commercial contient souvent des sels de calcium ou de plomb, des matières empyreumatiques.

Essai. — L'acétate de potasse doit être neutre au tournesol, incolore, inodore, soluble dans l'alcool à 95°, sans résidu.

Les *sels de calcium* se reconnaissent par l'addition d'acide acétique et d'oxalate d'ammoniaque, précipité blanc d'oxalate de chaux.

Les *sels de plomb*, en traitant la solution par l'hydrogène sulfuré ou le sulfure d'ammonium qui donnera un précipité noir. Calciné au rouge, 1 gramme d'acétate de potasse laisse environ 0 gr. 70 de carbonate de potasse.

En pratique, il retient des traces de chlorure et de sulfate.

Pharmacologie. — L'acétate de potasse est un excellent diurétique que l'on peut toujours ajouter aux tisanes dans la diathèse urique. A doses massives, il devient purgatif. Dans l'économie, il se transforme en carbonate de potasse et communique aux urines une réaction alcaline.

On l'administre dans de la tisane, dans le vin, en potion, à la dose de 1 à 4 et même 10 grammes par jour.

Il entre dans la composition du vin de Trousseau. On doit le tenir bouché avec soin et à l'abri de l'humidité.

CANTHARIDATE DE POTASSIUM

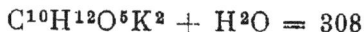

$$C^{10}H^{12}O^5K^2 + H^2O = 308$$

Composition. — Résulte de la combinaison de la cantharidine, ou anhydride cantharidique, avec la potasse. Il correspond à 63,642 de cantharidine pour 100.

Propriétés. — Cristaux incolores, en aiguilles, solubles dans 25 parties d'eau froide, 12 parties d'eau bouillante, peu solubles dans l'alcool, insolubles dans l'éther et le chloroforme.

La solution aqueuse de ce sel est alcaline au tournesol ; par addition d'acide sulfurique au 1/10, elle donne après quelques minutes un précipité de cantharidine soluble dans le chloroforme. Le cantharidate de potassium est très toxique, il sert à la préparation d'un sparadrap vésicant.

CYANURE DE POTASSIUM NCK = 65,10

Préparation. — Procédés de laboratoire. — 1º Par voie sèche. — On calcine le ferrocyanure de potassium. On chauffe doucement au rouge, dans un creuset en fonte muni de son couvercle, du ferrocyanure pulvérisé et séché à l'étuve. Il se fait un mélange liquide de cyanure de potassium et de carbure de fer qu'on verse sur une toile métallique disposée sur un creuset chauffé. Les impuretés gagnent le fond du creuset; le cyanure est au-dessus et se prend en masse cristalline par refroidissement.

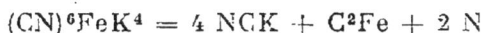

$$(CN)^6FeK^4 = 4\ NCK + C^2Fe + 2\ N$$

Dans cette opération, il faut chauffer suffisamment pour ne pas laisser de ferrocyanure non décomposé qu'il est impossible d'enlever ensuite, mais une température trop élevée décomposerait une partie du cyanure.

2º Par voie humide. — On fait passer un courant d'acide cyanhydrique sec et gazeux dans une solution alcoolique de potasse caustique. On sèche les cristaux qui se déposent.

Procédé industriel. — Dans l'industrie, on part également du ferrocyanure de potassium obtenu en calcinant des matières animales azotées (corne, sang, débris de cuir, etc.) en présence de carbonate de potasse et de rognures de fer.

On l'obtient encore par l'action de l'azote sur du charbon de bois imprégné de potasse et chauffé au rouge.

Purification. — Le cyanure commercial contient une grande quantité de corps étrangers, tels que : carbonate, sulfate, chlorure, formiate, cyanate, ferrocyanure, etc.

Pour le purifier, on le traite par du sulfure de carbone ou de l'alcool à 90º qui ne dissout pas les impuretés. Par évaporation on obtient une masse cristalline titrant 97 à 99 % de cyanure pur.

Propriétés. — Le cyanure de potassium est en cristaux ou en masses fondues blanches à structure cristaline présentant des cubes ou des octaèdres. Sa réaction est alcaline. Il est déliquescent, très soluble dans l'eau, soluble dans l'alcool faible et le sulfure de carbone, presque insoluble dans l'alcool absolu, soluble dans 83 parties d'alcool à 90°. L'acide carbonique de l'air le décompose en mettant en liberté de l'acide cyanhydrique, d'où son odeur spéciale, et forme du carbonate de potasse. Sa solution aqueuse éprouve la même altération, et lorsqu'on la fait bouillir il y a combinaison avec l'eau et formation de formiate de potasse et d'ammoniaque.

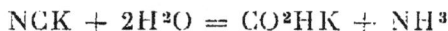

$$NCK + 2H^2O = CO^2HK + NH^3$$

Chauffé avec le soufre, il donne du sulfocyanure de potassium.
La chaleur le fond, mais le décompose difficilement.
Il dissout le chlorure d'argent et les cyanures d'or et d'argent.

Essai. — (CODEX). — 1 gr. doit se dissoudre à froid dans 15 cc. d'alcool à 70° (*Sulfate, carbonate, ferrocyanure*).
La solution aqueuse à 1 p. 20 ne doit brunir que faiblement par l'acétate de plomb (*sulfures*), ne doit pas réduire à chaud le bichlorure de mercure (*formiate*), ne pas dégager CO² par HCl. La solution acidifiée ne doit pas se colorer par le perchlorure de fer (*ferro-cyanure*). Le sel officinal doit renfermer 90 % de cyanure de potassium.

Pharmacologie. — Le cyanure de potassium est un sédatif énergique. Il agit par l'acide cyanhydrique qu'il fournit. C'est un poison violent dont l'usage n'est pas à conseiller.
A l'*extérieur*, on l'emploie en pommade de 1/30 ou en compresses à 1/80 contre la névralgie et la céphalalgie frontales ou pour combattre les sueurs fétides.
A l'*intérieur*, comme antithermique et antiseptique. La dose de 0,10 par jour ne doit pas être dépassée. Il ne faut pas le dissoudre dans l'eau de laurier cerise, car cette solution se trouble, laisse déposer un précipité jaune de benzoïne et devient ammoniacale.
Quand il a été mal bouché, il perd de son activité et devient riche en carbonate de potasse ; dans ce cas, il fait effervescence avec les acides.

OXALATE ACIDE DE POTASSIUM

Syn. : Sel d'oseille. — Bioxalate de potassium.

Le produit commercial est surtout composé d'un mélange de bioxalate et de quadroxalate $C^2O^4KH + C^2O^4KH.C^2O^4H^2$. On l'obtient en saturant incomplètement l'acide oxalique par le carbonate de potassium.

On peut aussi l'extraire des plantes du genre *Rumex* où il existe tout formé.

C'est un sel soluble dans 40 parties d'eau froide et 6 parties d'eau chaude, peu soluble dans l'alcool. La chaleur le décompose sans le charbonner.

Pharmacologie. — On ne l'emploie plus en médecine.

TARTRATE NEUTRE DE POTASSIUM

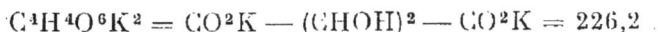

$$C^4H^4O^6K^2 = CO^2K — (CHOH)^2 — CO^2K = 226,2$$

Préparation. — On le prépare en saturant le tartrate acide de potassium par le carbonate de potasse.

Bitartrate de potasse pulvérisé	1.000 gr.
Eau distillée	4.000 —
Carbonate de potasse	Q. S.

Le bitartrate est mélangé à l'eau et le tout porté à l'ébullition ; on ajoute par petites quantités le carbonate de potasse, jusqu'à ce qu'il n'y ait plus d'effervescence et que la liqueur soit neutre au tournesol. On filtre, on évapore jusqu'à 1,45 au densimètre (45°B) et on fait cristalliser dans une étuve.

Propriétés. — Le tartrate neutre cristallise difficilement, en prismes rhomboïdaux obliques, neutres au tournesol, très solubles dans l'eau bouillante, solubles dans 4 parties d'eau froide, peu

solubles dans l'alcool. Sa saveur est amère et désagréable: Les
acides lui enlèvent la moitié de sa base et précipitent du tartrate
acide de potassium. Sa solution saturée dans l'eau (276 grammes
dans 100 grammes d'eau) bout à 114°7.

Essai. — Il ne doit pas faire effervescence avec les acides (*carbonates*) ni précipiter par l'hydrogène sulfuré (*plomb* ou *cuivre*).

Pharmacologie. — Le tartrate neutre est purgatif à la dose de
15 grammes et au-dessus, mais sa saveur désagréable fait qu'on
lui préfère le tartrate de soude ou le tartrate borico-potassique.
Il est employé quelquefois comme diurétique, 2 à 5 grammes dans
une infusion.

TARTRATE ACIDE DE POTASSIUM
$$C^4H^4O^6KH = CO^2K - (CHOH)^2 - COOH = 188,10$$

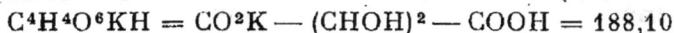

Syn : Bitartrate de potasse. — Crème de tartre.

Préparation. — 1° Le tartrate acide de potassium existe en
grande quantité dans les lies de vin. Pour l'obtenir, on traite ces
lies par l'eau bouillante, on filtre, on décolore au noir animal ou
par addition d'argile, on filtre à nouveau et on fait cristalliser à
plusieurs reprises.

2° Un autre procédé consiste à prendre une solution d'acide
tartrique dont on fait deux parties égales ; une de ces parties est
neutralisée exactement avec du carbonate de potasse, il se fait du
tartrate neutre, on ajoute l'autre partie, on concentre et on laisse
cristalliser.

Propriétés. — C'est un sel blanc, de densité 1,95, constitué
par des cristaux rhomboïdaux droits, durs, craquant sous la dent
et de saveur acide, inaltérables. Il est soluble dans 210 parties
d'eau froide et dans 15 parties d'eau bouillante, insoluble dans
l'alcool. Ses solutions sont dextrogyres, acides et font effervescence
avec les carbonates.

Il se décompose par la chaleur en répandant une odeur de
caramel et laissant un résidu noir (flux noir) formé de carbonate

de potassium et de charbon. Il dissout les oxydes métalliques pour donner des sels doubles ou des émétiques.

Impuretés et falsifications. — La crème de tartre provenant des lies retient souvent du tartrate de chaux. On y ajoute frauduleusement du sable, des sels alcalins, chlorures, sulfates, etc.

Essai. — Le bitartrate de potassium doit être entièrement soluble dans l'eau bouillante.

La solution aqueuse ne doit précipiter ni par H^2S (*métaux*), ni par le chlorure de baryum (*sulfates*), ni par l'oxalate d'ammonium (*calcium*), ni par l'azotate d'argent en présence d'acide azotique (*chlorures*).

Pharmacologie. — Le tartrate acide est purgatif à la dose de 20 à 30 grammes. Dans l'organisme, il se transforme en carbonate ; cependant, si une grande quantité de tartrate acide a été ingérée, on peut le retrouver dans l'urine.

On l'emploie surtout comme diurétique, 2 à 5 grammes, et à ce titre, il entre dans la composition des espèces purgatives. Il sert encore à préparer des poudres dentifrices.

TARTRATE BORICO-POTASSIQUE
$$C^4H^4O^6(BO)K = CO^2K — CHO (BO) — CHOH — COOH = 214,10$$

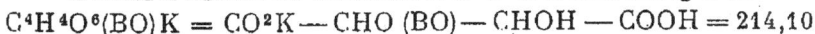

Syn. : Crème de tartre soluble. — *Boro-tartrate acide de potassium.*

Préparation. — PROCÉDÉ DU CODEX. — Ce procédé permet d'opérer rapidement.

Bicarbonate de potasse	100 gr.
Acide tartrique	100 —
Acide borique	50 —
Eau	600 —

On dissout à chaud le bicarbonate dans l'eau, on y ajoute, par petites portions, 75 grammes d'acide tartrique, puis l'acide borique, qui se dissout très bien, et enfin le reste de l'acide tartrique, 25 grammes. On filtre, on évapore dans une capsule jusqu'à consistance sirupeuse, on sèche sur des assiettes à 40°, on concasse et conserve en flacons bien bouchés.

Pour obtenir des paillettes, on étend la solution concentrée avec un pinceau sur des plaques de verre et on sèche à l'étuve à 40°. On obtient par ce procédé un produit très pur et très soluble.

Florence a constaté que les doses indiquées par le Codex ne correspondaient pas à la formule chimique. Il emploie pour 100 grammes de bicarbonate de potasse, 62 grammes d'acide. borique et 150 grammes d'acide tartrique. Le produit obtenu est beaucoup mieux cristallisé.

Propriétés. — C'est un sel blanc, de densité 1,83, amorphe, en paillettes brillantes, très soluble dans l'eau, insoluble dans l'alcool et de saveur très acide. Il fond entre 200° et 220°, puis dégage l'odeur de sucre brûlé. Il arrive parfois qu'il s'altère à la longue et devient peu soluble ; il suffit alors de le dissoudre dans l'eau et de le faire cristalliser pour lui rendre ses qualités. Il appartient au groupe des émétiques ou sels éthers.

Essai. — La solution aqueuse ne doit pas brunir le papier de curcuma (*acide borique libre*), ne doit pas se colorer par l'hydrogène sulfuré (*métaux*), ni précipiter par l'oxalate d'ammonium (*calcium*), ni par le chlorure de baryum (*sulfates*).

Agité avec de l'alcool, celui-ci ne doit pas brûler avec une flamme verte (*acide borique libre*).

En pratique on retrouve toujours un peu de sulfate de chaux.

Pharmacologie. — La crème de tartre soluble est un purgatif doux à la dose de 15 à 30 grammes, mais dont l'acidité est désagréable. On l'ajoute à quelques tisanes pour les rendre laxatives. Il agit comme diurétique à la dose de 5 à 15 grammes.

On l'a récemment conseillé comme aussi actif que le bromure de potassium mais moins déprimant dans le traitement de l'épilepsie, à la dose quotidienne de 3 grammes. Les résultats sont encore incertains.

DÉRIVÉS DU SODIUM

Composés minéraux nn oxygénés

BROMURE DE SODIUM Br Na = 103

Préparation : 1° On fait réagir du brome sur une solution de soude caustique pure. L'opération se conduit exactement comme pour la préparation du bromure de potassium. La cristallisation se fait bien quand la solution marque 55° B. (D. = 1.58).

Quand la cristallisation se fait au-dessous de + 30°, le sel retient 2 molécules d'eau qu'il perd à 100° ; si le sel se dépose au-dessus de + 30°, il est anhydre : c'est le sel officinal.

2° Le bromure d'ammonium traité à l'ébullition par de la soude caustique ou du carbonate de soude pur donne du bromure de sodium.

3° On peut encore précipiter du bromure ferreux par du carbonate de soude. On filtre et on fait cristalliser.

4° En évaporant la solution de bromure de sodium à sec, on obtient une poudre blanche cristalline qui est du sel anhydre désigné sous le nom de *bromure de sodium desséché*.

Propriétés. — Poudre blanche cristalline, hygroscopique, granulée, de saveur piquante, soluble dans 1,15 part. d'eau et dans 16 parties d'alcool à 90°. Il renferme 77,67 % de brome.

Impuretés. — Le bromure de sodium peut contenir les mêmes impuretés que le bromure de potassium.

Essai. — Chauffé à 100°, il ne perd rien de son poids (*eau*).

La solution aqueuse ne doit pas précipiter par le tartrate acide de sodium (*potassium*), ce qui le distingue du bromure de potassium.

Les autres impuretés se recherchent comme pour le bromure de potassium.

0 gr. 20 de sel pur et sec sont exactement précipités par 0 gr. 330 de nitrate d'argent, soit 19 c. c. 4 de solution N/10 NO³Ag, en donnant 0 gr. 365 de bromure d'argent.

Avec le bromure officinal, il faut au minimum 19 c. c. de solution N/10 NO³Ag et un poids de 0 gr. 357 de bromure, ce qui correspond à une pureté de 97,8 %.

Pharmacologie. — Le bromure de sodium, tout en possédant les propriétés thérapeutiques du bromure de potassium, présente sur lui l'avantage d'avoir une saveur moins désagréable et de contenir plus de brome. Il paraît mieux toléré à doses élevées et il n'a pas d'action nocive sur le système musculaire, mais il est moins actif.

A la dose de 1 gramme au milieu du repas, deux fois par jour, Leven le considère comme un médicament de choix contre les douleurs gastriques, quelle qu'en soit la cause. A cette dose, il n'a aucune action inhibitrice sur les fonctions cérébrales.

On le prescrit aux mêmes doses et de la même façon que le bromure de potassium.

CHLORURE DE SODIUM ClNa = 58,5

Syn. : Sel marin, sel gemme, sel ordinaire.

Préparation. — Procédé de laboratoire. — On l'obtient pur en attaquant du carbonate de soude par de l'acide chlorhydrique, filtrant et laissant cristalliser.

Procédé industriel. — On le retire soit des eaux de la mer, soit des lacs salés par évaporation à l'air, c'est le *sel marin*. On l'extrait aussi de certaines mines où il se trouve mélangé à d'autres sels ; il constitue alors le *sel gemme*.

Purification. — Le sel fourni par l'industrie contient toujours des sulfates et chlorures de magnésium et de calcium, du fer, de l'iode, des matières terreuses et organiques, des sels alcalins.

Pour le purifier, on le dissout dans l'eau, on y ajoute goutte à goutte une solution de carbonate de soude tant qu'il se forme un précipité. Les sels de chaux et de magnésie sont ainsi éliminés à l'état de carbonates. On filtre, on évapore et on enlève les cristaux de sel à mesure qu'ils se forment. Plus l'évaporation est rapide, plus le sel est fin. On les lave sur un entonnoir avec un peu d'eau et on les sèche.

Si l'on veut simplement détruire les matières organiques et dessécher le sel, on le calcine modérément dans une chaudière en fonte, en agitant constamment. Ce produit est le *sel marin décrépité*.

Propriétés. — Le chlorure de sodium *ordinaire* cristallise en cubes incolores, anhydres, qui s'accolent pour former des trémies retenant de l'eau d'interposition. Sa densité est 2,15. Sa saveur est salée et moins amère que celle du chlorure de potassium. Il est hygroscopique.

Le sel *pur officinal* est inaltérable à l'air. Sa densité est 2,162. Il est presque aussi soluble dans l'eau à froid qu'à chaud. Une partie se dissout dans 2,8 d'eau froide et 2,5 d'eau chaude. Soluble encore dans 5 parties de glycérine, dans l'alcool faible, presque insoluble dans l'alcool fort. Sa solution aqueuse non saturée, refroidie à — 10°, donne de la glace contenant très peu de sel.

Lorsqu'on le chauffe il décrépite par départ de l'eau d'interposition, puis fond au rouge et se volatilise au rouge blanc.

Impuretés. — Le chlorure de sodium peut contenir des sulfates, des sels alcalino-terreux, du fer, de l'iode et de l'eau.

Essai. — 1° *Du sel pur.* — La dissolution au 1/10 du sel ne doit pas donner de précipité par l'azotate de baryum additionné de HCl (*sulfates*), ni par le carbonate de soude (*sels alcalino-terreux*), ni par le ferrocyanure de potassium (*fer*), ni par le sulfure d'ammonium (*métaux*), ni donner de vapeurs bleuissant le papier amidonné, en chauffant avec du perchlorure de fer (*iodure*), ni de taches à l'appareil de Marsh (*arsenic*).

L'eau se retrouve par décrépitation et différence de poids. Le sel pur ne doit contenir que 8 % d'eau, en moyenne.

2° *Du sel ordinaire.* — L'addition de carbonate de soude à la solution aqueuse de sel ordinaire donne toujours un précipité de CO_3Ca et CO_3Mg dont le poids ne doit pas dépasser 1 %.

Dosage. — 0,20 de chlorure de sodium pur et sec sont précipités par 0,581 d'azotate d'argent ou 34 c. c. 17 de solution N/10 d'azotate d'argent, en donnant 0 gr. 490 de chlorure d'argent.

Pharmacologie. — Le chlorure de sodium présente au point de vue physiologique une importance considérable. Il est très répandu dans les liquides de l'organisme et en particulier dans le sang, ainsi que dans les tissus. L'alimentation ordinaire, grâce au sel ajouté, fournit la quantité de chlorure de sodium nécessaire, quantité qui est plus grande pour les herbivores que pour les carnivores.

Le sel marin est absorbé rapidement par les muqueuses ; en contact avec elles, il les déshydrate, d'où sensation de sécheresse et par suite soif exagérée, s'il s'agit de la muqueuse buccale.

Dans l'estomac, le sel, à haute dose, détermine une sécrétion muqueuse abondante qui neutralise l'acide chlorhydrique ; le suc gastrique devient alors peu digestif. A dose faible, il provoque la sécrétion d'un suc gastrique un peu plus riche en acide chlorhydrique et en pepsine que le suc normal.

Sa rétention dans l'économie, chez certains malades dont les reins sont altérés, provoque quelques accidents, en particulier de l'œdème, d'où l'indication d'un régime achloruré chez ces malades.

Les injections intraveineuses d'eau salée ont été proposées comme succédané possible de la transfusion sanguine. On peut injecter dans les vaisseaux d'un animal, à la place du sang, une solution à 7 % de chlorure de sodium à la température de 37º sans que celui-ci soit incommodé.

En applications externes, sous forme de bains, il produit une vive excitation des fonctions cutanées avec suractivité des échanges nutritifs.

Le sel est un antiputride grâce à sa propriété déshydratante, mais non un antiseptique ; il favorise même certaines fermentations. C'est ainsi qu'il active la fermentation du sucre par la levure et qu'il facilite l'action de la pepsine, de la ptyaline et de la diastase.

En thérapeutique, on emploie le chlorure de sodium ou les eaux chlorurées sodiques comme eupeptique, fondant, antiscrofuleux, purgatif, fébrifuge, anthelmintique ; les bains et la cure marine comme stimulant général.

Doses et modes d'administration. — Le chlorure de sodium ingéré à la dose de 30 à 40 grammes est purgatif, mais sa saveur désagréable fait qu'on ne l'emploie qu'en lavement (une cuillerée à bouche de sel pour un lavement purgatif). Ces lavements sont encore anthelmintiques.

En applications externes, il est irritant ; il sert à préparer des bains, lotions, collyres, l'eau sédative.

FLUORURE DE SODIUM $FNa = 42$

Préparation. — 1º PROCÉDÉ DE LABORATOIRE. — On obtient le fluorure de sodium en saturant l'acide fluorhydrique par le

carbonate de soude en solution ou la soude caustique ; on filtre,
on évapore à siccité dans un vase de platine.

2º PROCÉDÉ INDUSTRIEL. — On décompose par la soude la cryo-
lithe ou fluorure double d'aluminium et de sodium. On purifie par
cristallisation dans l'eau bouillante.

Propriétés. — Corps blanc, cristallisé en cubes ou en octaèdres
anhydres, opalescents, de saveur âcre. Il est soluble autant à
froid qu'à chaud dans 25 parties d'eau, peu soluble dans l'alcool.
Il décrépite par la chaleur.

Sa solution aqueuse attaque le verre.

Pharmacologie. — Le fluorure de sodium est un antiseptique
puissant. A la dose de 0 gr. 50 par litre d'urine, il empêche pendant plus de quinze jours la fermentation ammoniacale. Il permet
également la conservation du lait, de la bière, des moûts. En
thérapeutique, on l'a utilisé comme antiseptique stomacal et
vésical. On le donne contre la dyspepsie flatulente pour combattre
les fermentations anormales du tube digestif, en solution à
1 gramme pour 300 grammes d'eau.

En faire prendre une cuillerée à bouche après chaque repas. On
l'emploie aussi en solution aqueuse à 0 gr. 25 % pour lavages de
la vessie.

IODURE DE SODIUM INa = 150

Préparation. — 1º On peut l'obtenir par l'action de l'iode sur
la soude caustique, en suivant les indications données pour l'iodure de potassium ; mais dans cette opération il y a perte d'iode
par suite de l'altération rapide de l'iodure de sodium au contact
de l'air et sous l'influence de la chaleur. Aussi préfère-t-on les
deux procédés suivants.

2º On chauffe de l'iodure d'ammonium avec de la soude, qui
chasse l'ammonium.

3º On traite de l'iodure ferreux par du carbonate ou du sulfure
de sodium. Il se fait du carbonate ou du sulfure de fer et de l'iodure de sodium.

Quand la cristallisation se fait au-dessus de 40º, les cristaux sont cubiques et le sel est anhydre ; sinon, il cristallise en-prismes et retient 2 H_2O. Il est également anhydre quand on évapore la dissolution à sec, et le produit obtenu est de l'*iodure de sodium desséché*. C'est une poudre cristalline, blanche, hygrométrique.

Propriétés. — L'iodure de sodium cristallise, selon la température, en cubes ou en prismes, incolores, déliquescents, altérables à l'air et même par CO_2, qui le colore en brun, solubles dans l'alcool et dans l'eau. Le sel officinal est l'iodure anhydre ; il se dissout dans 0,68 d'eau froide, 0,33 d'eau bouillante, 3 parties d'alcool à 90°, 1 partie de glycérine. Il contient 84,67 % d'iode.

Les impuretés sont les mêmes que pour l'iodure de potassium et l'essai est identique.

Dosage. — 0 gr. 20 d'iodure de sodium pur et sec sont précipités par 0 gr. 226 d'azotate d'argent, soit 13 c. c. 3 de solution N /10 NO_3Ag, et donnent 0 gr. 313 d'iodure d'argent.

L'iodure officinal devra donner au minimum un poids de 0,307 d'iodure d'argent correspondant à 13 c. c. de solution N /10 NO_3Ag, soit 98 % d'iodure pur.

La proportion d'alcali libre ne doit pas dépasser 1 %, correspondant à 1 c. c. 5 de solution de SO_4H_2 N /10.

Pharmacologie. — L'iodure de sodium jouit des propriétés de l'iodure de potassium ; c'est un médicament vasculaire. Il semble que les deux sels aient la même action et que l'iodure de sodium présente l'avantage de ne pas être nocif pour le système musculaire. Il est mieux supporté et convient mieux quand la tension artérielle est trop élevée.

On administre l'iodure de sodium de la même façon et aux mêmes doses que l'iodure de potassium.

Il s'altère rapidement à l'air.

MONOSULFURE DE SODIUM SNa_2, 9 H_2O = 240

Syn. : Sulfhydrate de soude.

Préparation. — 1° Voie humide. — On prépare une solution de soude caustique de densité 1,33 (30 % de soude) dans laquelle on fait passer de l'hydrogène sulfuré tant qu'il est absorbé. S'il se fait un précipité noir (sulfure de fer ou de cuivre), on l'élimine par filtration, puis on place la dissolution à l'abri de l'air et on laisse cristalliser. On décante et on égoutte les cristaux sur un entonnoir, puis on les enferme dans des flacons bien bouchés.

La réaction qui se passe est la suivante :

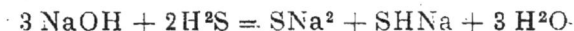

$$3\ NaOH + 2\ H^2S = SNa^2 + SHNa + 3\ H^2O$$

Il se fait du monosulfure, qui cristallise, et un sulfhydrate soluble, qui reste dans les eaux mères en même temps qu'une certaine quantité de soude inattaquée. En faisant bouillir ces eaux mères après séparation des cristaux, le sulfhydrate se décompose en monosulfure, qui cristallise, et en hydrogène sulfuré, qui sature la soude pour donner encore du monosulfure. En opérant ainsi, on augmente de beaucoup le rendement.

2° Voie sèche. — On réduit au rouge le sulfate de soude par le charbon. Il se fait du monosulfure et de l'oxyde de carbone.

Propriétés. — Le monosulfure de sodium officinal se présente en cristaux incolores, ou légèrement colorés, transparents, déliquescents, très solubles dans l'eau et très peu dans l'alcool. La solution aqueuse est alcaline, elle donne une coloration rose avec le sulfate de manganèse et orange-pourpre avec le nitroprussiate de soude. Il se transforme à l'air en hyposulfite et carbonate. Les acides en dégagent de l'hydrogène sulfuré. Le soufre s'y combine pour donner des polysulfures.

Essai. — La solution aqueuse 1/10 précipite le sulfate de manganèse sans dégagement de H^2S (*sulfhydrate de sulfure*) et par l'acide chlorhydrique production de H^2S avec léger dépôt de S (*traces d'hyposulfites et de polysulfure*).

En pratique, le monosulfure de sodium contient toujours un peu d'hyposulfite et de polysulfure.

Pharmacologie. — Le sulfure de sodium est à peu près le seul sulfure prescrit pour l'usage interne. Au contact du suc gastrique, l'hydrogène sulfuré est mis en liberté et absorbé. Une partie s'élimine par les voies respiratoires et agit sur les muqueuses des bronches dont la sécrétion est activée, ce qui rend l'expectoration plus facile ; une autre partie s'élimine par la peau et joue un rôle antiparasitaire ; le reste se brûle dans l'économie et se transforme en sulfate s'éliminant par les urines.

Le monosulfure est employé dans la bronchite simple, les douleurs rhumatismales, les hydropisies, le coryza, la laryngite, certaines affections cutanées.

On l'administre à *l'intérieur* à la dose de 2 à 5 centigrammes, en sirop, solution ; il sert à préparer les eaux sulfureuses artificielles ; à *l'extérieur*, en bains, lotions et comme épilatoire.

On s'en sert surtout pour l'usage externe, pour préparer les bains artificiels de Barèges. On devrait le préférer au trisulfure de potassium pour les bains sulfurés. Il sert encore pour la préparation du soufre d'antimoine, du soufre précipité, du sulfure de fer hydraté.

TRISULFURE DE SODIUM $S^3Na^2 = 142$

Syn. : Sulfure de soude.— Polysulfure de sodium.

Préparation. — On l'obtient avec :

Carbonate de soude commercial sec . . . 1.400 gr.
Soufre sublimé . . . . 1.000 —

On opère exactement comme pour la préparation du trisulfure de potassium.

En pratique, on n'obtient qu'un mélange de trisulfure, de sulfate avec un peu de pentasulfure de sodium, où domine le trisulfure.

Essai. — Dans la pratique commerciale on substitue presque toujours le sel de sodium au sulfure de potassium. Pour reconnaître cette fraude, on fait une solution que l'on additionne d'un excès d'acide sulfurique, on filtre pour séparer le soufre et, dans la solution aqueuse, on recherche s'il y a du sulfate de soude ou de potasse.

Pharmacologie. — On l'emploie dans les mêmes conditions que le trisulfure de potassium, dont il possède les propriétés physiques, chimiques et thérapeutiques.

Composés minéraux oxygénés

ARSÉNIATE DE SOUDE AsO^4HNa^2, 7 $H^2O = 312$

Syn. : Arséniate disodique.

Préparation. — 1° Voie sèche. — On oxyde l'acide arsénieux par l'azotate de sodium.

On chauffe au rouge dans un creuset en terre le mélange suivant :

Azotate de sodium	200 gr.
Acide arsénieux	116 —

On reprend par l'eau, on neutralise l'excès d'acide arsénieux par du carbonate de soude en léger excès, on fait évaporer jusqu'à 36° B. (D = 1,31) et cristalliser entre 15° et 20°.

2° Voie humide. — Falières conseille le procédé suivant, plus rapide et moins dangereux :

Cobalt arsenical	15 gr.
Chlorate de sodium	10,65
Eau distillée	40 gr.
Acide azotique	X gouttes

On chauffe légèrement jusqu'à ce que l'odeur de chlore ait disparu, puis on ajoute du carbonate de soude (16 à 18 grammes) jusqu'à réaction fortement alcaline ; on évapore à 36° B., on fait cristalliser entre 15° et 20°, on sèche à l'air. L'acide chlorique, mis en liberté par l'acide azotique, oxyde l'arsenic pour le transformer en acide arsénique, puis en arséniate de soude.

Propriétés. — Sel blanc, cristallisé en prismes, à réaction alcaline, soluble dans 1,6 partie d'eau froide, très soluble dans l'eau bouillante et dans 2 parties de glycérine, presque insoluble dans l'alcool à 90°. Il retient une quantité d'eau variable avec la température de cristallisation. Si on le fait cristalliser entre 7° et

20°, il contient 7 H^2O, c'est le sel officinal ; au-dessous de 7°, il retient 12 H^2O ; vers 30°, il contient 4 H^2O.

Le sel à 7.H^2O (sel officinal), adopté par la Conférence internationale, est inaltérable au-dessous de 20° ; au-dessus il s'effleurit let perd de l'eau, à 50° il devient anhydre, à 57° il fond. Il est alcain au tournesol.

Quand l'arséniate s'est effleuri à l'air, on peut lui rendre son eau en l'exposant sous une cloche, dans de l'air chargé de vapeur d'eau. Il redevient alors transparent en reprenant ses 7 H^2O.

100 parties de ce sel contiennent 36,86 d'acide-arsénique représentant 31,73 d'anhydride arsénieux, 24,04 d'arsenic et 40,38 d'eau de cristallisation.

Essai. — L'arséniate de soude officinal ne doit pas perdre, à 100°, plus de 41 % de son poids (*eau en excès*). Sa solution aqueuse ne doit pas faire effervescence par les acides (*carbonates*), ne pas précipiter par le tartrate acide de sodium (*potassium*), ne pas donner de vapeurs nitreuses quand on la chauffe avec du cuivre et SO^4H^2 (*azotates*), doit donner avec l'azotate d'argent un précipité rouge brique d'arséniate d'argent soluble dans l'acide azotique et non pas blanc et insoluble (*chlorures*).

Dosage. — 0 gr. 50 dissous dans 50 c. c. d'eau et additionnés de mixture magnésienne donnent 0 gr. 304 d'arséniate ammoniaco-magnésien séché à 100°.

Pharmacologie. — L'arséniate de soude est un médicament très toxique, agissant comme l'acide arsénieux et dont les effets sont rapides à cause de sa solubilité.

On l'administre à la dose de 2 à 10 milligrammes, en granules de 1 milligramme, sirop, solution et vin. L'arséniate de soude est la base de la liqueur de Pearson, qui est au titre de 1/600 et qui peut s'administrer depuis quelques gouttes jusqu'à 3 grammes par jour.

Le conserver en flacons bouchés et en lieu frais pour ne pas le laisser s'effleurir, ce qui augmente son activité.

Il faut éviter de le confondre avec l'arséniate de potasse, qui est plus riche en arsenic. On reconnaît ce dernier en ce que son soluté rougit le tournesol, tandis que l'arséniate de soude le bleuit.

ARSÉNITES DE SODIUM

On obtient une solution d'arsénites de sodium en opérant comme pour la préparation de la liqueur de FOWLER. Cette solution renferme un mélange d'anhydride arsénieux libre, de carbonate de soude, d'arsénite monosodiqueAsO^3H^2Na et d'arsénite disodique AsO^3HNa^2. Si on concentre, on obtient une solution sirupeuse d'où se déposent très lentement des cristaux d'arsénites de sodium souillés de carbonate de soude.

Les arsénites de sodium agissent de la même façon que l'arsénite de potassium, avec cette différence que les sels de sodium sont moins toxiques et sans action sur le cœur. Aussi formule-t-on quelquefois à la place de la liqueur de Fowler une solution au 1/100 d'arsénite de sodium, solution qui s'obtient comme la liqueur de Fowler, en substituant le carbonate de soude au carbonate de potasse.

AZOTATE DE SODIUM $NO^3Na = 85$

Préparation. — Existe au Pérou et au Chili en bancs épais, d'une très grande étendue et recouverts d'une mince couche d'argile. Ce sel arrive en Europe sous le nom de nitrate du Chili ; il contient du chlorure de sodium, sulfate et iodate de sodium en petite quantité. Pour le purifier, on le lave avec de l'eau saturée de nitrate de soude pour enlever les impuretés, puis on épuise à l'eau, on fait évaporer et cristalliser.

Les eaux mères servent à l'extraction de l'iode.

Propriétés. — Sel de saveur âcre et fraîche, soluble dans 1 p. 2 d'eau froide, 0,5 p. d'eau bouillante, 13 p. 5 d'alcool 60°, insoluble dans l'alcool fort. Ses cristaux sont anhydres, déliquescents, de densité 2,25 ; ils fondent à 313°.

Soumis à l'action des corps combustibles, il se comporte comme l'azotate de potassium.

Pharmacologie. — A petites doses, effets diurétiques très marqués ; à dose plus élevée, purgatif et diaphorétique.

Toxicité faible. Employé à la dose de 2 à 6 gr. dans une tisane contre les stases veineuses, les œdèmes.

L'agriculture en emploie de grandes quantités comme engrais.

BORATE DE SODIUM $B^4O^7Na^2$, $10 H^2O = 382$

Syn. : Borax. — Biborate de soude. — Tétraborate de soude.

Préparation. — PROCÉDÉ DE LABORATOIRE. — On fait une solution d'acide borique que l'on sature par le carbonate de soude. On concentre et on purifie par plusieurs cristallisations. Si la concentration de la liqueur est amenée à 22° B., les cristaux sont prismatiques; si la concentration atteint 30° B. (D. = 1,20), il se fait des cristaux octaédriques, quand la température dépasse 60°, et des cristaux prismatiques au-dessous de 60°.

PROCÉDÉ INDUSTRIEL. — Dans l'industrie on l'obtient soit par évaporation des eaux de certains lacs de l'Asie et de la Californie ou en combinant l'acide borique provenant des borates naturels (boracite, boronatrocalcite) au carbonate de sodium. On purifie le produit par une ou deux cristallisations.

Propriétés. — Le borax est dimorphe et existe sous deux formes : borax octaédrique, borax prismatique.

Le *borax octaédrique* se forme au-dessus de 60° et cristallise avec 5 molécules d'eau $(B^4O^7Na^2, 5H^2O)$. Sa densité est 1,815; il est inaltérable à l'air sec, mais devient opaque à l'air humide ; il est un peu moins soluble que le sel prismatique. Sa plus faible teneur en eau le rend avantageux pour les applications industrielles (verres, émaux, etc.).

Le *borax prismatique* ou *borax officinal* se forme au-dessous de 60° : il cristallise avec 10 molécules d'eau. Il est efflorescent à l'air sec, inaltérable dans l'air humide. Sa densité est 1,74, sa réaction alcaline au tournesol. Il est insoluble dans l'alcool à 90° et se dissout dans vingt-deux parties d'eau froide, deux parties d'eau bouillante, dans 1 p. 6 de glycérine à chaud. Dans cette solution glycérique le borax semble s'être modifié, car il prend une réaction acide comparable à celle des acides forts, puisque la tropéoline vire au rouge.

Les **biborates** en présence des alcools polyvalents réagissent en effet en donnant des éthers acides que l'eau dissocie avec formation d'un acide énergique.

Les deux variétés de borax soumises à l'action de la chaleur subissent la fusion aqueuse, puis se boursouflent beaucoup en se déshydratant et deviennent anhydres au rouge. Par refroidissement on obtient un verre transparent. Le borax dissout facilement certains oxydes ainsi que l'albumine, la caséine, la fibrine et l'acide urique. L'acide sulfurique dans la solution aqueuse produit une cristallisation d'acide borique.

Falsifications. — On y ajoute quelquefois du carbonate et du sulfate de soude. Il peut contenir des chlorures, phosphates, de l'arsenic, des sels de chaux.

Essai. — La solution de borax ne doit pas précipiter par les carbonates alcalins (*sels alcalinoterreux*), ne pas faire effervescence par un acide (*carbonates*) et, additionnée d'acide nitrique, elle ne doit pas précipiter par l'azotate de baryte (*sulfates*), ni par l'azotate d'argent (*chlorures*), ni par le molybdate d'ammonium (*phosphates*), ni donner d'anneau d'arsenic à l'appareil de MARSH.

En pratique, il est impossible d'éviter la présence de traces de chlorure et de sulfate qu'on doit ainsi tolérer.

Pharmacologie. — Le borate de soude est un alcalin et un diurétique dont l'action est plus douce que celle des carbonates alcalins. Introduit dans l'estomac, il diminue l'acidité du suc gastrique ; il est absorbé rapidement par la muqueuse gastrointestinale et circule dans le sang sans décomposition. Il s'élimine en nature par les reins et la salive. C'est un antiseptique empêchant le développement du muguet et s'opposant à la fermentation putride. L'urine normale contenant 1/100 de borax est imputrescible. Sa propriété de dissoudre l'acide urique en fait un lithontriptique ; c'est aussi un antiseptique des voies urinaires. Enfin on l'a préconisé comme antiépileptique, 1 à 2 grammes par jour et jusqu'à 6 grammes.

Doses et modes d'administration. — On le prescrit à la dose de 0,5 à 2 grammes et jusqu'à 8 grammes, à l'*intérieur*, en potion ou en sirop, comme diurétique et comme antiseptique des voies urinaires. A l'*extérieur*, on l'emploie en poudre, solution.

collyre, gargarisme, collutoire, pastilles. On l'utilise contre le muguet dont il est le spécifique, les aphtes, l'acné, les rougeurs et boutons du visage, les éphélides, les maux de gorge, l'enrouement des chanteurs, etc. Il semble assurer la conservation des viandes alimentaires.

Il est incompatible avec le bicarbonate de soude en présence de glycérine. Le borax au contact de la glycérine devient fortement acide et décompose le bicarbonate avec dégagement d'acide carbonique qui peut faire éclater le flacon. Le borax et le bicarbonate ne doivent donc pas être prescrits ensemble dans un collutoire glycériné.

Il précipite la cocaïne, mais le précipité est soluble dans l'eau boriquée.

PERBORATE DE SODIUM $BO_3Na, 4 H_2O = 154$

Préparation. — PROCÉDÉ JAUBERT. — On mélange 248 grammes d'acide borique cristallisé avec 78 grammes de peroxyde de sodium et on dissout le tout dans 2 litres d'eau froide, puis on ajoute la moitié de la quantité d'un acide minéral nécessaire pour saturer le sodium. Le perborate cristallise.

On l'obtient encore par l'électrolyse d'une solution d'orthoborate sodique ou mieux en ajoutant 120 centimètres cubes d'eau oxygénée à 3 % à une solution de 20 grammes de borax et 4 grammes de soude dans un peau d'eau. Il se sépare à froid, après quelque temps, des cristaux peu solubles. Ces cristaux sont lavés à l'alcool et à l'éther. Le rendement est de 15 grammes environ (TANATAR).

Propriétés. — Poudre cristalline blanche, très stable, jusqu'à 50°-60°, au-dessus elle s'effleurit jusqu'à disparition de 3 H_2O ; assez soluble dans l'eau, 25 grammes par litre, solution se décomposant dès 60° et rapidement à 100° avec dégagement d'oxygène. Par simple dissolution dans l'eau, il produit de l'eau oxygénée et du borax qui donne à cette eau une réaction alcaline. Cette solution aqueuse additionnée d'acide tartrique ou citrique fournit, suivant les proportions employées, une eau titrant de 2 à 20 volumes et plus d'oxygène (voir eau oxygénée).

0 gr. 25 de perborate de soude dissout dans 50 c. c. d'eau

additionnée ensuite de 10 c. c. SO^4H^2 1/10 doit décolorer au moins 28 c. c. de solution N/10 de permanganate de potasse, ce qui correspond à 9 gr. d'oxygène actif pour 100, ou à 86 gr. 5 de sel pur (CODEX).

Pharmacologie. — Le perborate de soude est actif par l'oxygène qu'il peut dégager. Il a toutes les indications de l'eau oxygénée. On l'emploie à l'*extérieur* en solution et en poudre. En solution à saturation dans l'eau, 25 grammes par litre, il donne une eau oxygénée à 2 volumes qui peut servir pour le lavage des plaies, la désinfection de la bouche et des fosses nasales, le blanchiment des dents ; en gargarismes contre les angines, le muguet, les aphtes, etc.

En poudre, il sert directement pour le pansement des plaies récentes, plaies suppurées, ulcères variqueux, etc. Il constitue un moyen commode pour préparer à chaque instant de l'eau oxygénée à divers titres. Le conserver en flacons secs et bien bouchés.

CARBONATE NEUTRE DE SODIUM
$$CO^3Na^2, 10 \ H^2O = CO(ONa)^2 \ 10 \ H^2O = 286$$

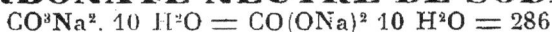

Syn. : Sel de soude. — Cristaux de soude.

PRÉPARATION INDUSTRIELLE. — On l'obtenait autrefois par incinération des plantes marines ; mais depuis 1791 on n'emploie que la soude artificielle, dont la fabrication, entièrement industrielle, se fait par deux procédés, celui de LEBLANC et celui de SOLVAY.

1° PROCÉDÉ LEBLANC. — Ce procédé consiste à calciner un mélange de sulfate de soude, de houille et de carbonate de chaux. Il se fait du carbonate de soude, du sulfure de calcium et de l'anhydride carbonique.

Le sulfate de soude mélangé de craie et de houille est fortement calciné dans des fours. Le charbon réduit d'abord le sulfate de soude en sulfure qui réagissant sur le carbonate de calcium donne du sulfure de calcium et du carbonate de soude. D'autre part, une partie du carbonate de chaux, au contact du charbon, donne de la chaux vive et de l'oxyde de carbone aidant à la réduction du sulfate. Cette chaux se transformera en partie en oxysulfure insoluble, et en partie, agira sur le carbonate de soude formé, pour mettre en liberté de la soude caustique.

Le produit brut qui est ainsi composé de carbonate de soude, soude caustique, sulfure et oxysulfure de calcium est soumis à des lessivages méthodiques qui laissent comme résidu le sulfure et l'oxysulfure de calcium. Ce résidu est désigné sous le nom de *marc* ou *charrée de soude*, d'où l'on retire actuellement le soufre.

La solution aqueuse concentrée fournit des cristaux et, évaporée à sec, elle donne le *sel de soude* en poudre blanche granulée.

La soude Leblanc contient toujours de la soude caustique libre, des sulfates, chlorures et un peu de sulfure de sodium.

2º Procédé Solvay. — On décompose une solution de chlorure de sodium par du bicarbonate d'ammoniaque. Il se dépose du bicarbonate de soude que la calcination transforme en carbonate neutre :

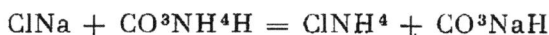

$$ClNa + CO^3NH^4H = ClNH^4 + CO^3NaH$$

On sature d'ammoniaque une solution concentrée de sel marin, puis on y fait passer un courant d'acide carbonique jusqu'à refus. Il se fait du bicarbonate d'ammoniaque qui réagit sur le chlorure de sodium pour donner du chlorure d'ammonium et du bicarbonate de soude peu soluble qui se précipite. On le recueille par filtration et on le calcine. Le carbonate neutre prend naissance et l'acide carbonique qui se dégage est utilisé pour saturer la solution ammoniacale de chlorure de sodium.

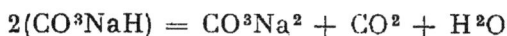

$$2(CO^3NaH) = CO^3Na^2 + CO^2 + H^2O$$

Le sel de soude ainsi obtenu est amorphe, granulé. Il ne contient pas de soude caustique comme le produit Leblanc et renferme seulement un peu de chlorure.

On régénère l'ammoniaque du chlorure ammonique restant comme résidu en employant la magnésie, qui donne du chlorure de magnésium, lequel, chauffé ensuite dans des conditions spéciales, se dissocie en chlore et magnésie qui serviront à une autre opération. On utilise également la chaux, et il reste du chlorure de calcium.

Purification. — Le carbonate de soude commercial peut contenir de l'alcali libre, des chlorures, sulfates, du sulfure de sodium, un peu de fer, de la silice.

Pour le purifier, dissoudre le sel de soude dans deux fois et demie son poids d'eau chaude, filtrer et laisser cristalliser la solution marquant 28º B. (D. = 1,23). Après vingt-quatre heures, on décante, on sèche les cristaux et on les enferme dans des flacons. bouchés. On obtient ainsi le carbonate de soude pur et cristallisé.

Propriétés. — Le carbonate de soude existe dans le commerce sous quatre états.

1º Le produit commercial ou *sel de soude* ou *carbonate de soude sec* CO^3Na^2 est anhydre, en poudre blanche, amorphe et granulée. Il se combine à l'eau avec élévation de température pour donner de nombreux hydrates, il est soluble dans 6 parties d'eau froide et 2 parties d'eau bouillante. Il est fusible au rouge vif et indécomposable. Sa solution aqueuse bleuit fortement le tournesol.

2º *Le carbonate de soude sec officinal*, qui présente les caractères précédents et doit contenir 98 % au moins de carbonate pur.

3º *Le carbonate de soude cristallisé officinal* est hydraté et renferme dix molécules d'eau CO^3Na^2, 10 H^2O. Il cristallise en gros prismes rhomboïdaux incolores, de réaction et de saveur alcaline et légèrement caustique. Il est efflorescent et peut perdre, à l'air, la moitié de son eau pour donner le sel CO^3Na^2, 5 H^2O. Sa densité est 1,46. Il se dissout dans 1,6 d'eau à 15º dans 0,10 à 34º (maximum) et dans 0,20 à 100º ; il est soluble dans son poids de glycérine et insoluble dans l'alcool absolu.

Il renferme 62,94 % d'eau et 37,06 de sel anhydre. Chauffé à 34º il subit la fusion aqueuse ; à 100º, il devient anhydre et fond au rouge vif sans décomposition.

4º *Le carbonate de soude cristallisé ordinaire* contient 10 H^2O. Il est en agglomérations cristallines, efflorescentes, souillées de sulfate de soude avec de faibles quantités de chlorure et de phosphate, et par du fer, de l'alumine, de la magnésie, de la silice et quelquefois de l'arsenic.

Impuretés. — Le carbonate de soude peut contenir du sulfure de sodium, de l'alcali libre, des chlorures et sulfures alcalins, du fer, des sels ammoniacaux, etc.

Essai. — (CODEX). — Le carbonate de soude officinal sec ou cristallisé doit se dissoudre sans résidu dans l'eau distillée (*matières* *terreuses*). La solution aqueuse au 1 /10 additionnée de chlorure de baryum en excès doit donner un liquide sans action sur le tournesol rouge et la phtaléine (*alcali libre*).

Cette solution ne doit rien donner par Am²S (*métaux*) ; sursaturée par l'acide chlorhydrique et évaporée à siccité, le résidu calciné doit être soluble dans l'eau (*silice*).

Acidulée par l'acide sulfurique, elle ne doit pas donner de taches d'*arsenic* à l'appareil de Marsh. Saturée par l'acide acétique, elle ne doit pas précipiter par l'oxalate d'ammoniaque (*chaux*).

Le sel trituré avec de la chaux ne doit pas dégager d'*ammoniaque* ; il doit se dissoudre dans HCl sans que le gaz dégagé noircisse l'acétate de plomb (*sulfure*).

La solution azotique du sel ne doit que légèrement troubler par l'azotate d'argent (*chlorures*), ou par le chlorure du baryum (*sulfates*) ; rien par le molybdate d'ammoniaque (*phosphates*).

Dosage. — 1 gramme de carbonate sec doit exiger au minimum pour être saturé 18 c. c. 46 de solution N de SO^4H^2, ce qui correspond à une richesse de 98 %.

1 gramme de carbonate cristallisé officinal à 98 % doit être saturé par 6 c. c. 85 de solution N SO^4H^2.

1 gramme de carbonate cristallisé ordinaire est saturé par 6 c. c. 6 de solution N SO^4H^2, ce qui correspond à 94 % de sel cristallisé pur.

Pharmacologie. — Le carbonate de soude est réservé pour l'usage externe. Il sert à la préparation de lotions et de bains. Son action dans ce cas est multiple ; il dissout les matières grasses et produit une action excitante de contact pouvant amener des effets toniques ; enfin l'action de contact est capable de modifier la peau elle-même, surtout dans le cas de dermatose sèche. Il entre dans la préparation du kermès, des pilules de carbonate ferreux, du safran de Mars.

CARBONATE ACIDE DE SODIUM

$$CO^3HNa = 84$$

Syn. : Bicarbonate de soude. — Sel de Vichy.

Préparation. — Procédé de laboratoire. — 1º On sature d'anhydride carbonique des cristaux humides de carbonate neutre de sodium.

On dispose à la partie supérieure d'une éprouvette à pied (*fig.* 9) du carbonate de soude concassé et on fait arriver par la partie inférieure un courant lent et régulier d'acide carbonique.

Le bicarbonate formé prend peu à peu la place du sel neutre qui de transparent devient opaque, et comme ce dernier contient de l'eau de cristallisation et que le bicarbonate est anhydre, on voit, à mesure que la transformation s'opère, cette eau s'écouler à la base de l'éprouvette en entraînant les impuretés. On l'enlève de temps en temps.

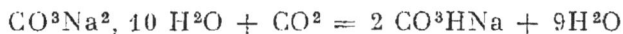

$$CO^3Na^2, 10\ H^2O + CO^2 = 2\ CO^3HNa + 9H^2O$$

L'opération est terminée quand l'acide carbonique cesse d'être absorbé et que les cristaux sont opaques jusqu'au centre. On les fait sécher vers 50°.

2° On peut aussi l'obtenir en gros cristaux en faisant passer de l'anhydride carbonique jusqu'à refus dans une solution de carbonate neutre. On le fait sécher à l'étuve.

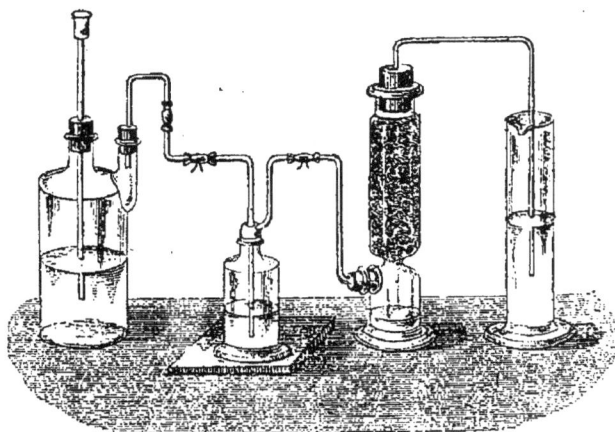

Fig. 9. — Préparation du bicarbonate de soude

PROCÉDÉS INDUSTRIELS. — 1° Le procédé Solvay, indiqué à propos du carbonate neutre, fournit de grandes quantités de bicarbonate de soude, quelquefois légèrement ammoniacal.

2° On utilise aussi l'acide carbonique naturel se dégageant de certaines eaux thermales, des eaux de Vichy par exemple, et on le fait passer dans des chambres spéciales contenant du carbonate neutre disposé sur des châssis.

Propriétés. — Le bicarbonate de soude est en masse pulvérulente composée de cristaux agglomérés, d'un blanc mat, de saveur salée et légèrement alcaline ; sa densité est 2,16. Il est soluble dans 12 parties d'eau à 15°, 9 parties à 30°, 6 parties à 60° ; décomposé à 100° ; soluble dans la glycérine, insoluble dans l'alcool. Au contact des acides, il produit une vive effervescence.

Il est peu altérable à l'air sec ; à l'air humide, il se transforme peu à peu en carbonate neutre CO^3Na^2, 5 H^2O en perdant CO^2. Chauffé à 70°, il commence à perdre de l'acide carbonique ; à 100°, la perte est de moitié et il devient carbonate neutre. Sa solution chauffée à 100° subit la même transformation. Le bicarbonate de soude se dissocie facilement au sein de l'eau, à froid, avec mise en liberté d'acide carbonique ; c'est pourquoi ses solutions aqueuses contiennent toujours un peu de carbonate neutre.

La solution de bicarbonate bleuit le tournesol, mais n'agit pas ou très peu, et en la colorant légèrement en rose, sur la phtaléine du phénol.

Impuretés. — Il peut contenir des chlorures et sulfates, des sels ammoniacaux, mais la principale impureté c'est le carbonate neutre, qui, quelquefois, est ajouté frauduleusement et donne au produit une saveur alcaline et urineuse très désagréable.

Essai. — On fait une solution aqueuse du bicarbonate à laquelle on ajoute un excès d'acide nitrique.

Les *chlorures* seront décelés en y ajoutant de l'azotate d'argent : on aura un précipité blanc de chlorure d'argent.

Les *sulfates*, avec le chlorure de baryum, qui donnera un précipité blanc de sulfate de baryum.

Les *sels ammoniacaux* par le réactif de Nessler, ajouté à la solution aqueuse de bicarbonate non acidifiée : coloration jaune rougeâtre, ou par trituration avec CaO : odeur d'ammoniaque.

Les *sels de calcium* restent insolubles dans l'eau.

Les *métaux usuels* se retrouveront en traitant la solution aqueuse par le sulfure d'ammonium : précipité ou coloration.

La recherche du *carbonate neutre* est plus délicate. Il ne faut pas oublier, en effet, qu'au contact de l'air humide le bicarbonate de soude se transforme partiellement en carbonate neutre ; cette même réaction se produit quand on dissout le bicarbonate pur dans l'eau. Il y a donc toujours, en pratique, un peu de carbonate neutre dans le bicarbonate, mais cette quantité est faible.

On indique habituellement que quand le bicarbonate contient du carbonate neutre, sa dissolution se colore en violet par la phtaléine et donne à froid, avec le sulfate de magnésie, un précipité blanc de carbonate de magnésie. La première de ces réactions est trop sensible, on l'obtient avec presque tous les bicarbonates, elle est donc à rejeter au point de vue pratique. Quant à la seconde, elle peut induire en erreur, car la précipitation se fait mal ; elle est quelquefois nulle avec des bicarbonates contenant la moitié de leur poids de carbonate. En remplaçant le sulfate de magnésie par la solution de sulfate de chaux, la réaction est plus sensible.

Voici comment il convient d'opérer : on délaye 5 grammes de bicarbonate de soude dans 10 centimètres cubes d'eau distillée froide ; la plus grande partie reste insoluble, mais le carbonate neutre, plus soluble, se dissout. On filtre et dans le liquide on ajoute un volume égal de solution saturée de sulfate de chaux : il se fait un louche *immédiat*, même quand il n'y a que 3 % de carbonate neutre.

Le Codex indique de triturer le bicarbonate avec le quart de son poids de calomel ; en présence de carbonate neutre, le mélange devient noir.

En pratique, il y a lieu de tolérer des traces de chlorure et de carbonate neutre.

Dosage. — 1 gramme calciné laisse 0 gr. 63 de carbonate neutre. Divers procédés de dosage ont été indiqués.

1° PROCÉDÉ A LA PHTALÉINE. — On peut utiliser la réaction suivante : quand on verse de la phtaléine dans une dissolution de bicarbonate contenant du carbonate, elle se colore en rose, et si on y ajoute peu à peu de la solution normale d'acide sulfurique ou de bisulfate de potasse (CAMERON), la décoloration se produit quand tout le carbonate neutre est transformé en bicarbonate.

Chaque centimètre cube de solution titrée employée correspond à 0,106 de carbonate neutre.

En pratique, cette réaction ne réussit pas, car la décoloration de la phtaléine se fait mal.

2° PROCÉDÉ AU BLEU SOLUBLE. — On peut aussi se servir de la réaction suivante : quand on ajoute de la solution normale de soude dans une solution de bicarbonate de soude contenant un peu de bleu soluble Poirier, celui-ci passe du bleu au rose violacé dès qu'il y a un excès de soude, c'est-à-dire quand tout le bicarbonate est transformé en carbonate. Chaque centimètre cube de solution de soude normale employé correspond à 0,084 de bicarbonate de soude.

Là encore la réaction limite se fait mal, le passage du bleu au rose se faisant par des changements de teintes inappréciables.

3° PROCÉDÉ MOREAU. — Ce procédé repose sur le principe suivant : quand on ajoute un excès de soude titrée à une solution de bicarbonate de soude, celui-ci est transformé en carbonate neutre, mais il est impossible de titrer l'excès de soude à la phtaléine à cause de la présence du carbonate. Si on ajoute du chlorure de baryum, le carbonate est transformé en carbonate de baryum insoluble qui n'agit plus sur la phtaléine et le titrage est alors possible.

On met dans une capsule de porcelaine 10 centimètres cubes de solution normale de soude et 0 gr. 85 de bicarbonate de soude ; on agite jusqu'à dissolution. Puis on ajoute 30 centimètres cubes de chlorure de baryum à 10 % bien neutre et quelques gouttes de phtaléine. Il se fait un précipité blanc et, en général, le liquide se colore en rose. S'il ne se colore pas, c'est que le bicarbonate est pur et titre 100 %.

On fait alors tomber dans ce liquide, en agitant, une solution décinormale d'acide chlorhydrique ou sulfurique jusqu'à décoloration. Chaque centimètre cube de solution acide employée représente 1 % d'impuretés.

Exemple : il a fallu 5 c. c. 6 d'acide chlorhydrique décinormal pour obtenir la décoloration ; c'est que le sel examiné contient 5,6 % d'impuretés et, par suite, 94,4 % de bicarbonate pur.

Les bicarbonates commerciaux titrent de 95 à 98 % de sel pur.

Le bicarbonate de soude pur contient 52 gr. 38 % d'acide carbonique, soit 26 litres environ d'acide gazeux à la température et à la pression ordinaires, qu'il dégage entièrement traité par un acide. Calciné, il fournit la moitié de ce volume, soit 13 litres pour 100 grammes.

Pharmacologie. — Le bicarbonate de soude agit dans l'économie à la façon d'un alcalin. Son action thérapeutique, surtout dans les affections de l'estomac, dépend à la fois du moment de son ingestion et de la dose ingérée.

A faibles doses (0,50 à 2 grammes), prises une heure avant le repas, il augmente la sécrétion gastrique et sa teneur en acide chlorhydrique ; il est alors utile dans les dyspepsies par défaut d'acidité.

A faibles doses, 3 heures après le repas, il produit les mêmes réactions et facilite ainsi la digestion chez les hypochlorhydriques, mais aggrave les douleurs des hyperchlorhydriques.

A doses moyennes (2 à 8 grammes), prises 2 à 3 heures après le repas, il sature les acides de l'estomac, diminue la sécrétion et calme les douleurs des hyperchlorhydriques, mais il entrave la digestion chez les hypochlorhydriques.

Pris au début ou pendant le repas, il reste sans effet à dose faible, mais dès que la dose est notable, la digestion est entravée.

Il est plus actif pris en solution dans de l'eau chaude (40-50°).

Les considérations précédentes montrent qu'on ne doit pas le donner au hasard dans le traitement des affections de l'estomac.

Le bicarbonate de soude favorise encore la sécrétion biliaire, qu'il fluidifie ; aussi le conseille-t-on dans les affections du foie.

On le prescrit encore dans la goutte, le rhumatisme, la gravelle urique, le diabète. Il augmente la quantité d'urine, qu'il rend alcaline dès que la dose est un peu notable.

A l'*extérieur*, les solutions de bicarbonate de soude favorisent la cicatrisation des plaies ; en lotions ou bains, elles saponifient les graisses, détergent la peau, en stimulant les fonctions, fluidifient et entraînent le mucus. On s'en sert en gargarismes contre le muguet, les stomatites ; en bains, contre les dermatoses et les prurits.

Doses et modes d'administration. — On l'administre à l'intérieur à la dose de 0 gr. 50 à 10 grammes et plus (en moyenne 1 à 5 grammes par jour), en cachets, solutions, tablettes, sirops ou sous forme d'eau minérale naturelle ou artificielle ; à l'extérieur, en gargarismes, lotions, bains et pansements.

CHLORATE DE SOUDE $ClO^3Na = 106,50$

Préparation. — On l'obtient en faisant passer un courant de chlore dans une solution concentrée de soude caustique, en conduisant l'opération comme pour le chlorate de potasse, ou encore en décomposant le chlorate de potassium par le bitartrate de soude. La solution marquant 43° B. (D = 1,40) cristallise facilement.

Propriétés. — C'est un sel blanc, anhydre, de densité 2,3, soluble dans 1 partie d'eau froide, 0,5 partie d'eau bouillante, 33 parties d'alcool, ayant les propriétés chimiques du chlorate de potasse.

Pharmacologie. — Mêmes emplois que le chlorate de potasse. Il a sur lui l'avantage d'être plus soluble, de s'éliminer plus vite, d'être moins toxique.

Brissaud a signalé les heureux résultats, confirmés par Huchard, obtenus grâce à l'emploi du chlorate de soude dans le traitement du cancer de l'estomac, surtout dans les formes épithéliomateuses non généralisées.

La dose de 8 à 10 grammes calme les vomissements et les douleurs et fait disparaître l'anorexie. Quelques expérimentateurs prétendent même avoir obtenu une diminution et une disparition de la tumeur stomacale.

On le donne à l'*intérieur* à la dose de 4 à 10 grammes par jour, en solution, potion ; à l'*extérieur*, en gargarismes. La dose maximum de chlorate de soude à donner est de 16 grammes par vingt-quatre heures.

HYDRATE DE SOUDE NaOH = 40

Syn. : *Soude caustique.*

Préparation. — 1° La préparation de la soude à la chaux et à l'alcool se fait comme celle de la potasse ; il n'y a que les doses de matières premières de changées. On emploie :

Carbonate de soude cristallisé.	300 gr.
Chaux éteinte	100 —
Eau.	1.500 —

Les autres procédés indiqués pour la potasse sont également applicables : précipitation du sulfate de soude par l'hydrate de baryte ; calcination du nitrate de soude en présence de tournure de cuivre ; traitement à froid du carbonate de soude par la chaux éteinte.

2º Le sodium, au contact de l'eau, se transforme avec dégagement de chaleur et de lumière en soude et hydrogène.

Rosenfeld a montré qu'en opérant dans un courant de vapeur d'eau on évite les explosions, et la réaction s'effectue tranquillement. L'industrie paraît devoir utiliser ce procédé de préparation de la soude pure.

3º La soude caustique est aujourd'hui préparée en grandes quantités par l'électrolyse d'une solution aqueuse de chlorure de sodium dans des conditions analogues à celles que nous avons indiquées pour la préparation de la potasse caustique. Le courant électrique dédouble le chlorure en sodium et chlore. Le sodium, au contact de l'eau, se transforme en soude caustique. On obtient en même temps soit du chlore gazeux à 95-98 % de pureté, soit un hypochlorite ou un chlorate, suivant l'appareil employé et la température à laquelle on opère.

4º *Lessive des savonniers.* — *Lessive de soude.* — On trouve sous ce nom, dans le commerce, une solution obtenue en faisant réagir de la chaux vive sur du carbonate de soude, en présence d'une quantité convenable d'eau. Cette solution est souvent colorée et toujours impure. Elle marque 1,33 à froid, soit 36º B., et contient 30 % d'hydrate de soude NaOH.

Elle absorbe facilement l'acide carbonique de l'air.

Le pharmacien peut la préparer simplement et approximativement en dissolvant 35 grammes de soude en plaques dans quantité suffisante d'eau distillée pour faire 100 grammes.

Propriétés. — La soude caustique est en plaques ou en bâtonnets, de densité 2,13. Elle possède les mêmes propriétés physiques et chimiques que l'hydrate de potasse.

Il existe, dans le commerce, de la soude à la chaux, qui est impure, et de la soude à l'alcool, pure.

Essai. — Se fait de la même manière que pour la potasse.

Dosage. — 1 gramme de soude NaOH est exactement neutralisé par 1 gr. 225 d'acide sulfurique monohydraté, c'est-à-dire par 25 centimètres cubes de solution N. d'acide sulfurique.

1 gramme de soude commerciale à 90 % de soude pure exige
pour être saturé, 22 c. c. 5 de solution normale de SO^4H^2.

La lessive des savonniers doit avoir une densité de 1,332.
1 gramme est saturé par 7 c. c. 5 de solution N. SO^4H^2.

Pharmacologie. — L'hydrate de soude est moins employé
que la potasse comme caustique ; il produit des escharres moins
molles et se desséchant plus facilement. La lessive des savonniers
sert dans quelques opérations pharmaceutiques : par exemple
pour préparer les savons médicinaux, pour dissoudre le crésylol,
le phénol, purifier le chloroforme.

BIOXYDE DE SODIUM $Na^2O^2 = 78$

On le prépare en faisant passer un courant d'air sec, ou d'azote
et d'oxygène, sur du sodium chauffé vers 300° dans un tube
d'aluminium. On obtient une poudre blanche, très déliquescente
à l'air en se transformant en carbonate. Elle se dissout dans l'eau
avec élévation de température et production d'oxygène et de
soude. Cette décomposition est facilitée par la présence de per-
manganates, d'hypochlorites, de sels de nickel, de sels de cuivre.

Le bioxyde de sodium est utilisé, surtout sous le nom d'*oxylithe*, à la préparation de l'oxygène. On l'a proposé pour purifier
l'atmosphère vicié par de l'acide carbonique qu'il absorbe en
restituant l'oxygène (DESGREZ et BALTHAZARD), et pour la stérilisation de l'eau.

HYPOCHLORITE DE SOUDE

Syn. : Chlorure de soude

Préparation. — 1° On l'obtient par l'action du carbonate de
soude sur l'hypochlorite de chaux ; il se fait de l'hypochlorite de
soude et du carbonate de chaux. Le Codex le prépare en solution
avec :

Chlorure de chaux sec officinal	100 gr.
Carbonate de soude cristallisé officinal . .	200 —
Eau distillée	4.500 —

Dans une partie de l'eau, on dissout le chlorure de chaux par trituration au mortier et décantations fréquentes ; dans le reste de l'eau, on dissout le carbonate de soude; on mélange les deux solutions, on filtre après repos. On obtient environ 4 kil. 400 de produit. Pour l'avoir à l'état solide, on évapore rapidement.

2° On peut saturer de chlore une solution diluée d'hydrate ou de carbonate de soude.

3° L'industrie l'obtient par électrolyse du chlorure de sodium.

Propriétés. — On l'emploie surtout en solution sous le nom de *Liqueur de Labarraque*. Cette liqueur traitée par HCl, doit fournir deux fois son volume de chlore actif, c'est-à-dire titrer 2 degrés chlorométriques. Elle est un mélange de chlorure et d'hypochlorite de sodium, avec un peu de carbonate alcalin qui assure sa conservation, mais en excès la rend caustique.

Pharmacologie. — On prescrit la Liqueur de Labarraque à l'*intérieur* comme antiseptique, à la dose de 10 à 15 gouttes.

Elle est employée surtout à l'*extérieur* comme antiseptique et désinfectant très efficace, en dilution à 50 à 100 grammes par litre d'eau, pour le pansement des plaies suppurantes, en gargarismes pour l'hygiène de la bouche et des dents et dans les angines. C'est de tous les hypochlorites celui dont l'action topique est la plus douce.

La conserver en flacons bien bouchés et en lieu frais.

HYPOPHOSPHITE DE SODIUM $PO^2H^2Na = 88$

Préparation. — On verse une solution de carbonate de soude dans une solution d'hypophosphite de chaux jusqu'à cessation de précipité. Il se fait du carbonate de chaux et de l'hypophosphite de soude. On laisse déposer, on filtre et on évapore au-dessous de 50°.

Propriétés. — Sel blanc, amorphe ou cristallin, de saveur amère, déliquescent, soluble dans 2 parties d'eau froide et 30 parties d'alcool à 90°, presque insoluble dans l'éther. La chaleur le décompose avec dégagement d'hydrogène phosphoré, et à 100° il détone souvent avec violence.

Essai. — Il ne doit pas faire effervescence avec les acides (*carbonates*), ni précipiter par le chlorure de baryum (*sulfates* ou *phosphates*), ni par l'oxalate d'ammoniaque (*chaux*), ni par l'acétate neutre de plomb (*phosphite*), ni immédiatement par l'azotate d'argent additionné d'acide azotique (*chlorures*).

En pratique, il retient toujours des traces de chlorure, de phosphite, de carbonate et de calcium.

Il contient 35,2 % de phosphore.

Pharmacologie. — L'hypophosphite de soude a été préconisé comme antirachitique et fortifiant. Il agit dans l'économie comme agent de la médication phosphorée. Il excite l'appétit, augmente l'urée, favorise l'hématose, multiplie les globules sanguins. Il est indiqué dans les états de déchéance organique, phtisie, anémie, chlorose.

On l'emploie en solution ou en sirop à la dose de 0 gr. 50 par jour pour un adulte ; 0,10 à 0,60 pour un enfant. On lui attribue, de même qu'à l'hypophosphite de chaux, une influence considérable sur l'évolution des dents.

HYPOSULFITE DE SODIUM

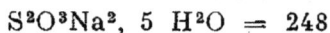

$$S^2O^3Na^2, 5\ H^2O = 248$$

Syn. : Thiosulfate de soude.

Préparation. — Procédé Faget. — On dissout du soufre dans une solution de sulfite neutre de sodium. On prend :

Carbonate de sodium cristallisé	320 gr.
Eau distillée	640 —
Soufre sublimé	40 —

On dissout le carbonate dans l'eau et la solution est divisée en deux parties égales. Dans l'une, on fait passer jusqu'à refus un courant d'acide sulfureux : il se fait du bisulfite de sodium. On ajoute l'autre partie, qui ramène le bisulfite à l'état de sulfite neutre. On fait bouillir pour chasser l'excès d'acide sulfureux, on ajoute le soufre et on maintient l'ébullition tant que le soufre se dissout. On filtre, on fait évaporer au 1/3 du volume D. = 1,38

42° B.) à douce température et on laisse cristalliser. Le soufre transforme le sulfite en hyposulfite.

Dans l'*industrie*, on utilise le marc de soude ou charrée de soude, résidu de la préparation du carbonate de soude par le procédé LEBLANC. Par un courant d'acide sulfureux on transforme le sulfure de calcium en hyposulfite que l'on traite ensuite par le carbonate de soude ; il se fait de l'hyposulfite de soude et du carbonate de chaux insoluble.

Propriétés. — Cristaux volumineux en prismes rhomboïdaux obliques, de densité 1,7, inaltérables à l'air jusqu'à 33°, température à laquelle ils commencent à s'effleurir, de saveur fraîche puis amère et désagréable. Il est soluble dans 0,6 partie d'eau froide avec abaissement de température, insoluble dans l'alcool. Il fond à 48° dans son eau de cristallisation ; une température plus élevée le transforme en sulfate et pentasulfure. Les acides minéraux le détruisent avec production de soufre et d'acide sulfureux ; le chlore, le brome et les oxydants le transforment en sulfate ; l'iode se décolore en donnant un iodure et du tétrathionate de soude. Il dissout les chlorure, bromure et iodure d'argent, les iodures de mercure, de plomb, etc...

Impuretés. — La principale est le sulfate de soude ; on y trouve aussi du carbonate, du sulfite et du sulfure.

Essai. — Le *sulfate* sera décelé en dissolvant le sel dans l'eau froide, traitant par l'acide chlorhydrique qui dégage de l'acide sulfureux et précipite le soufre. On filtre et, dans le liquide, le chlorure de baryum donnera un précipité blanc de sulfate de baryte insoluble dans l'acide azotique.

Le *carbonate*, en traitant par un acide et recueillant le gaz dans l'eau de chaux qui deviendra trouble, par formation de carbonate de chaux.

Les *sulfites* ou *sulfures* par le nitroprussiate de soude qui donne une coloration rouge.

Pharmacologie. — Les hyposulfites introduits dans l'économie sont absorbés et éliminés par les urines à l'état de sulfates ou de sulfites.

A dose élevée, l'hyposulfite de soude est un purgatif. On l'emploie rarement à l'*intérieur*, contre la gangrène pulmonaire, la bronchite fétide, à la dose de 2 à 6 grammes en potion ; 20 à 30 grammes comme purgatif ; à l'*extérieur*, en solution à 7 % contre le prurit, les affections cutanées, la carie dentaire fétide. Un tampon imprégné de solution saturée et placé dans la dent arrêterait la suppuration. Il entre dans la préparation de certaines eaux capillaires pour la coloration des cheveux. C'est un bon contrepoison de l'iode et de la teinture d'iode.

PHOSPHATE DE SODIUM

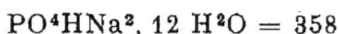

$$PO^4HNa^2, 12 H^2O = 358$$

Syn. : *Phosphate disodique.*

Préparation. — On traite à l'ébullition une solution concentrée de phosphate monocalcique par un léger excès de carbonate de soude, il se fait du phosphate de soude, du phosphate tricalcique, de l'acide carbonique et de l'eau.

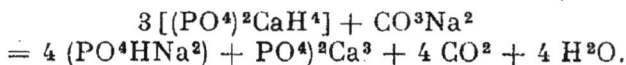

$$3 [(PO^4)^2CaH^4] + CO^3Na^2$$
$$= 4 (PO^4HNa^2) + PO^4)^2Ca^3 + 4 CO^2 + 4 H^2O.$$

On prépare la solution de phosphate monocalcique comme on l'indiquera à propos de ce corps, c'est-à-dire en attaquant les os par l'acide sulfurique ; on la fait bouillir et on y verse du carbonate de soude en solution, jusqu'à réaction alcaline. L'acide carbonique se dégage, le phosphate tricalcique se dépose et le phosphate de soude reste en solution. On filtre, on lave le dépôt, on concentre les liqueurs jusqu'à 1,21 (26° B.) et on fait cristalliser.

La solution de phosphate monocalcique contient toujours un peu d'acide sulfurique, de sorte que, quand on neutralise par le carbonate de soude, il se fait du sulfate de soude qui cristallise avec le phosphate. On l'en débarrasse par plusieurs cristallisations.

Propriétés. — Le phosphate de soude cristallise en prismes clinorhombiques incolores, retenant 12 H^2O. Sa densité est 1,55. Il fond à 34°6 et se dissout dans 7 parties d'eau froide et 0,4 partie d'eau bouillante. Il est insoluble dans l'alcool. Sa saveur est

peu prononcée. Chauffé à 100°, il perd son eau de cristallisation ;
au rouge, il fond et perd son eau de constitution, il devient alors
pyrophosphate.

Il contient 60,33 % d'eau de cristallisation.

Le sel qui cristallise dans les solutions maintenues au-dessus
de 33° ne retient que 7 H²O. Le sel ordinaire est efflorescent et se
transforme à l'air en sel à 7 H²O. Sa réaction est alcaline au tournesol et à la tropéoline et neutre à la phtaléine.

Impuretés. — Le phosphate de soude peut contenir des carbonate, chlorure, sulfate de soude, de la chaux provenant des
matières premières ; enfin on a signalé qu'il est fréquemment
arsenical.

Essai. — La solution aqueuse au 1/10 ne doit pas faire effervescence par un acide (*carbonates*), ni précipiter par l'oxalate
d'ammonium (*calcium*), ni par le sulfure d'ammonium (*métaux*) ;
additionnée d'acide azotique, elle ne doit précipiter ni par l'azotate d'argent (*chlorures*), ni par le chlorure de baryum (*sulfates*).

L'*arsenic* se retrouve en traitant 5 grammes de phosphate par
10 grammes d'acide sulfurique, on chauffe jusqu'à apparition de
vapeurs blanches, on laisse refroidir, on ajoute 10 centimètres
cubes d'eau et on porte à l'ébullition. On introduit ce liquide dans
un entonnoir à brome dont la tige vient s'engager dans la tubulure de l'appareil de Marsh. Quand l'appareil a été mis en marche,
on y fait tomber peu à peu la solution de phosphate et on contrôle
la présence ou l'absence d'anneau (BONJEAN).

On peut encore calciner 2 grammes de phosphate avec de l'acétate de potasse : l'odeur de cacodyle se développe en présence
d'arsenic.

On peut aussi traiter 1 gramme de phosphate en solution par
volume égal de réactif hypophosphite de soude chlorhydrique
(hypophosphite de soude 10 grammes, eau distillée 10 grammes,
HCl 100 centimètres cubes). On chauffe à l'ébullition 2 à 3 minutes et on abandonne 1 heure. Si le liquide brunit, ou s'il se
fait un dépôt noir, il y a de l'arsenic. L'emploi de ce réactif est
très pratique pour la recherche de l'arsenic dans un certain
nombre de produits chimiques.

Pharmacologie. — Le phosphate de soude est purgatif à la
dose de 20 à 30 grammes dans un demi-verre d'eau sucrée ou

dans du bouillon non salé ; sa saveur est peu prononcée et préférable à celle du sulfate de soude ou de magnésie.

A petites doses, il produit une stimulation générale et augmente la sécrétion du suc gastrique. On le donne encore comme tonique du système nerveux, dans la neurasthénie, le diabète.

Lorsqu'on recherche son action tonique, reconstituante, on le donne à la dose par jour de 0 gr. 20 à 0 gr. 60 aux enfants, au moment des repas ; chez les adultes, 1 à 4 grammes, en cachets, solution, vin.

Il ne faut pas oublier que le phosphate de soude, comme tous les alcalins, est incompatible avec les solutions d'alcaloïdes ; on ne doit donc pas le mélanger au vin de quinquina, vin de coca, teinture de noix vomique, ni aux préparations ferrugineuses, sous peine d'avoir des liquides troubles, ce que l'on peut éviter par addition de quelques gouttes d'acide chlorhydrique ou de solution 1/2 d'acide citrique.

PYROPHOSPHATE DE SODIUM

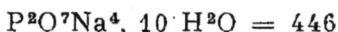

$$P^2O^7Na^4, 10\ H^2O = 446$$

Préparation. — On l'obtient en calcinant le phosphate de sodium cristallisé.

On chauffe lentement le sel dans une capsule de platine pour chasser l'eau de cristallisation, puis on calcine au rouge sombre jusqu'à fusion de produit. On le coule sur des plaques, on le pulvérise à froid, puis on le traite par douze parties d'eau bouillante. On concentre jusqu'à 1,20 (25° B.) et on laisse cristalliser.

Propriétés. — Cristaux en prismes rhomboïdaux obliques, non efflorescents, alcalins. Il est soluble dans 10 parties d'eau froide et 1 partie d'eau bouillante. Il ne précipite pas l'albumine, mais précipite en blanc l'azotate d'argent, et la liqueur reste neutre, différences avec le phosphate. Par ébullition avec l'eau, il s'hydrate pour reformer du phosphate de soude. Il dissout le pyrophosphate de fer et l'arséniate de fer. Il peut donner de nombreux sels doubles.

Pharmacologie. — Il ne sert guère qu'à la préparation des autres pyrophosphates.

SILICATE DE SODIUM

Préparation. — On fait fondre du quartz avec de la soude ou avec du carbonate de soude, en opérant dans un autoclave comme pour le silicate de potasse, ou, par voie humide, en opérant à l'ébullition.

Le produit ainsi préparé n'est pas nettement défini ; celui que l'on obtient par voie humide et qui est cristallisé semble avoir pour formule SiO^3Na^2, $NaOH + nH^2O$. Le produit industriel est $SiO^3NaH + nH^2O$.

Propriétés. — Le silicate de soude est en masses verdâtres analogues à du verre, solubles dans l'eau froide. Il est alcalin et indécomposable par la chaleur. Sa solution saturée marque 35° à 42° B. (D. = 1,36 environ).

Pharmacologie. — Il jouit de propriétés antiseptiques au moins égales à celles du borax. Il arrête les fermentations alcoolique, putride, lactique, synapisique. En solution à 1/2, il détruit en un temps variable les globules du pus et les germes organisés. On lui attribue aussi le pouvoir de dissoudre l'acide urique.

On l'emploie rarement à l'intérieur. On l'administre en solution, contre la diathèse urique ; en injection à 1 % contre la blennoragie. Une urine purulente additionnée de silicate de soude ne se putréfie pas. Il est impropre à la confection des bandages inamovibles, parce qu'il ne durcit pas assez.

SULFATE DE SODIUM SO^4Na^2, $10H^2O = 322$

Syn. : Sel de Glauber. — Sel d'Epsom.

Préparation. — 1° On retire le sulfate de soude des eaux mères des marais salants ou des gisements naturels. La plus grande partie est obtenue dans l'industrie par action de l'acide sulfurique sur le sel marin. Il se fait du sulfate de soude et de l'acide chlohydrique gazeux qui vient se dissoudre dans de l'eau contenue dans une série de récipients en grès. Cette opération se fait soit dans les fours à réverbères, soit dans des fours tournants où la masse est placée dans une sorte de cylindre qui tourne sur son axe et agite le tout. Quand la réaction est terminée, on reprend cette masse par de l'eau et on fait cristalliser à plusieurs reprises.

Le sulfate de soude est en cristaux d'autant plus gros que l'on a opéré sur une plus forte dose et que le refroidissement a été plus lent. Souvent, l'industrie l'obtient en petits cristaux, en agitant le liquide pendant la cristallisation.

2º On le prépare encore dans l'industrie par le procédé HARGREAVES en faisant réagir sur le sel marin un mélange de gaz sulfureux, d'air et de vapeur d'eau à une température comprise entre 500º et 650º.

3º On peut obtenir le sel anhydre SO^4Na^2, en recueillant les cristaux qui se forment au-dessus de 33º, ou encore en chauffant les sels hydratés qui fondent dans leur eau de cristallisation vers 33º, puis perdent la totalité de l'eau pour subir la fusion ignée. Il se forme encore par ébullition et évaporation d'une solution saturée de sulfate de soude.

Propriétés. — Le produit commercial se présente soit en petits cristaux transparents, soit en poudre amorphe blanche, obtenue par évaporation à sec de la solution et qui constitue le *sulfate de soude desséché*.

Le sulfate de soude officinal cristallise en prismes rhomboïdaux obliques, transparents, retenant dix molécules d'eau.

Sa saveur est salée, amère et désagréable. Il est insoluble dans l'alcool fort et se dissout dans 2 p. 8 d'eau à 15º, dans 0 p. 24 à 34º (maximum de solubilité), dans 0 p. 5 à 100º. Il contient 56 % d'eau de cristallisation. Exposé à l'air sec, il s'effleurit, devient opaque, donne un mélange d'hydrates, parmi lesquels le sel SO^4Na^2, $7 H^2O$, puis devient anhydre.

Chauffé, il fond d'abord à 33º dans son eau de cristallisation, puis, à plus haute température, il perd son eau pour se transformer en sel anhydre, poudre blanche absorbant l'eau facilement. Sa densité à l'état anhydre est de 2,655, elle est de 1,462 pour le sel cristallisé.

Le sulfate de soude est indécomposable par la chaleur seule ; il est réduit en sulfure par le charbon. Sa dissolution dans l'acide chlorhydrique peut amener un abaissement de température de 26º, En présence de l'acide sulfurique, il se transforme en bisulfate.

Impuretés. — On y trouve quelquefois des sels de chaux et de magnésie, de l'arsenic provenant d'un acide sulfurique arsenical. On lui a substitué par erreur le sulfate de zinc qui est toxique.

Essai. — Sa solution doit être neutre au tournesol, et ne pas précipiter par le carbonate de soude (*sels alcalino-terreux*), ni par l'azotate d'argent après addition d'acide azotique (*chlorures*), ni par l'hydrogène sulfure (*métaux*), ni par l'oxalate d'ammoniaque (*calcium*) ; ni dégager d'*ammoniaque* par trituration avec de la chaux, ni donner des anneaux à l'appareil de Marsh, ni colorer le réactif à l'hypophosphite de soude chlorhydrique (*arsenic*).

Le *sulfate de zinc* se reconnaît à sa saveur astringente et à ce que sa solution précipite en jaune sale par le ferricyanure de potassium et en blanc par un sulfure.

En pratique, le sulfate de soude retient des traces de chlorures et de fer.

Pharmacologie. — Le sulfate de soude est un bon purgatif. Il agit vite (en 3 ou 4 heures) et le plus souvent sans coliques et en irritant à peine la muqueuse intestinale. Il est encore cholagogue et diurétique.

Il sert à la préparation des lavements purgatifs, de la *médecine noire* ; on l'administre encore en solution aqueuse, dans du bouillon, comme purgatif, à la dose de 15 à 50 grammes, pour un adulte ; les eaux minérales purgatives lui doivent pour la plupart leurs propriétés. Pour masquer la saveur désagréable de ces eaux, on conseille de les additionner de quelques gouttes d'essence de menthe ou d'un peu de glyzine ou encore de mâcher un morceau de bois de réglisse, avant de les absorber et après l'ingestion.

L'action du sulfate de soude est d'autant plus rapide que la solution est plus concentrée. D'où l'indication de ne prendre que peu de liquides, tisane ou bouillon, avant la première selle. Il produit quelquefois des nausées et des vomissements dus surtout à sa saveur désagréable. Ces solutions concentrées agissent rapidement, mais donnent quelques coliques ; l'administration d'une certaine quantité de liquide (bouillon, tisane) immédiatement après la purgation empêche les coliques, mais retarde l'effet purgatif.

Les eaux purgatives naturelles ont une saveur moins désagréable que les solutions de sulfate de soude.

PERSULFATE DE SODIUM $S^2O^8Na^2 = 238$

Préparation. — 1º On obtient le persulfate de sodium par électrolyse d'une solution saturée de sulfate acide de sodium. 2º MM. Lumière le préparent en décomposant une solution très concentrée de persulfate de baryum par du sulfate de soude ; on filtre pour enlever le sulfate de baryte et on évapore à basse température.

Propriétés. — C'est une poudre cristalline blanche, soluble dans deux fois son poids d'eau. L'eau le décompose en partie, mais lentement, en oxygène et bisulfate de sodium avec production d'un peu d'ozone.

C'est un oxydant énergique agissant lentement à froid, plus rapidement à chaud, plus rapidement aussi en solution alcaline qu'en solution acide. Il met en liberté le chlore, le brome, l'iode, des sels correspondants ; il oxyde les sels ferreux, l'aniline, la bile, l'acide urique (Hugounenq), colore en bleu la teinture de gayac en solution alcaline, attaque et dissout certains métaux tels que le zinc, le fer, l'argent. Son action dissolvante sur l'argent l'a fait employer pour affaiblir les clichés photographiques trop développés. Il donne avec le napthol α une coloration noire violacée et avec le naphtol β une teinte jaunâtre faible permettant la distinction de ces deux corps (Moreau). Fortement additionné d'acide sulfurique, puis de permanganate de potasse, il constitue un oxydant plus énergique encore.

Essai. — Le persulfate de sodium s'altérant à l'air humide peut contenir du *bisulfate de soude*. On le reconnaît par addition de chlorure de baryum, qui ne donne rien avec le persulfate pur et produit un précipité de sulfate de baryte s'il y a du bisulfate de soude. En pratique, cet essai n'a pas de valeur, car tous les persulfates de soude commerciaux contiennent un peu de bisulfate produit sous l'influence de l'humidité ; seul, le dosage peut donner des renseignements exacts.

Dosage. — Ce dosage présente au point de vue pharmaceutique une grosse importance, car le produit n'est actif qu'autant que son titre est élevé.

PROCÉDÉS MOREAU. — Deux procédés peuvent être employés, l'un à froid, demandant une demi-heure, l'autre à chaud, prenant dix minutes environ.

Le sel à examiner doit être très exactement mélangé avant de prélever l'échantillon, l'altération se faisant souvent très inégalement sur deux parties voisines du sel, de sorte que deux échantillons mal mélangés peuvent donner des différences de 15 et 20 %.

1° Le procédé à froid utilise l'action des persulfates sur l'iodure de potassium avec mise en liberté d'iode que l'on titre par l'hyposulfite de soude. La réaction est la suivante :

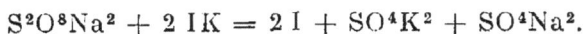

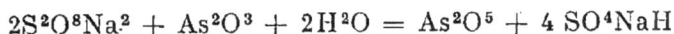

$$S^2O^8Na^2 + 2 IK = 2 I + SO^4K^2 + SO^4Na^2.$$

On met dans un verre à expériences une solution contenant 5 grammes de IK dans quantité suffisante d'eau distillée pour faire 50 centimètres cubes et on y ajoute 0,25 du persulfate à doser, on agite jusqu'à dissolution et on abandonne pendant une demi-heure. La réaction est alors terminée, le liquide est jaune foncé par mise en liberté d'iode. On en prélève d'abord 10 centimètres cubes, puis 40 centimètres cubes dans lesquels on dose l'iode par la solution décinormale d'hyposulfite de soude et l'empois d'amidon. Chaque centimètre cube employé représente 0 gr. 0119 de persulfate de sodium.

Exemple : Pour 50 centimètres cubes de dissolution correspondant à 0,25 de persulfate on a trouvé 20 c. c. 4 d'hyposulfite N/10.

$$\frac{0,0119 \times 20,4 \times 100}{0,25} = 97,10 \% \text{ de persulfate pur.}$$

2° Le procédé rapide utilise l'action oxydante du persulfate sur l'acide arsénieux qui passe à l'état d'acide arsénique. On dose l'acide arsénieux restant par une solution d'iode N/10.

La réaction est la suivante :

$$2S^2O^8Na^2 + As^2O^3 + 2H^2O = As^2O^5 + 4 SO^4NaH$$

On met dans une capsule 50 centimètres cubes de solution décinormale d'arsénite de sodium (formule de MOHR), 2 grammes d'iodure de potassium, 2 grammes environ de bicarbonate de potasse pour saturer l'acidité du persulfate altéré, et quand tout est dissous, on ajoute 0,25 de persulfate à doser, on agite, on porte à l'ébullition légère cinq minutes, on laisse refroidir et on complète à 50 centimètres cubes avec de l'eau distillée. On en prélève 10 centimètres cubes d'abord, puis 40 centimètres cubes que l'on titre avec la solution N/10 d'iode et l'empois d'amidon. Le chiffre total obtenu retranché de 50 donne le nombre de centimètres cubes de solution arsénicale oxydée. Chaque centimètre cube de solution décinormale d'arsenite de sodium correspond à 0,0119 de persulfate de sodium.

Exemple : Pour 50 centimètres cubes de liquide, il faut 29,5 d'iode N/10 ; 50 — 29,5 = 20,5 de solution arsénicale oxydée par 0,25 de persulfate.

$$\frac{0,0119 \times 20,5 \times 100}{0,25} = 97,58 \% \text{ de persulfate pur.}$$

Ces deux procédés de dosage peuvent s'appliquer à tous les persulfates alcalins. Pour les solutions aqueuses, le premier procédé à l'iodure de potassium est préférable.

Pharmacologie. — Le persulfate de sodium possède des propriétés thérapeutiques très importantes. C'est un stimulant de la nutrition, excitant l'appétit, facilitant l'assimilation, augmentant le poids et les forces du malade. Il se place à côté des arsénicaux et des vanadates comme médicament réparateur. Il est peu toxique. Il possède, en outre, une action antiseptique très marquée, mais qui, à faibles doses, n'entrave que faiblement les digestions artificielles (BÉRARD, NICOLAS).

ROBIN le donne en solution aqueuse à 2 grammes pour 300 à la dose d'une cuillerée à soupe une demi-heure avant chacun des principaux repas.

HIRTZ préfère administrer 0 gr. 20 en une seule fois le matin à jeun ; l'action apéritive dure toute la journée.

On donne en moyenne 0 gr. 20 par jour en solution. Ces solutions ne doivent pas être préparées d'avance, elles se décomposent et perdent leurs propriétés.

On s'est demandé si le persulfate n'agit pas surtout par l'acide sulfurique qu'il met en liberté au contact de l'eau.

Ce sel doit être conservé à l'abri de l'humidité et en flacons bien bouchés, sans quoi il se transforme en bisulfate de soude et perd toute sa valeur médicinale.

SULFITE NEUTRE DE SODIUM
$SO^3Na^2, 7 H^2O = SO(ONa)^2, 7 H^2O = 252$

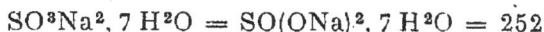

Préparation. — On fait une solution d'une partie de carbonate de soude pour 2 d'eau, on la divise en deux parties égales ; dans l'une on fait passer jusqu'à refus de l'anhydride sulfureux ; il se fait du bisulfite de soude. On verse alors la deuxième partie qui ramène le bisulfite à l'état de sulfite neutre. On évapore rapidement jusqu'à 1,20 (25° B.) et on fait cristalliser. Si on évapore jusqu'à sec, on obtient le produit anhydre.

Propriétés. — *Hydraté*, il est cristallisé en prismes ; *anhydre*, il est en poudre blanche. Sa réaction est légèrement alcaline, sa saveur fraîche ; il est soluble dans 4 parties d'eau froide avec un maximum de solubilité à 33°. L'oxygène le transforme en sulfate ; la chaleur en sulfate et sulfure de sodium. Il décolore la fuchsine et le permanganate de potasse acidulé.

Le produit anhydre contient fréquemment un peu de sulfate. Il représente le double de son poids de sulfite cristallisé.

Pharmacologie. — Le sulfite neutre est un antiseptique et un désinfectant ; grâce à son avidité pour l'oxygène, il détruit les ferments et les matières putrides. C'est un excellent parisiticide et un désinfectant des plaies. On l'emploie surtout pour l'usage externe en lotion, pommade, glycéré. Pour l'injection des cadavres, on emploie 4 à 5 litres d'une solution marquant 25° B.

SULFITE ACIDE DE SODIUM $SO^3NaH = 104$

Syn. : Bisulfite de soude.

Préparation. — On le prépare en saturant à froid d'anhydride sulfureux une solution d'une partie de carbonate de soude dans deux parties d'eau. Il y a dégagement de chaleur et, par *refroidissement*, le bisulfite cristallise. Les eaux mères restent saturées de ce sel.

L'anhydride sulfureux chasse l'anhydride carbonique, qui au début ne se dégage pas, mais transforme le carbonate neutre en bicarbonate. L'excès de gaz sulfureux décompose tout le bicarbonate, pour donner d'abord du sulfite neutre, puis du bisulfite.

Propriétés. — Cristaux irréguliers, opaques, à réaction acide, de saveur désagréable, très solubles dans l'eau, insolubles dans l'alcool.

Les cristaux sont difficiles à obtenir et s'altèrent rapidement, ils se transforment en métabisulfite $S^2O^5Na^2$; aussi l'industrie livre souvent le bisulfite en solution titrée, de couleur jaune pâle. La solution officinale a une densité comprise entre 1,30 et 1,35. C'est une liqueur incolore ou légèrement jaune, à odeur d'acide sulfureux, à saveur acide, rougissant puis décolorant le tournesol. Cette solution se combine facilement avec les aldéhydes. Traitée par l'acide sulfurique, elle dégage de l'anhydride sulfureux sans dépôt, et décolore le permanganate de potasse. Elle s'oxyde rapidement à l'air et donne du sulfate.

Essai. — Par un acide dégagement de SO^2 sans S (*hyposulfite*) ; par l'azotate d'argent, léger trouble (*chlorure*) ; avec le chlorure de baryum, léger précipité (*sulfate*).

Dosage. — 100 c. c. d'une solution à 1 c. c. de bisulfite pour 500 c. c. d'eau décolorent environ 16 c. c. de solution $N/10$ d'iode, ce qui correspond à 26 gr. de SO^2 dans 100 c. c. de solution officinale de bisulfite de soude.

Cette solution doit contenir entre 26 et 29 gr. de SO^2 dans 100 c.c.

Pharmacologie. — Antiseptique et désinfectant au même titre que le sulfite neutre, mais plus actif. On l'a employé pour la conservation des vins et des sucs végétaux.

VANADATE DE SODIUM $VO^3Na = 122,20$

Syn. : Métavanadate de soude.

Constitution. — Le vanadate de sodium est le sel qui dérive de l'une des combinaisons oxygénées du vanadium, l'anhydride vanadique V^2O^5. Cet anhydride vanadique en se combinant avec

l'eau donne trois acides auxquels correspondent trois séries de
sels :

1° Les *orthovanadates*, sels très instables, se transformant en
pyrovanadates au contact de l'eau ou d'un acide ;

2° Les *pyrovanadates*, plus stables que les précédents, mais
que l'acide carbonique de l'air décompose en métavanadates et
carbonates ;

3° Les *métavanadates*, sels parfaitement stables même en solution aqueuse.

Il existe aussi des sels contenant plusieurs molécules d'acide
vanadique, les *bivanadates* et les *trivanadates*, encore peu employés.
Le métavanadate de soude est le plus stable de tous ces sels.

Préparation. — 1° On traite à chaud une solution de métavanadate d'ammoniaque par un léger excès de lessive de soude, on
chauffe à l'ébullition pour chasser l'ammoniaque, on concentre
et on fait cristalliser. Le métavanadate d'ammoniaque qui sert
pour cette opération est fabriqué industriellement ; c'est sous
cette forme qu'on retire la plus grosse partie du vanadium des
produits naturels qui le contiennent et qui sont les scories d'affi-
nage de la fonte, la vanadite (vanadate de plomb) et les houilles
vanadifères.

Ce procédé est préférable au suivant, parce qu'il permet d'obtenir un produit très pur en partant du vanadate d'ammoniaque,
qu'il est facile d'obtenir pur.

2° On dissout dans une solution de carbonate de soude de
richesse connue une quantité d'anhydride vanadique telle qu'on
obtienne le corps VO^3Na ; il se dépose de petits cristaux de vanadate de soude. L'addition d'un peu d'alcool facilite la cristallisation (DITTE).

Propriétés. — Le métavanadate de soude est un sel blanc,
légèrement jaunâtre, en cristaux petits et agglomérés, assez
soluble dans l'eau, plus à chaud qu'à froid, en donnant des solutions parfaitement stables. Il est très hygrométrique et peut
absorber, à l'air, jusqu'à 50 % d'eau, qu'il perd à l'étuve.

Le métavanadate de soude est surtout un oxydant. Sa solution
aqueuse donne avec les acides une coloration jaune serin qui disparaît par un excès d'acide ; elle fournit au contact de l'acide
sulfurique et de l'eau oxygénée une coloration rouge intense.
Cette réaction est très sensible et permet de retrouver le vanadium

dans les urines des malades. Une solution de vanadate à 1 % additionnée d'une solution d'acide oxalique à 1 % donne à froid une coloration jaune qui devient bleue à l'ébullition. L'alcool et les réducteurs colorent ses solutions en vert. Le métavanadate de soude précipite à peu près tous les sels métalliques en donnant des métavanadates insolubles ou des sels doubles : il précipite aussi les alcaloïdes et le tanin.

Impuretés et essai. — Le vanadate de soude peut contenir du carbonate de soude et du vanadate d'ammoniaque.

Le *carbonate* sera signalé par l'effervescence que produiront les acides.

Le sel *d'ammoniaque*, en chauffant avec de la potasse : il y aura dégagement d'ammoniaque bleuissant le tournesol rouge.

Pharmacologie. — L'expérimentation physiologique et thérapeutique du vanadate de sodium a été faite par LARAN, HÉLOUIS, WEBER ; à Lyon par LYONNET, GUINARD, MARTZ, MARTIN et BERTHAIL, qui l'ont employé avec succès chez des tuberculeux, des anémiques, des neurasthéniques, des rhumatisants. Ces auteurs sont arrivés aux mêmes conclusions : que les sels de vanadium déterminent une augmentation très marquée et persistante de l'appétit, un accroissement des forces et du poids des malades. L'urine est plus abondante, plus riche en urée, moins chargée en acide urique.

C'est un médicament précieux toutes les fois que la nutrition est diminuée, qu'il y a perte d'appétit et des forces, en un mot dans tous les cas où les combustions et l'assimilation sont ralenties. Il semble donc agir comme un oxydant dont le mécanisme pourrait s'expliquer ainsi : les vanadates fixent facilement de l'oxygène pour se transformer en pervanadates, sels très instables, lesquels au contact des tissus leur céderaient leur oxygène pour repasser à l'état de vanadates et même d'hypovanadates, lesquels fixeraient à nouveau de l'oxygène pour recommencer ce cycle de transformations. Les vanadates auraient donc pour mission d'absorber de l'oxygène pour le distribuer aux tissus.

Le vanadate de soude est toxique ; en injection intraveineuse, la dose mortelle varie suivant l'espèce animale entre 2 et 8 centigrammes par kilo.

Doses et mode d'emploi. — On l'administre avant le repas à la dose de 1 à 5 milligrammes en vingt-quatre heures et seulement tous les deux jours. On le donne en solution aqueuse, élixir, granules ou pilules de 1 milligramme. On ne doit pas l'associer aux matières organiques, alcaloïdes, tanins, qui le précipitent.

Composés organiques.

ACÉTATE DE SODIUM $C^2H^3O^2Na$, 3 $H^2O = 136$

Préparation. — On le prépare en ajoutant peu à peu du carbonate de soude cristallisé à de l'acide acétique. On filtre, on évapore jusqu'à pellicule à la surface ou jusqu'à 34° B. (D. = 1,29) et on fait cristalliser.

Dans l'industrie on sature l'acide pyroligneux par du carbonate de soude, on évapore à sec, on calcine pour détruire les matières goudronneuses, on reprend par l'eau, on filtre, on concentre et on fait cristalliser.

Propriétés. — Ce sel est en prismes incolores, de saveur amère et piquante, solubles dans 3 parties d'eau froide, dans son poids d'eau bouillante et dans 5 parties d'alcool à 80° centésimaux. Il est efflorescent dans l'air sec et déliquescent dans l'air humide. Il fond vers 58° dans son eau de cristallisation; à 120° il devient anhydre, et vers 300° il subit la fusion ignée sans décomposition. Il constitue alors *l'acétate de sodium fondu,* que le commerce livre en plaques feuilletées et qui sert comme absorbant de l'eau. Au rouge sombre, il se transforme en carbonate de soude. Il est neutre au tournesol.

Essai. — Codex. — La solution aqueuse au dixième ne doit pas précipiter par le tartrate acide de sodium (*potassium*), ne pas se colorer en brun par le sulfure d'ammonium (*fer*). Additionnée d'acide azotique, elle ne doit pas précipiter par le chlorure de baryum (*sulfates*), ni par l'azotate d'argent (*chlorures*). A l'appareil de Marsh, pas de taches d'*arsenic*.

Calciné au rouge dans un creuset de platine, 1 gramme d'acétate de soude laisse 0 gr. 38 de carbonate neutre de soude comme résidu.

Pharmacologie. — L'acétate de soude est un diurétique à faible dose, mais moins actif que l'acétate de potasse, les sels de potasse étant plus diurétiques que les sels de soude correspondants ; à haute dose, il est purgatif. Il se transforme dans l'organisme en carbonate. On peut prescrire de 2 à 8 grammes comme diurétique et jusqu'à 20 grammes comme purgatif, en potion ou tisane ; mais son emploi est très restreint.

ANILARSINATE DE SOUDE

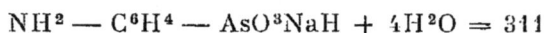

$$NH^2 — C^6H^4 — AsO^3NaH + 4H^2O = 311$$

Syn. : Arsanilate de sodium. — Atoxyl.

Propriétés. — Obtenu en chauffant jusqu'à fusion l'arséniate d'aniline, puis saturation par de la soude.

Poudre cristalline blanche, inodore, à saveur fraîche et alcaline, insoluble dans l'alcool, très soluble dans l'eau chaude, soluble dans 6 parties d'eau froide.

Les solutions aqueuses donnent avec le réactif hypophosphite de soude chlorhydrique, à froid un précipité jaune, et à chaud un précipité qui devient brun, puis noir, formé d'arsenic libre. L'addition d'une trace d'iode favorise ces réactions (BOUGAULT). La réaction à froid suffit à différencier l'atoxyl de l'arrhénal, du cacodylate de soude et des arséniates.

Les solutions précipitent encore par le bichlorure de mercure, les sels de fer, le nitrate d'argent. Les acides dilués ajoutés peu à peu en précipitent l'acide anilarsinique en petites paillettes peu solubles dans l'eau, solubles dans un excès d'acide minéral.

Pharmacologie. — Préconisé dans le traitement de l'anémie, de la furonculose, des maladies de la peau. C'est le spécifique de la maladie du sommeil par action directe sur le trypanosome ; ce sont les cas bénins et récents qui guérissent surtout. Il agit encore dans la syphilis au même titre que les mercuriaux et les iodurés. Mais dans ce cas, il faut donner des doses massives 0,50 et plus qui sont souvent mal supportées. Au contraire, de petites doses sont inoffensives. On l'administre par la bouche à la dose de 0,15 à 0,20 par jour en 3 cachets ou en pilules enrobées, en augmentant progressivement, puis diminuant les doses.

Les injections hypodermiques sont mieux supportées : on donne 1/2 centimètre cube à 2 centimètres cubes d'une solution à 10 % tous les deux jours. L'ébullition dédoublant ce sel en aniline et arséniate monosodique, dédoublement complet à 125°, on stérilise les solutions par tyndallisation à 60°.

Sa toxicité est considérable, même à doses admises d'abord comme thérapeutiques ; elle est due à son dédoublement dans l'organisme en aniline et arséniate. Sans s'écarter beaucoup des doses tolérées, on risque de produire une cécité incurable, ce qui oblige à la plus grande prudence dans son emploi.

M. François a montré que, sous l'influence du climat tropical, l'atoxyl se décompose peu à peu en transformant son arsenic organique en arsenic minéral, ce qui le rend très toxique. Son emploi dans ces régions doit donc être contrôlé, avant l'usage, en y recherchant la présence des acides arsénieux et arsénique.

L'*arsacétine* est une de ses combinaisons acétylées soluble dans l'eau, inaltérable à 130°.

BENZOATE DE SODIUM

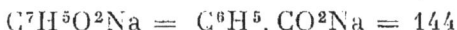

$$C^7H^5O^2Na = C^6H^5.CO^2Na = 144$$

Préparation. — On sature d'acide benzoïque une solution de soude caustique marquant 1,33 (37° B.).

On délaye l'acide dans un peu d'eau et on y ajoute, par petites portions, la soude caustique à 1,33 jusqu'à neutralisation exacte. On évapore et on fait cristalliser sous une cloche contenant un vase à acide sulfurique.

Propriétés. — Le benzoate de sodium anhydre se présente sous forme d'une poudre cristalline blanche soluble dans 2 parties d'eau froide, 3 parties d'alcool à 60°, 24 parties d'alcool à 90° froid et 9 parties de glycérine. Sa solution aqueuse dissout facilement la caféine et la créosote ; elle est neutre ou légèrement alcaline ; elle donne, par addition d'un acide minéral, un précipité blanc d'acide benzoïque soluble dans l'éther ; par addition de perchlorure de fer, elle fournit à chaud un précipité, de couleur chamois, de benzoate de fer. Il contient 84,72 % d'acide benzoïque et se conserve mieux que le sel à 1 mol. d'eau.

Impuretés. — On le falsifie quelquefois par addition de borate de soude pulvérisé. Il peut retenir un peu de soude libre.

Essai. — Le *borate de soude* se reconnaît en traitant le sel par de l'acide sulfurique et de l'alcool qui brûlera avec une flamme verte s'il y a de l'acide borique.

Il ne doit pas noircir le calomel en présence de quelques gouttes d'eau (*alcali libre*).

La solution aqueuse ne doit pas troubler l'eau de chaux (*carbonate*), ni le chlorure de baryum (*sulfate*), ni décolorer le permanganate de potasse (*acides organiques étrangers*).

La solution aqueuse, additionnée d'acide azotique, puis filtrée pour enlever l'acide benzoïque, ne doit pas se troubler par l'azotate d'argent (*chlorure*).

1 gramme de benzoate de soude anhydre calciné avec SO^4H^2 donne environ 0 gr. 48, SO^4Na^2.

Pharmacologie. — Le benzoate de soude est antiseptique et à ce titre employé dans les maladies des voies urinaires et biliaires. On l'a conseillé contre la goutte, l'albuminurie, la coqueluche, les angines, laryngites, le rhumatisme articulaire. Il facilite l'expectoration dans les bronchites aiguës ou chroniques et diminue la toux. On l'administre en potion, pilules, sirop, ou dans de la tisane à la dose de 0 gr. 50 à 5 grammes par jour. Aux enfants, 0,20 par année.

CACODYLATE DE SODIUM

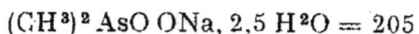

$(CH^3)^2$ AsO ONa, 2,5 $H^2O = 205$

Syn. : *Diméthylarsinate de sodium.*

Constitution. — L'arsenic est capable de se combiner avec des radicaux organiques pour former des corps qu'on appelle des arsines. C'est ainsi qu'il peut s'unir avec deux radicaux méthyles pour former une diméthylarsine $As(CH^3)^2$ qui se soude à elle-même pour former le *cacodyle* [As(CH³)²]². Ce cacodyle soumis à un premier stade d'oxydation donne de l'*oxyde de cacodyle* [As(CH³)²]²O. Si l'on pousse plus loin l'oxydation, on obtient l'*acide cacodylique* (CH³)²AsO — OH pouvant s'unir aux bases pour donner des sels, les *cacodylates*.

Préparation. — 1° DE L'ACIDE CACODYLIQUE. — On distille à feu nu, avec précaution, un mélange d'acétate de potassium desséché et d'acide arsénieux et on recueille sous l'eau le produit distillé. On obtient ainsi de l'oxyde de cacodyle, liquide volatil, spontanément inflammable, d'odeur alliacée, très vénéneux. On oxyde ce liquide en ajoutant peu à peu de l'oxyde rouge de mercure en ayant soin de bien refroidir ; il se dépose de l'acide cacodylique que l'on fait cristalliser dans l'alcool.

2° DU CACODYLATE DE SOUDE. — On dissout l'acide cacodylique dans de l'eau, on le neutralise exactement par de la soude pure et on fait cristalliser.

Propriétés. — L'*acide cacodylique* est en cristaux prismatiques incolores, sans odeur, à réaction et à saveur faiblement acides ; il est très soluble dans l'eau et dans l'alcool étendu, insoluble dans l'éther. Il n'est pas toxique. Il fond à 200° en un liquide huileux qui ne se solidifie qu'à 90°. Une plus forte chaleur le décompose en produits fétides. 100 parties d'acide pur et sec doivent saturer exactement à la phtaléine 28,99 parties de soude caustique.

Le *cacodylate de soude* cristallise avec des quantités variables d'eau, 1 à 5 molécules. Le cacodylate officinal est le sel à 2,5 molécules d'eau ; il est plus stable que le sel anhydre qui absorbe CO^2 et H^2O et se décompose à 100°.

Le cacodylate se trouve en cristaux radiés, très déliquescents, pouvant contenir 30 % d'eau tout en restant pulvérulents. Les réducteurs le transforment en oxyde de cacodyle. Il est théoriquement neutre à la phtaléine et alcalin à l'orangé 3 Poirier, mais pratiquement tous les échantillons sont acides à la phtaléine, probablement parce qu'il subit un commencement de dissociation au contact de l'eau. Il est soluble dans l'eau et l'alcool et contient 36,58 % d'arsenic ; le sel anhydre contient 46,87 % d'arsenic.

Impuretés. — Le cacodylate de soude pourrait contenir de l'arséniate ou de l'arsénite de soude ; souvent aussi il renferme de l'acide cacodylique, ce qui n'a que peu d'importance.

Réactions et essai. — Il ne donne aucun précipité avec l'acétate neutre de plomb, le bichlorure de mercure, l'azotate de cobalt, le sulfate de manganèse. Il précipite en jaune le nitrate mercureux. Projeté dans un mélange en fusion de nitrate de potasse, carbonate de potasse et de soude, il dégage l'odeur de cacodyle, ce que ne fait pas l'arrhénal. Si on reprend par l'eau additionnée d'acide sulfurique et qu'on traite par H^2S, on obtient un précipité jaune de sulfure d'arsenic (Barthe et Péry). Il ne doit pas donner de précipité par un excès d'eau de chaux ou de baryte (absence d'*arsénites* et d'*arséniates*) ; il ne doit pas précipiter ou ne donner qu'un louche faible avec le nitrate d'argent ou le sulfate de cuivre (absence de *chlorures* et d'*arrhénal*) ; il ne doit précipiter ni par le réactif nitromolybdique, ni par un mélange de chlorure d'ammonium, d'ammoniaque et de sulfate de magnésie (absence d'*arséniates* et de *phosphates*). Tout à fait pur, il n'est pas réduit à froid par le zinc pur. Sa réaction est neutre à la phtaléine.

Pour distinguer le cacodylate de soude, l'arrhénal et les combinaisons arsénicales minérales, on en dissout environ 0,20 dans 1 à 2 centimètres cubes d'eau et on ajoute 10 centimètres cubes du réactif (hypophosphite de soude 1 gramme, eau 10 centimètres cubes, acide chlorhydrique 100 centimètres cubes) ; on fait bouillir un instant et on obtient : avec le cacodylate une odeur alliacée, pas de précipité noir ; avec l'arrhénal un précipité noir d'arsenic et pas d'odeur alliacée, et avec les arsénites et arséniates un dépôt noir abondant et rapide d'arsenic (Bougault).

Dosage. — Procédé Imbert et Astruc. — Fondé sur ce fait que le cacodylate de soude est théoriquement alcalin à l'orangé 3 Poirier et que pour le ramener à la neutralité il faut une molécule d'acide pour une molécule de sel.

On dissout 2 gr. 05 de cacodylate de soude dans 100 centimètres cubes d'eau distillée. On en prélève 10 centimètres cubes qu'on neutralise exactement par une solution étendue de potasse en se servant de la phtaléine. Cette opération a pour but de neutraliser un peu d'acide cacodylique libre que contient toujours le sel ou la solution. On ajoute ensuite quelques gouttes d'orangé 3 Poirier et on titre au moyen de la solution décinormale d'acide sulfurique, jusqu'à coloration rose. Le nombre de dixièmes de centimètre cube trouvés représente la richesse pour 100.

Exemple : Il a fallu 9 c. c. 4 d'acide sulfurique titré ; richesse 94 % en cacodylate officinal à 2,5 molécules d'eau. Ce chiffre multiplié par le rapport $\dfrac{160}{205} = 0{,}7805$ donne la dose de cacodylate anhydre contenu. Soit $94 \times 0{,}7805 = 74{,}138$ % de sel anhydre.

Le cacodylate de soude commercial ne titre souvent que 70 % de sel pur ; le reste, 30 %, est surtout constitué par de l'eau. Un échantillon commercial que nous avons examiné contenait pour 100 : 2 gr. 76 d'acide cacodylique, 30 grammes d'eau et 67 gr. 24 de cacodylate de soude pur. Ce sel ne perd la totalité de son eau qu'après deux heures d'étuve à 115°.

Le Codex fixe pour le sel officinal une teneur minima de 75 à 78 % de cacodylate anhydre.

Pharmacologie. — Le cacodylate de soude possède des propriétés thérapeutiques analogues à celles des arsenicaux minéraux, mais il a sur ceux-ci l'avantage d'agir avec plus de vigueur, de régularité et de n'être pas toxique, ce qui permet d'administrer, dans tous les cas, des doses efficaces sans se heurter à l'intolérance de l'organisme. D'une façon générale, le cacodylate fait renaître l'appétit, il augmente les forces, le nombre des globules rouges, il diminue la dyspnée dans les affections respiratoires. Il limite dans une large mesure les pertes par désassimilation des sels minéraux. On le conseille dans la prétuberculose, la chlorose, la chorée, la neurasthénie, le diabète, dans certaines dermatoses : adénite tuberculeuse, lupus érythémateux, eczéma, prurigo, psoriasis.

On doit le conserver en flacons bien bouchés.

Doses et modes d'administration. — On le donne par voie stomacale, par voie hypodermique ou par voie rectale.

PAR VOIE STOMACALE : à la dose de 2 à 6 centigrammes par jour en solution, sirop, pilules de préférence kératinisées. Chez certains malades, il produit des renvois alliacés très désagréables.

PAR VOIE HYPODERMIQUE : on injecte 2 à 5 centigrammes par jour en solution aqueuse à 5 % stérilisée, soit sous la peau, soit dans le muscle. Introduit par cette voie, il ne subit aucune modification dans l'économie et se retrouve dans l'urine presque en totalité (IMBERT et BADEL). Les solutions aqueuses peuvent être stérilisées à 100° sans crainte de décomposition. La solution dans l'eau de laurier-cerise se trouble après quelques heures.

PAR VOIE RECTALE : en lavement donné avec une seringue jaugeant 5 centimètres cubes et armée de l'embout de Condamin. On injecte 5 à 10 centimètres cubes de solution à 0,20 %. Quand on a soin d'ajouter aux préparations destinées à la voie buccale ou rectale une trace de permanganate de potassium, on évite la production des gaz à odeur alliacée (HÉLIER).

En résumé, les doses moyennes sont de 5 à 10 centigrammes, exceptionnellement 15 centigrammes, en commençant par une faible dose que l'on augmente graduellement. Traiter 10 jours, interrompre 10 jours.

On peut l'administrer aux enfants.

Il n'est que moyennement toxique s'il ne contient pas d'arsénite ou d'arséniate.

Dans une thèse récente, MARÉCHAL prétend que les doses ci-dessus sont beaucoup trop faibles pour agir suffisamment. Il a administré fréquemment et sans accidents, par toutes les voies, jusqu'à 6 gr., en une fois, de cacodylate de soude et jusqu'à 20 gr. en un mois. Il a donné de même jusqu'à 7 gr. à la fois d'arrhénal.

MÉTHYLARSINATE DE SOUDE

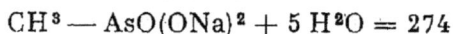

$$CH^3 — AsO(ONa)^2 + 5 H^2O = 274$$

Syn : Arrhénal.

Constitution. — L'acide méthylarsinique appartient aux groupes des arsenicaux organiques, appelés arsines en chimie. On peut le considérer comme dérivant de l'acide arsénique AsO (OH)^3 dont un OH est remplacé par CH^3 ; tandis que l'acide cacodylique résulte de la substitution de 2 CH^3 à 2 OH d'acide arsénique.

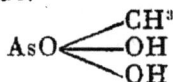

$$AsO \Big\langle \begin{matrix} CH^3 \\ OH \\ OH \end{matrix} \qquad\qquad AsO \Big\langle \begin{matrix} CH^3 \\ CH^3 \\ OH \end{matrix}$$

Acide méthylarsinique.   Acide cacodylique ou diméthylarsinique.

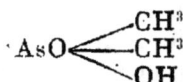

L'acide méthylarsinique renfermant 2 OH acides peut donner deux séries de sels, des sels acides, par exemple le méthylarsinate monosodique, et des sels neutres, par exemple le méthylarsinate disodique, qui constitue le sel employé en thérapeutique sous le nom d'arrhénal.

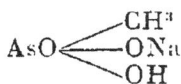

$$AsO \overset{CH^3}{\underset{OH}{\Longleftarrow}} ONa \qquad\qquad AsO \overset{CH^3}{\underset{ONa}{\Longleftarrow}} ONa$$

Méthylarsinate   Méthylarsinate disodique
monosodique.   ou arrhénal.

Cet acide peut être considéré comme le premier terme d'une longue série de ces arsenicaux organiques. On peut en effet remplacer dans sa formule CH^3 par C^2H^5 pour avoir l'*acide éthylarsinique*, ou par C^6H^5 pour avoir l'*acide phénylarsinique*, ainsi que la double série des sels correspondants. Ces corps sont d'ailleurs connus et jouissent probablement de propriétés thérapeutiques.

Préparation. — 1° *De l'acide méthylarsinique.* — On l'obtient, d'après BAEYER, par l'action de l'oxyde d'argent (AgOH) sur la dichlorométhylarsine ($CH^3 — As = Cl^2$). Actuellement, on l'obtient en partant de son sel de sodium que l'on décompose par la quantité théorique d'un acide fort. On dissout dans l'eau du méthylarsinate disodique, on ajoute quelques gouttes de violet de Paris (réactif sensible seulement aux acides minéraux) et on verse peu à peu, dans cette solution, de l'acide sulfurique étendu jusqu'à virage au bleu. Il se forme de l'acide méthylarsinique et du sulfate de soude :

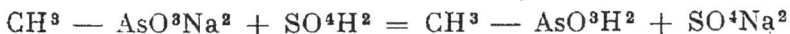

$$CH^3 — AsO^3Na^2 + SO^4H^2 = CH^3 — AsO^3H^2 + SO^4Na^2$$

On évapore à sec dans le vide, au bain-marie, pour chasser l'eau, on reprend le résidu par de l'alcool concentré et bouillant qui ne dissout que l'acide et laisse le sulfate de soude. Par évaporation de l'alcool on obtient des écailles d'acide que l'on peut transformer en plus beaux cristaux par recristallisation dans l'eau.

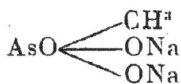

2° *Du méthylarsinate disodique.* — On l'obtient en faisant agir de l'iodure de méthyle sur de l'arsénite de sodium en présence de la soude.

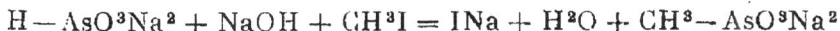

$$H — AsO^3Na^2 + NaOH + CH^3I = INa + H^2O + CH^3 — AsO^3Na^2$$

On dissout de l'anhydride arsénieux dans trois molécules de soude et on chauffe à 75° avec une molécule d'iodure de méthyle dissous dans de l'alcool.

Propriétés. — L'*acide méthylarsinique* est en cristaux incolores, inodores, de saveur piquante, très solubles dans l'eau et dans l'alcool bouillant, moins solubles dans l'alcool froid, insolubles dans l'éther. Il commence à fondre vers 158°, mais surtout à 161°-162, sans décomposition (l'acide cacodylique fond à 198°). Il est bibasique et déplace l'acide carbonique ; il donne des sels acides et des sels neutres.

Le *méthylarsinate disodique* officinal est en gros cristaux transparents, retenant 5 H_2O qu'ils perdent à 120°-130° et qu'ils reprennent en partie à l'air. Il n'est pas efflorescent.

Habituellement, le commerce le livre en petits cristaux blancs, opaques, inodores, à saveur de bicarbonate de soude, à réaction alcaline, très solubles dans l'eau, peu solubles dans l'alcool fort. Non desséché, il fond dans son eau de cristallisation à 139°-140° (le cacodylate fond à 75°). Après évaporation de l'eau, il ne fond plus même à 300°, température au-dessus de laquelle il se décompose en donnant un anneau d'arsenic et une odeur alliacée. Cristallisé, il contient 32,85 % d'eau et 27,37 % d'arsenic.

Réactions. — Le méthylarsinate disodique se différencie d'avec les arsénites et arséniates, en ce qu'il précipite en blanc l'azotate d'argent, ne précipite pas la mixture magnésienne, ne donne à chaud et en solution acide qu'un trouble et un dépôt blanc grisâtre par l'hydrogène sulfuré.

Il se différencie facilement du cacodylate de soude par les réactions suivantes : il précipite à chaud par le chlorure de calcium, en blanc par l'acétate neutre de plomb, en rouge brique par le bichlorure de mercure, en violacé par l'azotate de cobalt, en blanc rose par le sulfate de manganèse. Le cacodylate de soude ne donne, avec ces différents sels, aucune réaction.

0 gr. 20 dissous dans 1 à 2 centimètres cubes d'eau et additionnés de 10 centimètres cubes d'hypophosphite chlorhydrique (voir cacodylate de soude, essai) donne à l'ébullition un précipité noir d'arsenic, sans odeur alliacée (BOUGAULT).

Calciné, il donne un anneau d'arsenic et l'odeur alliacée, ce que ne font pas les arséniates. Calciné avec un mélange fondant et oxydant, il se transforme en arséniate.

Essai. — Le méthylarsinate disodique ne doit pas contenir d'arséniate, ni d'arsénite ; on pourrait lui substituer ou le mélanger de cacodylate de sodium.

Il doit donner une solution aqueuse parfaitement limpide, ne se troublant pas par l'eau de baryte, donnant avec l'azotate d'argent un précipité blanc, sans trace de jaune, ni de rouge brique (*arsénite, arséniate*). 0 gr. 50 dissous dans 10 centimètres cubes d'eau distillée ne doivent pas décolorer 1 goutte de solution N/10 de permanganate de potasse (*arsénite*).

Pour reconnaître le cacodylate de soude, dissoudre l'arrhénal dans 2 centimètres cubes d'eau, ajouter 10 centimètres cubes d'hypophosphite chlorhydrique, puis porter à l'ébullition. S'il y a du cacodylate, il se fait du cacodyle à odeur alliacée (BOUGAULT).

Dosage. — La méthode par pesée à l'état de méthylarsinate d'argent ne donne que des résultats médiocres à cause de la solubilité relative de ce sel dans l'eau. ASTRUC a indiqué un procédé basé sur l'emploi des indicateurs colorés, mais le virage n'est pas très net.

FALIÈRES, d'une part, ADRIAN et TRILLAT, d'autre part, ont indiqué un procédé de dosage volumétrique à l'azotate d'argent que l'on peut utiliser de la façon suivante : précipiter par un excès d'azotate d'argent titré et doser l'excès par une solution titrée de sulfocyanure d'ammonium : on a par différence le sel d'argent entré en combinaison.

Le CODEX a accepté cette méthode. On dissout 0 gr. 30 d'arrhénal dans 20 c. c. d'eau, on ajoute 50 c. c. de solution N/10 d'azotate d'argent, dont 1 c. c. correspond à 0 gr. 0137 d'arrhénal, on complète à 100 c. c., on laisse déposer le méthylarsinate d'argent. On décante 50 c. c., on ajoute 2 c. c. de solution 1/10 d'alun de fer ammoniacal puis de l'acide azotique, quelques gouttes, et on titre l'excès d'argent par le sulfocyanure d'ammonium ajouté jusqu'à coloration rouge. Il en faut environ 15 c. c., ce qui correspond à une richesse de 91,33 % d'arrhénal pur.

SOULARD effectue le dosage de l'arrhénal à l'aide de l'azotate d'urane. Il fond 10 à 20 centigrammes de produit avec le mélange d'azotate de potasse, carbonates de potasse et de soude ; l'arsenic se transforme en arséniate. Après refroidissement, il dissout dans l'eau, traite par l'acide acétique jusqu'à légère acidité et dose avec l'azotate d'urane titré en se servant de ferrocyanure de potassium comme indicateur. 1 centimètre cube d'azotate d'urane titré à

0 gr. 005 de P^2O^5 correspond à 0 gr. 00528 d'arsenic, à 0 gr. 00985 d'acide méthylarsinique, à 0 gr. 013 de méthylarsinate disodique sec.

Pharmacologie. — Le méthylarsinate de soude a été indiqué par GAUTIER pour remplacer le cacodylate de soude, sur lequel il offre l'avantage de pouvoir être pris par la voie stomacale, sans produire de renvois à odeur alliacée.

C'est un tonique puissant, excitant l'appétit, augmentant le nombre des globules rouges du sang, ainsi que le poids des malades. On le conseille contre la tuberculose, l'anémie, la chlorose, l'asthme, l'emphysème, les vomissements de la grossesse, les maladies cutanées. Il semble particulièrement actif dans les fièvres paludéennes, contre lesquelles il agirait mieux que la quinine (BILLET).

On le donne chez l'adulte à la dose quotidienne de 0 gr. 05, dose que l'on peut élever exceptionnellement à 0 gr. 15 et 0 gr. 20. On l'administre en pilules de 0 gr. 02, en solution, en injections hypodermiques dosées à 0 gr. 05 pour 1 centimètre cube. Sa solution dans l'eau de laurier-cerise se trouble après quelques heures.

Il est peu toxique ; pourtant des doses élevées peuvent augmenter de un demi-degré à un degré la température des tuberculeux fébriles ; on doit, en outre, en surveiller l'emploi chez tous les malades dont le foie est insuffisant (cirrhoses, congestions hépatiques, etc.). GAUTIER conseille de le donner pendant cinq jours de suite, suivis d'un repos égal, puis de reprendre la médication.

On peut l'administrer aux enfants à la dose de 0 gr. 02 par jour, en solutions aqueuses qui ont une saveur faible d'eau de Vichy.

CITRATE DE SODIUM

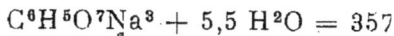

$$C^6H^5O^7Na^3 + 5,5 H^2O = 357$$

Préparation. — On mélange une solution de 57 grammes d'acide citrique à une solution de 75 grammes de bicarbonate de soude. Quand l'effervescence a cessé, on évapore à 36° B. (D. = 1,31) et on fait cristalliser.

On obtient 100 grammes de produit qui représente du citrate trisodique.

Propriétés. — Le citrate de soude est en cristaux efflorescents, très solubles dans l'eau, peu solubles dans l'alcool, de saveur peu amère et légèrement alcaline. A 100°, il perd les 7/11 de son eau de cristallisation et le reste à 200°.

Pharmacologie. — Purgatif à la dose de 25 à 40 grammes, mais peu usité. On l'a conseillé dans le traitement de la dyspepsie des adultes, des gastralgies, sous forme de comprimés ou de solution à 1/10 à prendre au moment des douleurs, comme s'il s'agissait du bicarbonate de soude, et aussi pour le traitement des troubles digestifs des nourrissons. Il retarde la coagulation du lait et de ce fait favorise la tolérance du régime lacté ; il arrête les vomissements. On met dans chaque tétée de 120 centimètres cubes de lait 1 cuillerée à soupe d'une solution de citrate à 5 grammes pour 300 centimètres cubes d'eau, soit 0 gr. 25. Cette solution se conserve mal, elle est envahie par les moisissures, on doit la renouveler souvent.

Le citrate de soude n'est pas antiseptique, mais associé aux antiseptiques, il facilite leur action en maintenant la toilette de la plaie. On peut l'ajouter au formol, phénol, salicylate de soude, liqueur de Dakin, résorcine.

FORMIATE DE SODIUM
$$CHO^2Na = H - CO^2Na = 68$$

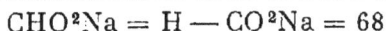

Préparation. — On l'obtient en saturant de l'acide formique par du carbonate de sodium tant qu'il se fait un dégagement gazeux ; puis on concentre et on fait cristalliser.

Propriétés. — C'est un sel cristallisé, blanc, efflorescent, soluble dans 2 parties d'eau, peu soluble dans l'alcool, insoluble dans l'éther. Traité par l'acide sulfurique, il dégage à froid de l'acide formique à odeur piquante et à chaud de l'oxyde de carbone. Sa solution aqueuse réduit à froid l'azotate d'argent avec dépôt noir d'argent métallique et à chaud le chlorure mercurique avec production de calomel.

Pharmacologie. — Le formiate de soude a été vanté comme toni-musculaire. On l'a conseillé dans la neurasthénie, le diabète, la faiblesse sénile, les convalescences, anémies et dans nombre de maladies (Huchard-Clément). Il semble aujourd'hui que son action ait été exagérée. Il agit encore comme diurétique. On l'a préconisé aussi dans le traitement de la pneumonie à son début (Polénon et Rochon). On le donne à la dose de 2 à 4 grammes par jour en solution, sirop, élixir. Chez les enfants de 5 à 10 ans, 0 gr. 50 à 1 gramme.

GLYCÉROPHOSPHATE DE SOUDE

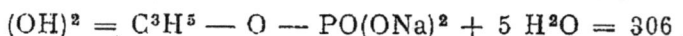

$$(OH)^2 = C^3H^5 — O — PO(ONa)^2 + 5 H^2O = 306$$

Préparation. — On l'obtient en saturant l'acide glycérophosphorique par du carbonate de soude, ou en traitant la solution de glycérophosphate de chaux, ou mieux de baryte, par du carbonate ou du sulfate de soude. On enlève par filtration le carbonate ou le sulfate de chaux ou de baryte insoluble qui s'est produit et on concentre au bain-marie, dans le vide.

Propriétés. — Le glycérophosphate de soude se trouve actuellement dans le commerce sous trois états :

1° *En masses pâteuses*, déliquescentes, ne devenant solides que vers 140°, très solubles dans l'eau, en donnant une solution légèrement alcaline.

2° *En petits cristaux* blancs, brillants, très solubles dans l'eau froide en lui communiquant une légère alcalinité. Ils retiennent 5 H^2O de cristallisation et sont constitués par du glycérophosphate disodique pur. Leur solution aqueuse ne s'altère pas par un chauffage à 120° pendant 10 minutes. Les gros cristaux contiennent 6 H^2O qu'ils perdent en partie dans l'air sec à 25°-30° en se transformant en petits cristaux qui représentent la forme stable (Rogier et Fiore).

3° *En solution à 50 % ou soluté officinal* que le Codex fait préparer par double décomposition entre le glycérophosphate de chaux et le sulfate ou le carbonate de soude. On filtre et on concentre au poids voulu. Elle retient le plus souvent du sulfate ou du carbonate alcalin. Elle contient environ 50 % de glycérophosphate de sodium. *anhydre*.

Le glycérophosphate de soude peut exister sous deux formes isomériques selon qu'il provient de l'acide monoglycérophospho-

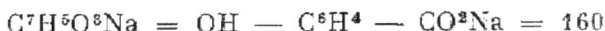

rique α ou β (voir Glycérophosphate de chaux, constitution). Le sel en petits cristaux serait le β monoglycérophosphate disodique

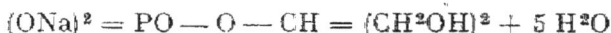

$$(ONa)^2 = PO - O - CH = (CH^2OH)^2 + 5\ H^2O$$

et l'acide α donnerait un sel disodique incristallisable

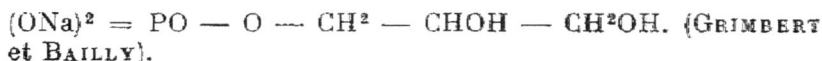

$$(ONa)^2 = PO - O - CH^2 - CHOH - CH^2OH.\ (\text{Grimbert et Bailly}).$$

Réactions. — Le glycérophosphate de soude précipite en blanc les chlorures de calcium, de strontium, de baryum, en solutions concentrées, l'acétate de plomb, l'azotate d'argent. Il ne précipite à froid ni le nitromolybdate d'ammoniaque, ni l'acétate d'urane, ni la mixture magnésienne, ni les sulfates de fer, de zinc, ni les chlorures de magnésium, de mercure.

Essai. — Doit donner les réactions précédentes.

Le soluté officinal doit ne pas précipiter par la mixture magnésienne. Doit contenir 50 % de glycérophosphate de soude anhydre, ce que l'on constate par dosage à l'état de pyrophosphate de magnésie.

Pharmacologie. — Ce sel agit à la façon du glycérophosphate de chaux : c'est donc un tonique nerveux et un reconstituant qui se donne dans tous les états de déchéance et tout particulièrement quand ils s'accompagnent de déminéralisation de l'organisme. On le donne à la dose de 0 gr. 20 à 0 gr. 50 par jour en injections hypodermiques, solutions, vins, cachets, etc. A l'état de petits cristaux, il se conserve bien. Les solutions sont stérilisables à 120°.

SALICYLATE DE SOUDE

$$C^7H^5O^3Na = OH - C^6H^4 - CO^2Na = 160$$

Syn. : Salicylate neutre de sodium.

Préparation. — Il existe deux salicylates de soude : le salicylate basique NaO — C^6H^4 — CO^2Na, et le salicylate neutre HO — C^6H^4 — CO^2Na ; ce dernier étant officinal sera seul étudié.

1° Procédé de laboratoire. — On délaie de l'acide salicylique dans l'eau et on neutralise par du carbonate de soude pur. On cencentre et on fait cristalliser. Il faut éviter de filtrer sur du papier contenant du fer, sans quoi la solution devient violette.

2° PROCÉDÉ INDUSTRIEL. — Le salicylate de soude se prépare industriellement en faisant passer un courant d'acide carbonique dans du phénol additionné de soude caustique, comme il est indiqué pour la préparation de l'acide salicylique.

Propriétés. — Le salicylate de soude se présente soit en aiguilles soyeuses, soit en poudre cristalline.

Il est incolore, de saveur un peu amère et légèrement sucrée.

Il est soluble dans son poids d'eau froide (solution neutre au tournesol), très soluble à chaud, soluble dans 2 parties d'alcool à 60°, 5 parties d'alcool à 95° froid, 4 parties de glycérine ; insoluble dans l'alcool absolu et l'éther. A l'air, il brunit. Le perchlorure de fer le colore en violet. Le permanganate de potasse additionné de soude prend une belle couleur verte par addition d'une pincée de salicylate. Les acides forts en précipitent l'acide salicylique.

Chauffé au-dessus de 220° il donne du phénol, de l'acide carbonique et du salicylate basique de soude.

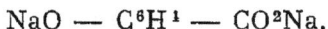

$$NaO — C^6H^4 — CO^2Na.$$

Calciné, il se transforme en carbonate de soude.

Il facilite la solubilité dans l'eau de certains corps, tels que la caféine, la créosote, l'essence d'amandes amères, la vanilline, l'héliotropine, l'eucalyptol, le géraniol. Une solution aqueuse au 1/2 dissout tous ces corps (DUYK).

Impuretés. — Il peut contenir un excès d'acide salicylique ; on le falsifie aussi par addition de borate de soude ou de sucre de lait.

Essais. — La solution aqueuse doit être neutre ou légèrement acide (*acide salicylique*) et incolore (*fer*). L'*acide salicylique* libre se trouve en agitant le sel avec de l'éther anhydre ou de la benzine, qui n'enlèvent que l'acide libre et l'abandonnent par évaporation. L'addition de perchlorure de fer au résidu après addition d'eau donnera une coloration violette. Le sel commercial contient toujours un peu d'acide salicylique. La solution est alors acide au tournesol.

Le *sucre de lait* réduira la liqueur de Fehling.

Le *borate de soude*, par addition d'acide chlorhydrique et immersion d'un papier de curcuma qui brunira par dessiccation.

Par calcination de 1 gramme salicylate de soude, le résidu traité par de l'acide sulfurique dilué, fournit après évaporation et nouvelle calcination 44,38 % de sulfate de soude sec et neutre.

Pharmacologie. — L'action de ce sel ne diffère en rien de celle de l'acide salicylique, mais il est trois fois moins antiseptique. Il est le spécifique du rhumatisme articulaire aigu, qu'il arrête rapidement, dans la majorité des cas. Il faut continuer l'emploi du médicament plusieurs jours après la cessation des douleurs, en employant des doses décroissantes. En gargarisme, il a donné de bons résultats dans le traitement des angines à répétition, des amygdalites, pharyngites, laryngites, enrouements (MEYER), comme curatif et comme préventif.

Doses et modes d'administration. — On le donne, à l'intérieur, à la dose de 2 à 10 grammes par jour, en plusieurs fois, dans de la tisane, en solution, dans un sirop ou en poudre. L'addition de glycirrhizine à ses solutions masque assez bien sa saveur. Pour les enfants, 0,50 par année sans dépasser 5 grammes avant 15 ans.

Les doses élevées amènent souvent des phénomènes congestifs du côté du cerveau, bourdonnements, bruits de cloches, état vertigineux, etc. L'extrait de belladone et l'ergotine sont utiles contre cette complication.

En gargarisme, 1 gramme de salicylate de soude dans un demi-verre d'eau chaude ou d'infusion de coca toutes les 3 ou 4 heures.

Les solutions faites à l'eau ordinaire brunissent fréquemment, ce qui n'arrive pas avec l'eau distillée.

Le salicylate de soude est incompatible avec les préparations acides, sirop de groseille, qui précipitent de l'acide salicylique et aussi avec l'antipyrine qui se liquéfie.

On doit le conserver en flacon coloré, à l'abri de l'humidité.

TARTRATE DE POTASSIUM
ET DE SODIUM $C^4H^4O^6K.Na$, 4 $H^2O = 282,10$

Syn. : Tartrate sodicopotassique. — Sel de Seignette. — Sel de La Rochelle. — Sel des tombeaux.

Préparation. — On sature le tartrate acide de potassium par du carbonate de sodium.

On prend d'après le Codex de 1884 :

Bitartrate de potassium pulvérisé	100 gr.
Carbonate de soude cristallisé.	75 —
Eau distillée	350 —

On dissout à l'ébullition le bitartrate dans l'eau et on ajoute peu à peu le carbonate de soude jusqu'à ce qu'il n'y ait plus d'effervescence.

Après filtration, on évapore jusqu'à 1,38 au densimètre (42° B.), on laisse cristalliser. Les eaux mères donnent de nouveaux cristaux.

Propriétés. — Ce sel cristallise en gros prismes rhomboïdaux à huit faces, incolores, légèrement efflorescents à l'air, solubles dans 1,2 part. d'eau froide, insolubles dans l'alcool et l'éther, de saveur un peu salée, mais non désagréable. Il fond vers 75° dans son eau de cristallisation, qu'il perd en partie à 100° ; le reste se dégage à 195°. Il dérive de l'acide tartrique droit.

Pharmacologie. — C'est un purgatif à la dose de 30 grammes. Il convient aux personnes faibles, aux enfants, aux femmes ; il est indiqué dans les états inflammatoires. Il fait partie de la poudre gazogène laxative anglaise.

Sels de sodium peu employés

Anhydrométhylencitrate de sodium ou **Citarine.** — Sel sodique d'une combinaison de la formaldéhyde et de l'acide citrique. Poudre blanche, insoluble dans l'alcool et l'éther, soluble dans l'eau ; saveur alcaline, non désagréable. Se dédouble facilement dans l'organisme en formaldéhyde qui forme avec l'acide urique une combinaison soluble. Antigoutteux, 2 grammes, 4 à 6 fois par jour en cachets.

Borosalicylate de sodium. — S'obtient en faisant bouillir une solution de salicylate de soude avec de l'acide borique. Masse blanche opaque, soluble dans l'eau, l'alcool, la glycérine. Antiseptique puissant.

Bromovalérianate de soude ou Valérobromine

$(CH^3)^2 = CH — CHBr — CO^2Na.$—Produit très soluble dans l'eau, à odeur de valériane, indiqué toutes les fois qu'il y a lieu d'exercer une action modératrice sur les centres nerveux. Il agit à la façon du bromure de potassium, mais il est mieux supporté. Indiqué dans l'hystérie, l'épilepsie, le nervosisme, la neurasthénie, les palpitations, vertiges, migraines. Doses de 1 à 8 grammes par jour en plusieurs fois, en potion ou solution bien sucrée.

Cinnamate de sodium ou **Hétol** $C^6H^5 — CH = CH — CO^2Na.$ — Poudre blanche soluble dans 10 parties d'eau. Employé avec succès contre la tuberculose, en injections intraveineuses ou intramusculaires. Il produit une hyperleucocytose très prononcée avec tendance à la suppression par sclérose des lésions pulmonaires. Il agirait encore sur les cellules rénales et hépatiques en excitant leur fonctionnement ; l'élimination des phosphates serait diminuée (LAUTIER). On débute par des doses faibles, 1/2 à 1 milligramme, en augmentant progressivement jusqu'à 0 gr. 05 tous les deux jours. On l'associe fréquemment au cacodylate et au glycérophosphate de soude. En lavements, c'est un antiseptique intestinal.

Iodate de sodium $IO^3Na.$ — Poudre blanche, soluble dans l'eau. Conseillé dans les affections cérébrales, méningites, tétanos, etc. Injections hypodermiques de 0 gr. 05 d'iodate avec addition de traces de cocaïne ou de stovaïne, pour le rendre indolore.

Nitrite de sodium $NO^2Na.$ — Cristaux blancs, déliquescents, très solubles dans l'eau et l'alcool. Conseillé en injections hypodermiques, contre la syphilis, le tabès, l'ataxie. C'est un vasodilatateur abaissant rapidement la tension artérielle. A prendre 0 gr. 05, 2 à 3 fois par jour, par voie stomacale ou injections hypodermiques d'une solution de 1 à 6 % — 1 c. c. par jour.

Nucléinate de sodium. — Provient de la dissolution des acides nucléiniques dans la soude. Ces acides nucléiniques ont comme origine les nucléoalbumines ou nucléoprotéides, substances organiques phosphorées existant dans les divers organes animaux ou végétaux. Quand on les soumet à la digestion pepsique, les nucléines restent. Celles-ci, traitées par les acides dilués, donneront les acides nucléiniques correspondants. Ces acides nucléiniques sont dédoublés à leur tour par l'acide sulfurique faible en acide phosphorique et en bases de la nucléine : xanthine, guanine, adénine, etc. Les acides nucléiniques s'obtiennent encore en traitant les organes détenteurs de nucléine par un alcali, par exemple la soude pour le nucléinate de soude. Il est soluble dans l'eau.

Il a une composition chimique et des propriétés variables selon l'origine de l'acide nucléinique (thymus, cerveau, rate, germes de froment, laitance, levures, etc.).

Paraît favoriser l'hyperleucocytose. Action antitoxique. Convient dans les auto-intoxications, les toxémies, la chlorose, la neurasthénie, la paralysie générale. 0 gr. 05 à 0 gr. 10, 2 à 3 fois par jour, en injections sous-cutanées utilisant la solution de 2 grammes nucléinate dans 100 c. c. d'eau salée physiologique. Il provoque chez les typhiques une hyperleucocytose sanguine pouvant lutter contre l'infection péritonéale due à une perforation intestinale (CHANTEMESSE et KAHN). Pour l'usage interne, en tablettes de 0 gr. 10, 3 fois par jour. On l'associe à l'arsenic sous toutes ses formes.

L'employer avec circonspection et en surveillant la réaction fébrile.

Oléate de soude ou **Eunatrol** $C^{18} H^{33} O^2 Na$. — Poudre blanche soluble dans l'eau. Cholagogue préconisé contre la lithiase biliaire à la dose de 2 à 5 grammes par jour.

Sulfovinate de soude $C^2 H^5 O$ — $SO^3 Na$. — Poudre blanche, soluble dans son poids d'eau, ne précipite pas le chlorure de baryum (différence avec le sulfate), mais le précipite après calcination ou ébullition avec de l'acide chlorhydrique. Purgatif à la dose de 15 à 25 grammes.

Tartrate neutre de sodium $C^4 H^4 O^6 Na^2$, $2 H^2 O$. — Cristaux solubles dans 5 parties d'eau froide et de saveur faible. Purgatif à la dose de 15 à 30 grammes. Peut se donner en limonade gazeuse. Convient aux enfants de 5 à 10 ans à la dose de 8 à 20 grammes.

DÉRIVÉS DU LITHIUM

Composés minéraux non oxygénés.
BROMURE DE LITHIUM BrLi $= 87$

Préparation. — On l'obtient en traitant une dissolution chaude de bromure de fer préparée comme il sera indiqué à propos de ce corps, par du carbonate de lithium dans la proportion de 38 grammes de carbonate pour 80 grammes de brome employé. Il se fait du carbonate de fer insoluble et du bromure de lithium. On chauffe pour faciliter la réaction, on filtre, on évapore à sec et on coule en plaques, qui sont enfermées de suite dans des flacons secs.

Propriétés. — Le bromure de lithium peut cristalliser en fines aiguilles ; le plus souvent, il est en plaques blanches. C'est un sel incolore, inaltérable à l'air, mais déliquescent, supportant sans décomposition une température élevée. Il est soluble dans 0 p. 7 d'eau froide, 0 p. 4 d'eau bouillante, soluble dans l'éther anhydre et l'alcool. Il contient 91,95 % de brome.

Pharmacologie. — Il présente les mêmes applications que les autres bromures alcalins. C'est le sel à préférer pour les goutteux à la dose de 0 gr. 50 à 4 grammes par jour en solution ou en sirop. Le conserver en flacons bien bouchés.

IODURE DE LITHIUM I Li = 134

Préparation. — On l'obtient par action du carbonate de lithine sur l'acide iodhydrique en solution. On le prépare encore en faisant agir le carbonate de lithine sur une solution d'iodure ferreux qui donne du carbonate de fer insoluble et de l'iodure de lithium. On opère à l'ébullition. On filtre la solution qui doit être légèrement alcaline, on évapore à sec, puis on coule en plaques que l'on enferme immédiatement dans des flacons secs.

Propriétés. — C'est un sel incolore, très déliquescent, très soluble dans l'alcool, dans 0 p. 6 d'eau froide et 0 p. 2 d'eau bouillante. Préparé par évaporation à sec ou par cristallisation au-dessus de 15°, il est anhydre ; au-dessous de 15°, il retient 3 molécules d'eau (ILi, $3H^2O$).

Anhydre, il contient 94,77 % d'iode.

Pharmacologie. — Succédané de l'iodure de potassium, peu employé ; 1 à 2 grammes par jour dans le rhumatisme chronique ou musculaire. Conserver en flacons secs et bien bouchés.

Composés minéraux oxygénés

CARBONATE DE LITHIUM $CO^3Li^2 = 74$

Syn. : *Carbonate de lithine.*

Préparation. — 1° On décompose une solution de sulfate ou d'azotate de lithium par le carbonate de soude. Il se fait un précipité blanc de carbonate de lithium et du sulfate ou de l'azotate de soude qui reste en solution. Le précipité est lavé abondamment et séché.

2° On peut encore le préparer par calcination de l'acétate de lithine obtenu par double décomposition en faisant agir l'acétate de baryte sur le sulfate de lithine.

Propriétés. — Poudre cristalline blanche, de densité 2,11, peu soluble dans l'alcool, dans 140 parties d'eau à toutes températures. L'eau saturée d'anhydride carbonique en dissout 52 gr. 50 par litre en le transformant en bicarbonate. Il fond au rouge en perdant les 4/5 de son acide carbonique ; il reste un mélange d'oxyde et de carbonate. Le carbonate de lithium est soluble avec effervescence dans l'acide chlorhydrique et cette solution colore la flamme en rouge carmin.

Impuretés et falsifications. — Le carbonate de lithine préparé par précipitation retient toujours du sulfate ou de l'azotate de sodium. On le falsifie souvent par addition de carbonate de magnésie, de carbonate et de phosphate de chaux, de lactose.

Essai. — On le dissout dans un excès d'acide azotique dilué. Cette solution ne doit précipiter ni par l'azotate de baryum (*sulfates*), ni par l'azotate d'argent (*chlorures*), ni à chaud par le molybdate d'ammoniaque (*phosphates*).

Pour reconnaître la *chaux*, on le dissout dans l'acide chlorhydrique dilué, on neutralise par de l'ammoniaque, on ajoute de l'acide acétique et de l'oxalate d'ammoniaque, on obtient un précipité blanc d'oxalate de chaux.

Pour la *magnésie*, on filtre le liquide provenant de l'essai de la chaux, on y ajoute de l'ammoniaque et du phosphate de soude ; il se fait un précipité cristallin de phosphate ammoniaco-magnésien par agitation.

Le *lactose* (qui devient actuellement une falsification courante de beaucoup de produits) se trouve en calcinant le sel de lithine qui reste blanc s'il est pur, et noircit s'il contient du lactose. Il réduit dans ce cas la liqueur de Fehling.

Le carbonate de lithine dissous dans l'acide chlorhydrique et évaporé à sec donne du chlorure de lithium qui doit être complètement soluble dans un mélange à parties égales d'éther et 'd'alcool (*potassium, sodium, calcium, magnésium*).

1 gramme de carbonate de lithine, calciné avec de l'acide sulfurique, doit donner 1 gr. 48 de sulfate de lithine.

Pharmacologie. — C'est le sel de lithine le plus employé. C'est un assez bon dissolvant de l'acide urique qui s'élimine alors par les urines sous forme d'urate de lithine. Il est efficace dans la gravelle urique, la goutte et les calculs urinaires.

On l'administre à la dose de 0 gr. 10 à 0 gr. 50 par jour. On le donne en solution dans l'eau gazeuse, en paquets ou en cachets. Carles recommande, pour assurer la dissolution, de le donner mélangé à poids égal de bicarbonate de soude ou de sucre.

· Prieur conseille l'emploi du carbonate de lithine délayé dans l'eau pour enlever la couleur jaune que l'acide picrique communique aux mains et au linge.

Composés organiques

BENZOATE DE LITHIUM

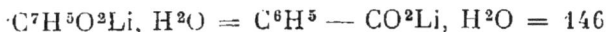

$$C^7H^5O^2Li, H^2O = C^6H^5 - CO^2Li, H^2O = 146$$

Préparation. — Procédé du Codex 1884. — On neutralise l'acide benzoïque par du carbonate de lithine.

On prend :

Acide benzoïque	100 gr.
Carbonate de lithium	30 — 3
Eau distillée	270 —

On délaie le carbonate dans l'eau, on chauffe légèrement et on ajoute peu à peu l'acide benzoïque, tant qu'il se dégage de l'acide carbonique. La solution, concentrée faiblement, est mise à cristalliser. On sèche les cristaux à l'air.

Propriétés. — Cristaux incolores, solubles dans 3 p. 5 d'eau froide, 2 p. 5 d'eau bouillante, 10 parties d'alcool à 90° froid. Sa solution aqueuse précipite en brun clair par le perchlorure de fer dilué ; elle donne avec HCl un précipité blanc d'acide benzoïque.
Calciné, il se transforme en carbonate de lithium.

Essai. — Ne doit pas décolorer le permanganate de potassium (*impuretés diverses*) ; doit se dissoudre sans effervescence dans HCl (*carbonates*) ; cette solution évaporée à sec donne un résidu colorant la flamme en rouge et entièrement soluble dans un mélange éthéro-alcoolique (*potassium, sodium, calcium, magnésium*).
1 gramme calciné avec SO^4H^2 donne 0 gr. 376 de sulfate de lithium.

Pharmacologie. — Ce benzoate possède les propriétés diurétiques des autres benzoates alcalins. On l'emploie de préférence à cause de l'action dissolvante des sels de lithine sur l'acide urique. La dose à prescrire est de 1 à 2 grammes par jour, en cachets de 25 centigrammes, ou en solution, contre la gravelle urique, les calculs urinaires, la goutte, et dans toutes les maladies par ralentissement de la nutrition.

CITRATE DE LITHIUM

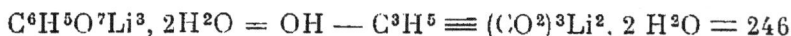

$$C^6H^5O^7Li^3, 2H^2O = OH — C^3H^5 \equiv (CO^2)^3Li^2, 2 H^2O = 246$$

Préparation. — On sature l'acide citrique par le carbonate de lithine.
On prend :

Acide citrique	186 gr.
Carbonate de lithine	100 —
Eau	2.000 —

On projette le carbonate par fractions, dans la solution bouillante d'acide citrique. Le sel cristallise par évaporation.

Propriétés. — Cristaux prismatiques incolores, solubles dans 25 parties d'eau froide, devenant anhydres à 115°.

1 gramme de ce sel calciné avec un excès d'acide sulfurique donne 0 gr. 67 de sulfate de lithium.

Pharmacologie. — Le citrate possède les propriétés du carbonate de lithine ; on le prescrit à sa place à cause de sa plus grande solubilité. On le donne à la dose de 1 à 2 grammes en potion ou solution. Il se conserve à l'air sec, sans altération.

FORMIATE DE LITHIUM $CO^2HLi = 52$

On l'obtient en saturant l'acide formique en solution aqueuse, par du carbonate de lithium. C'est une poudre blanc jaunâtre, soluble dans l'eau, préconisée par HUBNÈR dans le traitement de la goutte et du rhumatisme.

Administré à la dose de 1 gramme à 1 gr. 50 par jour.

L'idée d'associer l'acide formique au lithium tient à ce fait, observé par un auteur étranger, que les piqûres d'abeilles ont une action favorable sur le rhumatisme articulaire ; or ces piqûres équivalent à des inoculations d'acide formique.

GLYCÉROPHOSPHATE DE LITHIUM

$$(OH)^2 = C^3H^5 - O - PO = (OLi)^2 = 184$$

On l'obtient par double décomposition à l'ébullition entre le glycérophosphate de chaux et le carbonate de lithine. On filtre pour enlever le carbonate de chaux et on concentre à basse température.

C'est une poudre cristalliné, blanche, soluble dans l'eau. Son usage est indiqué dans tous les cas où l'on veut ajouter à l'action des sels de lithine les effets toniques de l'acide glycérophosphorique.

On le donne à la dose de 1 à 2 grammes par jour en cachets ou en solution.

SALICYLATE DE LITHIUM

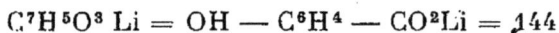

$C^7H^5O^3 Li = OH — C^6H^4 — CO^2Li = 144$

Préparation. — On délaie de l'acide salicylique dans l'eau et on le neutralise, à l'ébullition, par du carbonate de lithine. On évapore et on fait cristalliser.

Propriétés. — Aiguilles soyeuses, incolores, inodores, de saveur piquante et sucrée. Il est soluble dans l'eau et l'alcool et inaltérable à l'air quand il est pur. Il est impur quand il présente l'odeur d'acide phénique et une teinte rosée, dues à l'emploi d'acide salicylique impur.

Calciné, il dégage l'odeur de phénol, puis charbonne et se transforme en carbonate de lithium.

Essai. — Le salicylate de lithine doit donner avec l'eau une solution légèrement acide, ne dégageant pas de CO^2 par HCl. 1 ou 2 grammes calcinés, le résidu repris par de l'eau additionnée d'acide azotique fournit une solution qui ne doit précipiter ni par l'azotate de baryte (*sulfates*) ni par l'azotate d'argent (*chlorures*).

Pour rechercher le *salicylate de soude*, on calcine 2 grammes de salicylate de lithine ; ce qui reste est dissout dans HCl, on filtre, on évapore à sec. Ce résidu, qui est du chlorure de lithium, doit être complètement soluble dans l'alcool à 95°. S'il reste un résidu (chlorure de sodium), c'est qu'il y avait du salicylate de soude.

Dosage. — 1 gramme de ce sel calciné avec de l'acide sulfurique donne 0 gr. 381 de sulfate de lithine.

Pharmacologie. — Il est employé comme succédané du carbonate de lithine, sur lequel il a l'avantage d'être soluble dans l'eau et d'ajouter aux propriétés du lithium celles de l'acide salicylique.

On le donne à la dose de 0 gr. 50 à 4 grammes par jour en cachets ou solution, contre les manifestations rhumatismales articulaires ou musculaires, subaiguës et chroniques.

Acétylsalicylate de lithium ou **Apyrone.** — Poudre soluble dans l'eau, de saveur alcaline faible. Elle contient 96,26 % d'acide acétylsalicylique et 3,74 % de lithium. Elle donne avec le perchlorure de fer un précipité clair, sans coloration violette ; par l'acide acétique un précipité d'acide acétylsalicylique.

Possède une action rapide dans le rhumatisme articulaire. Se donne sans inconvénient par la voie stomacale ou en injections hypodermiques, lavements.

DÉRIVÉS DE L'AMMONIUM

Composés minéraux non oxygénés.

BROMURE D'AMMONIUM Br NH⁴ = 98

Syn. : *Bromydrate d'ammoniaque.*

Préparation. — On l'obtient en saturant de l'ammoniaque par du brome.

On fait tomber peu à peu le brome dans la solution ammoniacale jusqu'à ce que la liqueur reste colorée, ce qui indique un excès de brome. On décolore par quelques gouttes d'ammoniaque, on concentre jusqu'à 1,25 au densimètre (30° B.) et on fait cristalliser.

Propriétés. — Cristaux incolores, de saveur salée et amère, volatils sans fusion ni décomposition, solubles dans 1 p. 50 d'eau froide, très solubles dans 0 p. 78 d'eau bouillante, peu solubles dans l'alcool (3 %) et dans l'éther (0,11 %). Ce sel jaunit à l'air avec dégagement de brome et formation d'acide bromhydrique. On évite cette coloration en le mélangeant ou en le faisant cristalliser en présence d'un peu de carbonate d'ammoniaque. Il contient 81,62 % de brome.

Impuretés et falsifications. — Il peut contenir de l'iodure et du chlorure d'ammonium, par suite de l'emploi de brome impur.

Essai. — L'essai se fait comme pour le bromure de potassium ; de plus, on doit se souvenir que le bromure d'ammonium est complètement volatil.

0 gr. 20 de ce sel pur et sec sont précipités par 0 gr. 346 d'azotate d'argent, soit 20 c. c., 4 de solution N/10 et donne 0 gr. 383 de bromure d'argent.

Pharmacologie. — Le bromure d'ammonium est un sédatif analogue au bromure de potassium, il est plus riche que lui en brome. On l'emploie seul ou mélangé avec les deux autres bromures alcalins contre l'épilepsie, la toux spasmodique, l'insomnie nerveuse. Il serait non seulement un sédatif, mais encore un modificateur des muqueuses, de la muqueuse bronchique en particulier. On le donne de la même façon, mais à doses moitié moindres, que le bromure de potassium à cause de sa richesse en brome.

Pour purifier le bromure d'ammonium jauni que l'on ne doit jamais employer, il suffit de l'arroser sur un entonnoir de quelques gouttes de solution étendue d'ammoniaque, puis de le laisser sécher à l'air, ou encore de le dissoudre dans l'eau, de décolorer par quelques gouttes d'ammoniaque, puis de faire cristalliser après concentration.

On a conseillé le *bromure d'ammonium et de rubidium* contre l'épilepsie à la dose de 4 à 5 grammes par jour en solution. C'est une poudre cristalline, légèrement jaunâtre, soluble dans l'eau.

CHLORURE D'AMMONIUM Cl NH^4 = 53,50

Syn. : Chlorhydrate d'ammoniaque. — Sel ammoniac.
Chlorure ammonique.

Préparation. — PROCÉDÉ DE LABORATOIRE. — On sature de l'acide chlorhydrique par de l'ammoniaque, on filtre, on évapore jusqu'à 1,08 au densimètre (12° B.) et on fait cristalliser.

Procédés industriels. — 1° On décompose à chaud le sulfate d'ammonium en solution par le chlorure de sodium :

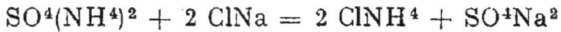

$$SO^4(NH^4)^2 + 2\ ClNa = 2\ ClNH^4 + SO^4Na^2$$

On évapore dans des chaudières, on enlève le sulfate de soude à mesure qu'il se dépose, puis on laisse vingt-quatre heures et on recueille les cristaux de chlorure d'ammonium. On obtient ainsi le *sel ammoniac brut*, qu'il faut purifier par sublimation.

2° Actuellement, on emploie presque exclusivement le procédé qui consiste à saturer l'acide chlorhydrique commercial par les produits ammoniacaux extraits, par distillation, des eaux d'épuration du gaz d'éclairage ou des vidanges.

Purification. — Le produit ainsi obtenu est toujours coloré par des impuretés, surtout par du fer.

On le purifie par une ou deux sublimations faites en le chauffant au rouge sombre dans des chaudières en fonte ou dans des pots en grès, en présence de 3 % de phosphate d'ammoniaque pour retenir le fer.

Propriétés. — Ce sel cristallise en octaèdres ou en cubes blancs, anhydres, de densité 1,5. Il est inodore, de saveur fraîche, piquante et salée, neutre au tournesol, soluble dans 3 parties d'eau froide, dans 1 p. 3 d'eau bouillante, dans 8 p. 5 d'alcool et 5 parties de glycérine. Il se volatilise vers 350° sans décomposition et se dissocie au-dessus de 1,000°.

Les oxydes métalliques l'attaquent presque tous à chaud, en donnant des chlorures, de l'azote et de l'eau. Sa solution aqueuse dissout l'oxyde de zinc et le bichlorure de mercure.

Dans le commerce, on trouve ce corps en pains volumineux, orbiculaires, blancs, demi-transparents, obtenus par sublimation.

Essai. — Le sel ammoniac doit être blanc et complètement volatil, ne précipiter ni les sels de baryum (*sulfates*), ni l'hydrogène sulfuré ou le sulfure d'ammonium (*métaux*), ni l'oxalate d'ammonium (*chaux*).

Pharmacologie. — Le chlorure d'ammonium est un stimulant. Sa propriété de dissoudre la mucine et de désagréger les cellules épithéliales l'a fait employer comme expectorant. Il

exerce en effet une action favorable sur la muqueuse respiratoire.
Pour RABUTEAU, c'est un oxydant au même titre que le chlorure
de sodium, activant la circulation et les phénomènes de nutrition.
A l'extérieur, on l'utilise comme révulsif.

On le prescrit à l'*intérieur* à la dose de 0 gr. 50 à 3 grammes
par jour, en potion, pilules, dans de la tisane ; à haute dose, il
est vénéneux. A l'*extérieur*, on en fait des lotions, collyres, gargarismes, pommades à 4/30. Mélangé avec de la chaux éteinte et
appliqué sur les pieds, il décongestionne par suite de l'action
révulsive et même vésicante de l'ammoniaque dégagée, action à
surveiller.

Son élasticité le rend difficile à pulvériser ; on le réduit en
poudre au moyen de la râpe ou encore en faisant une solution
saturée bouillante que l'on agite jusqu'à refroidissement.

Fluorure d'ammonium. — $FlNH^4$. Mêmes utilisations et
mêmes doses que le fluorure de sodium.

IODURE D'AMMONIUM $I NH^4 = 145$

Syn. : Iodhydrate d'ammoniaque.

Préparation. — 1° On précipite une solution d'iodure ferreux
par une solution de carbonate d'ammoniaque. Il se fait du carbonate de fer insoluble et l'iodure d'ammonium reste dissous.
Après filtration et évaporation en consistance sirupeuse, on fait
cristalliser. La liqueur doit être ammoniacale au moment de la
cristallisation.

Propriétés. — Ce sel cristallise en cubes anhydres, blancs, de
saveur désagréable, déliquescents, solubles dans 1 partie d'eau
froide, 9 parties d'alcool à 90°, peu soluble dans l'éther (0,5 %).
On peut le sublimer à l'abri de l'oxygène sans décomposition.
A l'air, il devient jaune par mise en liberté d'iode, altération due
à l'acide carbonique de l'air, car tous les acides en éliminent
l'iode.

Essai. — Il doit être entièrement volatil. Dans la pratique,
l'iodure d'ammonium laisse toujours un léger résidu à la calcination (*matières minérales fixes*) qui ne doit pas dépasser 0 gr. 10 %.
On peut d'ailleurs, pour l'examiner, employer les procédés indiqués
pour l'iodure de potassium. 10 c. c. du soluté 1/20 ne doivent pas
précipiter par 2 ou 3 gouttes de solution de chlorure de baryum
(*sulfates, carbonates*).

0 gr. 20 de sel sec précipitent 0 gr. 234 de nitrate d'argent, soit 13 c. c., 8 de solution N/10 et donnent 0 gr. 324 d'iodure d'argent (Codex).

Pharmacologie. — Cédant facilement son iode, c'est un médicament actif qui s'emploie comme les iodures alcalins, mais à doses plus faibles : 0 gr. 50 à 3 ou 4 grammes. Il s'altère et se colore rapidement à l'air. On fait disparaître la coloration en l'arrosant avec un peu d'eau ammoniacale.

Sels oxygénés

SESQUICARBONATE D'AMMONIUM

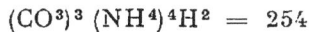

$$(CO^3)^3 (NH^4)^4 H^2 = 254$$

Syn. : Carbonate d'ammoniaque. — Sel volatil anglais.

Préparation. — On l'obtient dans l'industrie par distillation sèche d'un mélange de chlorure ou de sulfate d'ammoniaque et de carbonate de chaux. Il se fait du sesquicarbonate d'ammoniaque, qui se sublime, du chlorure ou du sulfate de calcium et de l'ammoniaque. On chauffe les deux sels dans une cornue en grès communiquant avec un récipient refroidi où se fait la condensation :

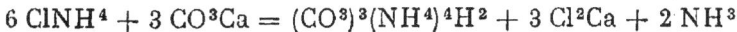

$$6 ClNH^4 + 3 CO^3Ca = (CO^3)^3(NH^4)^4H^2 + 3 Cl^2Ca + 2 NH^3$$

Pour l'avoir cristallisé, on le dissout dans de l'ammoniaque liquide et on abandonne à l'air. Les cristaux qui se déposent sont hydratés :

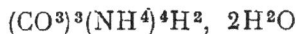

$$(CO^3)^3(NH^4)^4H^2, 2H^2O$$

Propriétés. — Le sesquicarbonate d'ammoniaque est en masses translucides, blanches, à odeur ammoniacale, de saveur piquante et caustique, de réaction fortement alcaline. Il est insoluble dans l'alcool concentré et soluble dans 5 parties d'eau froide. Mais quand on cherche à le dissoudre dans très peu d'eau, il se dédouble en carbonate neutre soluble et en bicarbonate qui se dépose. En réalité, pour avoir une solution complète, il faut 10 parties d'eau froide.

L'eau bouillante et l'alcool bouillant le décomposent avec mise en liberté d'ammoniaque. A l'air, il perd sa transparence, dégage de l'ammoniaque et de l'eau et se recouvre d'un dépôt blanc de

P. C. 15

bicarbonate. Avec le temps, il se volatilise complètement. La chaleur le volatilise en partie et le décompose partiellement dès 60°.

Sa formule de constitution le montre composé de deux molécules de bicarbonate et d'une molécule de carbonate neutre. .

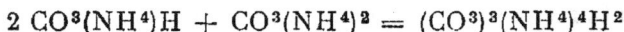

$$2\ CO^3(NH^4)H + CO^3(NH^4)^2 = (CO^3)^3(NH^4)^4H^2$$

Il est possible qu'il contienne aussi du carbamate d'ammoniaque $NH^2 --- CO --- ONH^4$, lequel se forme plus particulièrement dans l'action du gaz carbonique sec sur le gaz ammoniac, mais qui au contact de l'eau se transforme en bicarbonate. Quand il a été obtenu par voie humide (recristallisation dans l'eau), il ne contient point de carbamate.

100 grammes de produit récent peuvent contenir 26 à 27 grammes de gaz ammoniac et saturer 75 à 78 grammes de SO^4H^2.

Essai. — Il doit être entièrement volatil. Sa solution aqueuse ne précipite ni par les solutions de chlorure de baryum (*sulfates*) et d'azotate d'argent en présence d'acide azotique (*chlorures*), ni par l'hydrogène sulfuré (*métaux*).

Pharmacologie. — Médicament très anciennement connu et qui constituait la base des produits autrefois fournis par la distillation de la corne de cerf (*sel volatil, huile volatile de corne de cerf*). Actuellement, on s'en sert à *l'intérieur*, comme stimulant, expectorant, diaphorétique, en solution ou en potion, à la dose de 0 gr. 50 à 2 grammes par jour. Il est diurétique comme les carbonates alcalins. A *l'extérieur*, appliqué en poudre sur la peau, il détermine une vive irritation et même de la vésication. Il entre dans la préparation du *sel volatil anglais* et de *l'alcoolat ammoniacal de Sylvius*, de l'acétate et du valérianate d'ammoniaque.

Il sert en boulangerie pour faire lever les pâtes.

Composés organiques.

ACÉTATE D'AMMONIUM LIQUIDE

Syn. : Esprit de Mindererus.

Préparation. — 1° PROCÉDÉ DU CODEX. — On sature de l'acide acétique par du carbonate d'ammoniaque.

On prend :

Acide acétique cristallisable.	150 gr.
Eau distillée	850 —
Sesquicarbonate d'ammonium, q. s.	160 — environ

On chauffe vers 50°, dans une capsule de porcelaine, le mélange d'eau et d'acide et on ajoute peu à peu le carbonate, jusqu'à réaction faiblement alcaline. Après refroidissement, on filtre et on conserve dans des flacons bouchés. La liqueur obtenue doit marquer au densimètre 1,036 (5° B.) ; elle contient alors 18,5 % d'acétate d'ammoniaque solide.

Les doses indiquées donnent environ 1000 grammes de produit.

2° On peut encore saturer (jusqu'à légère alcalinité) 300 grammes d'acide acétique à 1,060 étendu de 450 grammes d'eau distillée par environ 205 grammes d'ammoniaque liquide officinale, dépourvue d'odeur empyreumatique. Le produit obtenu est inférieur comme odeur et saveur au précédent.

En concentrant la solution officinale d'acétate d'ammoniaque au bain-marie, on obtient de l'acétate cristallisé $CH^3 — CO^2NH^4$.

Propriétés. — Le sel cristallisé est soluble dans l'eau et l'alcool, et dégage par la chaleur de l'acide acétique, de l'ammoniaque et de l'acétamide.

La *solution officinale* doit être incolore, présenter une légère odeur d'acide acétique et une réaction légèrement alcaline ; elle a une saveur désagréable, urineuse. Sa densité est 1,036 à 15°. Elle contient sensiblement 18 gr. 50 d'acétate d'ammonium pour 100 grammes, soit 191 gr. 6 pour un litre.

Impuretés. — L'acétate d'ammoniaque liquide peut contenir des sels alcalins et un excès de carbonate d'ammoniaque. Il perd peu à peu de l'ammoniaque et prend une réaction acide qui le rend caustique. Préparé avec l'ammoniaque liquide du commerce, il présente une odeur empyreumatique désagréable.

Essai. — L'acétate liquide officinal doit être incolore, sans odeur désagréable et de réaction faiblement alcaline. Si la réaction est devenue acide, on la ramène à l'alcalinité par addition d'un peu de carbonate d'ammoniaque ou d'ammoniaque. Il doit marquer 1,036 au densimètre et ne précipiter ni par l'hydrogène sulfuré (*métaux*), ni par le chlorure de baryum (*sulfates, carbonates*), ni par l'azotate d'argent additionné d'acide azotique (*chlorures*). Volume égal d'acide sulfurique et d'acétate d'ammoniaque officinal donne un mélange incolore et non pas rouge (*matières empyreumatiques*).

Pharmacologie. — L'acétate d'ammoniaque se transforme dans l'organisme en carbonate d'ammoniaque et agit comme celui-ci. Son emploi a été surtout spécialisé comme excitant diaphorétique, comme sudorifique, pour provoquer une éruption retardée. On l'a conseillé dans la rougeole, la scarlatine, la coqueluche, la bronchite chronique. On l'a préconisé contre l'ivresse, comme excitant, à la dose de 2 à 3 grammes à prendre en une seule fois. La dose ordinaire quotidienne est de 5 à 10 grammes en potion ; on peut aller jusqu'à 30 grammes. 0,50 à 3 grammes chez les enfants.

L'ancien esprit de Mindererus était obtenu par saturation du vinaigre distillé, par le sel volatil de corne de cerf. C'était un produit impur contenant de l'éther cyanique.

BENZOATE D'AMMONIUM

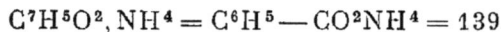

$$C^7H^5O^2, NH^4 = C^6H^5 — CO^2NH^4 = 139$$

Préparation. — On sature 100 grammes environ d'acide benzoïque par 80 grammes d'ammoniaque.

On met l'ammoniaque et l'acide benzoïque dans un ballon et on chauffe doucement en agitant jusqu'à dissolution. On ajoute de l'acide jusqu'à réaction légèrement alcaline. On laisse cristalliser.

Propriétés. — Il est en aiguilles incolores, très solubles dans l'eau et dans l'alcool. Exposé à l'air, il perd de l'ammoniaque et se transforme en benzoate acide. Sa solution aqueuse éprouve le même effet.

Pharmacologie. — C'est un diurétique et un stimulant, conseillé dans la goutte, la gravelle urique, en pilules ou potion, et comme expectorant, chez les vieillards, à la dose de 0 gr. 50 à 2 grammes. Il est surtout employé en Allemange et en Angleterre.

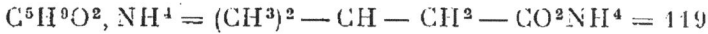

VALÉRIANATE D'AMMONIUM

$$C^5H^9O^2, NH^4 = (CH^3)^2 - CH - CH^2 - CO^2NH^4 = 119$$

Préparation. — 1° On sature l'acide valérianique par le gaz ammoniac. On place sous une cloche tubulée une soucoupe contenant de l'acide valérianique et on y fait arriver un courant de

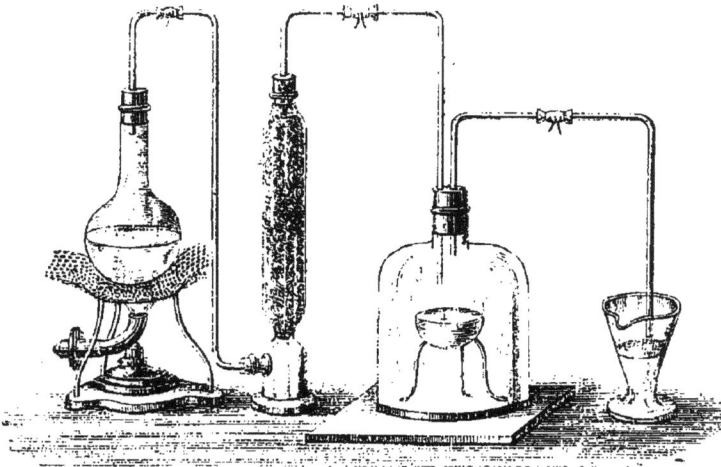

Fig. 20. — Préparation du valérianate d'ammoniaque.

gaz ammoniac sec. Il se dépose sur la soucoupe des cristaux de valérianate qu'il faut recueillir et enfermer avec soin.

2° On peut l'obtenir en solution titrée en saturant de l'acide valérianique par du carbonate d'ammoniaque.

On prend : acide valérianique, 8 gr. 60 que l'on sature par quantité suffisante de carbonate d'ammoniaque jusqu'à réaction neutre, on complète à 50 centimètres cubes avec de l'eau distillée et on obtient une solution au 1/5, c'est-à-dire dont 5 centimètres cubes contiennent 1 gramme de valérianate.

3° Le *valérianate d'ammoniaque composé du Codex* se fait avec : acide *valérianique*, 3 grammes ; sesquicarbonate d'ammoniaque à saturation (environ 4 gr.), extrait de valériane, 2 grammes ; eau distillée, q. s. pour 100 grammes.

Propriétés. — Prismes incolores, anhydres, déliquescents, à odeur valérianique, de saveur douce et sucrée. Au contact de l'eau, ces cristaux prennent un mouvement giratoire ; ils sont solubles dans l'eau et dans l'alcool, décomposables par la chaleur et les acides. A l'air, ils deviennent acides par perte d'ammoniaque et sont alors solubles dans l'eau avec production de gouttelettes d'acide valérianique.

Falsifications. — On l'a falsifié en l'additionnant ou lui substituant du nitrate d'ammoniaque imprégné d'une trace d'acide valérianique ou d'acide butyrique.

Essai. — La réaction doit être neutre au tournesol ; la recherche de l'acide azotique se fera par le cuivre ou la diphénylamine. En pratique, ce sel est toujours légèrement acide.

On chauffera le sel avec de l'alcool éthylique et quelques gouttes d'acide sulfurique : l'odeur d'ananas ou de fraises décélera l'acide butyrique.

Par distillation en présence de SO^4H^2, le liquide distillé doit présenter les caractères de l'acide valérianique.

Calciné il ne doit laisser qu'un résidu de $0,10$ % maximum.

Pharmacologie. — Le valérianate d'ammoniaque peut être considéré comme un stimulant diffusible : à ce titre il est antispasmodique ; mais il ne possède qu'à un faible degré les propriétés spécifiques de la valériane, l'acide valérianique n'ayant aucune valeur thérapeutique. Le valérianate d'ammoniaque Pierlot agit par la présence d'extrait ou de teinture de valériane, lesquels contiennent de l'essence, principe actif de la valériane. Ce sel a été conseillé comme antinévralgique, surtout en pilules ou potion, à la dose de 0 gr. 10 à 0 gr. 50.

ARGENT Ag = 108

Préparation. — 1° *De l'argent pur.* — Par calcination de l'azotate d'argent, reprise par l'eau distillée, précipitation à l'état de chlorure par l'acide chlorhydrique, fusion du chlorure d'argent avec 10 parties de carbonate de soude : il se fait du chlorure de sodium, de l'acide carbonique, de l'oxygène et de l'argent métallique qui fond et coule au fond du creuset.

2º *De l'argent commercial.* — La métallurgie de l'argent est l'une des plus compliquées ; elle comporte toujours l'emploi des dissolutions métalliques. Elle peut se résumer en deux sortes de méthodes : *a*) la *méthode par fusion*, qui utilise le plomb fondu comme dissolvant de l'argent que l'on isole ensuite soit par une série de cristallisations donnant du plomb de plus en plus argentifère, soit par action d'une lame de zinc qui enlève l'argent ; dans les deux cas, on finit par la *coupellation* qui libère l'argent ; *b*) la *méthode d'amalgamation* à froid ou à chaud dans laquelle, à la suite d'une série d'opérations, l'argent se dissout dans le mercure ; on l'isole par distillation.

Propriétés. — Métal blanc, brillant, de densité 10,5, très ductile, fondant à 957º et se volatilisant au four électrique vers 2600º. Fondu, il dissout 22 fois son volume d'oxygène qu'il perd par le refroidissement.

En l'alliant au cuivre, on augmente sa dureté. Les deux alliages classiques sont au titre 900 millièmes et 835 millièmes d'argent.

L'argent ne s'oxyde pas au contact de l'air à la température ordinaire, mais se combine à l'oxygène au-dessus de 200º. Il se combine également avec tous les métalloïdes, sauf l'azote et le carbone. L'hydrogène sulfuré le noircit à la température ordinaire, l'acide azotique le dissout à froid, l'acide sulfurique concentré le dissout à chaud, l'acide chlorhydrique le recouvre d'une couche blanche de chlorure d'argent. Les alcalis et l'azotate de potasse ne l'attaquent pas même au rouge. Libéré de ses sels par certains agents réducteurs, il prend la forme colloïdale.

Le CODEX utilise des feuilles d'argent ayant de 3 à 5 millièmes de millimètres d'épaisseur ; elles sont d'un blanc brillant par réflexion, violettes par transparence. Elles doivent être en argent pur.

Essai. — Doivent se dissoudre entièrement dans l'acide azotique en donnant un liquide incolore et limpide. S'il est bleu, présence du *cuivre* ; s'il est trouble, présence d'*étain*. La solution azotique additionnée d'un excès d'ammoniaque jusqu'à redissolution du précipité d'oxyde d'argent ne doit pas être bleue (*cuivre*), ni trouble (*plomb, bismuth*).

Pharmacologie. — Sert pour l'enrobage des pilules et en cachets dans la métallothérapie.

COLLARGOL

Syn. : *Argent colloïdal.*

Préparation. — On l'obtient par action du sulfate ferreux ammoniacal sur le citrate d'argent.

On sature par de l'ammoniaque une dissolution de 100 grammes d'acide citrique dans de l'eau distillée. On fait une autre solution de 186 grammes de sulfate ferreux ammoniacal dans 500 centimètres cubes d'eau distillée. On mélange ces deux solutions, on étend à 2500 centimètres cubes et on ajoute une dissolution de 20 grammes de nitrate d'argent dans 100 centimètres cubes d'eau. Il se fait un précipité rouge-brun qu'on lave rapidement à l'abri de l'air et de la lumière qui l'insolubiliserait et on le sèche dans le vide ou à 50° (Cothereau).

D'autres formules de préparation utilisent, à la place de l'acide citrique, le tanin, le glucose, l'aldéhyde formique, l'albumine.

Propriétés. — Petits grains ou lamelles brun-noir, à reflets métalliques, solubles dans 25 parties d'eau froide, en donnant des solutions brun olivâtre. Ce ne sont pas des solutions parfaites, bien qu'elles traversent les filtres, mais pas le septum du dialyseur ; ce sont plutôt des suspensions de particules très ténues qui sont visibles à l'ultra-microscope. Les acides, les sels et la chaleur précipitent le collargol de ses solutions.

Préparé selon la formule indiquée, il titre 97 % d'argent ; il retient des traces de fer et d'acide citrique : sa composition varie d'ailleurs avec son mode de préparation. Hanriot montre qu'il fonctionne à la façon d'un sel qu'il appelle collargolate d'ammonium. Chassevant soutient qu'il s'agit bien de l'argent colloïdal. Enfin Rebière le considère comme un mélange d'argent et d'oxyde d'argent en proportions variables selon les conditions de la préparation.

Il doit contenir un minimum de 70 % d'argent. On le titre par calcination, transformation en nitrate d'argent et dosage volumétrique (Codex).

Pharmacologie. — Le collargol est employé dans le traitement des maladies infectieuses les plus diverses, médicales et chirurgicales. Son action bactéricide est faible, pourtant il s'oppose au développement des microbes, peut-être par son pouvoir catalytique. Son action se manifeste par des modifications profondes et heureuses de l'état général avec abaissement de la température, diminution de la prostration, retour des forces. Les effets sont prompts et durables.

On le donne à l'*intérieur* en injections intraveineuses à la dose de 0 gr. 03 à 0 gr. 05 ; par la voie stomacale, 0 gr. 01 à 0 gr. 06 en solution ou en pilules. A l'*extérieur*, en pommade à 15 %. Les doses élevées ont une action moindre. La tolérance est grande, jamais d'argyrisme. Le conserver en flacons secs et bouchés.

Les solutions de collargol se font par simple agitation de la poudre avec l'eau. Elles se conservent bien dans des flacons bruns Elles n'ont perdu leurs propriétés que quand elles deviennent grisâtres avec dépôt.

Sous le nom d'*électrargol* on désigne la solution aqueuse d'argent colloïdal obtenue par la méthode électrique.

MÉTAL-FERMENT

A côté du collargol, métal colloïdal isolé à l'état sec, on a préparé des solutions métalliques très faiblement titrées, dans lesquelles le métal est à l'état colloïdal, c'est-à-dire sous la forme de très fines particules solides en dispersion dans le liquide. On lui a donné le nom de métal-ferment, parce qu'il produit des actions de même nature que les ferments solubles.

On prépare ces solutions soit par la méthode de BREDIG, soit par celle de TRILLAT.

La méthode électrique de BREDIG consiste à faire éclater, dans de l'eau distillée, une faible étincelle électrique entre deux électrodes du métal dont on veut obtenir la solution ; il se fait un petit nuage qui se dissout dans l'eau en la colorant plus ou moins. Cette solution évaporée laisse le métal comme résidu. Elle filtre à travers une bougie. Elle contient des doses très faibles de métal. On a préparé ainsi des solutions de divers métaux.

Avec un courant continu de 110-120 volts, 5-10 ampères, on réalise le procédé décrit par BREDIG et dans ce cas la pulvérisation du métal a lieu aux dépens de la cathode qui diminue de poids. Le courant alternatif se prête également à la préparation des métaux colloïdaux et l'usure est égale pour l'anode et la cathode.

La coloration très variable de ces solutions colloïdales n'est pas directement en fonction de la concentration métallique, mais est plutôt liée à la grosseur des particules, laquelle dépend de la composition du liquide.

Ces électro-hydrosols sont hétérogènes et variables avec chaque préparation. A côté de l'action purement mécanique et calorifique de l'arc électrique, il existe une action chimique résultant de l'oxydation du métal par l'oxygène produit par l'électrolyse de l'eau. Cet oxyde métallique rentre également en dissolution et influe sur la coloration.

La méthode de BREDIG a été modifiée par SVEDBERG. Cette modification consiste à suspendre, dans le dissolvant, de minces feuilles du métal que l'on veut dissoudre ; les deux électrodes sont formés d'un métal difficilement pulvérisable, tel que l'aluminium ou le fer. Avec un courant faible, 20-50 milliampères, la pulvérisation s'effectue régulièrement ; elle est d'autant plus complète que l'étincelle est plus courte. Par cette méthode, presque tous les métalloïdes et métaux ont pu être amenés en solution colloïdale, en variant les dissolvants.

La méthode chimique de TRILLAT consiste à précipiter une solution très étendue du sel d'un métal par une trace d'alcali en présence de très peu d'albumine ; il se fait un précipité léger qui se redissout. On a préparé ainsi des solutions de manganèse, de cuivre, d'argent, d'or, etc.

Ces solutions, quels que soient leurs modes d'obtention, ne sont que de pseudo-solutions qui ne laissent pas passer le métal à la dialyse. Elles sont pourvues d'une charge électrique positive ou négative selon le cas ; elles laissent apercevoir leurs fines particules en suspension, à l'ultramicroscope. Elles se modifient assez rapidement sous certaines influences telles que la chaleur, la présence des électrolytes, avec insolubilisation du métal.

Récemment SVEDBERG a indiqué une *méthode optique* d'obtention des solutions colloïdales ; elle est basée sur cette constatation qu'une feuille métallique, argent, plomb, étain, cuivre, placée au sein de l'eau et exposée de, haut en bas à la lumière d'une lampe à arc de verre quartz-mercure, donne au bout de peu de temps un liquide coloré, hydrosol du métal employé. Les rayons de Röntgen produisent des effets analogues.

GRAHAM a proposé de désigner les solutions colloïdales en ajoutant au mot qui indique le dissolvant la terminaison *sol* ; c'est ainsi que les solutions aqueuses des colloïdes sont des *hydrosols* les solutions alcooliques des *alcoosols*, etc. Il propose encore de désigner les colloïdes insolubilisés en ajoutant au mot qui indique le dissolvant la terminaison *gel* ; c'est ainsi qu'un colloïde précipité au sein de l'eau et devenu insoluble est un *hydrogel*, précipité dans un milieu alcoolique, c'est un *alcoogel*, etc. S'il est précipité tout en restant soluble dans le dissolvant, c'est un *sol solide*, ex. : *hydrosol solide* (collargol).

Ces solutions, qui ne contiennent que des traces de métal, n'en jouissent pas moins de propriétés remarquables qui les ont fait comparer à de véritables ferments. Elles produisent, dans l'économie, une oxydation intense se traduisant par une augmentation de l'urée, de l'azote total, dans les urines. Elles brûlent et détruisent les toxines, neutralisent l'action de certains virus, augmentent la résistance de l'organisme et la leucocytose. On les expérimente actuellement dans le traitement des maladies infectieuses, avec quelques succès. On les administre en injections hypodermiques, 5 c. c. à 15 c. c., que l'on stérilise à froid par filtration à travers la bougie. Ces solutions sont peu stables et la chaleur les détruit. En somme, cette question est actuellement à l'étude au point de vue physico-chimique et thérapeutique et les résultats obtenus sont très encourageants.

DÉRIVÉS DE L'ARGENT

AZOTATE D'ARGENT $NO^3Ag = 170$

Syn. : Nitrate d'argent. — Pierre infernale.

Préparation. — 1º On dissout de l'argent dans de l'acide azotique.

On prend :

Acide azotique	150 gr.
Argent pur	100 —
Eau	50 —

On chauffe, au bain de sable, dans une capsule de porcelaine, jusqu'à dissolution complète ; par refroidissement le nitrate cristallise. Les cristaux égouttés sont dissous dans l'eau, puis mis à cristalliser une deuxième fois. L'eau mère évaporée donne de nouveaux cristaux. On obtient environ 150 grammes de produit.

2° On peut remplacer l'argent pur par de l'argent monnayé qu'on dissout dans l'acide azotique. Il se fait un mélange de nitrate d'argent et de nitrate de cuivre qu'on peut séparer de deux façons :

a) On évapore la liqueur bleue à siccité et on maintient en fusion tant qu'il y a effervescence. L'azotate de cuivre est décomposé en vapeurs nitreuses et oxyde de cuivre insoluble. On reprend par l'eau distillée, on filtre et on fait cristalliser.

b) On ajoute, à la solution, de l'oxyde d'argent qui précipite l'oxyde de cuivre. On filtre et on fait cristalliser.

Propriétés. — Lames rhomboïdales incolores, anhydres, neutres au tournesol. Ce sel est soluble dans son poids d'eau froide, dans 0 p. 5 d'eau bouillante, dans 10 parties d'alcool froid et 4 parties d'alcool bouillant, soluble dans l'éther et la glycérine. Il fond vers 200° et fuse sur les charbons ardents. Il coagule les albumines.

La lumière ne l'attaque qu'en présence de matières organiques et le colore en noir, ainsi que ses solutions, par mise en liberté d'argent métallique. Le chlore, le brome, l'iode le décomposent. Avec l'ammoniaque, il donne un azotate d'argent ammoniacal qui peut cristalliser ($NO^3Ag, 2 NH^3$). Il est réduit par les aldéhydes, les formiates et le sucre de lait à chaud, en présence des alcalis.

Impuretés. — L'azotate d'argent retient souvent un peu d'acide azotique ; il peut contenir de l'azotate de cuivre provenant d'une purification incomplète et des azotates de potassium ou de sodium ajoutés frauduleusement.

Essai. — L'*acide azotique* sera décelé, dans la solution du sel, par le papier de tournesol, qui deviendra rouge.

Le *cuivre* par addition, à la solution aqueuse, d'ammoniaque en excès qui deviendra bleue.

L'*azotate de potassium*, en portant au rouge le sel dans une capsule de porcelaine ; on ajoute au résidu quelques gouttes d'eau distillée. Si cette liqueur est alcaline, il y a de l'azotate de potassium. Cette réaction est due à la transformation de l'azotate alcalin en hydrate de potasse par suite de la présence de l'argent réduit par la chaleur.

Après traitement de la solution aqueuse par l'acide chlorhydrique en excès, évaporation à siccité au bain-marie, reprise par très peu d'eau pour ne pas entraîner de chlorure d'argent un peu soluble dans l'eau, puis filtration : le liquide obtenu ne doit plus rien laisser comme résidu après évaporation, ni précipiter par l'ammoniaque ou l'hydrogène sulfuré (*plomb*, *bismuth*, *cuivre*).

Pharmacologie. — Le nitrate d'argent est surtout employé à l'extérieur, rarement à l'intérieur, contre les myélites, la chorée, en lavements contre la diarrhée chronique.

En applications externes, c'est un caustique très usité, c'est encore un astringent, un antiphlogistique, un cicatrisant. Au contact de la peau et des muqueuses, il se transforme en un coagulum blanc d'albuminate d'argent, mélangé souvent de chlorure, d'où coloration blanche ; puis il y a réduction du sel avec mise en liberté d'argent qui colore les tissus en noir. Son action est très limitée et toute superficielle, parce que le précipité formé dans les couches profondes de l'épiderme agit comme une barrière arrêtant la cautérisation.

Doses et modes d'administration. — Le nitrate d'argent se donne, à l'*intérieur*, en pilules de 0 gr. 01 à 0 gr. 10. Ces pilules sont souvent préparées avec de la mie de pain, qui réduit le nitrate d'argent. Miahle mélange le sel d'argent avec du chlorure de sodium et fait une masse pilulaire avec de l'amidon et du mucilage de gomme arabique. Quant aux procédés qui consistent à se servir comme excipient de silice, d'argile, de kaolin, etc., ils ont le tort de donner des pilules très dures et peu solubles dans le tube digestif.

A l'*extérieur*, on l'emploie en collyre, lavement, injection, solution, à divers titres, en particulier solution 1 /50 préventive de l'ophtalmie des nouveau-nés, 1 goutte dans chaque œil aussitôt après la naissance. A conserver en flacon jaune bouché à l'émeri, avec étiquette spéciale (CODEX).

Les crayons de nitrate d'argent, ou *pierre infernale*, s'obtiennent en fondant le nitrate d'argent et le coulant dans une lingotière chauffée et graissée. Ces crayons sont teintés de gris ou noir par suite de la réduction d'un peu de sel d'argent par la matière grasse. Les crayons blancs se font en coulant le sel fondu dans une lingotière platinée. On les enferme dans des flacons bien bouchés et garnis de graines de psyllium ou de lin, pour empêcher qu'ils ne se brisent par le choc. Les crayons préparés avec le sel pur sont toujours fragiles ; il n'en est plus de même quand ils contiennent de l'azotate de potasse ; aussi prépare-t-on des *crayons au nitrate d'argent mitigé,* en fondant et en coulant dans une lingotière un mélange de :

Azotate d'argent cristallisé. . . . . 90 gr.
Azotate de potasse . . . . 10 —

Les solutions de nitrate d'argent doivent toujours être faites avec de l'eau distillée, l'eau ordinaire donnant un précipité blanc de chlorure d'argent. Ces solutions se conservent dans l'obscurité, mais noircissent à la lumière. Les pommades au sel d'argent noircissent rapidement.

Pour enlever les taches noires produites sur la peau par le nitrate d'argent, on peut employer une solution de cyanure de potassium, ou encore l'un des liquides suivants :

Iode . . . .   2 gr.
Iodure de potassium. . . . .   10 —
Ammoniaque. . . . .   1 —
Eau . . . .   100 —

On laisse en contact quelques minutes, puis on lave à l'ammoniaque. Ou bien :

Bichlorure de mercure. . . . .   5 gr.
Chlorure d'ammonium. . . . .   5 —
Eau. . . . .   40 —

Frotter la tache avec un morceau de toile imprégnée de cette solution.

La dissolution du nitrate d'argent dans de l'éthylène-diamine porte le nom *d'argentamine.* C'est un liquide incolore, ne précipitant pas par la solution de chlorure de sodium, qui se donne en injections à 1 pour 400 ou 500 dans la blennorragie.

Composés organiques.

ALBUMINATE D'ARGENT

Syn. : Protargol.

Préparation. — Le protargol a été obtenu par Eichengrun, qui tient sa préparation secrète. On sait seulement que c'est une combinaison de certaines matières albuminoïdes avec l'argent. Il contient 8,30 % d'argent. Lœw a obtenu un corps voisin en chauffant pendant plusieurs heures de l'albumine dans une solution ammoniacale de nitrate d'argent.

Propriétés. — C'est une poudre fine, jaune clair, soluble dans 2 parties d'eau froide ou chaude. Ces solutions sont de couleur brun clair ; elles ne se coagulent pas sous l'influence de la chaleur, mais la couleur se fonce ; elles ne précipitent pas par addition d'albumine, de sels, d'alcalis, de chlorure de sodium, ni même d'acide chlorhydrique étendu. L'acide chlorhydrique concentré donne un précipité, mais qui n'est pas du chlorure d'argent ; il est soluble dans un excès d'eau, c'est du protargol.

Pharmacologie. — Excellent antiseptique que l'on emploie dans le traitement de la blennorragie, de la cystite, des plaies atones.

En ophtalmologie, le protargol semble devoir prendre la place du nitrate d'argent. Il a donné de bons résultats dans nombre d'affections, telles que : ophtalmie purulente, conjonctivite, blépharite ciliaire, etc.

On l'utilise en solutions à 0 gr. 25 à 1 gr. p. 100 en injections urétrales ; à 1 gr. pour 5 en ophtalmologie ; et pour le pansement de certaines plaies, en pommade à 1 /10.

Il présente cet avantage de ne pas faire de tache ni sur la peau ni sur le linge, de ne pas être irritant et de ne provoquer aucune douleur. Pour le dissoudre, on conseille de le mouiller d'abord au mortier avec très peu d'eau, puis d'ajouter la quantité d'eau voulue. Ne pas chauffer. Ces solutions donnent une mousse persistante qui disparaît par addition de quelques gouttes d'alcool ou de chlorure de sodium, 0 gr. 10 dans 100 c. c. d'eau. (WEILL).

Il est incompatible avec le chlorhydrate de cocaïne qu'il précipite. On empêche cette réaction en dissolvant séparément les deux sels dans de l'eau boriquée à 1 gr. 5 %, puis on mélange.

Argyrol. — Combinaison d'argent et d'albumine d'œuf contenant 30 % d'argent. Substance brune, amorphe, facilement soluble dans l'eau. Succédané du nitrate d'argent dans le traitement de l'urétrite, de la conjonctivite blennorragique, des plaies suppurées, des affections de l'oreille et de la gorge. On fait usage de solutions à 10 % pour injections urétrales ; à 1 °/oo en irrigations ; à 5, à 20 et jusqu'à 50 % pour les yeux et la gorge ; de pommade à 10 %. Il n'est pas douloureux ni irritant. Il est microbicide, sédatif, décongestif externe.

Caséinate d'argent ou Argonine. — On l'obtient en mélangeant une solution de nitrate d'argent et une solution de caséinate de soude, puis on précipite par l'alcool. On obtient une poudre blanche, fine, soluble dans l'eau chaude, plus difficilement soluble à froid, soluble dans le sérum du sang, s'altérant à la lumière. Elle a une réaction neutre ; les acides la décomposent. Elle possède des propriétés bactéricides analogues à celles du nitrate d'argent, mais elle n'est pas caustique. A conserver à l'abri de la lumière.

On l'emploie aux doses habituelles du nitrate d'argent et surtout en solution à 1 %, en collyre dans les conjonctivites, en injections urétrales dans la blennorragie.

Citrate d'argent ou Itrol. — C'est une poudre légère, inodore, blanche, très peu soluble dans l'eau, 1 p. 3800, à laquelle on accorde des propriétés antiseptiques très marquées. Elle présente sur l'iodoforme l'avantage d'être inodore.

L'itrol n'irrite pas les tissus et peut séjourner longtemps au contact des plaies sans crainte d'accident.

On l'emploie en poudre pour saupoudrer les plaies, les granulations du larynx ; en pommade à 1/50 ou 1/100 pour le traitement des affections cutanées ; en solution à 1/5000 pour la désinfection des mains, des instruments, de la peau ; à 1/10000 pour gargarismes, bains, injections urétrales, contre la blennorragie.

Fluorure d'argent ou Tachiol. — Employé avec succès rapide contre l'ophtalmie des nouveau-nés, en lotions avec des solutions à 1 pour 5000. Utilisé encore contre l'otite externe, l'urétrite (solution à 1/500), la syphilis (en compresses sur les papules, solution à 1 %.)

Lactate d'argent ou Actol. — C'est une poudre blanche, inodore, presque insipide, soluble dans 15 parties d'eau, s'agglomérant facilement et se décomposant à la lumière, ce qui fait qu'on ne peut l'employer qu'en solution. Elle possède une action bactéricide très intense sur le staphylocoque, le streptocoque, la bactérie charbonneuse ; en cinq minutes, ces microbes sont tués par une solution à 1/1000, d'après BAYER.

On emploie comme antiseptique la solution à 1 °/oo en injections sous-cutanées qui sont un peu douloureuses, en gargarismes, en solution pour lavage des plaies.

Paraaminophénylarsinate d'argent ou Silberatoxyl ou Atoxyl argentique. — Contient 33 % d'argent et 23 % d'arsenic. Utilisé, d'après les indications de Blumenthal, par la voie hypodermique sous forme de suspension huileuse au 1/10 dans les cas de septicémie. La dose habituelle est de 3 injections de 1 c. c. chaque pour un traitement.

Métaux Bivalents

RADIUM Ra = 225

Appartient au groupe des métaux dits radio-actifs, tels que l'actinium, le polonium, le thorium et l'uranium, c'est-à-dire qui possèdent la propriété d'émettre des rayons influençant la plaque photographique.

Préparation. — Il a été découvert par M. et Mme Curie dans la pechblende (oxyde d'uranium de Joachimstahl (Bohême), et depuis dans d'autres minerais. Il est associé au baryum. La préparation peut se résumer en ceci : on part des résidus de pechblende ayant servi à l'extraction de l'uranium; résidus contenant des sulfates, en particulier très peu de sulfate de baryum radifère. On fait bouillir ce résidu avec une solution concentrée de carbonate de soude pour former du carbonate de baryte qu'on isole ; on le dissout dans l'acide chlorhydrique et on soumet cette solution à la cristallisation fractionnée plusieurs fois. Le chlorure de radium, moins soluble que celui du baryum, se dépose le premier. On obtient ainsi du chlorure de baryum radifère, d'autant plus riche que le nombre des cristallisations aura été plus considérable.

En réalité, la préparation est très compliquée et le rendement très faible.

Propriétés. — Les sels de radium sont incolores et ressemblent à ceux du baryum, ils jaunissent à l'air. Ils emettent des rayons lumineux assez intenses dans l'obscurité et même visibles en plein jour si le sel est pur. Ils donnent encore naissance à d'autres rayons invisibles, qui traversent les corps solides, qui rendent phosphorescent le platino-cyanure de baryum, qui impressionnent la plaque photographique à la façon des rayons X. Cette radio-activité est une propriété de l'atome qui ne peut être détruite ni par un changement d'état physique, ni par une transformation chimique. Le radium émet spontanément de la chaleur en même temps que de la lumière ; il semble capable de se transformer en un autre métal, l'hélium.

Le rayonnement complexe du radium a été décomposé en trois catégories de rayons : les rayons α, constitués par des corpuscules de la grosseur de l'atome d'hydrogène et qui ne sont autres, comme l'a montré *Rutherford*, que des atomes d'hélium chargés d'électricité positive et animés d'une vitesse de l'ordre de 1/10 de celle de la lumière, ce sont les plus nombreux ; les rayons ϐ, formés de particules auxquelles on a donné le nom de corpuscules ou électrons, mille fois plus petits que les précédents, à charge négative, animés d'une vitesse de l'ordre de celle de la lumière et constitués par une matière spéciale, la *matière radiante* ; les rayons φ, analogue saux rayons X, avec vitesse égale à celle de la lumière et constitués, non par des corpuscules, mais par des ondes électromagnétiques.

Ces divers rayons arrivant au contact d'un écran métallique filtrent à travers, d'une façon bien différente, selon la nature des rayons, l'épaisseur de l'écran et la nature du métal.

Il est possible de construire des écrans arrêtant les rayons α (plaque d'aluminium) et même les rayons α et ϐ, par exemple les tubes en platine de 5/10 de millim. d'épaisseur.

Parmi les propriétés du rayonnement des corps radio-actifs, on connaît celle de produire, sur un écran de sulfure de zinc naturel, une fluorescence composée d'une multitude de scintillations. *Crooks* puis *Rutherford* ont montré que chaque scintillation était due au choc d'une particule α, c'est-à-dire d'un atome d'hélium contre l'écran. On a pu compter une à une les scintillations produites et, par conséquent, le nombre de chocs, c'est-à-dire le nombre des atomes d'hélium. On a établi ainsi que 1 gramme de radium émet en une seconde 34 milliards d'atomes d'hélium.

Si, dans une enceinte close, on place un sel de radium avec

d'autres corps, ceux-ci prennent, pour quelque temps, des propriétés radioactives. On dit qu'ils possèdent la radioactivité induite. Cette propriété de transmission, aux corps voisins, de la radioactivité n'est pas due aux rayons lumineux émanés du radium mais à quelque chose qu'on appelle l'émanation et qui se comporte comme un gaz avec toutes ses propriétés : absorption, diffusion, solubilité, liquéfaction. Elle se dissout dans les liquides en leur communiquant des propriétés particulières. Elle représente 80 % de l'énergie du radium. Son rayonnement est celui du radium avec 20 % de rayons α en moins.

L'émanation est soluble dans l'eau, le pétrole, le toluène, les huiles, les graisses. Elle ne traverse pas les métaux, le verre, le mica ; elle est absorbée, à la température ordinaire, par le celluloïd, le caoutchouc, la paraffine, la cire, le charbon de bois. Elle se liquéfie à — 62° et se solidifie à — 71°. Elle se détruit avec le temps en produisant de l'hélium. Elle est comparable à un gaz de la famille de l'argon.

Pharmacologie. — En radiumthérapie il y a deux méthodes fondamentales d'utilisation du radium : la méthode de rayonnement et la méthode de l'émanation.

' Les appareils utilisant le rayonnement, c'est-à-dire se servant des rayons directement émanés du radium, sont assez variés comme forme, mais constitués le plus souvent par des tubes métalliques en or, argent, platine, nickel ou aluminium, de 10 à 30 $^m/^m$ de long sur 2 à 3 $^m/^m$ de diamètre, l'épaisseur moyenne de la paroi est de 0 $^m/^m$ 5. Les tubes se composent de deux parties : l'une reçoit le bromure, chlorure ou sulfate de radium, 1 ou 2 centigr., et l'autre forme le couvercle qui se visse puis est soudé. La partie supérieure du couvercle porte un anneau qui permet d'attacher un fil et de suspendre l'ampoule dans des cavités inaccessibles. Quelquefois l'ampoule est en verre ou en quartz ; on l'introduit alors dans un tube métallique. Ces tubes font écrans et, selon leur nature et leur épaisseur, laissent passer des rayons de qualités variables. On utilise encore des appareils en boules, en pointes, plats, triangulaires, des vernis radifères. On mesure l'effet utile d'un appareil à radium en comparant l'action qu'il produit sur un électroscope à celle produite par un appareil à radium étalon, dans les mêmes conditions.

Les appareils utilisant l'émanation sont construits selon les usages auxquels on les destine ; il y a toujours un apparei producteur d'émanation, ou appareil à radium, et un appareil emmagasineur d'émanation. Ayant les propriétés des gaz, on peut la comprimer avec le milieu gazeux où elle se trouve pour obtenir, sous un petit volume, une source intense d'émanation, que l'on enferme dans une ampoule ou dans un petit tube.

, On mesure son activité à l'électroscope par comparaison avec un appareil étalon. Il est vrai que l'émanation se détruit en fonction du temps, mais la loi de décroissance est parfaitement connue.

Au point de vue des médicaments radioactifs, on peut les diviser en deux classes, les *médicaments radifères* et les *médicaments radioactivés*. Les médicaments radifères sont ceux qui contiennent du radium et qui, de ce fait, sont pourvus d'un rayonnement indéfini et, par suite, d'une action thérapeutique constante. Les médicaments radioactivés doivent leur activité à l'émanation qu'ils ont reçue et emmagasinée par le voisinage d'un produit radifère ; ils perdent assez rapidement leurs propriétés par la diminution continuelle de l'émanation.

M. Jaboin dose les poids infinitésimaux de radium employé au moyen d'une unité, appelée microgramme, équivalente au millionième de gramme. Un poids de 1/10 à 20 microgrammes est suffisant pour communiquer un pouvoir radioactif.

Les effets biologiques et thérapeutiques de radium sont importants et déjà bien étudiés. De nombreuses expériences ont démontré son innocuité absolue aux doses médicamenteuses. Il se diffuse rapidement dans l'organisme et s'élimine par les poumons, par la peau et par les reins. La radioactivité apparaît dès les premiers jour dans les urines. Les radiations des sels de radium suffisamment prolongées diminuent l'activité des ferments solubles (pepsine, pancréatine), arrêtent le développement de certains microbes (staphylocoques), empêchent la germination des graines, le développement des larves, atténuent et détruisent l'action du venin de vipère, produisent chez les animaux supérieurs des troubles paralytiques, puis la mort. Devant l'œil fermé, un tube de radium donne la sensation lumineuse. Il produit sur la peau, quelques jours après le contact, de la rougeur, de la brûlure, puis des eschares longues à se cicatriser, comme le font les rayons X.

En thérapeutique, on l'a utilisé pour le traitement du lupus de la face, des épithéliomas cutanés, du cancer, des tumeurs, des nœvi, des angiomes, des névralgies, paralysies, fièvres typhoïdes.

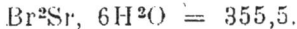

septicémies, maladies rhumatismales. C'est un modificateur énergique de la nutrition ; il fait augmenter le nombre des globules rouges, stimule le système nerveux, favorise l'hématopoïèse, calme la douleur. Les eaux minérales en contiennent, quelques-unes, comme celles de Bourbon-Lancy, à dose assez élevée, ce qui peut expliquer leurs propriétés médicinales.

On donne les corps radioactifs à l'intérieur ou en injections hypodermiques, sous forme de solutions contenant de l'émanation ou des produits à base de traces de sel de radium ; mais on utilise surtout leurs radiations pour l'usage externe. Le chlorure de radium est en fines aiguilles biréfringentes. Le bromure est isomorphe du bromure de baryum ; en dissolution, il se transforme peu à peu en hypobromite avec dégagement d'oxygène et d'hélium (RAMSAY). Ce sont ces deux sels qui sont exclusivement utilisés.

Le radium n'est pas toxique par lui-même, mais les rayonnements qu'il émet font courir un danger sérieux à ceux qui le manipulent. Ils agissent sur les organes hématopoïétiques profonds en produisant des troubles graves, ainsi que sur les extrémités digitales. On ne doit jamais toucher avec les doigts les objets radioactifs, mais se servir de pinces. On se préserve du rayonnement par l'utilisation convenable d'écrans opaques, par exemple d'une lame de plomb de plusieurs centimètres d'épaisseur.

DÉRIVÉS DU STRONTIUM Sr = 87,50

Composés minéraux

BROMURE DE STRONTIUM
$$Br^2Sr, 6H^2O = 355,5.$$

Propriétés. — 1º On dissout du carbonate de strontium dans la solution officinale d'acide bromhydrique.
Prendre :

Carbonate de strontium pur . . . . . . 100 gr.
Solution officinale d'acide bromhydrique. 1.000 —

Délayer le carbonate dans l'eau et le verser peu à peu dans l'acide, en agitant. Vers la fin, porter doucement à l'ébullition et ajouter le carbonate jusqu'à réaction neutre. Filtrer, évaporer jusqu'à densité 1,50 (50° B.) et laisser cristalliser. Sécher les cristaux à l'air.

2° On peut aussi saturer le brome par de la strontiane et calciner, pour transformer le bromate en bromure.

Propriétés. — Se trouve dans le commerce sous deux états : *cristallisé* et *anhydre. Cristallisé*, il est en aiguilles incolores, de saveur salée, de densité 3,96, solubles dans leur poids d'eau froide, dans 0 p. 40 d'eau bouillante et dans 1 part. 6 d'alcool à 95°. La chaleur leur fait subir la fusion aqueuse, puis les déshydrate, pour donner une masse blanche de bromure anhydre, fusible au rouge sans décomposition. Il contient 69,6 % de bromure anhydre ou 45 % de brome.

Anhydre ou *desséché*, il est en poudre blanche soluble dans l'eau et l'alcool, et dont 0 gr. 70 correspondent à un gramme de sel cristallisé.

Impuretés. — L'impureté qu'il faut surtout rechercher est le baryum provenant du carbonate de strontium impur. Il peut s'y trouver des sels de calcium, fer, aluminium, sodium.

Essai. — La solution peu concentrée de sel pur, acidulée par l'acide acétique, ne précipite ni par quelques gouttes de bichromate de potassium, ou mieux de chromate de strontium, ni par l'acide hydrofluosilicique ; s'il y a du baryum, il se fait un précipité jaune dans le premier cas et blanc cristallin dans le deuxième.

La solution de bromure de strontium précipitée par un léger excès de solution de sulfate de potassium à 0 gr. 25 %, puis filtrée, donne un liquide qui, additionné de trois volumes de solution de chlorure d'ammonium puis de quelques gouttes de ferrocyanure de potassium en solution, ne doit pas produire de précipité après agitation (*calcium*).

La solution aqueuse de bromure de strontium additionnée de chlorure d'ammonium et d'ammoniaque, ne doit rien laisser précipiter par le sulfure d'ammonium (*fer, aluminium*). Précipitée à chaud par le carbonate d'ammoniaque en excès, elle ne doit pas, après filtration et évaporation, laisser de résidu sensible non volatilisable au rouge sombre (*sodium*).

Dosage. — 1 gramme de bromure de strontium cristallisé est précipité par 0 gr. 956 d'azotate d'argent, soit 56 c. c. 2 de solution N/10 pour donner 1 gr. 057 de bromure d'argent.

Pharmacologie. — Sédatif et reconstituant à la dose de 2 à 6 grammes par jour, en solution ou sirop. Il agit comme le bromure de potassium, mais il est moins toxique et mieux supporté par l'estomac et par l'épithélium rénal. Action analgésique et modératrice des sécrétions et fermentations stomacales.

IODURE DE STRONTIUM I^2Sr, $6H^2O = 449,50$

S'obtient par double décomposition entre l'iodure ferreux et l'hydrate de strontiane ; il se fait de l'hydrate de fer et de l'iodure de strontium. On filtre et on concentre. Sel très altérable à l'air, soluble dans 0 p. 5 d'eau froide. Peut s'employer en thérapeutique aux mêmes usages et aux mêmes doses que l'iodure de potassium. Mieux toléré par les reins et l'estomac. Plus spécialement indiqué chez les brightiques et les dyspeptiques.

CARBONATE DE STRONTIUM

$$CO^3Sr = 147,50$$

Syn. : Carbonate de strontiane

Préparation. — Le carbonate de strontium servant de point de départ à la préparation des autres sels de strontium, il est nécessaire de l'obtenir pur et surtout exempt de baryum, lequel est toxique. Le supplément du Codex de 1895 indique le procédé suivant qui consiste à purifier d'abord le nitrate de strontium, puis à le précipiter par du carbonate de soude.

On dissout le nitrate de strontium commercial dans dix parties d'eau et on y ajoute une solution de bichromate de potasse jusqu'à coloration légèrement jaune : le baryum se précipite à l'état de chromate de baryum insoluble. On laisse déposer vingt-quatre heures. On filtre, on ajoute une solution d'acide sulfureux, jusqu'à teinte verte de la liqueur, pour détruire l'acide chromique du bichromate de potasse en excès. La solution est portée à l'ébullition, qui chasse l'acide sulfureux, puis additionnée d'un peu de carbonate de strontium pour précipiter complètement l'oxyde de chrome ; on filtre. On a ainsi une solution de nitrate de strontium pur, qui est traitée par le carbonate de soude. On recueille le précipité, qui est du carbonate de strontium ; on le lave plusieurs fois et on le sèche.

Propriétés. — Substance amorphe, blanche, insoluble dans l'eau, soluble dans les acides, sauf l'acide sulfurique.

Impuretés. — Carbonate de baryte ; carbonate de chaux.

Essai. — On dissout le sel dans l'acide acétique étendu.

On recherche le *baryum* en ajoutant à une partie de cette solution du bichromate de potasse dissous ou mieux du chromate de strontium qui donneront un précipité jaune de chromate de baryum.

Pour trouver le *calcium*, on traite la solution acétique par un excès d'acide sulfurique qui précipite le baryum, le strontium et une partie seulement du calcium ; on filtre, on neutralise l'excès d'acide sulfurique par de l'ammoniaque, on ajoute un excès d'acide acétique puis de l'oxalate d'ammoniaque ; il se produit un précipité blanc d'oxalate de chaux.

Le carbonate de strontium ne doit rien céder à l'eau froide.

Pharmacologie. — Le carbonate de strontium sert à la préparation des autres sels de strontium. On l'a indiqué comme excellent dentifrice attaquant peu l'émail des dents, moins que le carbonate de chaux. On l'associe fréquemment, dans ce cas, au soufre.

Composés organiques

LACTATE DE STRONTIUM

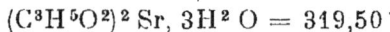

$$(C^3H^5O^2)^2 Sr, 3H^2 O = 319,50$$

Préparation. — On l'obtient par saturation à chaud de l'acide lactique officinal avec le carbonate de strontium. On concentre vers 60°-80° et on laisse déposer. On sèche les cristaux à l'air.

Propriétés. — Poudre amorphe, blanche, inodore, inaltérable à l'air, de saveur légèrement piquante. Il est soluble dans 3 part. d'eau, presque insoluble dans l'alcool.

Essai. — On recherche la présence du baryum et du calcium par les réactions indiquées au bromure de strontium. 1 gr. calciné avec ménagement donne 0 gr. 46 de carbonate de strontium.

Pharmacologie. — Il produit un accroissement de l'assimilation et surtout une diminution sensible de l'albuminurie d'origine parenchymateuse. On l'emploie dans les néphrites, à la dose de 2 à 6 grammes par jour, en sirop ou en solution.

SALICYLATE DE STRONTIUM

Employé à la dose de 0 gr. 25 à 0 gr. 30, c'est un excellent antiseptique intestinal ayant des effets supérieurs à ceux du naphtol, salol, etc..., et bien supporté par l'estomac. Il agit surtout dans les rhumatisme et goutte chroniques accompagnés de troubles digestifs, à la dose de 0,60 à 1 gramme en cachets.

DÉRIVÉS DU CALCIUM

Composés minéraux non oxygénés

BROMURE DE CALCIUM Br^2Ca, $3H^2O = 254$

Préparation. — On le prépare :

1º Par l'action de la chaux ou du carbonate de chaux à l'ébullition sur le bromure ferreux en solution. Il se forme du carbonate de fer insoluble et du bromure de calcium soluble. On filtre, on concentre et on fait cristalliser. Si on évapore à siccité, on obtient le produit anhydride et fondu que l'on coule sur une surface froide.

2º On peut encore chauffer le bromure d'ammonium avec de la

chaux. Il se dégage de l'ammoniaque et du bromure de calcium prend naissance.

Propriétés. — C'est un sel blanc, cristallisé, déliquescent, soluble dans l'alcool et dans 0 p. 7 d'eau froide. L'industrie le livre habituellement en plaques cristallines de bromure anhydre fondu et refroidi. Sa facile liquéfaction à l'air limite ses emplois en thérapeutique.

GERMAIN SÉE l'a conseillé contre les phénomènes douloureux de l'estomac, à la dose de 1 gramme à chaque repas, en solution aqueuse, ou sirop. Préconisé aussi contre l'insomnie par surmenage intellectuel et dans la médecine infantile comme calmant, antinerveux, à la dose de 0 gr. 10 à 0,20 par année.

CHLORURE DE CALCIUM Cl^2Ca

Le chlorure de calcium est utilisé sous trois formes :

Le clorure de calcium cristallisé ou hydraté .	$Cl^2Ca, 6\ H^2O = 219$
Le chlorure de calcium desséché.	$Cl^2Ca, 2\ H^2O = 183$
Le chlorure de calcium fondu ou anhydre. .	$Cl^2Ca = 111$

Préparation. — 1° Le *chlorure de calcium cristallisé* se prépare en ajoutant peu à peu du carbonate de chaux dans de l'acide chlorhydrique étendu de son volume d'eau, tant qu'il se dégage de l'acide carbonique. On filtre, on concentre à 1,38 (42°B.) et on fait cristalliser. Cette solution présente souvent le phénomène de la sursuration. Il est donc utile d'y ajouter un cristal de chlorure de calcium, pour faciliter la formation des cristaux.

Le résidu de la préparation de l'ammoniaque, par le chlorure d'ammonium et la chaux, contient du chlorure de calcium. Il suffit de le traiter par de l'eau et de concentrer au degré voulu.

Le chlorure de calcium est encore un sous-produit de la préparation du carbonate de soude Solvay et du chlorate de potasse.

2° Le *chlorure desséché* s'obtient en évaporant à sec la solution de chlorure de calcium et en calcinant le résidu vers 200°.

3° Le *chlorure fondu*, ou *anhydre*, se prépare en fondant le chlorure desséché dans un creuset, puis on le coule sur un marbre poli.

Propriétés. — Le *chlorure cristallisé* est en beaux prismes hexagonaux incolores, déliquescents, de saveur amère. Il est soluble dans le quart de son poids d'eau à froid et dans 0,15 partie à 100° ; il est soluble dans l'alcool. La solution aqueuse se produit avec abaissement considérable de température. La solution saturée bout à 180°. Elle ne se congèle qu'à très basse température. Le sel chauffé subit la fusion aqueuse à 34° et perd à 200° quatre molécules d'eau ; le reste de l'eau ne part qu'entre 200° et 300°. Il contient 49,31 % d'eau.

Le *chlorure desséché* est en masses poreuses, inodores, ou à odeur d'ammoniaque quand il provient de la soude Solvay. Il renferme toujours de l'oxychlorure de calcium par décomposition d'une partie du sel avec départ de HCl. Il absorbe l'eau et sert avantageusement pour dessécher les gaz ou les liquides qui ne se combinent pas avec lui. Sa teneur en eau varie avec la température de chauffe : obtenu vers 300° il est anhydre, à 200° il retient $2H^2O$.

Le *chlorure fondu* ou *anhydre* est en masses ou en plaques blanches, dures, très hygroscopiques, très solubles dans l'eau et l'alcool. Il se combine à l'eau avec élévation de température pour donner le sel hydraté ($Cl^2Ca, 6H^2O$) ; il se combine également à l'alcool. Il absorbe plus que son poids d'ammoniaque, en donnant ($Cl^2Ca, 8NH^3$). Il fond vers 300°. Il est phosphorescent. Il contient le plus souvent de l'oxychlorure de calcium, qui lui donne une réaction alcaline.

Essai. — Sa solution ne doit précipiter ni par le sulfure d'ammonium (*métaux, fer*), ni par l'ammoniaque (*alumine*), ni par le sulfate de chaux (*baryum*).

L'ammoniaque se retrouve en le chauffant avec de la soude.

Pharmacologie. — On n'emploie en thérapeutique que le chlorure cristallisé.

Les travaux sur le métabolisme du calcium ont montré la valeur des sels de chaux et en particulier du chlorure de calcium. Son indication principale est la récalcification de l'organisme dans le lymphatisme, la scrofulose, la tuberculose.

C'est encore un hémostatique puissant, rendant le sang plus rapidement coagulable ; il convient, à ce titre, dans toutes les hémorragies internes ou externes, hémoptysie, épistaxis, hématurie, métrorragie, etc... Il produit encore de bons effets dans les néphrites chroniques, en diminuant l'albumine, augmentant la résistance globulaire, diminuant le pouvoir hémolytique du sang. Il évite certains accidents sériques et anaphylactiques, par exemple les éruptions consécutives aux injections de sérum antidiphtérique. C'est encore un antiprurigineux (urticaire) et un bon diurétique déchlorurant à dose faible.

On le donne à l'*intérieur*, à la dose de 2 à 5 grammes et même 20 gr. en 24 heures, en potion, en diminuant les doses dans les néphrites. A l'*extérieur*, on emploie des solutions à 2 à 4 pour 1000, pour lavages, entéroclyses et des solutions à 5 % pour lavements.

Les deux autres chlorures servent à dessécher les liquides et les gaz. On doit les conserver tous dans des flacons bien bouchés et à l'abri de l'humidité.

IODURE DE CALCIUM I^2Ca, $6H^2O = 402$

Préparation. — On projette par petites quantités, dans une solution d'iodure de fer, de la chaux ou du carbonate de chaux. On chauffe, il se dépose du carbonate de fer qu'on élimine par filtration. La liqueur est concentrée à pellicule et coulée dans une capsule à fond plat, où elle cristallise. Si on évapore jusqu'à sec puis qu'on chauffe à fusion, on obtient de l'iodure anhydre.

Propriétés. — L'iodure de calcium *cristallisé* est en longues aiguilles, très hygroscopiques, fondant vers 42° en perdant de l'eau ; récemment *fondu*, il est en lames nacrées, blanches, déliquescentes, solubles dans 0 p. 5 d'eau froide et dans l'alcool. Anhydre, il contient 86,40 % d'iode.

Il se décompose rapidement à l'air en jaunissant par mise en liberté d'iode.

Pharmacologie. — Il est peu employé, mais il peut remplacer l'iodure de potassium dans la plupart des cas. On le donne à la dose de 0 gr..50 à 4 grammes, comme antiscrofuleux, en élixir, sirop ; les solutions jaunissent rapidement.

MONOSULFURE DE CALCIUM $SCa = 72$

Préparation. — On calcine dans un creuset un mélange de 100 parties de gypse pulvérisé ou sulfate de chaux naturel et de

15 parties de noir de fumée. Il se produit du sulfure de calcium et de l'oxyde de carbone.

Propriétés. — Corps blanc, amorphe, phosphorescent quand il a été exposé à la lumière, peu soluble dans l'eau froide, décomposé par l'eau bouillante. Sa réaction est alcaline.

Antipsorique peu usité, à cause de son altérabilité. La *poudre sulfureuse de Pouillet* renferme du monosulfure de calcium, du bicarbonate de soude, du sulfate de soude, du chlorure de sodium et de l'acide tartrique ; elle sert à la préparation d'une eau sulfureuse artificielle.

SULFHYDRATE DE SULFURE DE CALCIUM

Nom donné au produit obtenu en faisant passer jusqu'à refus un courant d'hydrogène sulfuré dans un lait de chaux.

Il est employé comme épilatoire. Une couche de 1 à 2 millimètres de cette bouillie appliquée pendant deux à quatre minutes sur la peau, enlève, le plus souvent sans irritation, toute production pileuse. Il suffit ensuite de laver à l'eau tiède en frottant légèrement. Une application prolongée est dangereuse.

Composés minéraux oxygénés.

CARBONATE DE CALCIUM $CO^3Ca = 100$

Syn. : Carbonate de chaux précipité. Craie préparée.

Préparation (Codex 1884). — On l'obtient par double décomposition entre le chlorure de calcium et le carbonate de soude. On prend :

Chlorure de calcium fondu . . . . 100 gr.
Carbonate de soude officinal . . . . 260 —

Les deux sels sont dissous séparément dans un litre d'eau distillée ; après la filtration on mélange les liqueurs. Le précipité qui se forme est du carbonate de chaux. On le lave par décantation, tant que les eaux de lavage précipitent l'azotate d'argent, et on le sèche. On doit opérer à froid pour avoir un produit très ténu ; à chaud, il serait cristallin.

Propriétés. — Poudre blanche, amorphe, insoluble dans l'eau, soluble dans les acides dilués et dans l'eau chargée d'acide carbonique, en se transformant en bicarbonate. Il est inaltérable à l'air. Chauffé au rouge, il perd de l'acide carbonique et laisse de la chaux vive. Préparé à 0°, il est très léger et très ténu, sa densité est de 1,7 ; au-dessous de 30°, le précipité est cristallin, de densité 2,7 ; à l'ébullition, sa densité est de 2,9 : c'est celui que fournit l'industrie.

Impuretés. — Il contient souvent du fer et des sels étrangers (sulfates de chaux et de baryte). On le mélange quelquefois à de la craie pulvérisée.

Essai. — Il ne doit rien céder à l'eau (*sels étrangers solubles*). Chauffé avec de la potasse, il ne doit pas dégager d'*ammoniaque* bleuissant le papier de tournesol rouge.

Les *sels insolubles* resteront comme résidu après traitement par l'acide acétique, dans lequel il doit être complètement soluble.

Cette solution ne doit pas se colorer — ou légèrement — en bleu par le ferrocyanure de potassium (*fer*), ni en brun par le sulfure d'ammonium (*fer, plomb, cuivre*).

La *craie* se reconnaît par la recherche du fer qu'elle contient toujours.

Il est difficile de l'obtenir pur.

Pharmacologie. — Le carbonate de chaux est un absorbant des acides, qu'il sature d'autant mieux qu'il est plus léger, c'est-à-dire qu'il a été préparé à plus basse température. Introduit dans l'estomac à faible dose, 0 gr. 50, il sature l'hyperacidité du suc gastrique et se transforme en chlorure de calcium ; à dose plus forte, il agit comme le bismuth et le phosphate de chaux et peut combattre la diarrhée et absorber les gaz dans les cas de fermentations digestives anormales. Enfin il est utilisé dans la tuberculose pulmonaire comme agent de recalcification, 1 à 2 grammes par jour, mélangé aux aliments. On le prescrit à la dose de 0 gr. 50

à 10 grammes par jour et plus, à prendre dans l'eau ou en cachets. Comme dentifrice, il est inférieur au carbonate de strontium.

On employait autrefois les poudres d'écailles d'huîtres, de coquilles d'œufs, qui contenaient du carbonate de chaux. Ces produits sont tous abandonnés, sauf peut-être la poudre d'yeux d'écrevisses obtenue par pulvérisation des concrétions calcaires sécrétées par l'estomac de ces crustacés.

La *craie lavée* n'est que de la craie naturelle ayant subi une pulvérisation et un lavage ; elle est impure et ne peut se substituer au carbonate de chaux précipité.

HYPOCHLORITE DE CHAUX

Syn. : Chlorure de chaux.

Préparation. — PROCÉDÉ DE LABORATOIRE. — On fait passer lentement un courant de chlore dans un lait de chaux ; on filtre et on obtient une solution d'hypochlorite qu'il est nécessaire de titrer.

PROCÉDÉ INDUSTRIEL. — On dispose la chaux éteinte en couches minces sur des tablettes, dans des chambres en pierre de Volvic, et le chlore passe lentement jusqu'à refus. On doit éviter l'élévation de température, qui produirait du chlorate.

Propriétés. — Poudre blanche, hygroscopique, à odeur de chlore, se dissolvant en grande partie dans l'eau, en laissant comme résidu de l'hydrate de chaux. C'est un composé peu stable que la chaleur transforme en chlorate vers 40°. En solution, il n'est transformé qu'à l'ébullition. Cette solution est décomposée à froid, avec dégagement d'oxygène, par les oxydes de manganèse, de fer, cuivre, etc. L'acide carbonique et tous les acides en chassent le chlore et l'acide hypochloreux.

A l'air et à l'humidité, il perd de son chlore actif et se transforme en carbonate et en chlorure de calcium.

Sa composition n'est pas nettement définie. On le considérait autrefois comme un mélange de chlorure, d'hypochlorite et d'hydrate de calcium. Pour KOLB, le chlorure de chaux est un mélange

contenant surtout de l'oxychlorure Cl — Ca — OCl et de la chaux ;
il lui donne la formule :

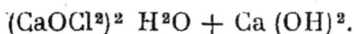

$$(CaOCl^2)^2 \ H^2O + Ca \ (OH)^2.$$

Odling et Mijers croient qu'il est exclusivement constitué par
Cl — Ca — OCl, H^2O. Ditz, pour expliquer sa constitution, admet
que dans l'action du chlore sur la chaux humide il se fait un composé intermédiaire, $CaO, Ca {<}^{OCl}_{Cl}$, H^2O qui, par action de l'eau,
se dédouble en oxychlorure Cl — Ca — OCl, H^2O et en chaux, qui,
de nouveau, se combine au chlore pour reformer le composé
intermédiaire et ainsi jusqu'à ce que toute la chaux soit transformée.

En somme, il paraît acquis que le chlorure de chaux saturé de
chlore est l'oxychlorure Cl — Ca — OCl, H^2O, mais avant cette
saturation il n'est qu'un mélange de ce corps avec un composé
intermédiaire.

Dosage — On appelle degré chlorométrique en France le
nombre de litres de chlore à 0° et à la pression de 760 que dégage
1 kilo d'hypochlorite. 1 litre de chlore représente donc 1°.

Le chlorure de chaux doit titrer au minimum 90° chlorométriques, c'est-à-dire dégager 90 litres de chlore par kilo.

Le dosage est fondé sur l'action du chlorure de chaux sur un
mélange d'acide arsénieux et d'indigo, l'acide arsénieux est transformé totalement en acide arsénique avant que l'indigo soit décoloré. Cette décoloration marque la fin du dosage.

10 grammes de chlorure de chaux sont épuisés au mortier à
plusieurs reprises par de l'eau, pour obtenir un litre de liquide
dont on remplit une burette de Mohr. 1 c. c. de ce liquide contient
1 centigr. de chlorure de chaux.

Dans un vase à précipité on verse 10 c. c. d'une liqueur arsé-
nieuse à 4 gr. 43 As^2O^3 par litre, dont 10 c. c. correspondent à
10 c. c. de chlore, soit 0°01 chlorométrique, puis deux gouttes
de sulfate d'indigo, qui colorent en bleu, et dans ce mélange on
fait tomber, goutte à goutte en agitant, le liquide de la burette
jusqu'à décoloration. On note le volume de liquide employé, qui
titre ainsi 0°01 ; on calcule pour 1 kilo de chlorure de chaux.
Soit 11 c. c. 1 de dissolution de chlorure de chaux employée con-

tenant 0 gr. 111 de chlorure de chaux, qui titre ainsi 0°01; 1 kilo titrera.

$$\frac{0,01 \times 1000}{0,111} = 90° \text{ chlorométrique.}$$

Une méthode plus simple est basée sur l'action du chlorure de chaux sur une solution d'iodure de potassium ; de l'iode est libéré en proportion correspondante au chlore actif. On titre cet iode à l'hyposulfite. On met dans un verre 10 c. c. du liquide d'épuisement du chlorure de chaux préparé comme il est dit dans la méthode ci-dessus, y ajouter 40 à 50 c. c. d'eau, une pincée d'iodure de potassium (environ 1 gr.), agiter, puis acidifier par quelques gouttes d'acide acétique. Le liquide se colore en jaune par l'iode libéré par le chlore du chlorure de chaux. On ajoute alors goutte à goutte et en agitant de la solution N/10 d'hyposulfite de soude jusqu'à décoloration. Chaque centimètre cube d'hyposulfite N/10 correspond à 0 gr. 00355 de chlore. Le poids de chlore calculé pour 1 kilo de chlorure de chaux, divisé par 3 gr. 18, poids du litre de chlore, donne le degré français. Soit 10 c. c. le nombre de c. c. de solution N/10 d'hyposulfite de soude employée pour 10 c. c. de solution de chlorure de chaux contenant 0 gr. 10 de ce corps. Le calcul devient :

$$\frac{0,00355 \times 10 \times 1000}{0,10} = 355 \text{ gr. de chlore par kilogr.}$$

soit $\frac{355}{3,18} = 111°,6$ chlorométrique.

Pharmacologie. — Le chlorure de chaux est un antiseptique puissant que l'on a beaucoup utilisé pendant la guerre pour la stérilisation des eaux de boissons et pour le pansement des plaies.

Sous le nom de liqueur de *Dakin-Carrel*, on a préparé des solutions de formules un peu variables, dont la suivante :

Chlorure de chaux. . . . . 200 gr.
Carbonate de soude sec. . . . . 100 —
Bicarbonate de soude . . . . 80 —
Eau . . . . 10 litres.

P. C. 17

Agiter à diverses. reprises le chlorure de chaux avec 5 litres
d'eau, puis macération d'une nuit ; faire dissoudre carbonate et
bicarbonate dans 5 litres d'eau ; mélanger les deux solutions,
laisser déposer, siphoner le liquide clair et le filtrer au papier.
Cette solution contient environ 0 gr. 50 pour cent d'hypochlorite
de soude et s'emploie telle que pour lavages continus ou pansements des plaies suppurées.

Son action antiseptique, d'abord très vantée, a été contestée ;
elle agirait surtout par action protéolytique se traduisant par la
fonte des substances mortifiées et par la liquéfaction du pus.

Dans le même but, *Vincent* a proposé l'emploi d'un pansement
sec ou *poudre* boro-hypochloritée préparée avec :

Hypochlorite de chaux récent. . . . .   10 parties.
Acide borique pulvérisé sec. . . . .   90 —

A conserver dans des flacons colorés.

Elle serait antiseptique et aucunement nocive pour l'organisme
et la cellule.

Pour la stérilisation de l'eau de boisson, l'expérience a largement démontré que le chlorure de chaux avait une action antiseptique énergique sur les microbes pathogènes. On peut utiliser le
chlorure de chaux en nature délayé dans l'eau à raison, en
moyenne, de 15 milligrammes d'hypochlorite par litre. Le contact se prolonge vingt minutes à une demi-heure. L'addition de
chlorure de sodium favorise la dissolution du chlore actif et augmente la rapidité d'action.

On peut utiliser les comprimés suivants contenant :

Chlorure de chaux. . . . .   15 milligrammes.
Chlorure de sodium . . . .   8 centigrammes.

pour stériliser un litre d'eau en laissant en contact vingt minutes.
La dose de chlore actif est d'environ 5 milligrammes. Ces comprimés se conservent environ deux mois sans perdre de chlore.

L'eau ainsi obtenue, bien qu'ayant une légère saveur d'eau de
javel, est très acceptable.

Il est évident que la dose d'hypochlorite à utiliser est variable
selon le degré d'impureté de l'eau.

Il est bon aussi, pour diminuer l'odeur et la saveur de l'eau,
d'ajouter, après le temps de contact, 2 ou 3 gouttes de solution

saturée d'hyposulfite de soude pour détruire le chlore en excès.
Quelques gouttes d'eau oxygénée agiraient de même et ajoute-
raient à l'action antiseptique du chlore (*Ferrand-Doyen et Toda*).
La solution à 1/50 d'hypochlorite de chaux a été préconisée
contre les morsures des serpents en injections hypodermiques,
8 à 10 c. c. au voisinage de la morsure (CALMETTE).

HYPOPHOSPHITE DE CALCIUM
$(PO^2H^2)^2Ca$ ou $H^2 = PO^2 - Ca - PO^2 = H^2 = 170$

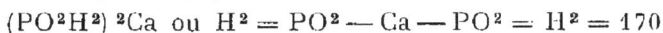

Préparation. — On le prépare en faisant bouillir un lait de
chaux pure avec des fragments de phosphore blanc. On remplace
l'eau qui s'évapore et on s'arrête quand tout le phosphore est
dissous, c'est-à-dire quand il ne se dégage plus de gaz inflammable.
Après refroidissement et filtration, on fait passer dans la liqueur
un courant d'acide carbonique pour précipiter l'excès de chaux
à l'état de carbonate de calcium. On filtre de nouveau et on concentre vers 60° pour faire cristalliser. Dans cette opération, il se
dégage de l'hydrogène phosphoré spontanément inflammable.
On doit éviter, dans la concentration, d'atteindre 100° sous
peine d'explosion.

Propriétés. — Sel blanc, pulvérulent ou en petits cristaux
brillants, soluble dans 8 part. environ d'eau froide, insoluble dans
l'alcool à 90° froid, un peu soluble dans l'alcool bouillant. Il est
inaltérable à l'air. Chauffé, il décrépite et dégage de l'hydrogène
phosphoré, spontanément inflammable, et se change en phosphate.
Il réduit l'azotate d'argent avec précipité noir à chaud.

Essai. — Il doit être entièrement soluble dans l'eau et ne pas
précipiter par le chlorure de baryum ou par l'acétate de plomb
(*phosphate, phosphite*).

Pharmacologie. — L'hypophosphite de chaux est à la fois
un agent de la médication phosphorée et de la médication calcique
On l'a employé, en cachets, solution ou sirop, à la dose de 0 gr. 20.
à 0 gr. 75 pour un adulte, 0 gr. 05 à 0 gr. 30 pour un enfant, dans
le traitement des états de déchéance organique, du rachitisme,

de la neurasthénie, de la phtisie et de la scrofule ; on l'associe
souvent aux émulsions d'huile de foie de morue. Il possède d'ailleurs toutes les propriétés de l'hypophosphite de soude et une
action favorable sur l'évolution des dents. Il excite l'appétit,
accélère les échanges nutritifs, augmente le chiffre de l'urée.
Cependant son action a été très contestée. Massol et Gamel ont
démontré, par l'expérimentation animale, que ce corps parcourt
le torrent circulatoire et est rejeté en totalité par les urines sans
s'être transformé en phosphate de chaux. Il serait donc dénué de
toute propriété thérapeutique. Tout le monde ne partage pas
cette opinion.

OXYDE DE CALCIUM $CaO = 56$

Syn. : Chaux vive.

Préparation. — Procédés de laboratoire. — 1° On calcine
du marbre ou du carbonate de chaux pur ou encore du tartrate,
de l'oxalate ou du nitrate de calcium. Ces substances sont intro-
duites en fragments dans un creuset percé d'ouvertures au fond
et sur les côtés, et on chauffe au rouge vif dans un fourneau à
réverbère muni d'un bon tirage. Il se dégage de l'anhydride carbonique et la chaux reste. On la laisse refroidir et on l'enferme
rapidement dans des flacons bouchés. On obtient ainsi de la chaux
pure.

2° On peut encore chauffer vers 400° de la chaux éteinte qui
se déshydrate.

Procédé industriel. — Dans l'industrie, les calcaires naturels
sont décomposés en les chauffant au rouge dans les fours intermit-
tents ou surtout dans les fours coulants qui donnent une production continue. Cette chaux reste souillée de silice, de fer, d'argile
et de sels terreux.

Propriétés. — La chaux vive est en masses blanches ou grises,
amorphes, dures, sans odeur, de saveur brûlante. Elle est indécomposable et infusible aux plus hautes températures des fourneaux ordinaires ; mais le four électrique la fond et la volatilise
à 3000°. Sa densité est de 3,18. Elle est très avide d'eau, et à son
contact elle s'hydrate, en produisant une élévation notable de

température qui peut atteindre 300°. Elle prend alors le nom de *chaux éteinte* et devient pulvérulente. Abandonnée à l'air, elle absorbe l'humidité et l'acide carbonique.

Elle se combine au carbone pour donner du carbure de calcium CaC^2, corps qui dégage au contact de l'eau 40 % de son poids d'acétylène combustible.

Essai. — Récemment préparée, elle s'échauffe en présence de l'eau et produit peu d'effervescence au contact des acides.

Pharmacologie. — La chaux vive est caustique à un haut degré, par suite de son avidité pour l'eau et de l'élévation de température qui accompagne son hydratation. A ce titre elle fait partie de la *poudre de Vienne*, du *caustique de Filhos* et de plusieurs poudres épilatoires. On doit la conserver en flacons bien bouchés.

HYDRATE DE CALCIUM $Ca(OH)^2 = 74$

Syn. : Chaux éteinte. — Chaux délitée.

Préparation. — On fait réagir :

Chaux vive. . . . . 100 gr.
Eau. . . . . 40 — environ.

Placer la chaux dans une terrine en grès et l'arroser avec l'eau que l'on fait tomber en un mince filet tant qu'elle est absorbée.

La masse s'échauffe, se fendille avec des craquements ; de la vapeur d'eau se dégage en abondance ; finalement, on obtient une poudre blanche, très fine, que l'on tamise rapidement et que l'on conserve en flacons. Dans cette opération, la température s'élève de près de 300°. Si l'eau est versée en trop grande quantité à la fois, l'extinction est plus lente.

La chaux éteinte contient environ 24 % d'eau. Pour la purifier, on la lave avec soin à l'eau distillée.

Propriétés. — Poudre blanche, très fine, plus soluble dans l'eau froide que dans l'eau bouillante, insoluble dans l'alcool. Une partie se dissout dans 778 parties d'eau froide et 1340 parties d'eau bouillante en lui communiquant une réaction alcaline ; la présence de glycérine ou de sucre augmente la solubilité. Sa densité est de 2,08. Chauffé vers 400°, l'hydrate de chaux repasse à l'état de chaux vive. Il joue le rôle d'une base forte et se combine aux acides pour donner des sels. Il absorbe facilement l'acide carbonique et se combine au saccharose pour donner du sucrate de chaux soluble.

Essai. — Doit être blanc et de préparation récente.

Doit se dissoudre entièrement dans l'acide azotique sans dégagement appréciable (*carbonates*). Cette solution ne doit se troubler que faiblement par le chlorure de baryum (*sulfates*) et par l'azotate d'argent (*chlorures*) ; cette même solution additionnée d'ammoniaque et de sulfure d'ammonium ne doit pas donner de précipité sensible (*fer, aluminium, phosphates*).

Préparé avec le marbre, il en retient les impuretés.

Pharmacologie. — L'hydrate de calcium est la seule forme sous laquelle la chaux est donnée à *l'intérieur* ; on la prescrit à l'état d'eau de chaux qui contient environ 1 gr. 285 de chaux par litre. Cette solubilité dépend de la température de préparation de la chaux vive et du mode d'extinction (Lamy). Elle agit comme désinfectant et antidiarrhéique ; ajoutée au lait, elle retarde sa coagulation dans l'estomac. On s'en sert dans l'hyperchlorhydrie et les diarrhées infantiles. Elle possède la propriété de dissoudre les fausses membranes : ce n'est pas la fibrine qui est dissoute mais la substance agglutinante, la mucine, d'où la transformation de la fausse membrane en masse gélatineuse ; aussi emploie-t-on l'eau de chaux en gargarisme contre la diphtérie. On s'en sert aussi pour préparer certaines émulsions d'huile de foie de morue. A *l'extérieur*, elle entre dans la composition du liniment oléocalcaire utilisé pour le pansement des brûlures. L'eau de chaux se donne à la dose de 30 gr. à 150 gr. et plus.

La chaux éteinte, délayée dans l'eau, absorbe l'hydrogène sulfuré et peut servir à désinfecter les vidanges, en particulier les matières fécales des typhiques. Ce lait de chaux détruit les puces, punaises et leurs œufs.

PERMANGANATE DE CALCIUM

Syn. : Acerdol. — Monol.

Préparation. — On le prépare impur, en décomposant à froid le permanganate de potassium par l'acide sulfurique ou l'acide fluosilicique ; on obtient un sel de potassium et de l'acide permanganique que l'on sature par du carbonate de chaux.

Propriétés. — Aiguilles brunes ressemblant au permanganate de potassium, déliquescentes, se décomposant au contact des matières organiques.

Pharmacologie. — Il jouit de propriétés antiseptiques très énergiques, rapides, bien supérieures, dit-on, au permanganate de potassium, qui est moins soluble, et même au sublimé.

On l'a conseillé en solution à 0,30 à 0,50 % pour la désinfection des instruments de chirurgie, des mains de l'opérateur et du champ opératoire ; en solution à 0,05 à 0,20 % pour injections vaginales, lavage de l'urètre, applications externes contre les affections cutanées, lavages antiseptiques de la bouche, etc.

On l'a proposé pour l'épuration des eaux potables (GIRARD et BORDAS), à la dose de 1 à 2 centigrammes par litre d'eau à épurer.

PHOSPHATE NEUTRE DE CALCIUM

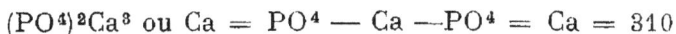

$(PO^4)^2Ca^3$ ou $Ca = PO^4 — Ca —PO^4 = Ca = 310$

Syn. : Phosphate tricalcique.

Préparation. — On retire le phosphate tricalcique des os des animaux, en précipitant par l'ammoniaque leur dissolution dans l'acide chlorhydrique. L'industrie l'extrait aussi des phosphates naturels.

Le Codex indique :

Phosphate disodique. . . . . 100 gr.
Chlorure de calcium cristallisé. . . . . . 70 —
Ammoniaque officinale . . . . 25 —
Eau dist. . . . . 1.250 —

Dissoudre le chlorure de calcium dans 250 grammes d'eau, ajouter 20 grammes d'ammoniaque, filtrer. D'autre part, dissoudre le phosphate de soude dans un litre d'eau, ajouter 5 grammes d'ammoniaque, porter à l'ébullition. Verser la première solution dans la seconde sans interrompre l'ébullition et en agitant ; laisser refroidir. Laver par décantation avec de l'eau bouillie jusqu'à ce que l'eau de lavage ne trouble plus l'azotate d'argent acidulé d'acide azotique. Essorer et sécher à l'étuve.

Propriétés. — Le phosphate tricalcique ordinaire est en poudre blanche, insipide, amorphe ou microcristalline, ou en trochisques. Il est insoluble dans l'eau, l'alcool, le citrate d'ammoniaque, soluble dans les acides, même dans l'acide carbonique, qui le transforme en phosphate monocalcique ; cependant l'acide acétique le dissout lentement. L'eau bouillante produit le même dédoublement et le solubilise peu à peu. Il est d'autant plus soluble dans les acides qu'il est plus récemment préparé et que sa cohésion est plus faible. Calciné à haute température, il ne se dissout ensuite que difficilement.

Barillé, en faisant agir de l'acide carbonique sous pression de 13 kilos sur du phosphate tricalcique en suspension dans l'eau, a obtenu du *carbonophosphate de chaux* $(PO^4)^2Ca^2H^2$, $2CO^2$ en solution, mais n'a pu l'isoler. Quand on filtre cette solution gazeuse et qu'elle reste à l'air, elle se décompose avec production de phosphate bicalcique, de carbonate de chaux et de CO^2.

Impuretés et falsifications. — On l'additionne de carbonate et de sulfate de chaux et il contient quelquefois du plomb, provenant des vases servant à sa préparation, de l'arsenic, du fer et du cuivre.

Essai. — Ne doit pas perdre plus de 5 % de son poids ni se colorer par calcination (*matières organiques*). Le *carbonate de chaux* sera décelé en traitant par un acide ; il y aura effervescence et dégagement d'acide carbonique.

Le *sulfate de chaux* restera comme résidu insoluble dans les acides.

Le *plomb* et le *cuivre* se retrouveront en dissolvant le sel dans l'acide azotique étendu et traitant par l'hydrogène sulfuré : il se fera un précipité noir.

L'*arsenic*, par l'hypophosphite de soude chlorhydrique (voir Phosphate de soude) agissant sur une solution chlorhydrique du phosphate.

Le *fer* sera décelé dans la solution chlorhydrique par le ferrocyanure de potassium, coloration bleue. En pratique, une dose de 0 gr. 50 d'oxyde de fer % est acceptable.

Les sels alcalins, par évaporation de la solution filtrée provenant de la précipitation par un excès d'ammoniaque de la solution chlorhydrique du phosphate.

Pharmacologie. — Comme médicament réparateur, il est conseillé dans les affections qui s'accompagnent d'altération des os : rachitisme, ostéomalacie, travail de croissance, fractures, et d'autre part dans la neurasthénie, tuberculose, diabète. On le donne à la dose de 0 gr. 50 à 2 grammes par jour en cachets, ou mélangé à la première cuillerée de potage. A doses plus fortes, comme l'a fait remarquer BOUCHARD, il sature une trop grande quantité de suc gastrique et ralentit la digestion. Comme absorbant, il est prescrit, dans certaines dyspepsies et surtout contre la diarrhée, à la dose de 5 à 10 grammes, il entre dans la formule de la *décoction blanche de Sydenham*.

PHOSPHATE MONO-ACIDE DE CALCIUM

$$(PO^4)^2Ca^2H^2, 4H^2O \text{ ou } H^2 = PO^4 - Ca - PO^4 = Ca + 4H^2O = 344$$

Syn. : *Phosphate bicalcique.* — *Phosphate dicalcique.*
Phosphate rétrogradé.

Préparation. — PROCÉDÉ DU CODEX 1884. — On précipite une solution de chlorure de calcium par du phosphate de soude en solution légèrement acide.

Le Codex indique :

Phosphate de soude ordinaire. . . . . . . 100 gr.
Chlorure de calcium cristallisé. . . . . . . 65 —
Acide chlorhydrique officinal. . . . . . . 3 c. c.

Dissoudre le phosphate dans 700 centimètres cubes d'eau environ et y ajouter l'acide ; le chlorure de calcium est dissous dans 500 centimètres cubes d'eau. Mélanger à froid les liqueurs, laisser déposer le précipité, qui est du phosphate bicalcique, le laver par décantation jusqu'à ce que l'eau de lavage ne précipite plus l'azotate d'argent, filtrer et sécher à l'air ou à l'étuve à basse température. La présence de l'acide chlorhydrique libre empêche la formation de phosphate tricalcique. Ce procédé donne un produit très joli.

On peut remplacer le chlorure de calcium cristallisé par du chlorure fondu (32 grammes) ; mais alors, ce sel contenant toujours un peu d'oxychlorure, il faut neutraliser exactement sa solution par quelques gouttes d'acide chlorydrique.

Propriétés. — Poudre blanche, cristalline, très légère, constituée par des cristaux aiguillés ou des lamelles transparentes, insipide, insoluble dans l'alcool, presque insoluble dans l'eau 1 part. dans 573 d'eau (BARILLÉ) pour le sel à 4-H^2O, soluble dans les acides, même les plus faibles, dans le citrate neutre d'ammoniaque, dans les solutions salines. L'eau bouillante le transforme en phosphate monocalcique et en phosphate tricalcique qui se dépose. Séché à l'air, il retient 4 H^2O qu'il ne perd qu'à 150°. L'ammoniaque le transforme en phosphate tricalcique et phosphate triammonique.

En faisant agir de l'acide carbonique sous pression sur le phosphate bicalcique, on obtient, comme avec le phosphate tricalcique, du carbono-phosphate de chaux, en solution, mais non isolable (BARILLÉ).

Le Codex 1908 lui donne comme formule : $PO^4HCa + 2H^2O$, équivalant à la demi-formule habituelle.

Essai. — On le falsifie avec du *phosphate tricalcique* que l'on reconnaît très facilement à son insolubilité dans le citrate d'ammoniaque. On prépare cette solution de citrate d'ammoniaque en dissolvant 400 grammes d'acide citrique dans 500 c. c. d'ammoniaque ; on complète à un litre avec de l'eau distillée.

Agité avec de l'eau froide, il ne doit lui céder que des traces de produits acides (*acides libres, phosphate monocalcique*). Il doit se dissoudre sans effervescence dans l'acide chlorhydrique étendu (*carbonates*) et cette solution ne doit pas précipiter par le chlorure de baryum (*sulfates*), ni par le ferrocyanure de potassium (*fer*), ni par H^2S (*plomb, cuivre*), ne pas donner de taches à l'appareil de Marsh ni réduire l'hypophosphite de soude chlorhydrique (*arsenic*).

Sa solution azotique ne doit pas précipiter par l'azotate d'argent (*chlorures*).

Calciné, il ne doit pas noircir (*matières organiques*) et donner environ 73,8 pour cent de pyrophosphate de chaux, ce qui correspond à 41,2 % d'anhydride phosphorique.

Pharmacologie. — Les indications et les doses du phosphate bicalcique sont les mêmes que celles du phosphate tricalcique, auquel il devrait toujours être préféré, à cause de sa plus grande solubilité dans les acides faibles. Il entre dans la préparation de l'apozème blanc, du lacto et du chlorhydrophosphate de chaux, du phosphate monocalcique.

PHOSPHATE DI-ACIDE DE CALCIUM

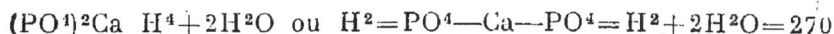

$(PO^4)^2Ca \ H^4 + 2H^2O$ ou $H^2 = PO^4 - Ca - PO^4 = H^2 + 2H^2O = 270$

Syn. : *Phosphate monocalcique*. — *Biphosphate de chaux*.

Préparation. — 1° PROCÉDÉ DU CODEX :

```
Phosphate bicalcique . . . . . . . . . .   154 gr.
Solution officinale d'acide phosphorique . .   200 —
Eau dist. . . . . . . . . . . . . . . .   q. s.
```

Mélanger les deux produits dans une capsule pour obtenir une masse pâteuse que l'on maintient 1 h. vers 50°. Etendre d'eau pour faire une bouillie claire et chauffer 1 /4 d'heure à l'ébullition. Epuiser avec de l'eau bouillante jusqu'à dissolution complète. Evaporer la solution jusqu'à une densité de 1,40, laisser refroidir. Le phosphate cristallise peu à peu. L'isoler, le sécher sur du papier buvard, le conserver en flacons bouchés.

2° PROCÉDÉ CROLAS-DUCHER. — Faites une solution avec une partie d'acide phosphorique de densité 1,700 (60° B.) et deux parties d'eau distillée. Ajoutez à cette solution du phosphate tricalcique gélatineux, bien lavé et récemment préparé, jusqu'à ce qu'il se produise un léger louche qui disparaîtra par addition d'une petite quantité d'acide phosphorique. Filtrez la liqueur que vous répartirez dans des cristallisoirs ; vous les disposerez ensuite dans une étuve chauffée entre 50° et 55°, température qui ne devra jamais être dépassée, sous peine de voir se former du phosphate bicalcique qui souillerait les cristaux de phosphate monocalcique et les rendrait insolubles. Les cristaux, une fois formés, devront être lavés avec une petits quantité d'eau distillée, égouttés et séchés à l'étuve à 50°.

Propriétés. — Le phosphate monocalcique cristallise en lames nacrées, déliquescentes, de saveur acide, mais non désagréable. Chimiquement pur, il est insoluble dans l'eau et inaltérable à l'air ; mais il est très soluble en présence d'une petite quantité d'acide phosphorique libre que contient toujours le sel commercial. L'alcool dissout l'acide phosphorique libre et précipite du phosphate monocalcique pur et anhydre. Sa solution soumise à l'ébullition abandonne du phosphate bicalcique, et il reste en solution du sesquiphosphate de chaux $2CaO,3P^2O^5$. Le phosphate monocalcique neutralisé par un alcali donne un phosphate alcalin et du phosphate tricalcique. Avec un carbonate alcalin, il se fait encore du phosphate alcalin, du phosphate tricalcique et il se dégage de l'acide carbonique ; il ne se produit pas de carbonate de chaux.

Le *phosphate cristallisé* obtenu par le procédé CROLAS-DUCHER se présente en paillettes translucides, agglomérées, constituant des plaques un peu hygroscopiques. Il est très soluble dans l'eau s'il ne contient pas de sulfate de chaux et il ne renferme que 3 à 4 % d'acide phosphorique libre.

Impuretés. — Le phosphate monocalcique peut contenir de l'acide phosphorique libre, du sulfate de calcium, des phosphates bi et tricalcique.

Essai. — L'*acide phosphorique libre* sera reconnu en entraitant le sel par l'alcool froid. La liqueur alcoolique contiendra l'acide qu'elle abandonnera par évaporation et qui sera caractérisé à l'aide du réactif molybdique. En pratique, il y en a toujours et d'autant plus en général que le produit est plus mou. Le codex n'en tolère que 2 % évalué en P^2O^5.

Le *sulfate de calcium* sera décelé en ajoutant à la solution du sel, de l'acide azotique, puis du chlorure de baryum ; on aura un précipité blanc insoluble de sulfate de baryum.

Les *phosphates bi* et *tricalcique* resteront insolubles dans l'eau.

Dosage. — Dissoudre 0 gr. 50 de phosphate monocalcique dans de l'acide acétique étendu, ajouter 1 gramme d'acétate de sodium et 1 gramme d'acide oxalique, laisser reposer deux heures. Séparer le précipité d'oxalate de chaux, le laver à l'eau, évaporer toutes les solutions, calciner le résidu pour détruire l'acide oxalique en excès, reprendre par de l'acide chlorhydrique dilué et doser l'acide phosphorique à l'état de pyrophosphate de magnésie : on doit en obtenir 0 gr. 41 pour la prise d'essai (au lieu de 0,341 inscrit par erreur au Codex).

Pharmacologie. — Le phosphate monocalcique tend de plus en plus à remplacer les deux autres phosphates calciques en thérapeutique ; ce qui est rationnel, puisque, très soluble, il est d'une assimilation plus facile. Il contribue énergiquement à la nutrition du système nerveux et du tissu osseux. De plus, c'est un excitant de la nutrition générale et un eupeptique par l'acide phosphorique libre qu'il contient. Il est employé contre les différentes manifestations du rachitisme et de la tuberculose ; son efficacité dans la consolidation des fractures a été constatée depuis longtemps.

Doses et modes d'administration. — On prescrit le phosphate monocalcique en sirop et surtout en solution dans l'eau, à prendre immédiatement avant le repas. Ces solutions contiennent généralement 0 gr. 30 à 0 gr. 50 par cuillerée à bouche, soit 20 grammes à 30 grammes par litre. On donne de 0 gr. 25 à 2 grammes par jour aux adultes et 0 gr. 10 à 0 gr. 50 aux enfants. On doit préparer les solutions avec de l'eau froide ou tiède, mais jamais avec de l'eau bouillante. Encore moins faut-il faire bouillir le sel avec l'eau ; car il y a modification du produit qui devient partiellement insoluble en se transformant en phosphate bicalcique. Ces solutions s'altèrent assez rapidement et se remplissent de flocons dus à des végétaux cryptogamiques. On les conserve limpides très longtemps en les saturant d'acide carbonique (JACQUEMAIRE), ou en ajoutant, par litre, soit un gramme d'acide benzoïque, soit 80 centigrammes de bisulfite de sodium. On doit éviter l'emploi d'acide salicylique qui n'est pas inoffensif.

Ne pas associer au phosphate monocalcique des sels tels que tartrates, sulfates, phosphates alcalins qui donnent des précipités insolubles. Sous ce rapport, le vin est une véhicule défectueux.

En agriculture, le mélange de phosphate monocalcique et de sulfate de chaux sert très couramment d'engrais et porte le nom de *superphosphate*. Il est obtenu par action de l'acide sulfurique, en quantité convenable, sur les phosphates de chaux naturels. Le sulfate de chaux formé fait prise et englobe le tout ; ce qui permet d'obtenir un produit sec, pulvérisable et transportable.

On a contesté l'absorption des phosphates de chaux et par suite leur utilité en thérapeutique. Pourtant les phosphates bi et tricalciques sont solubles dans le suc gastrique, le phosphate bicalcique est soluble dans les solutions de chlorure de sodium, le phosphate monocalcique soluble dans l'eau, et l'excès de ces solutions non absorbées par l'estomac donne dans l'intestin, par action des alcalis, un phosphate alcalin soluble et absorbable. Il semble donc que l'absorption et l'assimilation de ces produits soient possibles. Bouchard admet aussi la possibilité de formation d'acide glycéro-phosphorique. On leur a reproché à tort d'avoir perdu leur forme vitale par calcination des os, d'où l'emploi de la poudre d'os non calcinée, mais riche en carbonate de chaux. La clinique a démontré l'action favorable des phosphates de chaux sur la consolidation des fractures. MILNE-EDWARDS, GOSSELIN ont établi que dans trois cas de fractures des os sur le même individu, la guérison avait été obtenue en 45 jours sans phosphates, en 35 et 25 jours avec traitement aux phosphates. Les expériences faites sur les animaux ont confirmé ces résultats.

CHLORHYDRO-PHOSPHATE DE CALCIUM DISSOUS

Préparation. — S'obtient en solution, avec :

Phosphate bicalcique . . . . 17 gr.
Acide chlorhydrique officinal (D = 1, 17). . 11 gr.
Eau distillée, q. s. pour. . . . . 972 gr.

On délaie à froid le phosphate dans 50 grammes environ d'eau distillée, on ajoute l'acide, en agitant, jusqu'à dissolution, puis le reste de l'eau. Cette solution contient 0 gr. 25 de phosphate bicalcique par cuillerée à bouche. Il doit se faire du phosphate monocalcique et du chlorure de calcium. En évaporant presque à sec, on obtient une masse pâteuse que le commerce livre telle que.

BARILLÉ conseille d'ajouter à ces solutions 2 c. c. de chloroforme par litre pour empêcher le développement des micro-organismes.

Propriétés. — Le plus souvent, le sel commercial n'est qu'un mélange pâteux et très soluble dans l'eau de phosphate bicalcique ou tricalcique et d'acide chlorhydrique.

Ce corps présente toutes les propriétés du phosphate monocalcique. Il s'administre aux doses de 0 gr. 50 à 5 grammes en solution, sirop.

LACTO-PHOSPHATE DE CALCIUM DISSOUS

Préparation. — On prend d'après le Codex :

Phosphate bicalcique . . . . 17 gr.
Acide lactique . . . . 19 —
Eau distillée . . . . 964 —

On délaie le phosphate dans 50 grammes d'eau froide et on ajoute l'acide lactique peu à peu, jusqu'à dissolution, puis le reste de l'eau, on filtre. Il se produit du phosphate monocalcique et du lactate de chaux. Chaque cuillerée à soupe, soit 15 grammes, contient 0 gr. 25 de phosphate bicalcique.

Propriétés. — Le sel commercial est en bâtons à section carrée : il est le plus souvent obtenu en faisant, avec du phosphate bicalcique ou tricalcique et de l'acide lactique, une pâte que l'on met dans des moules en papier et que l'on sèche partiellement à l'étuve. Il est très soluble dans l'eau et possède les propriétés du phosphate monocalcique ; on le donne en solution et sirop à la dose de 0 gr. 50 à 5 grammes.

Le chlorhydro et le lacto-phosphate de chaux ont le grand défaut d'être toujours très acides. Ils devraient être remplacés par le phosphate monocalcique.

SULFATE DE CHAUX

$SO^4Ca = 136$

Se trouve dans la nature à l'état anhydre ou *anhydrite*, ou à l'état de sulfate bihydraté $SO^4Ca, 2 H^2O$ ou *pierre à plâtre, gypse*. Celle-ci, chauffée dans des fours spéciaux, vers 125° à 150°, perd de l'eau et donne le plâtre $SO^4Ca, 1/2 H^2O$, utilisé dans l'industrie du bâtiment et pour les bandages chirurgicaux.

Le sulfate de chaux est blanc, très peu soluble dans l'eau avec maximum à 38°, soit 0 gr. 214 pour 100 gr. d'eau. Chauffé jusque vers 150°, il devient anhydre, mais peut reprendre facilement son eau de cristallisation en dégageant une grande quantité de chaleur. Chauffé à 160°, il ne s'hydrate plus que lentement et pas du tout s'il a été porté au rouge.

Pharmacologie. — Le plâtre, convenablement cuit, mélangé à son volume d'eau, se prend, au bout de quelques instants, en masse solide, dure, de cristaux enchevêtrés de sulfate bihydraté. Cette réaction s'accompagne d'une augmentation de volume et d'une élévation sensible de la température.

Le Codex admet qu'un bon plâtre, mélangé à son volume d'eau, doit faire prise en moins de dix minutes.

La rapidité de la prise dépend du degré de cuisson, de la présence de matières inertes et de la quantité d'eau.

MM. Astruc et Canals, qui ont bien étudié la question de la préparation d'un bon mélange pour bandages chirurgicaux plâtrés, sont arrivés aux conclusions suivantes : On peut obtenir une bonne prise, en 20 minutes, en gâchant rapidement 100 grammes de plâtre avec 60 grammes d'eau. Un certain nombre de substances, telles que gomme arabique, gomme adragante, poudre de guimauve, et tout particulièrement l'alcool, retardent la prise. Avec 10 % d'alcool, le temps de prise est doublé ; avec 33 % il est sextuplé. D'autres substances activent la prise en même temps que la température s'élève fortement, par exemple, l'alun, le sel de cuisine. Ainsi 100 grammes de plâtre gâché avec 60 grammes d'eau tenant en dissolution deux grammes de sel de cuisine, font prise en cinq minutes.

Composés organiques

BENZOATE DE CALCIUM
$$(C^6H^5 CO^2)^2Ca + 4 H^2O = 354$$

Préparation. — On prépare un lait de chaux dans lequel on ajoute 150 grammes d'acide benzoïque ; on porte à l'ébullition quelques minutes. Après filtration et évaporation, on fait cristalliser. Les cristaux sont séchés à une douce température.

Propriétés. — Cristaux efflorescents, solubles dans 20 parties d'eau froide, très solubles dans l'eau bouillante, peu solubles dans l'alcool.

Pharmacologie. — Sel prescrit dans la diathèse urique, la goutte, la gravelle. La dose par jour est de 0 gr. 20 à 2 grammes progressivement, en sirop, solution ou cachets.

GLYCÉROPHOSPHATE DE CALCIUM

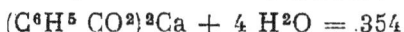

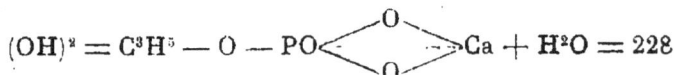

$$(OH)^2 = C^3H^5 - O - PO \underset{O}{\overset{O}{<}} Ca + H^2O = 228$$

Syn. : Phosphoglycérate de chaux.

Constitution. — La glycérine et l'acide phosphorique peuvent théoriquement donner un nombre considérable de combinaisons ; mais si on n'envisage que les éthers formés avec départ d'une seule molécule d'eau, deux combinaisons seulement sont possibles, l'une portant sur l'un des oxhydriles primaires de la glycérine, ce qui produit l'*acide glycérophosphorique* α : $CH^2OH - CHOH - CH^2O - PO(OH)^2$; l'autre portant sur l'oxhydrile secondaire, ce qui donne l'*acide glycérophosphorique* β : $(CH^2OH)^2 = CHO - PO(OH)^2$.

L'acide α, possédant un atome de carbone asymétrique, peut

P. C. 18

exister sous deux formes actives et une forme racémique, ce qui
fait en tout quatre acides monoglycérophosphoriques, dont deux
inactifs. Il est certain que les différences observées dans les propriétés des glycérophosphates tiennent à ce qu'ils sont constitués
par des mélanges de dérivés α et β en proportions variables.

Préparation. — 1° PROCÉDÉ PORTES ET G. PRUNIER. — On
maintient pendant six jours, à 100°-110°, et en agitant plusieurs
fois par jour, le mélange suivant :

<pre>
        Acide phosphorique liquide, à 60 % . . . . . ,   3 kil
        Glycérine pure, à 28° . . . .   3 — 600
</pre>

La masse change de couleur et brunit sous l'influence de la
chaleur. On laisse refroidir, on neutralise par un lait de carbonate
de chaux (500 grammes dans 2 kilos d'eau), puis par un lait de chaux
éteinte, on filtre au papier et on précipite par de l'alcool à 90°. Le
précipité égoutté est redissous dans l'eau froide ; on filtre et on
évapore à basse température.

2° PROCÉDÉ DE LAMBOTTE. — Ce procédé est plus rapide. On
chauffe à feu nu et on porte à l'ébullition pendant une demi-heure
le mélange :

<pre>
        Acide phosphorique glacial en poudre . . .   250 gr.
        Glycérine officinale . . . .   500 — 150
</pre>

L'acide se dissout dans la glycérine et la masse se colore. On
laisse refroidir un peu ; on ajoute de l'eau, puis de la chaux éteinte
jusqu'à réaction faiblement acide. On filtre et dans le liquide on
précipite le glycérophosphate par l'alcool fort. Le précipité est
séché à l'air ou à l'étuve.

3° PROCÉDÉ ADRIAN ET TRILLAT. — On mélange à parties égales
l'acide phosphorique et la glycérine et on chauffe à 130-150° pendant vingt-quatre heures. On sature d'abord l'acide phosphorique
resté libre par du phosphate tricalcique qui est ramené à l'état de
bicalcique, l'acide glycéro-phosphorique ne réagissant pas, puis on
ajoute un lait de chaux qui donne du glycéro-phosphate de chaux
soluble et du phosphate tricalcique insoluble. On filtre, concentre,

verse dans 10 parties d'alcool ; après une heure d'ébullition, on filtre et sèche le précipité au bain-marie.

4° On peut obtenir un sel cristallisé en faisant agïr le glycéro-phosphate de soude cristallisé du commerce sur le chlorure de calcium en solution concentrée ; à 40°, le tout se prend en masse. Par évaporation dans le vide de la solution aqueuse, on a de beaux cristaux. Ce sel est anhydre et sa solubilité est de 1,68 % à 18° (*Paolini-Rogier* et *Fiore*).

Propriétés. — Poudre légère, cristalline, blanche, ayant souvent une odeur faible d'acroléine, soluble dans la glycérine et dans environ 25 parties d'eau froide, solubilité facilitée par les acides, même l'acide carbonique et l'acide citrique ; presque insoluble dans l'eau bouillante, insoluble dans l'alcool fort. La solubilité dans l'eau des produits commerciaux est très variable ; elle est d'autant plus grande qu'ils retiennent davantage d'acide glycéro-phosphorique ; les sels acides sont plus solubles que les sels neutres. Une trace d'acide citrique facilite cette dissolution. La solution à froid portée à l'ébullition laisse précipiter la presque totalité du sel. Cette précipitation commence déjà à 32°. La chaleur le décompose et le transforme partiellement en phosphate. Sa solution aqueuse ne précipite ni le nitrate d'argent, ni la liqueur magnésienne. En solution nitrique, le molybdate d'ammo-niaque ne donne pas de précipité. Calciné, il devient noir, dégage de l'acroléine à odeur spéciale et se transforme en pyrophosphate de calcium. Calciné avec un azotate alcalin, il donne un phosphate, et le résidu, repris par l'acide azotique, donne, avec le molybdate d'ammoniaque, un précipité jaune. Toutes ces réactions le diffé-rencient du phosphate monocalcique.

Impuretés et falsifications. — Il peut retenir du chlorure de calcium, du sulfate de chaux, du phosphate monocalcique et un peu de glycérine, qu'il est difficile de lui enlever. On le falsifie par addition de phosphates alcalins ou d'hypophosphite de chaux. Incomplètement purifié, il peut conserver l'odeur de l'alcool impur qu'on emploie pour sa préparation.

Essai. — Il doit se dissoudre dans 25 parties d'eau froide, et cette solution doit être à peine alcaline et ne pas précipiter par le réactif molybdique (*phosphates*).

Le *phosphate monocalcique* se retrouve en traitant la solution par le nitromolybdate d'ammoniaque qui donnera un précipité jaune, le sel pur ne donnant un précipité qu'après quelques minutes d'ébullition.

La *glycérine* et les éthers glycériques, en traitant le sel sec par un peu d'éther ou d'alcool concentré qui enlèvent la glycérine ; on filtre, on laisse évaporer le dissolvant et on calcine. Il reste un résidu noir, avec dégagement d'acroléine, à odeur spéciale.

L'*hypophosphite de chaux* par l'azotate d'argent à l'ébullition, qui donnera un précipité brun.

Les *matières organiques* par l'acide sulfurique, qui ne doit pas le colorer.

L'*acide citrique*, en épuisant le sel par de l'alcool à 95° qui, par évaporation, laisse un résidu acide que l'on peut caractériser par la formation d'acide acétone-dicarbonique (Dénigès) : chauffer à l'ébullition la solution concentrée d'acide citrique avec 1 /5 de sulfate mercurique au 1 /4, puis ajouter goutte à goutte du permanganate de potasse à 2 % ; il se fait un précipité blanc.

Dosage. — Le glycéro-phosphate de chaux répondant à la formule du Codex est entièrement constitué par un monoéther ; il contient 31,14 % de P^2O^5, 24,5 % de chaux et 7,89 % d'eau. Titré par le procédé ASTRUC il donne 100 %.

Les produits commerciaux actuels, tout en s'éloignant peu du produit type, ne contiennent que 86 % environ de monoéther ; ils ne titrent donc que 86 % au procédé ASTRUC, soit 26,78 % de P^2O^5

PROCÉDÉ DU CODEX. — Par calcination de 0 gr. 50 jusqu'à obtention de cendres blanches, on doit obtenir un résidu de 0 gr.30 de pyrophosphate de calcium. Ou mieux, calciner 0 gr. 50 de produit d'abord seul, puis après addition d'azotate alcalin. Epuiser le résidu par l'eau bouillante additionnée d'acide acétique, éliminer le calcium par l'acide oxalique comme il est dit pour le dosage du phosphate monocalcique, puis titrer l'acide phosphorique à l'état de pyrophosphate de magnésie, dont on doit obtenir 0 gr. 24 environ.

On peut aussi éliminer la chaux en remplaçant l'acide oxalique par le réactif molybdique chauffé à 45°. On laisse déposer vingt-quatre heures ; le phospho-molybate d'ammoniaque insoluble est redissous dans l'ammoniaque et traité par le réactif magnésien.

PROCÉDÉ ASTRUC. — Fondé sur cette réaction que si dans une

solution de glycéro-phosphate de chaux on ajoute de l'acide sulfurique jusqu'à virage au rose à l'héliantine, il se fait un glycérophosphate monométallique ; l'addition de soude titrée en quantité mesurée le ramène à l'état de sel bimétallique neutre. De la quantité de soude employée on calcule la dose de P^2O^5 d'après l'équation :

$$PO^4M^2C^3H^5 (OH)^2 + 1/2 SO^4H^2 = PO^4MH C^3H^5 (OH)^2 + 1/2 SO^4M^2$$

$$PO^4MHC^3H^5 (OH)^2 + NaOH = PO^4MNaC^3H^5 (OH)^2 + H^2O$$

On dissout 1 gramme de sel dans 50 c. c. d'eau distillée environ, on ajoute quelques gouttes d'orangé 3 Poirier, puis une solution à 5 % environ d'acide sulfurique jusqu'à virage au rose ; on ajoute alors quelques gouttes de phtaléine puis de la solution normale' de soude jusqu'au rose. Chaque c. c. de soude normale représente 0 gr. 071 de P^2O^5, soit 0,21 de glycérophosphate de chaux pur.

Exemple : il a fallu 4 c. c. de solution de soude ; richesse ·

$$4 \times 0,21 = 0,84, \text{ soit } 84 \%$$

Ce procédé très simple et très rapide convient parfaitement pour un glycérophosphate de chaux qui n'est pas falsifié, mais il est en défaut si le sel contient des substances capables d'absorber pour leur compte de la soude, telles que sels d'alumine, de fer, etc. Aussi préférons-nous le procédé qui consiste à doser l'acide phosphorique du glycérophosphate.

PROCÉDÉ CROLAS- MOREAU. — 1° *Le glycéro-phosphate ne contient pas de phosphates.* — On en prend 0 gr. 50 que l'on calcine dans une capsule de platine avec 4 grammes d'un mélange de deux parties azotate de potasse, une partie carbonate de soude, une partie carbonate de potasse jusqu'à ce qu'il n'y ait plus de résidu noir, ce qui demande une à deux minutes. On laisse refroidir, le tout se prend en masse cristalline. On reprend par 50 grammes d'eau additionnée d'acide chlorhydrique tant qu'il se fait de l'effervescence. Après dissolution on ajoute de la soude jusqu'à formation d'un précipité blanc permanent (phosphate de chaux). On redissout par quelques gouttes d'acide acétique et on étend à 100 c. c. sur lesquels on fait un dosage d'anhydre phosphorique

avec la solution titrée d'azotate d'urane par la méthode ordinaire.
1 gramme d'anhydride phosphorique trouvé correspond à 2 gr. 957
de glycéro-phosphate de chaux pur et sec et à 3 gr. 211 de glycérophosphate de chaux contenant H^2O.

2° *Le glycéro-phosphate donne les réactions des phosphates.* —
On en dissout 1 gr. 25 dans 50 grammes d'eau environ et sans
s'inquiéter des parties insolubles, on ajoute quelques gouttes d'ammoniaque jusqu'à réaction nettement alcaline, puis 10 à 15 c. c.
de solution de chlorure de calcium à 10 % et on étend à 100 c. c.
Les phosphates alcalins ou calciques sont précipités à l'état de
phosphate tricalcique. On filtre, on prélève 80 c. c. du filtratum
représentant un gramme de sel et on les verse dans 250 c. c. d'alcool à 95°. Le glycéro-phosphate se précipite à l'exclusion des
hypophosphites qui sont solubles dans l'alcool. On recueille le
précipité sur un filtre après quelques heures de dépôt, on le lave à
l'alcool fort, et sans le sécher ni le sortir du filtre on le traite par
calcination, puis à l'azotate d'urane, comme il est indiqué dans le
procédé précédent.

Pharmacologie.— Le glycéro-phosphate de chaux a été introduit dans la thérapeutique, en 1894, par ALBERT ROBIN, qui le
recommande dans tous les cas où il s'agit de relever la nutrition
nerveuse et d'en stimuler l'activité. C'est qu'en effet l'acide glycéro-phosphorique existe à l'état de combinaison dans le cerveau
et la substance nerveuse. Le glycéro-phosphate est prescrit dans
la neurasthénie, la phosphaturie, le diabète, la tuberculose, le
rachitisme, les convalescences des maladies graves, etc., et toutes
les fois que l'organisme perd sa réserve saline.

Doses et modes d'administration. — On l'administre à la
dose de 0 gr. 50 à 2 grammes par jour, en cachets, poudre, granulés, sirop, solution, vin, injections hypodermiques.

Les solutions se conservent difficilement ; elles se troublent
rapidement, par suite d'une décomposition partielle du glycérophosphate en phosphate dicalcique et glycérine ; ensuite elles fermentent. On évite ces inconvénients en les saturant d'acide carbonique (JACQUEMAIRE).

Ces solutions ne doivent jamais être faites à l'eau bouillante
qui rend le produit insoluble.

Les injections hypodermiques seront faites avec de l'eau stérile et stérilisées par tyndallisation et non par chauffage à l'autoclave qui rendrait le liquide acide.

ADRIAN et TRILLAT ont préparé des glycéro-phosphates acides de formule (PO⁶C³H⁸)²M, M étant un métal bivalent. Ces sels sont, plus solubles d. ns l'eau froide que les glycéro-phosphates neutres, ils sont solub'es d .s l'alcool étendu.

On les obtien: !v deux façons :

1° Par déco: ' osition d'un glycéro-phosphate neutre par l'acide sulfurique quand le sulfate formé est insoluble, par exemple pour le baryum ;

2° Par double décomposition entre le glycéro-phosphate acide de baryum, et un sulfate soluble, par exemple pour le sel de quinine.

Ils servent à préparer les glycéro-phosphates organiques et possèdent les propriétés thérapeutiques des sels neutres.

LACTATE DE CALCIUM $(CH^3 - CHOH - CO^2)^2$ Ca

Syn. : *Lactate de chaux.*

Préparation. — On abandonne du lait à la fermentation, en présence de carbonate de chaux. On met dans une terrine en grès de trois litres environ :

Lactose pulvérisée ou glucose.	250 gr.
Craie pulvérisée.	200 —
Lait écrémé	2.000 —
Eau.	600 —

Placer le vase à une température de 25° à 30° et laisser fermenter, en agitant de temps en temps et en remplaçant l'eau qui s'évapore. Quand la fermentation a cessé (vers le dixième jour), verser dans une capsule et porter à l'ébullition un quart d'heure, en agitant constamment. Laisser reposer, passer sur un tissu de laine, évaporer au tiers, à une douce chaleur, et laisser cristalliser. On ne doit pas prolonger la fermentation, sans quoi il se produit du butyrate de calcium.

La formation d'acide lactique se fait par hydratation et décomposition du lactose sous l'influence de la fermentation lactique. Un mycoderme, la levure lactique ou bacillus lacticus apporté par le lait, produit cette hydratation. On ajoute de la craie pour neutraliser l'acide formé, sans quoi la fermentation s'arrêterait, le ferment n'agissant pas en milieu acide.

Propriétés. — Masses blanches, grenues. constituées par des aiguilles groupées en mamelons, sans odeur ni saveur bien sensibles, solubles dans 9,5 d'eau froide, très solubles dans l'eau et l'alcool bouillant, presque insolubles dans l'alcool froid et l'éther.

Essai. — Il peut contenir du butyrate. Pour le reconnaître, on le chauffe avec un peu d'alcool et d'acide sulfurique et on perçoit l'odeur d'ananas.

Pharmacologie. — Il ne sert qu'à préparer l'acide lactique et d'autres lactates métalliques.

Sels de calcium peu employés

Glycéro-arséniate de calcium C^3H^7, AsO^6Ca, $2H^2O$. — Obtenu par SCHLAGDENHAUFFEN et PAGEL selon la méthode de Prunier et Porte pour le glycéro-phosphate de chaux en remplaçant l'acide phosphorique par de l'acide arsénique. C'est une poudre granuleuse, blanche, insoluble dans l'eau, soluble dans les acides. Dose : 1 centigr. par jour, chez les tuberculeux.

Hippurate de calcium $(C^9H^8NO^3)^2$ Ca, $3H^2O$. — Aiguilles blanc nacré, peu solubles dans l'eau, insolubles dans l'alcool, de saveur amère. Préconisé contre la cirrhose du foie et la gravelle phosphatique à la dose de 0 gr. 25 à 0 gr. 50 par jour.

Phytine. — Sel acide de chaux et de magnésie d'un acide anhydro-oxyméthylène-diphosphorique.

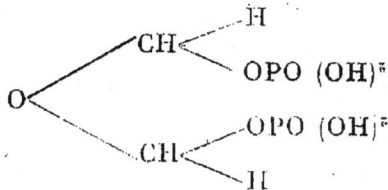

retiré des végétaux. Poudre blanche de saveur acide, presque insoluble dans l'eau, contenant 22,08 % de phosphore en combinaison organique. Par hydrolyse, elle se dédouble en inosite et acide phosphorique. La phytine existe dans toutes les graines, tubercules, bulbes, rhizomes, pour le développement de l'embryon ; elle forme 50 à 70 % du phosphore total des céréales et légumineuses.

La phytine est employée comme médicament phosphoré à l'intérieur à la dose de 0,50 à 1,50 par jour, en cachets, comprimés, granulés, dans la chlorose, la neurasthénie, la tuberculose, les convalescences, le surmenage.

DÉRIVÉS DU MAGNÉSIUM

Composés minéraux

CHLORURE DE MAGNÉSIUM
$$Cl^2Mg, 6 H^2O = 203$$

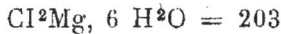

Préparation. — PROCÉDÉS DE LABORATOIRE. — 1° On sature de l'acide chlorhydrique étendu de deux parties d'eau, par du carbonate de magnésie. On chauffe légèrement, on filtre, on concentre à 1,39 (42° B.), et on fait cristalliser. Il se produit du chlorure de magnésium hydraté Cl^2Mg, 6 H^2O, et de l'acide carbonique se dégage.

2° Pour obtenir le sel anhydre Cl^2Mg, on ne peut pas se servir du sel hydraté, en le séchant à l'étuve, car la chaleur lui fait perdre de l'acide chlorhydrique. Il faut évaporer à sec une solution renfermant des quantités égales de chlorure de magnésium et de chlorure d'ammonium. Il se forme un chlorure double qu'on peut calciner pour chasser le sel ammoniac ; le chlorure de magnésium anhydre fond ; on le coule en plaques.

PROCÉDÉ INDUSTRIEL. — Dans l'industrie, on l'extrait soit des eaux de la mer, soit des dépôts de Stassfurt, où il existe à l'état de chlorure double de magnésium et de calcium.

.**Propriétés.** — Le *sel hydraté* Cl²Mg, 6 H²O est en aiguilles incolores, très déliquescentes, de saveur amère, solubles dans 0,6 partie d'eau froide, 0,27 partie d'eau bouillante, 5 parties d'alcool à 90°, insolubles dans l'éther, la chaleur le décompose, sec ou en solution, à partir de 100°, en acide chlorhydrique et magnésie.

Le *sel anhydre*, Cl²Mg, est en masses translucides formées de lames cristallines nacrées, très déliquescentes. Il est volatil au rouge vif.

Pharmacologie. — Purgatif rarement employé et plus doux que le sulfate de magnésie, à la dose de 15 à 30 grammes. Il sert à préparer quelques eaux minérales artificielles.

Tout récemment, des expériences de DELBET, RICHET et ROSENBLITH ont montré l'action entièrement favorable d'une solution de 12 gr. chlorure de magnésium dans 1000 gr. d'eau sur la phagocytose qui est fortement augmentée par l'augmentation du nombre des polynucléaires et la puissance phagocytaire de chacun d'eux. La concentration de 12 pour 1000 est un point critique au-dessus et au-dessous de laquelle l'action phagocytaire diminue.

Cette solution peut être utilisée en injections intraveineuses et en pansements. Elle favorise la cicatrisation des plaies, supprime la suppuration prolongée.

HYDROCARBONATE DE MAGNÉSIUM

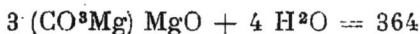

$$3 (CO^3Mg) MgO + 4 H^2O = 364$$

Syn. : Magnésie blanche. — Magnésie carbonatée.

Préparation. — On fait bouillir une solution de sulfate de magnésie et on y ajoute peu à peu et sans arrêter l'ébullition une solution de carbonate de soude. Il se dégage un peu d'acide carbonique et le précipité formé est de l'hydrocarbonate de magnésie. On le lave à l'eau à 60° et on le fait sécher dans des moules en bois ou en papier. En opérant à froid, il se fait un carbonate neutre de magnésie qui, en présence de l'eau, se dédouble en donnant de l'hydrocarbonate, de l'hydrate de magnésie et de l'acide carbonique qui transforme le carbonate en bicarbonate soluble.

Le sel produit ainsi a pour formule 4 (CO^3Mg) Mg $(OH)^2$, 4 H^2O. C'est pour décomposer ce corps qu'on opère à l'ébullition.

Propriétés. — Le carbonate de magnésie est amorphe, très blanc, sans saveur ni odeur. On le trouve habituellement en pains cubiques ou rectangulaires très légers. Il est presque insoluble dans l'eau, mais se dissout facilement, avec effervescence, dans les acides, même dans l'eau chargée d'acide carbonique. Il est inaltérable à l'air, ainsi que dans l'eau à l'ébullition ; à partir de 300° il se transforme en acide carbonique et magnésie.

Impuretés et falsifications. — Carbonate de chaux, sulfate de chaux, amidon.

Essai. — Le *sulfate de chaux* et *l'amidon* seront insolubles dans les acides dilués.

1 gr. d'hydrocarbonate doit se dissoudre totalement et avec effervescence dans 20 c. c. d'acide acétique étendu (*matières étrangères*) ; cette solution ne doit que légèrement troubler par addition d'acide oxalique (*calcium*).

Cette même solution acétique ne doit pas se troubler par l'ammoniaque en excès (*fer, aluminium, phosphates terreux*).

La solution azotique d'hydro-carbonate de magnésie ne doit précipiter ni par le chlorure de baryum (*sulfates*), ni par l'azotate d'argent (*chlorures*).

Agité avec de l'eau iodée, il ne doit pas se colorer en bleu (*amidon*).

100 parties d'hydrocarbonate calciné laissent, comme résidu, 43 parties de magnésie (résidu blanc).

En pratique l'hydrocarbonate de magnésium commercial ne se dissout jamais complètement dans l'acide acétique et retient toujours un peu de fer, contrairement aux exigences du Codex.

Pharmacologie. — Ce sel possède les propriétés purgatives de la magnésie calcinée. On l'emploie comme absorbant et anti-acide. Il sert surtout à la préparation des sels magnésiens et des poudres dentifrices. On le donne à l'intérieur à la dose de 1 à 3 grammes comme anti-acide, 20 à 30 grammes comme purgatif.

Sa poudre s'obtient en frottant les pains sur un tamis de crin.

OXYDE DE MAGNÉSIUM MgO = 40

Syn. : Magnésie calcinée. — Magnésie décarbonatée.

Préparation. — Par calcination de l'hydrocarbonate de magnésie.

On introduit de l'hydrocarbonate en poudre dans un creuset et on chauffe au rouge sombre jusqu'à ce qu'un échantillon prélevé ne fasse plus effervescence avec l'acide sulfurique. On remplace souvent le creuset par des vases en terre non vernissée, nommés *camions*, que l'on superpose en les faisant communiquer par une ouverture pratiquée dans le fond du vase supérieur. On se sert encore de vases en tôle, de forme surbaissée, dans lesquels la décarbonatation se fait à plus basse température.

On obtient ainsi la *magnésie légère* ou *magnésie française*.

100 grammes de carbonate donnent environ 43 grammes d'oxyde de magnésium.

La *magnésie lourde* ou *magnésie anglaise* se prépare en faisant avec de l'eau et de l'hydrocarbonate de magnésie, une pâte qui est séchée à l'étuve et calcinée dans un creuset, à haute température.

Propriétés. — La magnésie est en poudre très blanche, inodore, insipide, absorbant facilement l'humidité et l'acide carbonique, très peu soluble dans l'eau (plus à froid qu'à chaud), à laquelle elle communique une réaction légèrement alcaline, et d'autant plus soluble dans les acides qu'elle a été moins chauffée. Sa densité varie suivant la température de préparation. La *magnésie légère*, obtenue à basse température, a une densité comprise entre 2,7 et 3 ; elle se dissout dans les acides à froid.

La *magnésie lourde* a une densité qui varie entre 3,5 et 3,8 ; elle est très peu soluble dans les acides, à froid.

La magnésie est un corps très réfractaire qui néanmoins fond et se volatilise au four électrique (3500°).

Impuretés et falsifications. — Comme impuretés la magnésie peut contenir du carbonate de magnésium, du fer, de l'alumine, de la silice. On la fraude par addition de carbonate de chaux, de carbonate de magnésium, de sulfate de chaux, de phosphate de chaux, de farine.

Essai. — D'après Astruc, la magnésie calcinée doit être d'une blancheur éclatante et d'une grande légèreté ; chauffée une heure à 100° elle ne doit perdre au maximum que 3 à 4 % (*eau*) et par calcination 5 à 6 % (*eau* + CO^2).

Délayée dans l'eau additionnée d'acide sulfurique elle doit se dissoudre rapidement, complètement et sans effervescence accentuée (*carbonates*).

Sa solution dans l'acide azotique 1/10 ne doit se troubler que faiblement par l'azotate de baryte (*sulfates*), et par l'azotate d'argent (*chlorures*). Additionnée de chlorure d'ammonium et d'ammoniaque en excès, pas de précipité (*aluminium, fer*).

0,10 de magnésie dissous dans 20 c. c. d'acide acétique 1/20 donnent une solution qui, par addition de 2 c. c. d'acide oxalique à 6 %, ne doit pas loucher sensiblement après 10 minutes de contact (*calcium*).

Le *phosphate de chaux* se retrouve par addition de réactif nitromolybdique à la solution azotique de la magnésie, il se fait un précipité jaune.

La *farine* en faisant bouillir avec de l'eau un échantillon de magnésie, puis ajouter quelques gouttes d'eau iodée ; coloration bleue.

En pratique, la magnésie retient toujours des traces de fer, de carbonate, de sulfate et de chlorure, provenant des eaux de lavages. En tolérer environ 1 %.

Pharmacologie. — La magnésie calcinée s'emploie comme antiacide et absorbant des gaz à la dose de 0 gr. 30 à 2 grammes, comme laxatif de 2 à 5 grammes et comme purgatif, de 5 à 15 grammes ; chez les enfants 0,25 à 5 grammes. Elle se transforme dans l'estomac en chlorure de magnésium. Aux doses de 5 à 15 grammes, la majeure partie n'est pas absorbée par l'estomac et arrive intacte dans le gros intestin, dont la réaction est acide et où la magnésie se transforme en sel soluble et purgatif, provoquant le péristaltisme intestinal et la sécrétion biliaire. L'excédent non combiné va absorber les gaz intestinaux. Ce mode d'absorption explique la lenteur de l'action purgative de la magnésie. Son action est augmentée par son mélange au lactose et par l'ingestion de boissons acides qui la dissolvent et retardée par celle des boissons alcalines. On la donne en poudre, cachets, tablettes ou délayée dans du lait ou dans une potion, contre l'hyperchlorhydrie, les dyspepsies avec fermentations anormales, comme contrepoison des acides, mais dans ce cas elle ne vaut pas l'hydrate de magnésie. On s'en sert aussi pour solidifier le baume de copahu et la créosote. La magnésie calcinée légère est bien préférable à la magnésie lourde qui est peu soluble dans les acides à froid et dont l'action purgative, par conséquent, est très discutable.

HYDROXYDE DE MAGNÉSIUM Mg(OH)² = 58

Syn. : Hydrate de magnésie.

Préparation. — PROCÉDÉ DE VÉE, ADOPTÉ PAR LE CODEX. — On fait bouillir, pendant vingt minutes, de la magnésie calcinée, délayée dans 20 à 30 fois son poids d'eau. On jette sur une toile, on sèche à l'étuve vers 50°.

Propriétés. — Cet hydrate bleuit le tournesol et sature facilement les acides, dans lesquels il se dissout mieux que la magnésie calcinée ; il est peu soluble dans l'eau. Sa densité est voisine de 2,4. Il renferme 31 % d'eau.

Essai. — Il peut contenir les mêmes impuretés que la magnésie calcinée ; on l'essaie de la même façon.

Par calcination, 1 gr. de magnésie hydratée perd environ 0 gr. 31 d'eau.

Pharmacologie. — L'hydrate de magnésie est bien préférable à la magnésie calcinée, dont il possède toutes les propriétés, parce qu'il est plus soluble dans les acides. On le donne aux mêmes doses. Il ne produit pas dans la bouche la sensation désagréable que donne la magnésie calcinée, sensation due à l'absorption de la salive. C'est un bon contrepoison des acides, bien supérieur à la magnésie calcinée. C'est aussi le meilleur antidote de l'acide arsénieux ; on en donne alors de 15 à 20 grammes, mais il faut s'abstenir d'y ajouter du sucre, qui rendrait soluble l'arsénite et l'arséniate magnésien. On doit le conserver en flacon bouché pour l'empêcher d'absorber l'acide carbonique de l'air.

PEROXYDE DE MAGNÉSIUM $MgO^2 = 56$

Préparation. — On le prépare soit par action du bioxyde de sodium ou de baryum sur le sulfate de magnésie, dans ce cas, il titre environ 30 % de MgO^2, soit par électrolyse d'une solution de chlorure de magnésium en présence d'eau oxygénée, il peut alors titrer 50 à 60 % de MgO^2 (ZERNICK).

Propriétés. — Sous le nom d'*Hopogan* on trouve dans le commerce un mélange d'environ 25 % de peroxyde de magnésium et de 75 % de magnésie. C'est une poudre blanche, insoluble dans l'eau et dans l'alcool. Au contact des acides et en particulier du suc gastrique, elle donne de l'eau oxygénée décomposable à son tour et peut ainsi fournir environ 8 % d'oxygène actif à l'état naissant.

Pharmacologie. — On l'a conseillé comme antiseptique de la bouche et des voies digestives dans les diarrhées acides, les fermentations gastriques, l'entérite chronique ; comme hémostatique dans l'ulcère et le cancer de l'estomac, dans les hémorragies intestinales, comme oxydant dans l'anémie, la chlorose, le diabète. Il n'est ni toxique, ni irritant.

On le donne à l'intérieur à la dose de 0,25 à 0,50 et même 1 gramme en plusieurs fois, en comprimés, cachets, capsules kératinisées pour les affections intestinales, à prendre 1 /4 d'heure avant le repas. La solution à 0,25 pour 1000 d'eau additionnée d'acide tartrique sert pour lavages buccaux et gargarismes.

SILICATE DE MAGNÉSIE

Syn. : *Talc.*

Propriétés. — C'est un produit naturel, qui se présente sous forme de masses lamellaires, insolubles dans les dissolvants. Sa poudre est très blanche, douce, onctueuse au toucher. On l'a employé à l'intérieur contre la diarrhée, surtout celle des phtisiques, à la dose de 200 à 600 grammes par jour, délayé dans du lait, à raison de 100 à 200 grammes par litre. Il sert fréquemment pour l'usage externe pour préserver la peau d'irritations externes et sécher certaines dermatoses. Il entre dans la composition des poudres isolantes et dans celle de quelques poudres dentifrices.

SULFATE DE MAGNÉSIUM

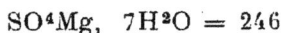

$$SO^4Mg, \ 7H^2O = 246$$

Syn. : *Sel d'Epsom.* — *Sel d'Angleterre.* — *Sel de Sedlitz.*

Préparation industrielle. — 1° On l'obtient par concentration des eaux de la mer privées de chlorure de sodium, ou des eaux minérales de Sedlitz et d'Epsom.

2° On traite de la dolomie (carbonate de chaux et de magnésie) par de l'acide sulfurique. Il se fait du sulfate de chaux insoluble et du sulfate de magnésie que l'on fait cristalliser par évaporation.

3° On grille à l'air les schistes magnésiens et pyriteux et on les soumet à des lessivages méthodiques ; il se fait des oxydes de cuivre et de fer insolubles et du sulfate de magnésie.

Purification. — On fait bouillir sa solution, préalablement traitée par un courant de chlore, avec de la magnésie qui précipite, à l'état d'oxyde, le fer et le cuivre qu'elle pourrait contenir ; on filtre, on concentre à 40° B. (D. = 1,36) et on fait cristalliser.

Propriétés. — Cristaux en prismes orthorombiques brillants, transparents, de saveur amère et salée, s'effleurissant légèrement à l'air sec. Il est soluble dans son poids d'eau froide et dans 0,15 d'eau bouillante, insoluble dans l'alcool. Chauffé, il subit la fusion aqueuse ; à 100°, il perd 2 H^2O ; à 150°, il perd 6 H^2O ; à 200° il devient anhydre. Sa solution est neutre au tournesol et ne précipite pas immédiatement à froid par le bicarbonate de soude.

Impuretés et falsifications. — Le sulfate de magnésium peut contenir, comme impuretés, du chlorure de magnésium, des sulfates de fer et de cuivre et de l'arsenic. On le fraude par addition de sulfate de soude, qui, quelquefois, le remplace complètement ; on peut le confondre avec le sulfate de zinc qui est toxique.

Essai. — On l'effectue sur la solution du sel.

Elle ne doit pas se troubler sensiblement par l'azotate d'argent (*chlorures*).

Le *chlorure de magnésium* n'a pas d'importance.

Le *sulfate de fer* sera coloré en bleu par le ferricyanure de potassium.

Le *sulfate de cuivre* sera coloré en bleu par l'ammoniaque et en brun par le ferrocyanure de potassium.

Pour reconnaître le *sulfate de soude*, on opère de deux façons différentes :

1º Si la substitution est totale, la solution du sel ne précipitera pas par le carbonate de soude et précipitera par le pyro-antimoniate de potassium.

2º Si la substitution est partielle, on ajoute à la solution du sel, et à chaud, de l'eau de baryte en excès, qui précipite la magnésie, on filtre, on ajoute de l'acide sulfurique pour précipiter l'excès de baryte, on filtre à nouveau et on évapore la liqueur ; le résidu, s'il y en a un, est du sulfate de soude. Il ne devra pas être supérieur à 2 ‰.

Le *sulfate de zinc*, avec lequel on peut le confondre, a une saveur métallique et astringente ; il précipite en blanc par le sulfure d'ammonium et en jaune sale par le ferricyanure de potassium, ce que ne fait pas le sulfate de magnésie.

L'*arsenic* se recherche par l'appareil de Marsh ou plus simplement par le réactif à l'hypophosphite de soude chlorhydrique qui, à chaud, prendra une coloration noire. On a trouvé sur certains échantillons 68 milligr. d'arsenic pour 100 gr., provenant sans doute de l'emploi d'un acide sulfurique arsenical dans sa préparation.

En pratique, le sulfate de magnésie retient toujours des traces de chlorure et de fer.

Pharmacologie. — Purgatif des plus employés, à la dose de 30 à 60 grammes en solution dans l'eau ; en lavements, 10 à 20 grammes. Il provoque d'abondantes sécrétions intestinales. Il entre dans la préparation de l'eau de Sedlitz artificielle et dans la composition de la plupart des eaux purgatives. Ce serait le purgatif salin modifiant le plus heureusement la surface intestinale malade. On masque sa saveur par de l'eau de cannelle, de l'essence de menthe, du suc de réglisse, de l'acide tartrique. Il est plus désagréable à prendre que le sulfate de soude.

Jusqu'à présent, le sulfate de magnésie n'était considéré que comme un purgatif. METZER a montré qu'il jouit d'une action toute spéciale sur le système nerveux.

Chez l'animal, en injections hypodermiques à la dose de 1 gramme par kilogramme de poids, il produit une anesthésie profonde, avec résolution musculaire, abolition des réflexes et mort si la dose est suffisante. A petite dose, dans une veine, il provoque en quelques secondes une suspension complète de la respiration.

On l'a expérimenté sur l'homme. En injections intrarachidiennes, à la dose de 0 gr. 02 dans 1 c. c. d'eau par 25 livres du poids du malade, il peut produire une anesthésie relative des membres inférieurs et de la région pelvienne, qui atteint son maximum trois heures après l'injection et qui permet une intervention chirurgicale, surtout si l'on donne quelques grammes de chloroforme. Ces résultats méritent d'être contrôlés. Il n'en est pas moins vrai que, de ce fait, le sulfate de magnésie n'est plus la substance inoffensive que l'on croyait, et qu'il ne faut pas dépasser la dose de 30 grammes pour une purgation ni la renouveler trop souvent. Tous les sels de magnésie possèdent cette action.

Composés organiques

CITRATE DE MAGNÉSIE DESSÉCHÉ

Préparation. — On sature une solution d'acide citrique avec du carbonate de magnésie.

Le Codex indique :

Acide citrique cristallisé	100 grammes.
Hydrocarbonate de magnésie.	60 —
Eau.	30 —

L'acide est dissous dans l'eau au bain-marie et on y ajoute peu à peu le carbonate, on mélange, sèche et pulvérise. C'est le sel officinal.

Léger reproche à ce mode de préparation de donner un produit difficilement soluble dans 2 parties d'eau. Il conseille d'opérer ainsi :

Acide citrique	100 grammes.
Hydrocarbonate de magnésie tamisé.	60 —
Eau distillée	35 —

Faire dissoudre à une douce chaleur l'acide dans l'eau, laisser refroidir, verser sur l'hydrocarbonate disposé dans une capsule. Mélanger le tout, qui se prend en pâte, pour le rendre homogène, puis le diviser en morceaux de la grosseur d'une noix que l'on met à sécher sur une plaque de verre à l'étuve à 45°-50° pendant deux ou trois heures. Laisser à l'air deux à trois jours pour achever la dessiccation, puis pulvériser le produit. Ainsi obtenu il est soluble dans 2 parties d'eau à 70° et même à froid après 10 à 15 minutes.

Le *citrate de magnésie effervescent* du commerce est un mélange de tartrate de soude, d'acide tartrique et de bicarbonate de soude. On l'obtient en mélangeant les deux poudres suivantes :

1° On prend :

Acide tartrique.	750 grammes
Bicarbonate de soude	380 —
Eau distillée	300 —

Les deux sels sont mélangés dans une capsule, puis on verse l'eau peu à peu, en agitant ; on jette le tout sur un tamis que l'on met à l'étuve : la masse se boursoufle et se granule d'elle-même, on la crible après dessiccation. On obtient un produit fortement acide et contenant du tartrate de soude.

2° On opère de la même façon avec le mélange suivant contenant un grand excès de bicarbonate :

Acide tartrique.	400 grammes.
Bicarbonate de soude	750 —
Eau distillée	300 —

On mélange les produits 1 et 2. Le corps obtenu se dissout

rapidement dans l'eau, avec dégagement d'acide carbonique. Sa saveur n'est pas désagréable, et il purge à la dose de 30 à 50 grammes.

Propriétés. — Le sel officinal est une poudre blanche, amorphe, granuleuse, de saveur faible, soluble dans 2 parties d'eau chaude, insoluble dans l'alcool. Il devient anhydre à 210°. L'ébullition prolongée de la solution aqueuse produit un dépôt de citrate basique peu soluble $(C^6H^5O^7)^2Mg^3 + 14 H^2O$ $(13 H^2O$, Léger). La solution, faite à froid, laisse déposer ce même citrate basique au bout de quelque temps, aussi les solutions titrées de citrate de magnésie se conservent-elles rarement limpides.

Léger a montré qu'il existe trois citrates trimagnésiens : l'un à $13 H^2O$ soluble dans l'eau bouillante, peu soluble à froid, un sel à $9 H^2O$ de constitution spéciale, insoluble dans l'eau bouillante, un sel à $7 H^2O$ très soluble même à froid. Ces divers sels peuvent se transformer les uns en les autres. Le sel à $7 H^2O$ est assez stable, il existe dans le sel officinal et sa proportion est d'autant plus élevée que la préparation et la dessiccation ont été faites à plus basse température. Séché au-dessus de 50° il renferme du citrate à $13 H^2O$, peu soluble à froid. Avec le temps cette même transformation s'opère.

Ceci explique pourquoi les citrates magnésiens du Codex ont une solubilité variable et pourquoi les solutions donnent, avec le temps, un dépôt cristallin qui est le sel à $13 H^2O$.

Essai. — La solution aqueuse additionnée d'acide acétique ne doit pas précipiter par l'oxalate d'ammoniaque (*calcium*) ni par l'hydrogène sulfuré (*métaux*).

Le citrate de magnésie est falsifié ou remplacé par du tartrate de magnésie ou du tartrate de soude. On reconnaît cette fraude en ajoutant à quelques gouttes de la solution aqueuse du sel, de l'acide sulfurique, une pincée de résorcine et chauffer : la solution se colore en rouge, s'il y a de l'acide tartrique. On peut encore traiter la solution du citrate par la potasse à l'ébullition qui précipite la magnésie, filtrer, acidifier par l'acide acétique : il ne doit pas se déposer de cristaux de bitartrate de potasse. De plus, la solution de citrate de magnésie doit précipiter par le carbonate de soude sans quoi il y aurait substitution d'un sel alcalin.

1 gramme de citrate officinal calciné laisse 0 gr. 15 de magnésie insoluble dans l'eau.

Pharmacologie. — C'est un bon purgatif, facile à prendre, mais dont l'action est plus lente que celle des autres sels de magnésie solubles. On le prépare presque toujours au moment du besoin, sous forme de limonade purgative. Les proportions à employer pour préparer cette limonade sont les suivantes :

> Hydrocarbonate de magnésie. . . . .   4 grammes.
> Acide citrique . . . .   6 gr. 40

qui donnent 10 grammes de citrate acide de magnésie. $C^6H^5O^7$ MgH.

Ces limonades se conservent mal et fermentent en même temps qu'elles laissent déposer du citrate basique ; on ne doit les préparer qu'au moment du besoin.

Schmidt conseille de préparer, avec les doses indiquées par le Codex, correspondant à 50 grammes de citrate de magnésie, une solution que l'on filtre et que l'on recueille dans un flacon de 210 grammes. On la stérilise en la chauffant au bain-marie bouillant pendant une heure et on bouche bouillant, par exemple avec les bouchons de caoutchouc employés pour la stérilisation du lait.

On peut préparer plusieurs flacons à la fois. Cette solution ainsi stérilisée se conserve plusieurs mois.

Il suffit, pour préparer rapidement une limonade purgative. d'ajouter au contenu d'un flacon la quantité nécessaire de sirop et d'eau.

On donne de 30 grammes à 60 grammes en limonade, granulé effervescent. Chez les enfants, de 10 grammes à 25 grammes. Il n'a pas l'amertume écœurante des autres purgatifs salins, mais son action est lente et souvent infidèle.

GLYCÉROPHOSPHATE DE MAGNÉSIUM
$$C^3H^7PO^6Mg \;+\; Aq$$

Préparation. — On l'obtient en ajoutant un excès d'hydrate de magnésie dans de l'acide glycérophosphorique industriel ; il se précipite du phosphate trimagnésien et le glycérophosphate de magnésie reste en solution. On filtre et on évapore à basse température.

Propriétés. -- Poudre cristalline, blanche, soluble dans 10 parties d'eau, présentant tous les caractères du glycérophosphate de chaux et de plus légèrement laxatif. On le donne aux mêmes doses ; il est peu employé.

On a préconisé l'utilisation du glycérophosphate de magnésie à la place du sulfate de magnésie en injections intrarachidiennes contre le tétanos ; les convulsions se calment rapidement. Des- champs le considère comme un agent thérapeutique puissant dans les dépressions nerveuses et les états asthéniques caractérisés cliniquement par de l'impuissance cérébrale. Il donne de 0 gr. 25 à 2 et 3 grammes par 24 heures, sous une forme quelconque.

SALICYLATE DE MAGNÉSIUM

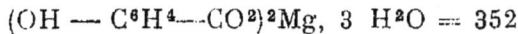

$$(OH — C^6H^4—CO^2)^2Mg, 3\ H^2O = 352$$

Préparation. — On sature à chaud l'acide salicylique par du carbonate de magnésium. Pour obtenir un sel blanc et non bleuté, il faut employer du carbonate de magnésium bien exempt de fer.

Propriétés. — C'est une poudre blanche, très légère, soluble dans l'eau. On l'administre en cachets ou dans une potion, comme antiseptique intestinal, à la dose de 1 à 3 grammes par jour.

DÉRIVÉS DU ZINC

Composés minéraux

CHLORURE DE ZINC $Cl^2Zn = 136$

Syn. : Beurre de zinc.

Préparation. — On attaque le zinc par de l'acide chlorhydrique étendu de deux volumes d'eau ; il se fait du chlorure de zinc et de l'hydrogène. Quand le dégagement gazeux a cessé, on décante la liqueur qui contient toujours un peu de fer. Pour l'enlever, on y fait passer un courant de chlore, qui le peroxyde, et on fait bouillir avec un peu d'oxyde de zinc, qui précipite l'oxyde de fer. On filtre, on évapore et on chauffe jusqu'à fusion pour couler en plaques, ou bien on le distille.

Dans l'industrie, on dissout des rognures de zinc dans de l'acide chlorhydrique concentré ou encore on attaque par cet acide la calamine ou la blende. Enfin il se fait encore par double décomposition en calcinant dans une chaudière en fonte un mélange de chlorure de sodium et de sulfate de zinc : le chlorure de zinc volatil se condense sur le couvercle.

Propriétés. — Le chlorure de zinc fondu est blanc, anhydre, il a l'aspect d'un corps gras. Sa densité est 2,75. Son point de fusion est mal déterminé, il semble voisin de 300° ; il bout à 680° et se volatilise au rouge. Il est déliquescent, soluble dans le tiers de son poids d'eau froide en lui donnant une réaction fortement acide au tournesol ; cette solution évaporée dégage de l'acide chlorhydrique et se charge en oxyde. Soluble encore dans son poids d'alcool, dans deux parties de glycérine, soluble dans l'éther. Il dissout de grandes quantités d'oxyde de zinc en donnant un produit d'une grande dureté. Il existe aussi cristallisé en aiguilles blanches, déliquescentes, obtenues par concentration des solutions aqueuses ; il est alors hydra .

Impuretés. — Il contient presque toujours de l'oxychlorure et quelquefois du fer.

Essai. — L'*oxychlorure* n'est pas volatil ; il est insoluble dans l'eau.

Le *fer* sera décelé dans la solution par le ferrocyanure de potassium : coloration bleue.

La solution chlorhydrique ne doit pas précipiter par le chlorure de baryum (*sulfates*).

La solution de chlorure de zinc à 1/10 est peine louche (*oxychlorure*), elle donne avec l'ammoniaque un précipité gélatineux blanc d'hydrate de zinc soluble dans un excès de réactif.

Pharmacologie. — Le chlorure de zinc est employé comme caustique, antiseptique et astringent. Il attaque lentement l'épi-

derme, mais agit avec promptitude sur la peau dénudée. Sa déliquescence le rend difficile à manier ; aussi le mélange-t-on à de la
farine (*pâte de Canquoin*) ou à de l'amidon. On l'a proposé dans
le traitement des tumeurs blanches, en injection dans le voisinage
de l'articulation. En solutions étendues 1 %, il est astringent,
cicatrisant, hémostatique. En solution concentrée 1/10, il cautérise
les muqueuses.

Quand on cherche à le dissoudre dans l'eau ordinaire, il paraît
souvent en partie insoluble, par suite de la présence de l'oxychlorure, ou encore parce que les alcalis et carbonates de l'eau précipitent de l'oxyde ou du carbonate de zinc.

Pour avoir des solutions claires, il suffit d'ajouter la quantité
strictement nécessaire d'acide chlorhydrique ou mieux d'acide
tartrique pour dissoudre le précipité.

Pourtant la Société médico-chirurgicale d'Anvers, d'accord
avec la Société de pharmacie, a décidé que les solutions de chlorure
de zinc seraient simplement décantées pour les avoir aussi claires
que possible, mais qu'il était interdit d'y ajouter la plus minime
quantité d'acide, qui donne au médicament une causticité redoutable. On emploie encore le chlorure de zinc comme antiseptique
et en injections pour conserver les cadavres. Il est très toxique.
Le conserver en petits flacons bien bouchés.

Parmi les solutions commerciales, on doit préférer celle qui
marque 1,45 au densimètre ; elle contient environ 40 de sel pour
100. Elle sert exclusivement pour la désinfection des locaux.

PHOSPHURE DE ZINC $P^2Zn^3 = 257$

Préparation. — On fait agir le phosphore en vapeurs sur le
zinc en ébullition.

Dans une cornue de grès tubulée on met des fragments de zinc ;
on y fait passer un courant d'acide carbonique et on chauffe.
Quand le zinc est en ébullition, on fait tomber, par la tubulure,
des fragments de phosphore sec. On laisse refroidir, le zinc se
prend en un culot qui se sépare du phosphure, lequel par pulvérisation s'isole facilement.

Propriétés. — Poudre cristalline grisâtre à cassure grenue, à reflets d'acier, insoluble dans l'eau, presque entièrement soluble dans les acides, avec dégagement d'hydrogène phosphoré.

Essai. — 1 gramme de phosphure de zinc par action de HCl dégage 173 c. c. d'hydrogène phosphoré à 0° et à 760°. Il est inaltérable à l'air, mais chauffé il se change en phosphate de zinc.

Il contient 24,12 % de phosphore. Sa composition varie avec les fabricants.

Pharmacologie. — Employé comme tonique nervin. Introduit dans l'estomac, il dégage de l'hydrogène phosphoré.

On le donne surtout en pilules ou granules, à la dose de 4 à 20 milligrammes par jour en plusieurs fois. Il est toxique.

HYDROCARBONATE DE ZINC

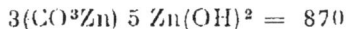

$$3(CO^3Zn)\ 5\ Zn(OH)^2 = 870$$

Préparation. — On prend :

Sulfate de zinc cristallisé	200 gr.
Carbonate de soude cristallisé	220 —
Eau	2.000 —

On fait dissoudre séparément les deux sels et on verse, en agitant, la solution de sulfate de zinc dans la solution bouillante de carbonate de soude. On laisse bouillir un quart d'heure pour faire disparaître l'état gélatineux du précipité. On lave le dépôt tant que les eaux de lavage précipitent en blanc le chlorure de baryum, on égoutte et on sèche sur une toile vers 50°.

Propriétés. — Produit blanc, amorphe, insoluble dans l'eau, soluble dans les acides. La chaleur le décompose en donnant 73 % d'oxyde de zinc, et tout l'acide carbonique se dégage.

Il sert à la préparation de quelques sels de zinc.

OXYDE DE ZINC ZnO = 81

Syn. : Blanc de zinc. — Fleurs de zinc. — Laine philosophique.

Préparation. — 1° On place du zinc dans un creuset incliné sous un angle de 45° et on ferme aux trois quarts le creuset avec son couvercle, pour établir un courant d'air ; on chauffe au rouge.

Le zinc fond, se volatilise, s'oxyde et se dépose en poudre jaune à la partie supérieure du creuset. On enlève l'oxyde à mesure qu'il se forme et on passe au tamis. Le produit est jaune à chaud et blanc à froid.

Dans l'industrie, les vapeurs de zinc se condensent dans des chambres en tôle. L'oxyde le plus léger constitue le blanc de neige.

2° On décompose par la chaleur l'hydrocarbonate de zinc.

On le calcine au rouge sombre dans un creuset jusqu'à ce qu'il ne fasse plus effervescence par les acides. Dans cette opération, il ne faut pas dépasser le rouge naissant, sous peine d'avoir un produit jaune.

Purification. — L'oxyde de zinc retient souvent de l'arsenic. On le purifie en le calcinant avec 3 % d'azotate de potasse pulvérisé. L'arsenic passe à l'état d'arséniate de potasse, qu'on enlève par des lavages.

Propriétés. — Corps blanc, inodore, insipide, léger lorsqu'il est préparé par voie sèche, lourd et pulvérent lorsqu'il est préparé par voie humide. Chauffé, il devient jaune, puis blanc par refroidissement.

Il est insoluble dans l'eau et donne avec elle un hydrate $Zn(OH)^2$ qui se produit quand on précipite un sel de zinc par un alcali. Il joue le rôle de base et d'acide. Il s'unit avec les acides et se dissout dans les solutions alcalines en donnant des zincates. Il ne noircit pas au contact de l'hydrogène sulfuré, avantage qu'il présente sur la céruse. Dissout dans HCl, il donne avec les alcalis un précipité blanc soluble dans un excès de réactif.

Impuretés et falsifications. — Comme impuretés, il faut signaler le fer, l'arsenic. On le falsifie avec du carbonate et du sulfate de chaux, du talc, de l'amidon, de la farine.

Essai. — Il doit être complètement soluble dans HCl (*talc*) sans effervescence (*carbonates*). Cette solution ne doit rien produire par H^2S (*plomb, cadmium, arsenic*) ; sursaturée d'ammoniaque, elle doit fournir une solution limpide (*aluminium*).

Dans la solution chlorhydrique,

Le *fer* se trouvera avec le ferrocyanure de potassium : coloration bleue.

La *chaux*, par l'oxalate d'ammonium dans la solution neutralisée par l'ammoniaque : précipité blanc.

L'*arsenic* se trouve à l'appareil de Marsh ; taches et anneaux.

Les *sulfates*, par le chlorure de baryum : précipité blanc.

L'*amidon* ou la *farine*, en faisant bouillir un échantillon avec de l'eau et ajoutant de l'eau iodée : précipité bleu d'iodure d'amidon.

Pharmacologie. — A *l'intérieur*, l'oxyde de zinc est employé comme antinerveux et antispasmodique, à la dose de 0 gr. 10 à 2 grammes, en cachets ou pilules. On l'a donné contre l'épilepsie, mais sans succès, la chorée, les névralgies. Il entre dans la préparation des pilules de Meglin.

Pour *l'usage externe*, on l'a conseillé comme desséchant et astringent contre la plupart des maladies de la peau, en colle à la gélatine, pommade, pâte, glycéré, poudre, etc., etc.

PEROXYDE DE ZINC

Propriétés. — Par action de l'eau oxygénée sur l'hydrate de zinc, il y a suroxydation et formation de plusieurs peroxydes.

Le produit commercial est un mélange d'oxyde de zinc avec au moins 35 % de peroxyde de zinc. C'est une poudre blanche inodore, insoluble dans l'eau, soluble dans les acides dilués avec production d'eau oxygénée. Ces solutions, après cinq minutes d'ébullition, présentent les réactions des sels de zinc et ne doivent pas précipiter par l'hydrogène sulfuré, en jaune, brun ou noir (*Arsenic, sublimé*).

5 gr. de peroxyde de zinc agités avec 20 c. c. d'eau ne doivent lui céder que 10 milligr. au maximum de substances solubles.

Pour le dosage, verser la solution de permanganate de potassium à 3 gr. 16 pour 1000 jusqu'à coloration rose dans une solution de 0 gr. 25 peroxyde de zinc dans 10 c. c. d'acide sulfurique dilué. 1 c. c. de permanganate correspond à 0 gr. 00486 de peroxyde de zinc. Il en faut 18 c. c. au minimum, ce qui correspond à une richesse de 35 %.

Pharmacologie. — Employé pour le pansement des plaies, maladies de la peau, etc., en poudre, pommade à 10 %, crayons, ovules, gaze. Au contact des plaies, il produit de l'eau oxygénée.

SULFATE DE ZINC SO⁴Zn, 7 H²O = 287

Syn. : Vitriol blanc. — Couperose blanche.

Préparation. — 1° PROCÉDÉ DE LABORATOIRE. — On chauffe dans une capsule :

Zinc pur en grenailles	200 gr.
Acide sulfurique officinal.	250 —
Eau.	1.500 —

Il se forme du sulfate de zinc, et de l'hydrogène se dégage. Lorsque l'effervescence a cessé, on filtre, on évapore à 1,45 (47° B.) et on fait cristalliser.

2° PROCÉDÉ INDUSTRIEL. — On grille la blende (sulfure de zinc) et on lessive le produit. Le sel est impur.

Purification. — Le sulfate de zinc contient souvent du plomb, de l'étain, de l'arsenic, mais surtout du fer et du cuivre. Pour le purifier, on le dissout dans l'eau, on ajoute un peu d'acide chlorhydrique et on fait passer à refus un courant d'hydrogène sulfuré, qui précipite l'arsenic, le plomb, le cuivre ; on décante. Pour éliminer le fer, on fait passer dans la liqueur un courant de chlore pour peroxyder le fer et on le précipite à l'état d'oxyde en ajoutant de l'oxyde de zinc. On filtre et on fait cristalliser plusieurs fois.

Propriétés. — Prismes rhomboïdaux droits incolores, légèrement efflorescents à l'air, de saveur styptique, insolubles dans l'alcool, solubles dans 0 p. 66 d'eau froide, 0 p. 15 d'eau bouillante et 0 p. 86 de glycérine. Chauffé, il subit la fusion aqueuse, perd 6 molécules d'eau à 100° et devient anhydre à 238°. Il contient 43,9 % d'eau. Sa solution rougit le tournesol.

Impuretés. — Le sulfate de zinc renferme souvent du fer et du cuivre.

Essai. — Sa solution ne doit pas précipiter par l'hydrogène sulfuré en liqueur chlorhydrique, ni en bleu par le ferrocyanure (*fer*), ni se colorer en bleu par l'ammoniaque (*cuivre*). Le sulfure d'ammonium doit y donner un précipité blanc, les alcalis, un précipité blanc soluble dans un excès, ce qui le distingue du sulfate de soude et du sulfate de magnésie. Il se distingue encore très facilement de ces deux sulfates, avec lesquels on peut le confondre, par sa saveur astringente métallique.

Pharmacologie. — Pris à *l'intérieur*, le sulfate de zinc est un émétique, à la dose de 0 gr. 40 à 1 gramme dans 100 grammes d'eau. A *l'extérieur*, il est employé comme astringent, en collyre 0,20 %, solution, injection urétrale ou vaginale 0,50 % ; c'est un corps légèrement caustique, un toxique dangereux et un désinfectant énergique, pouvant détruire les gaz fétides (hydrogène sulfuré et sulfure d'ammonium).

Le sulfate de zinc commercial n'est jamais pur, on doit le réserver pour la désinfection ou les usages vétérinaires.

Composés organiques

ACÉTATE DE ZINC (C^{2}H^{3}O^2)^{2}Zn, 3 H^{2}O = 297

Préparation. — On dissout de l'hydrocarbonate de zinc dans de l'acide acétique, on concentre à 1,15 (20° B.), et on fait cristalliser.

Propriétés. — Lames nacrées, efflorescentes, de saveur styptique, très solubles dans l'eau, solubles dans l'alcool, insolubles dans l'éther, subissant la fusion aqueuse à 100° et la fusion ignée à 190°.

Pharmacologie. — C'est un astringent peu employé, un antispasmodique et un émétique à la dose de 0 gr. 50 à 1 gramme. A l'extérieur, 0 gr. 10 à 0 gr. 50 % d'eau, en collyres ; 0,50 à 2 % en injections urétrales.

LACTATE DE ZINC (C^{3}H^{5}O^3)^{2}Zn, 3 H^{2}O = 297

Préparation. — On sature à chaud de l'acide lactique étendu par de l'hydrocarbonate de zinc récemment préparé et encore humide. On filtre, on concentre et on fait cristalliser.

Propriétés. — Aiguilles brillantes, solubles dans 58 parties d'eau froide et 6 parties d'eau bouillante, insolubles dans l'alcool. A 100°, il devient anhydre et se décompose au-dessus de 210°.

Pharmacologie. — Employé autrefois contre l'épilepsie et abandonné maintenant. Il ne sert plus qu'à la préparation de l'acide lactique pur.

VALÉRIANATE DE ZINC

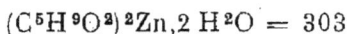

$$(C^5H^9O^2)^2Zn,2 H^2O = 303$$

Préparation. — On étend de l'acide valérianique de 30 parties d'eau distillée ; on y ajoute peu à peu de l'hydro-carbonate de zinc en excès. On chauffe, on filtre et on laisse évaporer à l'étuve.

Propriétés. — Paillettes nacrées, incolores, onctueuses au toucher, solubles dans 90 parties d'eau froide, 5 parties d'eau bouillante, 18 parties d'alcool froid, 500 parties d'éther froid, 20 parties d'éther bouillant. Son odeur est celle de l'acide valérianique, sa saveur sucrée et styptique. Par chauffage de sa solution, il se dédouble dès 50° à 60° en valérianate basique insoluble et valérianate acide soluble. Chauffé longtemps, il perd de l'acide valérianique et laisse un valérianate basique.

La même réaction se produit lentement par exposition à l'air des cristaux.

Il contient 67,32 % d'acide valérianique et 11,9 % d'eau.

Essai. — Ne doit être ni effleuri, ni rendu basique par perte d'acide valérianique.

Par dessiccation à froid sur l'acide sulfurique, il ne doit perdre que 11,9 % de son poids (*eau*).

Le résidu de l'incinération de 1 gramme valérianate de zinc oxydé à plusieurs reprises par l'acide azotique, chaque reprise suivie d'une calcination modérée, doit donner au plus 0 gr. 268 et être formé entièrement d'oxyde de zinc (*valérianate basique acétate, butyrate*).

Le sel officinal doit être entièrement soluble dans l'ammoniaque ou le carbonate d'ammoniaque (*métaux divers*), solution qui ne doit pas troubler par le phosphate de soude (*magnésium*), ni être colorée en bleu (*cuivre*).

La solution aqueuse du sel ne doit pas précipiter par le chlorure de baryum (*sulfates*) ni par l'acétate de cuivre (*butyrate*), ni par le perchlorure de fer dilué (*acétate*), ni par l'hydrogène sulfuré (*fer*, *plomb*, *cuivre*).

Pharmacologie. — Antispasmodique et sédatif dont l'efficacité n'est pas démontrée. On le donne à la dose de 0 gr. 10 à 0 gr. 40 en pilules ou cachets, contre les névralgies, palpitations, hystérie.

DÉRIVÉS DU CUIVRE

Composés minéraux

SULFATE DE CUIVRE $SO^4Cu,5\ H^2O = 249,50$

Syn. : Couperose bleue. — Vitriol bleu.

Préparation. — 1° PROCÉDÉ DE LABORATOIRE. — On attaque à chaud du cuivre en tournures ou en plaques par de l'acide sulfurique concentré. Il se dégage de l'anhydride sulfureux et il se fait du sulfate de cuivre. L'attaque est quelquefois lente au début : on la facilite en ajoutant quelques grammes d'acide azotique. Quand la réaction est terminée, on filtre, on concentre à 1,25 (30° B.) et on fait cristalliser.

2° PROCÉDÉS INDUSTRIELS. — a) On grille les pyrites cuivreuses à l'air ; le sulfure de cuivre se transforme en sulfate. On lessive et on fait cristalliser.

b) On expose à l'air des rognures de cuivre, arrosées d'acide sulfurique, puis on lave à l'eau.

c) On peut encore attaquer à chaud du cuivre par de la fleur de soufre, puis griller à l'air pour transformer le sulfure en sulfate qu'on enlève par des lavages.

Purification. — Le sulfate de cuivre commercial est toujours ferrugineux, il contient quelquefois du zinc. Pour le purifier, on porte un instant à l'ébullition sa solution aqueuse additionnée de quelques gouttes d'acide azotique pour peroxyder le fer, puis on y ajoute un excès d'hydrate de cuivre qui précipite l'oxyde ferrique. On filtre et on fait cristalliser après concentration à 1,25 (30° B.)

Propriétés. — Prismes bleus, volumineux, clinorhombiques, de saveur âcre et styptique ou petits cristaux microscopiques obtenus par cristallisation précipitée (*sulfate neige*). Il est soluble dans 3 parties d'eau froide, 1/2 partie d'eau bouillante, 3 p. 5 de glycérine, insoluble dans l'alcool. Il est efflorescent et perd facilement 2 H^2O à l'air. Chauffé à 100°, il perd 4 H^2O et devient anhydre (SO^4Cu) vers 250°, en se transformant en une poudre blanche, qui redevient bleue au contact de l'eau. Au rouge, il donne de l'oxyde cuivrique noir, de l'acide sulfurique et de l'oxygène. Sa solution aqueuse rougit le tournesol et dépose du cuivre métallique rouge sur une lame de zinc.
Il contient 25,45 % de cuivre et 36,07 % d'eau de cristallisation.

Impuretés. — Le sulfate de cuivre contient souvent du fer et quelquefois du zinc.

Essai. — On trouve le *fer* en faisant bouillir un instant la solution du sel de cuivre avec de l'acide azotique pour peroxyder le fer, ajouter de l'ammoniaque en excès qui redissout l'oxyde de cuivre, mais précipite l'oxyde de fer ; le précipité ocreux, dissous dans l'acide chlorhydrique, donnera un précipité bleu avec le ferrocyanure de potassium.
Le *zinc* se reconnaît en ajoutant à la solution cuivrique un excès de potasse qui précipite l'oxyde de cuivre et dissout l'oxyde de zinc, on filtre : la liqueur acidulée par l'acide acétique donnera un précipité blanc par l'hydrogène sulfuré.

Dosage. — Doit contenir au moins 98 % de sel officinal. Le dosage se fait à l'état d'oxyde noir de cuivre par précipitation à la potasse, puis calcination.

Pharmacologie. — Le sulfate de cuivre, administré à *l'intérieur*, est un vomitif ; à haute dose, il est vénéneux. Comme vomitif, on le donne à la dose, pour un adulte, de 0 gr. 50 maximum dans 125 grammes d'eau, à prendre par cuillerée à dessert toutes les dix minutes jusqu'à production de vomissements ; ou encore : sulfate de cuivre 0 gr. 50, amidon 2 grammes, en cinq cachets : un toutes les dix minutes.

Il agit encore comme antiscrofuleux et antirachitique à la dose de 1 à 5 centigr. en 24 heures et en plusieurs fois.

A *l'extérieur*, il agit comme caustique et astringent, et à ce titre, on en fait des crayons cylindriques, des collyres, 0,10 à 0,50 % d'eau, des solutions pour injections urétrales ou vaginales, 1 à 2 grammes par litre d'eau. Il entre dans la préparation de la *pierre divine* et de la *liqueur de Villate*. C'est un excellent antiseptique et un désinfectant instantané. Sa solution à 50/1000 doit être employée pour désinfecter les matières fécales des contagieux ou les cabinets d'aisances. Elle agit mieux que le sulfate de fer, le chlorure de zinc, etc. Sous forme de *bouillie bordelaise* (avec chaux) ou *bourguignonne* (avec carbonate de soude), il est recommandé contre les parasites de la vigne.

Pour obtenir les crayons de sulfate de cuivre, on prépare du sulfate de cuivre anhydre que l'on met dans un cylindre fait avec une carte à jouer et on arrose d'un peu d'eau. Le sulfate s'hydrate, cristallise et constitue un cylindre solide. On peut encore les préparer avec sulfate de cuivre pulvérisé 15 grammes, gomme pulvérisée 1 gramme, eau 1 gramme à mélanger et rouler en cylindres.

Le *laurénol* serait à base de sulfate de cuivre et aurait, paraît-il, la composition suivante :

N° 1

Sulfate de cuivre	50 gr.
Chlorure de zinc	15 —
Alun	5 —
Acide borique	5 —
Acide chlorhydrique	5 —
Acide picrique	0 01
Eau	q. s. pour 1000

N° 2

Sulfate de cuivre	20 gr.
Chlorure de zinc	30 —
Sulfate de fer	5 —
Alun	5 —
Acide borique	5 —
Acide chlorhydrique	5 —
Acide picrique	0 01
Eau	q. s. pour 1000

15 grammes de l'une ou l'autre de ces préparations, dans un litre d'eau, pour emploi hygiénique, et 30 grammes pour désinfecter.

SULFATE DE CUIVRE AMMONIACAL

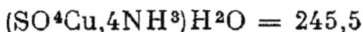

$$(SO^4Cu,4NH^3)H^2O = 245,5$$

Syn. : Cuprosulfate d'ammoniaque.

Préparation. — On dissout au mortier du sulfate de cuivre pulvérisé, dans la plus faible quantité possible d'ammoniaque concentré. On place la liqueur dans un vase cylindrique très profond, et on ajoute volume égal d'alcool à 90°, en ayant soin de ne pas mélanger les deux liquides. On laisse vingt-quatre heures. L'alcool s'empare peu à peu de l'eau et le sel cristallise en belles aiguilles. On sèche rapidement les cristaux dans du papier filtre et on conserve en flacons bien bouchés.

DÉFOURNEL, pour obtenir de très jolis cristaux, emploie le dialyseur. Il verse dans le cristallisoir une solution saturée de sulfate de cuivre additionnée d'un excès d'ammoniaque et, sur le septum, de l'alcool à 90° étendu de 5 % d'ammoniaque ; on couvre avec une lame de verre. Après quatre jours, il y a de beaux cristaux adhérents au septum. On peut laisser grossir en remplaçant de temps en temps l'alcool.

BOIZOT verse sur la solution du sulfate de cuivre, une à deux gouttes d'huile de ricin, puis l'alcool sans mélanger.

Deux formules ont été proposées pour représenter la constitution chimique de ce sel : l'une symétrique

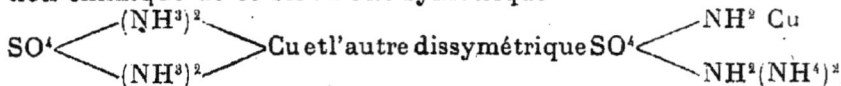

$$SO^4 \diagdown \!\!\!\! {}^{(NH^3)^2}_{(NH^3)^2} \!\!\! \diagup Cu \quad \text{et l'autre dissymétrique} \quad SO^4 \diagdown \!\!\!\! {}^{NH^2\,Cu}_{NH^2(NH^4)^2}$$

Propriétés. — Aiguilles orthorhombiques, transparentes, d'un bleu-violet foncé, solubles dans 1 p. 5 d'eau, décomposées par l'eau bouillante, insolubles dans l'alcool, s'effleurissant à l'air par perte d'ammoniaque. L'eau en excès le décompose avec formation d'un dépôt de sulfate basique de cuivre. Chauffé, il perd son ammoniaque, surtout en présence de la chaux.

Pharmacologie. — C'est un antispasmodique qui a été proposé contre l'épilepsie, la chorée et la névralgie faciale. On le donne généralement à la dose de 0 gr. 05 à 0 gr. 20 par jour, en plusieurs fois, en pilules ou potion, à l'extérieur, en collyre. Il est toxique comme le sulfate de cuivre.

Oxyde de cuivre CuO ou oxyde cuivrique. — Obtenu par calcination du nitrate de cuivre. Poudre noire, anhydre, cédant son oxygène au rouge, soluble dans l'ammoniaque en présence de sels ammoniacaux. Utilisé en médecine vétérinaire et dans l'analyse organique.

Composés organiques.

ACÉTATE NEUTRE DE CUIVRE

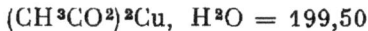

$(CH^3CO^2)^2Cu, H^2O = 199,50$

Syn. : Acétate cuivrique. — Verdet cristallisé.

Préparation. — Par double décomposition entre l'acétate de soude et le sulfate de cuivre. L'acétate de cuivre se dépose par refroidissement de la liqueur.

Propriétés. — Prismes rhomboïdaux obliques, vert foncé, solubles dans 13 p. 4 d'eau froide, 5 parties d'eau bouillante, 15 parties d'alcool bouillant, insolubles dans l'éther. La solution aqueuse se décompose à l'ébullition en donnant de l'acétate tribasique et de l'acide acétique. Il se déshydrate à 140° et se décompose au-dessus. Il doit être entièrement soluble dans l'eau. Cette solution ne doit précipiter ni par le chlorure de baryum (*sulfates*), ni par l'ammoniaque en excès (*métaux étrangers*). Additionnée d'acide chlorhydrique, puis traitée à refus par H^2S et filtrée, elle doit rester limpide par neutralisation à la soude (*zinc*).

Ses propriétés thérapeutiques sont celles du sulfate de cuivre. On s'en servait autrefois pour préparer le vinaigre radical qui était un mélange d'acide acétique et d'acétone. Employé en médecine vétérinaire.

ACÉTATE BASIQUE DE CUIVRE

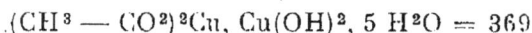

$(CH^3 — CO^2)^2Cu, Cu(OH)^2, 5 H^2O = 369$

Syn. : *Vert-de-gris.* — *Sous-acétate de cuivre.*
Verdet de Montpellier.

Préparation. — On l'obtient industriellement, aux environs de Montpellier, en abandonnant à l'air des lames de cuivre recouvertes de marc de raisin. Au bout de quelques semaines, on détache les croûtes qui se sont formées sur le métal et on en fait des boules qu'on livre au commerce. Dans cette préparation, l'alcool du raisin s'est transformé en acide acétique qui a attaqué le cuivre.

Le plus souvent, on traite des rognures de cuivre (vieilles plaques de navires) par de l'acide acétique ordinaire à 40 %.

Propriétés. — L'acétate basique est en masses amorphes, d'un vert bleuâtre, sans odeur, en partie soluble dans l'eau, qui le décompose, soluble dans l'ammoniaque et dans les acides. Il peut cristalliser en aiguilles bleues qui se déshydratent à 60°, en se convertissant en acétate tribasique et acétate neutre. C'est un mélange de divers acétates basiques.

Pharmacologie. — C'est un toxique et un caustique dont on se sert pour préparer des emplâtres et onguents qui ne sont utilisés qu'en médecine vétérinaire. Il fait partie de l'*onguent égyptiac* et de la *mixture cathérétique.*

Sels de cuivre peu employés

Citrate de cuivre ou cuprocitrol. — Poudre verte, légère, très peu soluble dans l'eau, conseillée en pommade 1/10 dans certaines affections des paupières.

Electrocuprol ou Cuprase. — Oxyde de cuivre colloïdal à petits grains obtenu par la méthode électrique. Il se présente sous l'aspect d'un liquide brun clair, dichroïque. Il n'est pas toxique et possède les propriétés thérapeutiques des autres colloïdes électriques, mais il est plus particulièrement utilisé contre le cancer. Administré dans ce cas, soit par voie intramusculaire ou intraveineuse, il produit une notable amélioration de l'état général avec retour des forces, de l'appétit, du sommeil, une disparition rapide de la douleur, une régression du néoplasme qui, pour certains cancers de la peau, a pu aller jusqu'à la cicatrisation complète. En pratique, les résultats sont très variables. On l'a expérimenté encore dans la tuberculose, les maladies infectieuses, l'ophtalmie.

Il est préparé en ampoules de 5 et 10 c. c. que l'on isotonise au moment du besoin. On l'injecte dans les muscles à la dose de 5 à 10 c. c. tous les jours ou tous les deux jours ; dans les veines 2 à 5 c. c. par jour.

Nucléinate de cuivre ou **cuprol**. — Soluble dans l'eau. Contient 6 % de cuivre. Employé contre les conjonctivites en instillations d'une solution à 5 à 10 %.

Oléostéarate de cuivre. — En pommade 1/40 contre les maladies du cuir chevelu.

Phosphate de cuivre. — Obtenu par double décomposition entre l'acétate neutre de cuivre et le phosphate de soude. Préconisé contre la tuberculose en pilules ou potion à la dose de 0 gr. 04 à 0,06 par jour.

MERCURE Hg = 200

Syn. : Hydrargyre. — Vif-argent.

Préparation. — On l'extrait par grillage du cinabre ou sulfure de mercure : de l'anhydride sulfureux se dégage et le mercure distille et vient se condenser dans des récipients appropriés.

Purification. — Le mercure contient souvent d'autres métaux, tels que : plomb, cuivre, zinc, bismuth, et des matières grasses. Pour le purifier, on a indiqué plusieurs procédés. On lui fait subir une première purification mécanique par simple filtration à travers une peau de chamois ou à travers la moelle d'un jonc ; les poussières et les matières grasses sont retenues.

1° Dans les laboratoires on prend :

Mercure ordinaire.	2.000 gr.
Acide azotique officinal	20 —
Eau.	40 —

On laisse en contact vingt-quatre heures, en agitant. On décante la liqueur qui surnage, on lave à grande eau et on sèche le métal. Les métaux étrangers sont ainsi enlevés à l'état de nitrates.

2° On le purifie aussi par distillation, en le chauffant soit dans une cornue de terre, soit dans les vases de fer qui servent à le transporter. Le tube à dégagement se termine par un linge enroulé qui plonge dans une terrine d'eau. Les vapeurs mercurielles se condensent au contact du linge humide et tombent dans la terrine.

3° Pour nettoyer le mercure servant aux expériences de laboratoire, on l'agite fortement dans un tube ou un poudrier large avec 1 ou 2 volumes de collodion, puis on laisse reposer jusqu'à ce que la couche supérieure du collodion soit bien prise ; on perce la paroi et on vide le mercure. Poussières et graisses ont été retenues par le collodion (CLÉMENT.)

Propriétés. — Métal liquide à la température ordinaire, d'un blanc d'argent, de densité = 13,59. Il se solidifie à — 40° et bout à 357°, sans laisser de résidu. Il est insoluble dans l'eau ; cependant en le faisant bouillir quelques heures avec de l'eau distillée ou encore mieux avec de l'eau ordinaire contenant des chlorures, le liquide obtenu donne les réactions des solutions mercurielles. L'acide azotique concentré le dissout à froid ; l'acide sulfurique monohydraté le dissout à chaud ; l'acide chlorhydrique ne l'attaque pas sensiblement. Il se combine avec le soufre, le chlore, le brome, l'iode, et avec la plupart des métaux en donnant des amalgames. L'air ne l'attaque que très lentement.

Il émet des vapeurs à toute température, même à — 40°, comme l'a constaté MERGET, et ces vapeurs sont très diffusibles : on les retrouve dans toute l'atmosphère d'une vaste pièce où on a placé très peu de mercure. On se sert comme réactif, dans ce cas, de papiers trempés dans l'azotate d'argent ammoniacal ou dans du chlorure de palladium. Ces papiers noircissent au contact des vapeurs mercurielles. Les vapeurs de mercure chauffées par le passage d'un courant électrique deviennent lumineuses et émettent en abondance des radiations violettes et ultraviolettes. C'est le principe de la lampe à vapeur de mercure employée par COURMONT et NOGIER pour la stérilisation de l'eau.

Impuretés. — Le mercure peut contenir du plomb, du cuivre, du zinc et quelquefois du bismuth.

Essai. — On le dissout dans l'acide azotique et on cherche les métaux étrangers par les procédés classiques. De plus, il doit être volatil sans résidu. Sa solution dans l'acide azotique ne doit pas non plus laisser de résidu après calcination et volatilisation de l'oxyde rouge produit.

Pharmacologie. — Le mercure a de nombreuses applications en thérapeutique, soit seul, soit surtout à l'état de combinaisons. Il est absorbé par la peau saine à l'état de vapeurs et à la suite de frictions avec la pommade mercurielle. La muqueuse gastro-intestinale l'absorbe également, mais on ignore sous quelle forme il circule dans l'économie. GUIBOURT admettait son oxydation. Pour MIALHE, il se transforme au contact des liquides de l'estomac en chlorure mercurique qui se combine avec le chlorure de sodium pour donner un sel double soluble. Pour d'autres, il se transforme en albuminate. RABUTEAU veut qu'il soit absorbé en nature et d'autant plus vite qu'il est plus divisé.

Son élimination se fait par les urines, la salive, le lait, les mucus. À la suite d'une seule dose, elle commence souvent après deux heures ; si l'administration du mercure a été prolongée, l'élimination persiste après cessation du traitement ; l'iodure de potassium l'accélère.

Le mercure est un antiparasitaire et un antiseptique. Il agit à la fois pour tuer les microbes ou les affaiblir dans leur action nocive et pour modifier le terrain et le rendre impropre à leur vie.

On le donne à l'intérieur à la dose de 0 gr. 05 à 0 gr. 15 et quelquefois à dose élevée, 700 à 800 grammes, et sans inconvénient, dans certains cas d'obstruction intestinale. Il fait encore partie des *pilules bleues*, des *pilules de Belloste, de Sédillot,* etc. On le donne aussi en injections hypodermiques antisyphilitiques 0 gr. 05 à 0 gr. 10, en suspension dans de la vaseline liquide ou dans de l'huile (huile grise). A l'extérieur, c'est un résolutif, un fondant et un antiparasitaire employé surtout en pommade mercurielle, emplâtre de Vigo. Il est toxique pour tous les animaux ; aussi s'en sert-on pour préserver des insectes les plantes ou les racines. Il suffit de mettre quelques globules de mercure au fond des vases qui les contiennent.

Les sels de mercure s'emploient beaucoup aujoud'hui en injections dans le traitement de la syphilis. On utilise surtout le mercure, le calomel, le sublimé, le biiodure et le cyanure. On les administre de diverses façons ; la *méthode des injections solubles quotidiennes* consiste à introduire tous les jours sous la peau une faible quantité d'un sel soluble de mercure ; la *méthode des injections insolubles massives et rares* consiste à déposer dans les tissus, à intervalles assez éloignés, une dose, très supérieure à la moyenne, d'un composé hydrargyrique insoluble, en suspension dans un liquide huileux ou dans l'huile de vaseline ; enfin, par la *méthode des injections intraveineuses*.

Un traitement mercuriel trop énergique ou trop longtemps prolongé peut provoquer des accidents d'empoisonnement (Hydrargyrisme) débutant par une salivation exagérée.

Sous le nom de *Mercoline*, on emploie une étoffe de coton imprégnée de pommade mercurielle à 90 % et qui s'applique en forme de plastron sur la poitrine.

Le **mercure colloïdal** est du mercure très finement divisé pouvant au contact de l'eau donner une pseudo solution.

On le prépare, d'après LOTTERMOSER, en versant une solution légèrement nitrique de nitrate mercureux dans une solution d'azotate stanneux. Le liquide foncé qui en résulte est additionné de citrate d'ammoniaque qui précipite le mercure colloïdal sous forme d'une boue noire. On neutralise par de l'ammoniaque, on laisse déposer, on décante et on sèche sur des plaques d'argile. On obtient des morceaux à éclat métallique contenant 75 à 80 % de mercure, 7 % d'étain et des sels ammoniacaux. Au contact de l'eau, ils se dissolvent en donnant un liquide foncé et fluorescent. On l'a proposé dans le traitement des maladies de la peau en pommade, emplâtre, pilules, solution, comme antiseptique.

Le mercure colloïdal se rapproche des substances désignées sous le nom de *gurgol* et de *mercuriol.*

On prépare encore par la méthode électrique le mercure colloïdal en solution à 1 gramme par litre sous le nom d'**électro-mer-**

curol. Cette solution n'est pas toxique aux doses thérapeutiques, ne détermine pas de salivation, ni de gingivite, donne des résultats satisfaisants dans le traitement de la syphilis, jouit de propriétés antitoxiques et antiinfectieuses. On l'administre en injections intramusculaires de 15 c. c. ou intraveineuses, 5 à 10 c. c. par jour.

Composés minéraux non oxygénés

CHLORURE MERCUREUX $Cl^2Hg^2 = 471$

Syn. : Protochlorure de mercure. — Calomel. — Mercure doux. — Précipité blanc.

Préparation. — Le chlorure mercureux se présente sous trois états différents dépendant du mode de préparation : le chlorure cristallisé, le calomel à la vapeur, le précipité blanc.

1º *Chlorure cristallisé.* — On le prépare par voie sèche, en combinant du mercure au sublimé. On triture dans un mortier.

Chlorure mercurique.	400 gr.
Mercure.	300 —

jusqu'à disparition du métal ; on sèche à l'étuve et on place le mélange dans un ballon que l'on remplit à moitié. On chauffe peu à peu au bain de sable. Le calomel se sublime et cristallise à la partie supérieure du ballon. On casse celui-ci avec précaution et on recueille la masse cristalline, qui contient toujours un peu de sublimé.

2º *Calomel à la vapeur.* — On dispose le produit précédent, en fragments, dans un tube de terre fermé à un bout et placé dans un fourneau allongé ; on le fait communiquer par l'autre extrémité avec un grand récipient en grès, en lutant la jointure. Ce récipient est placé près du fourneau et un diaphragme empêche la chaleur d'arriver jusqu'à lui. On chauffe le tube au rouge sombre en commençant par la partie voisine du récipient. Quand la volatilisation est complète, on démonte l'appareil et on recueille le calomel. Il faut environ deux heures pour volatiliser 10 kilos de produit. Autrefois on faisait arriver dans le récipient de grès des vapeurs de calomel, mélangées à de la vapeur d'eau ; celle-ci avait pour but de diviser le calomel et de le réduire en poudre impalpable. Soubeyran a démontré l'inutilité de la vapeur d'eau, quand on reçoit les vapeurs mercurielles dans de grands récipients où l'air suffit à diviser le chlorure mercureux.

3° *Précipité blanc.* — On l'obtient avec :

Azotate mercureux cristallisé.	100 gr.
Acide chlorhydrique officinal.	50 —

L'azotate mercureux est broyé au mortier et dissous dans de l'acide azotique étendu au 1/10. On additionne l'acide chlorhydrique de quatre fois son poids d'eau et on l'ajoute à la solution précédente. Il se fait un précipité de protochlorure qu'on lave par décantation et qu'on dessèche à l'étuve.

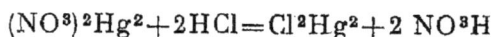

$$(NO^3)^2Hg^2 + 2HCl = Cl^2Hg^2 + 2NO^3H$$

Purification. — Le calomel peut contenir du bichlorure de mercure. Pour le purifier, on le lave à plusieurs reprises avec de l'eau bouillante jusqu'à ce que l'eau de lavage ne précipite plus par l'ammoniaque ni par l'hydrogène sulfuré. Le bichlorure soluble est entraîné.

Propriétés. — Le *chlorure cristallisé* est en prismes droits à base carrée ; sa densité est de 6,56.

Le *calomel à la vapeur* est une poudre blanche, fine, sans odeur ni saveur, présentant au microscope un aspect cristallin.

Le *précipité blanc* est une poudre blanche, amorphe, onctueuse au toucher, très adhérente, très dense (D.=7,1).

Le chlorure mercureux, quel que soit son état, est insoluble dans l'eau, l'alcool et l'éther, soluble dans l'acide azotique avec dégagement de vapeurs nitreuses. Il se volatilise, sans fondre, entre 440° et 500°. L'eau bouillante le dissocie en mercure et sublimé ; la lumière agit de même avec le temps. Les alcalis le colorent en noir. Le chlore, l'acide azotique, l'eau oxygénée, les albuminoïdes le font passer à l'état de sel mercurique. Les solutions de chlorure de sodium à 1 % n'ont aucune action sur le calomel, même en présence de matières organiques ; la transformation en sublimé croît avec la température et la concentration des solutions (VIVE et BUDDE). Le chlorure de sodium n'agit pas aussi énergiquement qu'on l'a prétendu jusqu'à présent et la formation de chlorure mercurique est faible et difficile à obtenir. Les réducteurs (acide sulfureux, chlorure stanneux) en séparent du mercure. L'iodure de potassium donne de l'iodure mercureux et, en excès, de l'iodure mercurique et du mercure.

Avec l'acide cyanhydrique, il se fait, non pas, comme l'ont admis BUSSY et BUIGNET, du mercure métallique et du sublimé, mais bien, comme l'ont démontré FOUQUET et CHEYNET et comme SCHEELE l'avait indiqué, du mercure métallique et du cyanure mercurique avec de l'acide chlorhydrique libre, que l'on peut mettre en évidence par la tropéoline ; ceci est en conformité avec les données thermiques.

La chaux, le sucre à la longue et plus vite par trituration, les matières organiques le transforment partiellement en sublimé. La glycérine, l'alcool, l'éther, les corps gras ne l'attaquent pas. Le chlorhydrate de cocaïne le noircit à chaud. Avec le gaz ammoniac, il se forme du chlorure de mercuroso-diammonium.

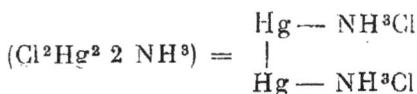

$$(Cl^2Hg^2\ 2\ NH^3) = \begin{array}{c} Hg - NH^3Cl \\ | \\ Hg - NH^3Cl \end{array}$$

Avec la solution ammoniacale, il se fait du chlorure de mercu-

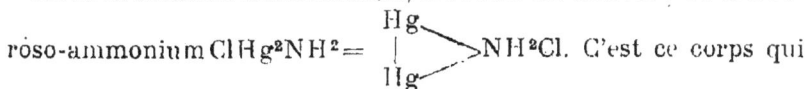

roso-ammonium $ClHg^2NH^2 = \begin{array}{c} Hg \\ {\Large>}NH^2Cl \\ Hg \end{array}$. C'est ce corps qui

noircit par la chaleur ou par les alcalis.

Le chlorure mercureux contient 84,93 % de mercure.

Récemment, PATEIN a recherché de nouveau l'action de diverses substances salines sur le calomel ; ses conclusions sont les suivantes.

L'acide chlorhydrique seul n'attaque pas le calomel ; en présence d'oxygène, il se forme des traces de sel mercurique. Les chlorures et lactates alcalins n'attaquent le calomel qu'en milieu alcalin en donnant des produits dont les uns sont solubles dans l'eau, les autres seulement dans l'acide chlorhydrique étendu. Avec le suc gastrique il en est de même, l'attaque se fait seulement en milieu alcalin.

En présence d'un grand excès d'ammoniaque, le chlorhydrate
d'ammoniaque semble augmenter la proportion des composés
mercuriques ; le lactate d'ammoniaque agit de même. Le carbonate
et le bicarbonate de soude agissent l'un comme l'autre et attaquent
le calomel avec production de sublimé. Le chlorure de sodium en
quantité suffisante empêche cette attaque.

Impuretés et falsifications. — Le calomel peut contenir du
bichlorure de mercure ; on l'additionne quelquefois d'amidon, de
sulfate de baryte ou de chaux, de talc, etc.

Essai. — Pour déceler le *chlorure mercurique*, on dispose de
plusieurs moyens :

1º On traite le sel par de l'eau bouillante, on filtre ; la liqueur
qui passe ne précipite par aucun réactif, si le sel est pur ; elle
donne, au contraire, un précipité noir avec l'hydrogène sulfuré et
jaune avec la soude s'il y a du bichlorure.

2º On dépose un peu de calomel à examiner sur une lame de
cuivre bien décapée et on fait tomber dessus une goutte d'alcool
ou d'éther. La lame noircit s'il y a du sublimé. La tache devient
argentée par frottement et disparaît sous l'action de la chaleur.
Réaction très sensible.

On trouve les *sels fixes* et les *matières organiques*, en soumettant le sel à l'action de la chaleur. Le calomel pur est complètement volatil. Les sels fixes resteront comme résidu, les matières
organiques charbonneront.

Pharmacologie. — On trouve en pharmacie le chlorure
mercureux sous trois formes différentes et différemment actives.

Le *mercure doux* n'est que du chlorure cristallisé et porphyrisé ;
il est sans usage.

Le *précipité blanc*, qui est très tenu, est le plus actif ; on le
délaisse cependant, sous prétexte qu'il contient de l'acide azotique, ce qui est faux ; il sert quelquefois pour l'usage externe, en
pommade.

Le *calomel à la vapeur* est de beaucoup le plus employé. C'est
un purgatif cholagogue et un antiseptique intestinal excellent ; il
est encore vermifuge, antisyphilitique, diurétique. On a dit que
dans l'économie il se transformait, au contact des chlorures
alcalins, en sublimé et mercure métallique ; mais cette transformation est fort contestée.

PATEIN a montré qu'en administrant à des animaux un mélange de calomel et de sel on n'obtenait qu'une purgation normale. L'ingestion de calomel en globules à enveloppe de gluten produit des effets purgatifs, ce qui prouve que l'action décomposante du suc gastrique n'intervient pas pour expliquer son action qui lui est propre.

Doses et mode d'administration. — On le donne à dose unique ou à doses fractionnées.

Comme purgatif chez l'adulte, 0,30 à 1 gramme en une seule fois ; chez l'enfant, comme purgatif ou vermifuge on donne en une seule fois pour les enfants de :

6 mois à 15 mois.	0 gr. 05 à 0 gr. 10
15 mois à 3 ans.	0 gr. 10 à 0 gr. 20
3 ans à 5 ans	0 gr. 20 à 0 gr. 30
5 ans à 10 ans.	0 gr. 30 à 0 gr. 40

(MARFAN)

en moyenne 0,05 par année,

Comme cholagogue ou antiseptique, 0 gr. 05 plusieurs fois par jour et pendant plusieurs jours pour un adulte.

On l'administre en pilules, cachets, biscuits, chocolat, tablettes de 0 gr. 05.

Bien que la transformation du calomel en sublimé, dans l'estomac, au contact du chlorure de sodium, soit très douteuse, car le suc gastrique ou les chlorures alcalins de l'économie devraient agir de même, il vaut mieux, par précaution, prévenir le malade de s'abstenir d'aliments salés et acides, après l'ingestion de calomel.

On l'administre aussi en injections sous-cutanées en suspension dans de l'huile de vaseline ou du sirop simple à raison de 5 centigrammes pour 1 centimètre cube, dans le traitement de la syphilis ; 0 gr. 05 à 0 gr. 10 en une injection par semaine.

Pour l'*usage externe*, on emploie le calomel comme caustique léger, en poudre ou sous forme de pommade (4/30), collyre sec, dans les affections de la peau et en ophtalmologie.

L'emploi de la pommade suivante a été recommandée par l'Académie de médecine pour éviter la contamination syphilitique par contact :

Calomel.	33 gr.
Lanoline	67 —
Vaseline	10 —

Incompatibilités. — Ce qu'il ne faut pas oublier, c'est que le calomel ne doit jamais être associé à des préparations à base d'acide cyanhydrique qui deviennent grises (looch, eau de laurier-cerise, lait d'amandes) non plus qu'aux alcalins, iodures et bromures. Il en est de même de l'antipyrine qui le noircit avec production de sublimé (WEIDENOFF). Le conserver en flacons jaunes.

Sous le nom de *Calomélol* on trouve dans le commerce du calomel colloïdal contenant 75 % de mercure et 25 % d'albumine ; il est soluble dans 50 parties d'eau, dans le sérum sanguin, insoluble dans l'alcool, l'éther et la benzine. On s'en sert en pommade à 30 % à la façon de la pommade mercurielle et en solution à 2 % pour l'usage externe. En injections hypodermiques, il est douloureux.

CHLORURE MERCURIQUE $Cl^2Hg = 271$

Syn. : Bichlorure de mercure. — Sublimé corrosif.

Préparation. — On décompose le sulfate mercurique par le chlorure de sodium. Il se fait du chlorure mercurique et du sulfate de soude.

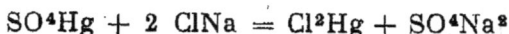

$$SO^4Hg + 2\ ClNa = Cl^2Hg + SO^4Na^2$$

On prend :

Sulfate mercurique pur. . . . . 500 gr.
Chlorure de sodium décrépité. . . . . . . 500 —

On mélange exactement ces deux substances pulvérisées séparément et on en remplit à moitié des ballons à fond plat, placés au bain de sable et recouverts jusqu'au col. On laisse les ballons ouverts et on chauffe tant qu'il se dégage de la vapeur d'eau. On découvre ensuite la moitié du matras dont on ferme l'orifice par une petite capsule de porcelaine.

On augmente le feu pour sublimer le chlorure mercurique. A la fin de l'opération, il faut recouvrir de sable et chauffer plus fort pour agglomérer les cristaux. Cette opération doit être faite avec précaution, pour ne pas fondre la couche de sublimé qui touche au verre et détacher le pain qui en tombant briserait le ballon et donnerait un torrent de vapeurs toxiques.

Actuellement, l'industrie opère en faisant passer un courant de chlore sur du mercure chauffé.

Propriétés. — Le sublimé est en petits cristaux blancs, octaédriques, anhydres, de saveur métallique désagréable et très persistante. Sa densité est de 5,32 ; il fond à 265° et bout à 295° ; il est soluble dans 15 parties d'eau froide, 2 parties d'eau bouillante, 36 parties d'alcool froid à 90°, 1 p. 50 d'alcool bouillant, 15 parties d'éther, solubilité qui augmente avec la teneur en eau de l'éther, et 13 p. 3 de glycérine. L'éther l'enlève à sa dissolution aqueuse. Les chlorures alcalins, le chlorure ammonique, l'acide chlorhydrique facilitent sa dissolution dans l'eau.

Les solutions aqueuses s'altèrent à la lumière, en déposant du chlorure mercureux ; le protochlorure d'étain le noircit par mise en liberté de mercure ; les matières organiques le réduisent en calomel; l'albumine le précipite, mais le précipité d'albuminate de mercure est soluble dans un excès d'albumine et dans les chlorures alcalins ; la soude le précipite en donnant l'oxyde jaune ; s'il y a excès de chlorure, le précipité est brun (oxychlorure) ; l'iodure de potassium donne un précipité de biiodure, rouge vif soluble dans un excès d'iodure ; une lame de cuivre dans sa solution se recouvre d'une tache grise de mercure devenant argentée et brillante par frottement.

L'ammoniaque donne un précipité blanc de chloramidure de mercure Cl — NH^2 = Hg ou chlorure de mercure ammonium (*précipité blanc des Allemands*) qui ne vire pas au noir par les alcalis. Le sublimé forme de nombreux sels doubles avec les chlorures alcalins. Il contient 73,80 % de mercure.

Impuretés. — Sel rarement falsifié.

Essai. — Il doit être complètement volatil (*sels fixes*) et soluble dans 15 parties d'éther (*calomel*).

Pharmacologie. — Le chlorure mercurique est d'un emploi fréquent comme parasiticide, antiseptique énergique, antisyphilitique. Il sert fréquemment en pansements, moins qu'autrefois cependant à cause de sa toxicité ; il n'est pas absorbé par la peau saire, mais il peut agir sur elle comme caustique et produire de l'érythème.

On le donne à l'*intérieur* à la dose de 0 gr. 01 à 0 gr. 05 par jour en pilules de 0 gr. 01 (*pilules de Dupuytren*), ou sirop, en injections hypodermiques 0 gr. 01 à 0 gr. 015 par jour. Il est très toxique.

A l'*extérieur*, on se sert surtout de la *liqueur de Van Swieten* à 1‰ pure ou diluée. Pour que cette liqueur reste claire, il faut employer de l'eau distillée, les carbonates et les sulfates de l'eau ordinaire la rendent louche au bout de quelque temps, par formation de carbonate et de sulfate mercurique. On doit aussi la conserver à l'abri de la lumière ou en flacons jaunes, sans quoi elle laisse déposer du chlorure mercureux. Les solutions ou bains faits avec une solution concentrée de bichlorure de mercure dans du chlorure d'ammonium donnent, au contact de l'eau ordinaire, un précipité qui entraîne une partie du mercure et qui semble être du chloramidure de mercure. La solution perd ainsi une partie de ses propriétés antiseptiques. Cette précipitation paraît liée à la présence des bicarbonates dans l'eau et on l'évite par emploi du chlorure de sodium à la place du sel ammoniac ou par l'ébullition de l'eau ordinaire (VITTENET). Il est bon, par prudence, de colorer les solutions de sublimé avec un peu de violet de méthyle ou de carmin d'indigo. L'addition d'acide tartrique augmente le pouvoir antiseptique et retarde la coagulation des albuminoïdes par le sublimé.

On fait encore, avec le sublimé, des pommades, lotions, gargarismes (0 gr. 01 %), injections, bains, coton, gaze (1‰), etc. On peut obtenir une solution concentrée de sublimé à l'aide du chlorhydrate d'ammoniaque ou du chlorure de sodium. Une solution titrée aqueuse à 1/20 se conserve très bien.

Incompatibilités. — Il ne faut pas l'associer aux alcalis libres, carbonates, sulfures, ni au tanin. On doit toujours manipuler ou délivrer avec précaution toutes ses préparations.

*Sel d'*ALEMBROTH. — Chlorure double de mercure et d'ammonium ; $2 ClNH^4Cl^2Hg, H^2O$. On l'obtient en solution en mélangeant parties égales de sublimé et de sel ammoniac. Cristaux s'effleurissant à l'air, solubles dans 0 p. 7 d'eau. Ce sel se produit quand on dissout le sublimé à la faveur du sel ammoniac.

IODURE MERCUREUX $I^2Hg^2 = 654$

Syn. : Protoiodure de mercure.

Préparation. — 1° Par l'action de l'iode sur le mercure.
On prend d'après le Codex :

Mercure.	10 gr.
Iode.	5 —

Le tout est mélangé dans un mortier, avec la quantité d'alcool nécessaire pour former une pâte homogène, et trituré jusqu'à ce que le mercure ait entièrement disparu et que la poudre soit devenue vert foncé. On la met dans un ballon, on la lave à l'alcool bouillant, pour enlever le biiodure qui a pu se former, et on sèche à l'abri de la lumière. Ne pas prolonger les lavages à l'alcool qui décompose le sel en biiodure et mercure (FRANÇOIS).

Il se fait d'abord de l'iodure mercurique qui passe à l'état de sel mercureux en présence de l'excès de mercure. L'alcool a pour but de dissoudre l'iode et aussi d'empêcher l'élévation de température qui projetterait la masse hors du mortier. On ne doit préparer que de petites quantités à la fois. Rendement approximatif : 16 grammes.

2° Pour avoir l'iodure mercureux cristallisé, YVON met en présence des vapeurs d'iode et de mercure en excès.

On place dans un ballon du mercure et on y suspend un tube contenant de l'iode en quantité convenable. Le ballon est scellé et chauffé au bain de sable vers 250°. Après refroidissement on trouve la partie supérieure du ballon garnie de cristaux d'un beau jaune.

3° On décompose par l'iodure de potassium soit l'azotate, soit l'acétate mercureux en solution.

On peut faire cristalliser le protoiodure en utilisant les indications de FRANÇOIS. On dissout le protoiodure en excès dans de l'aniline à l'ébullition. On filtre et on laisse cristalliser.

Propriétés. — L'iodure mercureux du commerce est amorphe, vert jaunâtre, sans saveur ni odeur ; le sel cristallisé est jaune. Il est insoluble dans l'eau, l'alcool et l'éther. Chauffé, il devient

rouge dès 70° et fond à 290° en un liquide noir qui bout à 310° ;
il est complètement volatil. La lumière le transforme en biiodure
et mercure et le noircit. Les iodures alcalins le dissolvent en le
transformant en iodure mercurique et mercure métallique ; les
chlorures agissent de même. Il contient 61,16 % de mercure et
38,84 % d'iode.

Essai. — L'iodure mercureux doit se volatiliser par calcination
avec un résidu maximum de 1 °/oo. Agité avec 20 parties d'alcool
à 95° froid, celui-ci, après filtration, doit donner un liquide incolore,
brunissant à peine par H^2S (*iodure mercurique*).

Pharmacologie. — L'iodure mercureux est surtout employé
contre la syphilis, en pilules de 0 gr. 01, ou en pommade. La dose
prescrite est de 0 gr. 02 à 0 gr. 10 par jour. Le conserver dans
des flacons jaunes à l'abri de la lumière.

IODURE MERCURIQUE $I^2Hg = 454$

Syn. : Biiodure de mercure.

Préparation. — Par double décomposition à froid entre le
bichlorure de mercure et l'iodure de potassium il se forme de l'iodure mercurique et du chlorure de potassium.

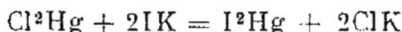

$$Cl^2Hg + 2IK = I^2Hg + 2ClK$$

On dissout séparément dans un litre d'eau :

Chlorure mercurique.	80 gr.
Iodure de potassium.	100 —

On verse l'iodure dans le chlorure et on obtient un beau précipité rouge vif qu'on lave à l'eau et qu'on sèche à une douce chaleur, à l'abri de la lumière. Rendement : 120 grammes.

Quand on opère ainsi, on n'obtient tout d'abord qu'un précipité
rose pâle de chloro-iodure I^2Hg. Cl^2Hg ; mais l'addition d'iodure
de potassium détruit ce corps et le biiodure prend naissance.

Si on verse le chlorure dans l'iodure, le précipité d'abord produit se redissout, en donnant de l'iodhydrargyrate de potassium $I^2Hg.IK$, sel double qu'un excès de sublimé détruit.

Les proportions indiquées ci-dessus laissent un léger excès d'iodure alcalin qui assure la décomposition totale du sublimé.

On peut l'obtenir cristallisé par dissolution à chaud dans l'acide chlorhydrique ou l'alcool, puis refroidissement.

Propriétés. — Poudre cristalline, d'un beau rouge, à peu près insoluble dans l'eau, 0 gr. 05 par litre, soluble dans 130 parties d'alcool froid, dans 40 parties d'alcool bouillant et dans 77 parties d'éther, soluble aussi dans la benzine, le chloroforme, les iodures, les chlorures alcalins, l'acide chlorhydrique qui le laisse déposer par refroidissement en cristaux d'un éclat adamantin, les matières grasses. L'huile de ricin en dissout 2 %, l'huile d'olive et d'amande 0,4 %, l'huile de noix 1,30 %, la vaseline 0,25 %. Point de fusion : 253° (KOEHLER).

L'iodure mercurique est dimorphe : il est en octaèdres d'un beau rouge, quand il se dépose d'une solution bouillante d'iodure de potassium, et en prismes jaunes quand il est fondu et sublimé. Les cristaux jaunes deviennent rouges par frottement ou au-dessous de 126°.

Il forme des sels doubles avec les iodures et les chlorures. Avec l'iodure de potassium il donne des iodures doubles : iodomercurates ou iodohydrargyrates $I^2Hg. 1K$, cristallisable et $I^2Hg. 2 IK$. Avec le bichlorure de mercure, il donne deux chloro-iodures, l'un incolore $2 Cl^2Hg. I^2Hg$, l'autre jaune $Cl^2Hg. I^2Hg$.

Certains iodures mercuriques doubles, changent de couleur à des températures déterminées et sont utilisés comme contrôleurs de chauffe, pour surveiller l'échauffement des pièces de moteurs, des tours de réchauffage, des chaudières, etc. Ainsi l'iodure d'argent et de mercure IAg,I^2Hg, jaune citron à la température ordinaire, passe au carmin à 90°, 100° ; l'iodure de cuivre et de mercure I^2Cu^2,I^2Hg passe du vermillon à température ordinaire au brun-chocolat, vers 60°, 70°. Ils reprennent à froid, leur couleur primitive.

L'iodure mercurique contient 44,05 % de mercure et 55,95 d'iode.

Essai. — Il doit être complètement volatil et entièrement soluble dans 40 parties d'alcool bouillant (*oxyde mercurique, iodure mer-cureux*).

Agité avec de l'eau distillée, il ne doit lui céder que des traces de biiodure, et la solution filtrée ne doit se troubler que facilement par l'hydrogène sulfuré ou l'azotate d'argent (*chlorures, bromures, iodures solubles*).

Pharmacologie. — Le biiodure est plus toxique que le protoiodure. Appliqué sur la peau, il est irritant et même caustique. C'est un antiseptique énergique, plus actif que le sublimé et le cyanure de mercure.

On le donne à l'*intérieur*, comme antisyphilitique, à la dose de 5 à 20 milligrammes par jour et jusqu'à 8 centigr. en pilules de 0 gr. 01, en solution dans l'iodure de potassium ou en sirop (*sirop de Boutigny-Gibert*), en injections hypodermiques huileuses. A l'*extérieur*, on l'emploie en pommade ou lotions, en le dissolvant à l'aide de l'alcool ou de l'iodure de potassium.

SULFURE MERCURIQUE SHg = 232

Syn. : Cinabre. — Vermillon.

Préparation. — Le sulfure mercurique est tantôt noir (*Ethiops minéral*), tantôt rougeâtre (*Cinabre*), tantôt d'un beau rouge vif (*Vermillon*).

On obtient l'éthiops minéral en triturant dans un mortier une partie de mercure et deux parties de soufre, jusqu'à disparition du mercure. Le mélange a une teinte noire uniforme.

Le cinabre se prépare en sublimant dans des vases en fonte l'éthiops minéral ; on obtient des aiguilles rougeâtres.

Le vermillon s'obtient en traitant à chaud le sulfure noir de mercure par un pentasulfure alcalin. Voici comment on opère, d'après CROLAS :

On triture dans un mortier, jusqu'à extinction, 120 parties de mercure et 36 parties de soufre lavé. On ajoute ensuite peu à peu 60 c. c. d'une solution de polysulfure de potassium marquant 22° B. et dont on fait remonter le titre à 40° B. par addition de potasse. On met à l'étuve à 60° en délayant de temps en temps avec une solution de potasse, pour que la substance reste demi-fluide. La couleur varie de l'orangé au rouge, selon la durée d'exposition à l'étuve. Le produit obtenu présente une couleur solide et se réduit difficilement.

Propriétés. — Préparé par trituration, le sulfure mercurique est noir ; il est rouge s'il a été sublimé ou obtenu par voie humide. L'eau ne le dissout pas ; la chaleur le volatilise sans le fondre Sa densité est 8,12. Il s'oxyde à l'air en donnant de l'acide sulfureux et du mercure. L'eau régale et l'acide sulfurique bouillant le dissolvent ; l'acide azotique ne l'attaque pas.

Essai. — Il doit être volatil sans résidu.

Pharmacologie. — Le sulfure mercurique, assez employé dans l'industrie des couleurs, est presque inusité en thérapeutique. On s'en sert rarement à l'extérieur comme parasiticide et dans le traitement des ulcérations, lupus, en pommade 1/30, emplâtre.

Composés minéraux oxygénés

AZOTATE MERCUREUX

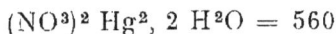

$$(NO^3)^2 Hg^2, 2 H^2O = 560$$

Syn. : Azotate de protoxyde de mercure

Préparation. — On l'obtient en mettant de l'acide azotique en contact, à froid, avec un excès de mercure.

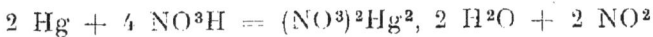

$$2 Hg + 4 NO^3H = (NO^3)^2Hg^2, 2 H^2O + 2 NO^2$$

Prendre :

Mercure.	100 gr.
Acide azotique officinal	100 —
Eau.	50 —

Placer ce mélange dans une capsule et l'abandonner dans un endroit frais. Au bout de deux ou trois jours, les cristaux sont formés ; les enlever par décantation, les laver avec un peu d'acide nitrique étendu, les égoutter et conserver à l'abri de la lumière.

L'eau mère contient un mélange d'azotates mercureux et mercurique qu'on peut utiliser pour la préparation de l'oxyde rouge de mercure.

Propriétés. — Cristaux prismatiques incolores, de réaction acide, solubles dans leur poids d'eau, davantage dans l'acide azotique dilué. La chaleur les décompose en vapeurs nitreuses et oxyde mercurique. L'eau, en grande quantité, les dissocie en acide azotique et azotate basique insoluble. Si l'on opère à froid, le précipité est blanc ; avec l'eau chaude, le précipité est jaune ; c'est du *turbith nitreux*.

L'azotate mercureux ne sert qu'à la préparation du turbith nitreux.

SOUS-AZOTATE MERCUREUX

$(NO^3)^2Hg^2$, Hg^2O, $H^2O = 958$ ou $NO^3 — Hg — Hg — OH = 479$

Syn. : Turbith nitreux. — Azotate mercureux basique.

Préparation. — On pulvérise finement de l'azotate mercureux et on le délaie, en agitant, dans dix parties d'eau bouillante ; il se dépose une poudre jaune verdâtre qu'on lave à l'eau froide, par décantation, et qu'on fait sécher.

Au contact de l'eau bouillante, l'azotate mercureux se dédouble en sel basique insoluble, qui est le turbith, et en sel neutre mercurique soluble $(NO^3)^2Hg$. On ne doit pas prolonger trop longtemps les lavages, sans quoi le produit deviendrait grisâtre, par production de mercure métallique.

Propriétés. — Poudre amorphe, jaune verdâtre, insoluble dans l'eau, l'alcool, soluble dans l'acide azotique, complètement volatile en donnant des vapeurs nitreuses (différence avec le turbith minéral et l'oxyde jaune de mercure). Employée quelquefois en pommade à 2 % contre les maladies de la peau.

AZOTATE MERCURIQUE LIQUIDE

Syn. : Nitrate acide de mercure.

Préparation. — On attaque le mercure par l'acide nitrique. Le Codex indique :

Mercure.	100 gr.
Acide azotique officinal	165 —
Eau distillée	35 —

On chauffe ce mélange : le mercure se dissout ; puis on évapore jusqu'à obtention de 225 grammes de produit. Le liquide ainsi obtenu n'est pas une substance définie ; c'est un mélange de plusieurs azotates mercuriques plus ou moins basiques, tels que :

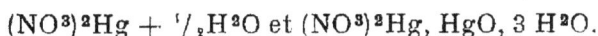

$$(NO^3)^2Hg + {}^{1}/_2 H^2O \text{ et } (NO^3)^2Hg, HgO, 3 H^2O.$$

Propriétés. — Liquide incolore, de densité 2,246, très caustique. Concentré, il abandonne des cristaux d'azotate neutre $(NO^3)^2$ Hg, plus ou moins hydratés. L'eau froide le décompose avec dépôt d'un azotate basique insoluble $(NO^3)^2Hg, 2 HgO + 2 H^2O$. L'eau bouillante le détruit avec formation de sels basiques puis finalement d'oxyde de mercure.

La solution d'azotate mercurique ne doit pas précipiter par le chlorure de sodium (*azotate mercureux*).

C'est un caustique violent et très douloureux. On s'en sert comme cautérisant des végétations et des ulcérations syphilitiques rebelles ; il forme la base de la pommade citrine.

OXYDE MERCURIQUE HgO = 216

Syn. : Bioxyde de mercure.

L'oxyde de mercure se présente sous deux aspects différents, suivant le mode de préparation. Obtenu par voie sèche, il est rouge ; par voie humide, il est jaune : l'un et l'autre sont anhydres.

Préparation. — 1° *Oxyde rouge* ou *précipité rouge*. — On l'obtient par *voie sèche*, en calcinant de l'azotate mercurique. On prend :

Mercure pur . . . . 100 gr.
Acide azotique officinal . . . . 80 —
Eau distillée . . . . 20 —

On met le tout dans un ballon à fond plat et on chauffe au bain de sable. Quand le mercure est dissous, on augmente la chaleur pour vaporiser le liquide, puis on calcine. Lorsqu'il ne se dégage plus de vapeurs nitreuses, on s'arrête et on enlève l'oxyde après refroidissement.

On peut substituer au ballon une capsule en porcelaine que l'on chauffe d'abord au bain de sable jusqu'à ce que le liquide soit complètement évaporé, puis ensuite à feu nu, assez fortement, mais avec précaution.

L'opération est ainsi beaucoup plus rapide, mais le produit obtenu n'est pas aussi rouge ni aussi bien cristallisé.

Dans cette opération, le mercure est d'abord transformé par l'acide azotique en un mélange de nitrates mercureux et mercurique, qui, par calcination, donne de l'oxyde mercurique et des vapeurs nitreuses. On suit la marche de l'opération en enfonçant de temps en temps une baguette de verre dans le ballon ; dès qu'elle pénètre sans difficulté et qu'on la retire couverte d'une poudre rouge, l'opération est terminée ; à ce moment, il ne doit plus se dégager de vapeurs nitreuses. Il vaut mieux chauffer trop longtemps que pas assez pour ne pas laisser d'azotate dans le produit. CARLES conseille, pour enlever l'excès d'azotate, de laver à plusieurs reprises l'oxyde avec de l'eau alcalinisée par de la potasse, puis à l'eau distillée.

2° *Oxyde jaune.* — On opère par *voie humide* en traitant du sublimé par de la potasse.

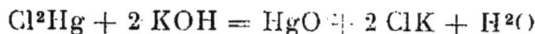

$$Cl^2Hg + 2\,KOH = HgO + 2\,ClK + H^2O$$

Chlorure mercurique. . . . . 100 gr.
Eau distillée . . . . 3.000 —
Potasse à l'alcool . . . . 60 —

On dissout séparément les deux sels dans l'eau chaude, et on verse la solution de sublimé dans la potasse en agitant. On lave le précipité par décantation jusqu'à ce que l'eau de lavage ne précipite plus l'azotate d'argent (ce qui indique qu'elle n'enlève plus de sublimé). On recueille sur un filtre le produit que l'on sèche à une douce chaleur.

Un excès d'alcali est nécessaire pour empêcher la formation d'oxychlorure de couleur rosée.

3° *Oxyde orangé*. — M. DUFAU prépare cet oxyde en mélangeant une solution de 18 grammes de carbonate de potasse dans 50 grammes d'eau à une solution de 10 grammes de sublimé dans 50 grammes d'eau ; on porte à l'ébullition jusqu'à obtention d'un précipité rouge vif, on décante, on ajoute une solution de 2 grammes KOH dans 50 grammes d'eau, on fait bouillir quelques instants puis on lave à l'eau.

Propriétés. — L'*oxyde rouge* est une poudre cristalline d'une belle couleur rouge orangé à reflets brillants, et dont la teinte s'affaiblit par pulvérisation. La chaleur le rend rouge vif, puis noir. Sa densité est 11,29.

L'*oxyde jaune* est amorphe, d'une belle couleur jaune. Chauffé, il devient rouge, puis jaune par refroidissement, jaune brique s'il contient de l'oxychlorure.

L'*oxyde orangé* est en poudre cristalline d'apparence amorphe · il est de même nature que l'oxyde jaune.

La constitution chimique de ces deux oxydes rouge et jaune a donné lieu à des controverses. On a d'abord admis, avec OSTWALD, qu'il s'agissait de deux variétés allotropiques ; puis COHEN a cru monter que c'étaient deux isomères ; enfin, tout récemment, KORSTEN et STORCK concluent, d'essais faits avec l'acide oxalique, que ces deux corps sont identiques et ne diffèrent que par leur état cristallin. L'oxyde rouge se rapproche d'autant plus de l'oxyde jaune, pour toutes ses réactions, qu'il est plus finement pulvérisé. Ils sont anhydres l'un et l'autre.

Cet oxyde mercurique, quelle que soit sa couleur, est coloré en noir par la lumière par mise en liberté de mercure ; la chaleur le dissocie en mercure et oxygène vers 400° et le volatilise complètement. Il est presque insoluble dans l'eau, insoluble dans l'alcool, soluble dans les acides forts. C'est un oxydant énergique. L'oxyde jaune entre plus facilement en réaction que l'oxyde rouge ; il se combine à froid avec l'ammoniaque et l'acide oxalique.

Impuretés et falsifications. — L'oxyde rouge peut contenir du nitrate non décomposé et du mercure ; l'oxyde jaune, du sublimé et un peu d'alcali. On les additionne quelque fois d'ocre, de brique pilée, de minium.

Essai. — 1° *De l'oxyde rouge.* — On reconnaîtra le *nitrate* en chauffant dans un tube à essai un peu d'oxyde : il se dégagera dés vapeurs nitreuses ; ou en traitant l'oxyde par de l'eau qui, déposée ensuite sur une lame de cuivre, donnera une tache blanche volatile.

Les produits commerciaux retiennent toujours des traces de produits nitreux.

Le *mercure* restera insoluble dans l'acide chlorhydrique.

Par calcination, pas de résidu (*matières étrangères*).

2° *De l'oxyde jaune.* — Le *sublimé* se trouve en lavant à l'eau chaude l'oxyde jaune ; l'eau de lavage donnera un précipité blanc avec l'azotate d'argent et un précipité jaune par la potasse.

L'*alcali* par lavage avec un peu d'eau chaude, qui bleuira le tournesol rouge.

L'oxyde jaune doit se dissoudre complètement dans l'acide chlorhydrique (*oxyde mercureux*), il ne doit rien céder à l'eau (*chlorure de potassium, sublimé, alcali*). Il doit se volatiliser en laissant un résidu maximum de 1 °/₀₀ (*matières étrangères fixes*). 1 gramme bouilli avec 10 c. c. de solution au 1/10 de potasse fournit une liqueur qui filtrée, acidulée par l'acide azotique, ne doit pas donner par l'azotate d'argent un louche plus accentué que celui donné par le même volume de solution 1/10 de potasse neutralisée par l'acide azotique jusqu'à réaction acide (*oxychlorure*).

Pharmacologie. — L'oxyde mercurique est exclusivement employé pour l'usage externe comme antiseptique et léger caustique. L'oxyde rouge est plus souvent prescrit ; il doit être porphyrisé avec soin. Il entre dans la composition de pommades ophtalmiques telles que *pommade de Lyon,* du *Régent*, de la *veuve Farnier*. Il est réduit par les corps gras et devient noir.

L'oxyde orangé de DUFAU a sur l'oxyde rouge l'avantage d'être plus pulvérent et totalement privé de produits nitreux.

L'oxyde jaune devrait toujours être préféré comme ayant une

action plus constante et une activité plus grande, qu'il doit à son extrême ténuité. L'oxyde jaune sert aussi à la préparation de pommades ophtalmiques et fait la base de l'eau phagédénique.

Ces oxydes sont prescrits en oculistique dans le traitement des affections des paupières, des conjonctivites granuleuses, des kératites et en dermatologie contre les furoncles, acné pustuleuse, eczéma, etc.

Si les pommades ophtalmiques à base d'oxyde de mercure sont douloureuses, c'est que souvent l'oxyde est mal porphyrisé et fait l'effet d'un corps étranger dans l'œil ; mais ceci tient aussi à l'action de l'oxyde sur le chlorure de sodium des larmes avec formation de soude caustique, que seul un corps gras peut absorber, et non pas la vaseline. D'où l'indication d'ajouter toujours à ces pommades une petite quantité de lanoline (DUFAU).

Ces deux oxydes doivent être conservés à l'abri de la lumière.

SULFATE MERCURIQUE SO⁴Hg = 296

Syn. : Sulfate de bioxyde de mercure.

Préparation. — On le prépare en dissolvant 60 grammes de mercure dans 80 grammes d'acide sulfurique concentré. On chauffe dans une capsule de porcelaine jusqu'à dessiccation complète. Il se forme du sulfate mercurique, et de l'acide sulfureux se dégage.

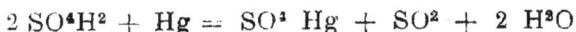

$$2\ SO^4H^2 + Hg = SO^4\ Hg + SO^2 + 2\ H^2O$$

Propriétés. — Poudre blanche, cristalline, très lourde, inaltérable à l'air, noircissant à la lumière, très peu soluble dans l'eau, qui la transforme en sulfate basique, ou *turbith minéral*, et acide sulfurique. La chaleur le décompose en mercure, acide sulfureux et oxygène et ne laisse aucun résidu.

Essai. — On le traite par quelques centimètres cubes d'eau froide ; la liqueur additionnée d'acide chlorhydrique ne donne pas de précipité si le sel est pur, et un précipité blanc de calomel s'il y a du sulfate mercureux.

Pharmacologie. — Sert à la préparation du sublimé, du turbith minéral, et pour actionner certaines piles (MARIÉ-DAVY).

SULFATE MERCURIQUE BASIQUE

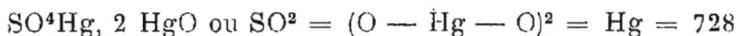

$SO^4Hg, 2\ HgO$ ou $SO^2 = (O - Hg - O)^2 = Hg = 728$

Syn. : Turbith minéral. — Sous-sulfate mercurique.

Préparation. — On l'obtient en traitant le sulfate mercurique par l'eau bouillante.

On pulvérise 100 grammes de sulfate mercurique et on les délaye dans 1500 grammes d'eau bouillante ; la poudre jaune qui se dépose est lavée plusieurs fois à l'eau bouillante par décantation et mise à sécher. Le rendement est de 60 grammes. Pour obtenir un beau produit, il faut que le sulfate mercurique soit exempt de sulfate mercureux.

Dans cette réaction, l'eau décompose le sulfate mercurique en turbith et acide sulfurique tant que la proportion de cet acide est inférieure à 68 grammes par litre ; ensuite s'établit un équilibre entre les corps formés et le turbith ne se fait plus.

Propriétés. — Poudre amorphe, jaune citron, insoluble dans l'eau et dans l'alcool, inaltérable à l'air, décomposable par la chaleur et la lumière en mercure, oxygène et acide sulfureux sans laisser de résidu. Il est soluble dans l'acide chlorhydrique, et cette solution étendue d'eau précipite l'azotate de baryte (sulfate) ; différence avec l'oxyde jaune *de mercure*.

Essai. — Ne doit pas laisser de résidu au rouge (*matières étrangères*).

Doit se dissoudre presque complètement dans l'acide chlorhydrique (*sel mercureux*) ; ne doit pas donner les réactions des azotates (*turbith nitreux*).

Pharmacologie. — Antiparasitaire et antiherpétique ; exclusivement réservé pour l'usage externe. On l'emploie en pommade (1/30).

On le désignait autrefois sous le nom de précipité jaune, nom qui se donne aussi à l'oxyde jaune de mercure et qui peut ainsi amener des confusions. En thèse générale, en l'absence d'indication précise, pour l'exécution d'une ordonnance comportant du précipité jaune, le pharmacien devra délivrer de l'oxyde jaune toutes les fois que le médicament sera destiné aux yeux, et du turbith minéral toutes les fois qu'il s'agira d'une maladie de la peau.

Composés organiques

BENZOATE DE MERCURE

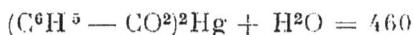

$$(C^6H^5 — CO^2)^2Hg + H^2O = 460$$

Syn. : Benzoate mercurique.

Préparation. — *Procédé du Codex.* — On dissout à froid 10 grammes d'oxyde jaune de mercure dans un mélange de 10 grammes d'acide acétique et 100 grammes d'eau. D'autre part, on dissout 14 grammes de benzoate de soude dans 100 grammes d'eau. On verse la seconde solution dans la première. Il se fait un volumineux précipité qu'on lave à l'eau froide jusqu'à réaction neutre de l'eau de lavage ; on le sèche à 100°. A cette température, le benzoate se dissocie en partie et devient jaune par formation d'oxyde jaune ; il se fait aussi du benzoate mercureux insoluble. Il est préférable de ne pas dépasser 50°.

Cette formule de préparation a été critiquée ; il convient d'employer 5 gr. 15 d'acide acétique anhydre au lieu de 10 grammes et 16 grammes de benzoate de soude au lieu de 14 grammes. Le rendement est de 21 gr. 15 environ de benzoate de mercure, que l'on peut dissoudre immédiatement sans le dessécher.

Procédé Harff-Delépine. — 225 grammes de nitrate acide de mercure du Codex sont étendus à un litre et additionnés d'une solution de 100 grammes d'acétate de soude dans un litre d'eau, puis d'une solution de 144 grammes benzoate de soude dans deux litres d'eau. Il se fait une précipité blanc, en petites aiguilles microscopiques. Il n'y a qu'à l'essorer et le laver pour l'avoir pur.

Propriétés. — Poudre blanche, cristalline, peu soluble dans l'alcool et l'éther, presque insoluble dans l'eau, qui l'altère à l'ébullition, soluble dans les iodures, chlorures et benzoates alcalins. Une solution au 1/20 de benzoate d'ammoniaque bien neutre dissout sensiblement le centième de son poids de benzoate mercurique. Les produits commerciaux, par présence de benzoate mercureux, sont souvent très difficilement solubles. Il est préférable de le préparer extemporanément. Il contient 43,48 % de mercure.

Pharmacologie. — Le benzoate de mercure est un antiseptique employé dans la syphilis en injections intramusculaires à 1 % à la dose de 2 à 3 centigrammes par jour et jusqu'à 6 centigrammes dans les cas urgents. La préparation de ces injections demande quelque'soin. Il est préférable de dissoudre le benzoate de mercure dans 5 parties de benzoate d'ammoniaque bien neutre. Ces solutions ne précipitent pas les albuminoïdes du sérum sanguin.

GAUTIER les prépare en triturant au mortier 3 grammes de benzoate récemment préparé avec 5 grammes d'acide benzoïque, il ajoute 4 grammes d'ammoniaque puis 100 grammes d'eau bouillie et filtrée. GAUCHER prescrit : benzoate de mercure, 1 gramme ; chlorure de sodium, 2 gr. 50 ; eau distillée stérilisée, q. s. pour 100 c. c.

Ces injections sont douloureuses, aussi y ajoute-t-on un peu de benzoate ou de chlorhydrate de cocaïne. Cette addition n'a pas sa raison d'être, puisque tous les sels de mercure précipitent la cocaïne et le précipité contient à la fois de la cocaïne et du mercure, ce qui appauvrit la solution. Il en est de même de la stovaïne, novocaïne, chlorhydrate de morphine.

Il a été bien démontré que l'emploi du chlorure de sodium comme dissolvant du benzoate de mercure le transforme en bichorure de mercure et qu'ainsi il est inutile de partir du benzoate de mercure, il suffit d'un mélange convenable de benzoate de soude, chlorure mercurique et chlorure de sodium. Il en est de même si on emploie un iodure ou un bromure comme dissolvant.

CYANURE DE MERCURE (CN)^{2}Hg = 252

Syn. : Cyanure mercurique.

Préparation. — On l'obtient en décomposant le bleu de Prusse par l'oxyde mercurique. On prend :

Oxyde mercurique	30 gr.
Bleu de Prusse	40 —
Eau distillée	100 —

On pulvérise finement l'oxyde et le bleu de Prusse mélangés, on les traite dans une capsule par 250 grammes d'eau et on fait bouillir. Quand la substance est brune, on filtre, et le résidu est repris par 150 grammes d'eau. On filtre, on évapore le mélange des deux solutions, et dès qu'une pellicule apparaît à la surface on laisse cristalliser. On sèche les cristaux à l'étuve.

L'oxyde de mercure agit comme oxydant sur le bleu de Prusse et il se fait un mélange d'oxydes ferreux et ferrique et du cyanure de mercure. Quand la réaction est complète, la solution est incolore. Si elle est colorée, elle contient un peu de fer, qu'on enlève en chauffant avec de l'oxyde mercurique. Si les cristaux obtenus sont agglomérés en choux-fleurs, ils renferment de l'oxyde mercurique, on les dissout dans l'eau et on précipite l'oxyde par quelques bulles d'hydrogène sulfuré.

Propriétés. — Prismes anhydres, transparents, inodores, de saveur métallique et nauséeuse, solubles dans 8 parties d'eau froide, 2 parties d'eau bouillante, 20 parties d'alcool froid, 5 parties d'alcool bouillant et 4 parties de glycérine. Il est inaltérable à l'air et à la lumière.

La chaleur le noircit en le dissociant en mercure et cyanogène qui colore la flamme en pourpre.

Il ne présente pas les réactions ordinaires des sels de mercure, ni de cyanures.

L'acide sulfurique concentré et chaud l'attaque ainsi que les acides chlorhydrique et sulfhydrique en dégageant l'acide cyanhydrique. Les acides étendus et les alcalis bouillants n'ont pas d'action.

Dans la solution aqueuse la lame de cuivre ou le protochlorure d'étain donnent un précipité noir de mercure ; l'hydrogène sulfuré donne également un précipité noir de sulfure.

En solution neutre, il peut dissoudre à chaud l'oxyde mercurique pour donner, par refroidissement, des cristaux mamelonnés riches en oxycyanure.

Il donne de nombreux cyanures doubles.

Essai. — Il ne précipite pas par les alcalis, ni par l'iodure de potassium, mais précipite par le sulfure d'ammonium. L'ammoniaque le dissout sans précipité blanc (*oxycyanure*). Mis au contact d'acide sulfurique dilué, il ne dégage pas d'acide cyanhydrique (*cyanure de potassium*). Sa solution aqueuse ne doit pas se colorer en brun par un sel de cuivre (*ferrocyanure de potassium*).

Pharmacologie. — Le cyanure de mercure est plus toxique que le sublimé. On l'a employé cependant en injections intramusculaires à 1 % contre la syphilis à la dose de 0 gr. 01 par jour, et comme antiseptique externe au titre courant de 1 $^o/_{oo}$ et dans les maladies des yeux en solution à 1/10000, et pour aseptiser les instruments de chirurgie, qu'il n'attaque pas. Il sert surtout à préparer l'acide cyanhydrique. Soulas a signalé une substitution par le cyanure double de mercure et de potassium qui est plus soluble et en plus gros cristaux.

Le cyanure de mercure a toutes les propriétés de l'oxycyanure, et se substitue à lui le plus souvent dans le commerce.

Il peut exploser dans certaines conditions encore mal connues.

OXYCYANURE DE MERCURE (CN)^{2}Hg. HgO

Préparation. — On mélange intimement au mortier 13 gr. 50 de cyanure de mercure et 11 gr. 5 d'oxyde jaune de mercure ; on place cette poudre dans un ballon avec 100 c. c. d'eau, puis on chauffe au bain-marie pendant quatre heures. Ensuite on ajoute 500 c. c. d'eau, on porte à l'ébullition jusqu'à ce qu'il ne reste plus que de la poudre jaune, on filtre et on fait cristalliser. On sèche les cristaux avec du papier-filtre (Holdermann).

Propriétés. — Poudre cristalline blanche, soluble à raison de 1 gr. 10 pour 100 c. c. d'eau froide, plus soluble à chaud mais avec décomposition, soluble dans 110 parties d'alcool à 90°. Décomposable à sec par la chaleur dès 80°, il devient noir et brillant par présence de mercure libre.

Essai. — M. Richaud a montré que la plupart des échantillons d'oxycyanure de mercure du commerce ne sont que du cyanure de mercure. Les caractères distinctifs de ces deux sels sont les suivants : par addition d'ammoniaque à la solution aqueuse, il se fait un précipité blanc jaunâtre avec l'oxycyanure et rien avec le cyanure.

L'alcool à 90° bouillant dissout le cyanure et, avec l'oxycyanure, laisse insoluble un résidu jaune. L'hématoxyline colore nettement en violet la solution d'oxycyanure.

Pharmacologie. — L'oxycyanure de mercure est un antiseptique énergique, d'un pouvoir microbicide égal à celui du sublimé ; il n'est pas irritant. Il n'attaque pas le métal des instruments ; aussi s'en sert-on pour la désinfection des instruments de chirurgie. Il est souvent utilisé comme antiseptique oculaire ou local. On le prescrit en solution aux doses du cyanure de mercure.

M. Richaud a établi que le cyanure de mercure présente toutes les qualités de l'oxycyanure, il n'est pas plus toxique, il est plus stable, plus soluble, tout aussi antiseptique, et c'est lui, d'ailleurs, que l'on trouve presque constamment sous le nom d'oxycyanure. Il y aurait donc lieu de supprimer l'usage de ce dernier corps et de le remplacer par le cyanure de mercure.

LACTATE MERCURIQUE $(C^3H^5O^3)^2Hg$

Il existe plusieurs lactates de mercure ; les uns sont des sels mercureux, très peu solubles dans l'eau, se colorant en noir par l'ammoniaque ; d'autres sont des sels mercuriques et alors solubles. Le plus généralement les produits commerciaux sont des mélanges mal définis de lactates mercureux et mercurique. Ils sont d'autant plus solubles qu'ils contiennent davantage de sel mercurique.

Préparation. — Guerbet prépare un sel mercurique pur en partant de l'acide lactique et de l'oxyde jaune de mercure.

De l'acide lactique, étendu de dix fois son volume d'eau, est mis à bouillir pendant une demi-heure, pour détruire les anhydrides (acide dilactique, lactide) que renferme toujours l'acide lactique du commerce, puis on le sature par un excès d'oxyde jaune de mercure récemment précipité. On filtre, on évapore sous la cloche à acide sulfurique ; le sel cristallise peu à peu. On lave les cristaux avec quelques gouttes d'eau et on sèche à la température ordinaire.

Propriétés. — Aiguilles prismatiques incolores, de saveur métallique désagréable, très solubles dans 3 parties d'eau à 20°. La solution aqueuse maintenue à l'ébullition se dédouble en donnant de l'acide carbonique, de l'aldéhyde éthylique, de l'acide lactique et du lactate mercureux.

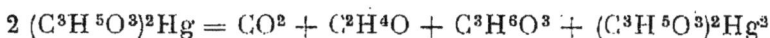

$$2\,(C^3H^5O^3)^2Hg = CO^2 + C^2H^4O + C^3H^6O^3 + (C^3H^5O^3)^2Hg^3$$

Pharmacologie. — Le lactate mercurique, étant le seul lactate de mercure soluble dans l'eau, peut s'employer en injections hypodermiques, à la dose de 0 gr. 01 à 0 gr. 03 dans un c. c. d'eau. Il agit à la façon des combinaisons organiques de mercure. Ses solutions doivent être faites à froid ; si l'on chauffe, ne pas prolonger l'ébullition sous peine d'augmenter l'acidité de la solution. On ne doit donc pas la stériliser à l'autoclave à 120°, mais simplement au bain-marie bouillant. Les solutions aqueuses donnent d'autant plus vite du lactate mercureux qu'elles sont plus concentrées. La solution à 1 °/oo est stable.

PEPTONATE DE MERCURE

Préparation. — On l'obtient par l'action de la peptone sèche sur le sublimé.

Procédé Petit. — On triture au mortier :

Sublimé. . . . . 1 gr.
Chlorure de sodium . . . . 2 —
Peptone. . . . . 1 —

On dissout dans la plus faible quantité possible d'eau et on évapore dans le vide.

Delpech prépare une peptone mercurique en mélangeant intimement :

Peptone sèche	9 gr.
Chlorure d'ammonium	9 —
Chlorure mercurique	6 —

Ces deux préparations contiennent 1/4 de leur poids de sublimé.

Propriétés. — Le peptonate de mercure est en masses spongieuses, de couleur jaune brunâtre, à saveur métallique désagréable, à odeur de peptone. Il est soluble dans l'eau et l'alcool.

Pharmacologie. — On l'emploie en injections hypodermiques dans le traitement de la syphilis, à la dose de 0 gr. 02 à 0 gr. 04 par jour, correspondant à 5 milligrammes, et à 1 centigramme de sublimé.

On les prépare avec :

Peptone mercurique	0 gr. 50
Eau distillée	20 —
Glycérine	5 —

1 c. c. égale 0 gr. 005 de sublimé, soit 0,0037 de mercure.

MERCURE PHÉNOLDISULFONATE DE SODIUM

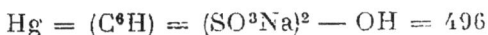

$$Hg = (C^6H) = (SO^3Na)^2 — OH = 496$$

Syn. : *Hermophényl.*

Préparation. — MM. LUMIÈRE et CHEVROTIER ont obtenu ce corps en traitant le phénoldisulfonate de sodium par de l'oxyde de mercure en proportions équimoléculaires, concentrant la solution au bain-marie et précipitant par l'alcool.

Propriétés. — Poudre blanche, amorphe, contenant 40 % de mercure, soluble dans l'eau (15 à 22 %). Ces solutions n'ont pas la saveur métallique des sels de mercure, mais la saveur salée des sels de sodium ; elles ne présentent aucune des réactions des sels de mercure, c'est ainsi qu'elles ne précipitent pas par le sull'ure ammonique, par la soude, par l'acide chlorhydrique. Elles ne précipitent pas l'albumine à froid ni le sérum du sang et ne sont pas décomposées par un chauffage de vingt minutes à 120°, ce qui permet de les stériliser.

L'hermophényl est coloré en violet par le perchlorure de fer, en jaune à chaud par l'acide sulfurique, en jaune virant au rouge améthyste par le réactif de Frœhde, en rouge-brun à chaud par l'acide sulfurique formolé (Barral).

Pharmacologie. — Cette substance semble jouir de propriétés antiseptiques énergiques. A la dose de 1/1000 dans des bouillons stériles, elle empêche le développement du bacille d'Eberth, du bacille pyocyanique, du staphylocoque. A la dose de 1/2000, elle empêche la putréfaction du sang et de l'urine. A la dose de 1/200, elle détruit après cinq minutes les cultures de bacilles. Elle est peu toxique.

On donne l'hermophényl à l'*intérieur*, comme antisyphilitique, en pilules, solution, à la dose de 0 gr. 10 à 0 gr. 25 par jour, en injections hypodermiques à la dose de 0 gr. 10 à 0 gr. 20 tous les trois jours. A l'*extérieur*, on l'emploie en solution à 10 à 50°/oo dans les opérations chirurgicales, 2 à 20°/oo pour pansements des plaies, collyres, en coton, gaze, savon.

SALICYLATE BASIQUE DE MERCURE

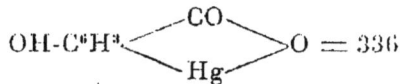

$$OH\text{-}C^6H^3 \diagup \overset{CO}{\underset{Hg}{\diamond}} \diagdown O = 336$$

Préparation. — On dissout 5 grammes d'oxyde mercurique dans de l'acide acétique légèrement étendu, puis on ajoute de l'eau pour obtenir 500 c. c. de solution dans laquelle on verse une solution de salicylate de soude en léger excès. Il se fait un précipité blanc qu'on lave tant que les eaux de lavage se colorent en violet par le perchlorure de fer (Gœpel).

Ou bien on ajoute à une solution aqueuse bouillante d'acide salicylique de l'oxyde jaune de mercure, récemment préparé, peu à peu, et juste en quantité correspondante à celle de l'acide Granval et Lajoux).

Propriétés. — C'est une poudre blanche, amorphe, sans odeur, ni saveur, insoluble dans l'eau et l'alcool, soluble dans les solutions de chlorure de sodium, de benzoate et de salicylate d'ammoniaque. Le mercure y est dissimulé : aussi ne donne-t-il qu'en partie les réactions des sels de mercure. Les acides en précipitent l'acide salicylique. Sa composition varie avec le mode de préparation. Il existe 2 salicylates mercureux et 2 salicylates mercuriques : l'un est le salicylate neutre (OH — C⁶H⁴ — CO²)²Hg, et l'autre le salicylate basique auquel BURONI et LAJOUX donnent la formule.

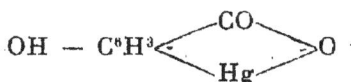

$$OH - C^6H^3 \diagup^{\diagup CO \diagdown}_{\diagdown Hg \diagup} O$$

C'est ce dernier corps qui est le plus stable. Il contient 59,52 % de mercure.

Pharmacologie. — On l'emploie à l'intérieur à la dose de 0 gr. 05 à 0 gr. 10, en pilules, comme antisyphilitique, ou en injections intramusculaires faites soit avec de l'huile de vaseline, suspension à 4/30, en injecter 1/2 c. c. = 0,06 de sel, deux fois par semaine, soit avec de l'eau, en solution à 1 % obtenue par addition de 2 grammes de benzoate ou de salicylate d'ammoniaque, en injecter 2 c. c. par jour. On peut les rendre indolores en ajoutant du chlorhydrate de cocaïne (LAJOUX).

TANNATE DE MERCURE

Préparation. — On l'obtient par le procédé de GAY en triturant dans un mortier :

Tanin à l'éther pulvérisé.	76 gr. 20
Oxyde jaune de mercure pulvérisé. . . .	25 — 70

puis on ajoute 50 c. c. d'eau distillée pour obtenir une pâte fluide. On abandonne le mélange dans un mortier pendant deux jours, on pulvérise la masse et on l'expose pendant vingt-quatre heures dans un dessiccateur à acide sulfurique.

Propriétés. — Ainsi préparé, le tannate de mercure est une poudre vert olive, insoluble dans l'eau, décomposable dès 40° en devenant noire. Traité par l'eau froide, il abandonne peu à peu tout l'acide tannique combiné.

On l'emploie dans le traitement de la syphilis comme étant mieux supporté que le proto-iodure et les autres mercuriaux. La dose est de 0 gr. 10 à 0 gr. 20 par jour. Il contient 23,80 % de mercure.

DÉRIVÉS DU MERCURE
PEU EMPLOYÉS

Amidopropionate ou **Alaninate de mercure.** — Poudre cristalline blanche, sans odeur, soluble dans l'eau, solution inaltérable. On l'emploie comme antisyphylitique à la dose de 0 gr. 005 à 0 gr. 015 en injections hypodermiques.

Asparaginate de mercure. — Obtenu par dissolution de l'oxyde jaune de mercure dans une solution chaude d'asparagine. Liquide incolore de bonne conservation. En injections hypodermiques, il s'absorbe rapidement et peut agir promptement ; 0 gr. 01 par 1 c. c. d'eau et par jour.

Cacodylate de mercure. — Cristaux blancs, solubles dans l'eau, peu toxiques, préconisés en injections intramusculaires à la dose de 0 gr. 02 à 0 gr. 03. — Sous le nom de *cacodylhydrargyre* on a préparé un cacodylomercurate d'ammonium, soluble dans l'eau, très bien supporté par les malades à la dose de 0 gr. 01 à 0 gr. 02 par injection.

Hectargyre. — Sel mercuriel de l'hectine, soluble dans l'eau. Préconisé contre la syphilis en injections intramusculaires ou intraveineuses, jamais sous-cutanées. Injections faites dans les régions fessières les plus musclées. Agissant aussi sur tabès, myélites, paralysie générale. Tous les jours 0 gr. 10 dans 1 c. c. d'eau distillée ou tous les deux jours 0 gr. 20 jusqu'à utilisation de

0,80 à 1 gr. 20 d'hectaryre, puis cesser. Peut se prendre également en pilules et en gouttes par la voie buccale.

Méthylarsinate de mercure. — CH^3AsO^3Hg ne se produit pas par action du méthylarsinate de soude sur le sublimé. Sa préparation est analogue à celle du benzoate de mercure. Dissoudre à froid, au mortier, 10 grammes d'oxyde jaune de mercure dans un mélange de 7 grammes d'acide acétique avec 93 grammes d'eau ; filtrer ; ajouter à cette dissolution une solution de 12 grammes méthylarsinate de soude dans 50 grammes d'eau. Après 24 heures de repos, on sépare les cristaux formés, on les lave avec 200 c. c. d'eau distillée environ, on les sèche. Les eaux mères, évaporées presqu'à sec, donnent de nouveaux cristaux. Produit peu soluble dans l'eau, mais soluble après addition d'antipyrine.

On peut préparer directement les solutions injectables avec la formule suivante :

```
Acide méthylarsinique. . . . . . . . . . . .  0 gr. 83
Antipyrine . . . . . . . . . . . . . . . . .  1 — 15
```

Dissoudre ces 2 corps dans 10 c. c. d'eau, ajouter 1 gr. 28 d'oxyde jaune de mercure bien pulvérisé, faire bouillir jusqu'à dissolution, ajouter encore 50 c. c. d'eau, puis 7 c. c. de solution titrée normale de soude puis q. s. d'eau pour obtenir 100 c. c., filtrer. Cette solution contient par centim. cube, 2 centigr. de méthylarsinate de mercure, soit 12 milligr. de mercure. On la stérilise à 60° par tyndallisation (PICON).

L'addition de soude est nécessaire pour assurer la neutralité du milieu et, comme conséquence, sa conservation. Les solutions à réaction acide se prennent après 24 heures en masses insolubles dans l'eau.

S'emploie comme antisyphilitique à double action, mercurielle et arsénicale, aux doses habituelles des sels de mercure.

Nucléinate de mercure ou **Mercurol**. — Poudre jaune-brun, soluble dans l'eau, contenant 10 % de mercure. 0 gr. 05 par jour, en pilules et à l'extérieur, pommade à 20 %, solution à 1 ou 2 % en injections urétrales, ou collyres.

Paraphénysulfate de mercure ou **Hydrargyrol**. — Ecailles de couleur brun-rouge, préparées par Gautrelet, renfermant 53 % de mercure, solubles dans l'eau et la glycérine, insolubles dans l'alcool.

Antiseptique ayant sur le sublimé l'avantage d'une solubilité plus grande, l'absence de causticité et d'action sur les métaux ; peu toxique.

Sous le nom d'*Astérol,* on prépare une combinaison d'hydrargyrol et de tartrate d'ammonium proposée comme antiseptique ayant la valeur du sublimé et n'attaquant pas les objets métalliques.

Salicylarsinate de mercure ou **Enésol.** — Obtenu par action de l'acide méthylarsinique sur du salicylate de mercure en suspension dans de l'alcool. Poudre blanche, inaltérable à 120°, elle peut donc se stériliser. Elle ne donne ni les réactions des arséniates, ni celles du mercure. Elle est soluble dans l'eau. On le donne à l'intérieur à la dose de 0 gr. 03 à 0 gr. 06 dans 1 c. c. d'eau, en injections intramusculaires faites dix jours de suite ; elles sont peu toxiques et non douloureuses.

Succinimide de mercure. — Longues aiguilles soyeuses solubles dans l'eau et l'alcool. Contient 50 % de mercure. Antisyphilitique en pilules, 0 gr. 04 à 0 gr. 06 par jour, ou en injections hypodermiques, 1 à 2 milligrammes.

Métaux trivalents

Dans ce groupe, nous étudions l'or et ses principaux dérivés ; le bismuth ainsi que ses dérivés, dont quelques-uns sont très importants.

OR Au = 197

Préparation. — La méthode la plus simple est celle de l'amalgamation qui s'applique à l'or natif. Elle consiste à combiner au mercure l'or, séparé au besoin de sa gangue, puis à le libérer de l'amalgame par la distillation qui entraîne le mercure.

Dans les méthodes par lixiviation, l'or est dissous soit à la faveur d'un courant de chlore, soit au moyen du cyanure de potassium qui donne un cyanure double. Le métal précieux est libéré de sa dissolution soit par des copeaux de zinc, soit par électrolyse.

Propriétés. — L'or est un métal jaune, de densité 19,3 ; il fond à 1040° en un liquide vert. Il se ramollit assez par la chaleur pour se souder à lui-même. C'est le plus ductile et le plus malléable des métaux ; ainsi on peut le réduire en feuilles dont 12000 font l'épaisseur d'un millimètre. Il est aussi mou que le plomb, c'est pourquoi on l'allie au cuivre pour lui donner de la dureté.

L'or est inaltérable à l'air à toutes les températures ; il n'est pas attaqué par l'hydrogène sulfuré, ni par les acides chlorhydrique, sulfurique et azotique séparément. Il se dissout dans l'eau régale et s'attaque par le chlore et le brome. Il donne deux séries de sels, les sels aureux où il est monovalent et les sels auriques où il est trivalent.

Or en feuilles. — Obtenues par battage de l'or pur ; elles sont d'une extrême minceur, de 3 à 5 millièmes de millimètre, d'un jaune brillant par réflexion, vert bleuâtre par transparence.

La feuille d'or doit se dissoudre intégralement dans l'eau régale sans résidu blanc (*argent* ou *plomb*). Elle doit être insoluble même à chaud dans l'acide azotique pur et le liquide surnageant sursaturé par de l'ammoniaque ne doit pas se colorer en bleu (*cuivre*), ni donner un louche (*plomb*).

Les feuilles d'or servent pour l'enrobage de certaines pilules.

Or colloïdal. Electraurol. — Se prépare par la méthode électrique de Bredig, indiquée à propos des sels d'argent ou par la méthode chimique. Cette dernière consiste à traiter une solution très étendue et faiblement alcaline de trichlorure d'or, portée à l'ébullition, par une solution étendue d'un réducteur ; on obtient ainsi des solutions d'or de différentes colorations. Avec la formaldéhyde comme réducteur, ou l'hydroxylamine, on obtient des solutions rouge foncé, avec l'hydrazine des solutions bleues, avec l'acide hypophosphoreux des solutions vertes.

On a signalé la formule suivante : ajouter à 1 litre d'eau récemment distillée 10 c. c. de solution à 10 % de chlorure d'or et 5 % de glucose, porter à l'ébullition et ajouter goutte à goutte une solution à 5 % de carbonate de potasse jusqu'à commencement de brunissement (4 c. c. environ). On a ainsi une solution transparente, limpide, de couleur rouge pourpre, se conservant assez longtemps.

Ces colorations diverses paraissent dues à des différences dans l'espacement des particules colloïdales. On peut éliminer de ces solutions les cristalloïdes par la dialyse, ce qui donne une solution d'or pur colloïdal. Les solutions d'or colloïdal se conservent assez bien, elles peuvent se concentrer jusqu'à 0 gr. 10 % d'or ; l'addition d'un électrolyte décolore le liquide et produit un dépôt violet, bleu ou noir.

L'or colloïdal se trouve en pharmacie en solution violet-rose. Il développe dans l'organisme une action antitoxique et antiinfectieuse intense en exaltant le pouvoir phagocytaire du sang. On peut le donner dans toutes les grandes infections (pyréxies, tuberculose, syphilis, suppurations), en injections hypodermiques, 10 à 15 c. c., renouvelables après un ou deux jours, et, dans les cas urgents, en injections intraveineuses.

DÉRIVÉS DE L'OR

CHLORURE D'OR $Cl^3 Au = 303,50$

Syn.: *Trichlorure d'or.* — *Sesquichlorure d'or.* — *Chlorure aurique.*

Préparation. — On prend :

Or laminé	10 gr.
Acide azotique off.	8 —
Acide chlorhydrique	40 —
Eau distillée	2 —

On chauffe doucement jusqu'à dissolution, puis on évapore à siccité dans une capsule en porcelaine jusqu'à ce que des traces de chlore libre commencent à se dégager ; on laisse alors refroidir. Le sel se prend en masses cristallines que l'on enferme.

Propriétés. — Produit cristallin jaune d'or, déliquescent, très soluble dans l'eau, l'alcool, l'éther. Sa solution aqueuse est réduite avec précipité noir d'or métallique par la lumière, les matières organiques, l'acide sulfureux, le phosphore, l'acide oxalique, le sulfate ferreux et la plupart des métaux ; elle colore la peau en violet.

Le chlorure d'or forme des sels doubles avec les chlorures alcalins. Calciné, il donne 65,18 % d'or métallique.

On trouve dans le commerce, surtout pour la photographie, des chlorures d'or d'aspect et de prix différents et dont la valeur dépend de la teneur en chlorure d'or pur.

Pharmacologie. — A l'*intérieur*, il est antisyphilitique à la dose de 0 gr. 005 à 0 gr. 015.

Pour l'*usage externe*, on l'emploie comme antiseptique et caustique énergique, et en solution à 1 ou 2 % contre les morsures de serpent sous forme d'injections de 1 c. c. dans la morsure et au voisinage.

CHLORURE D'OR ET DE SODIUM

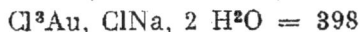

$$Cl^3Au, ClNa, 2 H^2O = 398$$

Syn. : Chloraurate de sodium.

Préparation. — On l'obtient en dissolvant de l'or dans l'eau régale aux mêmes doses que précédemment, puis on évapore en consistance sirupeuse, on ajoute au liquide son volume d'eau et 3 grammes de chlorure de sodium en agitant ; on concentre à siccité.

Propriétés. — Contient 49,497 % d'or et 35,68 % de chlore. Il est en cristaux jaune orangé, très solubles dans l'eau, inaltérables à l'air, décomposables par la chaleur vers 200° en or métallique et chlorure de sodium.

La dissolution de 0 gr. 20 de ce sel dans 50 c. c. d'eau additionnée de quelques gouttes HCl, de 1 gr. acide oxalique et maintenue 2 heures au bain-marie doit donner 0 gr. 098 d'or pur après lavage et calcination du précipité formé.

Mêmes propriétés thérapeutiques que le chlorure d'or.

Tricyanure d'or. — Poudre jaunâtre soluble dans l'eau. CARL BRUCK et GLUCK d'une part, ROSENTHAL d'autre part viennent d'attirer l'attention sur ce corps qui, à la dose de 1 /2 milligr. infertilise un litre de bouillon propre à la culture des bacilles tuberculeux. La dose toxique chez l'homme, comparée à celle du lapin, serait de 1 gr. 20 pour un homme de 60 kilog. Pourtant on ne doit l'employer qu'avec de grandes précautions (HAUCK). On pourrait injecter 1 à 2 c. c. par jour d'un liquide à 5 milligr. par c. c. en continuant pendant 12 à 15 jours. Les injections sous-cutanées ou intramusculaires sont douloureuses et déterminent des inflammations ; on injecte dans une veine du bras. Des essais faits sur des lupus de la peau auraient donné de bons résultats. Les expériences se poursuivent, mais CHASSEVANT a rappelé que VAUTHIER et ARTHAUD ont déjà utilisé le chlorure d'or dans le traitement des tuberculoses locales avec succès. C'est donc l'ion or qui paraît antituberculeux et le chlorure d'or est ainsi préférable au cyanure dont l'ion cyanhydrique est très toxique.

BISMUTH Bi = 208

Préparation. — Le bismuth se trouve à l'état métallique dans une gangue quartzeuse ; parfois aussi à l'état de sulfure ou bismuthine $Bi^2 S^3$. On le prépare en fondant son minerai dans des cylindres de fonte un peu inclinés. Le métal fond et coule dans des récipients, laissant sa gangue infusible dans les cylindres.

Purification. — Ainsi préparé, le bismuth peut contenir du soufre, de l'argent, du plomb, du cuivre, de l'arsenic, du fer, du nickel.

PROCÉDÉ DE MÉHU. — On chauffe le métal au-dessus de son point de fusion dans un vase large, jusqu'à ce que le quart environ soit oxydé. Le soufre et l'arsenic s'oxydent et se volatilisent. Après refroidissement, la masse est pulvérisée, pour mélanger l'oxyde au métal, et additionnée du quart de son poids de carbonate de potasse pur et de savon desséché. On introduit le tout dans un creuset qu'on achève de remplir avec du charbon en poudre lavé. On ferme le creuset et on chauffe au rouge vif pendant une heure. Après refroidissement, le fond du creuset est occupé par un alliage de bismuth et de potassium que l'on fond dans un large vase en terre : le potassium s'oxyde, et quand le métal commence à se couvrir d'une pellicule jaune d'oxyde de bismuth, on s'arrête. Une seule opération ne suffit pas toujours.

Pour obtenir le métal tout à fait pur, il faut réduire, par le charbon, le sous-nitrate de bismuth obtenu au moyen de l'azotate neutre de bismuth cristallisé.

Propriétés. — Métal blanc rosé, très cassant, à texture lamelleuse, cristallisant par fusion, en rhomboèdres superposés en trémies, qui se recouvrent d'une mince couche d'oxyde leur donnant un aspect irisé. Sa densité est 9,8 ; il fond entre 1300° et 1400°. Il se ternit à l'air humide et s'oxyde quand on le chauffe. Les acides le dissolvent à chaud et ces solutions sont précipitées par l'eau avec formation d'un sel basique. Il s'unit à presque tous les métaux pour donner des alliages cassants et fusibles.

Impuretés. — Le bismuth peut contenir du soufre, de l'argent, du plomb, de l'arsenic, du cuivre, du fer et du nickel.

Essai. — On dissout un peu du métal dans de l'acide azotique étendu ; à une faible partie de la dissolution on ajoute de l'acide chlorhydrique qui donnera un précipité blanc, soluble dans l'ammoniaque s'il y a de l'*argent*, insoluble s'il y a du *plomb*.

Le reste de la dissolution est étendu d'eau, qui précipite la majeure partie du bismuth, et on y fait passer un courant d'hydrogène sulfuré qui précipite le bismuth, le cuivre, le plomb, l'arsenic. On traite ce précipité par le sulfhydrate d'ammoniaque qui enlève le sulfure d'*arsenic*, facile à caractériser par sa couleur jaune et sa solubilité dans l'ammoniaque. Les sulfures de plomb, de cuivre et de bismuth sont dissous dans l'acide azotique, et dans cette solution l'acide sulfurique donnera un précipité blanc s'il y a du *plomb*, et l'ammoniaque une coloration bleue s'il y a du *cuivre*.

La liqueur débarrassée des sulfures et portée à l'ébullition avec de l'acide azotique produira, par addition de chlorhydrate d'ammo niaque et d'ammoniaque, un précipité rouge ocreux, s'il y a du *fer* et après filtration, la potasse donnera un précipité vert, s'il y a du *nickel*.

Pharmacologie. — Le bismuth sert à la préparation de l'azotate neutre de bismuth.

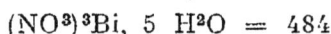

Composés minéraux

AZOTATE NEUTRE DE BISMUTH

$$(NO^3)^3Bi, 5 H^2O = 484$$

Préparation. — Le Codex de 1884 indique :

```
Bismuth purifié . . . . . . . . . . . . . . . 200
Acide nitrique officinal . . . . . . . . . . . 460
Eau distillée. . . . . . . . . . . . . . . . . 440
```

Mélanger l'eau et l'acide, ajouter le bismuth concassé èt laisser agir à froid. Chauffer vers la fin pour terminer la dissolution ; ajouter de l'eau jusqu'à commencement de précipitation, concentrer à pellicule et faire cristalliser ; on obtient aussi de l'azotate neutre. On lave les cristaux avec une solution d'acide azotique au cinquième et on les sèche.

Propriétés. — L'azotate neutre cristallise en prismes tricliniques, volumineux, fusibles à 73°, déliquescents, solubles sans décomposition dans leur poids d'une solution d'acide azotique à 8 gr. 30 pour 100 grammes d'eau. Une calcination modérée lui fait perdre tout son acide azotique. L'eau le décompose en acide azotique et azotate plus ou moins basique suivant la quantité d'eau. On y recherche le plomb et l'arsenic comme il est dit au sous-nitrate de bismuth.

Il sert surtout à la préparation du sous-nitrate, de l'oxyde et du gallate de bismuth.

AZOTATE BASIQUE DE BISMUTH

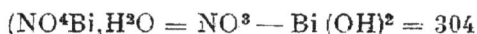

$$(NO^4Bi, H^3O = NO^3 - Bi (OH)^2 = 304$$

Syn. : Sous-nitrate de bismuth. — Magistère de bismuth.
Blanc de fard.

Il existe un certain nombre d'azotates basiques de bismuth plus
ou moins riches en oxyde de bismuth et en eau et dont la formation dépend du mode de préparation ; d'où l'obligation d'employer
toujours le même procédé, celui du Codex, pour obtenir un produit officinal, toujours identique et qui n'est d'ailleurs qu'un
mélange d'azotates basiques.

Préparation. — PROCÉDÉ DU CODEX :

Azotate neutre de bismuth cristallisé	200
Acide azotique officinal.	42
Eau distillée.	5.318

On dissout à froid l'azotate neutre dans un mélange de
26 grammes d'acide azotique officinal avec 174 grammes d'eau,
puis on ajoute 4 litres d'eau. Après vingt-quatre heures, on ajoute
encore un litre d'eau, on agite à plusieurs reprises, puis on laisse
reposer. Le précipité égoutté, puis essoré est délayé dans un
mélange de 8 grammes d'acide azotique officinal avec 72 grammes
d'eau, on essore, on recommence un second traitement identique,
on essore, on lave une dernière fois avec 80 grammes d'eau distillée, puis on égoutte, on sèche à l'air à l'abri de la lumière vive.

Dans cette opération, les deux tiers de l'azotate neutre passent
à l'état de sous-azotate, le dernier tiers reste en dissolution dans
les eaux mères ; on peut le récupérer en les évaporant.

Si maintenant on ajoute du carbonate de soude dans les eaux
mères où s'est déposé le sous-nitrate, il se fait un précipité qui
est un mélange de nitrate basique et de carbonate de bismuth ;
c'est lui qui constitue le sous-nitrate léger du commerce.

Propriétés. — Poudre microcristalline, blanche, nacrée. Il est
insoluble dans l'eau qui le décompose, même à froid, en lui enlevant de l'acide azotique et le transformant en sel plus basique.

Agité simplement avec l'eau, il lui communique une réaction acide par suite de cette décomposition.

Il perd un peu d'eau dès la température ordinaire ; chauffé à 100°, il perd 1 molécule d'eau ; à 260° il perd son acide azotique et il reste de l'oxyde de bismuth.

Exposé à l'air il perd de l'eau et devient grenu.

A la lumière, surtout au soleil, il dégage des vapeurs nitreuses perceptibles à l'odorat.

Le sous-nitrate de bismuth existe dans le commerce sous deux formes :

Le *sous-nitrate lourd* qui présente tous les caractères ci-dessus indiqués ; il est plus lourd, plus dur à pulvériser, se délaie lentement à l'eau, mais la division reste intime et la bouillie est blanche ; chauffé, il donne d'abondantes vapeurs nitreuses ; il est soluble sans effervescence dans les acides.

Le *sous-nitrate léger* est tendre, se pulvérise facilement, se délaie vite à l'eau, mais se grumèle et la bouillie est teintée de jaune ; chauffé, il donne peu de vapeurs nitreuses ; il est soluble avec effervescence dans les acides. Il contient donc du carbonate de bismuth en forte proportion et manque d'acide azotique. Il semble obtenu en précipitant le sous-nitrate de bismuth dans une eau que l'on rend ensuite alcaline par addition d'un carbonate pour augmenter le rendement. Il doit être rejeté des pharmacies, son action étant très inférieure à celle du sel lourd, qui est plus riche en sous-nitrate vrai ; or on sait que l'action du sous-nitrate est due en partie à l'acide azotique qu'il libère dans l'intestin.

Impuretés et falsifications. — Les impuretés peuvent provenir de l'emploi de bismuth impur ou mal purifié dans la préparation du nitrate neutre de bismuth. On y trouve de l'arsenic, du plomb, du fer et du cuivre, On le falsifie très fréquemment, à cause de son prix élevé, avec du carbonate, du sulfate ou du phosphate de chaux, de l'oxyde ou du carbonate de bismuth, du talc, de l'amidon, de la farine.

Essai. — L'azotate basique de bismuth doit se dissoudre sans effervescence dans l'acide azotique étendu (*carbonates*) ; chauffé avec un alcali il ne doit pas dégager d'*ammoniaque*.

Si l'on traite à chaud 0 gr. 50 de ce sel par 2 grammes d'acide sulfurique concentré pour chasser l'acide azotique, le résidu repris par une solution chlorhydrique d'hypophosphite de soude à 5 % ne doit pas donner à chaud une coloration brune (*arsenic*).

On peut encore suivre les indications de GLÉNARD en calcinant 1 gramme de sel, pour chasser l'acide azotique, puis chauffer de nouveau après addition de 0 gr. 10 d'acétate de potasse : il se dégage l'odeur infecte de cacodyle en présence d'arsenic.

Le *plomb* se reconnaît en traitant la solution azotique étendue par l'acide sulfurique, qui donnera un précipité blanc insoluble dans les acides ; ou mieux par le procédé CHAPUIS et LINOSSIER, qui consiste à faire bouillir un échantillon avec du chromate de potasse : il se fait du chromate de plomb. On ajoute un peu de solution de soude pour le dissoudre, on filtre et on acidule par l'acide acétique ; le chromate de plomb se précipite sous forme de poudre jaune.

Le *fer* se trouve dans la solution chlorhydrique étendue d'eau avec le ferrocyanure de potassium ou mieux avec le sulfocyanate de potasse : coloration rouge.

Le *cuivre*, par l'ammoniaque en excès dans la solution chlorhydrique : coloration bleue.

Les *carbonates* feront effervescence, en arrosant le sel avec un acide.

Le *sulfate de chaux*, en traitant le sel par l'eau bouillante, cette eau donnera, par l'azotate de baryte, la réaction des sulfates.

Le *phosphate de chaux*, en ajoutant à la solution nitrique du molybdate d'ammoniaque : précipité jaune soluble dans l'ammoniaque.

L'*amidon* et la *farine*, par ébullition du sel avec l'eau, puis addition d'eau iodée : précipité bleu d'iodure d'amidon.

Le *talc*, par ébullition avec l'acide sulfurique, et dans la liqueur on recherchera la magnésie.

Le sous-nitrate de bismuth pur doit contenir 20,70 % d'acide azotique NO^3H ; 76,30 d'oxyde de bismuth anhydre Bi^2O^3 et 5,90 d'eau.

Le produit correspondant à la composition ci-dessus se décompose très rapidement ; en pratique, le sous-nitrate commercial est un peu différent. On peut tolérer tout sous-nitrate dont la teneur en Bi^2O^3 ne dépasse pas 81 %.

Pharmacologie. — Le sous-nitrate de bismuth, médicament très employé, surtout en France, agit à la fois par ses deux éléments, bismuth et acide azotique, auquel il doit, sans doute, son action antiseptique.

Introduit dans l'estomac, une faible proportion est absorbée ; le reste traverse les voies digestives et, dans le gros intestin, en présence de l'hydrogène sulfuré, donne du sulfure de bismuth et met en liberté l'acide azotique. Il agit alors comme topique et comme absorbant.

Comme topique, il modifie le fonctionnement des surfaces sur lesquelles il se trouve, en diminue les sécrétions et cicatrice les ulcérations ; comme absorbant, il s'empare de l'hydrogène sulfuré.

Il n'est pas toxique dans les conditions ordinaires, à cause de son insolubilité, et pourtant plusieurs empoisonnements graves ont été signalés à la suite de l'ingestion de fortes doses pour examen radiographique. Ces empoisonnements pourraient s'expliquer par la réduction du nitrate en nitrite de soude dans l'intestin, mais il est plus probable qu'ils sont le fait même du bismuth. Appliqué sur une plaie, soit en poudre, onguent ou pâte (pâte de Beck), il est absorbé, parce qu'il forme avec la matière albuminoïde une combinaison soluble dans les alcalis, les acides organiques et un excès d'albumine et peut provoquer des accidents. Il en est de même quand on procède par injections hypodermiques, et l'intoxication produite présente des symptômes rappelant l'empoisonnement mercuriel, tels que *stomatites, liséré bleu des gencives*, etc.

On l'emploie, à l'*intérieur*, comme antiseptique et absorbant ; dans les dyspepsies (associé souvent dans ce cas à de la magnésie qui neutralise son action constipante), et contre la diarrhée. Son action antidiarrhéique serait due, pour les uns, à ce qu'il tapisse les muqueuses d'une matière arrêtant les sécrétions ; pour d'autres, à la mise en liberté d'acide azotique, sous l'influence de l'hydrogène sulfuré. Son action est d'autant plus énergique qu'il est plus finement divisé.

Son indication capitale, d'après HAYEM et LYON, c'est la douleur gastrique quelle qu'en soit la cause. Dans ce cas on prescrit de 10 grammes à 20 grammes de sous-nitrate lourd délayé dans un verre d'eau, à prendre en une fois, le matin à jeun, pendant 10 à 20 jours de suite, en se couchant ensuite successivement sur le dos, le ventre et les deux côtés, pour répartir le médicament sur toute la muqueuse gastrique.

A l'*extérieur*, c'est un topique qui favorise les cicatrisations. On le conseille dans les affections sèches de la peau, contre le coryza et pour le pansement des trajets fistuleux et des plaies ;

dans ce cas, à cause de l'absorption possible, la quantité employée ne doit pas dépasser 2 grammes à 4 grammes.

On l'utilise encore à hautes doses, pour l'examen radiographique de l'estomac et de l'intestin dont il tapisse les parois et qu'il rend impénétrables aux rayons de Rœntgen.

Doses et modes d'administration. — On l'administre, à *l'intérieur*, en poudre, potions, cachets, tablettes, à la dose de 1 à 5 grammes par jour et même 20 grammes sans inconvénients. Comme remède *externe*, on l'utilise en pommades, glycérés, ou mélangé à l'amidon, au talc, etc.

Un mélange d'une partie de sous-nitrate de bismuth et quatre parties de glycérine donne une émulsion titrée parfaite, se maintenant bien et pouvant servir à la préparation rapide des potions.

Les sous-nitrates légers du commerce doivent être rejetés, car ils contiennent beaucoup de carbonate qui diminue leur action thérapeutique, et qui, étant plus soluble dans le suc gastrique, facilite les intoxications.

Le sous-nitrate de bismuth est incompatible avec les sulfures solubles et le soufre.

On doit le conserver à l'abri de la lumière de même que les paquets ou cachets qui en contiennent, sous peine de les voir attaqués par le dégagement de vapeurs nitreuses.

SOUS-CARBONATE DE BISMUTH

Préparation. — On l'obtient en décomposant une solution d'azotate neutre de bismuth par une solution d'un carbonate alcalin, de préférence de carbonate d'ammoniaque. On fait bouillir 10 minutes avant de recueillir le précipité sur un filtre. On le lave et on le fait sécher.

Propriétés. — C'est une poudre blanche, inodore, insipide, insoluble dans l'eau, soluble avec effervescence dans l'acide azotique. Il présente les mêmes propriétés que le sous-nitrate. On l'essaie de la même façon. Il tend à se substituer à lui dans le traitement par doses massives des douleurs gastriques ou pour les repas bismuthés d'épreuve précédant la radiographie du tube digestif.

OXYDE DE BISMUTH HYDRATÉ $BiO^2H=241$

L'oxyde de bismuth existe sous deux états, anhydre ou hydraté. L'oxyde hydraté est seul employé en pharmacie.

Procédé Thibault adopté par le Codex :

Azotate de bismuth cristallisé. . . . . 100 gr.
Glycérine à 30° B . . . . 150 —
Eau distillée . . . . 750 —
Solution de potasse 1 /10. . . . . 850 —

On mélange intimement l'azotate et la glycérine et on ajoute 500 grammes d'eau par petites portions en agitant constamment. Quand la solution est terminée, on filtre s'il y a lieu et on verse lentement dans la solution de potasse étendue de 150 grammes d'eau. Quand la solution est complète, on sature exactement par addition de 200 grammes d'acide sulfurique 1 /20. On obtient un produit gélatineux blanc qu'on lave par décantation et qu'on sèche à 100°.

Propriétés. — Poudre blanche amorphe, insipide, insoluble dans l'eau, soluble dans les acides dilués, soluble dans les alcalis en présence de glycérine.

Il est inaltérable à l'air et à la lumière. Par calcination, il devient anhydre et prend une teinte jaune.

On l'essaye comme le sous-nitrate de bismuth.

Il sert à la préparation des sels organiques de bismuth.

Composés organiques

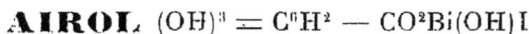

AIROL $(OH)^3 = C^6H^2 — CO^2Bi(OH)I$

Syn : Oxiodogallate basique de bismuth.

Obtenu en faisant agir sur une solution azotique de sous-nitrate de bismuth, une solution d'acide gallique et une solution d'iodure de potassium.

Thibault, reprenant l'étude de l'airol, a constaté que sa composition est variable avec le mode de préparation ainsi que sa teneur en iode ; que si certains dissolvants comme le chloroforme, la benzine, le sulfure de carbone, n'altèrent pas l'airol, d'autres, tels que l'alcool, l'acétone, l'éther, l'iodure de potassium, le font passer au jaune verdâtre, puis au jaune rougeâtre, en lui enlevant tout son iode. Il reste un résidu surtout constitué par l'acide bismuthogallique ou dermatol.

Thibault conclut de ces essais que l'airol n'est pas un produit défini, mais un mélange de dermatol et de triiodure de bismuth.

Propriétés. — Poudre jaune verdâtre, inodore, insoluble dans les dissolvants ordinaires, se décomposant au contact de l'eau bouillante et aussi à l'air humide en donnant un produit rouge. Une solution de soude dissout l'airol et se teinte en rouge à la lumière. Dissous dans l'acide chlorhydrique dilué, puis agité avec de l'eau de chlore ou du chloroforme, l'airol donne une coloration violette, par suite de la mise en liberté de l'iode. Une autre portion de la dissolution chlorhydrique donne, avec le perchlorure de fer, une coloration brun verdâtre (réaction de l'acide gallique). Il se colore en noir par les sulfures alcalins.

On a préconisé l'airol comme antiseptique et cicatrisant des plaies, brûlures, abcès chauds, rhinites, etc. On l'emploie encore en injections urétrales dans la blennorragie ; il n'est ni irritant, ni toxique. On l'emploie en gaze, poudre, en pommade ou en émulsion glycérinée à 10 %.

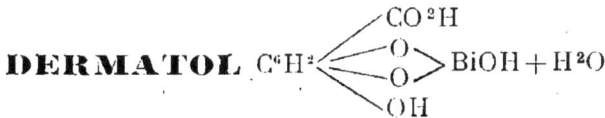

DERMATOL $C^6H^2 \begin{cases} CO^2H \\ O \\ O \\ OH \end{cases} > BiOH + H^2O$

Syn. : Sous-gallate de bismuth. — Acide bismuthogallique.

Préparation (Codex). — On dissout 100 grammes de sous-nitrate de bismuth dans 200 grammes d'acide acétique cristallisable et on y ajoute 500 grammes d'eau distillée, on filtre. Dans cette solution on verse, en remuant, une dissolution de 37 grammes d'acide gallique dans 1500 grammes d'eau distillée. Le précipité jaune produit est lavé à l'eau tiède jusqu'à ce que cette eau n'ait plus de réaction acide et on sèche à 60° maximum.

Propriétés. — C'est une poudre jaune de soufre, ordinairement amorphe, inodore, insoluble dans l'eau, l'alcool, l'éther et les acides dilués, soluble dans la lessive de soude. L'acide sulfurique étendu le dissout à chaud.

Le dermatol a une réaction acide, il possède 2 H remplaçables par un métal alcalin ; il est donc bibasique. Aussi THIBAULT le considère comme un acide bismuthogallique et non pas comme un sel basique. Il contient 53,54 % d'oxyde de bismuth Bi^2O^3.

Essai. — Traité par l'alcool ou l'éther, le dermatol n'abandonne pas d'acide gallique ; la solution de dermatol dans 6 parties d'acide sulfurique ne doit pas bleuir par le sulfate de diphénylamine (*sous-nitrate de bismuth*), la soude doit le dissoudre sans résidu (*sels de bismuth*).

Il noircit par l'hydrogène sulfuré et les sulfures alcalins en produisant du sulfure de bismuth.

Calciné à plusieurs reprises avec de l'acide azotique, il doit laisser environ 52 % d'oxyde de bismuth anhydre.

Pharmacologie. — C'est un excellent astringent antiseptique, très efficace pour diminuer les sécrétions des tissus ; employé à l'*extérieur* dans le traitement des plaies, brûlures et maladies de la peau. On l'applique en poudre, en pommade, en glycérolé ou en pâte. On peut le stériliser à 100°. On peut le prendre à l'*intérieur*, à la dose de 2 à 6 grammes par jour ; il agit alors comme le sous-nitrate de bismuth. Il n'est pas toxique.

SALICYLATE BASIQUE DE BISMUTH

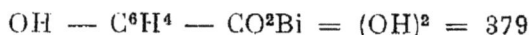

$$OH — C^6H^4 — CO^2Bi = (OH)^2 = 379$$

Préparation. — Le Codex indique de mélanger, au voisinage de l'ébullition, 100 grammes d'acide salicylique avec de l'oxyde de bismuth hydraté, 158 grammes environ, en présence d'un litre d'eau, jusqu'à réaction légèrement acide, puis après refroidissement, de recueillir le précipité, de le laver, de le sécher vers 80°. Il retient toujours un peu d'acide salicylique libre.

Thibault préfère le procédé suivant :

On dissout 15 grammes d'azotate de bismuth cristallisé dans de l'acide azotique étendu et on précipite par un excès de solution de soude. Il se fait de l'oxyde de bismuth hydraté qu'on fait bouillir quelques instants dans cette solution alcaline pour le transformer en oxyde anhydre. Ensuite on le lave et on le mélange avec 10 grammes d'acide salicylique délayé dans 200 centimètres cubes d'eau. On chauffe au bain-marie. La réaction ne devient complète qu'à la longue. Quand elle est terminée, ce dont on s'assure à l'absence d'aiguilles jaunes d'oxyde de bismuth à l'examen microscopique, on décante à chaud, on lave à l'alcool froid, puis à l'éther, et on sèche à la température ambiante ou à l'étuve à 80°

Ce salicylate répond à la formule $(C^7H^6O^8)^3 Bi^2O^3$. Il est en poudre gris rosé, nettement cristallisée, décomposable lentement à froid, plus rapidement à chaud par l'eau, mais indécomposable par l'alcool froid, l'éther et une température de 100°. L'auteur le considère comme un véritable sel.

Propriétés. — Le produit officinal est une poudre blanche, amorphe, neutre au tournesol, insipide, presque insoluble dans l'eau, l'alcool et l'éther. Tous les liquides le décomposent (eau, eau sucrée, alcool, glycérine, etc.) en oxyde de bismuth et en acide salicylique (Thabuis), les acides en précipitent l'acide salicylique. Dès 50° il se décompose et perd son acide salicylique. Après calcination il reste de l'oxyde de bismuth et du métal réduit. Préparé par le procédé du Codex, ce serait une combinaison moléculaire plutôt qu'un véritable sel. Sa formule n'est d'ailleurs pas nettement connue. Elle varie aussi avec les échantillons. Préparé selon la formule Thibault, il est plus stable et présente les caractères déjà signalés.

Essai. — Peut contenir de l'acide salicylique libre. On lui a substitué un mélange de sous-nitrate de bismuth et d'acide salicylique.

La recherche de l'*acide salicylique* est difficile, puisque le sel pur se décompose au contact de tous les liquides.

La présence d'une grande quantité sera signalée par une effervescence énergique en présence d'un carbonate en solution.

Le *sous-nitrate* se retrouvera en traitant le sel par de l'eau additionnée d'acide sulfurique ; puis, après filtration, par la brucine, coloration rouge, ou le sulfate ferreux, coloration violacée, ou le sulfate de diphénylamine, coloration bleue.

L'arsenic se reconnaît en calcinant à plusieurs reprises le salicylate de bismuth avec de l'acide azotique, puis le résidu chauffé avec SO^4H^2 pour chasser l'acide azotique, est dissous dans HCl et additionné d'hypophosphite de soude ; il se fait à chaud une coloration brune s'il y a de l'arsenic.

Le salicylate de bismuth doit contenir 61,2 % d'oxyde, ce qu'il est facile de vérifier en calcinant 1 gramme de produit avec de l'azotate d'ammoniaque ou avec de l'acide azotique à plusieurs reprises et pesant le résidu, qui doit être 0 gr. 61.

Les produits commerciaux donnent des chiffres variant entre 60 et 62 % d'oxyde.

Pharmacologie. — On l'emploie comme réunissant à la fois les propriétés de ses deux composants, c'est-à-dire comme antiseptique intestinal et antidiarrhéique, à la dose de 2 à 8 grammes par jour, en cachets de 1 à 2 grammes ou en potion.

On a préparé un *bisalicylate de bismuth* ne renfermant que des traces d'acide salicylique libre, contenant 50,70 % de Bi^2O^5, facilement dédoublable, plus antiseptique que le salicylate basique. Dose de 0 gr. 75 plusieurs fois par jour.

THIOFORME

$$S-C^6H^3(OH)-COO \atop S-C^6H^3(OH)-COO \Biggr\rangle BiO-Bi \Biggl\langle {O-BiO \atop O-BiO} +2H^2O$$

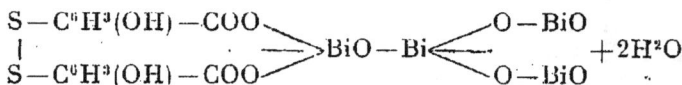

Syn. : Dithiosalicylate basique de bismuth.

Propriétés. — Poudre inodore, jaune brunâtre, insoluble dans l'eau, l'alcool et l'éther, partiellement soluble dans les alcalis. On l'utilise en poudre, comme hémostatique pour les plaies saignantes ; comme anesthésique local et comme antiseptique interne et externe. On le donne à *l'intérieur* en cachets à la dose de 0 gr. 30 ; à *l'extérieur* comme succédané de l'iodoforme.

Albuminate de bismuth ou **Bismuthose.** — Poudre blanc jaunâtre, se colorant à la lumière, pouvant être stérilisée à 130°. Elle est insoluble dans l'eau, mais s'y émulsionne. Se donne en pilules et cachets 2 à 6 grammes par jour dans les entérites. A l'extérieur comme poudre siccative.

Benzoate de bismuth. — Obtenu en saturant une solution chaude d'acide benzoïque par de l'oxyde de bismuth hydraté.

Poudre blanche, insipide, insoluble dans l'eau, soluble dans les acides avec précipitation d'acide benzoïque. Propriétés du sous-nitrate de bismuth, mais plus antiseptique.

Méthylènedigallate de bismuth ou Bismal. — Combinaison de formol et d'acide gallique avec le bismuth. Poudre gris bleuâtre, soluble dans les alcalis. Astringent puissant recommandé dans les diarrhées rebelles, en cachets à la dose de 0 gr. 10 à 0 gr. 30, trois à cinq fois par jour.

Phosphate de bismuth ou Bismuthol. — S'obtient avec oxyde de bismuth, soude et acide phosphorique. Contient 20 % d'oxyde de bismuth. Soluble dans l'eau, les solutions à 7 % sont assez stables. Préconisé particulièrement dans la gastro-entérite infantile comme antiseptique stomacal et intestinal à la dose de 2 à 4 grammes en potions ou cachets, 1 à 2 grammes en vingt-quatre heures pour les enfants.

Tartro-bismuthate de potassium et de sodium. — Préconisé récemment en suspension huileuse, pour injections intramusculaires contre la syphilis par LEVADITI et SAZERAC de l'Institut Pasteur.

Le traitement est simple et bien toléré ; une injection de 0 gr. 20 tous les 2 jours ou 0 gr. 30 tous les 3 jours par série de 3 à 4 semaines. Le bismuth serait un agent des plus puissants contre la syphilis.

On peut encore signaler toute une série de sels de bismuth nouveaux tels que : *citrate, lactate, tannate, valérianate,* qui ne sont pas encore d'un emploi courant, et des composés organiques tels que le *dermol* ou *chrysophanate de bismuth, l'iodure double de bismuth et de cinchonidine,* etc., qui seront étudiés avec les médicaments organiques.

MÉTAUX TÉTRAVALENTS

Sous ce titre, nous étudierons les dérivés de l'*aluminium* et du *chrome,* qui ne fournissent d'ailleurs que peu de composés employés en pharmacie, le *fer* et ses nombreux dérivés, les composés du *manganèse* et du *plomb.*

DÉRIVÉS DE L'ALUMINIUM

ALUNS

On désigne sous le nom d'*aluns* des sulfates doubles obtenus par combinaison d'un sulfate alcalin et d'un sulfate de métal fonctionnant comme tétravalent.

Tous ces corps cristallisent en cubes ou en octaèdres cubiques retiennent 24 H^2O ; ils ont comme type l'alun ordinaire : SO^4K^2 + $(SO^4)^3 Al^2$ + 24 H^2O.

On peut, dans cette formule, remplacer chacun des composants par un corps isomorphe et d'atomicité semblable ; c'est ainsi qu'on peut remplacer le potassium par le sodium, l'ammonium et les bases organiques voisines de l'ammoniaque. De même, on peut remplacer l'aluminium par le fer, le chrome, le manganèse, etc.

En somme, les principaux aluns sont :

Alun ordinaire, ou.	Sulfate d'alumine et de potassium.
Alun de soude, ou.	Sulfate d'alumine et de sodium.
Alun d'ammonium, ou.	Sulfate d'alumine et d'ammonium.
Alun de potassium et de fer, ou . . .	Sulfate de fer et de potassium.
Alun d'ammonium et de fer, ou . . .	Sulfate de fer et d'ammonium.
Alun de potassium et de chrome, ou .	Sulfate de chrome et de potassinm.
Alun de sodium et de chrome, ou. . .	Sulfate de chrome et de sodium
Alun d'ammonium et de chrome, ou .	Sulfate de chrome et d'ammouium.

De tous ces corps, l'alun ordinaire seul est un médicament

SULFATE D'ALUMINIUM ET DE POTASSIUM

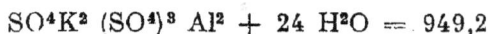

$$SO^4K^2 (SO^4)^3 Al^2 + 24 H^2O = 949,2$$

Syn. : Alun ordinaire.

Préparation. — 1° On soumet à la calcination une roche nommée *alunite*, mélange d'alun, d'alumine et d'oxyde de fer ; le résidu est traité par l'eau bouillante, qui laisse l'oxyde de fer et

l'excès d'alumine et donne, par évaporation, ce qu'on appelle
l'*alun de Rome*. En attaquant l'alunite par l'acide sulfurique, puis
ajoutant du sulfate de potasse, on obtient un rendement supérieur.

L'alun de Rome, ne contenant pas de fer, est plus estimé que
les autres aluns pour la teinture.

2° On calcine de l'argile ou silicate d'alumine et le résidu est
attaqué par l'acide sulfurique ; il se fait du sulfate d'alumine
qu'on mélange à une solution bouillante de sulfate de potasse et
on laisse cristalliser.

3° Les schistes argileux ou pyriteux donnent, par exposition à
l'air ou par grillage, du sulfate de fer et du sulfate d'alumine. On
lessive la masse et on sépare les deux sels par cristallisation ; le
sulfate de fer se dépose. Puis on mélange la solution de sulfate
d'alumine à une solution bouillante et concentrée de sulfate de
potasse ; il se dépose de l'alun par refroidissement.

4° La majeure partie de l'alun provient aujourd'hui de l'attaque
par l'acide sulfurique d'un mélange de chlorure de potassium et
de *bauxite*, hydrate d'alumine plus ou moins ferrugineux, qu'on
trouve dans le midi de la France.

Propriétés. — Sel incolore, cristallisé en cubes ou en octaèdres,
acide au tournesol ; sa saveur est astringente. Il est soluble dans
10 parties d'eau froide, dans 0 p. 3 d'eau bouillante et 2 p. 5 de
glycérine, insoluble dans l'alcool. Il est légèrement efflorescent
à l'air. Chauffé à 92°, il éprouve la fusion aqueuse et, par refroidissement, se prend en une masse vitreuse transparente appelée *alun
de roche*. A 100°, il perd 10 H^2O ; à 120°, il perd encore 9 H^2O ; à
200°, il devient anhydre, se boursoufle : c'est l'*alun calciné*.

Chauffé au rouge, le sulfate d'alumine, perd son acide sulfurique,
et l'alumine libre se porte sur la potasse pour donner de l'alumi-
nate de potasse.

100 grammes d'alun cristallisé contiennent 54 gr. 5 d'alun
anhydre ou 10 gr. 85 d'alumine anhydre et 45 gr. 57 d'eau, 5,70
d'aluminium, 8,23 de potassium.

Essai. — Sa solution aqueuse ne doit pas se colorer en bleu
par le ferro-cyanure de potassium (*fer*), ni dégager de l'ammoniaque en la chauffant avec de la soude (*alun ammoniacal*).

Pharmacologie. — L'alun n'est guère employé qu'à l'*extérieur* comme astringent, antiseptique, caustique léger. Appliqué sur les muqueuses, il les dessèche rapidement. On s'en sert comme hémostatique en solution à 1 %.

On le donne en solutions, gargarismes, collutoires, collyres, injections ; il entre dans la préparation de l'*Eau de Pagliari*, de la *Pierre divine*.

SULFATE D'ALUMINIUM ET DE POTASSIUM DESSÉCHÉ

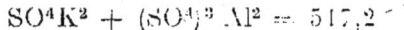

$$SO^4K^2 + (SO^4)^3 Al^2 = 517,2$$

Syn. : *Alun calciné.* — *Alun desséché.*

Préparation. — On concasse de l'alun de potasse avec lequel on remplit à moitié un creuset de terre ; on chauffe modérément. Le sel se boursoufle en perdant son eau et se transforme en une masse blanche, poreuse, qui souvent s'élève au-dessus du creuset. On maintient la chaleur jusqu'à ce que toute l'eau de cristallisation soit évaporée. On ne doit pas dépasser 240°, au-dessus le sel serait décomposé.

100 grammes d'alun ordinaire donnent 50 grammes d'alun calciné.

Propriétés. — Masse spongieuse blanche, lentement et presque complètement soluble dans 30 parties d'eau, car il faut d'abord qu'elle s'hydrate.

On s'en sert peu ; il est caustique et plus astringent que l'alun ordinaire.

———————

On a récemment préconisé de nouveaux sels d'aluminium comme astringents et antiseptiques ; on les emploie pour l'*extérieur* en poudre, en solution à 1 à 5 %, en pommade à 10 ou 20 %, dans le traitement des maladies du nez, des oreilles et de la peau.

L'*acéto-tartrate d'alumine* ou *alsol* est en plaques incolores, solubles dans leur poids d'eau. Le *boro-tartrate* ou *boral* est soluble dans l'eau ; le *boro-tannate* ou *cutol* est insoluble dans l'eau ; le *salicylate* ou *salumine*, le *sulfonapholate* ou *alumnol*, poudre grisâtre, soluble dans l'eau et la glycérine, employée en injections contre la blennorragie en solution à 1 % et en pommade à 5 % contre les maladies de la peau et les ulcères.

Le *lactate d'alumine* a été préconisé récemment en solution à 1 ‰ pour lavages intravésicaux et contre l'urétrite ; en solution à 1/2 à 2 % dans le pansement des ulcères variqueux et avec succès.

DÉRIVÉS DU CHROME

ACIDE CHROMIQUE $CrO^4H^2 = 118,40$

Préparation. — On décompose le bichromate de potasse par l'acide sulfurique ; il se fait de l'acide chromique et du sulfate acide de potassium.

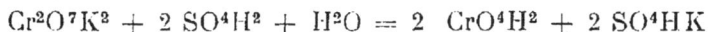

$$Cr^2O^7K^2 + 2\ SO^4H^2 + H^2O = 2\ CrO^4H^2 + 2\ SO^4HK$$

On prend :

Bichromate de potasse crist. 100
Eau 1.000
Acide sulfurique à 1,84 . . . . 2.000

On fait dissoudre le sel dans l'eau, au bain-marie, et on verse dans la liqueur encore chaude l'acide sulfurique, par petites parties, en agitant. On laisse vingt-quatre heures : l'acide chromique cristallise. Après décantation, les cristaux sont égouttés sur un entonnoir et séchés à l'étuve vers 35° ou sur des plaques poreuses.

Purification. — L'acide chromique retient souvent du sulfate de potasse et de l'acide sulfurique.

1° On le fond en le portant à 170°, mais sans dépasser 190°. Par fusion, il se sépare des impuretés, qui gagnent la partie supérieure avec l'acide sulfurique. Par décantation ménagée on enlève d'abord ces impuretés, puis on coule l'anhydride chromique sur des plaques en porcelaine. On l'enferme dans des flacons secs. On a ainsi de l'*anhydride chromique* CrO^3 (MOISSAN).

2° On ajoute à la solution d'acide chromique du chromate de baryum, qui absorbe l'acide sulfurique. On décante et on fait cristalliser. On obtient ainsi l'*acide chromique hydraté*.

Propriétés. — L'*anhydride chromique* est en aiguilles rouge cramoisi ; l'*acide hydraté* fournit des cristaux rouge orangé.

L'un et l'autre sont inodores, déliquescents, très solubles dans l'eau et l'alcool, insolubles dans l'éther et dans le chloroforme purs. C'est un oxydant énergique : en contact avec l'alcool absolu, il l'enflamme ; les matières organiques le réduisent en sesquioxyde de chrome ; l'acide sulfurique le dissout ; l'acide chlorhydrique le transforme en acide chlorochromique, puis en sesquichlorure de chrome. Mélangé à la glycérine, il peut produire une explosion. Il fond vers 170°, émet des vapeurs rouges vers 180° et se décompose violemment à 200° en oxygène et sesquioxyde de chrome.

Sa solution additionnée d'un excès de soude passe au jaune : bouillie avec du bisulfite de soude, elle devient verte. Étendue au titre de 1 % d'acide chromique et additionnée d'acide azotique, elle ne doit donner qu'un faible louche par l'azotate de baryum (*acide sulfurique*).

Pharmacologie. — On l'emploie, à l'*extérieur*, comme caustique, à l'état solide ou en solutions concentrées. En solutions étendues, il est astringent. Appliqué sur les tissus vivants, il les noircit et les désorganise, avec élévation de température. Si l'application est large, on peut avoir des accidents toxiques.

On se sert surtout de la solution officinale du Codex, obtenue en dissolvant l'acide cristallisé dans son poids d'eau. On l'applique avec un pinceau de charpie ou, mieux, d'amiante. Elle colore la peau en jaune.

Il sert pour détruire les végétations, granulations, modifier certaines ulcérations buccales ; il jouit de propriétés antiseptiques et coagule l'albumine. Sa solution étendue conserve les pièces anatomiques. La solution à 5 %, en badigeonnages, supprime la sueur des pieds et la sensibilité de la peau.

1 c. c. de solution à 5 % en injections interstitielles dans le voisinage de la plaie est un bon antidote des morsures de serpents venimeux.

FER ET SES COMPOSÉS

FER MÉTALLIQUE

Préparation. — Les principaux minerais de fer sont la *magnétite* Fe^3O^4, le *fer oligiste* (sesquioxyde crist.), l'*hématite brune*, la *limonite* (sesquioxydes hydratés), la *sidérose* (carbonate de fer).

Pour extraire le fer, on réduit ses oxydes par le charbon, soit par la méthode catalane (au bois), qui donne directement du fer doux, soit par les hauts fourneaux (au coke), qui fournissent de la fonte, à laquelle il faut enlever du carbone, par une oxydation ménagée, pour avoir du fer doux.

Propriétés. — Le fer est un métal gris bleuâtre, à texture cristalline, très ductile, malléable et très tenace. Il est attirable à l'aimant, propriété qu'il perd à 750°. Sa densité est 7,86 ; il fond vers 1500° en passant d'abord par l'état pâteux qui permet de le marteler. Exposé à l'air humide, il se recouvre d'un enduit rougeâtre d'oxyde de fer ou rouille. Il est soluble dans tous les acides forts.

Pour l'usage médical, en emploie la limaille de fer et le fer réduit, soit par l'hydrogène, soit par l'électrolyse.

LIMAILLE DE FER

Préparation. — On l'obtient en soumettant le fer doux à l'action d'une lime d'acier. La limaille ainsi obtenue est brillante et complètement attirable par l'aimant, c'est la *limaille préparée*. En la broyant à sec sur un porphyre on obtient la *limaille porphyrisée*, qui est terne et très oxydable.

Impuretés. — Elle contient souvent de la rouille, de la terre, du sable, du cuivre, de la limaille de zinc ou de plomb.

Essai. — On dissout la limaille dans l'acide azotique qui laisse comme résidu les *matières terreuses*, s'il y en a.

Dans la solution, on ajoute un excès d'ammoniaque qui précipite l'oxyde ferrique et dissout le cuivre, avec coloration bleue, et le zinc. Il est ensuite facile de séparer ces deux métaux, en additionnant d'un excès d'acide chlorhydrique et traitant par l'hydrogène sulfuré, qui précipite le cuivre seul. Dans la solution, on recherche le *zinc* par ses réactions ordinaires.

La *fonte* se reconnaît en attaquant par l'acide sulfurique étendu de six fois son poids d'eau. Le carbone et le silicium restent insolubles.

La limaille rouillée tache le papier.

L'*arsenic* se retrouve en projetant la limaille dans un appareil de Marsh ; il ne doit se former ni anneau, ni taches.

FER RÉDUIT PAR L'HYDROGÈNE

Préparation. — On réduit le sesquioxyde de fer pur par l'hydrogène pur. On prend du sesquioxyde de fer pur, obtenu par précipitation du perchlorure de fer par l'ammoniaque. On le dessèche complètement par calcination et on le place dans un tube de fer ou de porcelaine dans lequel on fait passer un courant d'hydrogène pur (fig. 11). Quand tout l'air du tube est chassé par l'hydrogène, on chauffe au rouge obscur ; le peroxyde de fer est réduit et passe à l'état métallique et il se dégage de la vapeur d'eau.

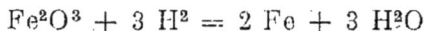

$$Fe^2O^3 + 3\ H^2 = 2\ Fe + 3\ H^2O$$

Il est nécessaire de bien régler la température : si l'on chauffe au-dessous du rouge obscur, le produit est noir et pyrophorique ; si l'on arrive au rouge vif, les particules s'agglutinent et le fer n'a pas la ténuité ni la solubilité voulues.

On s'arrête quand la vapeur d'eau cesse de se dégager ; on laisse refroidir dans le courant d'hydrogène et on porphyrise la poudre au sortir du tube. On doit le conserver dans des flacons bien secs à l'abri de l'air.

Il faut rejeter, dans cette préparation, l'oxyde de fer préparé avec le sulfate ferreux, car il contient un sulfate basique que l'hydrogène transformerait en sulfure. Il est préférable de préparer l'oxyde en calcinant le protoxalate de fer bien lavé. On obtient ainsi facilement de l'oxyde privé de sulfate

L'hydrogène employé doit être absolument pur et ne pas contenir d'hydrogène arsénié, sulfuré, phosphoré, qui souilleraient le produit. Pour avoir du gaz très pur, on le fait passer dans deux flacons laveurs contenant une solution de permanganate de potasse, rendue acide dans l'un des flacons et alcaline dans l'autre, pour oxyder et retenir les impuretés.

On peut encore faire passer l'hydrogène impur, selon les indications de CROLAS, d'abord dans un flacon contenant de l'eau

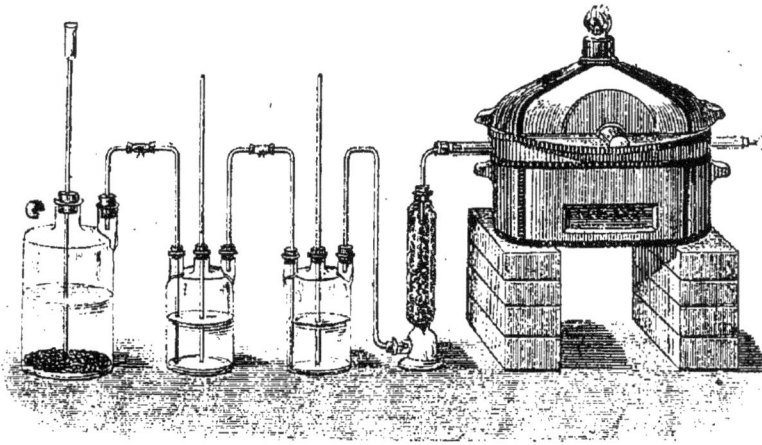

FIG. 11. — Préparation du fer réduit par l'hydrogène.

régale, pour oxyder les impuretés, puis dans de la potasse qui retient les acides entraînés, et enfin dans un tube plein de tournure de cuivre portée au rouge sombre : on obtient ainsi de l'hydrogène très pur.

Propriétés. — Bien préparé, le produit est en poudre grise entièrement soluble dans les acides. Celui qui est noir est mélangé, de protoxyde de fer, d'oxyde magnétique ou de produits de sophistication. Il brûle au contact d'un corps incandescent.

Impuretés et falsifications. — Le fer réduit peut contenir, si l'hydrogène était impur, de l'arséniure, du phosphure, du sulfure de fer, ou encore de l'oxyde de fer.

P. C. 24

Comme falsifications, on l'additionne d'ardoise pilée, de sulfure d'antimoine, de sulfure de fer, de plombagine, de bioxyde de manganèse, de limaille de fer.

Essai. — On dissout le fer réduit dans l'acide chlorhydrique : s'il reste un résidu insoluble, on l'examine (*ardoise, plombagine*).

Les *sulfures* laisseront dégager, sous l'action de l'acide, de l'hydrogène sulfuré qui noircira du papier plombique. Dans la solution on recherchera les métaux par les procédés ordinaires. En pratique, il contient toujours un peu de sulfure et d'oxyde de fer et environ 80 % de fer réduit.

La *limaille de fer* se reconnaîtra à la loupe qui y montrera des paillettes brillantes.

L'*arsenic* se retrouve en projetant le fer réduit dans un appareil de Marsh ; il ne doit se faire ni anneau, ni taches d'arsenic.

L'essai le plus simple du fer réduit est le suivant : 0 gr. 50 de fer, traité par de l'acide chlorhydrique dilué, doit donner, à la température et à la pression ordinaires, 200 centimètres cubes d'hydrogène pur et sans odeur.

Pour doser le fer réduit on met dans une fiole 0 gr. 30 de fer, 10 centimètres cubes d'eau et 1 gr. 60 d'iode. Après une demi-heure on complète à 100 centimètres cubes et on dose l'iode non combiné par l'hyposulfite. Par différence on a l'iode combiné au fer et par le calcul la quantité de fer, sachant que 1 gramme d'iode correspond à 0 gr. 22 de fer. Les résultats ne sont exacts qu'à 2 % près.

FER RÉDUIT PAR L'ÉLECTRICITÉ

Ce moyen a été indiqué par COLLAS pour avoir du fer pur. On fait passer un faible courant électrique dans une solution de chlorure ferreux à 35° B. (D = 1,30), en se servant d'électrodes en acier. Le fer réduit se dépose sur l'électrode négative. On le sèche rapidement et on le porphyrise.

Il est très pur, d'un gris d'acier, très oxydable, plus soluble dans les acides que le fer réduit par l'hydrogène, sur lequel il offre une supériorité certaine.

On a proposé d'autres variétés de fer, telles que le fer HENRY obtenu par calcination du pyrolignite de fer, le fer obtenu par calcination de l'acétate ou de l'oxalate de fer ; mais ces produits sont inférieurs au fer réduit.

Pharmacologie. — Le fer, sous toutes ses formes, à l'état libre ou à l'état de combinaison, constitue un médicament de grande valeur et couramment employé. La question de son absorption est très controversée. Pour RABUTEAU, il pénètre sous forme de proto-chlorure, toutes les fois que l'acide chlorhydrique de l'estomac peut produire ce sel. Les Allemands admettent plus volontiers, d'après BUNGE, qu'il se fait une combinaison très stable avec les albuminoïdes. Toujours est-il que le fer existe dans l'hémoglobine du sang et qu'il y joue un rôle très important. Son action sur l'organisme est celle d'un tonique général.

Doses et modes d'administration. — Les ferrugineux insolubles sont généralement les mieux supportés, mais, parmi eux, il faut choisir ceux qui sont le plus facilement attaqués par le suc gastrique et les donner à faibles doses (0 gr. 05 à 0 gr. 10), qui sont plus sûrement curatives.

Les préparations ferrugineuses sont surtout employées pour combattre l'anémie, la chlorose et toutes les maladies qui en dépendent. Elles ont, pour la plupart, l'inconvénient de noircir les dents, par suite de l'action du tanin des aliments ; avec le protochlorure, cette action est peu intense.

Quant à la limaille de fer ou au fer réduit, on les donne, l'un et l'autre, en cachets ou délayés dans un peu d'eau, à la dose de 0 gr. 05 avant le repas ; on les mélange aussi à du miel, à de la conserve de roses, ou à de la gelée de groseille, pour obtenir des confitures ferrugineuses.

Pendant l'administration des ferrugineux, on donne souvent comme adjuvants, des amers ou de la rhubarbe, pour éviter la constipation ou encore, de l'acide chlorhydrique, pour faciliter l'absorption.

FER COLLOÏDAL

Peut s'obtenir comme les autres métaux colloïdaux par voie chimique ou par électrolyse. Par cette dernière méthode on l'obtient en solution sous le nom d'électro-martiol. C'est un liquide ambré, parfaitement stable, stérile, titrant 1 gramme de fer pour 1000. Il est complètement dépourvu de toxicité. On peut l'injecter à l'homme soit dans les veines, soit dans les muscles ou sous la peau à doses élevées. Il agit à la fois comme ferrugineux et comme colloïde, activant les échanges nutritifs, se fixant dans les divers tissus et spécialement dans le sang et les organes hématopoïétiques.

On l'administre à la dose de 2 c. c. par jour en injections intramusculaires ou sous-cutanées dans les anémies légères et 5 c. c. dans les anémies graves et aiguës, en injections intraveineuses. Il exerce aussi une action antiinfectieuse marquée et par suite antitoxique.

Composés minéraux non oxygénés

BROMURE FERREUX Br²Fe = 216

Syn. : *Protobromure de fer.*

Préparation. — Le bromure ferreux est trop instable pour se conserver à l'état solide ; aussi le prépare-t-on en solution.

On l'obtient avec :

Eau distillée	100 gr.
Brome.	40 — (13 c. c. environ)
Limaille de fer	20 —

On met dans un ballon l'eau d'abord, puis le brome et peu à peu, en agitant, la limaille de fer ; on chauffe vers la fin pour compléter la réaction. On verse le tout (excès de fer compris) dans un flacon bouché à l'émeri.

La solution ainsi préparée renferme 1 /3 de son poids de bromure ferreux. Elle se conserve mal, et il est préférable de ne la préparer qu'au moment du besoin. En concentrant cette solution, il se dépose des cristaux de bromure ferreux hydraté. Par évaporation à siccité, il reste du bromure anhydre.

Propriétés. — *Anhydre*, le bromure ferreux est cristallin, jaune pâle, très soluble dans l'eau, en donnant une solution peu colorée qui se fonce à l'air.

Hydraté, il est vert, très soluble dans l'eau, soluble dans l'alcool, très altérable à l'air. Il a l'aspect du chlorure ferreux ; sa solution dans l'air est d'une belle couleur verte.

Pharmacologie. — Il sert à la préparation d'autres bromures, tels que le bromure de calcium. On l'administre, comme ferrugineux, en pilules, sirops, dragées, à la dose de 0 gr. 10 à 0 gr. 50. Ses préparations sont très altérables.

CHLORURE FERREUX Cl²Fe, 4 H²O = 199

Syn. : Protochlorure de fer.

Préparation. — 1° VOIE SÈCHE. — Par voie sèche, on l'obtient anhydre, en faisant passer un courant de gaz chlorhydrique sec sur du fer porté au rouge, dans un tube de porcelaine ; ou encore en sublimant dans une cornue le chlorure cristallisé hydraté : le protochlorure se condense sur les parties froides de l'appareil.

2° VOIE HUMIDE. — On chauffe doucement :

Tournure de fer ou pointes de Paris . . . .   100 gr.
Acide chlorhydrique officinal. . . . . . .   300 —

Quand l'attaque cesse, on filtre, on évapore rapidement jusqu'à 1,38 (42° B.) et on laisse cristalliser. Les cristaux, lavés à l'eau bouillie ou à l'alcool, sont rapidement séchés au papier et enfermés dans des flacons.

Propriétés. — Le *sel anhydride* (Cl²Fe) est blanc, volatil, très soluble dans l'alcool et dans l'eau en s'hydratant ; il se conserve bien.

Le *sel hydraté* est cristallisé en prismes rhomboïdaux obliques vert clair, retenant quatre molécules d'eau, qu'il perd par la chaleur. Il est déliquescent, soluble dans 0,72 d'eau froide et dans l'alcool faible, insoluble dans l'éther. L'air l'oxyde rapidement et

le transforme en perchlorure et oxychlorure de fer, en le colorant
en jaune. Il renferme 36,15 % d'eau et 28,14 de fer.

Sa solution aqueuse acidulée par ClH ne doit pas donner par
H^2S un précipité blanc, de soufre (*sel ferrique*), ni un précipité
noir (*cuivre plomb*) ; saturée puis alcalinisée par l'ammoniaque,
elle ne doit pas précipiter en blanc par le sulfure d'ammonium
(*zinc*).

Pharmacologie. — Le chlorure ferreux ne coagule ni l'albumine, ni le sang, dont il augmente au contraire la fluidité. Rabuteau admet que la plupart des préparations ferrugineuses (fer,
oxydes, carbonate, etc.) sont absorbées sous forme de chlorure
ferreux ; d'où l'indication d'employer ce sel, de préférence aux
autres, puisqu'il n'a pas de modification à subir dans l'estomac.
On l'administre à la dose de 0 gr. 10 à 0 gr. 50, en pilules ou
sirop : mais il s'oxyde rapidement. Il se conserve mieux en solution alcoolique. Le tenir en flacons bien bouchés.

CHLORURE FERRIQUE $Cl^6Fe^2 = 325$

Syn. : Sesqui-chlorure de fer. — Perchlorure de fer.

Préparation. — 1° *Perchlorure anhydre.* — On obtient le perchlorure de fer anhydre en faisant passer un courant de chlore
sur du fer chauffé au rouge, dans un tube de porcelaine. Le chlorure se produit avec incandescence et va se déposer sur les parties froides de l'appareil.

2° *Perchlorure hydraté.* — On évapore la solution officinale de
perchlorure de fer. Si la concentration est faible, il se dépose par
refroidissement des cristaux jaune orangé, représentant l'hydrate
$Cl^6Fe^2 12H^2O$. Dans la liqueur, de consistance sirupeuse, c'est
l'hydrate $Cl^6Fe^2, 6H^2O$ qui cristallise.

3° *Solution officinale de perchlorure de fer.*

a) Procédé Adrian. — On fait passer un courant de chlore dans
une solution de chlorure ferreux.

On prépare du chlorure ferreux cristallisé par l'action de l'acide
chlorhydrique sur la tournure de fer ; puis on dissout ces cris-.

taux dans de l'eau distillée pour avoir une solution marquant 1,10 (14°B.) au densimètre. On place cette solution dans des flacons de WOOLF, plongeant dans l'eau froide, et on y fait passer un courant de chlore, jusqu'à ce qu'un échantillon du liquide ne donne plus de précipité bleu par le ferricyanure de potassium, ce qui indique que tout le chlorure ferreux est devenu ferrique. Pour saturer l'excès de chlore libre, on ajoute peu à peu une solution concentrée de chlorure ferreux, jusqu'à ce que toute odeur de

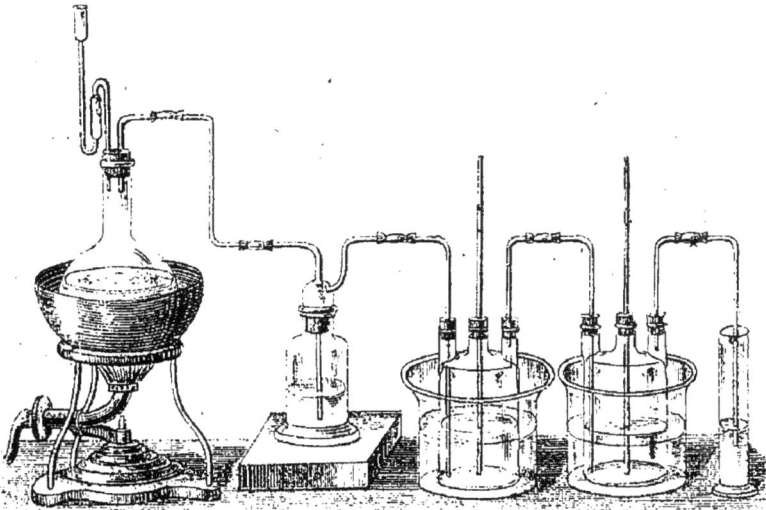

FIG. 12 — Préparation de la solution officinale de perchlorure de fer.

chlore ait disparu, mais sans excès de chlorure ferreux, ce que le ferricyanure indiquera par un précipité bleu, en faisant de temps en temps quelques essais. Il est préférable de chasser le chlore libre en faisant passer un courant d'air dans le liquide à l'aide de la trompe. On le ramène ensuite à la densité 1,26 (30°B.) par addition d'eau distillée. Dans cette réaction, le chlore transforme le chlorure ferreux en chlorure ferrique.

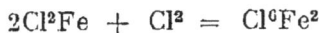

$$2Cl^2Fe + Cl^2 = Cl^6Fe^2$$

La solution verte de chlorure ferreux passe d'abord, sous

l'influence du chlore, à une teinte brune, puis noire et safranée à la fin de l'opération. Le courant de chlore doit passer lentement, et il faut éviter l'élévation de température.

b) JEANNEL prépare le chlorure ferrique en dissolvant à froid et par trituration 94 parties d'hydrate ferrique contenant 75 % d'eau et exempt de sulfate, dans 100 parties d'acide chlorhydrique à 1,16. Cette solution possède les caractères de celle du Codex.

c) Enfin on peut dissoudre 26 grammes de perchlorure anhydre dans q. s. d'eau distillée pour faire 100 gr.

Propriétés. — Le *sel anhydre* (Cl^6Fe^2) est en lames violacées, volatiles au-dessus de 100°. Il est très soluble dans l'eau, l'alcool et l'éther et déliquescent. La lumière réduit ses solutions alcooliques, en donnant du protochlorure, du chlore et du chlorure d'éthyle.

Le *sel hydraté* cristallise avec des quantités d'eau variables, suivant la température et la concentration des liqueurs dans lesquelles il s'est déposé. Il fond entre 31° et 42°, suivant son hydratation ; il est soluble dans l'eau, l'alcool, l'éther et la glycérine. L'hydrogène, le fer, le zinc, le sucre, l'alcool, l'éther et les agents réducteurs le transforment en chlorure ferreux. Il coagule l'albumine.

La *solution officinale*, ou *perchlorure de fer liquide*, est un liquide limpide, jaune rougeâtre, de saveur très astringente, de réaction acide au tournesol, de densité 1,26 (30°B.), inaltérable à l'air et à la lumière. Les solutions plus étendues se dissocient à la lumière, surtout à chaud, avec production d'oxychlorure qui se dépose et trouble le liquide. Elle précipite les gommes et coagule l'albumine et le sérum du sang, mais le précipité est soluble dans un excès de perchlorure. Elle est précipitée en rouge ocreux par l'ammoniaque et non pas en noir, ce qui indiquerait la présence d'un sel ferreux.

Elle dissout abondamment l'hydrate ferrique gélatineux et l'abandonne ensuite par dialyse à l'état colloïdal. Elle décompose déjà à froid et totalement à chaud l'iodure de potassium avec mise en liberté d'iode. Les bromures ne sont pas attaqués.

Elle est ramenée à l'état de solution de protochlorure par les agents réducteurs (sucre, corps organiques).

Elle contient 26 % de chlorure ferrique anhydre, soit 8,95 % de fer métallique, 12,40 % de sesquioxyde de fer (Fe^2O^3) et 17,05 de chlore.

Impuretés. — La solution officinale ne doit contenir ni chlore libre, ni acide chlorhydrique libre, ni chlorure ferreux, ni eau en excès. Obtenue parfois en partant d'un mélange de chlorure et de sulfate ferreux elle retient une forte proportion de sulfate. On en a trouvé jusqu'à 19 %.

Essai. — Le *chlore* se trouve en agitant quelques centimètres cubes de perchlorure avec une solution de bromure de potassium et du sulfure de carbone ; par agitation, le sulfure de carbone se dépose coloré en jaune. Le perchlorure pur n'attaque pas les bromures.

Pour l'*acide chlorhydrique libre*, on ajoute de la limaille de fer ou de zinc, il se dégage de l'hydrogène. On peut encore ajouter de l'acide phénique : en l'absence d'acide chlorhydrique, coloration bleue ; en présence d'acide chlorhydrique, pas de coloration.

Ou encore par le procédé du Codex, qui consiste à porter à l'ébullition 3 à 4 gouttes de perchlorure officinal avec 10 c. c. de solution N/10 d'hyposulfite de soude, on doit obtenir un liquide incolore avec quelques flocons d'hydrate ferrique. Réaction peu sensible et parfois négative même avec (HCl) libre en certaine quantité. Par contre elle signale la présence d'oxychlorure de fer quand il se fait un précipité brunâtre insoluble d'hydrate ferrique.

L'*ammoniaque* se retrouve en chauffant avec un peu de solution de soude : dégagement de vapeurs alcalines.

Le *protochlorure* se reconnaît par le ferricyanure de potassium, qui donnera un précipité bleu.

Le *sulfate* en additionnant la solution, préalablement étendue d'eau, d'un léger excès d'ammoniaque ; puis on filtre et ajoute au liquide filtré du chlorure de baryum qui donnera un précipité blanc insoluble dans les acides forts.

Le *perchlorure de fer liquide* doit marquer 1,26 (30°B.) au densimètre, à + 15°, ne pas avoir une coloration brun noirâtre, indice d'une chloruration incomplète, ne pas précipiter en noir par l'ammoniaque (*présence de chlorure ferreux en excès*), ni se troubler par le chlorure de sodium (*hydrate colloïdal*), ni par 4 volumes d'alcool à 90° (*oxychlorure*).

La solution commerciale est souvent riche en acide chlorhydrique. On peut la purifier en y ajoutant quelques centimètres cubes d'eau oxygénée pour oxyder le sel ferreux s'il y en a, puis on fait bouillir tant qu'il se dégage des vapeurs acides, enfin on ajoute de l'eau pour revenir à la densité de 1,26.

Dosage. — Le procédé habituellement employé pour doser le perchlorure de fer consiste à le réduire en sel ferreux au moyen du zinc et de l'acide sulfurique et à titrer le sel ferreux obtenu par une solution décinormale de permanganate de potasse. Cette méthode a l'inconvénient d'être longue, la réduction demandant plusieurs heures.

PROCÉDÉ MOREAU. — Le procédé que nous indiquons a l'avantage de permettre de titrer directement le sel ferrique sans réduction préalable et en quelques minutes. C'est une application et une modification d'un procédé indiqué par BRUEL. Il est fondé sur la réaction que voici : quand on fait agir sur une solution légèrement chlorhydrique d'un sel ferrique, colorée en violet par du salicylate de soude, une solution d'hyposulfite de soude, le sel ferrique est ramené à l'état de sel ferreux, et cette réduction est totale au moment où le liquide est complètement décoloré. La réaction qui se passe est probablement la suivante :

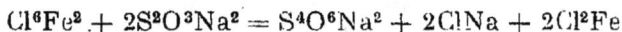

$$Cl^6Fe^2 + 2S^2O^3Na^2 = S^4O^6Na^2 + 2ClNa + 2Cl^2Fe$$

Cette réduction ne se fait qu'à l'ébullition ; mais si on a soin d'ajouter quelques gouttes de solution de sulfate de cuivre, elle s'effectue immédiatement à froid.

On pèse 5 grammes de solution officinale de perchlorure de fer, on y ajoute 2 centimètres cubes environ d'acide chlorhydrique pur et on étend à 80 centimètres cubes avec de l'eau distillée. 10 centimètres cubes de ce liquide contiennent 0 gr. 625 de solution de perchlorure, et si celle-ci est au titre voulu, il faudra le même volume, soit 10 centimètres cubes de solution d'hyposulfite décinormale, pour que la réduction soit totale.

On verse 10 centimètres cubes de ce liquide ferrugineux dans une capsule de porcelaine, on y ajoute environ 20 à 30 centimètres cubes d'eau distillée, puis environ 0 gr. 10 de salicylate de soude en poudre ou dissous dans un peu d'eau ; la liqueur se colore en violet. On ajoute encore environ 10 gouttes d'une solution de sulfate de cuivre à 10 % et on laisse tomber dans ce liquide, goutte à goutte et en agitant, une solution décinormale d'hyposulfite de soude. Quand la coloration n'est plus que légèrement violacée, on laisse tomber l'hyposulfite par goutte toutes les quatre ou cinq secondes et on s'arrête quand le liquide est incolore ou présente la teinte bleue du sulfate de cuivre. La réaction finale est très nette et on arrive à 1 ou 2 gouttes près. Le nombre de dixièmes de centimètre cube employés donne la richesse pour cent en solution vraie officinale de perchlorure de fer. D'autre part, chaque centimètre cube de solution décinormale d'hyposulfite de soude correspond à 0 gr. 0056 de fer, ce qui permet de calculer la teneur en fer.

Exemple : il a fallu 9 c. c. 4 d'hyposulfite de soude N/10.

1° La solution examinée contient 94 % en poids de solution vraie officinale (et, par suite, 6 % d'eau ou de sels étrangers).

Si on tombait sur un chiffre plus élevé que 100, par exemple 106 %, c'est que la solution examinée serait trop riche, il faudrait l'étendre d'eau pour la ramener à 100 % (pour cela, en prendre 100 grammes et y ajouter 6 grammes d'eau).

2° Si l'on voulait connaître la teneur en fer à l'état de sel ferrique, il suffirait de faire le calcul suivant en tenant compte du titre de l'hyposulfite (0 gr. 0056 fer) et de la dilution de perchlorure (5 grammes dans 80 centimètres cubes d'eau), mélange dont on a pris 10 centimètres cubes.

$0,0056 \times 9,4 \times 8 = 0,4211$ de fer pour 5 grammes de perchlorure liquide.

$$\frac{0,4211 \times 100}{5} = 8 \text{ gr. } 42 \text{ de fer pour } 100 \text{ grammes de solution}$$

officinale de perchlorure de fer.

3° Voudrait-on doser le sel ferreux contenu : on oxyderait celui-ci en chauffant à l'ébullition avec de l'acide chlorhydrique et quelques cristaux de chlorate de potasse jusqu'à disparition de l'odeur de chlore, et on ferait un nouveau dosage dans les mêmes conditions que précédemment. Ce dosage donnerait le fer total, et par différence avec le premier dosage qui donne le fer ferrique, on aurait le fer ferreux.

Pharmacologie. — On donne la solution officinale, à l'*intérieur*, contre les hémoptysies, à la dose de 10 à 20 gouttes en une fois dans de l'eau sucrée, 0,50 à 3 grammes par jour.

A l'*extérieur*, c'est un astringent et un puissant hémostatique dont il faut surveiller l'emploi, car il est caustique et peut mortifier les tissus dans une certaine étendue. Il arrête une hémorragie par coagulation du sang ; mais on ne doit pas oublier que ce coagulum est soluble dans un excès de perchlorure, d'où l'indication de ne pas employer une solution trop concentrée. Il est encore antiseptique. On a beaucoup exagéré ses inconvénients et ses dangers, au moins pour les petites hémorragies. Il a cependant le désagrément d'écarter les lèvres de la plaie et d'empêcher la réunion immédiate. On se sert généralement de la solution officinale étendue de 9 volumes d'eau. Il sert à la préparation du citrate de fer ammoniacal et du sesquioxyde de fer hydraté.

Incompatibilités. — Il ne faut jamais l'associer à la *gomme*, à l'*albumine*, aux *mucilages*, au *tanin*, avec lesquels il est incompatible et donne des précipités ou des colorations.

IODURE FERREUX I²Fe = 310

Syn. : *Protoiodure de fer.*

Préparation. — On fait agir l'iode sur le fer, en présence de l'eau.

Limaille de fer	20 gr.
Eau.	100 —
Iode	80 —

L'eau et la limaille de fer sont mises dans un ballon et additionnées peu à peu d'iode, en agitant. On chauffe légèrement et on filtre dès que la liqueur est verte. On évapore dans une capsule, en présence d'une lame de fer, jusqu'à ce que la masse se solidifie par refroidissement. On coule sur une assiette et on enferme le produit dans des flacons secs. On obtient ainsi le sel anhydre. Rendement : 97 grammes environ. Théoriquement, 8 gr. 20 d'iode, en présence d'un excès de fer, 2 grammes, donnent 10 grammes d'iodure ferreux.

En concentrant la solution et laissant cristalliser, on obtient de l'iodure ferreux hydraté.

Le sel se conservant mal, on se contente d'habitude de faire une solution titrée en étendant convenablement d'eau la liqueur ci-dessus et filtrant.

Propriétés. — Le *sel anhydre* est blanc quand il est pur ; mais il s'hydrate très rapidement et se colore en vert. Le *sel hydraté* est en cristaux verts de formule FeI^24H^2O. Il est déliquescent, de saveur styptique, soluble dans la glycérine, dans l'eau et dans l'alcool. La chaleur le décompose en volatilisant l'iode ; l'air humide le colore en brun avec formation d'oxyiodure. La même réaction se produit dans ses solutions aqueuses. C'est un produit très altérable et qui se conserve mal.

Pharmacologie. — L'iodure ferreux est très usité et possède à la fois les propriétés de l'iode et du fer. Il est très employé dans le traitement de la chloro-anémie et de la scrofule, chez les enfants.

Doses et modes d'administration. — On l'administre, à l'*intérieur*, à la dose, par jour, de 0 gr. 10 à 1 gramme pour un adulte, 0,05 à 0,20 pour les enfants, en dragées, tablettes, pilules, mais surtout en sirop qui contient 0,50 % d'iodure ferreux. L'altération facile de ce sel à l'air fait qu'on a indiqué un certain nombre de formules de solutions titrées d'iodure de fer, permettant de préparer extemporanément le sirop.

Ces solutions ont aussi l'inconvénient de s'altérer, plus ou moins rapidement, selon les formules. La cause de cette altération a été longtemps discutée et n'est pas encore bien connue. Elle se traduit par la coloration jaune du liquide et par un trouble manifeste. On peut admettre que l'iodure ferreux s'oxyde au contact de l'air et de l'eau pour donner de l'iodure ferrique ou periodure de fer et aussi un oxyiodure.

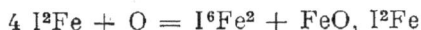

$$4 \ I^2Fe + O = I^6Fe^2 + FeO, I^2Fe$$

On peut encore admettre que, l'eau intervenant, il se fait de l'hydrate ferrique et de l'acide iodhydrique.

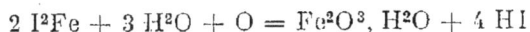

$$2 \ I^2Fe + 3 \ H^2O + O = Fe^2O^3, H^2O + 4 \ HI$$

Ces deux réactions doivent en réalité se produire, surtout la dernière, car les solutions altérées bleuissent le papier à l'amidon et ont une réaction acide ; elles donnent les réactions des sels ferriques.

Pour empêcher ou retarder cette oxydation, on a indiqué de laisser dans les solutions un excès de limaille de fer, précaution insuffisante, ou d'y ajouter du sulfure de fer hydraté (CARLES), de l'acide tartrique ou citrique, 1 % d'alcool.

On avait conseillé jusqu'à présent de conserver les solutions d'iodure de fer dans l'obscurité pour les empêcher de se colorer. LAMBERT, BOULARD, DEBRAY, BARNOUVIN ont montré qu'il fallait, au contraire, les laisser dans des flacons blancs et en pleine lumière, et que c'est même là le moyen de décolorer le sirop coloré ; la matière organique opérant, dans ce cas, une action réductrice. Cette décoloration est plus rapide en été qu'en hiver.

Composés minéraux oxygénés

ARSÉNIATE FERREUX $(AsO^4)^2Fe^3$ 3 $H^2O = 500$

Préparation. — On décompose l'arséniate de soude par le sulfate ferreux.

On mélange à froid les deux solutions suivantes :

1° Arséniate de soude cristallisé	50 gr.
Eau distillée.	500 —
2° Sulfate ferreux cristallisé.	40 —
Eau distillée.	100 —

L'arséniate ferreux se précipite ; on le lave avec de l'eau bouillie, par décantation, on le sèche rapidement au-dessous de 40° et on le conserve en flacons bien bouchés.

Propriétés. — L'arséniate de fer est une poudre amorphe, hydratée, d'un vert grisâtre au moment de sa préparation. Il se fonce à l'air en s'oxydant et se transforme en sel ferroso-ferrique. A 100°, il perd son eau. Il est insoluble dans l'eau, soluble, surtout fraîchement préparé, dans l'ammoniaque en donnant une solution verte, dans les acides, dans les citrates alcalins et le pyrophosphate de soude.

Il contient environ 30 % d'arsenic et 33,6 % de fer.

Essai. — Epuisé par l'eau, il fournit un liquide qui ne doit pas précipiter les sels de baryte, si le sel est bien lavé ; sinon, il contiendrait du sulfate ou de l'arséniate de soude.

Faire bouillir pendant quelques minutes 1 gramme d'arséniate ferreux avec 10 c. c. de solution de carbonate de soude au 1/5, ajouter 10 c. c. eau distillée, puis filtrer ; le fer est enlevé à l'état de carbonate de fer. Ajouter dans la solution quelques gouttes de solution iodo-iodurée, le liquide restera coloré en jaune en l'absence d'*acide arsénieux*.

Une pincée d'arséniate ferreux dissous dans de l'acide chlorydrique dilué ne doit se colorer que faiblement en rouge par le sulfocyanate de potasse (*sel ferrique*). Les produits commerciaux contiennent toujours des sels ferriques, ce qui les rend plus difficilement solubles dans l'ammoniaque.

Pharmacologie. — C'est à peu près le seul arséniate insoluble employé. Son peu de solubilité le rend moins actif que les arséniates alcalins ; il possède cependant une efficacité incontestable, comme reconstituant chez les anémiques, les chlorotiques et les paludéens.

On le donne, à *l'intérieur*, à la dose de 5 milligrammes à 5 centigrammes par jour en pilules ou granules. On peut le dissoudre et en faire une solution titrée ou un sirop à l'aide de pyrophosphate de soude ou d'un citrate alcalin.

CARBONATE FERREUX $CO_3Fe = 116$

Préparation. — Obtenu en mélangeant une solution de sulfate ferreux à une solution de carbonate de soude. Le carbonate ferreux se précipite et le sulfate de soude reste en solution. On le lave rapidement à l'eau bouillie et on le sèche à basse température (Voir sous-carbonate de fer).

Propriétés. — Sel blanc quand il est pur, mais qui, à l'air, devient rapidement vert, puis rouge, par formation de carbonate ferrique, puis de sesquioxyde de fer avec dégagement de CO_2. Il est insoluble dans l'eau pure, soluble dans l'eau gazeuse et décomposable par la chaleur en acide carbonique et oxyde ferrosoferrique. Il se rapproche alors du safran de Mars apéritif ou sous-carbonate de fer.

Pharmacologie. — Le carbonate ferreux ne pouvant pas être conservé, on doit l'employer immédiatement. Il entre dans la pré-

paration des pilules V<small>ALLET</small> et B<small>LAUD</small>. On a proposé de le produire
à l'état naissant dans l'estomac, en faisant absorber au malade une
solution de sulfate ferreux, puis une solution de bicarbonate de
soude, ou de mélanger les deux solutions dans un verre et d'avaler rapidement. Dose : de 0 gr. 10 à 0 gr. 50 par jour.

Dans la plupart de ses préparations, il se transforme en sesquioxyde de fer.

OXYDES DE FER

Les oxydes de fer employés en pharmacie constituent une série
importante qu'il est nécessaire de bien classer. On utilise :

Le *sesquioxyde anhydre* Fe^2O^3, qui est représenté par le *colcothar* et le *safran de Mars astringent* ;

2º Le *sesquioxyde hydraté* Fe^2O^3, $n\ H^2O$, comprenant l'*hydrate
ferrique* Fe^2O^3, $2\ HO^2$. le *safran de Mars apéritif* Fe^2O^3, $3/2\ H^2O$,
l'hydrate colloïdal, *fer dialysé* Fe^2O^3, H^2O ;

3º L'*oxyde ferroso-ferrique hydraté* Fe^3O^4, H^2O, ou *éthiops
martial*.

1° Sesquioxyde de fer anhydre
ou peroxyde de fer anhydre $Fe^2O^3 = 160$

A. — COLCOTHAR

Préparation. — On dessèche du sulfate ferreux provenant de
l'oxydation des schistes pyriteux, puis on le calcine dans un creuset en terre jusqu'à ce qu'il ne se dégage plus de vapeurs. On
pulvérise le résidu, on le lave à l'eau bouillante et on le porphyrise.

Il se dégage de l'anhydride sulfurique, de l'anhydride sulfureux,
et du colcothar reste.

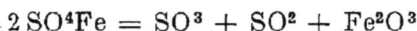

$$2\ SO^4Fe = SO^3 + SO^2 + Fe^2O^3$$

On peut encore l'obtenir par calcination à l'air de l'oxalate ferreux ; il est alors très ténu et plus soluble.

Propriétés. — Poudre amorphe, rouge foncé, insoluble dans l'eau, lentement soluble dans les acides, inaltérable à l'air. Au rouge blanc, il se transforme en oxyde magnétique Fe^3O^4. Il entre dans la composition de l'*onguent Canet*.

B. — SAFRAN DE MARS ASTRINGENT

Préparation. — Pour l'obtenir, on calcine au rouge le safran de Mars apéritif, ou sous-carbonate de fer, et on porphyrise le produit.

Propriétés. — Ce corps est du sesquioxyde de fer anhydre, insoluble dans l'eau et peu attaquable par les acides. Il possède les propriétés du colcothar. Il est presque inusité.

2° Sesquioxyde de fer hydraté ou peroxyde de fer hydraté

A. — HYDRATE FERRIQUE Fe^2O^3, n H^2O

Syn. : Peroxyde de fer gélatineux.

Préparation. — 1° Le Codex fait prendre :

Solution officinale de perchlorure de fer. . .   100 gr.
Ammoniaque officinale . . . .   40 —

On dilue le perchlorure de fer dans cinq litres d'eau environ et on le verse peu à peu et en agitant dans l'ammoniaque, préalablement étendue à 200 c. c. avec de l'eau. Le mélange doit être franchement alcalin. Il se fait un précipité gélatineux rougeâtre d'hydrate ferrique, qu'on lave par décantation jusqu'à ce que les eaux de lavage ne donnent plus rien par l'azotate d'argent additionné d'acide azotique (ce qui indique qu'il n'y a plus de chlorure). On conserve le produit sous l'eau et à la cave, pour qu'il ne subisse pas les variations de la température. On doit le renouveler tous les six mois environ.

Dans cette réaction, il se fait de l'hydrate ferrique et du chlorhydrate d'ammoniaque.

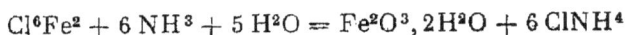

$$Cl^6Fe^2 + 6\,NH^3 + 5\,H^2O = Fe^2O^3, 2\,H^2O + 6\,ClNH^4$$

P. C. 25

On ne doit pas employer la soude ou la potasse, car, dans ce cas, le produit retient un peu d'alcali ; mais, d'après SOUBEIRAN, le bicarbonate de potasse donnerait un produit très pur.

Propriétés. — Le peroxyde gélatineux est brun, insoluble dans l'eau, très soluble dans les acides dilués.

Fraîchement préparé, il se dissout également dans le sirop de sucre. Sa solubilité diminue au bout de quelque temps sous l'influence de la chaleur. L'eau bouillante agit de même. Le peroxyde, obtenu en présence du sirop de sucre, donne, avec l'eau et la glycérine, une pseudo-solution.

Il retient toujours un peu de perchlorure de fer.

Pharmacologie. — Le peroxyde gélatineux, étant insipide, est facilement accepté par les malades. On l'emploie comme contre-poison de l'anhydre arsénieux, avec lequel il forme un arsénite insoluble. Mais lorsqu'on le destine à cet usage, il est utile de le conserver sous l'eau distillée et à la cave pour que sa température varie peu, sans quoi il perdrait de sa solubilité ; son action est d'autant plus sûre qu'il a été plus récemment préparé. On le donne par cuillerée à café de 5 en 5 minutes ; en faire absorber de 100 à 200 grammes. On le remplace d'ailleurs aujourd'hui, pour cet usage, par l'hydrate de magnésie.

Il sert aussi à préparer le citrate et le tartrate de fer.

B. — SOUS-CARBONATE DE FER

Syn. : Safran de mars apéritif.

Préparation. — On l'obtenait autrefois en exposant de la limaille de fer à la rosée du mois de mai.

Le code indique :

Sulfate ferreux cristallisé	100
Carbonate de soude cristallisé	120
Eau distillée	1.400

On dissout séparément les deux sels et on verse peu à peu la solution de carbonate dans celle de sulfate, en agitant. Il se dépose un précipité blanc de carbonate ferreux qu'on lave à froid par décantation et qu'on sèche à l'air à la température ordinaire en l'étalant sur des toiles et en remuant souvent.

Au contact de l'air, ce produit ne tarde pas à s'oxyder ; de blanc il devient vert, par formation d'oxyde ferroso-ferrique, puis il perd de l'acide carbonique et se transforme en grande partie en sesquioxyde hydraté.

Quand le produit est sec, on le pulvérise et on le tamise.

Propriétés. — Poudre jaune rougeâtre, amorphe, sans odeur ni saveur, insoluble dans l'eau, soluble dans les acides. Il est constitué par un mélange de sesquioxyde de fer et de carbonate de fer. Ce dernier corps s'y trouve en proportion d'autant plus faible que le produit est plus ancien. Sa formule peut être représentée par Fe^2O^3, $3/2$ H^2O, avec trace de carbonate. La rouille se rapproche de ce corps comme composition.

Il contient environ 30 % de fer.

Essai. — On peut le mélanger de colcothar ou de brique ; mais ces corps sont insolubles dans les acides. Le safran de Mars apéritif doit, au contraire, s'y dissoudre en entier et facilement, et cette solution au contact d'une lame de fer ne doit pas donner de dépôt rouge (*cuivre*). 1 gr. trituré avec 20 c. c. d'eau et celle-ci évaporée, il ne doit pas rester de résidu sensible. Sa solution chlorhydrique introduite dans l'appareil de Mars ne doit donner ni anneau, ni taches.

Pharmacologie. — Bonne préparation, souvent prescrite avec addition de rhubarbe. On le donne en poudre, cachets ou pilules, à la dose de 0 gr. 20 à 1 gramme par jour.

C. — HYDRATE COLLOÏDAL Fe^2O^3, H^2O

Syn. : Fer dialysé. — Peroxyde de fer soluble.

Préparation. — On ajoute 35 grammes d'ammoniaque, de densité 0,923 (22°B.), à 100 grammes de solution officinale de perchlorure de fer (fig. 13). Il se forme un précipité qui se redissout. Ce mélange est placé sur un dialyseur et laissé jusqu'à ce qu'il ne précipite presque plus par l'azotate d'argent. On renouvelle fréquemment l'eau de lavage du vase inférieur, qui entraîne la presque totalité de l'acide chlorhydrique combiné.

Il reste sur le dialyseur une solution très colorée, retenant seulement des traces de chlorures. On la concentre à chaud jusqu'à ce qu'elle marque 1,046 au densimètre.

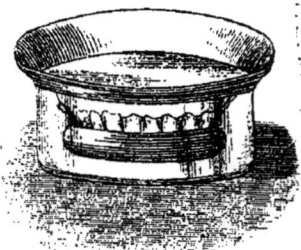

On peut aussi saturer le perchlorure de fer d'hydrate gélatineux et placer ce liquide limpide sur le dialyseur ; on aura un rendement plus élevé.

Propriétés. — Liquide rouge-brun foncé, soluble dans l'eau, et n'ayant pas la saveur désagréable des autres préparations ferrugineuses.

FIG. 13. — Préparation du fer dialysé.

L'acide sulfurique, le chlorure de sodium, les alcalis, en précipitent un corps colloïdal, insoluble dans les acides, mais se divisant dans l'eau pour faire croire à une dissolution. Il ne précipite ni par l'alcool, ni par le sucre et ne présente pas les réactions du fer. Sa constitution est celle d'un hydrate de fer retenant des traces de chlorure, pourtant sa richesse en chlorure varie suivant les proportions de perchlorure et d'hydrate mis en présence et le temps qu'a duré la dialyse.

Pharmacologie. — Bon ferrugineux qui se donne à la dose de 5 à 10 gouttes dans un peu d'eau avant les repas.

3º Oxyde ferroso-ferrique hydraté

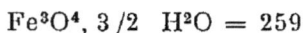

$$Fe^3O^4, 3/2 \ H^2O = 259$$

Syn. : *Ethiops martial.*

Préparation. — 1º L'ancien procédé de CAVEZALLI consistait à oxyder la limaille de fer, en l'exposant plusieurs jours à l'air, en présence de l'eau.

2º SOUBEIRAN indique de précipiter une dissolution bouillante de carbonate de soude par une dissolution contenant poids moléculaires égaux de sulfate ferreux et de sulfate ferrique. Il se fait de l'oxyde ferroso-ferrique, du sulfate de soude et de l'acide carbonique. On filtre, on lave le précipité et on le dessèche rapidement.

Propriétés. — Poudre amorphe, magnétique, noire, soluble sans effervescence dans les acides, formée par l'union du protoxyde et du sesquioxyde de fer FeO, Fe^2O^3 et pouvant devenir anhydre à 90°.

La proportion d'eau qu'il retient varie entre H^2O et 2 H^2O et dépend de sa température de formation ; en moyenne il contient 3/2 H^2O.

Bon ferrugineux, administré en poudre, pilules, tablettes, électuaire, à la dose de 0 gr. 10 à 1 gramme par jour.

PHOSPHATE FERROSO-FERRIQUE

Préparation. — On verse une solution de phosphate de soude dans une solution de sulfate ferreux, jusqu'à cessation de précipité. On laisse pendant vingt-quatre heures. Le précipité d'abord blanc gélatineux, devient gris bleuâtre et pulvérulent à l'air. On le lave par décantation, jusqu'à ce que l'eau de lavage ne trouble plus par l'azotate de baryte (absence de sulfate et de phosphate) et on sèche à température modérée (25°).

Dans cette opération, il se fait du sulfate de soude soluble et du phosphate ferreux insoluble. Ce phosphate ferreux blanc s'oxyde à l'air en passant partiellement à l'état de sel ferrique ; finalement on obtient un phosphate ferroso-ferrique.

Propriétés. — Poudre amorphe, d'un bleu ardoisé foncé, contenant environ un quart de son poids d'eau d'hydratation. Il est soluble dans l'eau, soluble dans les acides, même dans l'acide carbonique. Sa composition est variable : c'est un mélange de phosphate ferreux et de phosphate ferrique, dont les proportions dépendent du temps d'exposition à l'air, de la température, de la rapidité plus ou moins grande de l'oxydation, etc. L'air humide lui donne une teinte ocracée.

Pharmacologie. — Ferrugineux employé à la dose de 0 gr. 25 à 0 gr. 50, en pilules ou cachets.

PYROPHOSPHATE FERRIQUE

$$(P^2O^7)^3 \; Fe^4 = 746$$

Préparation. — On précipite, à une température qui ne doit pas dépasser 15°, la solution officinale de perchlorure de fer par une solution de pyrophosphate de soude. On obtient un précipité gélatineux blanc jaunâtre, qui est lavé à froid par décantation et séché à l'air. Il faut éviter un excès de pyrophosphate qui redissoudrait le précipité.

Propriétés. — Corps amorphe, blanc jaunâtre, insoluble dans l'eau, soluble dans une solution de pyrophosphate de sodium, s'il a été obtenu au-dessous de 15°.

On l'emploie à l'état de pyrophosphate double de fer et de sodium.

PYROPHOSPHATE DE FER ET DE SODIUM

Préparation. — On l'obtient en chauffant au bain-marie 100 parties de pyrophosphate de soude avec 400 parties de pyrophosphate ferrique. Le mélange se liquéfie ; on l'étend sur des assiettes et on le met à l'étuve.

Propriétés. — Écailles ou paillettes d'un blanc verdâtre, solubles dans l'eau en donnant une solution presque incolore.

On l'administre, à l'*intérieur*, à la dose de 0 gr. 20 à 1 gramme par jour, en solution et en sirop.

Pour certains auteurs, ce sel est peu absorbé et traverse l'économie sans se décomposer, n'agissant que comme diurétique ; pour d'autres, au contraire, il a une action énergique et peut devenir un poison musculaire.

PYROPHOSPHATE DE FER CITRO-AMMONIACAL

Préparation. — Par dissolution du pyrophosphate ferrique dans le citrate d'ammonium.

On prépare d'abord du pyrophosphate ferrique, comme il a été dit précédemment, avec :

Solut. officin. de perchlorure de fer. . . . . 156 gr.
Pyrophosphate de soude cristallisé. . . . . 84 —

Le pyrophosphate de soude étant dissous dans de l'eau, on le verse dans la solution de perchlorure étendue d'eau ; on lave le précipité sans le sécher. D'autre part, on dissout dans un peu d'eau 26 grammes d'acide citrique et on ajoute de l'ammoniaque en excès, pour avoir une liqueur franchement alcaline dans laquelle on verse le précipité de pyrophosphate ferrique. On obtient une dissolution jaunâtre que l'on concentre à basse température (55° au maximum) et que l'on étend sur des assiettes ou des lames de verre placées ensuite à l'étuve à 55° ou exposées à l'air.

Propriétés. — Ecailles jaune verdâtre, brillantes, solubles dans l'eau, de saveur presque nulle, décomposables par la chaleur. Il contient environ 18 % de fer.

Pharmacologie. — Proposé par ROBIQUET à cause de sa solubilité et de sa saveur faible, pour remplacer les autres pyrophosphates de fer. On le donne en pilules, solution, sirop, à la dose de 0 gr. 10 à 1 gramme par jour.

SULFATE FERREUX SO⁴Fe, 7 H²O = 278

Syn. : Sulfate de protoxyde de fer. — Protosulfate de fer.

Préparation. — PROCÉDÉ DE LABORATOIRE. — On obtient le sulfate ferreux en attaquant le fer par l'acide sulfurique étendu.

Pointes de Paris ou rognures de fer. . . . . 100 gr.
Acide sulfurique officinal. . . . . 160 —
Eau. . . . . 800 —

Introduire dans un ballon le mélange d'eau et d'acide et ajouter par parties les rognures de fer ; de l'hydrogène se dégage. Quand le dégagement s'arrête, porter à l'ébullition, filtrer rapidement en évitant le contact de l'air. Ajouter au liquide 20 grammes d'acide sulfurique étendu de 2 à 3 volumes d'eau, concentrer jusqu'à 1,29 (33° B.) et laisser cristalliser. Les cristaux, égouttés sur un entonnoir, sont lavés avec un peu d'alcool à 60° et séchés rapidement sur du papier à filtrer ; puis on les enferme dans des flacons secs et bien bouchés.

Procédé industriel. — Dans l'industrie on obtient de grandes quantités de sulfate très impur en grillant des pyrites de fer et lessivant ensuite avec de l'eau qu'on abandonne à la cristallisation.

Purification. — Le sulfate commercial ordinaire contient toujours de l'arsenic, du cuivre, du sulfate ferrique, du zinc, de la chaux, de la magnésie, de l'alumine.

Pour le purifier, on dissout le sel dans l'eau et on y ajoute de la limaille de fer et un peu d'acide sulfurique. On chauffe. Il se dégage de l'hydrogène qui réduit le sulfate ferrique en sulfate ferreux, en même temps que le fer précipite le cuivre et une partie de l'arsenic. On filtre et on fait cristalliser.

Cette méthode n'enlève pas le zinc, l'alumine, la chaux, etc. La purification complète du produit serait laborieuse ; il est préférable de le préparer directement.

Propriétés. — Le sulfate de fer pur se présente en gros prismes rhomboïdaux obliques, de saveur styptique désagréable. Les cristaux obtenus en liqueur neutre sont vert clair ; en liqueur acide vert bleuâtre ; la couleur vert émeraude indique la présence d'une trace de sulfate ferrique. Il est soluble dans 1 p. 8 d'eau froide et 0 p. 3 d'eau bouillante, insoluble dans l'alcool, soluble dans 4 p. de glycérine. Il cristallise avec 7 H^2O, à la température ordinaire ; à 40°, il contient 5 H^2O ; à 80° 3 H^2O. Chauffé à 300°, il devient anhydre et forme une poudre blanche hygrométrique ; au rouge sombre, il donne du colcothar et des anhydrides sulfureux et sulfurique ; ce dernier, en présence d'un peu de vapeur d'eau, se transforme en acide de Nordhausen. Abandonné à l'air, le sulfate ferreux s'effleurit et devient jaune à la surface par dépôt de sulfate ferrique et de sesquioxyde de fer. Sa solution aqueuse se trouble à l'air, en donnant le même dépôt. La gomme, le sucre l'alcool, retardent cette altération ; les oxydants (chlore, acide azotique) la produisent immédiatement.

Le sulfate ferreux réduit les sels d'or et absorbe les vapeurs nitreuses en se colorant en brun.

Il contient 20,14 % de fer.

Impuretés. — Le sulfate de fer peut contenir du cuivre, du zinc, de l'arsenic, du sulfate ferrique, du sesquioxyde de fer.

Essai. — Le *cuivre* se reconnaît en plongeant dans la solution une lame de fer qui se recouvre d'un dépôt rougeâtre de cuivre métallique.

Pour le *zinc*, faire bouillir la solution avec quelques gouttes d'acide azotique, ajouter un excès de potasse, filtrer, ajouter du sulfure ammonique : il se fait un précipité blanc de sulfure de zinc, insoluble dans l'acide acétique.

L'*arsenic* se recherche à l'appareil de Marsh.

Le *sesquioxyde* se reconnaît en dissolvant à froid le sulfate dans un peu d'acide chlorhydrique étendu. Ajouter du sulfocyanate de potassium qui donnera une coloration rouge, s'il y a du sel ferrique.

L'*acide sulfurique libre*, en ajoutant du carbonate de chaux dans sa solution, il se dégagera CO^2.

Pharmacologie. — Le sulfate de fer est un astringent énergique et un désinfectant puissant. On l'emploie rarement à *l'intérieur*, à cause de sa saveur désagréable.

A l'*extérieur*, il sert comme antiseptique. Il absorbe l'hydrogène sulfuré et le sulfhydrate d'ammoniaque, ce qui le rend propre à désinfecter les matières fécales des contagieux. Mais, sous ce rapport, il est très inférieur au sulfate de cuivre.

On l'administre à l'*intérieur* contre l'anémie à la dose de 0 gr. 05 à 0 gr. 50 par jour, à l'état de vin de quinquina ferrugineux et sous forme d'eau minérale artificielle.

A l'*extérieur*, il se donne en solution pour injections et collyres.

On peut le conserver cristallisé et sans crainte d'oxydation en le laissant plongé dans l'alcool à 95°.

Le *sulfate de fer commercial* ou vitriol vert, couperose verte, est en masses vertes couvertes de dépôt blanc jaunâtre ; il est très impur ; il ne doit servir que comme désinfectant et à doses élevées.

. Le sulfate de fer commercial est utilisé en badigeonnages ou arrosages pour la destruction des mousses ou des lichens qui garnissent les troncs des arbres fruitiers, ainsi que pour détruire les champignons et les parasites de la vigne.

SULFURE DE FER HYDRATÉ

Préparation. — Faire dissoudre 139 grammes de sulfate ferreux dans 20 fois son poids d'eau chaude et précipiter la solution par addition d'une solution de 120 grammes de sulfure de sodium dans 20 fois son poids d'eau chaude. Laver avec de l'eau chargée de H^2S et conserver sous l'eau bouillie en petits flacons.

Propriétés. — Précipité noir, très oxydable à l'air, soluble dans l'acide chlorhydrique étendu, sans dépôt de soufre. Utilisé comme contrepoison des sels métalliques.

Composés organiques

ALBUMINATE DE FER

Préparation. — On le prépare en saturant de chlorure de sodium une solution d'albumine et ajoutant un léger excès de perchlorure de fer : l'albuminate se précipite. On l'étend sur plaques de verre et on sèche vers 40º. On obtient ainsi des paillettes. C'est habituellement une poudre jaunâtre, inodore, insipide, soluble dans l'eau. Elle contient environ 5 % de fer.

Pour l'obtenir en solution on délaye 40 grammes de blanc d'œuf frais dans 50 c. c. de glycérine à 30º et on y ajoute 12 grammes (10 c. c.) de solution officinale de perchlorure de fer. Ajouter en agitant de la solution de soude à 10 % jusqu'à formation d'un précipité qui se dissout dans la solution de soude (environ 70 à 80 c. c. de soude). On neutralise ensuite par addition de 3 à 4 c. c. de solution d'acide citrique à 50 %. On complète à 200 c. c. On laisse reposer deux jours et on filtre. Chaque c. c. contient 5 milligrammes de fer.

On le donne à la dose de 0,30 par jour. Il est d'absorption facile et ne donne pas de constipation.

CITRATE DE FER AMMONIACAL

Syn. : *Citrate ferrico-ammonique.*

Préparation. — 1° PROCÉDÉ DU CODEX. — On l'obtient en dissolvant du peroxyde de fer dans du citrate d'ammoniaque. On prend :

Perchlorure de fer officinal	260 gr.
Eau distillée	11.000 —
Ammoniaque officinale	118 —
Acide citrique	100 —

Diluer le perchlorure de fer avec 10 litres d'eau, et 100 grammes d'ammoniaque avec 1 litre d'eau, mélanger les deux solutions, mélange qui doit rester alcalin. Laisser déposer le précipité d'hydrate ferrique ; le laver par décantation jusqu'à ce que les eaux de lavages, additionnées d'acide azotique, ne troublent plus par l'azotate d'argent.

Mettre le précipité dans une capsule avec 100 grammes d'acide citrique et 18 grammes d'ammoniaque, laisser quelques heures à 60°. Après refroidissement, filtrer, évaporer sur des assiettes ou sur des lames de verre, à l'étuve vers 40°-50°.

2° PROCÉDÉ MÉHU. — On dissout dans l'ammoniaque du citrate ferreux cristallisé et on laisse le mélange s'oxyder à l'air.

Ce citrate ferreux s'obtient en chauffant à l'ébullition un mélange, à poids égaux, de fil de fer, d'acide citrique et d'eau ; de l'hydrogène se dégage et le citrate ferreux se précipite sous forme de poudre blanche cristalline, très dense, qu'on sépare du reste du fer. On le lave rapidement à l'eau bouillante, sur un filtre, et, sans le sécher, on l'arrose avec de l'ammoniaque, dans laquelle il se dissout avec élévation de température. La liqueur, d'abord verte, presque noire, passe au jaune. On l'étend sur des assiettes et on l'expose à l'air deux jours. Le produit desséché à l'étuve donne le citrate double.

Propriétés. — Sel incristallisable, hygroscopique, de saveur douce à peine ferrugineuse, obtenu en paillettes transparentes d'un brun-rouge, ressemblant à des éclats de verre coloré ; il est soluble dans l'eau en donnant une solution neutre ou légèrement acide, insoluble dans l'alcool. Sa solution aqueuse ne précipite pas par l'ammoniaque, mais précipite par la soude, différence avec le tartrate ferrico-potassique. Il ne donne que quelques-unes des réactions des sels de fer. Sa composition chimique n'est pas nettement définie ; il contient environ 18 % de fer.

Le procédé de Méhu donne un produit peu hygroscopique et une solution aqueuse non décomposable par l'ébullition.

Falsifications. — Dans le commerce, on substitue quelquefois au citrate de fer du tartrate de fer et de potasse, ou bien, on fait un mélange des deux.

Essai. — On peut reconnaître cette falsification à l'aide du procédé suivant :

On met dans un tube à essai une pincée de résorcine, 4 à 5 c. c. d'acide sulfurique concentré et quelques paillettes de citrate (environ 0,10) et on chauffe à l'ébullition. Avec le tartrate, le liquide devient rouge violacé ; avec le citrate, il devient brun-noir. La présence d'un peu d'eau empêche complètement la réaction.

Le Codex indique de traiter la solution par de la potasse en excès qui précipite l'hydrate ferrique ; la liqueur séparée par filtration puis acidulée d'acide acétique et évaporée ne doit pas donner de cristaux de tartrate acide de potassium.

Le soluté aqueux de citrate de fer ammoniacal ne doit précipiter ni par l'ammoniaque, ni par l'hydrogène sulfuré ; il ne doit pas colorer notablement en bleu le ferrocyanure de potassium (*sel ferreux*). Acidulé par l'acide azotique, il ne doit pas précipiter l'azotate d'argent (*chlorures*).

1 gramme calciné avec précaution donne environ 0 gr. 24 à 0 gr. 26 de sexquioxyde de fer.

Pharmacologie. — Le citrate de fer ammoniacal est un bon ferrugineux, bien supporté par l'organisme. Il est employé en pilules, solution, sirop, ou associé au vin de quinquina ou de Malaga, à la dose de 0 gr. 50 à 1 gramme par jour. Sa saveur n'est pas désagréable. Ses solutions s'altèrent et se troublent avec dépôt d'oxyde de fer. Ne pas le formuler en paquets ou cachets, car il est hygroscopique. On le donne aussi en injections sous-cutanées, très actives, mais douloureuses.

Citrate ferreux ammoniacal vert. — On l'obtient en attaquant du fer par de l'acide citrique et dissolvant le citrate ferreux produit dans de l'ammoniaque, puis en évaporant, en ayant soin d'empêcher toute oxydation. On obtient ainsi des paillettes vertes très oxydables à l'air, solubles dans l'eau, solution également très oxydable. On l'a fortement préconisé en injection hypodermique contre l'anémie à la dose de 0,05 à 0,10 par injection quotidienne dissous dans de l'eau additionnée d'une trace de phénol. Ces injections exigent quelques précautions (GRECCO-GALLOUIN).

GLYCÉRO-PHOSPHATE DE FER

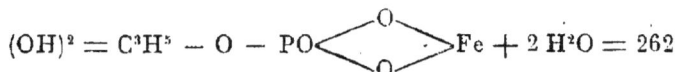

$$(OH)^2 = C^3H^5 - O - PO \underset{O}{\overset{O}{<}} > Fe + 2\ H^2O = 262$$

Préparation. — On mélange une solution concentrée de glycérophosphate de chaux à une solution de sulfate de fer ; il se précipite du sulfate de chaux. On filtre, on évapore la liqueur jusqu'à consistance sirupeuse, on l'étend sur des vitres et on sèche à l'étuve.

Propriétés. — Il se présente en paillettes gris verdâtre, solubles dans 10 parties d'eau, plus à chaud qu'à froid, en donnant une solution brune à réaction acide qui ne doit pas précipiter par les réactifs des phosphates. Il contient toujours du sulfate de fer et du sulfate de chaux. On le donne à la dose de 0 gr. 20 à 0 gr. 30, en poudre, solution, sirop, comme tonique et reconstituant. Il est plus particulièrement indiqué contre l'anémie, la chlorose, le lymphatisme.

LACTATE FERREUX

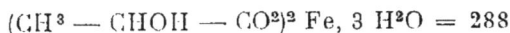

$$(CH^3 - CHOH - CO^2)^2\ Fe,\ 3\ H^2O = 288$$

Préparation. — 1° On décompose le lactate de chaux par le sulfate de fer ; il se fait du lactate de fer et du sulfate de chaux.

Lactate de calcium . . . . 1.000 gr.
Sulfate ferreux cristallisé. . . . . 980 —

On dissout séparément les deux sels et on mélange les solutions ;
du sulfate de chaux se dépose. Ce dépôt est facilité par l'addition
à la liqueur d'un quart de son volume d'alcool fort à 93°. On
filtre, on concentre au bain-marie et on abandonne à l'étuve.
Le lactate se précipite en croûtes verdâtres, qu'il faut conserver
à l'abri de l'air et de la lumière.

En faisant bouillir les eaux mères avec de la chaux qui précipite
le fer, il se fait du lactate de chaux qui peut être utilisé pour la
préparation précédente.

Propriétés. — Aiguilles verdâtres rassemblées en croûtes,
solubles dans 48 parties d'eau froide, solubilité qu'il n'atteint
jamais par présence de sel ferrique, 12 parties d'eau bouillante,
6 parties de glycérine, dans une solution de citrate de soude, très
peu solubles dans l'alcool. Sec, il est inaltérable à l'air ; mais, en
solution, il s'oxyde avec formation de lactate ferrique ; la chaleur
le colore en brun avec dégagement de vapeurs empyreumatiques.
Il contient 19,44 % de fer.

Essai. — Le lactate ferreux ne doit pas avoir l'odeur *d'acide
butyrique*. Broyé avec l'acide sulfurique officinal, il ne doit pas
brunir (*matières organiques étrangères*), ni dégager de gaz (*carbonates*) ni donner l'odeur d'acide butyrique.

Sa solution aqueuse acidulée par l'acide azotique ne doit pas
se troubler par l'azotate de baryum (*sulfates*), ni par l'azotate
d'argent (*chlorures*).

Dosage. — 1 gramme de lactate ferreux est calciné doucement ;
le résidu est lavé à l'eau, la partie insoluble est calcinée de nouveau
avec un peu d'acide azotique ; il reste environ 0 gr. 27 d'oxyde
de fer.

Pharmacologie. — Le lactate ferreux n'offre que le seul
avantage de se conserver à l'air et d'avoir une saveur peu
prononcée.

Il a été conseillé au moment où l'acide lactique était regardé
comme l'acide normal du suc gastrique ; on supposait alors que

les préparations ferrugineuses étaient absorbées sous forme de lactates.

On le donne, à *l'intérieur*, en poudre, pilules, dragées ou cachets à la dose de 0 gr. 10 à 1 gramme par jour.

OXALATE FERREUX $C^2O^4Fe = 144$

Syn. : *Protoxalate de fer.*

Préparation. — On verse 100 c. c. d'une solution d'oxalate neutre de potasse à 30 % dans 150 c. c. d'une solution de sulfate ferreux à 30 %, on agite fortement et on laisse déposer 12 heures. Le précipité est lavé à l'eau froide pour enlever l'excès de fer et on sèche à l'étuve vers 100°. On obtient ainsi environ 25 grammes de produit jaune pâle, très homogène et contenant très peu de sel ferrique : c'est le sel hydraté.

Propriétés. — Se présente sous deux états :

Anhydre, il est amorphe, de couleur jaune chamois, c'est le produit officinal ; il contient 38,8 % de fer.

Hydraté, il est jaune citron, cristallisé et retient deux molécules d'eau.

Le sel anhydre s'obtient difficilement sans devenir partiellement ferrique. Le sel hydraté à $2H^2O$ se prépare facilement et se conserve bien ; à 100° il ne perd pas d'eau ; à 150° seulement il se décompose. Aussi le propose-t-on pour remplacer le précédent comme produit officinal ; il contient 31,1 % de fer.

L'oxalate ferreux est insoluble dans l'eau, l'alcool et l'éther, soluble dans les acides étendus. Chauffé, il se décompose dès 100° puis donne un résidu ocreux de peroxyde de fer anhydre. La solution de soude le décompose avec formation d'oxalate de soude et d'hydrate de fer insoluble.

Essai. — Calciner 1 gramme d'oxalate ferreux, reprendre le résidu par HCl chaud, diluer, neutraliser par de la soude, ajouter du sulfure d'ammonium et filtrer : le liquide ne devra pas se troubler par le carbonate de soude (*calcium*).

Dosage. — Le fer se dose par calcination en présence d'un

peu d'acide azotique. 1 gramme d'oxalate anhydre donne sensiblement 0 gr. 555 de sexquioxyde de fer. 1 gramme d'oxalate hydraté
donne 0 gr. 444 de cet oxyde.

L'acide oxalique se dose par acidimétrie au moyen de la solution N de soude.

Pharmacologie. — 'C'est le ferrugineux préféré par Hayem
dans le traitement de la chlorose. Il paraît plus soluble dans le
suc gastrique et mieux toléré que la généralité des ferrugineux.
On le donne à la dose de 0 gr. 05 à 0 gr. 20 avant chaque repas,
en cachets, paquets, pilules. Il ne constipe pas.

PEPTONATE DE FER

Existe à l'état solide et en solution titrée.

Les différentes formules de solutions données sous le nom de
Jaillet et Quillart sont certainement fausses et inutilisables.

La suivante donne de bons résultats.

On dissout 5 grammes de peptone dans 50 c. c. d'eau, on y
ajoute 50 c. c. de glycérine, puis on verse dans ce mélange
12 grammes (ou 10 c. c.) de solution officinale de perchlorure de fer
et ensuite, peu à peu en agitant, de la solution de soude à 4 %
jusqu'à ce que le précipité formé se soit dissous dans l'excès de
soude (environ 100 c. c. de soude). On neutralise ensuite par
addition de 2 à 3 c. c. de solution d'acide citrique à 50 % et on
complète à 200 c. c. On laisse reposer deux jours et on filtre. On
obtient ainsi un liquide d'un beau rouge foncé contenant 5 milligrammes de fer par c. c.

Propriétés. — Le peptonate solide est en masses spongieuses,
légères, de couleur brun verdâtre, de saveur métallique astringente et à odeur de peptone ; il est soluble dans l'eau et dans
l'alcool ; il est très hygrométrique et se conserve mal. On lui
préfère la solution titrée. C'est un tonique reconstituant, à la dose
de 0 gr. 50 à 2 grammes par jour. On l'emploie en solution, vin,
sirop et élixir.

TARTRATE FERRICO-AMMONIQUE

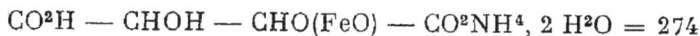

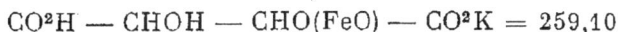

$$CO^2H — CHOH — CHO(FeO) — CO^2NH^4, 2\ H^2O = 274$$

Préparation. — On dissout de l'hydrate ferrique dans de l'acide tartrique, en présence d'ammoniaque.

Solut. officin. de perchlorure de fer	625 gr.
Acide tartrique pulvérisé	150 —
Ammoniaque liquide	q. s.

On prépare d'abord du peroxyde de fer gélatineux par précipitation du perchlorure par l'ammoniaque ; le précipité, bien lavé, est dissous à une douce chaleur par addition de l'acide tartrique. Quand le mélange est devenu jaune ocreux, on y ajoute la quantité nécessaire d'ammoniaque pour le rendre limpide. On concentre sans dépasser 60°, et l'on étend la solution à l'aide d'un pinceau sur des plaques de verre que l'on sèche ensuite à l'étuve.

Propriétés. — Ecailles brunes, transparentes, de saveur faible, solubles dans l'eau, hygroscopiques et facilement décomposées par la chaleur. Chauffées avec de la soude, elles dégagent de l'ammoniaque. Ce sel appartient au groupe des émétiques, l'oxyde de fer joue le rôle d'acide pour éthérifier une fonction alcoolique de l'acide tartrique. Ce n'est donc pas un sel double.

Pharmacologie. — On l'administre à la dose de 0 gr. 50 à 4 grammes par jour en solutions aqueuses, qui se conservent mal, en sirop et en tablettes ; il est plus soluble que le tartrate ferrico-potassique. En Angleterre il est très employé.

TARTRATE FERRICO-AMMONIQUE

$$CO^2H — CHOH — CHO(FeO) — CO^2K = 259,10$$

Syn. : Tartrate de fer et de potasse.

Préparation. — PROCÉDÉ DU CODEX. — On dissout de l'hydrate ferrique dans du tartrate acide de potassium.

Mettre dans une capsule 100 grammes de bitartrate de potasse pulvérisé et y ajouter la quantité de peroxyde de fer gélatineux humide qui correspond à 42 grammes d'oxyde desséché (ce qu'on détermine à l'avance en séchant à l'étuve 10 grammes de peroxyde gélatineux et pesant le résidu).

Faire digérer pendant deux heures à 60°, filtrer et concentrer à 60° maximum en consistance sirupeuse, verser la liqueur en couches minces sur des assiettes, ou, mieux, l'étendre au pinceau sur des plaques de verre que l'on place ensuite à l'étuve, vers 50°. Quand une première couche est presque sèche, on en passe une deuxième, on dessèche de nouveau, puis une troisième et ainsi de suite. On détache le produit sec en frappant quelques coups sur la plaque de verre. Pour obtenir un produit plus beau et plus soluble, on donne au liquide, avant de l'étendre sur les plaques, une faible réaction alcaline par addition d'ammoniaque.

PROCÉDÉ YVON. — On dissout directement l'hydrate ferrique dans une solution d'acide tartrique et on ajoute au tartrate de fer ainsi formé du bicarbonate de potassium en excès ; on filtre et on opère comme précédemment.

Propriétés. — Ecailles transparentes, grenat foncé, de saveur faible, solubles dans l'eau quand elles n'ont pas été trop chauffées, insolubles dans l'alcool. L'addition d'un peu d'ammoniaque facilite leur solubilité dans l'eau. Les solutions aqueuses déposent à froid, au bout de quelque temps, et plus rapidement à chaud, du sesquioxyde de fer. Il ne donne que quelques-unes des réactions des sels de fer. Le ferrocyanure de potassium ne le colore pas.

Il contient environ 21,6 % de fer.

Ce sel appartient au groupe des émétiques.

Essai. — Sa solution aqueuse ne précipite ni par l'ammoniaque ni par la soude, différence avec le citrate de fer. La réaction suivante fait encore la différence. On met dans un tube une pincée de résorcine, 4 à 5 c. c. d'acide sulfurique concentré, quelques paillettes de tartrate (environ 0,10) et on chauffe à l'ébullition : le liquide devient rose violacé ; avec le citrate, il devient brun-noir.

Quand on le chauffe avec de la soude, il dégage toujours un peu d'ammoniaque, parce qu'on en ajoute dans sa solution pour donner une plus belle apparence aux paillettes. Cette recherche de l'ammoniaque ne permet donc pas de le distinguer du citrate de fer ammoniacal.

Pharmacologie. — C'est le sel soluble de fer le plus employé : il est bien toléré et ne constipe pas. On le prescrit à la dose de 0 gr. 50 à 2 grammes par jour, en solution, sirop, vin, tablettes, pilules et en dissolution dans l'eau gazeuse. Sa solution aqueuse remplace l'ancienne teinture de Mars tartarisée.

DÉRIVÉS DU FER PEU EMPLOYÉS

Arsénio-citrate de fer ammoniacal. — Lamelles vertes, très solubles dans l'eau, contenant 1,40 % d'acide arsénieux et 15 à 18 % de fer.

Employé en injections hypodermiques contenant 0 gr. 035 de sel, soit 1 /2 milligramme d'acide arsénieux par c. c. dans l'anémie palustre, l'anémie pernicieuse, toute anémie grave.

Action thérapeutique rapide.

Cacodylate de fer $[AsO(CH^3)^2O]^6Fe^2$. — Poudre amorphe, jaune verdâtre, très soluble dans l'eau, contenant 19 % de sesquioxyde de fer et 48 % d'arsenic. Il n'est pas toxique. On le donne plus spécialement dans la chlorose, le paludisme, la neurasthénie, la prétuberculose, en pilules, solution, à la dose de 0 gr. 05 à 0 gr. 10 par jour, en injections hypodermiques à 0 gr. 03 par c. c., 2 à 3 par jour.

Méthylarsinate de fer $(AsOCH^3O^2)^3Fe^2$. — Produit de composition variable selon le mode de préparation.

Obtenu en solution pour injections hypodermiques de la manière suivante. Délayer dans 500 gr. d'eau une quantité d'oxyde de fer gélatineux représentant 16 gr. de fer, ce qu'un dosage permet d'établir. Ajouter 42 gr. d'acide méthylarsinique, faire bouillir jusqu'à dissolution ; neutraliser par addition d'une solution ammoniacale à 10 % (environ 300 c. c.); compléter avec de l'eau à 1050 c. c. Filtrer Stériliser à 120°. 1 c. c. contient 0 gr. 05 de méthylarsinate ferrique. (PICON).

Se donne en pilules à la dose de 0 gr. 02 à 0 gr. 06.

Nucléinate de fer. — Obtenu en précipitant par l'alcool un mélange de solution ammoniacale d'acide nucléinique et de solution ammoniacale d'hydrate de fer. Poudre brunâtre contenant 12 % de fer. Administré dans la chlorose, les anémies graves, à la dose de 0 gr. 10 à 0 gr. 50 par jour, en pilules ou injections sous-cutanées.

Phospho-mannitate de fer. — Poudre blanche, bien soluble dans l'eau, titrant 8 % de fer. Se prend à la dose de 0 gr. 20 à 0 gr. 50, en granulé, sirop, potion. Il ne produit pas de constipation.

Saccharate de fer. — S'obtient avec 12 grammes de sucre dissous dans un mélange de 200 grammes de perchlorure de fer et 100 grammes d'eau et on verse le mélange dans un excès de soude à 7,50 %. Dès que le précipité est formé, on étend d'eau, lave et sèche à basse température. On obtient une poudre cristalline brune, contenant 48 % de fer, soluble à chaud dans les solutions du sucre. Employé comme ferrugineux.

DÉRIVÉS DU MANGANÈSE

Composés minéraux

CHLORURE MANGANEUX

$$Cl^2Mn, 4H^2O = 198$$

Préparation. — On l'obtient en traitant le bioxyde de manganèse par l'acide chlorhydrique ; il se fait du chlore et du chlorure de manganèse impur que l'on débarrasse du chlorure de fer qu'il contient d'ordinaire en le faisant bouillir avec du carbonate de manganèse en excès. On filtre, concentre et fait cristalliser.

Le chlorure de manganèse est un résidu de la préparation du chlore par le procédé de Scheele.

Propriétés. — Cristaux transparents, légèrement rosés, fusibles à 88°, devenant anhydres par la chaleur, de saveur astringente, solubles dans 1 p. 5 d'eau froide, dans 0 p. 8 d'eau à 62°, insolubles dans l'alcool, inaltérables à l'air sec, déliquescents dans l'air humide. Chauffés au contact de l'air, ils perdent du chlore et absorbent de l'oxygène.

Essai. — La solution de chlorure de manganèse ne doit pas précipiter par le chlorure de baryum (*sulfates*). Il doit satisfaire aux essais indiqués pour le carbonate de manganèse dissous dans l'acide acétique.

Pharmacologie. — G. BERTRAND a signalé la présence constante du manganèse dans les oxydases et démontré le rôle important qu'il joue dans les oxydations produites par ces ferments. Il a pu reproduire des phénomènes analogues en dehors de toute diastase simplement par l'emploi des sels de manganèse. Aussi sont-ils considérés comme des pourvoyeurs d'oxygène, et à ce titre on les administre comme les sels de fer dans l'anémie, la chlorose, la scrofulose, les convalescences des maladies graves On prescrit le chlorure de manganèse, surtout en pilules, à la dose de 0 gr. 10 à 0 gr. 50 par jour.

CARBONATE DE MANGANÈSE

$$CO^3Mn,H^2O = 133$$

Syn. : *Carbonate manganeux.*

Préparation. — Par double décomposition entre le sulfate de manganèse et le carbonate de soude.
Le Codex fait prendre :

Sulfate de manganèse cristallisé. . . . . . . 200 gr.
Carbonate de soude cristallisé. . . . . . . 260 —

Les deux sels sont dissous séparément dans l'eau chaude et on mélange les solutions. On lave le dépôt à l'eau chaude, par décantation, jusqu'à ce que l'eau de lavage ne trouble plus par le chlorure de baryum, ce qui indique que tout le sulfate de manganèse et tout le carbonate de soude en excès ont été enlevés ; on sèche.
Dans cette opération, l'eau chaude employée ne doit pas dépas-

ser la température de 70°, sous peine de souiller le produit d'oxyde de manganèse, par décomposition du carbonate.

Propriétés. — Le carbonate de manganèse est une poudre amorphe, rosée, insoluble dans l'eau, soluble quelquefois incomplètement dans les acides. Il est inaltérable à l'air sec, mais brunit dans l'air humide. Dès 70°, il se décompose en acide carbonique et oxyde de manganèse. Calciné, il devient brun et laisse comme résidu de l'oxyde brun Mn^3O^4. Le commerce livre souvent comme carbonate de manganèse une poudre jaunâtre ou grise dont la teinte est due à une dessiccation à température trop élevée.
Il contient 41,35 % de manganèse et 13,50 % d'eau.

Essai. — La solution dans l'acide acétique est rarement complète par présence de sel manganique ; elle ne doit pas précipiter par l'hydrogène sulfuré (absence de *zinc, cuivre, plomb*) mais peut produire un léger trouble par le chlorure de baryum (*sulfates*) et par l'acide oxalique (*calcium*) ; elle doit donner avec le ferrocyanure de potassium un précipité blanc et non bleu, soluble dans HCl (*fer*). Calciné, le sel laisse 57 % d'oxyde brun.

Pharmacologie. — On l'a proposé comme succédané des sels ferreux. On le donne à la dose de 0 gr. 10 à 0 gr. 50 par jour en pastilles, pilules ou cachets.

BIOXYDE DE MANGANÈSE $MnO^2 = 87$

Syn. : Peroxyde de manganèse.

Préparation. — On le trouve dans la nature à l'état de *pyrolusite*, que l'on pulvérise. On peut l'obtenir par calcination modérée de l'azotate de manganèse ; on épuise le résidu par de l'acide azotique étendu qui ne dissout pas le bioxyde.

Propriétés. — Le produit naturel est en masses composées d'aiguilles brillantes, d'un gris noirâtre ; il est inodore, friable et tache les doigts en noir. Il est insoluble dans l'eau et soluble dans l'acide chlorhydrique en dégageant du chlore. 1 kilogramme de bioxyde, traité par 5 kilogrammes d'acide chlorhydrique commercial, donne 245 litres de chlore.

La chaleur le décompose en oxyde salin Mn^3O^4 et oxygène. L'acide sulfurique le dissout, en donnant du sulfate de manganèse et de l'oxygène. Fondu avec la potasse ou la soude, il donne des manganates alcalins vert foncé. Avec l'eau, il forme un hydrate. MnO^2, H^2O.

Impuretés. — Il peut contenir de l'oxyde de fer, de la silice, de l'argile, des sels de chaux et de baryte. On y ajoute souvent, du charbon, de la suie, du sable, de la limaille de fer.

Essai. — On dose la quantité de chlore qu'il peut dégager.

Pour cela, on le traite à chaud par de l'acide chlorhydrique et on reçoit le chlore qui se dégage dans une solution alcaline que l'on titre comme l'hypochlorite de chaux.

La méthode repose sur ce que 3 gr. 884 de bioxyde de manganèse pur, traités par l'acide chlorhydrique, produisent 1 litre de chlore qui, dissous dans la potasse étendue et amené à 1 litre, donne un chlorure décolorant marquant 100°. Un bioxyde qui, traité de la même manière, donnera un hypochlorite marquant seulement 60 titrera 60 % de bioxyde pur.

Le bioxyde de manganèse doit titrer au moins 80 %.

Pharmacologie. — Il sert à fabriquer le chlore et le sulfate de manganèse. On le prescrit quelquefois, à l'*intérieur*, comme succédané du fer, à la dose de 0 gr. 10 à 0 gr. 50 par jour, en prises, cachets, pilules, ou associé à d'autres substances.

SULFATE DE MANGANÈSE

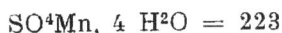

$$SO^4Mn, 4 H^2O = 223$$

Syn. : Sulfate manganeux. — Sulfate de protoxyde de manganèse.

Préparation. — VOIE SÈCHE. — On décompose au rouge sombre, dans un creuset, un mélange à parties égales, de sulfate erreux et de bioxyde de manganèse ; on épuise par de l'eau bouillante, on filtre et on fait cristalliser. Le résidu insoluble dans l'eau est de l'oxyde de fer.

VOIE HUMIDE. — On dissout du bioxyde de manganèse ou du carbonate de manganèse dans l'acide sulfurique étendu, on filtre, on concentre à 1,44 (45° B.) et on laisse cristalliser. On obtient du sulfate retenant 4 H^2O. Cette solution se sursature facilement.

Propriétés. — Cristaux volumineux, transparents, de couleur rosée, solubles dans 0 p. 8 d'eau froide et dans son poids d'eau bouillante. Le maximum de solubilité est vers 75°. Il est insoluble dans l'alcool.

Ces cristaux retiennent une quantité d'eau variable avec la température à laquelle ils se sont formés ; à O°, on a le sel à 7 H^2O, efflorescent ; à 5°, il retient 5 H^2O ; entre 20° et 30°, 4 H^2O ; au-dessus de 30°, 3 H^2O. Le sel à quatre molécules d'eau est inaltérable à la lumière, mais légèrement efflorescent dans l'air sec. Il peut donner des sulfates doubles.

A 200°, il perd 3 molécules d'eau ; à 440°, il devient anhydre et forme une masse blanche pulvérulente qui, au rouge vif, se décompose en donnant de l'oxyde brun.

Essai. — La solution aqueuse acidulée d'acide azotique ne doit pas se troubler par l'azotate d'argent (*chlorures*).

1 gramme de sulfate manganeux chauffé au rouge sombre donne 0 gr. 677 de sulfate blanc anhydre.

Pharmacologie. — Le sulfate de manganèse a été regardé longtemps comme un tonique analogue au fer, parce que, croyait-on, le manganèse existait normalement dans le sang ; les recherches récentes faites sur le sang n'y ont pas démontré sa présence, aussi l'a-t-on à peu près oublié aujourd'hui. Il entre dans la composition de quelques eaux minérales naturelles ferrugineuses. On le donne comme antichlorotique et emménagogue, à la dose de 0 gr. 10 à 0 gr. 50 par jour, en pilules.

DÉRIVÉS DU PLOMB

Composés minéraux

IODURE DE PLOMB $I^2Pb = 461$

Préparation. — 1° On précipite le nitrate de plomb par l'iodure de potassium ; il se fait de l'iodure de plomb et du nitrate de potassium.

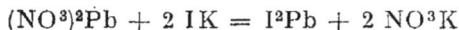

$$(NO^3)^2Pb + 2\ IK = I^2Pb + 2\ NO^3K$$

On prend :

Azotate de plomb.	100 gr.
Iodure de potassium.	100 —
Eau distillée	2.000 —

On fait une dissolution séparée de chacun des deux sels et on verse, à froid, la solution d'azotate dans celle d'iodure, on lave à l'eau distillée froide le précipité jaune formé et on le sèche à l'étuve, vers 50°.

2° On peut aussi employer l'acétate de plomb, mais le produit obtenu est jaune pâle et contient de l'oxyde de plomb, il faut alors le laver à l'acide acétique dilué.

On prépare par ces deux procédés de l'iodure de plomb en poudre amorphe. Pour l'avoir cristallisé, il suffit de faire dissoudre cette poudre à saturation dans l'eau bouillante et de laisser refroidir. On l'obtient encore mieux en traitant la poudre par une solution saturée et bouillante d'acétate de soude ou de potasse, additionnée de quelques gouttes d'acide acétique ; par refroidissement de très beaux cristaux se déposent.

Propriétés. — L'iodure précipité est amorphe, d'un beau jaune vif. L'iodure cristallisé est en paillettes hexagonales miroitantes, d'un jaune éclatant. L'un et l'autre deviennent rouges quand on les chauffe, et se transforment en un liquide brun.

L'iodure de plomb se dissout dans 1300 parties d'eau froide et 250 parties d'eau bouillante. Les acétates alcalins, additionnés d'un peu d'acide acétique, en dissolvent 40 % de leur poids. Il est également soluble dans la potasse et presque insoluble dans l'alcool. Le chlorure d'ammonium, l'iodure de potassium, l'hyposulfite de soude le dissolvent en donnant des sels doubles. La chaleur et la lumière le décomposent en oxyiodure, puis en oxyde de plomb et iode et sa coloration pâlit.

Falsifications. — On le fraude avec du chromate et de l'oxyde de plomb.

Essai. — On décèle le *chromate de plomb* en traitant par la potasse, qui dissout les deux sels ; on ajoute de l'acide acétique en excès, qui donne un précipité jaune, persistant à l'ébullition s'il y a du chromate de plomb ; ou encore le procédé LEPAGE, qui consiste à triturer 1 gramme de produit avec 2 grammes de chlorhydrate d'ammoniaque et de l'eau pour faire une pâte qui se décolore si l'iodure est pur, et reste jaune s'il y a du chromate.

L'*oxyde de plomb*, en traitant le sel suspect par de l'acide acétique : il prend une teinte plus vive. Il doit être complètement soluble dans 250 parties d'eau bouillante.

Pharmacologie. — Employé à l'*extérieur*, en pommade à 1/10 comme fondant.

CARBONATE DE PLOMB

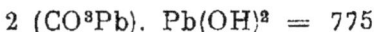

$$2 (CO^3Pb). \ Pb(OH)^2 \ = \ 775$$

Syn. : *Ceruse.* —*Blanc de plomb.* — *Hydro-carbonate de plomb.* — *Blanc d'argent.*

Préparation. — L'industrie prépare le carbonate de plomb de deux façons :
1º Par le *procédé hollandais* ; 2º par le *procédé de Clichy*.
Dans le procédé hollandais on enterre dans du fumier des

pots contenant du vinaigre et une lame de plomb ; il se produit de l'acétate de plomb, que l'acide carbonique du fumier transforme en carbonate de plomb. Dans le procédé de Clichy ou procédé français, on précipite de l'acétate basique de plomb par un courant d'acide carbonique.

On peut encore obtenir du carbonate de plomb en décomposant une solution d'acétate neutre de plomb par du carbonate de soude. C'est le procédé de choix pour le carbonate officinal.

Propriétés. — Poudre blanche insoluble dans l'eau, soluble dans l'eau gazeuse, dans l'acide acétique et l'acide azotique. Chauffée, la céruse perd son acide carbonique et se transforme d'abord en *mine orange* ou minium pâle, puis en litharge.

Falsifications. — On a signalé la fraude avec les sulfates de chaux, de baryte, de plomb, la craie, l'oxyde de zinc.

Essai. — Le carbonate de plomb doit se dissoudre complètement dans l'acide azotique dilué *(sulfates terreux, sulfate de plomb)* ; cette solution précipitée complètement par l'hydrogène sulfuré, puis filtrée, neutralisée par l'ammoniaque, ne doit pas donner de précipité blanc par le sulfure d'ammonium (*oxyde de zinc*) ni par l'oxalate d'ammoniaque (*chaux*).

La céruse doit contenir 16,38 % d'acide carbonique qu'il est facile de doser.

Pharmacologie. — Sel vénéreux, comme tous les sels de plomb ; il est employé en pommade au 1/10 et dans les emplâtres comme siccatif et astringent. Il sert surtout en peinture. Il entre parfois dans les poudres de toilette pour le visage.

PROTOXYDE DE PLOMB PbO = 223

Le protoxyle de plomb existe sous deux états :
1º Fondu, c'est la *litharge* ou *oxyde de plomb fondu* ;
2º Non fondu, c'est le *massicot*.

Préparation. — On chauffe du plomb au contact de l'air ou on calcine l'azotate ou le carbonate de plomb. Quand la température n'a pas dépassé le rouge sombre, le produit reste amorphe : c'est le *massicot.* En chauffant davantage, l'oxyde de plomb fond et prend, par refroidissement, une apparence cristalline : c'est la *litharge.* La litharge se produit en abondance dans la coupellation du plomb argentifère.

Propriétés. — Le *massicot* est en poudre amorphe rouge clair il est inusité en pharmacie ; la *litharge* est en écailles, tantôt jaune rougeâtre si le refroidissement a été lent, et tantôt rouge si le refroidissement a été rapide. Le protoxyde de plomb est fusible au rouge et peut cristaliser en octaèdres, à base rhombe, par refroidissement. Vers 300° il se transforme en minium. Il est entièrement soluble, sans effervescence, dans l'acide acétique pur et l'acide azotique officinal. Il joue, le rôle d'acide vis-à-vis des bases fortes et se dissout à chaud dans la lessive de potasse ou de soude, en donnant des plombites. Avec l'eau, il forme un hydrate insoluble dans l'eau $Pb(OH)^2$. A haute température il attaque les matières silicieuses, les creusets de terre, en formant un silicate de plomb fusible.

Impuretés et falsifications. — La litharge est toujours impure ; elle contient souvent du fer, du cuivre, du carbonate de plomb, du sulfate de plomb ; on la fraude fréquemment par addition de sulfate de baryte, ocre, carbonate de chaux, sable, brique pilée.

Essai. — La *litharge* doit se dissoudre sans résidu dans l'acide acétique ; le *carbonate* fera effervescence.

Le *fer* et le *cuivre* se décèlent en dissolvant la litharge dans l'acide azotique ; on précipite le plomb par l'acide sulfurique et, dans la liqueur, l'ammoniaque donnera un précipité ocreux s'il y a du fer, et une coloration bleue s'il y a du cuivre.

Le *sulfate de baryte*, l'*ocre*, la *brique pilée* resteront insolubles dans l'acide acétique.

Pharmacologie. — Il sert à la préparation de l'extrait de Saturne, de l'emplâtre simple, du diachylum, de l'emplâtre de Vigo et du minium.

MINIUM Pb⁴ O⁴ = 685

Syn. : *Oxyde rouge de plomb.*

Préparation. — On prépare le minium, en chauffant le massicot dans un courant d'air, à une température de 300° au plus. Le produit est d'autant plus estimé et de plus belle couleur qu'il a été chauffé un plus grand nombre de fois ; ce que l'on indique par la désignation : minium 1, 2, 3... 6 feux. C'est une combinaison de protoxyde et de bioxyde de plomb.

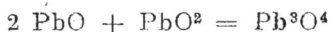

$$2 \ PbO + PbO^2 = Pb^3O^4$$

Propriétés. — Poudre d'un beau rouge orangé, insoluble dans l'eau, se fonçant par la chaleur, qui le convertit en litharge avec perte d'oxygène. L'acide azotique le dissout en partie, en donnant un azotate de plomb ; le résidu brun, qui est l'oxyde puce ou bioxyde de plomb, se dissout également, mais lentement si on ajoute de l'alcool ou du sucre. L'acide chlorhydrique le dissout en le transformant en chlorure, avec dégagement de chlore.

Pharmacologie. — Le minium peut remplacer la litharge pour la préparation des emplâtres. Il fait partie de l'*emplâtre de Nuremberg* et du papier chimique. Il est très employé dans l'industrie.

Composés organiques

ACÉTATE NEUTRE DE PLOMB

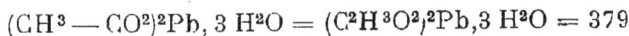

$$(CH^3 - CO^2)^2Pb, 3 \ H^2O = (C^2H^3O^2)^2Pb, 3 \ H^2O = 379$$

Syn. : *Sel de Saturne.* — *Sucre de Saturne.*

Préparation. — On dissout de la litharge dans l'acide acétique à chaud ; on filtre et on fait cristalliser après concentration à

42° B. (D. = 1,39). On peut aussi exposer à l'air du plomb arrosé d'acide acétique, puis recueillir la liqueur et l'évaporer.

Propriétés. — Petits prismes rhomboïdaux obliques, blancs, agglomérés, très denses, de saveur sucrée et astringente, solubles dans 1,7 d'eau froide, 0,5 d'eau bouillante et 8 parties d'alcool. Il s'effleurit à l'air, fond à 72°5 dans son eau de cristallisation et devient anhydre à 100°. Vers 280° il subit la fusion ignée et se décompose à plus haute température en eau, anhydride carbonique, acide acétique, acétone et plomb. Il dissout facilement l'oxyde de plomb et ne précipite pas les solutions de gomme.

Essai. — L'acétate neutre de plomb ne doit laisser qu'un léger résidu insoluble dans l'eau (*carbonate de plomb*).

La solution aqueuse, additionnée d'acide sulfurique étendu jusqu'à cessation de précipité, puis filtrée, ne doit pas se colorer en bleu par l'ammoniaque en excès (*cuivre*).

La solution aqueuse, précipitée complètement par l'hydrogène sulfurée, filtrée et évaporée à siccité, ne doit laisser aucun résidu (*sels étrangers, acétates alcalins*).

Pharmacologie. — Sel astringent et toxique, se transformant dans l'estomac en chlorure. On le donne à l'*intérieur* contre les sueurs nocturnes des phtisiques en pilules à la dose de 0 gr. 10 par jour, en lavements ; à l'*extérieur*, en solutions à 1 %, injections, collyres.

Ses solutions, pour être claires, doivent toujours être faites avec l'eau distillée ; l'eau ordinaire, contenant des sulfates, chlorures et carbonates, donnerait un abondant précipité blanc.

ACÉTATE BASIQUE DE PLOMB

Syn. : Sous-acétate de plomb. — Extrait de Saturne.

Préparation. — *De l'acétate basique liquide ou extrait de Saturne.* — On dissout la litharge dans une solution étendue d'acétade neutre de plomb.

PRÉPARATION A FROID. — Le Codex indique :

```
Acétate neutre de plomb . . . . . . . . . .   300 gr.
Litharge pulvérisée . . . . . . . . . . . .   100 —
Eau distillée . . . . . . . . . . . . . . .   700 —
```

Introduire le tout dans un matras, agiter de temps en temps jusqu'à dissolution de l'oxyde de plomb ou jusqu'à résidu complètement blanc qui est de l'hydrate de plomb, filtrer. La liqueur froide doit marquer 1,32 densimètre (36° B.). Il est indispensable, dans cette préparation, d'employer de l'eau distillée, sans quoi il resterait un résidu insoluble de carbonate, sulfate et chlorure de plomb, dû à l'action des sels de l'eau ordinaire sur l'acétate de plomb.

PRÉPARATION A CHAUD. — On emploie les doses précédentes en portant la quantité d'eau à 800 grammes. On fait bouillir le tout dans une capsule jusqu'à disparition de l'oxyde de plomb ou jusqu'à résidu blanc. On filtre.

Propriétés. — Liquide incolore, de saveur sucrée et astringente, constitué par un mélange d'acétates neutre et basique. L'acide carbonique le décompose en partie, en donnant du carbonate de plomb et de l'acétate neutre soluble. L'ammoniaque ajouté en petite quantité précipite des acétates basiques ; en excès, elle donne l'oxyde de plomb. L'extrait de Saturne a une réaction fortement alcaline ; il précipite les matières extractives, les albuminoïdes et la solution de gomme, ce qui le différencie d'avec l acétate neutre. Il est miscible en toutes proportions avec l'alcool et la glycérine. L'eau ordinaire le décompose avec formation d'un précipité de sulfate et de carbonate de plomb.

Impuretés. — Il est quelquefois coloré en bleu par des traces de cuivre. Il absorbe CO_2 de l'air et blanchit par formation de carbonate de plomb.

Essai. — Doit être incolore. L'ammoniaque doit donner un précipité blanc, sans coloration bleue de liqueur surnageante (*cuivre*) ; pas de dégagement de CO_2 par un acide ; pas de coloration bleue par le ferrocyanure de potassium (*fer*). Sa densité = 1,32.

Pharmacologie. — L'acétate basique de plomb est employé exclusivement pour l'usage externe, comme astringent et résolutif.

On l'applique dans les foulures, luxations, engelures. On en fait des collyres, injections, pommades. Il entre dans la préparation de l'*eau blanche*, de l'*eau de Goulard*, du *cérat saturné*, de la *liqueur de Villate*.

Il est incompatible avec les borates, carbonates, sulfates, phosphates, chlorures, bromures, iodures solubles ; avec le tannin et l'eau commune.

TANNATE DE PLOMB

Obtenu en mélangeant une solution de tanin à de l'acétate de plomb liquide.

C'est une poudre blanche, un peu jaunâtre, employée comme siccatif en pommade au 1/5, pour l'usage externe.

Étain et oxyde d'étain. — N'intéressent le pharmacien que par suite des observations de FROUIN et GRÉGOIRE montrant les bons effets de ces deux corps dans les affections à staphyloccoques, en particulier dans la furonculose. L'absorption de 0 gr. 50 à 1 gramme par jour d'étain pulvérisé ou d'un mélange d'étain et d'oxyde d'étain pris en cachet pendant 5 à 14 jours a amené la disparition de tous les furoncles sans récidive, même après 6 mois, mais cette action varie selon les individus, elle est parfois nulle.

L'étain se pulvérise en triturant dans un mortier de fer très chaud l'étain fondu, soit seul, soit avec du sel marin. On peut encore triturer le sel marin avec des feuilles d'étain. Par un lavage à l'eau, on enlève ensuite le sel, puis on tamise.

Il est indispensable que l'étain soit pur et privé de plomb qui l'accompagne presque toujours dans les produits industriels.

DEUXIÈME PARTIE

MÉDICAMENTS ORGANIQUES

Nous désignons, sous le nom de médicaments organiques, tous les composés pharmaceutiques qui contiennent du carbone et qui constituent des espèces chimiques définies. Nous les diviserons en six classes et nous étudierons :

1º *Les composés non cycliques*, c'est-à-dire à chaîne ouverte, ou de la série grasse ;

2º *Les composés cycliques*, c'est-à-dire à chaîne fermée, ou de la série aromatique ;

3º *Les alcaloïdes végétaux et leurs sels* ;

4º *Les glucosides* ;

5º *Quelques corps non sériés* (tels que thyroïodine, quassine, etc., etc.) ;

6º *Les matières albuminoïdes*.

CHAPITRE PREMIER

Composés non cycliques ou de la série grasse

———

Nous adopterons, dans l'étude de ces composés, la division habituellement admise en chimie organique, c'est-à-dire que nous les classerons d'après leur fonction chimique et nous traiterons successivement des hydrocarbures, des alcools, des éthers, des aldéhydes, etc.

· **Hydrocarbures**

PÉTROLES — PARAFFINE

Les huiles de pétrole sont constituées par toute une série d'hydrocarbures bouillant à des températures bien différentes. On y trouve des hydrocarbures saturés et non saturés, cycliques et acycliques, gazeux, liquides et solides. La composition des pétroles est d'ailleurs essentiellement variable avec l'origine du produit, les pétroles américains donnant par distillation des produits différents des pétroles du Caucase.

De même les différentes substances isolées des pétroles et livrées par le commerce, bien que portant le même nom, présentent souvent des différences dans leur densité, point d'ébullition, degré d'inflammabilité.

D'une façon générale, on extrait des pétroles par distillation les corps suivants

1° *L'éther de pétrole léger* qui bout au-dessous de 50° ; sa densité est 0,600 environ. Très inflammable ;

2° *La gazoline* bout au-dessous de 85°, de densité 0,650 à 0,670, très inflammable.

Elle est miscible en toutes proportions avec le chloroforme, le tétrachlorure de carbone, le sulfure de carbone, l'alcool absolu l'éther, l'acide acétique, les huiles grasses ;

3° La *ligroïne* ou *essence minérale*, ou *essence de pétrole* qui pour les besoins pharmaceutiques doit bouillir de 85° à 130° ; sa densité va de 0,705 à 0,710 ;

4° Le *pétrole ordinaire* ou *huile lampante*, *photogène*, que l'on désigne encore sur les noms de *luciline*, *oriflamme*, *saxoléine*, bout de 130° à 280°, de densité 0,800 environ ; c'est lui qui sert couramment pour l'éclairage ;

5° Les *huiles lourdes*, huiles pour graissage, pour machine, bouillant de 280° à 400°, de densité 0,880 à 0,905 et d'où l'on extrait la vaseline ;

6° Les *paraffines*, bouillant de 350° à 430°, de densité 0,870 à 0,930.

Ces dénominations varient d'ailleurs avec chaque fabrique.

Quand on chauffe un peu fort les huiles lourdes et les paraffines, elles se décomposent et il reste dans la cucurbite un corps solide noir connu sous le nom de *brai sec* ou de *bitume de Judée*.

De tous ces corps il n'y a d'intéressant pour le pharmacien que la *paraffine* et le *pétrole raffiné*, liquide incolore, légèrement fluorescent, distillant vers 150°, de densité 0,800 à 0,820, insoluble dans l'eau, non miscible à l'alcool absolu, ne se colorant pas par l'acide sulfurique.

La *paraffine*, obtenue par expression des hydrocarbures solides cristallisés dans les huiles lourdes de pétrole, est en masses blanches translucides, onctueuses au toucher, sans saveur, ni odeur. Selon son mode d'obtention, elle fond entre 41° et 65° et distille entre 280° et 400°. Sa densité varie de 0,870 à 0,930. Elle est insoluble dans l'eau, soluble dans l'alcool et dans l'huile de vaseline.

Elle est inattaquable à froid par les acides et les alcalis.

Elle sert couramment dans l'industrie. Fondue et injectée dans les tissus intersticiels, elle corrige certaines difformités, par exemple du nez ou des oreilles.

On a préconisé, dans le traitement des brûlures, une paraffine spéciale à laquelle on a donné le nom d'*ambrine*, dont la composition est tenue secrète. Pour le même usage, on a conseillé une paraffine fondant vers 50°, additionnée soit de 1 % d'asphalte, soit de 10 % de blanc de baleine ou de beurre de cacao.

On a utilisé le pétrole brut à l'intérieur contre la lithiase biliaire, 5 à 30 gouttes en capsules, et les affections des voies respiratoires ; à l'extérieur en frictions contre la gale. L'éther de pétrole, rendu ininflammable par addition de tétrachlorure de carbone, sert pour le nettoyage du cuir chevelu.

VASELINE

Syn. : Pétroléine. — Graisse minérale.

Préparation. — Pour préparer la vaseline, on distille vers 360° les huiles lourdes de pétroles d'Amérique et le résidu est purifié par addition de 6 parties de noir animal pulvérisé. Après vingt-quatre heures de contact, dans une étuve à 50°, on filtre à plusieurs reprises, dans une étuve, la matière sur de l'argile sèche qui la décolore. Suivant le degré de purification, on obtient un produit incolore ou plus ou moins coloré, qui est la vaseline. On y ajoute 2 à 5% de paraffine.

On lui fait quelquefois subir un traitement à l'acide sulfurique.

OTTO a indiqué, pour préparer la vaseline, de fondre ensemble de la paraffine et une huile de pétrole rectifiée.

On prépare une vaseline artificielle en fondant 1 partie de paraffine dans 3 parties d'huile de vaseline. Cette vaseline est incomplètement fusible au-dessous de 40°.

Propriétés. — La vaseline se trouve dans le commerce sous quatre états : les vaselines blanche, blonde et brune, selon le degré de purification, et dont la composition est très voisine, et la vaseline artificielle obtenue comme il est dit précédemment.

La vaseline est un mélange d'environ 75% d'huiles lourdes de pétrole et de 25% d'hydrocarbures solides, à poids moléculaires très élevés, appartenant au groupe des paraffines. Elle est sans saveur, avec une légère odeur de pétrole, amorphe, translucide, bien homogène, légèrement fluorescente, onctueuse au toucher, d'un aspect pâteux. Sa densité varie de 0,835 à 0,860. Son point de fusion est de 35° à 40° et son point d'ébullition commence vers 360°. Elle est inaltérable à l'air, neutre aux réactifs, insoluble dans l'eau, l'alcool froid, la glycérine, peu soluble dans l'alcool bouillant, très soluble dans 1 partie de chloroforme, 1 partie d éther, 0,5 partie de sulfure de carbone, les huiles fixes et volatiles. Elle dissout l'iode, le phosphore, le phénol, l'acide salicylique, quelques alcaloïdes tels que la nicotine, l'atropine, la cantharidine, etc. Elle est complètement volatile ; l'acide sulfurique ne la colore pas ; les alcalis ne la saponifient pas.

Falsifications. — Elle peut retenir de l'acide sulfurique ou des acides sulfonés. On la falsifie par addition de paraffine, de cire, de corps gras, de résine, de glycérolé d'amidon, de savon. On lui substitue parfois un mélange de stéarine et d'huiles lourdes de pétrole, qui constitue les vaselines de prix inférieur.

Essai. — Agitée avec de l'alcool, celui-ci ne doit pas être acide. La *paraffine* et la *cire* se reconnaîtront par l'élévation de la densité et du point de fusion. La paraffine fond au-dessus de 40° et la cire blanche à 65°. En chauffant avec SO^4H^2, le mélange noircira s'il y a de la cire.

La *vaseline artificielle* n'est pas homogène et se sépare facilement en une couche liquide surnageant une masse demi-solide. Il en est pourtant qui ont toute l'apparence du produit naturel et peuvent sans inconvénients lui être substituées.

Le *glycérolé d'amidon*, en faisant bouillir la vaseline avec un peu d'eau. On ajoute quelques gouttes d'eau iodée qui donnera une coloration bleue d'iodure d'amidon, s'il y a du glycérolé.

Les *corps gras* se reconnaîtront en traitant un échantillon de vaseline par de la soude, à chaud, pendant quelques minutes ; les corps gras seront dissous. On laisse refroidir, on décante le liquide et on y ajoute une solution de chlorure de sodium qui précipite le savon. On peut encore ajouter de l'acide sulfurique en excès qui précipite les acides gras, que l'on caractérise ensuite par leur solubilité et leur point de fusion.

Le *savon*, en traitant par l'eau chaude qui le dissoudra, puis addition de chlorure de sodium qui le précipitera. D'ailleurs le liquide d'épuisement moussera par agitation.

CROUZEL et DUPIN ont indiqué de triturer au mortier 5 grammes de vaseline avec 5 gouttes de solution saturée de permanganate de potasse. Si la vaseline est pure, la coloration rose persiste ; dans le cas contraire, il se fait une coloration brun-marron, due à la réduction du permanganate de potasse et d'autant plus foncée qu'il y a une plus grande quantité de corps gras. Ce procédé s'applique à l'huile de vaseline.

La vaseline pure doit être blanche, translucide, neutre aux réactifs colorés, ne dégager qu'une faible odeur de pétrole quand on la chauffe, ne rien laisser après volatilisation.

Elle ne doit rien céder à l'eau bouillante (sels, savon) ; elle ne doit pas colorer sensiblement l'acide sulfurique concentré (corps gras, résine, cire, goudron, cérésite) ; elle ne doit pas décolorer même à chaud des traces de solution de permanganate de potasse. Chauffée avec une solution de soude puis, après refroidissement, le liquide décanté additionné de HCl ne doit pas troubler (corps gras, résines).

Pharmacologie. — La vaseline est un excipient qu'on a prescrit comme devant supplanter l'axonge. Ce qui la rend avantageuse, c'est sa neutralité et son inaltérabilité. Elle ne peut cependant pas remplacer les corps gras dans tous les cas, car elle n'est pas absorbée par la peau et avec elle les chances d'absorption des substances actives sont réduites au minimum ; elle ne convient donc que lorsqu'on veut obtenir une action purement superficielle. D'autre part, elle atténue beaucoup moins que les corps gras l'action des substances caustiques ou irritantes, telles que l'acide phénique. Les pommades destinées à faire absorber par la peau une substance active ou à combattre une affection profonde doivent donc toujours être faites avec les corps gras (axonge, lanoline).

La vaseline, seule, adoucit la peau, guérit les engelures, les démangeaisons et peut remplacer le cold-cream. Elle n'est pas toxique.

L'incorporation de solutions aqueuses à la vaseline dans la préparation des pommades est assez difficile ; on la facilite beaucoup par addition d'un peu de poudre de gomme, ou de poudre de savon ou encore de quelques gouttes d'huile de ricin au liquide aqueux avant d'ajouter la vaseline.

La stérilisation de la vaseline se fait par chauffage à 130° 20'.

HUILE DE VASELINE

Syn. : Vaseline liquide. — Pétro-vaseline.

Préparation. — S'obtient par distillation, entre 350° et 450°, des pétroles bruts du Caucase, puis traitement à l'acide sulfurique et à la soude.

Propriétés. — C'est un liquide incolore, de consistance oléagineuse, volatil, de densité, 0,875 à 0,890, bout de 350° à 450°, insoluble dans l'eau, l'alcool et la glycérine, soluble en toutes proportions dans l'éther, le chloroforme, la benzine, le sulfure de carbone, ne graissant pas et possédant un grand pouvoir dissolvant. Il dissout l'iodoforme, le menthol, le thymol, les essences, l'eucalyptol, le sulfure de carbone, le borax, la cocaïne, etc.

Il est neutre aux réactifs, n'est pas attaqué ou légèrement coloré en jaune par l'acide sulfurique et ne s'oxyde pas à l'air.

Essai. — La vaseline liquide, chauffée à 50°, ne doit dégager aucune odeur de pétrole ; elle ne doit pas se troubler par refroidissement à — 15°, ne communiquer à l'acide sulfurique qu'une légère coloration brune, après vingt-quatre heures de contact, au bain-marie.

Agitée avec de l'eau au voisinage de l'ébullition, elle ne doit pas lui donner de réaction acide. Chauffée, elle doit se volatiliser sans résidu et sans vapeurs âcres.

Pharmacologie. — C'est un excipient très employé à cause de son grand pouvoir dissolvant et parce qu'il ne rancit pas.

La Société de chirurgie de Paris a émis le vœu que son emploi pour la préparation des injections hypodermiques, soit interdit à cause des indurations persistantes, sous-cutanées ou profondes, qu'elle amène.

On l'a conseillée récemment à l'intérieur contre la constipation habituelle. Elle agit sur la musculature de l'intestin, calme les spasmes et fait cesser les rigidités ; elle ralentit l'absorption intestinale, et, de ce fait, laisse le bol fécal plus mou ; enfin elle infiltre la masse fécale et la maintient en état de consistance molle ; elle lubréfie les surfaces en contact et facilite le glissement du contenu intestinal. Elle n'est pas purgative ; elle est antiseptique ; elle doit être pure et sa toxicité à dose thérapeutique est considérée comme nulle.

On la donne à la dose d'une cuillerée à soupe le matin, une heure avant le petit déjeuner, ou une cuillerée à café trois fois par jour, une heure avant chaque repas. Sa saveur est plutôt désagréable ; on la masque par addition d'une essence ou d'un sirop aromatisé.

Elle s'administre contre la constipation habituelle, les entérites chroniques, l'appendicite, les hémorroïdes.

Cette question est encore à l'étude.

La vaseline liquide chauffée un peu fortement dégage des vapeurs inflammables.

Dérivés des hydrocarbures

Ces dérivés constituent des corps très importants en thérapeutique et qui jouissent de propriétés anesthésiques et antiseptiques très marquées ; ce sont : le *bromoforme*, le *chloroforme*, le *fluoroforme*, l'*iodoforme* et le *diiodoforme*.

BROMOFORME CHBr³ = 253

Syn. : *Formène tribromé.*

Préparation. — On dissout une partie de potasse dans une partie d'alcool ou d'acétone et on y ajoute assez de brome pour que le liquide reste légèrement teinté. Il se dépose, au fond de la liqueur, une couche de bromoforme qu'on lave, et qu'on dessèche sur le chlorure de calcium. Pour l'avoir pur, on le distille, en recueillant ce qui passe entre 148° et 152°.

Propriétés. — C'est un liquide limpide s'altérant à la lumière, d'odeur rappelant celle du chloroforme, mais un peu alliacée, de saveur sucrée. Sa densité est 2,90 ; il bout à 152° et peut cristalliser vers 2°5 en cristaux fondant à 9°. Il est soluble dans 250 parties d'eau, dans l'alcool, l'éther, le chloroforme, les essences. Il s'enflamme difficilement et brûle avec une flamme verte. Il réduit la liqueur de Fehling et se comporte vis-à-vis des réactifs de la même manière que le chloroforme ; les alcalis à chaud le transforment en formiate et bromure ; à froid, il se fait de l'oxyde de carbone, de l'eau et un bromure. Il contient 94,86% de brome.

Essai. — Il peut contenir des altérations et impuretés analogues à celles du chloroforme. Il doit être incolore, de densité 2,90, bouillir à 152°, ne pas laisser de résidu à l'évaporation. Quelques gouttes évaporées sur du papier à filtrer ne doivent pas donner de vapeurs à odeur piquante. Agité avec de l'acide sulfurique, il ne doit pas se colorer (*corps organiques étrangers*) ; il ne doit pas précipiter l'azotate d'argent (*brome, acide bromhydrique*) ni colorer à l'ébullition la potasse (*aldéhyde*).

Il doit être neutre au papier de tournesol humide (*acide bromhydrique*).

Pour rechercher les composés chlorés, on le chauffe au réfrigérant ascendant, à l'ébullition, avec de la potasse alcoolique au 1/10 ; il se fait du bromure de potassium et un chlorure, s'il y a des dérivés chlorés. Après évaporation de l'alcool, on recherche la présence d'un chlorure mélangé au bromure, comme il est indiqué au bromure de potassium.

Il contient toujours un peu d'alcool qu'on ajoute pour le conserver. S'il en contient beaucoup, ses vapeurs s'enflamment facilement et son point d'ébullition s'abaisse.

Dosage. — RICHARD a indiqué le moyen suivant. Dans un ballon de 250 centimètres cubes muni d'un réfrigérant à reflux, on introduit un poids connu de bromoforme et une solution aqueuse de potasse, on chauffe doucement pendant une heure ou une heure et demie, et sur le résidu on fait un dosage de bromure.

La potasse attaque en effet à chaud le bromoforme suivant l'équation :

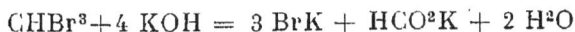

$$CHBr^3 + 4\ KOH = 3\ BrK + HCO^2K + 2\ H^2O$$

Donc 35 gr. 73 de bromure correspondant à 25 gr. 30 de bromoforme.

Pharmacologie. — C'est un anesthésique, un antiseptique et surtout un antispasmodique. Il est prescrit comme calmant dans les toux réflexes, quinteuses, et tout particulièrement dans la coqueluche. Mais on doit être prudent dans l'administration de ce médicament, car il peut donner lieu à des accidents graves. L'eau bromoformée est calmante dans les douleurs gastriques.

On donne le bromoforme aux enfants, à la dose d'une goutte par trois mois jusqu'à un an, ensuite autant de fois quatre gouttes que d'années (HÉLOUIN). Pour les adultes, on donne jusqu'à deux grammes par vingt-quatre heures, mais progressivement. On doit éviter de le donner en capsules, mais plutôt en solution et dilué, élixir, potion, sirop. Par précaution, il est bon d'agiter énergiquement avant l'usage et de suspendre dès qu'on observe de la somnolence.

Solution titrée de bromoforme au 1/10

Bromoforme.	5 grammes.
Glycérine.	15 —
Alcool à 90°.	30 —

Ce mélange est soluble dans l'eau en toutes proportions, il en a la densité ; 1 gr. ou 1 c. c. = 60 gouttes contiennent 0 gr. 10 de bromoforme.

On doit conserver le bromoforme en flacons pleins et colorés, avec bouchon émeri.

CHLOROFORME CHCl³ = 119,50

Syn. : Formène trichloré.

Préparation. — Le chloroforme a été découvert par SOUBEIRAN en 1831, et, presque en même temps, par LIEBIG en Allemagne.

1° PROCÉDÉ SOUBEIRAN. — On traite dans un alambic l'alcool éthylique par le chlorure de chaux sec, en présence de chaux éteinte ; on opère à l'ébullition.

Le chloroforme distille et il se dégage de l'acide carbonique en abondance. Quand l'opération est terminée, le liquide distillé est formé de deux couches : l'une supérieure, mélange d'alcool et d'eau, l'autre inférieure, qui est du chloroforme que l'on isole par décantation. On le lave avec de l'eau pour enlever l'excès d'alcool, puis avec une solution de carbonate de potasse qui absorbe le chlore ; enfin on laisse en contact avec du chlorure de calcium sec pendant vingt-quatre heures et on distille à une douce chaleur. Le chloroforme ainsi obtenu est le *chloroforme* rectifié du commerce.

Deux théories sont en présence pour expliquer cette réaction. Dans la première, on admet que le chlore, réagissant sur l'alcool, le transforme en aldéhyde, puis en chloral, lequel est dédoublé par la chaux hydratée en chloroforme et en formiate de calcium.

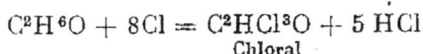

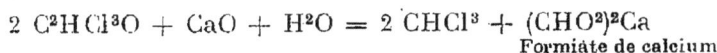

$$C^2H^6O + 8Cl = \underset{\text{Chloral}}{C^2HCl^3O} + 5\ HCl$$

$$2\ C^2HCl^3O + CaO + H^2O = 2\ CHCl^3 + \underset{\text{Formiate de calcium}}{(CHO^2)^2Ca}$$

Le formiate de calcium, sous l'influence du chlore, donne de l'acide carbonique et du chlorure de calcium.

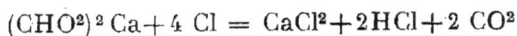

$$(CHO^2)^2\ Ca + 4\ Cl = CaCl^2 + 2HCl + 2\ CO^2$$

La deuxième théorie admet la transformation de l'alcool en acide acétique par l'action du chlore, puis en acide trichloracétique, que les alcalis dédoublent en chloroforme et carbonate.

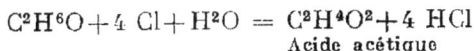

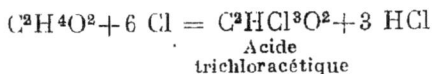

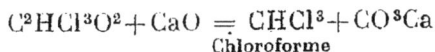

$$C^2H^6O + 4\ Cl + H^2O = \underset{\text{Acide acétique}}{C^2H^4O^2} + 4\ HCl$$

$$C^2H^4O^2 + 6\ Cl = \underset{\substack{\text{Acide} \\ \text{trichloracétique}}}{C^2HCl^3O^2} + 3\ HCl$$

$$C^2HCl^3O^2 + CaO = \underset{\text{Chloroforme}}{CHCl^3} + CO^3Ca$$

2° Procédé a l'acétone. — La plus grande partie du chloroforme industriel est aujourd'hui préparée en traitant l'acétone par le chlorure de chaux. Il se fait du chloroforme, de l'acétate de calcium, de l'hydrate de chaux et du chlorure de calcium. Le produit obtenu n'est pas souillé de produits chlorés comme avec l'alcool.

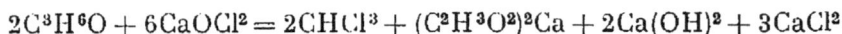

$$2C^3H^6O + 6CaOCl^2 = 2CHCl^3 + (C^2H^3O^2)^2Ca + 2Ca(OH)^2 + 3CaCl^2$$

On peut exprimer plus simplement cette réaction en disant que le chlore de l'hypochlorite donne avec l'acétone de l'acétone trichlorée que la chaux dédouble en chloroforme et acétate de calcium.

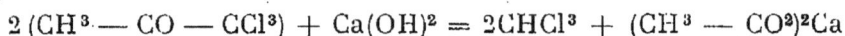

$$2\,(CH^3 - CO - CCl^3) + Ca(OH)^2 = 2CHCl^3 + (CH^3 - CO^2)^2Ca$$

3° Procédé par électrolyse. — On décompose par électrolyse une solution de chlorure de sodium à 20% en présence de l'acétone. Il se fait du chlore et de la soude. Le chlore réagit sur l'acétone pour donner l'acétone trichlorée que la soude décompose en chloroforme et acétate de sodium

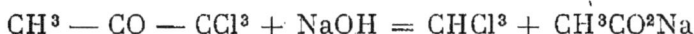

$$CH^3 - CO - CCl^3 + NaOH = CHCl^3 + CH^3CO^2Na$$

4° On a encore indiqué de faire agir l'hydrogène sur le tétrachlorure de carbone, composé couramment fourni aujourd'hui par l'industrie : il se fait de l'acide chlorhydrique qui se dégage et du chloroforme, que l'on sépare de l'excès de tétrachlorure par distillation fractionnée, ce dernier corps ne bouillant qu'à 76°.

5° La décomposition du chloral par un alcali, soude ou potasse, donne du chloroforme pur.

Purification. — Le chloroforme rectifié du commerce peut contenir de l'alcool, de l'aldéhyde, du chloral, de l'acide acétique, des produits empyreumatiques, du chlore, de l'acide chlorhydrique, des dérivés chlorés, des alcools butylique et amylique, etc., tous ces corps se produisant en même temps que le chloroforme.

On purifie le chloroforme comme suit, selon les indications du Codex. Le chloroforme est d'abord agité avec un demi-volume d'eau, qui enlève l'alcool en excès, puis additionné de 6% de son poids d'acide sulfurique pur ; on laisse en contact quarante-huit heures, en agitant souvent. On renouvelle ce traitement tant que l'acide se colore ; puis on décante le chloroforme qui surnage et

on le laisse macérer quatre jours avec 4 % de lessive des savonniers (solution de soude à 30 %) en agitant souvent. Décanter de
nouveau et laver le chloroforme à plusieurs reprises par décantation, puis le sécher en l'agitant avec 3 % de chlorure de calcium
fondu concassé et 5 % d'huile d'œillette. Laisser en contact vingt-
quatre heures. Distiller en rejetant le premier et le dernier dixième
et ajouter pour la conservation cinq millièmes en poids d'alcool
absolu. On obtient ainsi le *chloroforme pur anesthésique*.

Ces divers traitements s'expliquent de la façon suivante : l'acide
sulfurique détruit les composés empyreumatiques et les éthers
chlorhydriques (chlorure d'éthyle) ; la lessive de soude neutralise
l'excès d'acide sulfurique et décompose le chloral ; le chlorure de
calcium fondu dessèche le produit ; l'huile d'œillette empêche,
pendant la distillation, l'action de la soude sur le chloroforme.

Propriétés. — Le chloroforme se trouve dans le commerce
sous deux états :

Le *chloroforme rectifié* est un liquide incolore, d'odeur forte,
neutre au tournesol, de densité égale, 1,495 à 1,500, bouillant
à 61° ;

Le *chloroforme anesthésique* possède une odeur éthérée non
piquante ; sa densité est 1,494 ; il bout à 60°,8 ; il est neutre au
tournesol. Il se solidifie à — 70°. Il contient 5 ‰ d'alcool pur.

Le chloroforme est soluble dans 111 parties d'eau environ ; il
est très soluble dans l'alcool, les huiles, l'éther, soluble dans
10 parties de glycérine. Il dissout le soufre, l'iode, le phosphore,
les résines, les corps gras, le caoutchouc et un grand nombre
d'alcaloïdes. Il est peu inflammable et brûle difficilement, avec
une flamme fuligineuse bordée de vert, en dégageant de l'acide
chlorhydrique.

L'acide azotique l'attaque à peine ; la solution alcoolique de
potasse à l'ébullition le transforme en formiate et chlorure de
potassium. La solution aqueuse à froid donne un chlorure, de
l eau et de l'oxyde de carbone. Si l'on emploie une solution alcaline très concentrée, il se fait de l'orthoformiate d'éthyle ou *éther
de Kay*.

Chauffée au rouge, la vapeur de chloroforme se décompose en
chlore, acide chlorhydrique et charbon. Le chloroforme réduit la
liqueur de Fehling. Chauffé avec un peu de résorcine additionnée
de soude, il produit une coloration rouge.

Altération. — Le chloroforme, même pur, est très altérable à la lumière ; il se charge de produits chlorés, surtout d'acide chlorhydrique et d'oxychlorure de carbone $COCl^2$, corps dangereux, moins cependant qu'on l'admet.

Le chloroforme se conserve bien quand il est additionné de quelques millièmes d'alcool ou de toluène ; la benzine ne peut remplacer le toluène.

Impuretés. — Le chloroforme peut contenir de l'alcool, de l'aldéhyde, de l'acide acétique, du chloral, du chlore, de l'acide chlorhydrique, des alcools supérieurs, de l'oxychlorure de carbone ou son éther éthylique, du tétrachlorure de carbone.

Essai. — Doit être neutre au tournesol et exempt de tout corps étranger. L'*alcool* se reconnaît par divers procédés :

a) En agitant le chloroforme avec de l'eau distillée, il devient opalescent s'il y a de l'alcool, et reste limpide s'il est pur.

b) On l'agite avec quelques milligrammes de fuchsine : le chloroforme alcoolique se colore en rose, le chloroforme pur reste incolore.

En pratique, il est inutile de rechercher la présence de l'alcool, puisqu'on en ajoute toujours une petite quantité au chloroforme pour assurer sa conservation. Un dosage est nécessaire pour reconnaître une addition trop abondante. Pour cela on se sert de la méthode du Codex basée sur la séparation de l'alcool du chloroforme par des traitements à l'acide sulfurique avec décantation. Diluer l'acide sulfurique par de l'eau en refroidissant puis distiller pour recueillir l'alcool. Doser cet alcool par oxydation au moyen d'une solution titrée de bichromate de potasse. La quantité normale est de 5 grammes d'alcool absolu pour 1000 grammes de chloroforme.

L'*aldéhyde* se décèle en chauffant avec de la potasse caustique : il se produit une coloration jaune ou brune.

Le *chloral* est reconnu en chauffant avec du sulfure d'ammonium : une coloration rouge sang apparaît.

Le *chlore* libre précipite en blanc l'azotate d'argent et décolore le tournesol. 30 gouttes de chloroforme agitées avec une solution d'iodure de potassium se colorent en violet s'il y a du chlore.

L'*acide chlorhydrique* précipite en blanc l'azotate d'argent et rougit le tournesol.

L'*acide chloroxycarbonique* et les *dérivés chlorés des alcools supérieurs* brunissent par agitation avec l'acide sulfurique concentré.

Les *formiates* et les *aldéhydes* réduisent à chaud l'azotate d'argent.

Le *tétrachlorure* de carbone se reconnaît en agitant 1 gramme de chloroforme avec 100 grammes d'eau saturée de tétrachlorure puis avec 20 grammes de cette même eau : tout le chloroforme se dissout, le tétrachlorure reste insoluble.

Un essai très simple consiste à verser quelques gouttes de chloroforme sur une feuille de papier et à laisser évaporer : le produit pur exhale jusqu'à la fin une odeur suave, ni acide, ni irritante.

Le point d'ébullition et la densité donnent de bonnes indications.

Pour constater le degré de conservation du chloroforme en flacon, on peut y introduire un bâton de moelle de sureau colorée par du rouge de Congo qui devient bleu s'il existe des produits acides (BRETÈAU et WOOG).

Pharmacologie. — Le chloroforme est administré en frictions, en injections sous-cutanées, par la voie digestive et en inhalations.

Pris à l'*intérieur*, à dose thérapeutique, il agit comme antiseptique local, calmant et antispasmodique. En inhalations, il produit l'insensibilité et l'anesthésie. Bien que plus dangereux que l'éther, le chloroforme est l'agent anesthésique le plus fréquemment employé, à cause de la rapidité de son action.

A l'*extérieur*, il agit comme révulsif sur la peau et comme calmant pour combattre l'élément douleur, dans les névralgies, rhumatismes, etc.

En *injections sous-cutanées*, avec addition d'huile, il est peu irritant et soulage rapidement les névralgies, la sciatique, etc.

On le donne en dissolution dans l'eau (eau chloroformée), en potion, pommade, liniment, à la dose de 1 à 4 grammes, à l'intérieur ; 4 à 6 grammes et plus à l'extérieur.

Le chloroforme réservé pour l'anesthésie doit être chimiquement pur, car la présence de produits étrangers et, en particulier, d'oxychlorure de carbone, le rend toxique. On conseille, pour empêcher son altération, de l'additionner de 5 ‰ d'alcool éthylique pur, ce qui ramène sa densité à 1,494. Il doit être conservé en ampoules de verre scellées ou en petits flacons pleins, en verre jaune, bouchés à l'émeri et garnis de gélatine bichromatée (ALLAIN) et à l'abri de la lumière. Tout flacon entamé s'altère plus rapidement et ne doit plus servir pour l'anesthésie.

Etant donnés les quelques accidents mortels provoqués par l'anesthésie chloroformique et la possibilité d'incriminer le chloroforme, le pharmacien doit prendre toutes les précautions possibles pour ne délivrer dans ce cas que du chloroforme pur, spécial, parfaitement conservé, et non du chloroforme ordinaire, et de le remplacer par du produit neuf, tous les six mois environ.

Il est d'ailleurs fort possible que le chloroforme, même le plus pur, soit toxique par lui-même et que certaines personnes soient plus spécialement sensibles à son action. La toxicité de l'oxychlorure de carbone a été exagérée, car on s'en sert dans les laboratoires et son inhalation amène surtout des quintes de toux à la façon du chlore.

L'eau chloroformée saturée a été employée avec succès en lavages et compresses, matin et soir, dans le traitement des plaies et surtout des brûlures : elle calme la douleur et facilite la cicatrisation (REŊGNIEZ).

Fluoroforme CHF^3. — Obtenu par action du chloroforme, ou du bromoforme ou de l'iodoforme sur le fluorure d'argent. Gaz incolore, d'odeur chloroformée, liquéfiable vers 15°, de densité $= 3,09$, attaquant le verre, peu soluble dans l'eau, 2,80 %, soluble dans l'alcool. On l'a employé sous forme d'*eau fluoroformée* dans le traitement de la tuberculose au début. Cette eau se prépare en dissolvant dans l'eau distillée du fluoroforme à saturation. Elle en retient 2,80 %. Son emploi est sans danger ; elle n'a pas d'odeur et son ingestion ne laisse qu'une légère sensation d'âcreté à la gorge. On l'emploie à la dose d'une cuillerée à café ou une cuillerée à bouche, quatre à cinq fois par jour chez l'adulte. On l'a encore préconisée contre la coqueluche pour diminuer les quintes de toux. On donne, pour un enfant de 2 à 4 ans, 10 gouttes, 4 fois par jour, en augmentant jusqu'à 15 grammes par jour. Au-dessus de 4 ans on peut aller à 30 grammes par jour, par cuillerées à café (TISSIER).

IODOFORME $CHI^3 = 394$

Syn. : *Formène triiodé.* — *Méthane triiodé.*

Préparation. — PROCÉDÉ DE LABORATOIRE. — On fait agir de l'iode sur l'alcool en présence de carbonate de soude.

On prend :

Carbonate de soude cristallisé . . . . 2 p.
Alcool à 84°. . . . . 1 p.
Eau distillée. . . . . 10 p.

On introduit le tout dans un ballon ; on chauffe à 60°-80° et on projette dans la liqueur, par petites portions, de l'iode jusqu'à coloration légère ; à la fin de l'opération, l'iodoforme se dépose au fond de la liqueur chaude. On filtre, on ajoute au liquide deux nouvelles parties de carbonate de sodium et une partie d'alcool, on maintient à 60°-80° et on y fait passer un courant rapide de chlore qui décompose l'iodure et l'iodate qui s'étaient formés ; l'iodoforme se produit en abondance. Quand le précipité n'augmente plus, on l'enlève par filtration. En traitant l'eau mère comme précédemment, une troisième dose d'iodoforme se dépose. Le produit obtenu est lavé à l'eau froide et séché au papier buvard. On peut l'avoir en gros cristaux, en le dissolvant dans l'alcool bouillant et laissant refroidir.

Pour expliquer la formation d'iodoforme, on peut admettre qu'il se fait d'abord de l'iodal par action de l'iode sur l'alcool :

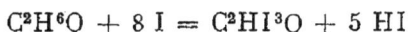

$$C^2H^6O + 8 I = C^2HI^3O + 5 HI$$

Cet iodal est transformé, par l'alcali, en iodoforme et formiate :

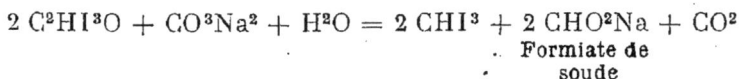

$$2 C^2HI^3O + CO^3Na^2 + H^2O = 2 CHI^3 + 2 CHO^2Na + CO^2$$
$$\text{Formiate de soude}$$

D'autre part, l'iode, en agissant sur le carbonate de soude ou le formiate, donne un mélange d'iodure et d'iodate que le chlore décompose pour régénérer l'iode.

PROCÉDÉS INDUSTRIELS. — Dans l'industrie, on emploie surtout le procédé suivant, dû à SUILLOT et RAYNAUD, qui utilise l'acétone :

1° On traite un iodure alcalin par un hypochlorite de façon à le transformer en un hypoiodite alcalin. On fait agir cet hypoiodite alcalin sur l'acétone. On obtient ainsi un rendement considérable en iodoforme ; il se fait en même temps de l'acétate de potassium et de la potasse.

P. C. 28

$$C^3H^6O + 3 IOK = CHI^3 + C^2H^3O^2K + 2 KOH$$

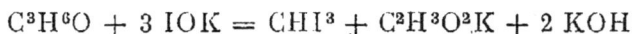

2° Par action de l'ozone sur une dissolution d'iodure de potassium dans l'alcool à 70 % ou sur les liqueurs d'épuisement des varechs additionnés d'alcool, on obtient de l'iodoforme.

3° L'iodoforme se produit encore par action de l'iode ou d'un hypochlorite sur l'éther, l'alcool méthylique, le sucre, la gomme, les essences, etc.

Propriétés. — L'iodoforme se présente en paillettes nacrées, d'un jaune citron, douces au toucher, complètement volatiles, d'odeur spéciale très intense et très persistante (l'iodoforme d'acétone est moins odorant que celui qui provient de l'alcool). Sa densité est 4. Il est insoluble dans l'eau, soluble dans 80 parties d'alcool à 90° froid, 12 parties d'alcool bouillant, 6 parties d'éther, 14 parties de chloroforme, 3 parties de sulfure de carbone, 30 parties d'huile d'olive, 40 parties de vaseline liquide, soluble encore dans la benzine, la glycérine, les huiles volatiles, le salicylate de méthyle, le menthol en fusion. Toutes ces dissolutions se colorent par décomposition de l'iodoforme sous l'influence combinée de la lumière et de l'air.

Il se volatilise sans décomposition vers 100° et fond à 119°, en se décomposant partiellement. La potasse le transforme en iodure et formiate alcalin. Un certain nombre de corps le réduisent en mettant de l'iode en liberté. Il est décomposé par l'argent métallique. Il contient 96,70 % d'iode.

Chauffé avec un peu d'alcool, de phénol et de soude, il donne, après évaporation à sec, une coloration rouge, soluble dans l'alcool et due à la production d'acide rosolique. Additionné de 3 à 4 gouttes de diméthylaniline, le mélange prend à froid une teinte jaune qui passe au rouge violacé quand on chauffe au voisinage de l'ébullition (DENIGÈS).

Falsifications. — On additionne l'iodoforme pulvérisé d'acide picrique, de talc, d'amidon, de sulfate de baryte, de soufre pulvérisé.

Essai. — L'*acide picrique* se reconnaît, en traitant l'iodoforme par l'eau tiède, qui se colore en jaune ; cette solution, chauffée avec du cyanure de potassium, devient rouge sang, par formation d'isopurpurate de potassium.

Le *soufre*, en épuisant par de l'éther qui dissout l'iodoforme et laisse une poudre jaune, brûlant avec une flamme bleue et dégageant de l'acide sulfureux.

Ou encore en fondant 1 gramme d'iodoforme avec 0 gr. 50 de limaille de fer. Après refroidissement, épuiser par l'alcool bouillant, traiter le résidu par l'acide sulfurique étendu; il ne doit pas se dégager d'hydrogène sulfuré noircissant l'acétate de plomb (CODEX).

Les autres falsifications se reconnaissent par la non-volatilité.

L'iodoforme pur ne doit pas laisser de résidu par calcination, il ne doit rien céder à l'eau bouillante et doit se dissoudre en totalité dans l'alcool, l'éther et le chloroforme.

Dosage. — Le dosage se fait en chauffant au bain-marie bouillant, pendant une heure, un mélange de 20 c. c. solution d'azotate d'argent à 5 %, 0 gr. 50 d'iodoforme et quelques gouttes d'acide azotique. On laisse refroidir, on lave, sèche et pèse l'iodure d'argent formé. Le poids obtenu multiplié par 0,5588 donne le poids d'iodoforme correspondant.

Pharmacologie. — L'iodoforme est surtout un antiseptique ; il agit par lui-même et aussi par l'iode qu'il dégage très facilement sous les moindres influences, par exemple au contact des plaies, dont il active la cicatrisation. Mais ses propriétés antiseptiques ont été beaucoup exagérées et sa vogue a bien diminué. Son action sur les muqueuses est peu irritante, il est même anesthésique ; il ne devient irritant que par l'iode mis en liberté. Aussi est-il préférable de ne l'employer qu'en cristaux, pour le pansement des plaies ; car, dans ce cas, sa décomposition en iode caustique est beaucoup plus lente qu'avec l'iodoforme pulvérisé.

Il est absorbé par les muqueuses, les plaies et la peau, et s'élimine par les urines, probablement sous forme d'iodure de sodium ou à l'état d'iodalbumine.

Doses et modes d'administration. — On utilise l'iodoforme, à l'*intérieur*, à la dose de 0 gr. 10 à 0 gr. 50 par jour en cachets, pilules, perles, injections hypodermiques, suppositoires, comme antiseptique et pour combattre la phtisie pulmonaire ; à l'*extérieur*, pour le pansement des brûlures, ulcères, plaies de toutes sortes, soit en nature, soit à l'état de gaze, pommade, crayon, collodion. Son usage doit être surveillé, car il produit quelques intoxications, surtout quand on l'emploie en poudre, cette forme facilitant son absorption et sa décomposition. Ces intoxications surviennent à la suite de pansements larges ou de plaies anfractueuses. Enfin certains sujets supportent mal l'iodoforme et il se produit de l'érythème autour de la plaie.

L'odeur désagréable de l'iodoforme peut être masquée par le camphre, le café, le menthol, mais surtout par l'essence d'amandes amères, l'eau de laurier-cerise ou l'eau de fleurs d'oranger. La désinfection des mortiers se fait bien avec l'alcool dénaturé ou l'essence de térébentine ; pour les mains, c'est l'eau de laurier-cerise qui convient le mieux.

Sous le nom d'*anozol* on délivre de l'iodoforme désodorisé par addition de 20 % de thymol.

Iodoformogène. *Syn. : Albuminate d'iodoforme.* — Poudre fine jaune clair, insoluble dans l'eau, l'alcool et l'éther, stérilisable à 100°. Les dissolvants habituels de l'iodoforme ne l'enlèvent que lentement, ce qui indique bien une combinaison entre l'albumine et l'iodoforme. L'iodoformogène est trois fois plus léger que l'iodoforme dont il possède toutes les propriétés thérapeutiques ; il n'a qu'une très légère odeur. On l'emploie à la dose de 5 à 10 centigrammes en pilules ou cachets et en poudre pour saupoudrer les plaies.

DIODOFORME $CI^2 = CI^2 = 532$

Préparation. — On le prépare en faisant agir l'iode en excès, sur l'acétylène iodé C^2I^2, ou encore, par l'action de la potasse et de l'iode sur le carbure de baryum, en suspension dans la benzine ou le chloroforme.

Propriétés. — C'est une poudre cristalline jaune, presque inodore, insoluble dans l'eau, peu soluble dans l'alcool et l'éther, soluble dans le chloroforme, la benzine et le toluène. Il fond vers 192°. Sa densité est 4,38.

On peut différencier le dioforme de l'iodoforme par le moyen suivant, dû à DENIGÈS.

On chauffe la poudre avec de l'aniline ; en une demi-minute

d'ébullition on obtient avec l'iodoforme une coloration rouge intense surtout nette après addition d'alcool, avec large bande d'absorption spectrale du rouge au vert ; le dioforme donne une teinte à peine rougeâtre devenant jaune par addition d'alcool, sans bande d'absorption.

C'est un cicatrisant énergique qui jouit de toutes les propriétés de l'iodoforme sans en avoir l'odeur désagréable ni la toxicité. On l'emploie de la même façon et aux mêmes doses.

Alcools

Dans cette fonction, dont les termes sont si nombreux en chimie. deux corps seulement nous intéressent : l'alcool ordinaire (alcool monoatomique), et la glycérine (alcool triatomique).

ALCOOL ÉTHYLIQUE

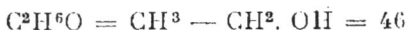

$$C^2H^6O = CH^3 - CH^2. OH = 46$$

Syn. : *Éthanol.*

Préparation industrielle. — L'alcool s'obtient par la fermentation, sous l'influence de la levure de bière ou *Saccharomyces cerevisiæ*, du glucose ou des substances qui peuvent en fournir, telles que : céréales, amidon, maïs, riz, pomme de terre, betterave, raisin. Par distillation, on obtient un liquide de concentration variable et souillé de produits nombreux (alcools supérieurs, acétones, aldéhydes, éthers, acides, glycérine) à odeur et à saveur désagréables et souvent très toxiques. Dans l'industrie on purifie et on concentre l'alcool, par distillation fractionnée, à l'aide de rectificateurs à plateaux, dans lesquels les vapeurs alcooliques traversent une série de petites chambres superposées, où se condensent l'eau et les corps à point d'ébullition élevé. Tandis que l'alcool ordinaire reste en vapeur et vient se condenser dans d'autres récipients. Les *produits* dits *de tête* sont ceux qui passent les premiers à la distillation et comprennent les corps très volatils : éthers, aldéhydes. Les *produits de queue* sont formés des corps les moins volatils : eau et alcools supérieurs. On obtient ainsi de l'alcool à 93⁰-97⁰, que l'on désigne sous le nom du produit naturel qui l'a fourni (alcool de riz, de vin, de grains). Les appareils industriels ne permettent pas d'obtenir un titre plus élevé.

ALCOOL ABSOLU. — Pour avoir de l'alcool pur et sans eau, c'est-à-dire à 100⁰, on ajoute à l'alcool à 95⁰ 200 grammes par litre environ de chaux vive récemment calcinée. On laisse en contact vingt-quatre heures : la chaux s'empare de l'eau ; on distille. Si le produit distillé contient encore un peu d'eau, on le laisse macérer avec 50 grammes par litre de baryte anhydre ; on décante, puis on distille de nouveau.

On peut encore distiller l'alcool à déshydrater en présence du sodium ou de l'amalgame d'aluminium, qui décomposent l'eau.

L'alcool absolu s'hydrate rapidement, le produit commercial ne marque à l'alcoomètre que 99⁰5 au lieu de 100⁰.

Pour reconnaître si l'alcool est anhydre, il y a divers moyens :

1⁰ Le *sulfate de cuivre anhydre*, sel blanc qui devient bleu dans l'alcool aqueux. Ce réactif est peu sensible et ne signale pas moins de 5 % d'eau.

2⁰ La *benzine*, agitée avec de l'alcool, donne un liquide trouble dès qu'il y a 3 % d'eau.

3⁰ Le *permanganate de potasse* en cristaux ajouté à de l'alcool le colore en rose s'il y a une proportion d'eau même inférieure à 3 %. Il est insoluble dans l'alcool anhydre.

4⁰ L'*alcoolate de baryte*, qui, au contact de l'alcool aqueux, donne un précipité blanc d'hydrate de baryte. Ce réactif permet de trouver moins de 1 % d'eau, mais on ne doit l'employer que pour en rechercher des traces, car dès que la proportion atteint 5 % il ne se fait plus de précipité, l'hydrate de baryte se redissolvant dans l'eau.

5⁰ On a indiqué aussi l'addition de *carbure de calcium*, qui, au contact de l'alcool aqueux, dégage de l'acétylène reconnaissable à son odeur alliacée.

Propriétés. — L'*alcool absolu* est un liquide incolore, d'odeur vive, de saveur brûlante. Sa densité est 0,795 à + 15⁰. Il bout à 78⁰3 et se solidifie à — 135⁰. Il est soluble en toute proportion dans l'eau, avec contraction de volume et élévation de température. Le maximum de contraction se produit en mélangeant, à 15⁰, 47,7 volumes d'eau à 52,3 volumes d'alcool ; on obtient, au total, seulement 96,35 volumes de produit (WURTZ). Il dissout les résines, corps gras, essences, acides organiques, l'iode, le brome, les alcalis, la plupart des sels haloïdes ; d'une manière générale, il ne dissout pas les sels oxygénés. Il précipite le sucre, la gomme, la dextrine, l'albumine, la gélatine.

Les agents oxydants le transforment en aldéhyde et acide acétique ; avec les acides, il donne des éthers ; l'acide sulfurique le déshydrate et le transforme à chaud en éthylène ; les métaux alcalins forment des éthylates alcalins ; les alcalis l'oxydent à chaud, en produisant des acétates alcalins. En présence de bichromate de potassium et d'acide sulfurique, il prend une coloration verte. Chauffé avec un peu d'iode et de soude, il donne de l'iodoforme.

L'*alcool à 95°*, qui est l'alcool industriel courant, a une odeur franche, agréable. Sa densité est 0,816 à 15° ; il bout à 78°9. L'alcool de vin est le plus pur et le plus agréable de tous ; mais son prix élevé le fait remplacer par les alcools de riz, de betteraves ou de céréales. Ce sont eux qui constituent la majeure partie des alcools commerciaux. On les trouve à divers états de concentration ; les deux sortes les plus répandues dans le commerce sont l'alcool à 95°, qui contient 95 % d'alcool absolu en volume, et le *trois-six*, qui titre 86°. Les eaux-de-vie et liqueurs titrent de 35° à 45°.

Impuretés et falsifications. — L'alcool commercial peut contenir toute une série d'impuretés variant avec la provenance et le procédé de rectification. On y trouve de l'aldéhyde, de l'acétone, des alcools méthylique, butylique, amylique, des éthers, de l'acide acétique, etc. ; la fraude y ajoute souvent de l'eau et des alcools méthylique ou amylique dont on cherche à masquer l'odeur par addition d'un peu de vanilline.

Essai. — L'essai de l'alcool comporte la vérification de sa pureté et l'appréciation de sa richesse en alcool absolu.

VÉRIFICATION DE LA PURETÉ DE L'ALCOOL

PROCÉDÉS DU CODEX. — L'alcool doit être incolore, complètement volatil et ne pas présenter de réaction acide après dilution par 2 volumes d'eau. Lorsqu'on le chauffe dans une capsule, on ne doit percevoir aucune odeur étrangère ni pendant ni après son évaporation. Etendu de 2 volumes d'eau, il doit conserver sa limpidité, son odeur et sa saveur.

La détermination des impuretés se fait en distillant 100 c. c. d'alcool jusqu'à obtention de 60 à 70 c. c. de liquide. La recherche des produits dits de têtes se fait sur le liquide distillé, et les produits dits de queues se recherchent sur le résidu de la distillation.

RECHERCHE DES PRODUITS DE TÊTES. — *a)* Chauffer au bain-marie dans un tube à essais 10 c. c. de liquide distillé avec 5 c. c. de solution ammoniacale d'azotate d'argent, le mélange devra rester incolore et limpide ; s'il devient brun avec ou sans précipité d'argent, présence d'*aldéhydes*.

b) Chauffer entre 15 et 18° un mélange de 50 c. c. de liquide distillé avec 2 c. c. de solution de permanganate de potasse à 1 pour 200, la teinte rose devra persister vingt minutes avant de passer à la nuance saumon (*acétone, alcool méthylique, aldéhydes*).

RECHERCHE DES PRODUITS DE QUEUES. — *a)* Mélanger sous un courant d'eau froide 10 c. c. de résidu de la distillation avec 10 c. c. d'acide sulfurique, le mélange devra rester incolore; s'il se produit une coloration, présence d'*alcools homologues supérieurs*.

b) Mettre dans un verre 2 c. c. d'une solution incolore à parties égales d'aniline et d'acide acétique, verser à sa surface 10 c. c. du résidu de la distillation, le mélange devra rester incolore. S'il se fait une coloration rouge vif à l'intersection des deux liquides puis dans toute la masse, présence de *furfurol*.

RECHERCHES SPÉCIALES. — On fait encore quelques essais directement sur l'alcool. A 50 c. c. on ajoute une à deux gouttes d'acide sulfurique dilué et 10 c. c. d'eau distillée, on évapore le mélange au bain-marie jusqu'à 10 à 12 c. c., sur lesquels on fait les deux essais suivants :

a) Alcaliniser par la potasse 5 c. c. du liquide ci-dessus et verser une à deux gouttes de réactif de Nessler, le mélange devra conserver sa limpidité ; s'il se fait une coloration ou un précipité jaune rougeâtre ou brun, présence d'*ammoniaque*.

b) A 5 c. c. de ce même résidu ajouter 5 c. c. d'acide sulfurique dilué et verser peu à peu ce mélange en agitant dans 5. c. c. d'iodobismuthate de potassium (Réactif de Dragendorff), le liquide doit rester limpide ; s'il se fait un précipité rouge orangé, présence de *bases pyridiques*.

Pour l'alcool à 95°, compléter les recherches par celle des métaux.
MM. ROMAN, DELLUC, MALMÉJAC ont, en effet, signalé la présence dans l'alcool de certains métaux comme le zinc, provenant de l'attaque par l'alcool des récipients qui le contiennent, en particulier des bidons en tôle galvanisée.

Pour cela, mélanger dans une capsule 100 c. c. d'alcool, 10 c. c. d'acide acétique dilué, 10 c. c. d'eau, évaporer au bain-marie jusqu'à 20 c. c. : ce résidu ne devra pas donner de précipité ni de coloration par H^2S et par l'ammoniaque.

DÉTERMINATION DU TITRE DE L'ALCOOL

On détermine rapidement le volume d'alcool absolu, c'est-à-dire le *degré alcoolique*, au moyen de l'alcoomètre de Gay-Lussac. Dans cette détermination, il est très important de prendre la température du liquide, si l'on ne veut pas avoir des erreurs pouvant atteindre plusieurs degrés, car c'est à 15° seulement que l'appareil donne des chiffres exacts ; au-dessus de 15°, les indications de l'instrument sont trop fortes, au-dessous trop faibles. Après lecture du thermomètre et de l'alcoomètre, on se reporte à une table spéciale, inscrite au Codex, qui donne immédiatement le degré alcoolique véritable.

A défaut de table, on peut employer la formule de FRANCŒUR :

$$x = d \mp 0,4\ t,$$
$x =$ le degré cherché,
$d =$ le degré de l'alcoomètre,
$t =$ le degré de température compté à partir de 15°.

On prend le signe — pour les températures supérieures à 15° et le signe + pour les températures inférieures.

Exemple : Un alcool marque 70° à + 25°.

$$x = 70 - 0,4 \times (25 - 15) = 66° \text{ à } + 15°.$$

Un alcool marque 70° à + 12°.

$$x = 70 + 0,4\ (15 - 12) = 71,2 \text{ à } + 15°.$$

Cette formule ne donne que des résultats approximatifs, mais pourtant suffisants en général.

DILUTION DE L'ALCOOL. — Lorsqu'on veut obtenir de l'alcool plus faible avec de l'alcool plus fort, on se sert d'une table de dilution inscrite au Codex, qui indique quelles sont les quantités en poids d'alcool et d'eau qu'il faut employer. On peut obtenir approximativement cette dilution facilement et sans table de la façon suivante :

Veut-on, avec de l'alcool à N^o, obtenir de l'alcool à P^o, on prend P. c. c. de l'alcool à N^o, et on étend d'eau jusqu'à obtention de N c. c.

Exemple : On veut faire de l'alcool à 60° avec de l'alcool à 93°.

On prendra 60 c. c. d'alcool à 93° et on ajoutera de l'eau distillée jusqu'à obtention de 93 c. c. après agitation.

Veut-on faire de l'alcool à 30° avec de l'alcool à 60° ?

On prend 30 c. c. d'alcool à 60° et on y ajoute de l'eau distillée jusqu'à obtention de 60 c. c. après agitation. La quantité d'eau à ajouter ne peut pas être fixée à cause de la contraction variable des mélanges d'eau et alcool. Par ce moyen très simple on arrive, à 2 ou 3 degrés près, suivant la température, au degré cherché, ce qui est souvent bien suffisant, pour la préparation des teintures pharmaceutiques par exemple.

Autre manière d'opérer (Système des contributions indirectes). On veut préparer 100 c. c. d'alcool à 60° avec de l'alcool à 95°.

$$\frac{100 \times 60}{95} = 63 \text{ c. c. } 15$$

Il faut prendre 63 c. c. 15 d'alcool à 95° et compléter à 100 c. c. avec de l'eau.

Pharmacologie. — Les propriétés thérapeutiques de l'alcool sont nombreuses. Il agit d'abord comme antiseptique ; dans la proportion de 20 %, il arrête les fermentations, même la putréfaction ; quelques praticiens s'en servent encore dans le pansement des plaies, pour la désinfection des mains et du champ opératoire. Appliqué sur la peau, il est excitant. Pris à l'intérieur, il est rapidement absorbé. Ses transformations dans l'organisme ne sont pas encore nettement établies. Pour LALLEMAND, PERRIN et DUROY, l'alcool s'élimine en nature sans subir aucune modification ;

pour LIEBIG, il est, au contraire, oxydé, comburé et s'élimine à l'état d'acide carbonique et d'eau, ce qui en fait un aliment respiratoire. On peut très bien constater l'élimination en nature de l'alcool ; mais comme celle-ci ne représente que 4 à 5 % de la quantité ingérée, il est probable que le reste est comburé dans l'organisme, de préférence aux hydrates de carbone, aux graisses, aux albuminoïdes, ce qui fait de l'alcool un aliment d'épargne.

On l'emploie, à l'*extérieur*, comme antiseptique et excitant, en friction, surtout à l'état de mélange ; à l'*intérieur*, pris à faibles doses, c'est un stimulant du système nerveux, du cœur et de la circulation. On l'utilise dans la pneumonie, l'adynamie, le collapsus, les syncopes, hémorragies, refroidissement, etc. Pris pendant et surtout après le repas, au moment de la digestion et à doses suffisantes, il entrave celle-ci en empêchant la peptonisation. Il agit à la fois sur le suc gastrique et le suc pancréatique. On l'administre encore, comme tonique, sous forme de vin vieux.

L'alcool sert à la préparation de nombreuses formes pharmaceutiques : teintures, alcoolats, extraits alcooliques, etc.

Alcool dénaturé. — L'alcool dénaturé, nécessaire aux besoins de l'industrie et exempt de droits, est constitué par de l'alcool de grains auquel on ajoute, par hectolitre, d'après les ordonnances de la Régie, 15 litres de méthylène et 500 c. c. de benzine lourde. Le méthylène employé est de l'alcool de bois qui contient 65 % d'alcool méthylique, 20 à 25 % d'acétone et 10 à 15 % de matières étrangères. L'alcool dénaturé doit marquer 90° d'alcool, s'enflammer facilement et brûler avec une flamme non fuligineuse et sans laisser de résidu sensible.

Chlorétone. — Alcool butylique tertiaire trichloré. CCl^3 — $C(OH) = (CH^3)^2$. Obtenu en partant du chloroforme et de l'acétone. Cristaux blancs, d'odeur camphrée, peu solubles dans l'eau, solubles dans l'alcool, l'éther, le chloroforme, la glycérine, les huiles. La solution hydroalcoolique de chlorétone réduit à froid l'azotate d'argent ammoniacal et à l'ébullition la liqueur de Felhing. C'est un hypnotique et un anesthésique local. On l'emploie dans l'insomnie, les vomissements, le mal de mer, la coqueluche, le catarrhe nasal, le pansement des dents. On le donne à la dose de 0, 30 à 1 gramme en une dose, en cachets ou solution.

Le *chlorétone inhalant* est un mélange de chlorétone 1 gramme, camphre 2,50, menthol 2,50, huile de cannelle 0,50 et pétrole raffiné 93,50, qui s'emploie en pulvérisation comme calmant dans les affections du nez et de la gorge.

GLYCÉRINE

$$C^3H^8O^3 = CH^2OH — CHOH — CH^2OH = 92$$

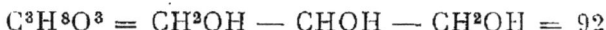

Préparation. — Dans l'industrie, la glycérine reste comme résidu de la fabrication des bougies stéariques.

On saponifie les corps gras, qui sont des tri-éthers de la glycérine, soit par la chaux, soit par la vapeur d'eau surchauffée ; ils se dédoublent alors en acides gras, d'une part, qui serviront à la fabrication des bougies, et en glycérine, qui reste dans le liquide d'où on a enlevé les acides gras. On recueille ce liquide et, pour en chasser l'eau, on évapore jusqu'à consistance sirupeuse : la glycérine qui reste est toujours colorée en brun.

Purification. — La glycérine brute peut contenir des matières grasses non attaquées et des acides gras.

Pour la purifier, on l'étend d'eau et on la traite à chaud par de la litharge pulvérisée, qui saponifie les matières grasses et s'empare des acides. On décante. On précipite l'excès du plomb par l'hydrogène sulfuré ; on filtre et on évapore jusqu'à 30° B.

La glycérine médicinale est surtout préparée par saponification des matières grasses à l'aide de la vapeur d'eau surchauffée. Le produit obtenu du premier jet est ensuite distillé dans le vide.

Propriétés. — La glycérine anhydre est un liquide incolore, sirupeux, de saveur sucrée, de densité égale 1,264. On peut la faire cristalliser en la maintenant quelque temps à 0°. Les cristaux formés fondent vers 17°-18° et, une fois liquéfiés, ils présentent, d'une manière remarquable, le phénomène de la surfusion. La glycérine est soluble dans l'eau et l'alcool, insoluble dans le chloroforme, l'éther, les huiles grasses et les essences ; elle est inactive sur la lumière polarisée. Elle dissout un grand nombre d'oxydes métalliques, sels, alcaloïdes, etc. Elle bout à 290° et distille en subissant un commencement de décomposition, avec formation d'acroléine, à moins qu'on opère dans le vide ou dans un courant de vapeur d'eau.

Sa présence dans certaines solutions salines telles que le sulfate de cuivre, le perchlorure de fer, empêche la précipitation par les alcalis.

La glycérine, étant un alcool triatomique, peut donner de nombreux éthers, parmi lesquels il faut signaler les corps gras et l'acide glycéro-phosphorique. Les agents oxydants la transforment en acide glycérique. Les ferments la dédoublent lentement en alcool, acide carbonique, acides butyrique, lactique, etc. Elle ne réduit pas la liqueur de Fehling.

Chauffée sans précaution, elle dégage une odeur désagréable, irritante d'acroléine. Sa vapeur brûle avec une flamme bleue.

En pharmacie on emploie la glycérine sous deux états de concentration :

1° La *glycérine pure* à 30° B. ou bi-distillée, liquide incolore, très pur, sans odeur, de densité 1,259, retenant environ 2 % d'eau ;

2° La *glycérine* à 28° B. qui est souvent légèrement colorée en brun. Elle doit être exclusivement réservée pour l'usage externe ; sa densité est 1,242. Elle contient 8 % d'eau environ. On la prépare souvent par addition de 100 grammes d'eau distillée à Q. S. de glycérine à 30° B. pour faire un litre.

Impuretés et falsifications. — La glycérine peut être acide, contenir des matières grasses, de l'acide butyrique, de l'acide formique, de l'arsenic, du plomb ; on l'additionne souvent de sirops de sucre, de glucose, de miel, de dextrine et d'eau ordinaire.

Essai. — Pour déceler les *matières grasses*, on agite la glycérine avec de l'éther, qui s'empare des corps gras et les laisse après décantation et évaporation.

La présence de l'*arsenic* se constate en chauffant au bain-marie bouillant un mélange de 5 c. c. glycérine, 10 c. c. réactif hypophosphite de soude (voir Phosphate de soude, essai) : il se fait, après 2 à 3 minutes de chauffe, une coloration brune dès qu'il y a plus de 4 milligrammes d'arsenic par litre de glycérine. Cette méthode ne peut pas s'utiliser si la glycérine est additionnée d'un sirop de sucre, lequel se colore en noir à chaud par l'action de HCl du réactif.

MM. GALIMARD et VERDIER ont montré qu'un peu d'arsenic existait très fréquemment dans les glycérines, dites pures, sous forme de combinaison organique, d'éther sans doute, arsenic que ne signalent ni les réactifs ordinaires, ni l'appareil de Marsh. Pour le reconnaître, il faut chauffer pendant 10 heures à l'ébullition 50 c. c. de glycérine avec 100 c. c. d'eau et 1 c. c. d'acide sulfurique, puis rechercher à l'appareil de Marsh.

Pour trouver le *plomb*, on dilue la glycérine de 5 volumes d'eau et on y fait passer l'hydrogène sulfuré qui produira une coloration brune en présence du plomb.

Pour reconnaître les falsifications :

1° On traite la glycérine à chaud par de la potasse. Pure, elle ne changera pas : elle deviendra jaune ou brune, s'il y a des *matières sucrées* ou de la *dextrine*.

2° On fait un essai au polarimètre ; la glycérine ne donne aucune déviation, tandis que les *sucres* agissent énergiquement.

3° 10 gouttes de glycérine environ étendues de 5 à 6 c. c. d'eau sont chauffées avec un cristal (3 à 4 centigrammes) de molybdate d'ammoniaque et une goutte d'acide azotique ; après deux minutes d'ébullition, le liquide se colore en bleu s'il y a des *matières sucrées* (HAGER).

4° La glycérine, additionnée de deux volumes d'alcool fort, précipite en blanc si elle contient de la *dextrine*.

5° La glycérine, additionnée de *sirop* de glucose, réduit, après quelques instants d'ébullition, la liqueur de Fehling, ce qu'elle ne fait pas quand elle est pure. Cette réduction de la liqueur de Fehling ne se fait qu'après interversion avec HCl, s'il y a du *sirop de sucre*.

6° Parties égales de glycérine et d'acide sulfurique aqueux à 1/5 ne doivent pas se colorer en jaune à l'ébullition.

7° Chauffer au bain-marie (à 60°) un mélange de 1 c. c. de glycérine avec 1 c. c. d'ammoniaque concentré : il ne doit pas se produire de coloration jaune (*acroléine*) ; ajouter à ce mélange, retiré du bain-marie, 3 gouttes de solution 1/20 d'azotate d'argent : il ne doit pas se produire, avant 5 minutes, une coloration ou un précipité brun noir (*acide formique, matières réductives*) Codex.

Enfin, la glycérine pure est entièrement volatile, sans odeur, neutre aux réactifs. Etendue d'eau, elle ne précipite ni le chlorure de baryum (*sulfates*), ni l'azotate d'argent (*chlorures* dus à l'addition d'*eau*), ni l'oxalate d'ammoniac (*calcium*), ni l'hydrogène sulfuré (*plomb*). Chauffée avec un peu d'alcool et d'acide sulfurique, elle ne dégage pas d'odeur de fraises (*acide butyrique*) ni de rhum (*acide formique*).

Toutes les glycérines du commerce réduisent à chaud l'azotate d'argent alcalin et contiennent des traces de chlorure et de sulfate de chaux.

On détermine la quantité d'*eau*, soit en prenant la densité, ou de préférence, en maintenant à l'étuve à 110°, pendant une heure, un poids déterminé de glycérine.

Pharmacologie. — La glycérine n'est pas un antiseptique, car elle ne détruit pas les microbes pathogènes, mais elle les empêche de se développer. Appliquée sur la peau, elle n'est pas absorbée ; par contre, la muqueuse digestive l'absorbe très rapidement. On ignore ce qu'elle devient dans l'organisme ; mais il est probable qu'elle est comburée et qu'elle agit comme aliment respiratoire.

Elle se prescrit comme aliment d'épargne dans la tuberculose, le diabète, la fièvre typhoïde ; elle se donne encore dans les coliques hépatiques et néphrétiques, comme laxatif contre la constipation.

La dose à l'*intérieur* est de 20 à 60 grammes par jour en deux ou trois fois, pure ou étendue d'eau ; en lavement, 10 à 30 grammes, dans un demi-litre d'eau, ou 3 à 5 c. c. pure, soit avec une seringue de Condamin, soit en suppositoires creux ou de glycérine solidifiée.

Elle n'a aucune influence sur la production du sucre chez les diabétiques et peut donc leur servir d'édulcorant pour les tisanes, liqueurs, café, etc. Elle n'est pas toxique, puisqu'on a pu donner sans inconvénients jusqu'à 200 grammes de glycérine par jour, à doses fractionnées.

On l'a conseillée, à l'*extérieur*, comme topique et adoucissant de la peau, qu'elle rend souple, sans l'irriter, sous forme de pommade ou de glycérolé, dans le traitement de quelques maladies cutanées. Elle sert de véhicule à de nombreux médicaments.

On ne doit pas oublier qu'elle diminue le pouvoir antiseptique de certains corps en solutions aqueuses, tels que acide borique, sublimé, phénol, thymol.

La glycérine, pouvant former des composés explosifs, ne doit pas être associée avec l'acide nitrique et avec le permanganate de potasse.

Sous le nom de *glycérine solidifiée* on a fait une dissolution de gélatine dans de la glycérine, permettant de préparer des suppositoires et des ovules à la glycérine.

Ethers

On peut grouper tous les éthers en deux classes : les *éthers salins*, dérivant de l'action d'un acide sur un alcool, et les *éthers oxydes*, formés par l'union de deux radicaux alcooliques.

Ethers salins

CHLORURE DE MÉTHYLE CH³Cl = 50,5

Syn : *Éther méthylchlorhydrique*. — *Méthane monochloré*.

Préparation. — 1° PROCÉDÉ DE LABORATOIRE. — On fait agir sur l'alcool méthylique de l'acide chlorhydrique obtenu par action de l'acide sulfurique sur le chlorure de sodium. On obtient du chlorure de méthyle, du sulfate de soude et de l'eau.

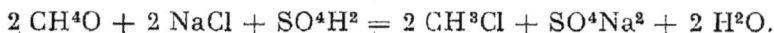

$$2 CH^4O + 2 NaCl + SO^4H^2 = 2 CH^3Cl + SO^4Na^2 + 2 H^2O.$$

On introduit dans un ballon un mélange de :

Alcool méthylique . . . . 1 p.
Chlorure de sodium . . . . 2 p.
Acide sulfurique . . . . 3 p.

Le ballon est mis en communication avec un flacon laveur contenant une solution alcaline, puis avec une éprouvette reposant sur le mercure. On chauffe doucement : le chlorure de méthyle se dégage à l'état gazeux, traverse la solution alcaline qui retient l'acide chlorhydrique entraîné et se rend sous l'éprouvette.

2° PROCÉDÉ INDUSTRIEL. — L'industrie retire le chlorure de méthyle des vinasses de betterave, liquide brun restant comme résidu de la préparation de l'alcool et contenant du chlorydrate de triméthylamine. Les vinasses, distillées en vase clos, donnent, par décomposition du chlorydrate de triméthylamine, de l'ammoniaque et du chlorure de méthyle. On fait passer le mélange gazeux dans l'acide chlorhydrique qui retient les produits ammoniacaux, et le chlorure de méthyle, après avoir traversé un flacon laveur à eau, se rend dans un gazomètre. Pour l'obtenir liquide, on le dessèche au moyen de l'acide sulfurique et on le comprime, à l'aide d'une pompe, dans des récipients refroidis.

Propriétés. — *Gazeux,* il est incolore, d'odeur éthérée, de saveur sucrée, soluble dans l'alcool, l'éther, l'acide acétique ; l'eau en dissout quatre fois son volume à température ordinaire et pression normale. Il se liquéfie à — 36°. Sa densité est 0,92 à 15°.

Liquide, il est incolore et bout à — 23°. Son évaporation rapide peut produire un froid de — 50°. Il brûle avec une flamme bordée de vert en produisant CO_2, H_2O, HCl.

On le conserve dans des ampoules de verre scellées ou à fermeture spéciale ou dans des flacons métalliques résistants à ouverture particulière.

Essai. — Le chlorure de méthyle ne doit pas bleuir le tournesol *(ammoniaque, ammoniaques méthylés)* ; ni précipiter immédiatement par l'azotate d'argent *(acide chlorhydrique).* Il doit se vaporiser sans laisser de résidu et sans l'odeur désagréable des *méthylamines. (Codex.)*

Pharmacologie. — Le chlorure de méthyle est un révulsif et un anesthésique local surtout employé dans le traitement de la névralgie faciale rebelle, névralgies intercostales, de la sciatique et pour les petites opérations, telles qu'ouverture d'abcès, avulsion des dents. Son application provoque une sensation de froid avec anesthésie, puis des picotements désagréables, enfin une sensation de brûlure. Si l'effet est prolongé, la peau rougit, puis se couvre de phlyctènes et enfin se mortifie. Si le jet est interrompu à temps, on réalise seulement l'anesthésie de la peau.

On l'applique de deux façons : 1° par projection directe d'un jet très oblique sur le point douloureux, en évitant d'approcher l'appareil à moins de 20 centimètres de la peau. On arrête la projection dès que la peau est givrée.

2° Par stypage, procédé moins dangereux, qui consiste à projeter le chlorure de méthyle sur des tampons de coton qu'on applique ensuite à l'aide de pinces sur les points douloureux en les laissant au maximum 6 à 8 secondes sur le même point.

BROMURE D'ÉTHYLE CH³ — CH²Br = 109

Syn. : Éther bromhydrique. — Ethane monobromé.

Préparation. — On fait agir sur l'alcool ordinaire un mélange d'acide bromhydrique et de brome, obtenu par l'action de l'acide sulfurique sur le bromure de potassium.

P. C. 29

$$2\ (C^2H^6O) + 2\ KBr + SO^4H^2 = SO^4K^2 + 2\ H^2O + 2\ C^2H^5Br.$$

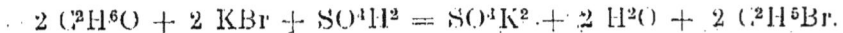

Propriétés. — Liquide incolore, très réfringent, d'odeur alliacée. D. = 1,47. Point d'ébullition : 38°5. Il est insoluble dans l'eau, soluble dans l'alcool et l'éther, neutre aux réactifs colorés. Il brûle difficilement. Pur, il reste inaltérable, mais pendant peu de temps ; il se colore en jaune à la lumière, s'il contient de l'iodure d'éthyle.

Essai. — Le bromure d'éthyle doit être incolore et volatil sans résidu.

Le produit commercial peut retenir de l'*oxyde d'éthyle* avec des traces d'*huile douce de vin*. Le dosage signale cette impureté : 1 gramme de bromure d'éthyle laissé quelques heures en contact avec une solution de 2 grammes d'azotate d'argent dans 30 c. c. d'alcool à 80° doit donner 1 gr. 72 de bromure d'argent, si le produit est pur. (*Codex*).

Pharmacologie. — C'est un anesthésique général et local peu employé ; on lui préfère le chlorure d'éthyle. On l'administre, à l'*intérieur*, en inhalations réitérées, 30 à 60 gouttes pour une inhalation, et, à l'*extérieur*, en pulvérisations, pour obtenir l'anesthésie locale.

Le conserver en flacon bien bouché.

L'addition d'un peu d'alcool facilite sa conservation.

CHLORURE D'ÉTHYLE CH³ — CH² Cl = 64,5

Syn. : Éther chlorhydrique.

Préparation. — On peut l'obtenir en faisant passer un courant de gaz chlorhydrique dans de l'alcool jusqu'à saturation, puis distillant. On préfère le préparer par le moyen suivant. On chauffe doucement dans un ballon un mélange préalablement fait de parties égales d'alcool et d'acide sulfurique, avec 2 parties de sel marin. Il se produit de l'acide chlorhydrique, qui se combine à l'alcool pour former le chlorure d'éthyle. On distille au bain-marie. L'éther se dégage et passe dans un flacon laveur contenant un peu d'eau, maintenue tiède, qui retient l'acide et une partie de l'alcool entraîné; puis il se condense dans un récipient refroidi. Le liquide condensé est desséché sur du chlorure de calcium et redistillé à nouveau au bain-marie.

Propriétés. — Liquide incolore au-dessous de 12°5, d'odeur agréable, de saveur sucrée et alliacée, de densité = 0,917 à 15°. Il est neutre, peu soluble dans l'eau, très soluble dans l'alcool. Il bout à 12°5 et sa vapeur brûle avec une flamme verte, en donnant CO_2, H_2O et HCl.

Essai. — Le chlorure d'éthyle ne doit pas précipiter immédiatement l'azotate d'argent (*iodure* ou *bromure* d'*éthyle*) ; il ne doit pas laisser de résidu appréciable à l'évaporation; il doit distiller à 12°5.

Pharmacologie. — Le chlorure d'éthyle est assez fréquemment employé comme anesthésique général, soit seul, soit pour commencer une anesthésie qui sera continuée par le chloroforme ou l'éther. On évite ainsi la période d'excitation du début. Il convient pour de petites opérations ne dépassant pas un quart d'heure et peut s'administrer sans crainte aux enfants. 5 à 10°c. c. suffisent, en inhalations, pour produire, après 1 minute, une anesthésie qui dure 15 minutes. Le réveil est rapide, sans malaise, pas de vomissements. Il convient tout particulièrement pour l'anesthésie dentaire.

Il sert encore d'anesthésique local, appliqué sous forme de jet sur les points douloureux, névralgies, sciatique, etc.

Pour rendre son emploi plus pratique, l'industrie le livre à l'état liquide dans des tubes-ampoules à fermeture spéciale. On vend ces tubes sous différents noms, *kélène*, *chloréthyle*. En dissolvant dans le liquide de ces tubes des essences parfumées, on obtient les tubes dits *lance-parfums* qui sous la pression de la main lancent un jet de liquide parfumé. BOLOGNESI et TOUCHARD ont conseillé d'employer en chirurgie dentaire, comme anesthésique local, du chlorure d'éthyle contenant 2 à 4% de cocaïne ou d'eucaïne. En pulvérisation, soit directement sur la partie à anesthésier, soit sur un tampon de coton hydrophile, on arrive à obtenir une insensibilité locale, de courte durée. On peut ainsi extraire sans douleur les racines de dents cariées, ouvrir un abcès, inciser la gencive, enlever les dents de lait chez les enfants sans craindre les accidents que produit l'injection sous-cutanée de solution de cocaïne. Sous le nom de *Coryl*, on trouve dans le commerce un liquide anesthésique général et local, enfermé dans des pulvérisateurs spéciaux, C'est un mélange de chlorures de méthyle et d'éthyle.

IODURE D'ÉTHYLE CH³ — CH²I = 156

Préparation. — On l'obtient en faisant agir l'iodure de phosphore sur l'alcool ; il se fait en même temps de l'acide phosphoreux.

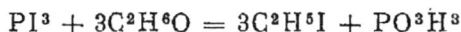

$$PI^3 + 3C^2H^6O = 3C^2H^5I + PO^3H^3$$

On prend :

Iode. . . . . 40 gr.
Alcool à 95°. . . . . 60 —
Phosphore rouge. . . . . 5 —

On introduit dans un ballon le phosphore et l'alcool et on ajoute l'iode peu à peu, en agitant. Après vingt-quatre heures de contact, on adapte au ballon un réfrigérant de Liebig et on distille vers 80°, à siccité. On lave le produit jusqu'à décoloration avec une solution faible de bisulfite de soude ou de soude étendue qui absorbe l'iode libre ; on décante, on lave à l'eau distillée, on décante de nouveau et on dessèche l'éther en le laissant en contact pendant vingt-quatre heures avec du chlorure de calcium fondu. On distille et on enferme rapidement le produit dans des flacons bien bouchés et pleins.

Propriétés. — Liquide incolore, neutre, d'odeur alliacée, non inflammable. D. = 1,975. Point d'ébullition 72°. Il est insoluble dans l'eau, très soluble dans l'alcool et l'éther. La lumière solaire l'altère en quelques instants, en le colorant en rose, par suite de la mise en liberté de l'iode.

Pharmacologie. — L'iodure d'éthyle est surtout employé pour combattre les accès d'asthme et de dyspnée cardiaque. On le donne à l'*intérieur*, en inhalations, à la dose de 10 à 50 gouttes, sur un mouchoir et plusieurs fois par jour.

Linossier et Lannois le considèrent comme constituant un excellent moyen pour introduire de l'iode dans l'organisme ; ils l'emploient en badigeonnages. La proportion d'iode retrouvée dans les urines après ce traitement est de 10% de la préparation employée, chiffre qui dépasse ce que donne la teinture d'iode.

On badigeonne une à deux fois par jour la région des mollets et on recouvre aussitôt d'un pansement hermétique qui s'oppose à l'évaporation. Ce moyen est conseillé dans le traitement de l'asthme, de la scrofule, du rhumatisme chronique.

Les badigeonnages un peu abondants d'iodure d'éthyle produisent des effets révulsifs et vésicants analogues à ceux que produit la cantharide et sont sans action sur les reins et la vessie.

L'éther incolore doit seul être employé pour l'usage médical. Pour empêcher sa coloration, Yvon conseille d'y ajouter des battitures d'argent qui, par agitation, s'emparent de l'iode libre. Si la coloration est intense, il faut décolorer par un peu de solution de soude étendue, sécher et distiller à nouveau.

On doit le conserver dans un flacon noir à l'abri de la lumière.

ACÉTATE D'ÉTHYLE $CH^3 — CO^2$. $C^2H^5 = 88$

Syn. : *Éther acétique.* — *Éther éthylacétique.*

Préparation. — On fait réagir l'acide sulfurique sur l'acétate de soude, en présence de l'alcool éthylique : il se fait de l'acétate d'éthyle, du sulfate de soude et de l'eau.

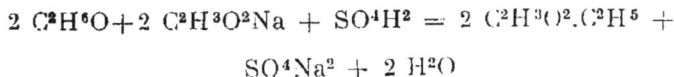

$$2\ C^2H^6O + 2\ C^2H^3O^2Na + SO^4H^2 = 2\ (C^2H^3O^2.C^2H^5 +$$

$$SO^4Na^2 + 2\ H^2O$$

On prend :

Acétate de sodium fondu . . . . 100 gr.
Alcool à 95° . . . . 60 —
Acide sulfurique . . . . 150 —

Dans un ballon plongeant dans l'eau froide, on verse l'alcool et on y ajoute peu à peu l'acide sulfurique, en évitant l'échauffement. Quand le mélange est froid, on le verse dans une cornue de verre contenant l'acétate de soude bien sec et pulvérisé ; on adapte un réfrigérant de Liebig, on laisse vingt-quatre heures, puis on distille au bain de sable.

Purification. — Le produit distillé peut entraîner de l'alcool, de l'acide acétique et de l'eau.

Pour le purifier, BERTHELOT conseille de l'agiter avec une solution concentrée de chlorure de calcium additionnée d'un peu de chaux éteinte. L'éther acétique se combine avec le chlorure de calcium et tombe au fond du vase, tandis que l'alcool et l'acide acétique reste dans la liqueur surnageante que l'on rejette par décantation. On distille le résidu en présence de chlorure de calcium sec qui retient l'eau.

Propriétés. — Liquide incolore, très mobile, d'odeur agréable légèrement acétique, neutre au tournesol. D. = 0,902 à 15°. Point d'ébullition, 74°. Il est soluble dans l'alcool, l'éther et dans 17 parties d'eau dont il dissout lui-même 1/30 de son poids en prenant une réaction acide ; celle-ci ne se mêle à lui, en toutes proportions, que s'il contient de l'alcool. Les alcalis le décomposent en alcool et acétate : le chlorure de calcium le sépare de ces solutions aqueuses et forme avec lui un composé défini cristallin qui se décompose à 100° en libérant l'éther acétique.

Impuretés. — L'éther acétique peut contenir de l'alcool, de l'eau, de l'acide acétique.

Essai. — L'éther acétique doit être dépourvu d'odeur empyreumatique, qui peut être due à l'emploi dans sa préparation d'acide pyroligneux ou d'alcool mauvais goût. Il ne doit pas rougir sensiblement un papier de tournesol humide, ni noircir par SO_4H_2 (*éthers des alcools supérieurs*).

L'éther acétique ne doit pas se dissoudre à + 15° dans moins de 17 parties d'eau (*alcool, eau*). Par agitation de volumes égaux d'éther acétique et d'eau, ce dernier ne doit pas augmenter de volume de plus de 1/10 (*alcool, éther, eau*). Le perchlorure de fer ne doit pas colorer l'éther acétique en violet (*éther acétylacétique*).

Pharmacologie. — L'éther acétique est un anesthésique faible, employé surtout pour l'usage externe.

On l'administre, à l'*intérieur*, comme stimulant, antispasmodique, contre les indigestions, vomissements, crises d'hystérie. Il est propre à soulager un accès d'asthme et à diminuer les sécrétions bronchiques. A l'*extérieur*, on l'emploie comme calmant en frictions contre le rhumatisme, la sciatique. On l'ajoute souvent aux vins blancs médiocres dans la proportion de 3 à 5 grammes par litre, pour les rendre plus agréables et plus capiteux, et aux vins rouges pour les vieillir.

NITRITE D'ÉTHYLE $NO^2.C^2H^5 = 75$

Syn. : Éther azoteux. — Éther nitreux.

Préparation. — On mélange volumes égaux d'alcool et d'acide nitrique, puis on ajoute un peu de tournure de cuivre. L'opération se fait d'elle-même. On lave le produit à l'eau, on le sèche sur du chlorure de calcium et on distille au bain-marie en condensant les vapeurs dans un récipient entouré de glace (KOPP).

Propriétés. — C'est un liquide jaunâtre, à odeur de pomme reinette, très altérable, soluble dans 48 parties d'eau et dans l'alcool. D. = 0,94. Point d'ébullition, 18º.

C'est un diurétique très peu employé, que l'on prescrit en solution dans l'alcool ; il se forme dans la potion de Choppart aux dépens de l'acide azotique alcoolisé, en même temps que du nitrate d'éthyle.

Ce produit est souvent désigné par erreur par le médecin sous le nom d'éther nitrique. Ce dernier corps est un liquide incolore, qui bout à 87º. C'est une combinaison de l'acide azotique avec l'alcool, tandis que l'éther nitreux provient de l'acide azoteux et de l'alcool. Ces deux éthers ne doivent donc pas être confondus. Dans le commerce, sous le nom d'éther nitrique, on livre volontiers un simple mélange d'alcool et d'acide azotique.

Formiate d'éthyle. $H — CO^2 — C^2H^5$. — Liquide très mobile, miscible à l'eau, préconisé comme excellent diurétique par *Huchard*. On donne 1 gramme par jour. Il est bien supporté par les malades et n'a pas causé d'accidents.

NITRITE D'AMYLE $NO^2.C^5H^{11} = 117$

Éther nitreux de l'alcool isoamylique.

Préparation. — On chauffe légèrement, dans une cornue adaptée à un réfrigérant, un mélange d'acide azotique et d'alcool amylique. Dès que l'attaque commence, on laisse refroidir ; il distille du nitrite d'amyle, de l'alcool amylique et de l'acide cyanhydrique. On ajoute au produit distillé de la solution de potasse pour s'emparer de l'acide cyanhydrique et on redistille sans dépasser 100°.

Propriétés. — Liquide légèrement jaunâtre à odeur de fruits, de saveur piquante. D. = 0,877. Point d'ébullition, 96°-99°. Insoluble dans l'eau, soluble dans l'alcool, l'éther, le chloroforme. D'abord neutre au tournesol, il se décompose facilement à la lumière en produisant des acides azoteux, azotique, valérianique et devient acide.

Il n'est jamais pur et contient des alcools amyliques actifs et inactifs avec leurs éthers nitreux et des produits d'altération.

Essai. — Le nitrite d'amyle doit se volatiliser en totalité avant 110° ; refroidi à 0°, il ne doit pas se troubler *(eau)*.

Un mélange de 10 c. c. solution N /10 de potasse, 10 c. c. d'eau, 1 goutte de phtaléine, 5 c. c. de nitrite d'amyle, doit conserver sa teinte rouge *(limite de l'acidité)*.

Le mélange de 1. c. c. de nitrite d'amyle, 2 c. c. d'alcool absolu chauffé modérément puis additionné de 1 c. c. d'azotate d'argent ammoniacal ne doit pas produire de coloration brune ou noire *(Aldéhyde valérianique)*.

Pharmacologie. — Le nitrite d'amyle accélère les battements du cœur. Trois à cinq gouttes sur un mouchoir suffisent pour que rapidement la face se congestionne, il se produit un léger vertige, la peau devient chaude, la fréquence du pouls s'élève d'une vingtaine de pulsations, une dose plus forte amène des bourdonnements d'oreilles, de la dyspnée, la perte de connaissance. Cet éther a été préconisé contre la migraine, l'angine de poitrine, l'asthme, les crises d'épilepsie.

La dose maxima, en inhalations, ne doit pas dépasser 5 gouttes, pour la première fois, 25 gouttes par vingt-quatre heures ; mais l'accoutumance se fait vite et on est obligé d'élever de beaucoup les doses. Son emploi doit néanmoins être très surveillé, car il peut produire de l'asphyxie. Il est utile de conserver le nitrite d'amyle à l'abri de la lumière, dans des flacons jaunes ou dans des ampoules scellées. Ces ampoules, quand elles sont anciennes, peuvent exploser spontanément dans leurs boîtes.

VALÉRIANATE D'AMYLE $C^5H^9O^2C^5H^{11} = 172$

Propriétés. — Liquide très volatil, à odeur de pomme reinette, insoluble dans l'eau, soluble dans l'alcool et l'éther. On l'emploie comme anesthésique et antispasmodique, mais sa propriété la plus remarquable est de dissoudre la cholestérine ; aussi le donne-t-on contre les coliques hépatiques.

On le prend en capsules ou émulsions à la dose de 0 gr. 10 à 0 gr. 30 par jour, dose qui peut être portée à 1 gramme sans inconvénient.

NITROGLYCÉRINE $C^3H^5(NO^3)^3 = 131$

Syn. : Trinitrine.

C'est l'éther trinitrique de la glycérine.

Préparation. — On l'obtient en versant, en mince filet, de la glycérine dans 6 parties d'un mélange d'acides azotique et sulfurique, maintenu froid. Au bout de quelques minutes d'agitation, on verse le tout dans vingt fois son poids d'eau froide. La nitroglycérine se sépare et gagne le fond du vase ; on la lave par décantation et on la sèche dans le vide ou au-dessous de 40°.

Propriétés. — C'est un liquide huileux, jaunâtre, très explosif, de densité = 1,60, très peu soluble dans l'eau, soluble dans l'alcool et l'éther.

Chauffée doucement, elle s'enflamme, mais un choc, une agitation violente ou un chauffage brusque, la font détoner. Mélangée de terres siliceuses, elle fournit la dynamite.

Pharmacologie. — On l'emploie exclusivement en solution alcoolique au centième, à la dose de 2 à 4 gouttes par jour de cette solution dans l'eau sucrée. Elle agit comme le nitrite d'amyle, et d'une façon plus lente, mais plus durable. Aussi la prescrit-on dans l'angine de poitrine, la chlorose intense, les névralgies d'origine anémique, l'anémie cérébrale et toutes les fois qu'il faut accélérer le pouls et dilater les vaisseaux. Elle est très toxique.

TÉTRANITRATE D'ÉRYTHROL $C^4H^6(NO^2)^4O$

Syn. : Tétranitrol.

Produit de nitration de l'érythrite, alcool tétravalent de formule $C^4H^{10}O^4$.

Propriétés. — Cristaux lamellaires fondant à 61°, insolubles dans l'eau froide, solubles dans l'alcool, pouvant faire explosion par le choc ou un chauffage rapide.

Pharmacologie. — Huchard, confirmant les résultats obtenus par Bradbury, Marshall, etc., considère ce médicament comme un vaso-dilatateur et un hypotenseur capable de maintenir d'une façon presque continue la tension artérielle à un taux voisin du chiffre physiologique. Son action ne se fait sentir qu'après un quart d'heure ou une demi-heure et peut durer jusqu'à cinq heures (il ne convient donc pas pour combattre un accès d'angine de poitrine par exemple), de sorte que si on prescrit 1/2 centigramme tous les trois ou quatre heures, six fois par jour, on a bien des chances de maintenir d'une façon permanente l'abaissement de la tension artérielle.

Huchard administre une dose de 1 à 3 et même 6 à 8 centigrammes par jour sous forme de comprimés de 1/2 centigramme ou en solution alcoolique contenant 1 milligramme pour

10 gouttes . Son insolubilité dans l'eau empêche de l'employer en solution.

Il donne lieu plus rarement que la nitroglycérine à des phénomènes toxiques.

On l'administre dans les mêmes cas que la trinitrine, dans les douleurs cardiaques, maladies des reins, anévrismes, certaines dyspnées, migraines, maladies nerveuses, etc.

LANOLINE

Préparation. — La lanoline est extraite du suint de mouton ou graisse provenant de la laine.

Anhydre ou *graisse de laine*, elle se prépare de la façon suivante :

1° La laine de mouton est épuisée par une solution alcaline et cette solution est additionnée de sulfate de magnésie qui précipite la cholestérine et un savon calcaire. Le produit est lavé à l'eau, séché, décomposé par l'acide chlorhydrique qui sépare les acides gras et les dérivés cholestériques. Ceux-ci sont neutralisés, fondus, filtrés chaud et mis à refroidir.

2° On la prépare plus simplement en lavant la laine avec une solution alcaline. On obtient une émulsion d'où on sépare la lanoline par rotation rapide. On la fond, on la passe sur un tissu de laine et on laisse refroidir. Incomplètement purifiée elle est brune, acide et d'odeur repoussante.

Hydratée ou *lanoléine*, elle s'obtient en battant au mortier jusqu'à mélange homogène 25 parties d'eau avec 75 parties de lanoline anhydre fondue.

Propriétés. — Existe sous deux états : anhydre et hydratée.

Anhydre. — Produit jaune citron, à odeur faible de suint, de consistance épaisse, insoluble dans l'eau et l'alcool, soluble dans l'éther, le chloroforme, le sulfure de carbone et les corps gras, neutre au tournesol, fondant à 37-40°. Peut absorber deux fois son poids d'eau.

Hydratée. — Produit blanc jaunâtre, peu odorant, à consistance de pommade, se séparant après fusion en deux couches, l'une aqueuse, l'autre huileuse.

La composition de la lanoline est assez complexe. DARMS-TAEDTER et LIFSCHUTZ y ont trouvé des acides myristicique, carnaubique, lanocérinique ($C^{30}H^{60}O^4$), lanopalmitique ($C^{16}H^{32}O^3$), des alcools carnaubylique, cérylique, de la cholestérine et de l'isocholestérine.

Ils n'y ont pas trouvé d'acides palmitique ni stéarique. Il semble que la lanoline soit surtout constituée par des éthers de cholestérine et de l'isocholestérine, par de la cholestérine et de l'oxycholestérine. C'est à ces deux derniers corps que la lanoline doit ses propriétés hydrophiles.

Essai. — Peut contenir de l'eau, des corps gras étrangers, de l'acide chlorhydrique libre, des chlorures.

5 centimètres cubes de solution chloroformique de lanoline à 2 % versés sur 5 centimètres cubes d'acide sulfurique, produisent un anneau rouge-brun et par agitation le chloroforme devient rouge et l'acide vert. (Réaction de la cholestérine).

1 gramme de lanoline chauffé avec 20 centimètres cubes d'alcool absolu jusqu'à ébullition, puis filtré après refroidissement, fournit un liquide ne précipitant pas par une solution alcoolique d'azotate d'argent (*absence de chlorures*).

L'*eau* se connaît par la perte de poids que subissent 10 grammes de lanoline maintenue à l'étuve à 100°.

L'*acidité*, en dissolvant 2 grammes de lanoline dans 10 centimètres cubes d'éther ; on ajoute 2 gouttes de phtaléine qui ne doivent pas colorer le liquide (*absence d'alcalis*) et 1 goutte de solution normale de soude ; le mélange doit se colorer en rose.

Pharmacologie. — La lanoline est employée comme excipient dans la préparation des pommades. Elle possède trois propriétés précieuses : son indifférence chimique, son inaltérabilité et sa facilité d'absorption des solutions aqueuses, ce qui la rend fort utile pour la préparation de certaines pommades. Elle traverse l'épiderme intact, ce que ne fait pas la vaseline, et peut par suite le modifier dans toute son épaisseur. Sa viscosité oblige à des frictions énergiques, ce qui favorise l'absorption. AUBERT considère cependant la lanoline comme d'une absorption plus difficile que l'axonge.

Elle communique à la peau une certaine rudesse que l'on évitera par addition dans les pommades de 10 % de vaseline, ce qui permettra d'ailleurs de faire des préparations plus homogènes.

Elle éteint le mercure à parties égales. On la stérilise comme la vaseline. Elle entre dans la préparation de l'huile grise et de l'huile au calomel.

LÉCITHINE $C^{44}O^9H^{90}NP = 807$

Syn. : Ovolécithine.

Constitution. — On donne le nom générique de lécithines à des combinaisons de l'acide glycérophosphorique avec un ou plusieurs acides gras et avec une base organique, en particulier la choline.

Les acides gras qui entrent dans la combinaison sont généralement les acides palmitique, stéarique et oléique.

La constitution de ces corps s'établit en partant de l'*acide glycéro-phosphorique*.

Cet acide, de formule :

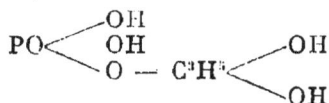

$$PO < \begin{matrix} OH \\ OH \\ O - C^3H^5 < \begin{matrix} OH \\ OH \end{matrix} \end{matrix}$$

contient 4 H remplaçables, 2 dans le noyau acide phosphorique et 2 dans le noyau glycérine ; il est donc deux fois acide et deux fois alcool. Les 2 OH alcooliques peuvent se combiner avec un même acide pour donner des éthers, par exemple avec les acides gras palmitique, stéarique, oléique pour donner les acides *distéaroglycérophosphorique*

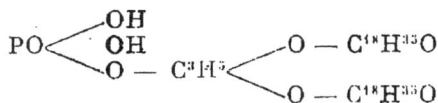

$$PO < \begin{matrix} OH \\ OH \\ O - C^3H^5 < \begin{matrix} O - C^{18}H^{35}O \\ O - C^{18}H^{35}O \end{matrix} \end{matrix}$$

dioléo-glycérophosphorique, etc. Mais on peut concevoir aussi la combinaison de chacun des 2 OH alcooliques avec un acide gras différent, par exemple les acides stéarique et oléique, pour donner un acide *stéaro-oléo-glycérophosphorique*.

Ces divers acides peuvent se combiner aux bases organiques et
en particulier avec la *choline*.

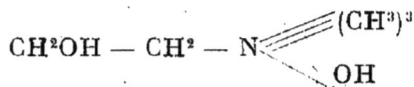

$$CH^2OH - CH^2 - N \underset{OH}{\overset{(CH^3)^3}{\diagdown}}$$

ou *hydrate de triméthyl-hydroxéthylène-ammonium*, pour donner
les *lécithines*.

Il peut donc y avoir toute une série de lécithines, telles que
lécithine distéarique, dipalmitique, dioléique, palmito-stéarique,
oléo-stéarique, etc.

Toutes ces combinaisons existent probablement dans la nature ;
elles ont d'ailleurs des propriétés physiques et chimiques très
voisines.

La combinaison la plus répandue est la lécithine distéarique
dont l'appellation chimique est distéaro-glycéro-phosphate de
choline, ou encore distéaro-glycéro-phosphate de triméthyl-
hydroxéthylène-ammonium.

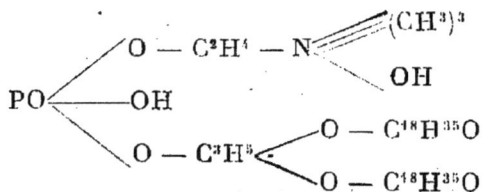

$$PO \underset{\diagdown O - C^3H^5 \diagdown}{\overset{\diagup O - C^2H^4 - N \overset{(CH^3)^3}{\underset{OH}{\diagdown}}}{\overline{OH}}} \underset{\diagdown O - C^{18}H^{35}O}{\overset{O - C^{18}H^{35}O}{\diagup}}$$

et qui constitue avec les lécithines palmitique, oléique et lino-
léique, la presque totalité de la substance phosphorique et nutritive du jaune d'œuf.

En réalité la lécithine de l'œuf est constituée par un mélange
de deux combinaisons semblables provenant de deux acides gly-
cérophosphoriques isomères α et β (BAILLY).

Préparation. — La lécithine est très répandue chez les êtres
vivants ; on la trouve dans le jaune d'œuf, le cerveau, les nerfs,
les muscles, le lait, la bile, les œufs de poissons, les haricots, les
lentilles, etc., dans les jeunes pousses au printemps et dans les
organes en voie de développement ou susceptibles de fournir plus
tard un développement actif. C'est surtout de la matière cérébrale
et du jaune d'œuf qu'on l'extrait.

On épuise le jaune d'œuf par de l'alcool éthéré chaud, pour enlever la lécithine ; on chasse l'éther par évaporation, puis, par addition de chlorure de cadmium, on obtient un précipité, com-binaison de lécithine et de chlorure de cadmium, que l'on décom-pose dans l'éther par l'hydrogène sulfuré ou dans l'alcool par le carbonate d'ammoniaque. Par refroidissement la lécithine se dépose. On la sèche dans le vide vers 100°.

On l'obtient plus pure en la dissolvant dans l'alcool et la préci-pitant par un excès d'acétone.

La préparation de la lécithine est d'ailleurs une opération très délicate quel que soit le procédé employé, car c'est une subs-tance très altérable.

Propriétés. — La lécithine distéarique pure est blanche, cris-talline, d'aspect cireux, mais à cet état, c'est une curiosité de laboratoire presque impossible à obtenir et qui d'ailleurs change très rapidement d'aspect. Elle se présente habituellement en masse plus ou moins molle, hygroscopique, de coloration variant du jaune paille au jaune-brun foncé, suivant la température de dessication.

Elle s'altère à l'air, devient plus molle et brunit surtout à sa surface. Elle est très soluble dans l'alcool fort, soluble dans le chloroforme, l'éther, le sulfure de carbone, moins soluble dans les huiles, la benzine, l'éther de pétrole, insoluble dans la glycé-rine, dans l'acétone et dans l'eau froide et chaude, mais s'y gonfle, surtout à chaud, en donnant une sorte d'empois. Chauffée, elle se ramollit, se colore dès 55°, fond entre 90° et 100°, puis brûle avec une flamme fuligineuse.

C'est à la fois une base et un acide pouvant se combiner aux acides, même l'acide carbonique, pour donner des combinaisons peu stables.

Les acides et les bases la dédoublent en choline et acide dis-téaro-glycérophosphorique qui peut lui-même se transformer en phosphate, stéarate et glycérine.

Le suc pancréatique la transforme en acide gras, acide glycéro-phosphorique et choline. Calcinée avec un mélange de nitrate de potasse et de carbonate de soude, elle fournit un résidu qui pré-sente les réactions des phosphates.

Essai. — On pourrait substituer à la lécithine, dans ses prépa-rations, les *phosphates, glycérophosphates* et *hypophosphites*. La

différence est facile à faire. Traiter la substance que l'on examine
par le chloroforme bouillant, qui ne dissout que la lécithine,
filtrer et évaporer. Le résidu chloroformique, calciné avec un
mélange de nitrate de potasse et de carbonate de soude, donne
très nettement les réactions des phosphates, surtout avec le
nitromolybdate d'ammoniaque, s'il y a de la lécithine ; les réactions sont négatives, s'il y a eu substitution. En cas de mélange de
lécithine et de phosphates ou glycéro-phosphates, le dosage de
P^2O^5 dans ce résidu chloroformique donnera la quantité de lécithine. Elle se différencie des *nucléines* en ce que celles-ci sont
insolubles dans l'alcool et solubles dans les alcalis. Elle contient
8,79 % de P^2O^5.

Dosage. — PROCÉDÉ MOREAU. — On pèse 1 gramme de lécithine que l'on dissout à chaud dans une petite capsule, dans
environ 10 centimètres cubes de chloroforme. Après dissolution
complète, on jette sur un petit filtre couvert par une plaque de
verre, on recueille le liquide filtré, de préférence dans une capsule de platine, on lave très exactement la capsule et le filtre avec
de petites quantités de chloroforme chaud, puis on évapore à
l'étuve pour chasser le chloroforme. Ce traitement a pour but
d'éliminer les phosphates ou glycéro-phosphates insolubles dans
le chloroforme ; il est inutile si la lécithine n'est pas suspecte.

On ajoute au résidu d'évaporation 2 à 3 grammes d'un mélange
fait d'avance de : nitrate de potasse, 5 grammes ; carbonate de
soude pur et sec, 2 gr. 50 ; carbonate de potasse sec, 2 gr. 50, et
on calcine doucement sur un bec à soufflerie, jusqu'à disparition
du charbon, ce qui demande deux à trois minutes. Si on opère
avec précaution, il n'y a ni projection, ni déflagration. On laisse
refroidir, on ajoute dans la capsule de l'eau puis de l'acide chlorhydrique en léger excès tant qu'il se fait un dégagement gazeux
que l'on aide par la chaleur et jusqu'à solution complète. On
ramène le liquide à une légère alcalinité par la soude en présence
de phtaléine ou de tournesol, on revient à l'acidité faible par
addition d'acide acétique, on étend à 100 centimètres cubes et
dans cette solution on dose P^2O^5 en deux fois par la solution
titrée d'azotate d'urane, dans les conditions ordinaires.

1 gramme de P^2O^5 correspond à 11 gr. 40 de lécithine distéarique. Le chiffre trouvé $N \times 11,40$, puis par 100 donne le pourcentage du produit examiné. Avec de la lécithine pure, il faut environ 17 c. c. 8 de solution d'urane à 0,005 P^2O^5 par centimètre cube.

Le chiffre trouvé n'est pas rigoureusement exact parce que, opérant sur 1 gramme, l'erreur est multipliée par 100, mais il est juste à 1 ou 2 % près, ce qui est suffisant dans la pratique. Il devient exact si on opère sur 5 ou 10 grammes de lécithine.

Pharmacologie. — Les emplois thérapeutiques de la lécithine sont basés sur le rôle très important qu'elle joue dans l'économie Sa présence est intimement liée à la nutrition et au fonctionne ment du cerveau, et Burow a montré que l'accroissement du cerveau chez les jeunes dans la série des mammifères était en rapport avec la proportion de lécithine du lait de la mère. Dans l'ostéogénèse elle joue aussi un rôle important. Diakonow, Maxwell ont admis qu'elle était la source de l'acide phosphorique nécessaire pour constituer le phosphate de chaux, et que, chez l'adulte comme chez l'enfant, elle servait à la régénération du tissu osseux. Dans l'édification des tissus elle agit comme un agent convoyeur de phosphore, chargé de le fournir aux différents tissus à mesure de leurs besoins. C'est ce qui a fait dire au pro fesseur Soulier : « Sans lécithine, ni tubes nerveux, ni hématies, ni tant d'autres cellules ».

La lécithine du jaune d'œuf a été expérimentée en France et à l'étranger sur les animaux et sur l'homme.

En France, l'expérimentation animale a été faite surtout par Danilewsky, Desgrez et A. Zaky qui ont montré, par plusieurs essais différents portant sur les cobayes, que les animaux soumis au traitement lécithiné augmentent beaucoup plus rapidement de poids et utilisent mieux l'acide phosphorique que les animaux témoins.

L'expérimentation clinique faite en Italie par Serono, en France par Gilbert et Fournier, Bergouignan, Huchard et Lancereaux montre tout le parti que l'on peut tirer de l'administration de la lécithine. Chez les tuberculeux, les diabétiques, les neurasthéniques, les chlorotiques, les rachitiques, on constate toujours une amélioration notable de l'état général avec augmentation de l'appétit et des forces et augmentation très marquée du poids. Chez des cancéreux, des tuberculeux et des diabétiques à une période avancée qu'aucune alimentation n'empêchait de maigrir rapidement, elle a déterminé, après un mois de traitement, des augmentations de poids de 3 kilos chez les malades traités (Lancereaux).

Comme elle n'est pas toxique, elle se donne aux enfants aussi bien qu'aux adultes.

On l'administre à la dose de 0 gr. 10 à 0 gr. 50 par jour, en injections sous-cutanées huileuses (huile d'amandes douces, en capsules, granulés sucrés et pilules de 0 gr. 05.

Le jaune d'œuf ne peut remplacer la lécithine, parce qu'il contient à côté de celle-ci des nucléines et des albuminoïdes qui favorisent la production d'acide urique ; la lécithine au contraire augmente dans l'organisme le coefficient d'oxydation azotée (DESGREZ).

Éthers oxydes

ÉTHER ÉTHYLIQUE $C^2H^5 - O - C^2H^5 = 74$

Syn. Éther anesthésique. — Éther dit sulfurique. — Oxyde d'éthyle.

Préparation. — On obtient l'éther par déshydratation de l'alcool, au moyen de l'acide sulfurique. L'appareil servant à cette préparation se compose d'un ballon de verre *A*, chauffé au bain de sable et communiquant soit avec un réfrigérant de Liebig, soit avec le serpentin d'un alambic ordinaire. La spirale du réfrigérant se continue au dehors par un tube de verre permettant de recueillir l'éther loin de l'appareil de chauffage et de préférence dans une pièce voisine. On sépare quelquefois le récipient *C* du feu, à l'aide d'un écran *B*.

Le col du ballon est muni d'un bon bouchon qui livre passage à un thermomètre et à un tube en verre plongeant au fond du ballon et communiquant par son autre extrémité avec un vase *D*, à robinet, contenant de l'alcool à 95° et placé sur un support. On lute avec soin tous les joints de l'appareil, puis on prend :

Alcool à 95° . . . . 60 gr.
Acide sulfurique officinal . . . . 100 gr.

On verse avec précaution, et en agitant, l'acide dans l'alcool et ce mélange est introduit dans le ballon. On porte rapidement à l'ébullition et, dès que le thermomètre marque 130°, on laisse couler l'alcool du flacon supérieur régulièrement et assez lentement pour que la température se maintienne entre 130° et 140° et que le volume du liquide du ballon reste sensiblement le même : l'éther distille d'une façon régulière. On peut poursuivre l'opération jusqu'à ce qu'on ait employé environ 2 litres 1/2 d'alcool.

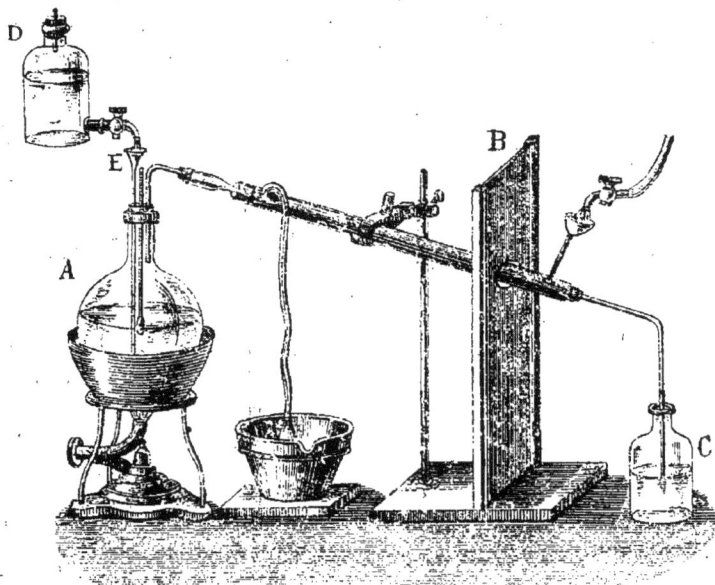

Fig. 14. — Préparation de l'éther ordinaire.

La théorie de la formation de l'éther a été établie par Williamson. L'acide sulfurique, en présence de l'alcool, donne de l'eau et de l'acide éthyl-sulfurique :

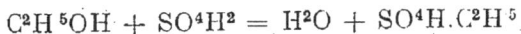

$$C^2H^5OH + SO^4H^2 = H^2O + SO^4H.C^2H^5$$

L'alcool en excès réagit sur l'acide éthyl-sulfurique pour former l'éther et régénérer l'acide sulfurique.

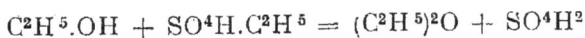

$$C^2H^5.OH + SO^4H.C^2H^5 = (C^2H^5)^2O + SO^4H^2$$

Cet acide sulfurique pourra de nouveau entrer en réaction et se régénérer et, par conséquent, éthérifier une quantité presque illimitée d'alcool.

La réaction est, du reste, compliquée d'autres réactions secondaires (PRUNIER).

Purification. — L'éther ainsi préparé contient toujours de l'eau, de l'alcool, du sulfate d'éthyle qui ont passé à la distillation, quelquefois de l'anhydride sulfureux provenant de la réduction de l'acide sulfurique et de l'acide acétique provenant de l'oxydation de l'alcool.

Pour purifier l'éther, on le laisse en contact quarante-huit heures avec 12 % de son poids d'une solution de potasse caustique à 1,32 (33 % de potasse), en agitant de temps en temps. La potasse absorbe l'acide sulfureux et décompose le sulfate d'éthyle. On décante l'éther, on l'additionne de 6 % d'huile d'amandes douces, qui se combine à l'excès de potasse et on distille en recueillant seulement les 4/5 du liquide. On obtient ainsi l'*éther rectifié* du commerce. Il est très difficile d'enlever la totalité de l'alcool. GUIGUES conseille de distiller l'éther avec 50 grammes par litre de colophane qui retient énergiquement l'alcool.

Pour préparer l'*éther officinal* ou *anesthésique*, il faut laver le produit précédent avec deux volumes d'eau, décanter, le laisser en contact trente-six heures avec 1/10 de son poids d'un mélange à parties égales de chlorure de calcium fondu et de chaux éteinte, qui absorbent l'eau et les composés acides. Décanter à nouveau et distiller au bain-marie en recueillant seulement les neuf premiers dixièmes. Pour obtenir l'éther anhydride, CROLAS conseille de le distiller en présence d'un peu de sodium qui décompose l'eau.

Propriétés. — Le commerce livre de l'éther à deux degrés de pureté : l'éther à 65° et à 62°.

L'*éther à 65° B.* est l'*éther pur officinal* ; il ne renferme ni alcool, ni eau ; sa densité est 0,736 à 0° et 0,720 à 15°.

L'*éther à 62° B.* ou *éther rectifié* contient environ 3 % d'alcool et des traces d'eau ; sa densité est 0,724 à 15°. C'est la forme commerciale la plus courante.

L'*éther officinal* est un liquide très mobile, incolore, d'odeur agréable et de saveur brûlante, bouillant à 35°5. Refroidi vers —130°, il cristallise en lamelles fusibles à —114°. Il est très volatil et se dissout dans 12 parties d'eau et en toutes proportions dans l'alcool, le chloroforme, la benzine et les huiles fixes et volatiles ;

il est insoluble dans la glycérine. Il dissout environ 3 % d'eau, le brome, l'iode, quelques chlorures, les résines, les alcaloïdes, en petite quantité le soufre et le phosphore. Il est neutre aux réactifs colorés.

Il s'oxyde peu à peu à l'air en se transformant en acide acétique et aldéhyde. Les acides minéraux et organiques se combinent à lui pour donner des éthers salins. Il brûle facilement en donnant de l'eau, de l'anhydride carbonique et de l'acétylène. Il s'allume facilement au contact d'une flamme, et même à distance, par suite de la très grande diffusibilité et de la grande densité de ses vapeurs ; il est donc de manipulation dangereuse. Sa densité de vapeur est en effet de 2,565.

L'appellation d'éther sulfurique est fausse, elle correspond aux deux corps de formules : $SO^4HC^2H^5$ et $SO^4 (C^2H^5)^2$.

Impuretés. — L'éther ordinaire peut contenir de l'eau, de l'alcool, des aldéhydes, de l'acide acétique provenant de l'oxydation à l'air, de l'acide sulfureux.

Essai. — La vérification de la pureté a une grande importance lorsqu'il s'agit de l'éther anesthésique.

L'*eau* se décèle avec le sulfate de cuivre anhydre qui se colore en bleu, s'il y a une proportion notable d'eau. L'acide picrique se dissout à 10 % dans l'éther aqueux, même à 1 % d'eau seulement, et le colore en jaune ; avec l'éther anhydre il ne s'en dissout que 11 % et la solution est incolore.

On peut aussi ajouter quelques gouttes de benzine qui donne avec l'éther aqueux un liquide trouble. GEIER conseille d'ajouter quelques gouttes de sulfure de carbone qui produit un trouble dans l'éther lors de la présence de 1/16 % d'eau, alors que la benzine n'indique que 1/12 % d'eau. La présence d'alcool diminue la sensibilité de la réaction, au point qu'on ne peut déceler l'eau dans un éther qui contient 18% d'alcool. Mais, alors, la densité plus élevée et la recherche de l'alcool signalent cette fraude.

L'*acide sulfureux*, par addition de permanganate étendu qui sera décoloré.

L'*alcool*, en ajoutant à l'éther une solution alcaline et un peu d'iode : on obtient, en chauffant, des cristaux d'iodoforme. On peut encore additionner l'éther d'un cristal de fuchsine, qui produira une coloration rose, la fuchsine étant insoluble dans l'éther.

Agité avec son volume d'eau, l'éther ne doit pas diminuer de plus de 1/10 de son volume.

Les *aldéhydes*, en laissant l'éther en contact une heure avec une solution de potasse qui jaunira.

La rosaniline bisulfitée se recolore et la solution de nitroprussiate de soude additionnée d'un peu de solution de soude se colore en rouge s'il y a des aldéhydes.

L'azotate d'argent ammoniacal est réduit.

L'*acide acétique*, par agitation de l'éther avec de l'eau qui ne doit pas colorer en rouge le tournesol bleu.

En outre, l'éther pur anesthésique doit se volatiliser sans résidu et sans dégager aucune odeur étrangère ; il doit être neutre au tournesol ; il ne doit pas se colorer sensiblement au contact d'un cristal de fuschine (*eau, alcool*) ; sa densité doit être de 0,720 à + 15°.

Pharmacologie. — L'éther est anesthésique et antispasmodique. Son action se produit plus lentement et avec une période d'excitation plus longue qu'avec le chloroforme, mais il est moins toxique. La dose nécessaire pour produire l'anesthésie est d'environ 20 à 25 grammes.

En applications externes, il agit comme anesthésique local.

Doses et modes d'administration. — On le donne, à l'*intérieur*, en inhalations comme anesthésique général et à la dose de 1 à 5 grammes comme tænifuge, comme antispasmodique contre les gastralgies, les vomissements, les coliques hépatiques ou néphrétiques, l'asthme, etc., sous forme de potions, capsules, sirops, sur un peu de sucre ou mélangé à l'alcool (*liqueur d'Hoffman*). A l'*extérieur*, il agit comme calmant, dans les névralgies, sciatiques, maux de dents, etc. On l'applique en compresses, pulvérisations ou liniments. Les injections sous-cutanées d'éther, à la dose de 1 gramme, constituent un des moyens les plus puissants et les plus inoffensifs de produire une excitation énergique, dans les cas de collapsus profond. On peut répéter plusieurs fois.

Il entre dans la préparation de l'huile phosphorée.

On doit le conserver dans des flacons de faible contenance, bien bouchés. Après quelques temps le bouchon de liège se rétracte et l'éther s'évapore.

On ne saurait trop recommander de prendre les plus grandes

précautions dans le maniement de l'éther, dont les vapeurs très inflammables prennent feu à une assez grande distance d'une flamme. Ne jamais en transvaser au voisinage d'une lumière ou du feu.

Aldéhydes et dérivés

Dans cette fonction nous étudierons : l'*aldéhyde formique*, dont l'emploi comme antiseptique tend à se généraliser, ainsi que ses composés principaux, les dérivés de l'*aldéhyde éthylique* et en particulier le *chloral* et les nombreux corps nouveaux auxquels il a donné naissance.

ALDÉHYDE FORMIQUE $H - CHO = 30$

Syn. : *Formol.* — *Formaline.* — *Formaldéhyde.* — *Méthanal.*

Préparation. — On fait circuler un vif courant d'air dans de l'alcool méthylique provenant de la distillation des bois ; les vapeurs passent dans un tube de cuivre porté au rouge, ou dans un tube de verre chauffé au rouge contenant du coke ou une spirale de cuivre. Les produits de la réaction viennent se condenser dans un récipient refroidi : c'est le formol brut que l'on distille pour le concentrer. On obtient ainsi un mélange en proportions variables, selon les fabricants, de formol environ 35 à 40 %, d'alcool méthylique 15 %, d'eau et de traces d'acide formique. Si l'on cherche à concentrer davantage, il y a polymérisation et formation de trioxyméthylène solide qui se dépose.

Propriétés. — Le formol pur est un gaz soluble dans l'eau et l'alcool. Fortement refroidi, il donne un liquide bouillant à — 21°.

La solution commerciale ou soluté officinal de formaldéhyde est un liquide incolore, légèrement sirupeux, de densité 1,08, peu volatil, d'odeur vive et irritante, provoquant le larmoiement, très soluble dans l'eau. C'est un mélange de formol, d'alcool méthylique et d'eau. Exposée à l'air, elle se concentre et dès qu'elle contient 50 % de formol, elle laisse déposer des cristaux de trioxyméthylène ou trialdéhyde formique $(CH^2O)^3$, ce qui l'appauvrit en produit actif. Elle contient 35 % de formol qui s'y trouve en partie combiné avec l'alcool méthylique sous forme d'acétal $CH^2 = (OCH^3)^2$. Cette solution évaporée laisse un résidu blanc insoluble de polyoxyméthylènes· Évaporée en présence d'un excès d'ammoniaque, le résidu est formé d'hexaméthylène tétramine. Elle insolubilise l'albumine, réduit le nitrate d'argent ammoniacal, la liqueur de Fehling et colore en violet la rosaniline bisulfitée. Mélangée dans la proportion de 2 centimètres cubes dans 100 centimètres cubes d'acide sulfurique, elle donne à froid une coloration violette avec la créosote, le gaïacol, le phénol, le chlorhydrate de morphine, la codéine, la dionine, une coloration rouge avec l'eucalyptol et rouge passant au violet avec le chlorhydrate d'héroïne. A chaud, coloration jaune safran avec la résorcine, cerise avec l'acide salicylique, rouge avec le thymol.

Essai. — La solution officinale de formol doit contenir 35 % de formaldéhyde, être incolore, d'odeur piquante, de saveur caustique, de réaction neutre ou faiblement acide (*acide formique*). Elle doit se mêler en toutes proportions avec l'eau, l'alcool, réduire la solution ammonicale d'azotate d'argent et la liqueur de Fehling.

Un centimètre cube additionné de solution d'iode et de potasse jusqu'à décoloration ne doit donner qu'un faible précipité d'iodoforme (*acétone*).

La solution diluée de 4 volumes d'eau distillée ne doit troubler ni par l'azotate d'argent (*chlorures*), ni par le chlorure de baryum (*sulfates*), ni par l'hydrogène sulfuré (*métaux*), ni par l'oxalate d'ammoniaque (*chaux*).

DOSAGE DU CODEX. — Le principe est le suivant : oxydation du formol par l'eau oxygénée et dosage de l'acide formique produit par la solution N. de soude dont 1 c. c. correspond à 0 gr. 03 de formol. Mélanger 2 grammes de formaldéhyde avec 30 c. c. de solution normale de soude ; laisser tomber goutte à goutte dans ce mélange en agitant constamment 40 c. c. d'eau oxygénée officinale bien neutre. Tiédir et agiter doucement jusqu'à cessation d'effervescence, pour détruire l'excès d'eau oxygénée. Il s'est fait dans ces conditions, aux dépens du formol, de l'acide formique qui a saturé une partie de la solution N. de soude. On titre l'excès de soude non saturée par la solution N. d'acide sulfurique en présence du tournesol. Soit V c. c. de solution N d'acide sulfurique employée ; 30-V représente le volume de solution de soude titrée saturée par l'acide formique produit par 2 grammes de formaldéhyde ; la quantité de formol % correspondante est donc :

$$\frac{0,03 \ (30\text{-}V) \ 100}{2}$$

Si l'eau oxygénée était acide, il faudrait avant son emploi ou bien la neutraliser exactement par de la soude ou déterminer le volume V' en c. c. de solution N. de soude nécessaire pour neutraliser cette acidité et remplacer dans la formule précédente 30 — V par 30 — (V + V').

Pharmacologie. — Les expériences de TRILLAT, BERLIOZ, MIQUEL, BARDET, etc., ont montré que le formol est un antiseptique aussi actif que le sublimé et, de plus, non toxique. A la dose de 0,25 à 1‰, il empêche complètement le développement des microbes pathogènes, même des bacilles typhique, cholérique, de la diphtérie, etc. Une solution à 5 % sert à la désinfection des instruments de chirurgie. Les viandes, fruits, pièces anatomiques se conservent avec leur couleur et leur forme dans des solutions étendues de formol.

Bien que ces solutions soient très actives, le formol en vapeurs agit d'une manière plus sûre et plus rapide, tuant tous les germes et bactéries soumis à son action. Aussi est-il appelé à rendre de grands services pour la désinfection des appartements ou des objets contaminés. Les solutions à 1 /4.000 servent pour le pansement des plaies et aussi en gargarismes, lotions. On emploie également des bandes et ouates imprégnées de ces liquides.

Les solutions à 2 ‰ sont irritantes pour les muqueuses. Les vapeurs de formol sont peu toxiques.

Désinfection. — La désinfection d'un local peut se faire avec le formol en solution ou à l'état de gaz.

MICQUEL emploie les solutions aqueuses commerciales et opère de la façon suivante : il dissout une partie de chlorure de calcium cristallisé dans deux parties de solution commerciale de formol, de façon à obtenir un liquide de densité 1,20, avec lequel on humecte des linges qu'on étend dans les locaux à désinfecter ; on les laisse vingt-quatre heures.

TRILLAT désinfecte par les vapeurs de formol, qu'il obtient sur place à l'aide d'une lampe spéciale, dans laquelle des vapeurs d'alcool méthylique sont projetées sur une toile métallique chauffée au rouge ; l'alcool s'oxyde en partie avec production d'aldéhyde formique. La tension des vapeurs de formol est telle qu'elles pénètrent en deux à quatre heures tous les objets contenus dans le local, meubles, linges, vêtements, sans exercer sur eux aucune action nuisible. Il suffit ensuite d'aérer fortement.

Le nombre des appareils approuvés par le Comité d'hygiène de France, utilisant le formol comme désinfectant en surface est assez élevé ; la dose de formol nécessaire par mètre cube et le temps de contact varient avec chaque appareil. Les uns fabriquent directement le formol sur place, soit à l'intérieur, soit à l'extérieur de la pièce à désinfecter ; les autres utilisent la solution commerciale ; d'autres, enfin, ce sont les moins nombreux, le trioxyméthylène.

L'action du formol est d'autant plus intense qu'il est à température plus élevée et qu'il est produit en plus grande quantité à la fois dans le milieu. Il faut, en moyenne, 10 grammes de formol commercial par mètre cube.

Ce n'est pas un insecticide, il n'agit pas, ou seulement à doses très élevées, sur les moustiques, punaises, etc., qui peuvent échapper à son action en s'abritant dans les plis du linge ou les trous des murs.

Lorsqu'on emploie pour la désinfection les solutions commerciales ; l'aldéhyde formique ne manifeste pas toujours son action d'une façon complète, parce qu'il se polymérise facilement. SCHLOSSMAN empêche cette polymérisation en ajoutant de la glycérine. Il chauffe dans la pièce à désinfecter un mélange de formol, de glycérine et d'eau dont l'évaporation emplit la chambre d'un véritable brouillard. L'addition de chlorure de calcium agit dans le même but, ainsi que la présence d'acétone ; on donne alors aux vapeurs produites le nom de formochlorol ou de formacétone. Pour dissiper l'odeur désagréable de ces vapeurs, il suffit de faire quelques pulvérisations d'ammoniaque. On peut coucher dans la chambre le soir même. Le formol gazeux constitue surtout un désinfectant de surface quel que soit son mode d'emploi. Il ne peut pénétrer les objets dont la désinfection est nécessaire qu'avec difficulté, qu'à doses élevées et après un temps sur lequel on n'est pas encore fixé. En aucun cas, l'aldéhyde formique ne peut dispenser d'envoyer à l'étuve à vapeur d'eau sous pression les linges, vêtements, matelas, tapis, etc. Pour tous les objets qui ne peuvent supporter le passage à l'étuve, il convient de faire usage des appareils formogènes, qui agissent encore mieux que les pulvérisations de sublimé.

Lorsqu'on ajoute au formol commercial un oxydant énergique, permanganate de potasse, chlorure de chaux, peroxydes, il y a élévation notable de la température et dégagement d'aldéhyde formique, moyen simple et économique de désinfection.

Le trioxyméthylène semble constituer un moyen très pratique de désinfection par le formol. Il en faut 4 grammes par mètre cube. Ce produit se décompose entièrement en formol, par simple chauffage ; pourtant les vapeurs produites ont des tendances à se polymériser de nouveau. Pour l'empêcher, on sature la pièce de vapeurs d'eau ou encore on ajoute au trioxyméthylène du chlorure de calcium. Ce mélange est livré par le commerce sous forme de comprimés pesant environ 1 gramme dont 4 sont nécessaires par mètre cube. On les dispose dans une boîte métallique au centre de la pièce, dont les orifices sont bien fermés, et on les chauffe soit avec une lampe à alcool, soit avec un réchaud à charbon, de façon à les volatiliser sans les enflammer, sans quoi il ne se produirait que CO_2 et H_2O. On laisse l'action se produire pendant huit à dix heures puis on aère largement.

Un mélange de 2 part. chlorure de chaux, 1 part. de trioxyméthylène et 3 part. d'eau donne une pâte qui s'échauffe à 108° en dégageant abondamment du formol. Le rendement est de 70 % de l'aldéhyde engagée. 125 grammes de trioxyméthylène employés de cette façon désinfectent 20 m³ en laissant agir sept heures (CARTERET).

Amyloforme. — Substance obtenue en faisant agir l'aldéhyde formique sur l'amidon.

Poudre blanche, inodore, insoluble dans tous les dissolvants, employée comme antiseptique pour saupoudrer les plaies et en insufflations.

Aniodol. — Solution de trioxyméthylène dans la glycérine avec addition d'un dérivé de la série allylique.

Liquide incolore, inodore, peu toxique, jouissant de propriétés antiseptiques puissantes. En solution à 1 % il détruit en cinq minutes tous les microbes ; à 1/10.000 il infertilise n'importe quel milieu. C'est encore un désodorisant de premier ordre pour les plaies les plus fétides, plaies cancéreuses ou gangreneuses. Il détruit l'odeur de l'iodoforme. On l'emploie en solution à 1 pour 4.000 en gynécologie et pour le lavage des plaies ; à 1 pour 2.000 pour la désinfection de la bouche, des narines, des mains et des instruments qu'il n'attaque pas. On le trouve encore sous forme de poudre et de savon à 1 %, lequel enlève aux mains l'odeur d'iodoforme.

Dextroforme. — Combinaison de l'aldéhyde formique avec la dextrine. Poudre blanche, presque inodore, insipide, insoluble dans l'eau et la glycérine.

C'est un antiseptique pouvant être employé en particulier dans la gonorrhée.

Glutol ou **Formaldéhyde-gélatine.** — Obtenu par action de la formaldéhyde sur la gélatine. Poudre grisâtre, inodore, insoluble, non caustique, se décomposant en laissant dégager l'aldéhyde formique. Au contact des cellules vivantes, il se décompose graduellement avec dégagement de vapeurs de formol qui, se trouvant à l'état naissant, déterminent l'asepsie complète de la plaie.

Cette poudre s'applique en nature sur les plaies, dont elle tarit la suppuration et hâte la cicatrisation.

Méthylal ou **Acétal méthylique** H. CH (OCH^3)^2. — Combinaison de l'aldéhyde formique avec 2 molécules d'alcool méthylique.

Liquide très volatil, à odeur de chloroforme, bouillant à 42°, soluble dans l'eau, l'alcool, l'éther ; employé à l'*intérieur* comme hypnotique, en potion, à la dose de 1 à 4 grammes ; à l'*extérieur* comme anesthésique local en pommade à 10 % ; très peu toxique.

Trioxyméthylène ou **Triformol** ou **Paraforme** (CH^{2}O)^3. — C'est de l'aldéhyde formique polymérisé, mélange de divers polyoxyméthylènes. On l'obtient en évaporant la solution de formol ; il se dépose en poudre cristalline, blanche, fondant à 171°-172, mais se sublimant déjà à 100°, peu soluble à froid dans l'eau.

Le paraforme sous l'influence de la chaleur se décompose en mettant en liberté de l'aldéhyde formique. La même décomposition se fait à froid sous l'influence des peroxydes alcalins et alcalino-terreux.

Chauffé en vase clos avec de l'eau, il se dissout et se transforme en formol.

On l'emploie comme antiseptique interne et externe en cachets de 0 gr. 10, de deux à dix par jour, en solution aqueuse à 1 °/oo et en poudre pour saupoudrer les plaies. La facilité avec laquelle il dégage de l'aldéhyde formique le rend précieux pour la désinfection ; aussi quelques appareils industriels l'emploient déjà, il devrait l'être davantage. (Voir Aldéhyde formique, désinfection).

DÉRIVÉS DE L'ALDÉHYDE ÉTHYLIQUE

Paraldéhyde $(C^2H^4O)^3$. — Produit de polymérisation de l'aldéhyde éthylique.

Cristaux fondant à 10°5 en un liquide incolore, neutre, à odeur éthérée, bouillant à 124°, solubles dans 8 parties d'eau froide, solution qui se trouble à l'ébullition et abandonne vers 100° près de la moitié du produit dissous, très solubles dans l'alcool et l'éther. $D = 0.998$. On l'emploie à l'intérieur comme hypnotique, dans les insomnies nerveuses, à la façon du chloral, à la dose de 1 à 6 grammes par jour, dans une potion. Elle n'a pas d'action nocive sur le cœur. Elle est instable et doit être conservée à l'abri de la lumière et de l'air.

CHLORAL ANHYDRE

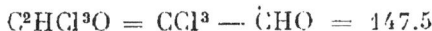

$$C^2HCl^3O = CCl^3 — CHO = 147.5$$

Syn. : *Aldéhyde trichlorée.*

Préparation. — On l'obtient en faisant agir le chlore sur l'alcool absolu. Dans l'industrie, on emploie l'alcool à 95°-98°. On fait passer à froid un courant de chlore sec dans de l'alcool absolu jusqu'à ce que celui-ci se colore en jaune ; ensuite, on chauffe peu à peu jusqu'à l'ébullition et en maintenant un courant rapide de chlore tant que ce dernier est absorbé. Dans le ballon contenant l'alcool, il se dépose une couche liquide d'hydrate de chloral, que l'on isole par décantation. On l'additionne de deux ou trois volumes d'acide sulfurique, qui transforme l'alcool non attaqué en éther, volatil à basse température, et on distille avec précaution. Le produit distillé est rectifié par une nouvelle distillation à 95° sur de la chaux éteinte qui retient l'acide chlorydrique. On obtient ainsi le chloral anhydre.

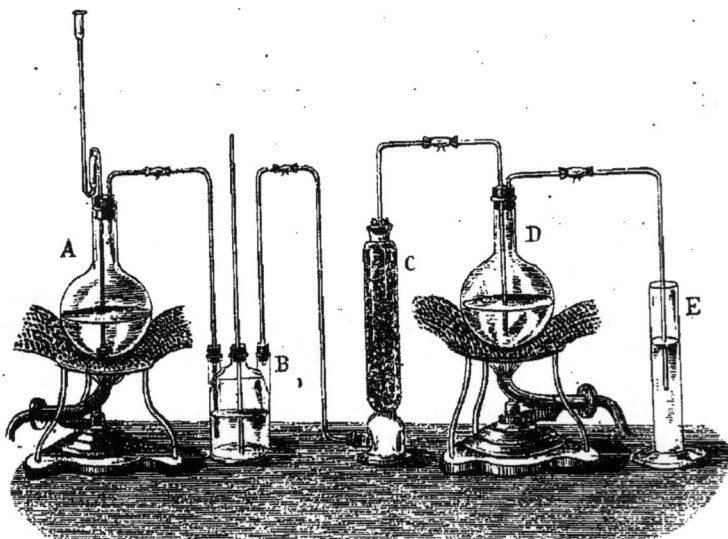

Fig. 15 — Préparation du chloral anhydre.

Le chlore en agissant sur l'alcool produit de l'aldéhyde.

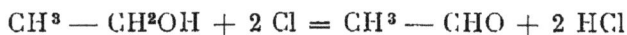

$$CH^3 — CH^2OH + 2\ Cl = CH^3 — CHO + 2\ HCl$$

L'aldéhyde formée et l'alcool donnent de l'acétal.

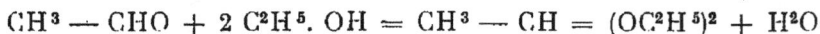

$$CH^3 — CHO + 2\ C^2H^5.\ OH = CH^3 — CH = (OC^2H^5)^2 + H^2O$$

Cet acétal, en présence d'un excès de chlore, se transforme en acétal trichloré $CCl^3 — CH\ (OC^2H^5)^2$ que l'acide chlorhydrique décompose en chloral, alcool et chlorure d'éthyle.

$$CCl^3 — CH = (OC^2H^5)^2 + HCl = CCl^3 — CHO + C^2H^5OH + C^2H^5.Cl$$

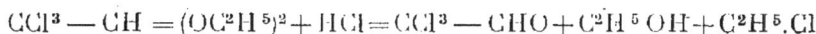

Propriétés. — Le chloral anhydride est un liquide incolore, d'odeur éthérée, très soluble dans l'eau, l'alcool et l'éther ; il bout à 97°7. Sa solution dans l'alcool donne de l'alcoolate de chloral.

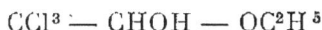

$$CCl^3 — CHOH — OC^2H^5$$

Sa densité est 1,52. Les alcalis le dédoublent en formiate alcalin et chloroforme ; les oxydants, en acide trichloracétique $C^2HCl^3O^2$. Avec l'eau, il forme un hydrate cristallisé.

HYDRATE DE CHLORAL

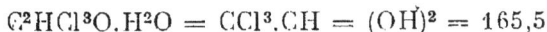

$$C^2HCl^3O.H^2O = CCl^3.CH = (OH)^2 = 165,5$$

Syn. : Chloral hydraté.

Préparation. — On l'obtient en ajoutant 12 gr. 25 d'eau distillée à 100 grammes de chloral anhydre. La température s'élève d'abord, puis, par refroidissement, l'hydrate cristallise.

Purification. — On le dissout à chaud dans du chloroforme ou du sulfure de carbone, puis on laisse cristalliser.

Propriétés. — L'hydrate de chloral se présente soit en masses saccharoïdes, soit en cristaux prismatiques, blancs, d'odeur accentuée, de saveur amère, de densité = 1,83. Pur, il fond à 58° en un liquide qui bout à 97°5. Il est soluble dans un quart de son poids d'eau froide, dans la glycérine, l'alcool, l'éther, le chloroforme, la benzine, le sulfure de carbone et les corps gras. Il est neutre ou rougit à peine le tournesol et se déshydrate par l'acide sulfurique qui le convertit à froid en chloral anhydre, puis en un polymère solide insoluble, le *parachloral*, qu'une température de 180° ramène à l'état de chloral liquide. Les alcalis le changent en formiate et chloroforme. En présence d'un monosulfure, il donne une coloration ou un précipité rouge. Il réduit la liqueur de Fehling. Il ne précipite pas l'azotate d'argent, mais si on le traite au préalable par l'acide sulfurique et le zinc, il donne un précipité de chlorure d'argent.

La solution aqueuse à 70-80 % d'hydrate de chloral possède, d'après SCHAER, un pouvoir dissolvant remarquable. C'est ainsi qu'elle dissout la morphine et son chlorhydrate, la santonine, les résines et gommes-résines, les éthers, les huiles grasses et en général les alcaloïdes et leurs sels. Elle donne avec les bisulfites alcalins des combinaisons cristallisées.

L'hydrate de chloral se liquéfie lorsqu'on le mélange avec nombre de substances : stéaroptènes, phénols, acides organiques, alcaloïdes, camphre.

L'amidon cru se dissout dans la solution de chloral en se transformant en amylogène et amylodextrine (SCHAER).

Impuretés. — L'hydrate de chloral peut contenir de l'acide chlorhydrique, de l'alcoolat de chloral et des composés chlorés d'alcools supérieurs, si l'alcool employé était impur.

Essai. — Dans la solution aqueuse de chloral impur, on trouve :

Les *composés acides*, par le papier bleu de tournesol, qui rougit fortement.

Le *chlore* et l'*acide chlorhydrique*, par l'azotate d'argent, qui donne un précipité blanc de chlorure d'argent.

Les *composés chlorés d'alcools supérieurs*, par volume égal d'acide sulfurique, qui brunit à chaud.

L'*alcoolate de chloral*, en chauffant le chloral dans une capsule de porcelaine ; il dégage, dans ce cas, des vapeurs inflammables.

On peut encore distiller le chloral en présence d'un peu de soude et recevoir les premières portions distillées qui contiendront l'alcool ; par addition d'iode et de potasse, on fera de l'iodoforme ou encore l'addition au produit distillé d'acide sulfurique et de solution de bichromate de potasse produira une coloration verte, après quelques minutes de chauffe au bain-marie bouillant.

Le chloral souillé d'alcoolate, traité par l'acide nitrique officinal (D = 1,38), donne à froid des vapeurs nitreuses. Cette réaction a lieu déjà avec 1 % d'alcoolate.

Le chloral pur ne donne aucune de ces réactions. Il doit être complètement volatil avant 100°.

Dosage. — PROCÉDÉ DU CODEX. — Repose sur le principe suivant : le chloral traité par une solution titrée de soude donne du chloroforme et du formiate de soude. Il suffit de déterminer

par un dosage acidimétrique la quantité de soude saturée, pour
remonter au chloral par le calcul. 1 c. c. de solution N de soude
saturée correspond à 0,1655 d'hydrate de chloral.

On dissout 1 gr. d'hydrate de chloral dans 100 c. c. d'eau froide,
on ajoute 10 c. c. de solution N de soude, on agite et laisse en
contact une demi-heure. On titre l'excès de soude au moyen de la
solution N d'acide sulfurique en présence de phtaléine. Soit
n c. c. de solution N d'acide sulfurique employée ; $10-n$ représentent le volume de soude N saturée par l'acide formique produit par 1 gr. d'hydrate de chloral $(10-n)$ $0,1655 \times 100 =$ la
richesse %. En pratique, $n = 4$ c. c.

Maurice François a montré qu'en laissant la réaction se poursuivre une demi-heure, on obtient toujours un pourcentage trop
élevé qui tient à ce que le chloroforme libéré est lui-même attaqué
par la soude avec production de chlorure de sodium et de formiate. Aussi conseille-t-il de réduire le temps de contact à une
minute seulement. Le dosage est alors exact.

Pharmacologie. — Le chloral appliqué sur la peau produit
des effets vésicants qui peuvent aller jusqu'à une véritable brûlure. Ses solutions sont antiseptiques et préconisées comme telles,
dans le traitement de quelques dermatoses. Pris à l'intérieur,
c'est un hypnotique et un anesthésique. On ne sait au juste comment il agit dans l'organisme. Pour Liebrich, il se dédouble au
contact des alcalis du sang en formiate et chloroforme. Pour
d'autres, la plus grande partie du chloral traverse l'organisme
sans décomposition. Il s'élimine par l'urine, sous forme d'acide
urochloralique ; ce qui peut être une preuve contre la théorie du
dédoublement. L'effet principal de doses moyennes de chloral est
le sommeil, se produisant une demi-heure environ après l'ingestion et ressemblant beaucoup au sommeil normal. Au réveil, il y
a un peu de lourdeur de tête.

Doses et modes d'administration. — On le donne à l'*intérieur* dans les insomnies nerveuses ou douloureuses, les névralgies, l'agitation, le tétanos, à la dose de 1 à 5 grammes à la fois,
en potion, solution, sirop ou capsules. Sa saveur amère, désagréable, est surtout masquée par le sirop d'écorces d'oranges ou
le sirop de groseille. A l'*extérieur*, on l'administre en lotions,
lavements, injections, en solution à 2 % comme antiseptique et
pour calmer les démangeaisons.

On doit s'abstenir de donner du chloral dans les affections où le cœur est déprimé et dans les dyspepsies avec intolérance stomacale.

Dérivés du chloral

Chloralformiamide ou **Chloralamide.** — Obtenu par la combinaison du chloral et de la formiamide. Cristaux incolores, de saveur amère non caustique, solubles dans l'eau, l'alcool, décomposables au-dessus de 60°. On l'emploie à l'*intérieur*, comme hypnotique, à la dose de 2 à 3 grammes, en une seule fois.

Chloralose ou **Anhydroglucochloral** $C^8H^{11}Cl^3O^6$. — Obtenu par action du glucose sec sur le chloral ; il se fait du *chloralose* et *du parachloralose* qui se distinguent en ce que le chloralose fond à 187°, est soluble dans l'éther et l'alcool, jouit de propriétés hypnotiques ; le parachloralose fond à 227°, est insoluble dans les dissolvants ; il n'est pas hypnotique, mais il est toxique.

Le chloralose est en fines aiguilles de saveur amère, fusibles à 187°, volatiles sans décomposition, peu solubles dans l'eau froide, solubles dans l'eau chaude et l'alcool.

Le chloralose est un hypnotique agissant à la façon du chloral mais n'ayant aucune action sur le cœur, ce qui permet de le conseiller aux cardiaques. A la dose de 0 gr. 30 à 0 gr. 60, en cachets, il produit un sommeil tranquille, sans céphalalgie au réveil. Le sommeil est parfois précédé de tremblements, d'agitation. Même à dose modérée, il est quelquefois mal supporté. A la dose de 1 gramme, il peut être dangereux et produire du tremblement, de l'asphyxie, etc., surtout chez les hystériques ou les hallucinés. Il est bon de commencer par des doses faibles que l'on élève graduellement.

Dormiol ou **Amylène-chloral** CCl^3—CHO—$C^5H^{12}O$. — C'est une combinaison d'hydrate de chloral et d'hydrate d'amylène. Liquide huileux, incolore, d'odeur camphrée, de saveur brûlante, insoluble dans l'eau froide, décomposé par l'eau bouillante, très soluble dans l'alcool, l'éther, les huiles, l'acétone. Sa densité est de 1,24.

On l'administre comme hypnotique à la dose de 0 gr. 50 et
même 1 et 2 grammes en émulsions, capsules ou solution huile-
leuse. Il a sur le chloral l'avantage d'être moins toxique, d'être
mieux supporté par l'estomac et de produire un sommeil plus
durable.

Hypnal ou **Monochloral antipyrine** $C^{11}H^{12}N^2O$,
$CCl^3\text{-}CH(OH)^2$. — Trois combinaisons d'antipyrine et de chloral
sont connues :

1° Combinaison de 1 molécule d'antipyrine et 1 molécule de
chloral anhydre étudiée par REUTER ;

2° Combinaison de 1 molécule d'antipyrine et 1 molécule de
chloral hydraté ou *hypnal* étudiée par BÉHAL et CHOAY ;

3° Combinaison de 1 molécule d'antipyrine et 2 molécules de
chloral hydraté ou *bichloralantipyrine*.

Seul l'hypnal est utilisé en thérapeutique.

Cristaux incolores, sans saveur, fondant à 68°, solubles dans
15 parties d'eau froide, plus solubles dans l'alcool. La solution
d'hypnal rougit par addition de perchlorure de fer et réduit à
chaud la liqueur de Fehling. Les acides faibles n'attaquent pas
l'hypnal, mais les alcalis, mêmes faibles, le décomposent en ses
deux composants.

Ce corps n'est pas irritant et peut être administré aux malades
souffrant de l'estomac, car il est probable que la décomposition
de l'hypnal ne se fait, dans l'organisme, qu'au contact des alcalis
de l'intestin. Il est plus hypnotique que le chloral, à dose égale,
et de plus analgésique. On l'administre, à l'*intérieur*, à la dose
de 1 à 2 grammes, en cachets, potion, élixir, sirop, contre
l'insomnie, les névralgies dentaires ou faciales, la migraine, etc.
Sa saveur non désagréable le fait accepter facilement par les
enfants.

Somnal ou **Ethylchloral-uréthane** $CCl^3 — CHOH —$
$C^2H^4 — NH — CO — OC^2H^5$. — C'est une combinaison de chloral
et d'éthyl-uréthane. Le somnal se présente en cristaux très hygrométriques, qui, à la dose de 2 grammes en potion, sont doués de
propriétés hypnotiques comme le chloral et l'uréthane, mais ne
produisent pas, comme eux, de phénomènes secondaires désagréables sur la circulation et la digestion. Le commerce livre le
somnal en solution alcoolique concentrée.

Dérivé de l'aldéhyde butylique

Butylchloral ou **Croton-chloral.** — **Aldéhyde butylique trichlorée** CCl^3. — C^2H^4 — CHO. — Liquide oléagineux, incolore, à odeur de chloral, bouillant à 163°-165°, insoluble dans l'eau, avec laquelle il forme un hydrate peu soluble, soluble dans l'alcool. A la dose de 0,50 à 2 grammes par jour, à l'*intérieur*, c'est un hypnotique et un antinévralgique, administré en potions et en lavements contre la migraine et les névralgies faciales. N'est pas supérieur au chloral.

Acétones

Dans cette fonction nous étudierons trois corps dont les formules chimiques ont beaucoup d'analogie : ce sont le *sulfonal*, le *trional* et le *tétronal*.

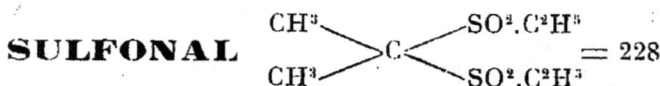

$$\textbf{SULFONAL} \qquad \begin{matrix} CH^3 \\ \\ CH^3 \end{matrix} \!\!>\!\! C \!\!<\!\! \begin{matrix} SO^2.C^2H^5 \\ \\ SO^2.C^2H^5 \end{matrix} = 228$$

Syn. : *Diéthylsulfone-diméthylméthane.*

Préparation. — On l'obtient par la combinaison de l'éthylmercaptan (C^2H^5SH) et de l'acétone (C^3H^6O) et l'oxydation du produit formé.

On fait passer un courant de gaz chlorhydrique sec dans un mélange de 1 partie d'acétone et 2 parties d'éthylmercaptan ou sulfhydrate d'éthyle. On obtient ainsi un liquide peu odorant et très mobile, qui est du mercaptol ($S — C^2H^5)^2 = C = (CH^3)^2$. Pour l'oxyder, on l'agite avec une solution à 5 % de permanganate de potasse et on ajoute de temps en temps de l'acide sulfurique jusqu'à ce qu'il n'y ait plus de coloration. On concentre au bain-marie et on laisse cristalliser. On purifie par plusieurs cristallisations dans l'eau ou l'alcool.

Propriétés. — Cristaux prismatiques, incolores, presque inodores, inaltérables à l'air, fusibles à 125°,5 en un liquide incolore, bouillant à 300°, volatil sans résidu. Le sulfonal est soluble dans 500 parties d'eau froide, 15 parties d'eau bouillante, 65 parties d'alcool à 90° froid, 2 parties d'alcool bouillant, 80 parties d'éther, 5 parties de chloroforme, soluble aussi dans le toluène et l'acétone, insoluble dans la glycérine. Chauffé avec son poids de cyanure de potassium sec, il dégage des vapeurs de mercaptan à odeur désagréable (odeur d'ail) ; la masse fondue, dissoute dans l'eau, donne, avec le perchlorure de fer, une coloration rouge, due à la formation d'un sulfocyanate alcalin.

La solution de sulfonal est neutre et ne précipite pas les sels de baryum.

Essai. — Sa solution doit être neutre et ne doit précipiter ni par l'azotate d'argent (*chlorures*), ni par l'azotate de baryte (*sulfates*, par défaut de lavages), ni par le sulfure d'ammonium (*métaux*), ni décolorer une solution au centième de permanganate de potasse (*hydrogène sulfuré*). Le sulfonal ne doit pas laisser de résidu par calcination (*substances minérales*).

En chauffant 1 gramme de sulfonal dans 10 grammes d'eau, la vapeur d'eau entraîne et rend perceptible à l'odorat la moindre trace de *mercaptol*.

Le mélange alcalin obtenu par ébullition de 1 partie sulfonal avec 10 parties solution de soude au 1/10 ne doit, après saturation par HCl, donner aucun dégagement de gaz sulfureux, ni précipité par le chlorure de baryum (*dérivés mono* et *trisulfonique*).

Pharmacologie. — C'est un hypnotique dont l'action serait plus énergique que celle de la paraldéhyde et même du chloral ; mais il n'agit que lentement (après un temps variant entre une demi-heure et quatre heures).

Il aurait sur le chloral l'avantage de ne pas troubler l'appareil cardio-vasculaire, mais le désavantage de produire une action plus fâcheuse sur les globules sanguins. Il paraît diminuer le sucre chez les diabétiques et supprimer la sueur des phtisiques.

L'accoutumance semble exceptionnelle, mais l'usage prolongé expose à de l'intolérance se traduisant par de la faiblesse musculaire, des palpitations, de la dyspnée, des éruptions. Il est contre-indiqué dans les affections cardiaques et l'artériosclérose.

On le donne, à l'*intérieur*, à la dose de 1 à 3 grammes, en cachets de poudre très fine, ou dans de l'eau chaude, pour provoquer un sommeil qui dure de quatre à neuf heures (0 gr. 10 à 0 gr. 50 chez l'enfant entre 5 et 10 ans).

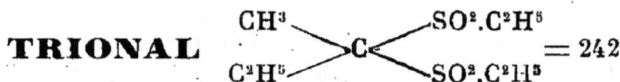

TRIONAL $\quad \begin{array}{c} CH^3 \\ \\ C^2H^5 \end{array} \hspace{-0.5em} C \hspace{-0.5em} \begin{array}{c} SO^2.C^2H^5 \\ \\ SO^2.C^2H^5 \end{array} = 242$

Syn. : Diéthylsulfone-méthyléthylméthane.

Préparation. — Se fait comme celle du sulfonal en remplaçant l'acétone ordinaire par l'acétone butylique ou butanone.

Propriétés. — Cristaux blancs nacrés, à saveur amère, fusibles à 76°, solubles dans 320 parties d'eau froide, plus solubles dans l'eau chaude, solubles dans 14 parties d'alcool à 90°, 12 parties d'éther, 1 partie de chloroforme, et dans 20 parties d'huile d'amandes douces, 18 parties de beurre de cacao, insolubles dans la glycérine.

Le trional doit présenter tous les caractères de pureté du sulfonal. Il s'en distingue en ce qu'il fond à 76° au lieu de 125°5.

Essai. — Doit répondre aux essais de pureté du sulfonal. 0,50 de trional sont dissous dans 10 c. c. d'éther froid. Le résidu insoluble, s'il y en a, est examiné au microscope : le sulfonal est en cristaux en tombeaux, le trional en tablettes quadratiques, le tétronal en aiguilles fines, groupées en cercles.

Pharmacologie. — On le donne à l'*intérieur* en cachets comme hypnotique, à la dose de 1 gramme. Il agirait mieux que le sulfonal en provoquant plus rapidement (après quinze à vingt minutes) un sommeil plus profond et de plus longue durée. Il est moins toxique que le sulfonal. Comme lui il ne provoque pas d'accoutumance, mais expose à de l'intolérance qui apparaît très vite.

Ne se donne aux enfants qu'à partir de 2 ans, 0,25 à 0,50 par jour, et encore faut-il être prudent.

POUCHET, pour faciliter son action, conseille de le dissoudre dans 20 parties d'huiles d'amandes douces et de faire avec cette huile une émulsion aqueuse à prendre en une fois le soir, une demi-heure avant de se coucher.

TÉTRONAL $\begin{matrix} C^2H^5 \\ C^2H^5 \end{matrix} >C< \begin{matrix} SO^2C^2 \cdot H^5 \\ SO^2C^2 \cdot H^5 \end{matrix} = 256$

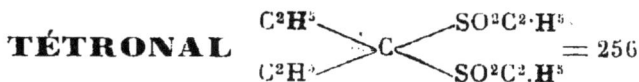

Syn. : *Diéthylsulfone-diéthylméthane.*

Préparation. — Obtenu en remplaçant dans la préparation du sulfonal l'acétone par la diéthylacétone.

Propriétés. — Cristaux en lamelles brillantes, fondant à 85°, ayant à la fois une saveur amère et camphrée, solubles dans 450 parties d'eau froide, dans l'éther, le chloroforme et surtout dans l'alcool. Les propriétés thérapeutiques et la posologie sont celles du trional.

Sucres

Les matières sucrées ont été l'objet de nombreux travaux dus surtout à FISCHER, et qui ont complètement modifié leur classification et leur désignation. Les sucres dont nous avons à nous occuper appartiennent au groupe des *saccharobioses*, c'est-à-dire qu'ils sont dédoublables, en deux molécules de sucres plus simples ou encore au groupe des *hexobioses*, c'est-à-dire constitués par l'union de deux molécules de sucres en C^6.

Seuls le saccharose et le lactose méritent d'être traités. D'autres substances se rapprochant des sucres par leur pouvoir sucrant, telles que la *saccharine*, le *sucrol*, mais qui en diffèrent par leur composition chimique, seront étudiées dans les amines aromatiques.

SACCHAROSE $C^{12}H^{22}O^{11} = 342$

Syn. : *Sucre de canne.* — *Sucre de betterave.*

Préparation. — La préparation du sucre est industrielle. On chauffe du suc de canne ou de betterave à l'ébullition avec un peu de chaux qui donne du saccharate de chaux (défécation), tandis que les matières organiques, facilement fermentescibles, s'éliminent sous forme d'écumes. On filtre, on traite par l'acide carbonique pour précipiter la chaux et remettre le saccharose en liberté ; puis on décolore au noir animal et on fait cristalliser, après concentration dans des appareils spéciaux. On obtient la *cassonade*. Le sucre ainsi produit est soumis au raffinage. Pour cela, on le dissout, dans un peu d'eau, on y ajoute du noir animal et un peu de sang de bœuf, pour entraîner les matières en suspension ; on filtre, on cencentre et on fait cristalliser : on obtient le *sucre cristallisé blanc* qui est presque toujours un peu teinté en jaune. Pour obtenir le *sucre en pains*, on verse la solution sur e point de cristalliser dans des moules coniques. Après cristallisation, on arrose ces pains avec une solution saturée de sucre contenant un peu de matière colorante bleue (bleu d'outremer ou bleu de Prusse). Les produits étrangers sont entraînés et la coloration bleue fait paraître le sucre plus blanc. La solution, d'où on a enlevé les cristaux, constitue les *mélasses*, que l'on soumet à la fermentation pour en retirer du rhum ou dont on extrait le sucre, soit par dialyse, soit par la baryte.

On trouve dans le commerce des sucres bruts, colorés (cassonade blonde ou brune) et des sucres raffinés qui ont subi la clarification et la décoloration (sucre en pain, sucre granulé ou cristallisé). On emploie en pharmacie le sucre en pains ou le sucre scié à la préparation des sirops incolores ; le sucre cristallisé qui est en cristaux blancs, brillants, isolés, pour les sirops colorés et le sucre en poudre pour les granules, granulés médicamenteux et divers usages.

Les raffineries de sucre font aujourd'hui du sirop simple qu'elles livrent aux pharmaciens et aux liquoristes, avec les solutions concentrées de sucre obtenues avant cristallisation. Ce sirop a l'avantage, ne contenant pas de colorant, de ne pas donner de précipité bleu dans le sirop d'éther, comme le fait le sirop préparé avec du sucre ordinaire bleuté.

Propriétés. — Le sucre de canne est une saccharobiose formée par l'union du *glucose* et du *fructose*, avec élimination de 1 molécule d'eau. Il cristallise en prismes rhomboïdaux obliques, incolores durs, de densité 1,60. Il est soluble dans 1/2 partie d'eau à 15°, 1/3 partie d'eau à 40°, 1/5 partie d'eau à 50°. Au-dessus, le sucre et l'eau se mélangent en toutes proportions pour donner des sirops plus ou moins concentrés qui cristallisent par refroidissement. La présence de certains sels dans l'eau tels que carbonates et azotates alcalins, chlorures de calcium et de magnésium, favorise sa dissolution et empêche sa cristallisation. Il est insoluble dans l'éther et dans l'alcool absolu froid, très peu soluble dans l'alcool fort bouillant. Dans l'alcool étendu il est d'autant plus soluble que celui-ci contient plus d'eau.

Chimiquement pur et pour des solutions contenant moins de 20 % de sucre, le pouvoir rotatoire est + 66°54 (TOLLENS), le produit commercial a un pouvoir rotatoire égal à + 73°8. A 160°, il fond et, par refroidissement, se prend en masse (sucre d'orge) ; vers 200°, il se transforme en caramel ; à une plus haute température, il donne un charbon brillant et très pur.

Le sucre se combine aux alcalis, en particulier avec la chaux, pour former des sucrates. L'eau seule ne l'hydrate pas à froid, mais les acides étendus l'hydratent, surtout à chaud : du sucre interverti, mélange de glucose et de fructose, prend naissance ; ce mélange est lévogyre (α_D = — 21°16). L'acide sulfurique concentré le charbonne ; l'acide azotique donne de l'acide saccharique. Le saccharose ne réduit pas immédiatement la liqueur de FEHLING et ne brunit pas les alcalis (différence avec le glucose) ; mais si on fait bouillir quelques minutes ou si l'on fait agir au préalable sur le sucre un acide étendu, qui produit du glucose, la réduction a lieu. Sous l'influence de la levure de bière, le saccharose s'intervertit d'abord et fermente ensuite, pour donner de l'alcool, avec un peu de glycérine et d'acide succinique. La phénylhydrazine fournit la phénylglucosazone fusible à 204°.

Si dans une solution de saccharose on verse quelques gouttes d'un sel de cobalt, puis un léger excès d'hydrate de soude, la solution prend une belle couleur violet améthyste persistante. Le même essai avec une solution de glucose donne une coloration bleu d'azur pâlissant peu à peu et devenant vert sale. Cette réaction est sensible pour une solution contenant 0,05 de saccharose %.

Falsification. — Le saccharose en pain ou en morceaux n'est pas falsifié, mais le sucre en poudre est additionné de glucose, de farine.

Essai. — Le glucose réduit immédiatement la liqueur de Fehling et colore en jaune les alcalis, ce que ne fait pas la solution de saccharose. La farine est insoluble dans l'eau.

Par dessiccation à 100°, le sucre ne doit pas perdre plus de 1 °/₀₀ de son poids (*eau*).

Incinéré, il ne doit pas laisser de résidu supérieur à 1 °/₀₀ de son poids (*matières minérales fixes*). La solution aqueuse de 16 gr. 29 de sucre dans 100 c. c., examinée au polarimètre dans un tube de 20 centimètres, donne une déviation minimum à 15° de + 21° 36'.

Pharmacologie. — Le sucre de canne sert surtout à la préparation des sirops, pastilles, granules, électuaires, granulés, etc. On l'employait autrefois comme antiseptique, dans le pansement des plaies, soit en poudre, soit sous forme de vin sucré. Il est contre-indiqué dans la diarrhée, la goutte, la diathèse urique, l'obésité, le diabète sucré, etc.

Le sucre est un excellent aliment produisant de la chaleur et de l'énergie et pouvant jouer jusqu'à un certain point le rôle d'aliment d'épargne.

On utilise, depuis quelque temps, une solution sucrée isotonique destinée aux injections massives. On la prépare en dissolvant 10 gr. 20 de sucre candi dans 100 c. c. d'eau distillée stérilisée. On injecte dans un muscle ou dans une veine de 100 à 500 c. c. à la fois et lentement de cette solution tiédie vers 38°. Elle est bien tolérée et indolore et agit à la façon des sérums artificiels salins, mais a l'avantage de pouvoir être utilisée dans les cas d'insuffisance rénale et de néphrite, où, sans nuire en aucune façon, elle combat le collapsus, désintoxique rapidement et rétablit la diurèse. On la conseille dans les états de collapsus ou d'asthénie grave, grandes anémies, choc opératoire, toxémie prononcée, insuffisance des émonctoires, etc.

On utilise pour le même usage une solution aqueuse de glucose à 4 gr. 70 %.

Sucre candi. — On l'obtient en concentrant du sirop de sucre jusqu'à 37° B. ; on tend des fils dans la solution et on laisse à l'étuve vers 30° pendant plusieurs jours. Le sucre se dépose en gros cristaux sur les fils. Le sucre candi ne diffère en rien du saccharose.

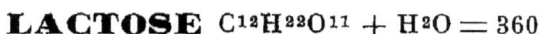

LACTOSE $C^{12}H^{22}O^{11} + H^2O = 360$

Syn. : Sucre de lait.

Préparation. — Du petit-lait est additionné d'un lait de chaux pour le neutraliser, on concentre à 60 % environ sous pression.

réduite, on laisse cristalliser. Les eaux mères sont encore concentrées dans le vide et donnent une nouvelle cristallisation.

Pour purifier les cristaux, on les dissout dans de l'eau à 45°, on porte à l'ébullition, on décolore avec 1 % de noir et 0,20 % d'acide acétique, on filtre, concentre dans le vide, laisse cristalliser. Le rendement est de 2,5 % du petit-lait.

Propriétés. — Cristaux en prismes rhomboïdaux droits hémiédriques, très durs, dextrogyres, présentant la multirotation. C'est ainsi qu'une solution récente de 5 grammes de lactose hydraté dans 100 c. c. d'eau a un pouvoir rotatoire de 82°9, qui baisse continuellement pour atteindre 53° après une demi-heure et rester fixe ensuite. Si l'on ajoute dès le début un peu d'ammoniaque, la diminution totale est immédiate. Sa densité = 1,53. Il est soluble dans 2 parties 5 d'eau bouillante et 6 parties d'eau froide, insoluble dans l'alcool et l'éther. Chauffé, le lactose se déshydrate à 150°, brunit à 170° et se caramélise au-dessus. Les acides étendus le transforment en un mélange de glucose et galactose. L'acide sulfurique concentré ne le noircit pas à froid. Il réduit, même à froid, la liqueur de Fehling, mais moins énergiquement que le glucose ; il brunit par la potasse et subit les fermentations lactique et butyrique ; la fermentation alcoolique ne se produit qu'en présence d'un excès de levure de bière. L'acide azotique le transforme en acide mucique. Quand on sature à chaud une solution de lactose par de l'acétate neutre de plomb, puis qu'on ajoute goutte à goutte de l'ammoniaque à la liqueur bouillante, on obtient une coloration jaune, puis orangée et rouge (RUBNER). Cette réaction se fait avec le glucose mais pas avec le saccharose.

La phénylhydrazine donne une phényllactosazone, en houppes jaunes, fusible à 200° et soluble dans 80-90 parties d'eau chaude.

Falsifications. — On falsifie le lactose, surtout en poudre, par addition de glucose ou de saccharose.

Essai. — Le lactose doit être complètement soluble dans l'eau et être combustible sans résidu (*matières minérales*).

L'examen polarimétrique doit fournir comme pouvoir rotatoire + 53° pour une solution contenant 5 grammes de lactose hydraté dans 100 c. c. d'eau additionnée d'un peu d'ammoniaque.

Pharmacologie. — GERMAIN SÉE a appelé l'attention sur les propriétés diurétiques remarquables du sucre de lait. A la dose de 100 grammes par jour, pris à l'intérieur, c'est un diurétique excellent et inoffensif pour les malades dont les reins fonctionnent mal. On le donne dans de la tisane ou dans de l'eau ; 3 ou 4 litres de lait agissent de la même façon. DUJARDIN-BEAUMETZ et DASTRE ont montré que le glucose possédait les mêmes propriétés.

Polysaccharides

Les corps de cette série, que l'on appelle encore *anhydroses* ou *hydrates de carbone*, sont formés par l'union d'un certain nombre de molécules de sucre avec élimination de plusieurs molécules d'eau. On les a divisés en *dextrinoses* renfermant des corps voisins de la dextrine, en *amyloses* tels que l'amidon, en *celluloses*.

De tous ces corps, seuls l'amidon, la dextrine et la cellulose sont du domaine de la pharmacologie.

AMIDON $(C^6H^{10}O^5)x$

Préparation. — 1º *Amidon de blé.* — On fait, avec de la farine de froment, une pâte qui est malaxée sous un filet d'eau par des cylindres cannelés en bois. L'amidon est entraîné, tandis que le gluten reste. On fait légèrement fermenter cet amidon pour enlever toute trace de gluten, ensuite on lave à l'eau et on sèche sur des aires en plâtre, puis à l'étuve. L'amidon subit un retrait qui le divise en aiguilles prismatiques irrégulières simulant une cristallisation. Autrefois, on soumettait la pâte faite avec la farine et l'eau à la fermentation qui détruisait le gluten et laissait l'amidon non attaqué. Ce procédé ne s'applique plus maintenant qu'aux farines avariées.

L'amidon de blé est officinal.

2º Les amidons de riz et de maïs se préparent en traitant les farines correspondantes par de la soude à 1 % qui dissout le gluten ; on lave ensuite l'amidon à l'eau et on sèche.

3º *Fécule.* — On l'obtient en râpant des pommes de terre, délayant la pulpe dans l'eau et jetant sur un tamis fin ; la fécule passe, les débris végétaux restent sur le tamis. On lave la fécule par plusieurs décantations et on la sèche à l'étuve.

Propriétés. — L'amidon est blanc, pulvérulent, doux au toucher. Sa forme, examinée au microscope, varie avec la nature du végétal originel. Il est insoluble dans l'eau froide, l'alcool et l'éther. Chauffé avec de l'eau, il se gonfle vers 60° et se transforme en un empois que l'on peut filtrer, mais non dialyser. Maintenu longtemps, avec de l'eau, à l'ébullition, il se dissout en se transformant en *amidon soluble* ou *amylodextrine*. A 160° il se transforme en dextrine. Sous l'influence de l'acide azotique faible, il donne de l'acide oxalique ; l'acide pur le dissout et la solution étendue d'eau laisse déposer de la xyloïdine. Les acides minéraux étendus le transforment en dextrine et maltose et finalement en glucose ; la salive, la diastase, le suc pancréatique agissent de même. Les alcalis le gonflent et le rendent soluble. Sa formule semble être $(C^6H^{10}O^5)^{200}$ — L'iode le colore en bleu et se fixe sur lui, en donnant, pour certains chimistes, plusieurs combinaisons bien définies, pour d'autres, de simples mélanges. GUICHARD admet qu'il se produit un composé incolore qui dissout de l'iode libre, lequel produit la coloration bleue.

L'*amidon de blé*, examiné au microscope, montre des gros grains lenticulaires ou discoïdes à contours arrondis, à hile peu visible, de dimension 25 à 40 μ ; des petits grains de 4 à 8 μ arrondis ou anguleux et des grains intermédiaires.

Falsifications. — On additionne souvent l'amidon, de talc, de sulfate de chaux, de sulfate de baryte, ou bien on substitue à l'amidon de froment des amidons de riz, de maïs, et surtout la fécule de pomme de terre.

Essai. — La substitution des *amidons de maïs, de riz* ou de pomme de terre à l'amidon de froment n'a pas grande importance ; on la reconnaîtra d'ailleurs facilement par l'examen microscopique des grains. L'amidon de blé est en grains lenticulaires à hile peu apparent ; les amidons de maïs et de riz ont des grains anguleux, polyédriques à hile ponctiforme ; la fécule est en forme d'écailles d'huîtres avec couches concentriques disposées autour d'un hile excentrique.

1 gramme d'amidon bouilli avec 50 grammes d'eau doit donner un empois peu consistant, sans action sur le tournesol et se colorant en bleu par la teinture d'iode. L'amidon, après calcination ne doit pas laisser plus de 1 % de résidu.

Pharmacologie. — On emploie l'amidon sous forme de poudre, cataplasme, glycérolé, lavements, etc.

Amidon soluble. — L'amidon soluble sert à la préparation de quelques produits chimiques. On le prépare par la méthode suivante, qui d'après Craig Small, donne un produit pur.

On mélange dans un ballon 20 grammes de fécule de pomme de terre, 100 c. c. d'alcool à 95° et 0 c. c. 75 d'acide chlorhydrique pur. On chauffe au réfrigérant ascendant à l'ébullition dix minutes, en agitant fréquemment. Puis on neutralise exactement l'acidité par la solution normale de bicarbonate de soude, on laisse reposer, on jette le tout sur un filtre, on lave le filtre à l'alcool et le produit obtenu desséché et tamisé est conservé dans un flacon bien bouché.

DEXTRINE $(C^6H^{10}O^5)y$

Préparation. — 1° On l'obtient en mouillant la fécule avec un tiers d'eau aiguisée d'acide azotique et séchant à l'air. On pulvérise le produit et on le porte à l'étuve, vers 120°, pendant une heure environ.

2° Dans l'industrie, on se borne à chauffer l'amidon vers 150°, dans un cylindre métallique, jusqu'à ce que la masse ait une couleur brun clair et répande l'odeur de pain cuit. Ce produit renferme beaucoup d'amidon non transformé ainsi que du glucose.

3° Pour avoir de la dextrine pure et blanche, on dissout, dans très peu d'eau, le produit commercial et on ajoute trois ou quatre volumes d'alcool à 90° qui précipite la dextrine ; on sèche ensuite.

Propriétés. — Poudre amorphe, blanche, souvent jaunâtre, dextrogyre $\alpha_D = +195°$ environ. La dextrine est soluble dans l'eau et l'alcool faible, insoluble dans l'éther et l'alcool fort. Elle est considérée comme un mélange de plusieurs isomères : *érythrodextrine*, *achroodextrines*. Sa formule est probablement $(C^6H^{10}O^5)^{40}$. Les acides étendus et la diastase la transforment en glucose. Elle ne réduit pas la liqueur de Fehling (différence avec le glucose) et ne se colore pas en bleu, mais en rouge, par l'iode (différence avec l'amidon) ; elle ne précipite pas le perchlorure de fer, ni l'acétate neutre de plomb (différence avec la gomme). On s'en est servi pour la confection d'appareils inamovibles.

Elle doit se dissoudre complètement dans son poids d'eau, solution neutre ; incinérée, elle ne doit laisser au maximum que 1 % de résidu.

GLYCOGÈNE $(C^6H^{10}O^5)^6 + H^2O$

Le glycogène est un hydrate de carbone du groupe des dextrinoses, qui se forme dans le foie des animaux.

Préparation. — On reçoit, dans un mortier chaud, le foie d'un animal qui vient d'être sacrifié, on le réduit en pulpe et on le jette dans 20 parties d'eau bouillante. On filtre, on concentre dans le vide et on ajoute 5 volumes d'alcool. Le glycogène se sépare en flocons jaunâtres que l'on fait bouillir une heure avec une solution faible de potasse, on neutralise par l'acide acétique et on ajoute de l'alcool. Le glycogène précipité est lavé à l'alcool, puis à l'éther et séché.

Propriétés. — Poudre blanche, amorphe, soluble dans l'eau qu'elle rend opalescente, insoluble dans l'alcool. Les acides minéraux dilués le transforment à l'ébullition en glucose ; la salive, la diastase, le suc pancréatique le transforment en maltose et achroodextrine. Ses solutions ne fermentent pas par la levure. La potasse étendue ne l'altère pas ; l'eau iodée le colore en rouge veineux foncé.

Pharmacologie. — Pris à l'intérieur, il améliore la nutrition des cachectiques, augmente le poids des tuberculeux, fait baisser le taux du sucre chez certains diabétiques. C'est un aliment dynamogène et un antitoxique. On le donne à la dose de 0,60 à 1 gramme par jour en pilules, capsules, injections hypodermiques. On le prescrit également dans les maladies infectieuses.

COTON HYDROPHILE

On désigne ainsi un coton privé de ses matières grasses et résineuses et capable d'absorber l'eau ; c'est une variété de cellulose.

Préparation. — Le Codex le prépare en immergeant du coton cardé dans une solution étendue et bouillante de soude ; on exprime et on plonge ensuite dans une solution aqueuse de chlorure de chaux à 5 %. Après quelques minutes de contact, on exprime le coton et on le lave à l'eau pure, puis à l'eau légèrement acidifiée par HCl, enfin à l'eau pure jusqu'à ce que le coton séché ne rougisse plus le tournesol.

Essai. — Il est fréquemment acide et, par suite, douloureux sur les plaies ou les muqueuses. Le coton hydrophile doit être blanc, absorber facilement l'eau. Traité par l'eau, le liquide de lavage doit être neutre au tournesol et ne pas se troubler par l'azotate d'argent (*chlorures*), ni par le chlorure de baryum (*sulfates*), ni par l'oxalate d'ammoniaque (*calcium*). Calciné, il ne doit laisser que 0,30 ou 0,40 % de cendres. Le coton doit s'enflammer instantanément et ne pas noircir à la surface (*graisse*).

FULMICOTON $[C^6H^7O^3(NO^3)^2]n$

Syn. : *Cellulose octonitrique.* — *Pyroxyline.*

Préparation. — On soumet la cellulose à l'action d'un mélange d'acides sulfurique et azotique.

On prend :

Acide sulfurique officinal	1.000 gr.
Acide azotique officinal	500 gr.
Coton cardé séché à 100°	55 gr.

On plonge, par petites portions, le coton dans le mélange froid des deux acides et on laisse quarante-huit heures. Puis on le retire, on le lave à grande eau, tant que l'eau de lavage précipite par le chlorure de baryum (indice d'acide sulfurique) ; on l'exprime et on le sèche à l'air.

MITCHELL conseille d'employer du coton que l'on a, au préalable, dégraissé par ébullition dans une solution à 1 % de carbonate de potasse, puis lavé et séché. Le produit ainsi obtenu serait plus soluble dans le mélange éthéro-alcoolique que celui du Codex.

Propriétés. — Le fulmicoton a l'apparence du coton ; il est un peu rude au toucher et est insoluble dans l'eau, l'alcool et l'éther, mais il est soluble dans un mélange d'alcool et d'éther, dans l'acide acétique, l'éther acétique, l'acétone. Il est explosif et brûle rapidement, quand on l'enflamme. Il est constitué par un dérivé octonitré de la cellulose. Le coton-poudre est un dérivé endécanitré.

Une partie de fulmicoton doit se dissoudre dans un mélange de 15 parties d'éther et 4 parties d'alcool à 95° ; la cellulose heptanitrique donne seulement une gelée transparente. Il doit brûler sans résidu, ne rien céder à l'eau, être neutre.

Pharmacologie. — Le fulmicoton sert surtout à la préparation du collodion.

Imparfaitement lavé, il se conserve mal, car la moindre trace d'acide libre facilite sa décomposition ; il devient alors peu soluble et donne un collodion non homogène, peu élastique et séchant mal.

Le Codex indique pour la préparation du collodion :

Fulmicoton	5 gr.
Alcool à 90°	20 —
Éther rectifié	75 —

Placer le fulmicoton dans un flacon à large ouverture, l'humecter par agitation avec l'alcool, ajouter l'éther, puis agiter fréquemment ; quand la dissolution est complète, laisser reposer et décanter. En ajoutant 5 grammes % d'huile de ricin, on obtient le *collodion élastique*. On doit le conserver bien bouché à l'abri de la chaleur, de la lumière et du feu.

En ajoutant au collodion des substances médicamenteuses, telles que iodoforme, menthol, cantharidine, on obtient les collodions médicinaux.

Acides

La fonction acide renferme de nombreux corps dont plusieurs sont couramment employés en pharmacie, soit en nature, soit pour la préparation de médicaments chimiques ou galéniques. Nous les diviserons, comme on le fait en chimie, d'après leur *valence* et leur *basicité* et nous étudierons successivement : 1° les *acides monovalents* ; 2° les *acides bivalents monobasiques* ; 3° les *acides tétravalents bibasiques et tribasiques*.

ACIDE ACÉTIQUE

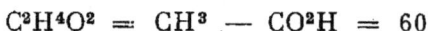

$$C^2H^4O^2 = CH^3 - CO^2H = 60$$

Préparation. — PROCÉDÉ DE LABORATOIRE. — 1° On obtient de l'acide acétique pur en décomposant par l'acide sulfurique concentré un acétate alcalin.

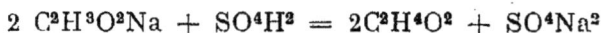

$$2\ C^2H^3O^2Na + SO^4H^2 = 2C^2H^4O^2 + SO^4Na^2$$

On prend :

Acétate de soude cristallisé.	625 gr.
Acide sulfurique officinal.	250 —

L'acétate de soude est desséché complètement, en le chauffant au bain de sable, dans une capsule de porcelaine, puis pulvérisé. On l'introduit dans un ballon avec l'acide sulfurique, on adapte un réfrigérant de LIEBIG et on chauffe doucement : l'acide acétique distille. On recueille environ 180 grammes de produit, qui est rectifié par une nouvelle distillation sur de l'acétate de soude sec. On obtient ainsi l'*acide acétique ordinaire*.

Pour obtenir de l'*acide acétique cristallisable*, on décompose par l'acide sulfurique de l'acétate de soude fondu.

PROCÉDÉ INDUSTRIEL. — 1° L'industrie livre deux sortes d'acide acétique : l'*acide pyroligneux* et l'*acide ordinaire*. Pour les préparer, on distille du bois en vases clos ; du produit obtenu, on isole, par distillation fractionnée, de l'alcool méthylique, divers éthers, de l'acétone, etc., et de l'acide pyroligneux.

Pour en retirer l'acide acétique ordinaire, on sature l'acide pyroligneux par du carbonate de soude ; il se forme du pyrolignite de soude que l'on calcine jusqu'à fusion ignée, pour détruire les matières organiques étrangères. Le sel ainsi obtenu, traité par l'acide sulfurique comme précédemment, donnera de l'acide acétique ordinaire.

2° On prépare de l'acide acétique impur, ou *vinaigre*, en exposant à l'air un liquide alcoolique tel que le vin. L'alcool s'oxyde sous l'influence du *Mycoderma aceti*.

$$C^2H^6O + 2\ O = C^2H^4O^2 + H^2O$$

3° L'acétate de cuivre cristallisé, traité par un acide énergique, ou distillé à sec dans une cornue, donne un acide acétique particulier qui est le *vinaigre radical* et qui contient un peu de cuivre.

Purification. — L'acide acétique commercial est toujours aqueux. Pour l'avoir anhydre et cristallisé, on le distille sur

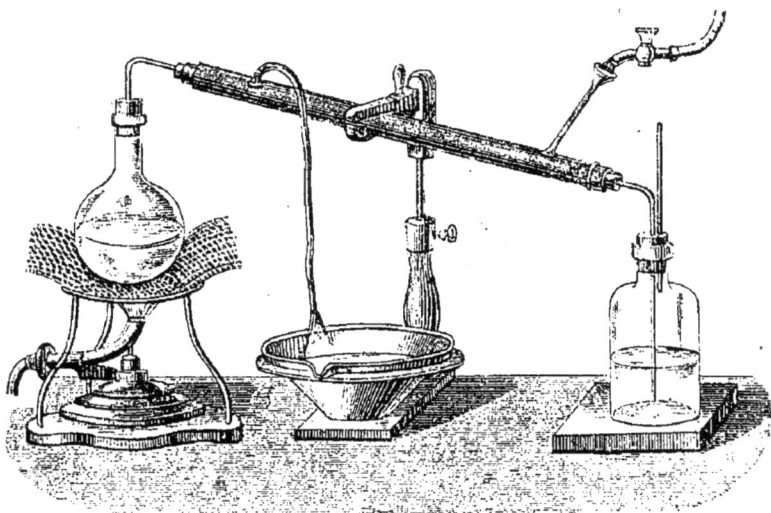

Fig. 16. — Préparation de l'acide acétique.

de l'acétate de soude sec et fondu. On met de côté le premier dixième, comme trop aqueux, et le reste refroidi donne des cristaux qui sont recueillis et desséchés sous une cloche à acide sulfurique. Ces cristaux constituent l'*acide acétique monohydraté* ou *cristallisable*.

Propriétés. — L'acide acétique se trouve dans le commerce sous divers états :

1° L'*acide acétique pur cristallisable* est un liquide incolore, très réfringent, d'odeur très vive et piquante, se solidifiant à + 17° en lamelles incolores. Sa densité est 1,055, à + 15°. Il bout à 118° et distille sans résidu. Son mélange avec l'eau se fait avec contraction : le maximum a lieu quand on mélange 79 parties d'acide avec 21 parties d'eau. C'est un acide énergique, produisant de la vésication, coagulant la caséine et dissolvant le camphre, les résines, la fibrine et l'albumine. Il est soluble dans l'eau, l'alcool et l'éther.

Le vinaigre radical se rapproche de l'acide monohydraté.

La densité des mélanges d'acide acétique et d'eau présente quelque chose de particulier. Les solutions à 43 % d'acide ont une densité de 1,055. La densité s'élève ensuite à mesure que les solutions s'enrichissent en acide, mais en passant par un maximum qui a lieu pour les solutions à 77 % dont la densité est de 1,0748. Pour les solutions plus riches, la densité s'abaisse jusqu'à 1,055 qui est la densité de l'acide pur. De telle sorte que toutes les densités supérieures à 1,055 correspondent à deux acides de concentration bien différente. C'est ainsi que la densité 1,066 correspond à la fois à l'acide à 61 % et à l'acide à 92 %.

2° L'*acide acétique ordinaire* ou *du commerce* est liquide, complètement volatil, de densité 1,060, à + 15°. Son odeur est celle du vinaigre, mais très accentuée. Il contient environ 48 % d'acide cristallisable.

3° L'*acide pyroligneux* ou *vinaigre de bois* est un liquide brun, contenant de l'acide acétique avec une certaine quantité de goudron et bon nombre d'impuretés, telles que furfurol, acétone, etc.

4° Le *vinaigre* n'est que de l'acide acétique étendu, contenant les divers sels et éthers du vin.

On emploie de préférence, en pharmacie, le vinaigre blanc ou le vinaigre rouge décoloré au noir animal. Il doit contenir au moins 7 % d'acide cristallisable.

La chaleur décompose l'acide acétique en divers hydrocarbures et en acide carbonique ; le chlore, le brome, l'iode donnent des produits de substitution ; les agents oxydants le transforment difficilement en acide oxalique. Saturé par une base et calciné avec de l'acide arsénieux, il dégage des vapeurs abondantes et infectes de cacodyle.

Impuretés et falsifications. — L'acide acétique cristallisable est pur. L'acide ordinaire peut contenir comme impuretés de l'acide sulfureux et des matières empyreumatiques ou organiques provenant du bois qui a servi à la préparation ; on l'additionne souvent d'acide sulfurique, chlorhydrique, azotique ou d'eau.

Essai. — L'acide acétique doit être incolore, complètement volatil (*sels fixes, matières organiques*) ; additionné de volume égal de sulfure de carbone, le mélange doit rester limpide, si l'acide est complètement déshydraté. La solution aqueuse au 1/10e doit rester limpide avec le chlorure de baryum (*acide sulfurique*), l'azotate d'argent (*acide chlorhydrique*), l'oxalate d'ammoniaque (*calcium*), l'hydrogène sulfuré (*cuivre, plomb, zinc*), l'appareil de Marsh (*arsenic*) ; elle ne doit pas décolorer à chaud le sulfate d'indigo après addition de quelques gouttes de HCl (*acide azotique*) saturée par l'ammoniaque, elle ne doit pas réduire à chaud l'azotate d'argent ammoniacal (*corps réducteurs*) ; additionnée de zinc et d'acide sulfurique, elle ne doit pas colorer en brun le papier à l'acétate de plomb (*acide sulfureux*).

Titrage. — 1° 1 gramme d'acide pur doit saturer 0 gr. 666 d'hydrate de sodium NaOH, soit 16 c. c. 66 de solution N de soude ou 0 gr. 8833 de carbonate de soude pur et anhydre CO^3Na^2. L'acide commercial titre 98-99 %.

2° 1 gramme d'acide ordinaire (à 1,060) sature 0 gr. 3333 de soude NaOH ou 0 gr. 441 de carbonate de soude pur et anhydre.

3° 100 grammes de bon vinaigre contiennent environ 7 grammes d'acide pur ou 14 grammes d'acide ordinaire.

L'acide acétique officinal doit contenir au minimum 98 % de $C^2H^4O^2$.

1 gramme de cet acide doit exiger pour sa saturation 0 gr. 653 d'hydroxyde de sodium, soit 16 c. c. 32 de solution normale de soude.

Pharmacologie. — L'acide acétique cristallisable est un caustique très énergique, mais douloureux ; il blanchit les muqueuses et produit, après quelque temps de contact, de la vésication et une inflammation intense.

Pris à l'*intérieur*, il est astringent, hémostatique, eupeptique ; d'où son emploi comme condiment. Ajouté à l'eau pendant l'été, il fournit une boisson agréable et très désaltérante.

L'acide acétique très étendu (eau vinaigrée), appliqué à l'*extérieur*, excite agréablement la peau et diminue la sécrétion sudorale. En frictions, il produit une action révulsive.

Pour l'usage externe, on a conseillé l'acide acétique comme caustique des verrues et des cors, comme révulsif dans la pelade, en inhalations contre la syncope, sous forme de lotion vinaigrée (1/5), contre les sueurs trop abondantes. Il entre dans la préparation des vinaigres médicaux.

ACIDE TRICHLORACÉTIQUE.

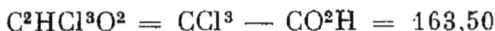

$$C^2HCl^3O^2 = CCl^3 - CO^2H = 163,50$$

On l'obtient en oxydant le chloral par l'acide azotique.

Il se présente en cristaux incolores, très déliquescents, solubles dans l'eau et l'alcool. Il fond à 52°3 en un liquide bouillant à 197°.

C'est un anesthésique faible et un antiseptique qui se place entre le phénol et le chlorure de zinc. On l'a surtout prôné comme caustique préférable aux acides azotique et chromique. En présence des alcalis, il se dédouble en bicarbonate et chloroforme.

On l'emploie, à l'*extérieur*, en solution aqueuse à 2,5 % pour le pansement des plaies, de l'érysipèle, du chancre mou, etc., contre l'épistaxis rebelle (COZZOLINO), et, à l'*intérieur*, contre l'alcalinité des urines dans la cystite chronique à la dose de 5 à 6 gouttes de solution à 25 % d'acide trichlocératique, à renouveler trois fois dans la journée (FUGGIANI).

BOYMOND l'a préconisé pour la précipitation complète des albumines et des albumoses de l'urine à l'exclusion des peptones.

ACIDE VALÉRIANIQUE

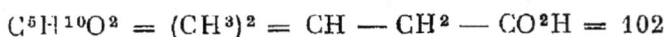

$$C^5H^{10}O^2 = (CH^3)^2 = CH - CH^2 - CO^2H = 102$$

Syn.: Acide valérique. — Acide isovalérique.
Acide isovalérianique.

Il existe 4 acides valérianiques isomériques ; en pharmacie, on emploie celui qui dérive par oxydation des alcools amyliques de fermentation bouillant entre 125° et 135°. Il est constitué par un mélange en proportions variables d'acide méthyl-éthylacétique dextrogyre $CH^3 - CH^2 - CH (CH^3)^2 - CO^2H$ et d'acide isovalérianique inactif $(CH^3)^2 = CH - CH^2 - CO^2H$ qui d'ordinaire est le plus abondant.

Préparation. — 1° On oxyde les alcools amyliques de fermentation par un mélange de bichromate de potasse et d'acide sulfurique : il se forme de l'acide valérianique, de l'aldéhyde valérique

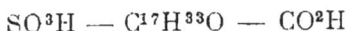

et du valérianate d'amyle. On traite le tout par la soude, qui détruit l'éther et sature l'acide ; on fait cristalliser. Le valérianate de soude formé est décomposé par l'acide sulfurique étendu. L'acide valérianique se rassemble à la surface sous forme d'une couche huileuse que l'on décante et que l'on purifie par distillation.

2° On peut encore l'extraire de la racine de valériane en traitant celle-ci par le mélange de bichromate de potasse et d'acide sulfurique (Codex).

Propriétés. — Liquide incolore, d'odeur désagréable, rappelant l'acide butyrique. Il est soluble dans 30 parties d'eau froide, dans l'alcool et l'éther. Sa densité est 0,938 à 15° ; il bout vers 175° il est faiblement dextrogyre. C'est un acide monobasique.

Essai. — L'acide valérianique doit être incolore, distiller complètement entre 173° et 177° ; donner, avec 29 part. d'eau, un liquide laiteux qui devient limpide par addition de 3 c. c. d'eau ; ne pas troubler le chlorure de baryum additionné d'acide chlorhydrique (*sulfate*) ; se dissoudre complètement dans la quantité d'ammoniaque nécessaire à la saturation en donnant un liquide limpide. 1 gramme doit être saturé par 9 c. c. 8 au maximum de solution N de soude. La présence d'acide acétique et d'acide butyrique augmentent ce volume.

Pharmacologie. — L'acide valérianique a été regardé longtemps comme possédant les propriétés antispasmodiques de la valériane. Aujourd'hui, on sait que, dans cette plante, l'essence et certains glucosides seuls sont actifs ; aussi l'acide valérianique et les valérianates sont-ils peu efficaces et ne conviennent que pour les cas bénins.

ACIDE SULFORICINIQUE

$$SO^3H - C^{17}H^{33}O - CO^2H$$

Syn. : Soloïne. — Sulfoléine. — Polysolve.

Le Codex l'obtient à l'état de sel de sodium en faisant agir l'acide sulfurique sur l'huile de ricin, puis on neutralise par la soude.

C'est un liquide sirupeux, jaunâtre, sans odeur, ni saveur. Il est soluble dans l'eau, l'alcool, l'éther et le chloroforme. Il dissout un grand nombre de corps, tels que le salol (15 %), la créosote (10 %), l'acide phénique (20 à 40 %), le naphtol (10 %). Ces solutions s'émulsionnent avec l'eau.

Le sulforicinate de soude entre dans la composition de mélanges antiseptiques qui servent en applications locales dans la diphtérie, la phtisie laryngée, les stomatites.

ACIDE LACTIQUE

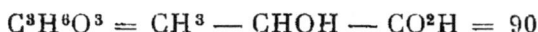

$$C^3H^6O^3 = CH^3 — CHOH — CO^2H = 90$$

Syn. : Acide lactique de fermentation.

Des quatre acides lactiques connus, seul l'acide lactique ordinaire ou racémique est utilisé en pharmacie.

Préparation. — On le prépare en traitant le lactate de calcium par l'acide sulfurique.

On prend :

Lactate de calcium . . . . 1.000 gr.
Acide sulfurique . . . . 350 —

On verse l'acide étendu d'eau dans le lactate préalablement dissous dans l'eau chaude. Il se fait un précipité blanc de sulfate de chaux que l'on facilite par addition au liquide de 1/4 de son volume d'alcool. On filtre, on exprime le dépôt, on distille le liquide pour en retirer l'alcool et on le concentre au bain-marie.

Le corps obtenu dans cette préparation est de l'acide lactique de fermentation ou acide α propionique $CH^3 — CHOH — CO^2H$. C'est un mélange à molécules égales d'acide droit et d'acide gauche.

Propriétés. — C'est un liquide incolore, sirupeux, de saveur acide et agréable, de densité = 1,240, à 15°, très soluble dans l'eau, l'alcool et l'éther. Il retient toujours quelques centièmes d'eau. Il est inactif ou faiblement actif sur la lumière polarisée. Il peut cristalliser en gros cristaux fusibles à 18°. Sous l'influence de la chaleur, il perd de l'eau et se transforme en acide dilactique $C^6H^{10}O^5$ ou en lactide $C^6H^8O^4$. Il coagule l'albumine à toutes les températures, ne trouble pas l'eau de chaux et dissout le phosphate tricalcique. Chauffé avec de l'acide sulfurique concentré, il dégage de l'oxyde de carbone inflammable. Chauffé avec acide sulfurique et permanganate de potasse, il dégage une odeur piquante, éthérée, d'aldéhyde. Abandonné à lui-même pendant longtemps, il s'éthérifie lui-même par combinaison de 2 molécules d'acide lactique et se charge d'acide lactyllactique :

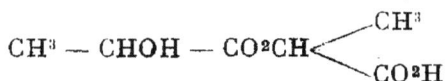

$$CH^3 - CHOH - CO^2CH \begin{cases} CH^3 \\ CO^2H \end{cases}$$

Essai. — L'acide lactique étendu d'eau, ne doit se troubler ni par l'azotate d'argent (*acide chlorhydrique*), ni par l'azotate de baryte (*acide sulfurique*), ni par l'eau de chaux à froid (*acide tartrique*) ou à chaud (*acide citrique*), ni par l'oxalate d'ammoniaque (*sels de chaux*), ni par l'hydrogène sulfuré (*plomb, zinc*).

Mêlé à son volume d'acide sulfurique, il ne doit pas se colorer (*matières organiques*).

Chauffé, il ne doit pas dégager d'odeur butyrique (*acide butyrique*). Il doit être entièrement soluble dans 2 part. d'éther (*gomme, sucre, mannite, phosphate de chaux*). Sursaturé par l'eau de chaux, il ne doit pas donner à froid de précipité (*acide phosphorique, acide oxalique*).

Neutralisé par la soude, il ne doit pas réduire à chaud la liqueur de Fehling (*lactose, glucose*). Evaporé au bain-marie jusqu'à consistance de miel après neutralisation par l'oxyde de zinc, le résidu ne doit rien céder au mélange éthéroalcoolique.

Dosage. — Se fait par acidimétrie en ayant soin de faire bouillir l'acide lactique avec la soude pour détruire l'acide lactyllactique, combinaison de 2 molécules d'acide lactique, dont un oxydrile acide a disparu, ce qui fausserait le résultat en moins.

1 c. c. SO^4H^2N correspond à 0 gr. 09 d'acide lactique.

Mélanger 4 grammes d'acide lactique officinal avec 15 grammes d'eau et 50 c. c. de solution N de soude, maintenir à l'ébullition 15 minutes pour hydrolyser l'acide lactyllactique ; après refroidissement doser la soude restée libre au moyen de l'acide sulfurique normal en présence de phtaléine. Soit *n* c. c. d'acide sulfurique N employés 50 — *n* représente le volume de soude N ayant saturé 4 grammes d'acide lactique.

$$\text{Le calcul devient}: \frac{0,09\,(50 - n) \times 100}{4} = \text{acide lactique vrai \%}$$

n = 5 c. c., 55 si l'acide lactique est pur (Codex).

La méthode n'est qu'approximative et l'on trouve souvent pour un produit pur des chiffres supérieurs à 100 %, par exemple 106 %. Ceci tient à ce qu'à côté de l'acide lactique on dose, par la méthode du Codex, l'anhydride lactique et l'acide lactyllactique, l'un et l'autre fréquents dans les produits commerciaux et qui absorbent davantage de soude que l'acide lactique.

RIBAUT n'emploie que 1 gramme d'acide lactique et titre après cinq minutes d'ébullition. Il a indiqué une méthode donnant séparément l'acide lactique vrai et l'acide lactyllactique ou dilactique.

Pharmacologie. — On l'emploie à *l'intérieur*, comme eupeptique, mais à ce titre il est inférieur à l'acide chlorhydrique ; par contre, il réussit bien comme antiseptique pour combattre la diarrhée verte des nourissons et la diarrhée simple. Pour l'*usage externe*, on s'en sert, mais rarement, comme caustique. On l'a cependant conseillé dans le traitement de la pelade, en attouchements sur les ulcérations tuberculeuses de la peau ou du larynx, le lupus, etc. On fait des badigeonnages avec la solution aqueuse à 50 % ou la solution alcoolique à 30 % dans l'alcool à 60°.

On fait prendre par jour à l'intérieur de 5 à 15 grammes chez l'adulte, en potion ou limonade ; chez l'enfant, 1 gramme par année en potion.

ACIDE TARTRIQUE DROIT
$$CO_2H - (CHOH)_2 - CO_2H = 150$$

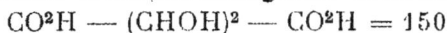

Des quatre acides tartriques connus, seul l'acide droit est couramment employé.

PROCÉDÉ INDUSTRIEL. — On traite le tartre brut ou les lies de vin (mélange de tartrate acide de potasse et d'un peu de tartrate de chaux) par l'acide chlorhydrique dilué qui met l'acide tartrique en liberté et laisse insolubles les matières colorantes et impuretés. On décante et on sature le liquide par de la chaux et du carbonate de chaux. Il se forme du tartrate de chaux qu'on décompose par l'acide sulfurique. La solution est évaporée après précipitation du sulfate de chaux et décoloration au noir. L'acide obtenu est purifié par recristallisation.

Purification. — L'acide tartrique peut retenir de l'acide sulfurique, du sulfate de chaux et du plomb provenant des récipients.

Pour le purifier, on le fait digérer avec du carbonate de plomb qui absorbe l'acide sulfurique, et on fait cristalliser plusieurs fois.

Propriétés. — L'acide tartrique droit est l'acide ordinaire. Il cristallise en prismes volumineux, à facettes hémiédriques à droite. Ces cristaux sont incolores, inaltérables à l'air, très durs, de saveur acide, solubles dans 0 p. 8 d'eau froide, 0,3 partie d'eau bouillante, dans 2 p. 7 d'alcool à 90°, 1 p. 6 d'alcool à 60°, très solubles dans la glycérine, insolubles dans l'éther. L'acide tartrique est dextrogyre, mais son pouvoir rotatoire varie avec la concentration des solutions. A l'état de petits cristaux, il est désigné sous le nom d'acide tartrique granulé.

L'acide tartrique droit ne renferme pas d'eau de cristallisation. Il fond à 170°, en se transformant en acides métartrique et isotartrique. A plus haute température, il se décompose avec perte d'acide carbonique et d'eau pour donner l'acide pyrotartrique $C^5H^8O^4$. Calciné, il répand l'odeur de caramel et donne un charbon volumineux qui brûle sans laisser de résidu. A la température de 50°, il décolore le permanganate de potasse. Il ne précipite les solutions de chlorure de baryum et de chlorure de calcium qu'en présence d'un alcali ; mais il précipite, à froid, l'eau de chaux en excès. Le précipité de tartrate de calcium est soluble à froid dans une lessive alcaline, dans l'acide acétique et dans le chlorure d'ammonium (différence avec l'oxalate de calcium).

Quelques gouttes de solution d'acide tartrique versée dans une dissolution de trace de résorcine dans 2 centimètres cubes d'acide sulfurique donne par la chaleur une coloration rouge violacé.

L'acide tartrique retarde ou empêche la précipitation de l'alumine, de l'oxyde de fer et de l'oxyde de cuivre par les alcalis.

A l'état de sel il réduit à chaud l'azotate d'argent.

Impuretés et falsifications. — L'acide tartrique peut être souillé par de l'acide sulfurique, du sulfate de chaux et du plomb.

On le fraude, surtout quand il est en poudre, par addition de crème de tartre et de sulfate acide de potasse.

Essai. — L'acide tartrique doit se dissoudre à froid dans son poids d'eau, dans 3 part. d'alcool à 90° (*matières étrangères, plomb*), ne pas laisser de résidu à la calcination (*matières fixes*). Sa solution au 1/5 saturée par de la soude puis acidulée d'acide chlorhydrique ne doit ni se colorer par H^2S (*arsenic, plomb, cuivre*), ni précipiter par le chlorure de baryum (*acide sulfurique*) ni par l'ammoniaque en excès (*aluminium, fer*). La même solution au 1/5 ne doit précipiter ni avec le chlorure de calcium (*acide tartrique racémique*), ou par l'oxalate d'ammoniaque (*calcium*) ni par l'azotate d'argent azotique (*acide chlorhydrique*).

Pharmacologie. — L'acide tartrique sert surtout à l'état de combinaison. On l'emploie à la préparation des eaux gazeuses artificielles et des poudres effervescentes. Il sert encore à préparer une limonade (1°/oo) et un sirop rafraîchissant (1 %). L'acide tartrique est inaltérable à l'air, mais les solutions se conservent difficilement et se couvrent de moisissures, surtout d'*aspergillus*, dont le développement serait dû, d'après Binz, à la présence de traces d'acide sulfurique comme impuretés. Par contre, l'acide tartrique empêcherait le développement des bactéries.

ACIDE CITRIQUE $C^3H^4 (OH)(CO^2H)^3 + H^2O = 210$

Préparation. — Se fait surtout en Sicile. On sature par de la chaux du suc de citron clarifié par fermentation et on décompose le citrate de calcium produit par l'acide sulfurique. On fait cristalliser.

Propriétés. — L'acide citrique cristallise en prismes rhomboïdaux, retenant 1 molécule d'eau de cristallisation. Ces cristaux sont incolores, inaltérables à l'air au-dessous de 30°, efflorescents au-dessus, assez friables, de saveur acide, de densité = 1,553, ils fondent à 100° dans leur eau de cristallisation, et à 153° quand ils sont anhydres. Ils sont solubles dans les 3/4 de leur poids d'eau froide, dans 1/2 partie d'eau bouillante, dans 2 parties d'alcool à 95°, dans 44 parties d'éther et en toute proportion dans la glycérine. L'acide citrique est inactif sur la lumière polarisée. Chauffé à 100°, il devient anhydre ; à 175° cet acide perd de l'eau et se change en acide aconitique $C^6H^6O^6$. A plus haute température, il y a perte d'acide carbonique et d'eau et formation d'acides itaconique $C^5H^6O^4$ et citraconique $C^5H^4O^3$, d'acide acétone-dicarbonique, et finalement la matière se boursoufle et brûle sans résidu.

L'acide citrique est tribasique. Il ne précipite pas l'eau de chaux à froid, mais seulement à l'ébullition, le citrate de chaux étant soluble à froid et insoluble à chaud. Chauffé avec de l'acide sulfurique concentré et un peu de peroxyde de manganèse, il dégage de l'oxyde de carbone et de l'acétone. Il réduit en manganate vert le permanganate de potasse très alcalin, mais sans que la réaction puisse aller plus loin. Il ne précipite pas les sels de potassium. Ces caractères le distinguent de l'acide tartrique.

Il empêche la précipitation par les alcalis des oxydes de fer, d'aluminium, de bismuth.

Sa solution additionnée de 1/5 de son volume de sulfate mercurique, portée à l'ébullition puis additionnée goutte à goutte de permanganate de potasse à 2 % donne un précipité blanc par formation d'acide acétone-dicarbonique, se combinant au sulfate mercurique (DENIGÈS).

Impuretés et falsifications. — L'acide citrique contient les mêmes impuretés que l'acide tartrique et on les recherche par les mêmes réactions. La falsification la plus courante est le mélange ou la substitution de l'acide tartrique à l'acide citrique.

Essai. — 1° DENIGÈS indique le réactif suivant :

Résorcine blanche	1 gr.
Eau distillée	100 c. c.
Acide sulfurique	10 gouttes

Pour s'en servir, on met dans un tube 2 centimètres cubes d'acide sulfurique, 2 ou 3 gouttes du réactif précédent et 1 ou 2 gouttes de solution d'acide suspect ou une pincée ; on chauffe. Il se produit une coloration rouge violacé s'il y a de l'acide tartrique et seulement jaune si l'acide est pur.

2° On ajoute à une solution concentrée de l'acide suspect un peu de potasse caustique en solution concentrée : il se fait par

agitation un précipité cristallin de bitartrate de potasse, s'il y a
de l'acide tartrique.

3° La solution 1/10 d'acide citrique ne doit pas se colorer en
bleu quand on la chauffe légèrement avec une solution citrique
de molybdate d'ammoniaque additionnée de 1 goutte d'eau
oxygénée.

4° En traitant l'acide citrique par 45 parties d'éther officinal
(D = 0,720) il se dissout entièrement et laisse insoluble la presque
totalité de l'acide tartrique, ce qui permet une séparation approximative (TAIFT).

5° Un mélange de 1 gr. d'acide citrique et de 10 c. c. d'acide
sulfurique concentré, chauffé au bain-marie pendant une heure
peut se colorer en jaune, mais non en brun (acide tartrique) (Codex).

L'acide citrique doit se dissoudre entièrement dans 2 parties
d'alcool à 95° et ne pas donner de résidu, ni d'odeur de caramel
par calcination. Sa solution 1/10 ne doit précipiter ni par le chlorure de baryum acidulé (sulfate), ni par l'oxalate d'ammonium
(calcium) ni par le sulfate de chaux, même après 24 heures (acide
oxalique) ; saturée par la soude puis acidulée par l'acide chlorhydrique, elle ne doit pas se colorer par l'hydrogène sulfuré (plomb,
arsenic, cuivre).

Pharmacologie. — L'acide citrique, pris à *l'intérieur*, se
transforme en carbonate alcalin, ce qui le rend diurétique et le
fait conseiller dans le rhumatisme articulaire, aigu et chronique,
surtout sous forme de jus de citron. Il jouit encore de propriétés
antiscorbutiques et hémostatiques. On le donne sous forme de
limonade citrique ou de sirop de limon. Il entre dans la préparation des limonades purgatives et de quelques boissons gazeuses.

On l'emploie pour l'usage *externe*, en solution comme hémostatique dans l'épistaxis ; il sert encore comme collutoire pour l'angine simple ou pour toucher les fausses membranes de l'angine
diphtérique, contre l'ophtalmie des nouveau-nés.

Sa solution aqueuse est avec le temps envahie par les moisissures.

Amines

Cette fonction ne nous présente, comme corps intéressant, que
l'acide cyanhydrique, dont la solution aqueuse officinale est quelquefois utilisée en thérapeutique et quelques médicaments tels
que la *bromaline, la lysidine, l'urotropine* et ses combinaisons.

ACIDE CYANHYDRIQUE
CyH ou CNH = N ≡ C — H = 27

Syn. : Acide prussique. — Acide hydrocyanique. — Formo nitrile. — Nitrile formique. — Méthane nitrile.

Préparation de la solution aqueuse officinale. — On décompose le ferrocyanure de potassium par l'acide sulfurique étendu. On distille ; le liquide recueilli est titré et dilué avec de l'eau distillée pour le ramener à 2 % d'acide cyanhydrique.

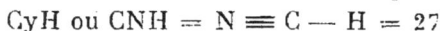

Propriétés. — L'acide cyanhydrique pur est un liquide mobile, de densité 0,697 à 18°, cristallisant à — 15°, bouillant à 26°,5, soluble dans l'eau en toutes proportions.

Il a l'odeur d'amandes amères ; il est très toxique.

La solution officinale d'acide cyanhydrique est un liquide incolore, à odeur d'amandes amères, miscible à l'eau et à l'alcool, légèrement acide au tournesol.

Elle se combine avec les bases, ce qui lui a valu le nom d'acide, pour former des cyanures, facilement attaqués, même par l'acide carbonique. Elle se décompose à la lumière, en donnant de l'ammoniaque et de l'acide tricyanhydrique H^3Cy^3. Une trace d'acide minéral facilite sa conservation. Elle précipite en blanc les sels d'argent ; chauffée avec une goutte de sulfure d'ammonium, elle se transforme en sulfocyanate d'ammonique, lequel se colore en rouge par le perchlorure de fer étendu. Au contact du calomel et du bichlorure de mercure, l'acide cyanhydrique noircit en donnant du mercure métallique et du cyanure de mercure (FOUQUET) ; cette réaction n'a lieu qu'en présence de l'eau.

Dans ses réactions l'acide cyanhydrique fonctionne tantôt comme un nitrile N ≡ C — H, tantôt comme une carbimide C ≡ N — H.

Essai. — La solution officinale d'acide cyanhydrique ne doit pas laisser de résidu appréciable par évaporation ni donner par l'azotate d'argent azotique, de précipité insoluble dans l'acide azotique (*chlorures*).

La solution officinale d'acide cyanhydrique doit en contenir

2 %. On en effectue le dosage par les procédés employés pour le titrage de l'eau de laurier-cerise.

Pharmacologie. — La solution officinale d'acide cyanhydrique n'est plus que très rarement prescrite à cause de sa très grande toxicité. On la donne à *l'intérieur* comme antipasmodique et sédatif à la dose maxima de 0 gr. 10 en une fois, 0,50 en 24 heures ; à *l'extérieur* en compresses ou pommade contre les névralgies et les douleurs de tête. On prescrit de préférence l'eau de laurier-cerise titrée à 0,10 %. Le sirop d'orgeat, l'eau distillée d'amandes amères, le looch blanc, contiennent de l'acide prussique, mais en faible quantité.

On ne doit pas l'associer aux sels de mercure, ni à la plupart des sels métalliques.

L'acide cyanhydrique doit être conservé à l'abri de la lumière. Au soleil, la solution jaunit et se change en une matière solide, noire et insoluble.

UROTROPINE $(CH^2)^6 N^4 = N \equiv (CH^2 - N = CH^2)^3 = 140$

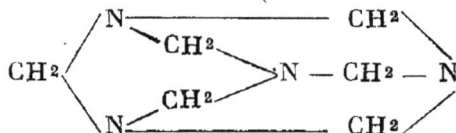

Syn. : Hexaméthylène-tétramine. — Formine.

Préparation. — On l'obtient en traitant le formol commercial par de l'ammoniaque ; il y a une élévation notable de la température, et par évaporation du liquide on obtient des cristaux que l'on fait recristalliser dans l'alcool.

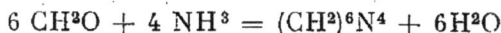

$$6 CH^2O + 4 NH^3 = (CH^2)^6 N^4 + 6 H^2O$$

Propriétés. — Cristaux rhomboédriques, blancs, brillants, de saveur sucrée, de réaction alcaline, très solubles dans l'eau, moins solubles dans l'alcool, insolubles dans l'éther. Quand on chauffe les cristaux, ils se volatilisent en se décomposant en formol et ammoniaque. La même décomposition se produit quand on fait bouillir une solution d'urotropine. Chauffée avec de la soude, de l'ammoniaque se dégage ; avec de l'acide sulfurique dilué, c'est de l'aldéhyde formique. L'urotropine se combine avec le bromure d'éthyle pour donner la *bromaline*, avec l'iodure d'éthyle elle donne *l'iodéthylformine*, avec l'iode elle produit *l'iodoformine*, avec l'acide salicylique la *saliformine*, avec l'acide urique la *chinotropine*, poudre blanche, soluble dans l'eau. Elle se combine aussi au chloral pour donner des cristaux blancs solubles dans l'eau et l'alcool.

La solution aqueuse d'urotropine donne avec un excès d'eau bromée un précipité jaune orangé, avec un excès d'eau iodée un précipité jaune-marron. Une solution sulfurique d'urotropine donne des colorations violettes avec la morphine, la codéine, le gaïacol, la créosote ; des colorations rouges à chaud avec la santonine, le menthol, l'eucalyptol, la terpine, l'acide salicylique. Toutes ces réactions sont dues au formol qui se produit par l'action de SO^4H^2.

0 gr. 10 d'urotropine, 0 gr. 10 d'acide salicylique et 5 c. c. d'acide sulfurique donnent à chaud une coloration rouge carmin.

Une solution au 1/20 d'urotropine additionnée du quart de son volume d'hypobromite de soude, puis d'acide chlorhydrique jusqu'à acidité, fournit un précipité jaune serin ou jaune doré.

Une solution aqueuse au 1/20 acidifiée par de l'acide azotique ne précipite pas par l'azotate d'argent ni par le chlorure de baryum.

L'urotropine, par action de l'eau oxygénée et de l'acide azotique à 20°-25°, fournit un précipité cristallin blanc, inodore, insoluble dans l'eau, l'alcool froid, l'éther, qui, séché à l'air libre, détone violemment sous le choc du marteau, déflagre dans une flamme ; humide, il est insensible (LEULIER).

Chauffée progressivement, l'urotropine se volatilise complètement ; chauffée brusquement, elle donne un résidu noir, tenace, mais qui disparaît en continuant à chauffer.

Pharmacologie. — L'urotropine introduite dans l'économie se décompose en produisant du formol. Elle agit comme diurétique, comme antiseptique des voies urinaires et comme dissolvant de l'acide urique. Comme antiseptique des voies urinaires, elle agit en améliorant les symptômes inflammatoires et douloureux, mais son action ne se maintient qu'autant qu'on en continue l'administration. Dès son ingestion, l'urine des malades devient claire et ne laisse plus déposer de sédiments, les microorganismes de la fermentation ammoniacale ne se développent plus dans la vessie. On l'a conseillée dans la cystite, la prostatite, la blennorragie, la diathèse urique, la phosphaturie, et dans tous les cas de rétention urinaire.

C'est encore un antiseptique biliaire et même un antiseptique général capable d'agir sur le milieu sanguin, prise par voie gastrique ou intraveineuse.

On l'a utilisée récemment dans le traitement de certains urticaires d'origine alimentaire. Les résultats, dans ce cas, seraient dus à l'élévation de la tension sanguine, à l'augmentation de la viscosité du milieu et de l'action élective sur les glandes hépatiques et rénales (CLARET).

On l'administre à la dose de 1 gramme à 1 gr. 50 par jour que l'on fait prendre en une fois, le matin, en solution dans l'eau et jamais en cachets qui deviennent humides.

La solution d'urotropine ne se conserve guère plus d'une semaine ; en présence d'une petite quantité d'acide, l'altération est plus rapide encore.

L'urotropine produit des mélanges liquides d'aspect huileux quand on la mélange avec le benzoate de soude, benzoate de lithine, salicylate de soude, aspirine.

Amphotropine ou **Camphorate d'urotropine.** — Poudre blanche, cristalline, légère, soluble dans 10 part. d'eau froide en lui donnant une réaction acide, plus soluble dans l'eau chaude, l'alcool, le chloroforme, peu soluble dans l'éther, la benzine.

La solution aqueuse 1/20 doit être limpide, ne pas précipiter par l'hydrogène sulfuré, ni par le chlorure de baryum, avec l'acide azotique devenir à peine opalescente.

Si on ajoute à 10 c. c. de solution saturée 3 c. c. d'acide sulfurique dilué, il se fait un précipité cristallin blanc fondant à 186°. Le liquide filtré et chauffé a l'odeur de formol ; chauffé avec de la soude, il dégage de l'ammoniaque.

On le donne à la dose de 0,50 à 0,75, 3 fois par jour, comme antiseptique urinaire, spécialement dans la bactériurie, la cystite aiguë et chronique.

Brométhylformine ou **Bromaline** $(CH^2)^6 N^4 C^2 H^5 Br$. — Ce corps dérive de l'urotropine par combinaison avec le bromure d'éthyle.

Paillettes cristallines incolores, très solubles dans l'eau, fusibles à 200°, produisant de l'aldéhyde formique sous l'influence des acides.

La bromaline agit comme sédatif nerveux à la façon du bromure de potassium, mais sans produire de bromisme. BARDET et FÉRÉ l'ont donnée à des épileptiques. La dose est de 8 à 10 grammes par vingt-quatre heures en cachets ou solution aqueuse.

Iodéthylformine $(CH^2)^6N^1C^2H^5I$. — On l'obtient en faisant agir l'iodure d'éthyle sur une solution étendue d'urotropine TRILLAT).

Longues aiguilles incolores, très solubles dans l'eau, peu solubles dans l'alcool, insolubles dans l'éther et le chloroforme. Les acides et les alcalis l'attaquent en dégageant du formol.

On l'emploie aux mêmes doses et à la place des iodures alcalins dans l'espoir de ne pas déterminer d'accidents d'iodisme.

Iodoformine ou **Iodoformaline** $(CH^2)^6N^4I^4$. — obtenu en traitant une solution alcoolique d'urotropine par une solution alcoolique d'iode en excès.

Poudre cristalline à reflets rougeâtres, renfermant 80 % d'iode, insoluble dans l'eau, dans l'alcool froid, dans le chloroforme, la benzine, peu soluble dans l'alcool bouillant, soluble dans l'acétone. Traitée par l'eau bouillante, elle se décompose en formol et en iode ; les alcalis agissent de même.

BARDET lui accorde une action antiseptique remarquable en applications sur les plaies de mauvaise nature, chancres, ulcères, et une action stimulante énergique qui hâte la cicatrisation, action due à la production du formol dans la plaie.

Il existe encore sous le nom d'iodoformine une combinaison inodore à base d'iodoforme, poudre blanche employée comme antiseptique.

Helmitol. — Combinaison de l'acide anhydrométhylène citrique avec l'urotropine. Contient 40,70 % d'urotropine et peut fournir 17,5 % de formol.

Poudre blanche cristalline, de saveur acidule, inodore à température ordinaire et dégageant du formol par la chaleur, fond à 165°-170°, soluble dans l'eau froide 7 %, peu soluble dans l'alcool et l'éther, se décompose par les alcalis avec production de formol. La solution sulfurique donne avec la résorcine une coloration jaune safran, avec le gaïacol, coloration violette, avec la codéine, coloration bleue.

Médicament sédatif et antiseptique des voies urinaires, propriétés dues à sa décomposition dans l'organisme avec mise en liberté de formol qu'on retrouve dans l'urine. On le donne dans les cystites, prostatites, blennorragies récentes, à la dose de 1 gramme répétée 3 à 4 fois par jour, dissous dans un peu d'eau.

Saliformine ou **Salicylate d'urotropine** $(CH^2)^6N^4$, $C^6H^4(OH)CO^2H$. — Combinaison de l'acide salicylique avec l'urotropine. Poudre blanche cristalline, soluble dans l'eau et l'alcool de saveur acidulée agréable. Ses solutions colorent le perchlorure de fer.

Elle jouit, comme l'urotropine, de la propriété de dissoudre l'acide urique. On l'emploie dans le traitement des maladies des voies urinaires à la dose de 0 gr. 50 à 2 grammes par jour en cachet, à prendre en quatre fois.

Lysidine ou **Éthylène Éthényldiamine** $C^3H^5N^2CH^3$. — Corps cristallin, de couleur blanc rosé, déliquescent, fondant à 105°, bouillant vers 200°. Il est soluble dans l'eau et présente une réaction fortement alcaline. Son odeur est voisine de celle de la ciguë.

La solution de lysidine donne avec le bichlorure de mercure un précipité blanc ; avec l'iode un précipité brun ; avec le perchlorure de fer un précipité brun.

La lysidine est un excellent dissolvant de l'acide urique, plus actif que la pipérazine ; son urate est en effet huit fois plus soluble dans l'eau que celui de pipérazine. Elle n'est pas toxique et ne détermine pas de troubles digestifs, ni d'albuminurie. On l'emploie dans le traitement de la goutte et de la diathèse urique à la dose de 1 à 5 grammes par jour en solution dans de l'eau gazeuse ou en cachets à prendre en quatre à cinq fois dans la journée.

Amides

Dans ce groupe, pourtant très important, en chimie pure, nous ne signalerons que l'*uréthane*, quelques-uns de ses dérivés : l'*euphorine*, l'*hédonal*, la *neurodine*, la *thermodine*, le *véronal*, puis l'*essence de moutarde*.

Uréthanes

On donne le nom générique d'*uréthanes* aux éthers alcooliques de l'acide carbamique

$$NH^2 — CO — OH$$

Ces uréthanes ont comme formule générale :

$$NH^2 — CO — OR$$

R étant un radical d'alcool monovalent.

En pratique, on donne plus spécialement le nom d'uréthane au carbamate d'éthyle.

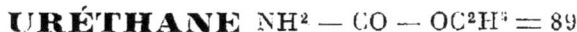

URÉTHANE $NH^2 — CO — OC^2H^3 = 89$

Syn. : Carbamate d'éthyle. — Ethyluréthane.

Préparation. — On l'obtient par l'action du gaz ammoniac sec sur du carbonate d'éthyle : il se forme de l'uréthane et de l'alcool.

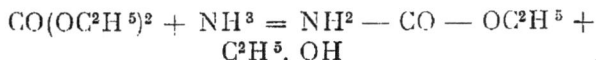

$$CO(OC^2H^5)^2 + NH^3 = NH^2 — CO — OC^2H^5 + C^2H^5 . OH$$

On peut l'obtenir plus simplement en chauffant à 120° en tubes scellés un excès d'alcool en présence de l'urée.

Propriétés. — Cristaux blancs en larges lames transparentes, de saveur fraîche, un peu amère, fusibles à 50°, bouillant à 184°, très solubles dans 1 part. d'eau, 0 part. 6 d'alcool, 1 part. d'éther, 1 part. 5 de chloroforme, 3 part. de glycérine, 20 part. d'huiles grasses.

L'uréthane se combine aux aldéhydes ; avec le chloral il donne le chloral uréthane fondant à 103°. Chauffé avec de la soude, il dégage de l'ammoniaque ; avec l'acide sulfurique il dégage CO^2.

Essai. — L'uréthane en solution aqueuse au 1/10 ne doit pas se troubler par le nitrate d'argent (*chlorures*). Additionné de carbonate de soude, puis d'une faible quantité d'iode et porté à l'ébullition, il se fait, par refroidissement, des cristaux d'iodoforme. Sa solution saturée, additionnée de son volume de NO^3H, ne doit former aucun précipité cristallin (*Urée*).

Pharmacologie. — On l'emploie, à *l'intérieur*, à la dose de 3 à 4 grammes pour les adultes, 10 centigrammes par année pour les enfants, en potion, comme hypnotique dans les insomnies nerveuses ; il n'agit pas sur l'élément douleur. Il produit un sommeil se rapprochant beaucoup du sommeil physiologique. Il est peu toxique ; aussi peut-on le donner aux jeunes enfants sans crainte d'accidents.

Adaline. — Brome-diéthyl-acétylurée. Poudre blanche, cristalline, insipide, fondant à 115°-116°, presque insoluble dans l'eau-froide, soluble dans l'eau bouillante, l'alcool, l'acétone, le benzol.

Hypnotique léger, dans l'insomnie nerveuse, à la dose de 0 gr. 50 à 1 gr. 50 par jour en cachets ou dans une tisane chaude.

Euphorine ou **Phényluréthane** C^6H^5NH — CO — OC^2H^5. — Poudre blanche, cristallisée, d'odeur aromatique et de saveur piquante, soluble dans l'alcool et l'éther, insoluble dans l'eau. On l'emploie, à *l'intérieur*, à la dose de 1 à 2 grammes par jour, en cachets, comme antithermique, antirhumatismal, et à *l'extérieur*, comme antiseptique, en poudre sur les plaies et les ulcères, dans les ophthalmies chroniques.

Hédonal ou **Méthylpropylcarbinol-uréthane** NH^2 — CO — OCH (CH^3) — C^3H^7, — Poudre de saveur analogue à celle de la menthe poivrée, peu soluble dans l'eau, fondant à 76° et bouillant à 215°.

C'est un hypnotique dont l'action serait deux fois plus énergique que celle du chloral. Le sommeil arrive au bout d'un quart d'heure à une demi-heure après l'ingestion du médicament et dure de cinq à sept heures avec une dose de 2 grammes ; il ne se produit ni nausées, ni céphalalgie. On le donne contre les insomnies nerveuses, à la dose de 1 gr. 50 à 2 grammes dans un cachet, à prendre le soir.

Neurodine ou **Acétylparaoxyphényluréthane** C^3H^5O — CO — NH — C^6H^4O — C^2H^3O. — Cristaux incolores, inodores, fondant à 87°, très peu solubles dans l'eau froide, un peu plus dans l'eau bouillante, solubles dans l'alcool.

Employée comme antithermique dans les affections fébriles, fièvre typhoïde, pneumonie, pleurésie, érysipèle, etc., et comme antinévralgique prompt et efficace.

La dose de 50 centigrammes fait baisser la température de deux à trois degrés en l'espace de trois ou quatre heures ; cet abaissement s'accompagne quelquefois de cyanose, de vomissements, de transpiration.

Comme antinévralgique, à la dose de 1 gramme à 1 gr. 50, les douleurs disparaissent une demi-heure après l'ingestion.

On la donne en cachets.

Neuronal ou **Diéthylacétamide bromée** $(C^2H^5)^2 = CBr — CO — NH^2$. — Poudre blanche, cristalline, de saveur amère, fondant à 66-67°, soluble dans l'éther, l'alcool, les huiles, peu soluble dans l'eau (1 pour 115). Hypnotique préconisé contre l'insomnie nerveuse et celle des états maniaques, à la dose de 0 gr. 50 à 2 grammes, en cachets.

Thermodine ou **Acétyléthoxyphényluréthane** $C^3H^5O — CO — N (C^2H^3O) — C^6H^4 — OC^2H^5$. — Cristaux insipides, inodores, fondant à 86-88°, très peu solubles dans l'eau froide ou chaude.

Von Mehring la considère comme un bon antithermique ; 50 centigrammes font baisser en quatre heures la température de deux degrés à deux degrés et demi. Elle est aussi antinévralgique à la dose de 1 gr. 50, mais n'agit pas dans ce cas aussi rapidement que la neurodine.

On la donne à la dose de 50 centigrammes deux à trois fois par jour en cachets.

Le *somnal*, étudié avec le chloral, est aussi un dérivé de *l'uréthane*.

ISOSULFOCYANURE D'ALLYLE
$$S = C = N — C^3H^5$$

Syn. : *Essence de moutarde* — *Allylsénevol.*

Il existe deux acides cyaniques : l'un $N \equiv C — OH$ ou acide cyanique vrai donne, par substitution du soufre à l'oxygène, l'acide sulfocyanique ou rhodanique $N \equiv C - SH$, dont les éthers sont désignés sous le nom de sulfocyanates ou de rhodanates : l'autre $O = C = NH$ ou carbimide ou acide isocyanique, donne, par substitution du soufre à l'oxygène, l'acide isosulfocyanique ou thiocarbimide $S = C = NH$, dont les éthers sont désignés sous le nom de isosulfocyanates ou de *sénevols*. Les deux acides sulfocyaniques sont réversibles et peuvent se transformer l'un dans l'autre.

Préparation. — 1° Par *synthèse*. — En faisant agir à chaud et en vase clos l'iodure ou le bromure d'allyle sur le sulfocyanure de potassium, il se fait d'abord du rhodanate d'allyle qui, sous l'influence de la chaleur, subit une transposition moléculaire qui donne l'isosulfocyanure d'allyle.

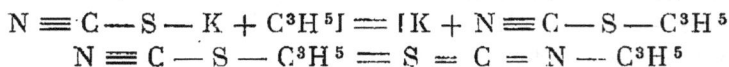

$$N \equiv C - S - K + C^3H^5J = IK + N \equiv C - S - C^3H^5$$
$$N \equiv C - S - C^3H^5 = S = C = N - C^3H^5$$

2° *Dans l'industrie.* — S'obtient en distillant une macération de vingt-quatre heures de farine de moutarde noire dans de l'eau. La moutarde noire contient un glucoside, le myronate de potasse, et un ferment, la myrosine ; par réaction de ces deux corps, il se fait du glucose, du bisulfate de potasse et de l'essence de moutarde qu'on sépare par distillation. Ainsi obtenue, elle contient toujours du cyanure et du sulfure d'allyle.

Propriétés. — L'essence de *moutarde* est un liquide incolore, passant au jaune-brun à la lumière avec dépôt jaune orangé, d'odeur et de saveur piquantes provoquant le larmoiement, soluble dans 50 parties d'eau, dans l'alcool et l'éther. Elle donne un précipité de sulfure avec les dissolutions alcooliques d'azotate d'argent ou d'acétate de plomb, un précipité blanc avec la solution alcoolique de bichlorure de mercure, un dégagement d'hydrogène au contact de la potasse en morceaux avec formation d'un sel de potassium soluble, avec l'ammoniaque de la thiosinamine.

L'*essence naturelle* provenant de la moutarde a une densité de 1018 à 1029 à 15°, bout de 149°6 à 150°7.

L'*essence artificielle* ou allylsénevol a une densité de 1020 à 1025 à 15°, bout à 150° environ, contient toujours une petite quantité de sulfure d'allyle (essence d'ail).

Falsifications. — Fraudée par addition d'alcool, de sulfure de carbone, de pétrole, d'huile de ricin.

L'essence pure se dissout sans coloration appréciable dans 8 à 10 parties d'acide sulfurique froid.

Pharmacologie. — Action révulsive. Peut remplacer la moutarde et les sinapismes. On emploie en badigeonnage une solution de 1 gramme d'essence dans 15 grammes d'huile d'olive ou 15 grammes d'alcool. L'essence artificielle est la plus courante dans le commerce.

Thiosinamine ou **Allylsulfo-urée** $NH^2 — CS — NH — C^3 H^5$. — Obtenue par action de l'ammoniaque sur l'essence de moutarde. Cristaux blancs peu solubles dans l'eau et dans l'alcool, fondant entre 70-78°. La solubilité et le point de fusion varient avec les échantillons commerciaux. On favorise sa solubilité dans l'eau soit en le mélangeant à une demi-molécule de salicylate de soude, soit avec une demi-molécule d'antipyrine. Dans ce dernier cas, il donne un liquide sirupeux soluble dans trois parties d'eau, Ce corps possède la propriété de ramollir et de favoriser la résorption des tissus cicatriciels. On l'emploie dans le lupus, certaines dermatoses, les fibroses cardio-vasculaires, le tabès, en injections hypodermiques ou intramusculaires. On injecte un centimètre cube par jour d'une solution dans l'eau à 10 %, obtenue par addition aux 10 grammes de thiosinamine de 7 gr. 50 d'antipyrine ou de 20 grammes salicylate de soude. Le traitement peut être continué un mois et plus.

La *fibrolysine* ou salicylate de soude et de thiosinamine est une poudre blanche soluble dans l'eau, employée aux mêmes usages, mais les solutions se décomposent à l'air et cristallisent facilement.

La *thiodine* est une combinaison moléculaire de thiosinamine et d'iodure d'éthyle. Cristaux blancs fusibles à 68°, solubles dans l'eau, peu solubles dans l'alcool. S'emploie dans les mêmes conditions que la thiosinamine, à la dose de 0 gr. 10 deux fois par jour, en pilules ou en injections hypodermiques, à répéter tous les deux jours.

VÉRONAL
$$C^2H^5 \diagdown C \diagup CO — NH \diagdown CO = 184$$
$$C^2H^5 \diagup \diagdown CO — NH \diagup$$

Syn. : Diéthylmalonylurée. — Acide diéthylbarbiturique.

Préparé par Fischer et Von Mering, en 1903, en se basant sur ce fait que l'action hypnotique des disulfones alcoylées est fortement influencée par le nombre des groupes éthyliques.

Préparation. — En faisant agir l'acide malonique $CH^2(CO^2H)^2$ sur l'urée $CO(NH^2)^2$, on obtient la malonylurée $CH^2(CONH)^2CO$, qui, en réagissant sur l'alcool éthylique, donne le véronal $(C^2H^5)^2$ $C = (CONH)^2CO$.

Propriétés. — Cristaux incolores, inodores, fondant à 191° ; de saveur légèrement amère, presque insolubles dans l'eau froide (0,7 %), solubles dans 12 parties d'eau bouillante, dans les solutions de soude et de bicarbonate de soude, dans l'alcool chaud, l'éther, l'acétone, le chloroforme.

Réactions. — Décoloration du permanganate de potasse à chaud. Le réactif sulfophéniqué donne à l'ébullition une coloration brun-rouge et dégagement de SO^2. L'acide sulfurique formolé à l'ébullition, coloration jaune, puis rouge-brun (BARRAL). Le sulfate mercurique ou le nitrate acide de mercure, précipité blanc (PÉGURIER). Une à deux gouttes de teinture d'iode dans la solution acqueuse donnent une coloration verte passant au jaune (GUYOT). Le véronal, trituré avec du calomel et quelques gouttes d'eau, devient brun. Chauffé à sec dans un tube, il noircit et donne des vapeurs rougissant le tournesol et jaunissant le réactif de Nesslèr (LEMAIRE). Fondu avec de la potasse, il se dégage de l'ammoniaque. Le résidu traité par SO^4H^2 dégage CO^2 et l'odeur d'acides gras.

Essai. — Ne doit pas colorer l'acide sulfurique. La solution aqueuse saturée doit être neutre au rouge de congo ; ne pas précipiter par le chlorure de baryum (*sulfate*) et faiblement par l'azotate d'argent (*chlorures*). Ne pas colorer le réactif hypophosphite de soude chlorhydrique (*arsenic*).

Pharmacologie. — Le véronal est un hypnotique et un sédatif, supérieur aux sulfones, sulfonal, trional, etc., mais ce n'est pas un analgésique. Il procure rapidement (en une demi-heure) un sommeil de cinq à sept heures, très voisin du sommeil physiologique. Il ne semble produire ni accoutumance, ni accumulation, ni action sur le cœur, ni sur les globules sanguins. Il est peu toxique. On le donne dans toutes les insomnies, surtout dans l'insomnie nerveuse et secondairement dans les insomnies dues aux affections des divers appareils, nerveux, circulatoire, respiratoire, digestif, en cachets, lavements, suppositoires ; mais il agit mieux dissous dans une infusion chaude.

On donne 0 gr. 25 à 0 gr. 30 en cachet, à prendre en une fois le soir, chez la femme, le vieillard et tous les malades affaiblis, 0 gr. 50 chez l'homme adulte, 1 gramme à doses réfractées chez les aliénés (BOUSQUET).

A la dose de 0 gr. 50 à 1 gramme par jour pour les adultes et 0 gr. 25 chez les enfants de 8 à 14 ans, on l'a préconisé contre le mal de mer, par voie buccale ou rectale.

PHÉNYLÉTHYLMALONYLURÉE

Syn. : *Gardénal-Luminal.*

Correspond au véronal dont un radical C^2H^5 serait remplacé par C^6H^5.

Employé comme hypnotique et sédatif nerveux, mais surtout dans l'épilepsie pour atténuer, éloigner et même supprimer les crises convulsives, c'est un médicament purement symptomatique, mais non curatif. Il agit mieux que le bromure et le tartrate borico-potassique. Les doses sont de 0 gr. 05 à 0 gr. 40 en plusieurs fois par jour, prises en dehors des repas dans une infusion chaude. On peut en prolonger l'usage longtemps sans danger mais ne jamais cesser brusquement et seulement par doses décroissantes, sous peine de ramener les crises.

CHAPITRE II

Médicaments cycliques ou de la série aromatique

Nous étudierons, sous ce titre, tous les médicaments chimiques dont la formule est en chaîne fermée et qui font habituellement partie, en chimie, de la série aromatique. Nous les diviserons en deux classes :

1° Ceux qui appartiennent à la série benzénique ;

2° Ceux qui appartiennent à d'autres séries, c'est-à-dire qui n'ont pas le noyau benzénique C^6H^6 comme point de départ.

1° SÉRIE BENZÉNIQUE

Nous classerons les corps de cette série d'après leur fonction chimique, comme nous l'avons fait pour la série grasse, et nous étudierons successivement les hydrocarbures, les alcools, les éthers, etc.

Hydrocarbures

BENZINE $C^6H^6 = 78$

Syn. : Benzène. — Benzol.

Préparation industrielle. — Le benzène s'extrait du goudron de houille par distillation fractionnée. Les goudrons de houille provenant de la fabrication du gaz d'éclairage donnent différents produits, suivant la température à laquelle on les chauffe. On en extrait :

1° Les *huiles légères*, passant à la distillation entre 36° et 150° contenant surtout la benzine et ses homologues ;

2° Les *huiles*, passant de 150° à 200°. Elles contiennent un peu de benzine, mais surtout du phénol, de l'aniline et ses homologues, du styrolène, de l'hydrure de naphtalène, etc. ;

3° Les *huiles lourdes*, passant au-dessus de 200° et très riches en hydrocarbures à poids moléculaire élevé, naphtalène, anthracène, etc. ;

4° Le *brai*, qui est liquide ou solide suivant qu'on a poussé plus ou moins la distillation et qui sert à la préparation des asphaltes ou des agglomérés.

Le benzène s'extrait des huiles légères, c'est-à-dire passant entre 36° et 150°. On les agite avec 5 % d'acide sulfurique qui s'empare des bases (aniline, ammoniaque), puis avec 2 % de soude qui sature les phénols. Le liquide est ensuite soumis à une distillation fractionnée qui permet de séparer les différents hydrocarbures. Ce qui passe de 80° à 120° constitue la benzine commerciale, mélange de benzène et de toluène.

L'industrie peut, aujourd'hui, à l'aide d'appareils à distillation fractionnée plus parfaits, séparer la benzine du toluène et produire de la benzine à peu près pure.

On la sépare encore en refroidissant à 0° : elle cristallise.

Propriétés. — La benzine est un liquide à odeur forte, incolore, très mobile, très inflammable, brûlant avec une flamme fuligineuse, de densité = 0,887 à 15°, insoluble dans l'eau, soluble dans l'alcool, l'éther, le sulfure de carbone.

Le commerce la livre à deux états :

La *benzine ordinaire* est un mélange de benzine et de toluène, bouillant entre 80° et 120°. Le produit qu'on trouve sous ce nom dans le commerce aujourd'hui n'est qu'une huile légère de pétrole.

La *benzine cristallisable* est de la benzine pure cristallisable à 0°, fondant à 6° et bouillant à 80°,5.

La benzine dissout l'iode, le soufre, le caoutchouc, la cire, le camphre, les corps gras, un grand nombre d'alcaloïdes. Elle constitue le point de départ de tous les corps de la série aromatique et donne de nombreux dérivés parmi lesquels on peut citer la nitrobenzine $C^6H^5NO^2$, ou *essence de mirbane*, qui sert à falsifier l'essence d'amandes amères.

Elle est neutre au tournesol et inattaquable à froid par SO^4H^2.

Essai. — Doit avoir comme densité 0,887 à 15°, distiller complètement à 80°5 se solidifier dans un mélange réfrigérant en cristaux fondant à 4°. 10 c. c. de benzine agités avec 2 c. c. de solution sulfurique d'isatine donnent une coloration bleue lorsque la benzine contient du *thiophène*. Elle en renferme toujours.

Pharmacologie. — La benzine sert quelquefois en thérapeutique, à l'*extérieur*, pour combattre certaines maladies parasitaires de la peau. On l'a récemment préconisée comme un excellent antiseptique pour le pansement des plaies, permettant de ne renouveler le pansement que tous les quatre à cinq jours (PECH). Bon désinfectant contre mouches, poux, punaises, puces. On a conseillé, pour enlever son odeur désagréable, de l'agiter avec une dissolution d'oxyde de plomb dans de la soude, puis de distiller. On peut rendre la benzine ininflammable en l'additionnant de tétrachlorure de carbone, 4 parties pour 6 parties de benzine.

NAPHTALINE $C^{10}H^8 = 128$

Préparation. — On l'obtient en laissant refroidir les huiles lourdes de goudron de houille passant entre 200° et 250°. Il se sépare des masses cristallisées de coloration foncée, qui constituent la naphtaline. On la purifie par sublimation.

Propriétés. — La naphtaline forme de minces écailles incolores, nacrées, d'odeur goudronneuse, fondant à 79° et bouillant à 218°. On la trouve encore dans le commerce, en boules ou en bâtons, pour les usages domestiques. Elle est insoluble dans l'eau, mais soluble dans l'alcool, l'éther, le chloroforme, la benzine, les acides acétique et chlorhydrique, les huiles. Elle brûle avec une flamme fuligineuse ; ses dérivés nitrés sont explosifs ; oxydée, elle fournit les naphtols. C'est un vermifuge, un insecticide et un antiseptique intestinal qui, pris à l'*intérieur*, peut amener de la cataracte et des éruptions prurigineuses. A l'*extérieur*, on la donne en pommade (2/30), pour le traitement de la gale, de l'eczéma, du psoriasis.

On la donne quelquefois en lavements contre les oxyures. Elle n'est pas toxique.

On s'en sert surtout pour détruire les insectes ou les parasites et préserver ainsi les vêtements, les fourrures, les herbiers, etc.

MUSC ARTIFICIEL

Les corps désignés sous ce nom sont des dérivés nitrés des hydrocarbures aromatiques ; ils sont cristallisés et possèdent plus ou moins l'odeur de musc. On peut les diviser en deux groupes principaux :

Les *muscs trinitrés*, au premier rang desquels sont le trinitrobutyltoluène et le trinitrobutylxylène, qui sont les seuls utilisés en parfumerie, le trinitroéthylbutylbenzène, etc. Ces composés prennent naissance dans la nitration énergique tant des carbures simples que de leurs dérivés hydrogénés.

Les *muscs dinitrés* sont obtenus par substitution d'un atome d'élément halogéné à un des groupes NO^2 dans les muscs trinitrés ; tels sont le chlorodinitrobutylxylène, le bromodinitrobutylxylène, etc.

« L'un de ces corps est préparé en partant du camphre.

Propriétés. — Poudre blanche à odeur de musc très accentuée, soluble dans l'alcool, fondant à des températures variables suivant sa composition. Le produit commercial fond vers 96° ; on ne s'en sert que comme parfum, et encore ne le livre-t-on presque jamais pur, mais mélangé à des poudres inertes blanches, en particulier à l'acétanilide.

Essai. — Il est facile de retrouver l'acétanilide, d'abord par son point de fusion 111° à 113°. Si on chauffe le musc avec de la soude, il se dégage de l'aniline à odeur spéciale s'il y a de l'acétanilide ; on peut d'ailleurs en faire les réactions colorées.

PRODUITS COMPLEXES
A BASE D'HYDROCARBURES

Coaltar. — Nom donné au goudron de houille. Il renferme des hydrocarbures, des bases (aniline, pyridine, etc.), des phénols et possède des propriétés désinfectantes énergiques. Il se distingue du goudron de bois par sa réaction alcaline, celui-ci ayant une réaction acide. On l'emploie en lotions, injections, émulsions avec teinture de quillaya (coaltar saponiné), comme antiseptique et désinfectant. Il jouit de propriétés décongestionnantes et desséchantes sur certaines dermatoses.

Créoline. — Produit de composition variable, constitué par un mélange de goudron de houille, de savon gras, de savon de résine et de soude caustique. Il contient surtout du crésylol et un peu de phénol. C'est un liquide brun noirâtre, épais, à odeur goudronneuse, insoluble dans l'eau, mais s'y émulsionnant facilement, soluble dans l'alcool et l'éther.

On l'emploie comme antiseptique et désinfectant, surtout pour l'usage externe et pour l'arrosage en émulsion dans l'eau, à la dose de 5 à 10 grammes par litre.

ICHTYOL

Préparation. — On le prépare avec une huile obtenue par la distillation d'une roche bitumineuse, riche en poissons fossiles, trouvée dans les environs de Seefeld (Tyrol). Cette huile est mélangée de deux parties d'acide sulfurique concentré : la température s'élève et il se dégage de l'anhydride sulfureux. Après refroidissement, on verse le tout dans un excès d'eau ; il se forme trois couches : la première est de l'huile inattaquée, la seconde est l'ichtyol, que l'on isole et que l'on sature par de la soude ou de l'ammoniaque, et la troisième de l'acide sulfurique impur.

Propriétés. — C'est un liquide épais, noir-brun, à odeur empyreumatique, s'émulsionnant avec l'eau, un peu soluble dans l'alcool, l'éther, miscible à la vaseline, la glycérine, les huiles. C'est un mélange d'hydrocarbures et de dérivés sulfonés. On le trouve dans le commerce surtout à l'état de sulfo-ichtyolate d'ammonium ou de sodium.

Pharmacologie. — On l'a préconisé, à l'extérieur, comme antiparasitaire et antiseptique ; en applications locales, il amène la constriction des vaisseaux sous-jacents ; enfin c'est un agent kératoplastique. Sur un épiderme irrité, il diminue l'inflammation, arrête la sécrétion, calme les douleurs, excite la cicatrisation. A l'intérieur, il est antifermentescible et antiseptique.

On l'a donné avec succès à l'*extérieur* dans les dermatoses, psoriasis, eczémas, acné, sous forme de pommade à 10 %, solutions huileuses, glycérinées ou éthéro-alcooliques, émulsion, suppositoires ; dans les métrites et la leucorrhée, sous forme d'ovules, tampons à la glycérine ichtyolée à 10 %. A l'*intérieur* contre les catarrhes chroniques de la vessie, les écoulements chroniques, la tuberculose pulmonaire, à la dose de 0,50 à 2 grammes par jour pour les adultes, en capsules ou pilules.

On utilise surtout les combinaisons suivantes : sulfo-ichtyolates de sodium, d'ammonium, de lithium et de zinc.

Lysol. — C'est un produit complexe, obtenu en saponifiant par un alcali un mélange d'huile de goudron de houille passant vers 210°, de corps gras et de résine.

Le lysol est un liquide brun, épais, à odeur de goudron de houille, donnant, avec l'eau distillée, des solutions limpides, et, avec l'eau calcaire, des solutions opalescentes. Il contient environ 50 % de crésol et 50 % de savon alcalin.

Très bon antiseptique, employé seulement pour l'usage externe ; les solutions à 3 % seraient toxiques, pour les bactéries les plus virulentes, après quelques minutes de contact. On emploie les solutions à 5 % pour la désinfection des instruments de chirurgie ; les solutions à 1 ou 2 % servent pour le pansement des plaies, la désinfection des latrines, étables, etc.

Naphtalan. — Produit naturel extrait des pétroles du Caucase, de consistance huileuse, épaisse, brun verdâtre, insoluble dans l'eau, l'alcool, la glycérine, soluble dans le chloroforme, miscible aux graisses et aux huiles. Antiseptique et antiparasitaire, avec des propriétés voisines de celles de l'ichtyol. Prescrit dans les dermatoses, pur ou en pommades, 10 %, solution huileuse, 2 %, suppositoire.

Thigénol. — Produit de la réaction de l'acide sulfurique sur l'huile d'amandes douces. Contient 10 % de soufre. Liquide brun foncé, de consistance sirupeuse, inodore, soluble dans l'eau, l'alcool, la glycérine. Employé comme l'ichtyol, dans les maladies de la peau, brûlures, furonculoses, métrite, et, à l'intérieur dans les affections catarrhales des organes respiratoires. Non irritant, pas toxique, décongestif puissant. A l'intérieur, 1 à 2 grammes par jour, en pilules, potion. A l'extérieur, pommade, 10 %, pâte, lotions, ovules, tampons glycérinés, 30 %.

Thiol. — Produit voisin de l'ichtyol.

On l'obtient en partant des huiles lourdes de goudron de houille, dans lesquelles on dissout à la température de 215° environ de la fleur de soufre ; il se fait un abondant dégagement de H^2S et des dérivés de substitutions soufrés. En attaquant ces dérivés par l'acide sulfurique concentré on obtient des produits sulfurés ou acides thiosulfoniques dont on peut préparer le sel ammoniacal.

Le thiol est un liquide jaunâtre, insoluble dans l'eau, soluble dans l'alcool, l'éther, la benzine.

Ses propriétés sont celles de l'ichtyol, sur lequel il offre l'avantage d'être inodore. On emploie en gynécologie le sulfothiolate d'ammonium en solution à 20 % dans la glycérine.

Alcools

MENTHOL $C^{10}H^{20}O = 156$

Syn. : Alcool mentholique. — Camphre de menthe.

Constitution. — Les menthols sont des monoalcools dérivant de l'hexahydrocymène par substitution d'un OH à un H.

Il existe des menthols secondaires et tertiaires : les premiers, par oxydation, donnent une cétone correspondante constituant le groupe des menthones. Tous contiennent au moins un C. assymétrique et sont doués du pouvoir rotatoire.

Le menthol officinal possède la fonction alcool secondaire ; sa formule est :

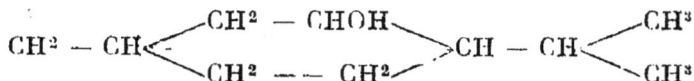

$$CH^2 - CH\big\langle{}^{CH^2 - CHOH}_{CH^2 -- CH^2}\big\rangle CH - CH\big\langle{}^{CH^3}_{CH^3}$$

Préparation. — Le menthol forme la majeure partie de l'essence de menthe poivrée. Pour l'obtenir, on refroidit cette essence ;

le menthol cristallise. On purifie ces cristaux en les fondant et
faisant recristalliser plusieurs fois. On fait cristalliser une dernière
fois dans l'alcool. Le rendement varie de 25 à 75 %, suivant la
provenance des essences, les essences japonaises étant les plus
riches.

On le prépare synthétiquement par hydrogénation de la menthone α.

Propriétés. — Le menthol est en cristaux transparents, d'odeur
et de saveur de menthe poivrée, de densité = 0,890 à 15°, fusibles
à 43°-44°, en un liquide bouillant à 213°, se volatilisant déjà à la
température ordinaire, solubles dans l'alcool, l'éther, le chloroforme, l'acide acétique, les huiles, la vaseline liquide, très peu
solubles dans l'eau et la glycérine. Il est lévogyre : $\alpha^0 = -50°1$
dans une solution alcoolique à 10 grammes pour 100 c. c. à $+ 18°$.

Il se combine avec la plupart des acides pour donner des éthers.
L'anhydride phosphorique le déshydrate et le transforme en men-
thène, hydrocarbure en $C^{10}H^{18}$; les oxydants donnent la cétone
correspondante, la menthone $C^{10}H^{18}O$, qui existe dans l'essence de
menthe. Le menthol se liquéfie au contact du thymol, de l'hydrate
de chloral et du phénol.

Impuretés et falsifications. — Le menthol commercial est
constitué par toute la partie solidifiable de l'essence de menthe ;
c'est donc un mélange des divers menthols isomères. On le falsifie
quelquefois par addition de sels minéraux.

Essai. — Le menthol pur doit fondre vers 43°, être complètement volatil au bain-marie et complètement soluble dans les dissolvants indiqués.

Pharmacologie. — Le menthol est employé comme antiseptique, comme décongestionnant et comme anesthésique local. Son
action, dans ce cas, dure une demi-heure environ, mais elle peut
être prolongé par de nouveaux attouchements. On l'emploie sous
forme de crayons contre les névralgies, la sciatique, la migraine,
le prurit, la céphalalgie, les points de côté. Son application sur la
peau produit d'abord une sensation de chaleur, puis de fraîcheur.

Comme antiseptique, on s'en sert en inhalations dans les affections pulmonaires, la coqueluche ; en badigeonnages sur diverses
lésions tuberculeuses ; comme décongestionnant dans les affec-

tions des fosses nasales, le coryza ; en pommade contre le prurit de la peau ; en solution alcoolique contre les piqûres d'insectes.

A l'intérieur, il est recommandé comme antituberculeux, comme calmant dans les gastralgies et comme antiémétique, mais il est irritant. A haute dose, il est toxique.

On l'administre, à l'*intérieur*, à la dose de 0 gr. 10 à 1 gramme, par vingt-quatre heures, en pilules, julep gommeux, solution alcoolique ou huileuse. A l'*extérieur*, on peut l'employer à toutes doses et même pur. On utilise des solutions alcooliques contenant de 10 à 50 % de menthol, des pommades au 1/10, des solutions huileuses ou à la vaseline liquide à 2 %, des crayons dits *antimigraines*. On obtient ces crayons en fondant ensemble de la paraffine et du menthol.

On doit se méfier de son action caustique et l'employer suffisamment dilué, de préférence dans un corps gras ou vaseline.

Menthophénol. — Obtenu en fondant ensemble une partie de phénol et trois parties de menthol.

Liquide transparent, aromatique, peu soluble dans l'eau et la glycérine, soluble dans l'alcool, l'éther et le chloroforme. Sa densité est 0,973.

On l'emploie comme analgésique et antiseptique, en solution aqueuse chaude, à 3 ou 5 %. A la dose de 15 gouttes par verre d'eau, il constitue un bon gargarisme.

Estoral ou **Ether borique du menthol** B $(OC^{10}H^{19})^3$. — Poudre blanche, insipide, odeur faible de menthol. Complètement inoffensif. Employé contre le rhume de cerveau.

Validol. — Dissolution de menthol à 30 %, dans du valérianate de menthol. Liquide incolore, à consistance de glycérine, d'odeur aromatique, de saveur légèrement amère et dépourvu de la saveur âcre et brûlante du menthol. Il est bien supporté par l'estomac, les muqueuses et la peau. On l'emploie comme antiseptique, stomachique, analeptique. On peut le prendre, à l'*intérieur*, à la dose de 10 à 15 gouttes, dans un peu de vin ou sur du sucre, plusieurs fois par jour. On l'utilise aussi en badigeonnages contre l'amygdalite et la pharyngite, ainsi que pour la désinfection des téguments.

TERPINE $C^{10}H^{18}(OH)^2 + H^2O = 190$

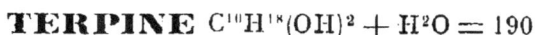

Syn. : *Dihydrate de térébenthène.* — *Hydrate de terpilène.* — *Hydrate de cis-terpine.* — *Hydrate de terpine.*

On donne le nom générique de terpines à des corps qui dérivent des carbures terpéniques par substitution de 2 OH à 2 H. Ce sont des alcools bivalents tertiaires. La terpine pharmaceutique dérive de l'hexahydrocymène. Il existe deux isomères stéréochimiques se désignant par les mots de *cis* et de *trans*, suivant la position des OH alcooliques.

La *cis-terpine*, fond à 104°-105° et bout à 258°, son hydrate fond à 118°.

La *trans-terpine* fond à 156-158° et bout à 263-265° ; elle ne donne pas d'hydrate.

Leur formule est :

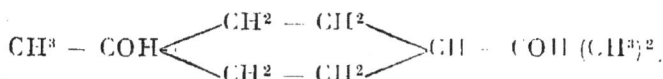

$$CH^3 - COH < \begin{matrix} CH^2 - CH^2 \\ CH^2 - CH^2 \end{matrix} > CH - COH (CH^3)^2.$$

Préparation. — Le supplément du Codex de 1884 indique :

Acide azotique du commerce	39 gr.
Eau	11 —
Alcool à 85°	50 —
Essence de térébenthine de Bordeaux récemment rectifiée	200 —
Soude caustique liquide	Q.S.

Dans un cristallisoir on mélange l'acide et l'eau, et dans ce liquide froid on ajoute l'alcool et l'essence. On couvre d'un papier et on laisse plusieurs jours en agitant de temps en temps. Quand les cristaux n'augmentent plus, on les égoutte sur un entonnoir garni d'amiante, on les lave avec une solution étendue et froide de carbonate de soude et on les essore avec soin. Le liquide, mis dans un cristallisoir, neutralisé et abandonné à lui-même, fournit de nouveaux cristaux.

Propriétés. — La terpine se présente en cristaux retenant une molécule d'eau, qui disparaît à 100°, incolores, inodores, insipides, fusibles à 116°-118° et distillant à 258°. Le point de fusion peut varier de 104° à 118°, selon que la terpine contient plus ou moins de produits anhydres ou hydratés. La terpine anhydre fond à 104°. Elle est soluble dans 280 parties d'eau froide, 32 parties d'eau bouillante, 7 parties d'alcool à 95°, 100 parties d'éther, 200 parties de chloroforme et dans la glycérine. 1 gr. de terpine se dissout à chaud dans 1 **gr.** 50 d'acide lactique sirupeux ; par addition d'eau il y a précipitation pseudo-colloïdale, mais redissolution à chaud dans 50 c.c. d'eau, dissolution qui persiste en complétant à 120 c.c. avec du sirop. L'acide sulfurique concentré la dissout en prenant une coloration rouge, en chauffant légèrement. L'acide sulfurique dilué de 50 volumes d'eau donne à l'ébullition du terpinol à odeur de jacinthe ou de jasmin.

L'acide sulfurique, additionnée d'une pincée de vanilline et de terpine, donne, en chauffant légèrement, une belle coloration rouge pourpre, qui devient violet sur les bords en se refroidissant.

Elle n'agit pas sur la lumière polarisée.

Essai. — Doit avoir les propriétés physiques indiquées plus haut.

Elle ne charbonne pas par calcination, doit être complètement volatile et donner une solution aqueuse neutre au tournesol.

Pharmacologie. — Ses propriétés thérapeutiques ont été établies par LÉPINE. A doses faibles inférieures à 1 gramme, c'est un diurétique, un antiseptique urinaire et un modificateur des secrétions bronchiques qu'elle augmente et fluidifie, facilitant ainsi l'expectoration. A haute dose elle diminue les sécrétions et les urines et peut agir sur le rein. On la donne, à l'*intérieur*, à la dose de 0 gr. 20 à 1 gramme par jour, en pilules, capsules, cachets, émulsion, potion alcoolique ou élixir, pour faciliter l'expectoration dans la bronchite, la tuberculose. Aux enfants on donne 0 gr. 10 par année. Le benzoate de soude et la glycérine facilitent sa dissolution dans l'eau.

Par action de l'iode sur la terpine on obtient l'*iodoterpine*, liquide brun, insoluble dans l'eau. Antiseptique.

TERPINOL

Syn. : Terpinéol. — Terpilénol.

Préparation. — Obtenu par distillation d'un mélange de terpine, d'acide sulfurique et d'eau ; puis rectification par nouvelle distillation entre 170° et 220°.

Propriétés. — Liquide incolore, très mobile, dont l'odeur rappelle celle du jasmin, insoluble dans l'eau, soluble dans l'alcool. Sa densité est 0,852 ; il bout vers 170º. Ce produit semble être un mélange, en proportions variables, de terpinol inactif, de terpilène et d'eucalyptol.

Pharmacologie. — Le terpinol a les mêmes propriétés que la terpine ; il lui serait supérieur pour les affections respiratoires, comme agissant plus rapidement et désodorisant mieux les sécrétions bronchiques ; il lui est inférieur pour les voies urinaires.

On le conseille, à l'*intérieur*, à la dose de 0 gr. 50 à 1 gramme par jour, en pilules ou capsules de 0 gr. 10.

EUCALYPTOL $C^{10}H^{18}O$

Syn. : *Oxyde de terpilène.* — *Cajeputol.* — *Cinéol.*

Constitution. — On a donné à l'eucalyptol la formule suivante:

$$CH^3 - C \underset{CH^2 - CH^2}{\overset{CH^2 - CH^2}{<>}} CH - C (CH^3)^3 \mid \underline{\qquad O \qquad} \mid$$

qui en fait un anhydride interne de la terpine.

Préparation. — Il existe en abondance dans l'essence d'*Eucalyptus globulus* (50 à 70 %), de cajeput (66 %), de romarin, de sauge, d'Artemisia, de myrte, de melaleuca.

On l'obtient en soumettant l'essence d'eucalyptus à la distillation fractionnée et recueillant séparément ce qui passe de 2 en 2º de 172º à 178º. Ces liquides sont refroidis par un mélange réfrigérant ; ils se prennent en masse cristalline qu'on essore à la trompe. Exposés à l'air, ces cristaux fondent au-dessous de 0º en un liquide qui est l'eucalyptol.

L'eucalyptol commercial n'est parfois formé que d'essence d'eucalyptus.

Propriétés. — Liquide à odeur camphrée, de densité 0,940 à 0º, 0,930 à 15º. Fortement refroidi il se solidifie en cristaux fondant à 1° ; il bout à 176°. Il est inactif au polarimètre. Il est insoluble dans l'eau, soluble dans l'alcool, le sulfure de carbone, l'acide acétique cristallisable, l'éther, le chloroforme et les huiles. Il dissout les corps gras et absorbe l'oxygène de l'air. Dissous dans quatre fois son volume d'éther de pétrole, si on ajoute du brome à la liqueur refroidie vers 0°, il se fait un précipité rouge cinabre. Il se colore en rouge orangé, à froid, avec SO^4H^2 et vanilline.

Essai. — Refroidi dans un mélange réfrigérant, il doit cristalliser complètement, les cristaux fondant à 1°. Mélangé à 3 ou 4 volumes d'essence de térébenthine il doit donner un liquide limpide ; un liquide trouble indiquerait la présence d'alcool.

Pharmacologie. — On l'emploie comme antiseptique, stimulant et modificateur de l'expectoration, dans les bronchites chroniques, à la dose de 0 gr. 50 à 1 gr. 50, en capsule ou en injections hypodermiques d'huile eucalyptolée 1/10, 2 c. c. matin et soir. Ne pas dépasser 2 grammes à doses fractionnées. On l'utilise en inhalations dans de l'eau bouillante, pulvérisations, solutions pour arrosage, pour le pansement des plaies, etc.

Bornyval. — Éther isovalérianique du bornéol. Il existe dans l'essence de valériane, dont l'activité lui serait due, d'après certains auteurs. Préparé synthétiquement c'est un liquide incolore d'odeur agréable, insoluble dans l'eau, soluble dans l'alcool et l'éther, bouillant à 225°-260. Employé en capsules de 0,25, 4 à 5 par jour contre les troubles nerveux et les névroses du cœur.

Phénols

Nous étudierons les phénols en les groupant d'après leur atomicité comme on le fait en chimie ; après chacun d'eux nous placerons ses dérivés et en particulier les médicaments nouveaux auxquels il a donné naissance.

PHÉNOL $C^6H^5 — OH = 94$

Syn. : Acide phénique. — Acide carbolique. — Benzénol.

Préparation. — On retire le phénol du goudron de houille par distillation. On recueille les produits qui passent entre 150°

èt 200° et on y ajoute une solution concentrée de soude. Il se fait
du phénolate de sodium qui cristallise. On le recueille, on le dissout dans l'eau et on traite par l'acide chlorhydrique qui met le
phénol en liberté. On distille en présence d'oxyde de plomb, qui
décompose le thiophène, en ne recueillant que le liquide qui passe
vers 180°.

Pour éliminer du phénol les hydrocarbures ou autres produits
qu'il aurait pu entraîner, on le soumet à plusieurs congélations,
en refroidissant vers — 10°. On recueille les cristaux formés, on
les égoutte et on les enferme dans des flacons secs.

Le *phénol synthétique* s'obtient en traitant la benzine par de
l'acide sulfurique : il se produit de l'acide phénylsulfureux
$C^6H^5.SO^3H$. On le fond avec de la potasse, il se forme du sulfite
de potassium et du phénol potassé. La masse est reprise par
l'eau, traitée par l'acide chlorhydrique qui met le phénol en
liberté et distillée. Ce phénol donne des solutions incolores et
presque inodores.

Propriétés. — Dans le commerce on distingue : le *phénol
absolu* et le *phénol synthétique*, purs tous les deux, puis le *phénol
pur cristallisé* contenant une trace de crésylol. Le phénol est en
cristaux blancs, pris en masse, ou en petites aiguilles séparées
pour le produit synthétique, très solubles dans l'alcool, l'éther, le
chloroforme et la glycérine, peu soluble dans l'éther de pétrole
froid, très soluble à chaud. Le produit pur est soluble dans
20 parties d'eau à 15°, dans 15 parties à 45°. Il fond à 41°, et bout
à 182°. Le point de fusion est abaissé quand le phénol contient de
l'eau. Ainsi, avec 0 gr. 25 % d'eau, le point de fusion est de 40° ;
avec 0 gr. 50 % d'eau, il est de 38°8 ; avec 1 % d'eau, il est de 36°9 ;
avec 2 % d'eau, il est de 33°2. Or, le phénol étant hygroscopique,
ceci explique la variabilité du point de fusion inscrit dans les
diverses pharmacopées, allant de 39° à 42°. De même pour le
point d'ébullition dont les chiffres différents sont compris entre
178° et 186°. La densité du phénol est 1,065 à 15°. Exposé à l'air,
il attire l'humidité et se liquéfie partiellement. Pur, il ne se colore
pas à la lumière. Il se colore en rose, puis en brun, par formation
d'acide rosolique s'il contient certaines impuretés. Il est neutre
au tournesol ; il se dissout abondamment dans les alcalis caustiques, un peu moins dans l'ammoniaque, en donnant des phénolates alcalins ; il est à peine soluble dans les solutions froides de

carbonates alcalins qu'il ne décompose pas, sauf légèrement à chaud.

Le phénol coagule l'albumine et détruit les muqueuses ; il donne, par substitution ou addition, de nombreux dérivés chlorés, bromés, sulfonés. L'acide azotique le transforme en acide picrique. Le phénol se combine aux alcools, aux acides et se comporte dans certaines réactions comme un alcool tertiaire.

Il donne des produits liquides ou pâteux, qui pour la plupart redeviennent solides après plusieurs heures, quand on le mélange à l'un des corps suivants : acétanilide, antipyrine, pyramidon, camphre, bromure de camphre, chloral, menthol, salol, sels de quinine, caféine, vanilline, urotropine.

Le phénol camphré dissout le chlorhydrate de cocaïne ; il en est de même du phénolmenthol.

Réactions. — Le phénol pur, en solution aqueuse, doit donner les réactions suivantes :

La solution étendue de perchlorure de fer lui fait prendre une coloration violette, qu'empêche la présence d'alcool.

Additionné de quelques gouttes d'ammoniaque, puis de chlorure de chaux ou d'eau bromée, il prend une belle teinte bleue.

L'eau bromée en excès donne un précipité blanc jaunâtre de tribromophénol fondant à 92°, soluble dans les alcalis.

Le réactif de Millon (azotate mercureux et mercurique) lui fait prendre une couleur rose, à chaud.

L'acide sulfurique additionné de 1 à 2 gouttes de formol et d'autant de solution de phénol donne une coloration groseille.

Versée dans le permanganate de potasse étendu et alcalinisé par de la soude : coloration violette.

Si dans 1 c. c. environ d'acide sulfurique on ajoute une ou deux gouttes d'eau phéniquée, puis un cristal de nitrite alcalin, enfin de l'eau, puis de l'ammoniaque en excès, le mélange se colore en jaune par formation de picrate d'ammoniaque.

Impuretés. — Le phénol peut contenir des homologues supérieurs (crésol, xylénol, etc), des hydrocarbures aromatiques, du thiophénol à odeur sulfurée.

Essai. — Doit se vaporiser sans résidu ; et ne pas se colorer à l'air (*impuretés*) ni présenter l'odeur désagréable du *thiophène*. Après avoir été fondu, sa température de solidification ne doit pas être inférieure à 39⁰ (*eau et crésylols*), ni inférieure à 40⁰ s'il a été fondu après dessication.

Pour déterminer le point de solidification, faire fondre 20 gr. de phénol dans un gros tube à essais ; plonger un thermomètre dans le liquide jusqu'au-dessus du réservoir mercuriel ; entourer le tout d'ouate et laisser refroidir jusqu'au-dessous de 39⁰ ; à ce moment amorcer la cristallisation avec un cristal de phénol : le thermomètre devra s'élever au minimum, selon le cas, jusqu'à 39 ou 40⁰ (Codex).

Pour dessécher le phénol, faire bouillir 40 à 50 gr. de phénol dans une fiole conique et laisser refroidir dans un dessicateur.

Pour rechercher *les homologues supérieurs*, on mélange 1 gramme de phénol et 60 grammes d'eau distillée froide, on agite : si la solution est trouble, le phénol contient du crésol.

On décèle les *hydrocarbures* en mélangeant dans un tube à essai 1 volume d'acide phénique à 2 volumes de lessive de soude à 10 % : si le phénol est pur le mélange reste limpide, si le phénol contient des hydrocarbures, il se sépare un liquide insoluble.

Pharmacologie. — L'acide phénique pur est un caustique très énergique qui, au contact de la peau, la blanchit et désorganise l'épiderme. Sur les muqueuses, il agit plus énergiquement encore. Il est très efficacement antiseptique pour les microbes pathogènes, mais le degré de concentration nécessaire varie avec les espèces ; les solutions chauffées au-dessus de 38⁰ sont plus actives que froides.

Beaucoup employé autrefois, il a perdu de sa vogue à cause de sa toxicité et de son action caustique. Il est utilisé dans les pansements des plaies superficielles et pour la stérilisation des instruments de chirurgie. On l'a fortement conseillé, comme très actif, pour la désinfection des crachoirs des phtisiques. Son action est augmentée quand on emploie des solutions chaudes. On le donne rarement à l'intérieur. Il est très toxique. Il s'absorbe par la peau et les muqueuses et s'élimine par la sueur, les bronches, la salive et les urines qui se foncent en couleur.

Doses et modes d'administration. — On l'utilise à l'*intérieur* à la dose de 0,05 à 0,50 par jour en sirop ou pilules dans la coqueluche, le diabète et à l'*extérieur* en pommade, gaz, eau phéniquée faible (2 %), ou forte (5 %), glycérine et huile phéniquées. On prépare habituellement, dans les pharmacies, une solution

au demi d'acide phénique dans l'alcool ou la glycérine qu'on ne
doit jamais délivrer à cause des accidents possibles, brûlures,
empoisonnements.

Les solutions de phénol au-dessus de 5 % sont caustiques.
L'application sur de larges surfaces dénudées, d'eau phéniquée,
peut amener la mortification des tissus et des symtômes d'empoisonnement.

Les solutions huileuses ou glycérinées sont moins caustiques
que les solutions aqueuses, mais aussi moins antiseptiques, l'huile
et la glycérine étant un peu ionisantes.

L'introduction du chlore, du brome, de groupes alcoylés dans
le phénol, augmente son pouvoir désinfectant. Il en est de même
de la réunion de 2 phénols par un radical CH^2. Tandis que l'introduction d'un carboxyle CO^2H, ou la réunion de 2 phénols par
CO ou SO^2 diminue les propriétés antiseptiques.

Le codex fait préparer un *phénol sodique dissous* par mélange
de phénol 100 gr., soude caustique à 30 %, 20 gr. eau q. s. pour
1000. A employer, suffisamment dilué, comme désinfectant.

Phénol liquéfié. — On peut maintenir liquide le phénol en
l'additionnant d'eau 10 gr. pour phénol fondu 100 gr.

Phénol brut. — Liquide huileux, de couleur foncée, renfermant environ 90 % d'un mélange de phénol et crésylols, entièrement soluble dans les solutions alcalines. Sert comme désinfectant, dilué dans de l'eau, en arrosages.

Phénosalyl. — Sous ce nom, DE CHRISTMAS a préconisé
le mélange suivant :

Acide phénique.	9 gr.
Acide salicyque.	1 —
Acide lactique	2 —
Menthol.	0 — 10
Essence d'eucalyptus	0 — 50

Cette mixture est très soluble dans la glycérine, soluble à 3 %
dans l'eau. Son pouvoir antiseptique est plus grand que celui du
phénol ; elle est moins toxique. On l'emploie en solution à 1 %
comme désinfectant de la bouche, pour injections vaginales et
pour la stérilisation des instruments de chirurgie.

Aseptol ou **Acide orthophénolsulfonique** ou **Acide orthophénylsulfurique**(1)OH − C^6H^4 − SO^3H(2). — Obtenu par action à basse température de l'acide sulfurique sur le phénol. Aiguilles déliquescentes donnant un liquide rosé, sirupeux, d'odeur piquante, rappelant l'acide phénique, très solubles dans l'eau, l'alcool et la glycérine. C'est un antiseptique analogue à l'acide phénique, mais peu toxique et non caustique. On l'emploie à l'*extérieur*, en solutions à 2 %.

Il donne des sels dont le sel de potassium en aiguilles fusibles à 240°.

Bromol ou **Tribromophénol** $C^6H^2Br^3OH$. — Obtenu en ajoutant à une solution de phénol de l'eau bromée en excès ou mieux par addition lente de brome à du phénol refroidi. C'est une poudre jaune citron, de saveur sucrée et astringente, d'odeur caractéristique, insoluble dans l'eau, soluble dans l'alcool, l'éther, le chloroforme, la glycérine et les huiles. Pur, il est en cristaux orthorhombiques fusibles à 95°.

On l'emploie à l'*extérieur*, comme antiseptique : c'est un succédané de l'iodoforme, pour le pansement des plaies et des ulcères. Il est peu toxique.

A l'*intérieur*, on l'a préconisé dans le choléra infantile, la fièvre typhoïde, à la dose de 5 à 20 milligrammes par jour en cachets.

Xéroforme ou **Tribromophénate de bismuth.** — Combinaison du tribromophénol et de l'oxyde de bismuth. Poudre fine, de couleur jaune, insipide, ne dégageant qu'une faible odeur de phénol.

Il est insoluble dans l'eau, neutre aux réactifs colorants et ne se décompose qu'au-dessus de 120°. C'est tout à la fois un bon antiseptique, un analgésique et un dessiccant ; il n'est ni irritant, ni toxique et a donné de bons résultats dans le traitement des plaies infectées, ulcères variqueux, panaris, brûlures. HUEPPE l'a administré à l'intérieur contre le choléra asiatique à la dose quotidienne de 4 à 6 grammes en cachets. A l'extérieur en poudre ou en pommade à 10 %.

Néoforme. — Oxytriiodo-phénolate de bismuth $C^6H^2I^3O$. BiO. Poudre jaune d'or, insoluble dans les dissolvants neutres, employée pour le pansement des plaies ulcéreuses.

PHTALÉINE DU PHÉNOL

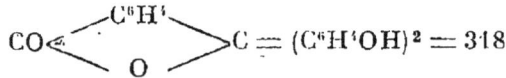

$$CO \underset{O}{\overset{C^6H^4}{\diamondsuit}} C = (C^6H^4OH)^2 = 318$$

Syn. : Purgène. — Purgyl. — Phénolphtaléine.

On désigne sous le nom de *phtaléines* des combinaisons de
l'anhydride orthophtalique avec les divers phénols, avec élimination d'une molécule d'eau. C'est ainsi qu'on connaît la phtaléine
du phénol, de la résorcine (fluorescéine) du gaïacol, du naphtol, etc. Par réduction des phtaléines au moyen de l'hydrogène, on
obtient les *phtalines*. Ex. : $CO^2H — C^6H^4 — CH = (C^6H^4OH)^2$.
(*Phtaline du phénol*). Seule la phtaléine du phénol a été expérimentée au point de vue clinique.

Préparation. — La phtaléine du phénol est une combinaison
d'une molécule d'anhydride phtalique et de 2 molécules de phénol.

On l'obtient en chauffant 2,5 p. d'anhydre phtalique $C^6H^4 \underset{CO}{\overset{CO}{\diamondsuit}} O$

avec 2 parties d'acide sulfurique et 5 parties de phénol fondu. On
chauffe vers 120° jusqu'à ce que l'odeur ait disparu. Le résidu est
dissous dans la soude et on précipite par l'acide acétique. On fait
cristalliser dans l'alcool.

Propriétés. — Poudre cristalline blanche, ou blanc jaunâtre,
sans saveur, fusible à 250°, presque insoluble dans l'eau froide
(1 °/oo), plus soluble à chaud, assez soluble dans l'éther, soluble
dans 4 parties d'alcool à 90°. La phénolphtaléine donne des dérivés
mercuriels que l'on a proposé pour le traitement de la syphilis.

Essai. — La phtaléine se reconnaît facilement dans toutes les
préparations qui en contiennent en ajoutant un alcalin, potasse,
soude, ammoniaque ou carbonate de soude : il se fait une coloration rose qui disparaît par addition d'un acide et reparaît par addition d'un alcali.

Pharmacologie. — La phtaléine du phénol est un bon laxatif
et un purgatif. Elle agit presque toujours dans le même temps :

une dose absorbée vers dix heures du soir produit d'ordinaire une ou deux selles liquides vers sept heures du matin. Elle ne donne ni coliques, ni nausées, ni pesanteur d'estomac ; mais quand elle est prise sous forme liquide, élixir, sirop, etc., elle laisse, dans l'arrière-gorge, une sensation de cuisson à la façon de la scammonée, ce que l'on évite en ajoutant à ces préparations un peu de saccharine. Elle est bien tolérée par les enfants. On la donne comme laxatif à la dose de 0 gr. 05 à 0 gr. 10 pour un enfant, 0,10 à 0,20 pour un adulte ; comme purgatif, 0,10 à 0,25 pour un enfant, 0,30 à 0,50 pour un adulte, en cachets, comprimés, pastilles, sirop, élixir, sucre purgatif, etc. Elle ne semble pas toxique, pourtant on doit éviter les doses élevées.

Il se pourrait que l'action purgative ne lui appartienne pas en propre, mais soit due à la présence d'une impureté, par exemple, d'un isomère, dont la quantité est variable avec chaque préparation. C'est ce qui expliquerait pourquoi les échantillons commerciaux ont une activité bien différente les uns des autres.

Eudoxine, sel bismuthique de la tétraïodophénolphtaléine. — C'est une poudre rouge brunâtre, inodore, insipide, insoluble dans l'eau, dépourvue de toute action caustique. On l'emploie, à l'*intérieur*, en cachets de 0 gr. 25, trois à six par jour chez l'adulte, dans les troubles gastriques et les diarrhées chroniques ; 0 gr. 10 à 0 gr. 20 chez les enfants de 5 à 10 ans ; 1 centigramme chez les nourrissons d'un mois, 2 centigrammes à deux mois.

Nosophène ou **Tétraïodophénolphtaléine.** — Obtenu en faisant agir l'iode sur une solution de phénolphtaléine. C'est une poudre jaune, inodore, insipide, insoluble dans l'eau, soluble dans l'éther, le chloroforme, les alcalis, et contenant 60 % d'iode. Elle jouit de propriétés acides et peut se combiner avec le sodium, le bismuth, le mercure, etc.

Ce corps n'est pas toxique et possède des propriétés siccatives qui l'ont fait employer en insufflations dans le traitement du coryza, de la rhinite chronique. Il a les mêmes usages que l'iodoforme et peut servir au pansement des plaies.

Sous le nom d'**antinosine**, on a décrit un sel sodique du nosophène, soluble dans l'eau et possédant les mêmes propriétés antiseptiques. En gargarisme à 2 % et solution à 3 % pour lavage de la vessie et de l'estomac.

**Sozoïodol ou Acide diiodoparaphénolsulfoni-
que** (1) OH — $C^6H^2I^2$ — $SO^3H(4)$. — On donne le nom de
sozoïodols aux dérivés iodés des acides sulfonés des phénols ou de
leurs sels métalliques, et en particulier à l'acide diiodophénolsul-
fonique.

On l'obtient en traitant le phénol biiodé par de l'acide sulfurique fumant. Il contient 54 % d'iode, 20 % de phénol et 7 % de
soufre.

Cristaux incolores, inodores, à réaction acide, solubles dans l'eau
et l'alcool, pouvant se combiner avec les alcalis pour donner des
sels cristallisés. On utilise le sozoïodolate de potassium (écailles
incolores), de sodium (aiguilles brillantes), de mercure(poudre
jaune amorphe, peu soluble dans l'eau), de zinc (poudre cristalline
incolore). Tous ces corps sont antiseptiques, peu toxiques et
employés pour l'usage externe, en solution aqueuse contenant
2 à 3 % d'acide ou 5 à 10 % de sels, surtout dans les dermatoses,
affections du nez, du larynx et des oreilles.

Trichlorophénol $C^6H^2Cl^3$ — OH. — Obtenu par action du
chlore sur le phénol.

Aiguilles blanches, fusibles à 44°, en un liquide bouillant à 250°
environ, à odeur désagréable et à saveur caustique, peu solubles
dans l'eau, solubles dans l'alcool, l'éther, la glycérine et les alcalis
dilués.

C'est un antiseptique énergique, mais très irritant, employé
pour l'*usage externe* en solution à 5 %.

Les dérivés plus ou moins chlorés du phénol agissent de même.

TRINITROPHÉNOL OH — $C^6H^2(NO^2)^5$ = 229

Syn. : Acide picrique. — Acide carbazotique.

Préparation. — On l'obtient par ébullition du phénol avec de
l'acide azotique, jusqu'à ce qu'il ne se dégage plus de vapeurs ruti-
lantes, et on concentre. Par refroisissement, il se dépose des cristaux qu'on dissout dans l'ammoniaque. On fait cristalliser le
picrate d'ammoniaque et on le décompose par l'acide azotique ;
l'acide picrique, peu soluble, cristallise.

Dans l'industrie, on fait agir l'acide azotique sur un acide phé-
nolsulfonique.

Propriétés. — Substance en lamelles jaunes ou en cristaux prismatiques, de saveur amère, de densité 1,81, fondant à 122°, soluble dans 81 parties d'eau à 20°, en la colorant en jaune, dans 25 parties d'eau à 80°, dans 9 parties d'alcool, 44 parties d'éther sec, dans la benzine. Il est plus soluble dans l'éther aqueux (11 %) que dans l'éther anhydre. Cette dernière solution est incolore, tandis que la première est jaune (BOUGAULT). Brusquement chauffé, l'acide picrique détone violemment. Il a une réaction acide et jouit d'un grand pouvoir colorant. Il colore la laine et la soie en jaune.

En présence du cyanure de potassium, il se produit à chaud de l'isopurpurate de potasse et la solution est rouge.

Le sulfure d'ammonium le colore en rouge à froid.

L'acide picrique précipite les albuminoïdes et les alcaloïdes en donnant des précipités microscopiques, cristallins, de forme spéciale avec chaque alcaloïde (POPOFF).

Réduit, il se transforme en *acide picramique* ou acides dinitro-aminophénol. OH — $C^6H^2 \equiv (NO^2)^2 NH^2$. Cette réduction se fait par le sulfure d'ammonium à froid, mieux à chaud, en donnant du picramate d'ammoniaque, soluble dans l'eau et doué d'un pouvoir colorant intense, rouge sombre.

Le glucose à chaud en présence de soude donne la même réduction et la coloration rouge.

Essai. — Il doit fondre vers 122° et se dissoudre entièrement dans l'éther, un résidu indiquant la présence de *picrate de sodium*, *azotate* ou *chlorure de sodium* ; ne pas avoir l'odeur d'amandes amères (*nitrobenzine*).

Pharmacologie. — L'acide picrique est modérément antiseptique. On l'a conseillé en badigeonnages contre l'érysipèle, mais il est surtout utile dans le traitement des brûlures ; sa solution saturée calme immédiatement la douleur et facilite la prolifération cellulaire. Il colore la peau en jaune.

Son emploi sous forme de pansements chez les enfants doit être surveillé, car il a amené quelquefois un commencement d'intoxication.

Ingéré à dose forte ou répétée, par voie stomacale, il colore la peau en jaune avec simulation d'ictère. Il s'élimine par les urines à l'état d'acide picramique et d'acide picrique, dont les réactions se retrouvent dans ces urines, habituellement colorées en jaune ou acajou.

PRIEUR a conseillé l'emploi du carbonate de lithine délayé dans l'eau pour enlever les taches d'acide picrique sur la peau et sur le linge. On a indiqué aussi l'eau boriquée additionnée de 1 % de benzoate de soude, le borate de soude en solution saturée.

Crésylol officinal ou crésol — CH^3 — C^6H^4OH. Mé-

lange des 3 crésylols isomères fournis par le goudron de houille. Liquide de densité = 1,045, bout entre 185° et 205°, soluble dans 45-50 part. d'eau froide, dans l'alcool à 95°. Il se colore à l'air. Les solutions alcalines le dissolvent abondamment.

On prépare le *crésylol sodique dissous* du Codex; en mélangeant 450 parties de crésylol, 450 parties de soude caustique liquide à 30 % de soude, le mélange dégage une forte chaleur, et 100 parties d'eau. On l'emploie en solution à 10 % dans l'eau comme désinfectant des locaux et des selles.

D'après DELPLANQUE, le crésylol serait plus antiseptique et moins toxique que l'acide phénique. On le dissout dans l'eau à la faveur du savon et ses solutions à 3 % sont employées à l'*extérieur* comme antiseptiques.

Rendu soluble par addition de soude il donne le *solutol* et le *solvéol* employés comme désinfectants.

Crésalol ou Salicylate de paracrésylol (1)OH —

C^6H^4 — $CO. OC^6H^4$ — $CH^3(4)$. — Poudre cristalline blanche, insipide, fondant à 36°, volatile sans résidu, à odeur de salol, insoluble dans l'eau, peu soluble dans l'alcool et l'éther. C'est un succédané du salol et de l'iodoforme, que l'on administre, à l'*intérieur*, comme antiseptique intestinal, à la dose de 2 à 6 grammes par jour et à l'*extérieur* pour poudrer les plaies.

Europhène ou Isobutyl-orthocrésylol iodé CH^3

— C^6H^3I — OCH^2 — $CH(CH^3)^2$. — Poudre jaune, d'odeur aromatique, insoluble dans l'eau, soluble dans l'alcool, l'éther, le chloroforme et les huiles. Sa solution alcoolique dépose des flocons jaunes, par addition d'eau. Il se décompose assez facilement en libérant de l'iode.

On l'emploie, comme antiseptique, aux mêmes doses et de la même façon que l'aristol et l'iodoforme. Il n'est pas toxique.

On l'a donné aussi en injections hypodermiques huileuses à 1 % contre les accidents secondaires de la syphilis.

Losophane ou **Métacrésylol triiodé** (1)OH — C^6HI^3 — CH^3(4). — Aiguilles blanches fusibles à 121°5, solubles dans l'éther, la benzine, le chloroforme, les alcalis étendus, les huiles, peu solubles dans l'alcool froid, insolubles dans l'eau. On l'emploie comme succédané de l'iodoforme et de l'aristol dans le traitement des maladies de la peau, en poudre, solution alcoolisée 1 à 2 % ou pommade 1 à 2 %.

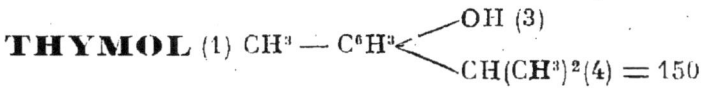

$$\textbf{THYMOL} \ (1) \ CH^3 — C^6H^3 \begin{cases} OH \ (3) \\ CH(CH^3)^2(4) = 150 \end{cases}$$

Syn. : Acide thymique.

Préparation. — Le thymol existe dans l'essence de thym, d'ajowan, de monarde et de serpolet. — 1° On soumet l'essence de thym à l'action d'un mélange réfrigérant ; le thymol se dépose en cristaux.

2° On traite l'essence de thym par une solution de potasse ; on obtient du thymate de potassium soluble dans l'eau, et l'essence non attaquée surnage. On l'enlève par décantation et la solution de thymate de potassium est décomposée par l'acide chlorhydrique. Le thymol est mis en liberté et cristallise. On le distille pour l'avoir pur.

Dans ces deux préparations, on peut employer l'essence d'ajowan.

3° On le prépare synthétiquement par action du pentachlorure de phosphore sur l'aldéhyde nitrocuminique, réduction du dérivé nitrodichloré par le zinc et l'acide chlorhydrique et diazotation du groupe aminé.

Propriétés. — Le thymol cristallise en gros cristaux à odeur de thym, peu solubles dans l'eau (1/1200), solubles dans l'alcool, l'éther, l'acide acétique cristallisable, les corps gras. Il fond vers 51° et bout à 232°. Il peut se combiner avec les bases et former des sels qu'on appelle des thymolates. Sa solution bleuit quand on l'additionne d'ammoniaque et d'un hypochlorite alcalin. Dissous dans de la soude et cette solution versée dans une dissolution d'iode dans de l'iodure de potassium, il se produit un précipité brun rouge d'aristol. L'acide sulfurique additionné d'une pincée de vanilline et de thymol prend à chaud une belle coloration rose.

L'acide sulfurique formolé le colore en rouge. Avec de la potasse solide et quelques gouttes de chloroforme, le thymol donne à froid et surtout à chaud une coloration rose qui passe au violet par addition d'alcool. Il prend un aspect gras par trituration avec du camphre ou du menthol.

Essai. — La solution aqueuse doit être neutre et ne pas se colorer par le perchlorure de fer. 1 gramme de thymol doit être complètement soluble dans 6 c. c. de solution aqueuse au 1/10 de potasse (*hydrocarbures*).

Pharmacologie. — Le thymol est plus antiseptique que le phénol, il a sur lui l'avantage de présenter une odeur agréable et d'être moins toxique ; mais il est peu soluble dans l'eau. Il arrête la fermentation putride. On l'emploie à l'*extérieur*, comme antiseptique buccal, en solution aqueuse à 2 à 5 °/oo, en facilitant sa dissolution par addition d'alcool, sous forme de gargarismes à 1,25 °/oo, de pulvérisations et de vaporisations. On l'a préconisé à l'*intérieur* comme antiseptique intestinal et comme vermifuge, contre les tricocéphales, l'ankylostome duodénal, les oxyures. GUIART conseille, dans ce cas, de prendre pendant trois jours, le matin à jeun, à 1 heure d'intervalle, 2 à 3 cachets de 1 gramme de thymol pulvérisé. Par-dessus, boire un peu d'eau, mais s'abstenir d'alcool, éther, chloroforme, huile, glycérine, qui dissolvant le thymol faciliteraient son absorption et produiraient de l'intoxication. ARTAUT DE VEVEY conseille contre le tœnia 1 cachet de 0,25 de thymol tous les matins pendant 8 jours, le ver s'élimine au troisième ou quatrième jour. S'abstenir de boissons alcooliques.

Le thymol donne des produits liquides ou pâteux, redevenant solides, pour la plupart, après plusieurs heures, quand on le triture avec l'une des substances ci-dessous : Acétanilide, antipyrine, camphre, bromure de camphre, chloral, menthol, salol, sels de quinine sauf tannate, caféine, vanilline, pyramidon, urotropine.

Le *salithymol* est une combinaison d'acide salicylique et de thymol. Le *thymoforme* est une combinaison de formol et de thymol ; l'un et l'autre sont antiseptiques.

ARISTOL $C^{20}H^{24}I^2O^2 = 550$

Syn. : *Thymol biiodé. — Dithymol diiodé.*

On a donné le nom d'*aristols* à toute une classe de composés iodés dérivés des phénols, tels que le naphtol, la résorcine, l'acide salicylique, etc. ; le plus employé est le thymol biiodé.

Préparation. — On traite une solution d'iode dans de l'iodure de potassium par une solution alcaline de thymol. On prend :

1° Iode	60 gr.
Iodure de potassium	80 —
Eau Q. S. pour	300 c. c.
2° Thymol	15 gr.
Hydrate de soude	15 —
Eau Q. S. pour	300 c. c.

On verse, peu à peu et en agitant, la première solution dans la seconde, à la température de 15° à 20°. Il se fait un précipité volumineux rouge brun, d'aristol, qu'on lave à l'eau froide et qu'on sèche.

Dans l'industrie on le prépare en faisant agir de l'hypochlorite de soude sur un mélange de thymol en solution dans de la soude et d'iodure de potassium.

Constitution. — L'aristol est considéré comme un dérivé biiodé du dithymol. Sa constitution est diversement interprétée au point de vue de la fixation de l'iode. Pour les uns l'iode agit sur la fonction phénol en donnant un éther hypoiodeux du dithymol

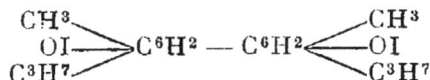

$$\begin{array}{ccc} CH^3 & & CH^3 \\ OI \diagdown & & \diagup OI \\ C^3H^7 \diagup & C^6H^2 - C^6H^2 & \diagdown C^3H^7 \end{array}$$

L'équation de préparation est alors :

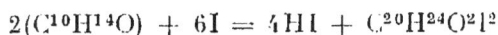

$$2(C^{10}H^{14}O) + 6I = 4HI + C^{20}H^{24}O^2I^2$$

Mais cette hypothèse paraît fausse, car l'aristol exige en réalité pour sa préparation non pas 6, mais 8 atomes d'iode pour 2 molécules de thymol. D'autre part, la saponification d'un pareil éther ne régénère ni l'acide hypoiodeux, ni aucun de ses produits de décomposition.

Bougaut, qui formule les critiques précédentes, est partisan de la formule suivante qui fait de l'aristol une sorte de quinone biiodée du dithymol.

Elle nécessite bien dans sa préparation 8 atomes d'iode soit :

2I se substituant à 2H dans la molécule.

2I enlevant les 2H précédents à l'état de IH.

2I enlevant 2H permettant la condensation de 2 molécules de thymol.

2I enlevant 2H permettant la transformation des 2 fonctions phénoliques en quinones.

L'aristol peut retenir à la fabrication un léger excès d'iode libre qui le rend rosé, coloration qu'il perd par la dessication ou par lavages avec les dissolvants de l'iode.

Propriétés. — Poudre amorphe, chamois clair, insipide, presque inodore, insoluble dans l'eau, les alcalis et la glycérine, peu soluble dans l'alcool, soluble dans l'éther, le chloroforme, le sulfure de carbone, la benzine et les huiles. Elle contient 46,18 % d'iode. La chaleur et la lumière altèrent l'aristol en libérant de l'iode. Chauffé dans un tube, il dégage de l'iode.

Essai. — Peut contenir du thymol bichloré, de l'iode libre, de l'eau, des sels. L'aristol ne doit pas laisser plus de 0,50 % de résidu à la calcination. Séché à 100° 1/2 heure il ne doit pas perdre plus de 1 % d'eau. Agité avec de l'eau, le liquide filtré ne doit pas colorer l'eau amidonnée (*iode libre*), 0,50 d'aristol est fondu avec 2 gr. de potasse, le produit de la fusion est repris par l'eau, neutralisé par l'acide azotique, additionné d'azotate d'argent ; le précipité formé d'iodure d'argent est lavé avec une solution bouillante de carbonate d'ammonium qui dissout le chlorure d'argent, s'il y en a ; cette solution ammoniacale filtrée puis acidulée d'acide azotique ne devra donner qu'un louche et non un précipité (*chlore*).

Pharmacologie. — L'aristol est un antiseptique faible mais non toxique et sans odeur ; on peut l'employer en poudre ou pommade 1/10 pour le pansement des plaies, engelures, ulcères, brûlures dont il hâte la cicatrisation, des rhinites chroniques. Il est hémostatique. On doit le conserver à l'abri de la lumière.

NAPHTOLS $C^{10}H^7.OH = 144$

Les naphtols sont les monophénols dérivés de la naphtaline. Il en existe deux modifications isomériques utilisées en thérapeutique et désignées sous le nom de naphtol α et naphtol β différant par la position de OH phénolique sur le noyau.

Naphtol α. — On l'obtient en fondant avec de la potasse, l'α-naphtylsulfate de potassium $C^{10}H^7 — SO^3K$.

C'est un corps blanc, en petites aiguilles brillantes, quelquefois rosées, de densité $= 1,224$, fusibles à 94°, bouillant, à 279°, à odeur légèrement piquante, presque insolubles dans l'eau froide, solubles dans l'eau bouillante, l'alcool, l'éther, le chloroforme, la glycérine, la benzine, les huiles, la vaseline liquide. La vapeur d'eau l'entraîne à la distillation. Il se colore en rose à l'air.

Naphtol β. — On l'obtient par l'action de la potasse en fusion sur le β-naphtylsulfate de potassium.

Il cristallise en petites lamelles d'un blanc nacré, de densité 1,217, de saveur âcre et piquante, très peu solubles dans l'eau froide 1/1000 et la glycérine, solubles dans 75 part. d'eau bouillante, 1 part. d'alcool, 1 part. d'éther, la benzine, le chloroforme, les huiles, la vaseline liquide. Trituré avec du camphre, il devient liquide. Il fond à 123°, se sublime facilement et bout à 286°. La vapeur d'eau l'entraîne peu à la distillation. L'alcool facilite sa solubilité dans l'eau ; il en est de même des alcalis qui fournissent des solutions avec fluorescence violette.

On peut distinguer les deux naphtols par les réactions suivantes : le naphtol α fond dans un tube sec plongeant dans l'eau bouillante, le naphtol β ne fond pas. Le perchlorure de fer très étendu, ajouté peu à peu à une solution chaude de naphtol, donne une coloration et un précipité lie de vin avec le naphtol α et une coloration et un précipité jaune verdâtre avec le naphtol β. Une pincée de vanilline et de naphtol mélangée avec de l'acide sulfurique, donne une coloration rose violacé avec le naphtol α et verdâtre avec le naphtol β. Le chlorure de chaux colore en violet le naphtol α et rien avec le naphtol β.

L'un et l'autre, chauffés avec de la potasse solide et du chloroforme, donnent une coloration bleue. En solution alcoolique, ils donnent avec l'acide azotique et le nitrate acide de mercure une coloration rouge cerise.

Essai du naphtol β. — Il doit être complètement volatil, sans laisser de résidu (*sels minéraux*). Sa solution aqueuse ne doit pas rougir le tournesol bleu. Il doit donner avec 50 part. d'ammoniaque une dissolution presque incolore (*naphtaline*). Une pincée portée à l'ébullition avec environ 10 centimètres cubes d'eau, puis ce liquide additionné de quelques gouttes de réactif Aymonier (bichromate de potasse, 1 gramme, acide azotique, 1 gramme eau, 100 centimètres cubes) donne une coloration et un précipité jaune si le naphtol est pur et une coloration noir-violet s'il y a du naphtol α. La solution officinale de perchlorure de fer étendue peut remplacer le réactif Aymonier et donne les mêmes colorations.

Pharmacologie. — Les deux naphtols sont doués de propriétés physiologiques remarquables et peuvent arrêter, dans les cultures, le développement des germes. Ils agissent, l'un et l'autre, comme parasiticides, désinfectants, antiseptiques. Ils deviennent facilement irritants pour l'estomac, provoquant la sensation de brûlure, ainsi que pour les muqueuses, celle de la bouche en particulier, avec les poudres **dentifrices** ou les eaux **dentifrices** naphtolées qui ont une saveur piquante. Ils s'éliminent à l'état d'acides sulfo-conjugués, par les urines, en leur donnant une coloration brun foncé. Le naphtol α est moins toxique et plus antiseptique que le naphtol β ; mais c'est ce dernier qui est le plus fréquemment prescrit, parce qu'il a été connu le premier en thérapeutique, à la suite des travaux de Bouchard.

Doses et modes d'administration. — On donne le naphtol, pour l'*usage interne*, sous forme de cachets, à la dose de 0 gr. 50 à 2 grammes par jour et, à l'*extérieur*, en pommade à 10 % (contre la gale), ou en solution dans l'eau alcoolisée (1 à 3 %).

Avec 2 part. de camphre ou de menthol, il donne le naphtol camphré ou mentholé.

Asaprol ou **Abrastol.** — **Naphtylsulfate de chaux** $Ca = (SO^3 — C^{10}H^6 — OH)^2$. $3H^2O$. — Dérivé α monosulfoné du β-naphtol, à l'état de sel calcique.

C'est une poudre blanche légèrement rosée, inodore, de saveur amère, soluble dans 0 p. 60 d'eau froide et dans 2 parties d'alcool, soluble dans la glycérine, insoluble dans l'éther. Les acides, sulfates solubles et bicarbonates le décomposent ; le perchlorure de fer liquide donne une coloration bleue dans ses solutions aqueuses ; l'acide chromique, un précipité brun ; l'acide nitrique, une coloration jaune.

L'asaprol est un antiseptique et un succédané du salicylate de soude. BANG l'emploie comme antithermique dans la fièvre typhoïde et surtout dans le rhumatisme articulaire aigu. On le donne, à l'*intérieur*, à la dose de 2 à 6 grammes, chez l'adulte, 0,25 à 3 grammes, chez l'enfant, en cachets, potion ou élixir. On l'a conseillé également en lavements (0 gr. 20 à 1 gramme), contre les vers intestinaux.

On a tenté de l'employer à la place du sulfate de chaux pour la conservation et la clarification des vins.

BENZONAPHTOL $C^6H^5 — CO^2 — C^{10}H^7 = 248$

Syn. : *Benzoate de naphtol* β.

Préparation. — Le supplément du Codex de 1884 indique de chauffer à 170°, pendant une demi-heure, un mélange de 250 grammes de naphtol β pulvérisé et de 270 grammes de chlorure de benzoïle pur $C^6H^5 — COCl$. De l'acide chlorhydrique se dégage. Par refroidissement, on obtient une masse dure formée de benzonaphtol et de naphtol non combiné. On la pulvérise et on lave cette poudre en trois fois à 50°-60° avec une solution de soude à 50 grammes par litre jusqu'à ce que le produit ne donne plus les réactions du naphtol libre, par exemple, ne se colore plus en bleu par la potasse solide et le chloroforme. On dissout finalement dans de l'alcool fort bouillant et on laisse cristalliser.

Propriétés. — C'est une poudre blanche, cristalline, fondant à 110°, sans saveur, ni odeur, presque insoluble dans l'eau, 0 gr. 10 par litre, peu soluble dans l'alcool froid, 3 gr. 90 par litre, soluble dans 3, 4 parties de chloroforme. Les alcalis le décomposent en naphtol et benzoate alcalin. L'acide sulfurique chauffé avec du benzonaphtol se colore en rouge-violet. Après refroidissement si on étend d'eau et si on sursature par de l'ammoniaque, le liquide prend une fluorescence verte.

Essai. — Le benzonaphtol doit être neutre aux réactifs colorés (*acide benzoïque*), sans saveur cuisante (*naphtol*) et combustible sans résidu (*sels minéraux*). Sa solution chloroformique sans eau, traitée par de la potasse solide, ne doit pas se colorer en bleu après une simple ébullition (*naphtol β*).

0 gr. 20 environ de benzonaphtol mélangé à 2 centimètres cubes d'acide acétique cristallisable donnent par addition de 1 à 2 gouttes d'acide azotique, une coloration jaune s'il y a du naphtol β (Jorissen).

Par agitation prolongée à froid avec une solution de carbonate de soude, il ne doit pas se faire de précipité quand on acidule le liquide avec de l'acide sulfurique (*acide benzoïque*).

Pharmacologie. — C'est un excellent antiseptique intestinal, très peu toxique. Il ne se décompose que dans l'intestin en naphtol β insoluble, qui y reste et y produit son action désinfectante, et en acide benzoïque qui passe dans les urines sous forme d'acide hippurique et assure ainsi l'antisepsie des voies urinaires. Le benzonaphtol doit être employé de préférence au naphtol, qui est beaucoup plus toxique et plus irritant.

On le donne à l'*intérieur*, en cachets, à la dose de 2 à 4 grammes par jour par 0 gr. 50 à la fois, 0,10 à 1 gramme chez l'enfant, dans les maladies infectieuses, diarrhées, autointoxications, infectio s vésicales.

BÉTOL $OH - C^6H^4 - CO^2 - C^{10}H^7 = 164$

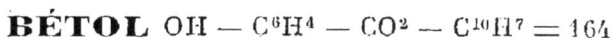

Syn. : *Salicylate de naphtol* β. — *Salinaphtol* β.

Propriétés. — C'est une poudre blanche, cristalline, fusible à 95°, se décomposant au-dessus, sans odeur, ni saveur, insoluble dans l'eau, peu soluble dans l'alcool, assez soluble dans l'éther et la benzine, très soluble dans le chloroforme. Chauffée avec un lait de chaux, elle donne après filtration un liquide bleu fluorescent qui devient violet après addition d'acide acétique en léger excès et de perchlorure de fer (réaction du naphtol).

Les alcalis le dédoublent à chaud en naphtol et salicylate alcalin qui restent dissous.

Essai. — Doit être neutre, dépourvu de saveur, brûler sans résidu, fondre à 95°. Ne doit contenir ni acide, ni naphtol, libres. Agité à froid avec la solution de carbonate de soude, il ne doit pas lui céder d'*acide salicylique* qui sera précipité par addition d'acide sulfurique. Sa solution chloroformique traitée par la potasse solide ne doit pas bleuir (*naphtol*).

Pharmacologie. — Le bétol n'est pas attaqué par le suc gastrique, mais le suc pancréatique le dédouble lentement en naphtol et acide salicylique qui, se produisant dans tout l'intestin, en assurent la désinfection complète. C'est donc un bon antiseptique intestinal et urinaire, supérieur au naphtol et ne fatiguant pas l'estomac. KOBERT, de Dorpat, le présente comme supérieur au salol, lequel se décompose dans l'intestin en phénol, corps toxique. Le bétol agit également dans le rhumatisme aigu et la cystite blennorragique. On le donne, à l'*intérieur*, en cachets 1 à 2 grammes par jour. Chez les enfants de 3 à 5 ans, 0,60 à 0,80 ; de 5 à 10 ans, 0,80 à 1 gramme.

L'alphol est du salicylate de naphtol α présentant les mêmes propriétés que le bétol et s'employant aux mêmes doses.

Iodonaphtol β ou **Biiodure de dinaphtol** $IO - C^{10}H^6 - C^{10}H^6 - IO$. — Poudre amorphe, jaune verdâtre, se fonçant à la lumière, à odeur d'iode, insoluble dans l'eau, peu soluble dans l'alcool et l'éther, soluble dans le chloroforme. C'est un antiseptique employé comme succédané de l'iodoforme et de l'aristol et aux mêmes doses.

MICRODIDINE

Préparation. — Produit complexe, obtenu par Berlioz en fondant le naphtol β avec la moitié de son poids de soude caustique ; il contient surtout du naphtolate de soude (70 % environ).

Propriétés. — C'est une poudre amorphe, gris brunâtre, à odeur de naphtol, de saveur piquante, très soluble dans l'eau et l'alcool, non toxique. Les solutions concentrées sont brunes et alcalines ; elles n'altèrent pas les instruments et ne tachent ni le linge, ni les vêtements. L'acide sulfurique en précipite le β naphtol.

Pharmacologie. — On l'emploie comme antiseptique *externe*, en solution â 3 à 8 °/oo. Elle n'est pas toxique, pas caustique et n'irrite pas les plaies.

Naphtol camphré. — On l'obtient en mélangeant au mortier 1 partie de naphtol et 2 parties de camphre ou en chauffant légèrement. C'est un liquide sirupeux, insoluble dans l'eau, mais miscible aux huiles, à l'alcool, à l'éther et au chloroforme, doué de propriétés antiseptiques énergiques. Employé en badigeonnages contre la diphtérie, le coryza, le furoncle et la tuberculose du larynx.

Orphol ou **Naphtolate de bismuth.** — Obtenu par combinaison du naphtol β et de l'oxyde de bismuth. Poudre grisâtre, insoluble dans l'eau.

C'est un antiseptique intestinal que l'on peut employer à la place du sous-nitrate de bismuth, dans la diarrhée, la fièvre typhoïde, à la dose de 1 à 10 grammes par jour pour un adulte, en cachets de 0 gr. 50 ou en suspension dans une potion.

GAIACOL (1) OH — C^6H^4 — OCH^3 (2) $= 124$

Préparation. — Le gaïacol, retiré tout d'abord de la résine de gaïac, est l'éther méthylique de la pyrocatéchine ; il existe en assez grande quantité dans la créosote de hêtre, dont il constitue le principe actif. On l'obtient en soumettant la créosote à la distillation fractionnée et recueillant le liquide qui passe entre 200° et 210°. On agite avec de l'ammoniaque faible, on rejette la partie insoluble et on distille de nouveau en présence d'acide sulfurique à 200-210°. Ce liquide représente le produit commercial. Refroidi, il dépose des cristaux.

PROCÉDÉ BÉHAL ET CHOAY. — On peut l'obtenir synthétiquement en méthylant la pyrocatéchine dissoute dans l'alcool méthylique en présence de soude au moyen du chlorure ou de l'iodure de méthyle.

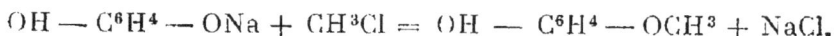

$$OH - C^6H^4 - ONa + CH^3Cl = OH - C^6H^4 - OCH^3 + NaCl.$$

On dissout, en refroidissant, 58 grammes de sodium dans 600 grammes d'alcool méthylique ; la solution se fait rapidement. On ajoute alors 270 grammes de pyrocatéchine dissoute dans l'alcool méthylique ; le mélange se prend rapidement en masse. On chauffe à l'autoclave à 120°-130° avec un excès d'iodure de méthyle. On laisse refroidir, on distille pour retirer l'alcool, puis on entraîne le résidu par un courant de vapeur d'eau. Le gaïacol est décanté, puis dissous dans la soude et cette solution est agitée avec de l'éther qui enlève le vératrol. On met le gaïacol en liberté par l'acide chlorhydrique et on l'entraîne de nouveau par la vapeur d'eau. Enfin, on distille avec un appareil LEBEL-HENNINGER. On recueille ce qui passe de 205° à 207° et on refroidit au moyen du chlorure de méthyle ; le produit cristallisé est du gaïacol pur.

Propriétés. — Le *gaïacol synthétique* est en cristaux blancs, fusibles de 28° à 29° pour le produit recristallisé, en un liquide incolore qui reste en surfusion et qui bout à 205°. Sa densité est 1,143 à 15°. Il est soluble dans 52 parties 5 d'eau froide, très soluble dans l'alcool, l'éther, la glycérine, l'acide acétique, l'éther de pétrole, les huiles et les alcalis. Son odeur est aromatique, sa saveur légèrement caustique. Il se liquéfie par trituration avec chacun des corps suivants : acétanilide, antipyrine, pyramidon, camphre, bromure de camphre, chloral, menthol, salol, sels de quinine, caféine, vanilline, urotropine.

Le *gaïacol liquide* est extrait de la créosote et contient une proportion de gaïacol qui peut varier de 20 à 80 %, le reste étant constitué par d'autres phénols, notamment des crésylols. Son point d'ébullition et sa densité sont également très variables, suivant sa composition.

Réactions. — Quelques gouttes de gaïacol, chauffées avec un mélange de chloroforme et de soude, donnent une coloration rouge pivoine.

Sa solution alcoolique se colore en bleu par le perchlorure de fer. Un excès de réactif la fait virer au vert, puis à l'acajou.

L'acide sulfurique à chaud produit une coloration rouge orangé et rien à froid.

Le chloroforme et la soude solide à chaud : coloration rose pivoine.

L'eau bromée : précipité orangé qui brunit rapidement.

L'acide sulfurique additionné de quelques gouttes de formol puis de quelques gouttes de solution aqueuse de gaïacol donne une coloration rouge violacé. L'acide sulfurique-vanilline donne la même réaction.

L'acide chlorhydrique le décompose à 150° en chlorure de méthyle et pyrocatéchine.

Avec les oxydases, il donne une coloration rose, soit directement, soit après addition d'eau oxygénée.

Le soluté aqueux est neutre au tournesol.

Essai. — Doit être volatil sans résidu ; doit se dissoudre dans son volume de soude à douce température et former, après refroidissement, un produit cristallin complètement soluble dans 10 parties d'eau ; un trouble signale des *hydrocarbures*.

Dosage. — Adrian a publié une méthode rapide et facile d'essai et même de dosage du gaïacol : elle est fondée sur la propriété qu'a l'acide nitreux de donner, avec des solutions très étendues de gaïacol, une coloration rouge orangé d'autant plus intense que le gaïacol est plus pur.

On agite pendant deux minutes 5 grammes de gaïacol avec 200 parties d'eau froide ; on filtre. On met 1 centimètre cube de ce liquide dans un tube à essai avec 10 centimètres cubes d'eau ; on agite et on ajoute deux gouttes d'une solution aqueuse de nitrite de soude à 10 % puis une goutte d'acide azotique. La coloration se produit lentement : elle est rouge orangé pour le gaïacol pur et devient de plus en plus jaune à mesure que la richesse du gaïacol diminue. En comparant la teinte obtenue avec des solutions types de gaïacol, on peut effectuer le dosage. Ce procédé est applicable à l'essai des créosotes.

Pharmacologie. — Bon antiseptique des voies respiratoires. Pris à l'intérieur, il calme la toux, facilite l'expectoration, relève l'état général, excite l'appétit. Sa saveur peu caustique et son odeur aromatique le font préférer à la créosote. Appliqué pur sur la peau, il est rapidement absorbé et produit une anesthésie locale et un abaissement général de la température dans les états hyperthermiques, pouvant aller jusqu'au collapsus, en même temps que tous les effets de la médication gaïacolée. Appliqué en solution huileuse ou glycérinée, seuls les effets analgésiques apparaissent, mais peu l'action antithermique.

Le docteur MENCIÈRE préconise l'association du gaïacol et de l'acide benzoïque comme très antiseptique et conservateur des tissus.

Doses et modes d'administration. — A l'*intérieur*, on le donne à la dose de 0 gr. 20 à 1 gramme par jour, en capsules, élixir, sirop, vin, injections hypodermiques huileuses, lavements. On l'associe souvent à l'iodoforme.

Chez les enfants de 5 à 10 ans, à la dose de 0,10 à 0,50 par jour à l'intérieur.

A l'*extérieur*, on l'emploie en badigeonnages, soit pur, soit en solutions huileuses, mais la dose en une fois ne doit pas dépasser 2 grammes. On badigeonne un carré de 0,10 de côté en changeant de place chaque fois. Employer le gaïacol synthétique fondu.

Benzoate de gaïacol ou **Benzosol** $C^6H^5 - CO^2 - C^6H^4 - OCH^3$. — Cristaux incolores, fusibles vers 50°, presque inodores et insipides, peu solubles dans l'eau et l'alcool froid, solubles dans l'éther et le chloroforme.

Bien que moins irritant, il offre peu d'avantages sur le gaïacol. 1 à 5 grammes, jusqu'à 10 grammes par jour en pilules ou cachets.

Cacodylate de gaïacol ou **Cacodyliacol** $As(CH^3)^2O^2 - C^6H^4 - OCH^3$. — C'est une combinaison moléculaire plutôt qu'un véritable éther. Sel blanc, en cristaux prismatiques, déliquescents, possédant l'odeur et la saveur du gaïacol, solubles dans l'eau, l'alcool, la glycérine, les huiles, présentant la plupart des réactions du gaïacol. En réalité les dissolvants, et en particulier l'eau froide et l'éther, le dédoublent en ses deux composants. Il en est de même dès 70° si l'on chauffe. C'est donc un corps très instable.

BARBARY l'a préconisé en injections hypodermiques huileuses à 5 % contre la tuberculose et la grippe. 0 gr. 10 de cacodylate par jour pendant dix jours, puis repos de huit jours et reprise.

Carbonate de gaïacol ou Gaïacol carboxylique

$CO^3 = (C^6H^4 — OCH^3)^2$. — Poudre cristalline fusible à 86°, inodore, insipide, insoluble dans l'eau, soluble dans l'alcool, dépourvue d'action irritante sur les muqueuses, non toxique. Les alcalis le décomposent en donnant du gaïacol sodé et un carbonate alcalin ; avec l'ammoniaque, on obtient du gaïacol et de l'urée. Il possède les propriétés du gaïacol.

On donne 0,50 à 4 grammes par jour en cachets ou pilules.

Camphorate de gaïacol ou Gacamphol.

— Poudre blanche inodore et insipide, insoluble dans l'eau et les dissolvants ordinaires, prescrite contre les sueurs nocturnes des phtisiques à la dose de 0 gr. 20 à 1 gramme pris le soir.

Cinnamate de gaïacol ou Styracol.

— Cristaux fondant à 130°, peu solubles dans l'eau, solubles dans l'alcool. Puissant antiseptique employé comme succédané de l'iodoforme dans les suppurations et comme antituberculeux. Préconisé par SCHMITT dans les entérites et ulcérations intestinales. Bon antidiarrhéique, neutralisant les toxines, calmant les contractions intestinales. 1 gramme trois à cinq fois par jour chez l'adulte, en cachets.

Phosphate de gaïacol $PO^4(C^6H^4—O.CH^3)^3$.

— Cristaux incolores, inodores, insipides, fondant à 97°, insolubles dans l'eau, la glycérine et les huiles, plus solubles dans l'alcool et l'éther. Il contient 89,4 % de gaïacol.

GILBERT administre le phosphate de gaïacol dans un certain nombre de cas de tuberculose pulmonaire. Son action est analogue à celle du gaïacol ; il a sur lui l'avantage de n'être pas caustique, de ne rien produire sur l'estomac et d'être décomposé seulement dans l'intestin. On le donne en cachets, pilules, capsules, à la dose de 0 gr. 40 à 0 gr. 60 par jour.

Phosphite de gaïacol ou Phospho-gaïacol PO^3

$(C^6H^4 — OCH^3)^3$. — Lamelles blanches, cristallisées, onctueuses au toucher, donnant sur la langue une sensation de chaleur,

bien qu'elles ne soient pas caustiques. Point de fusion, 77°5. Il
contient 92 % de gaïacol. Il est insoluble dans l'eau, soluble dans
l'alcool. On le prescrit dans le traitement de la tuberculose sous
forme de vin, élixir, pilules, lavements, à la dose de 1 à 2 grammes
par jour. On peut aller jusqu'à 6 à 7 grammes, en cas urgents.

Thiocol ou **Gaïacol ortho-sulfonate de potassium** $CH^3O — C^6H^3 (OH) — SO^3K$. — Obtenu en faisant agir
au-dessous de 50° l'acide sulfurique sur le gaïacol, précipitant
l'excès d'acide par le carbonate de baryte, puis décomposant le
gaïacol-sulfonate de baryum produit par le sulfate de potasse. Par
concentration le thiocol dépose. Poudre fine, blanche, de saveur
amère, puis sucrée, soluble dans 6 parties d'eau froide, 4 parties
d'eau bouillante, peu soluble dans l'alcool, insoluble dans le
chloroforme, la benzine et l'éther, contenant 52 % de gaïacol.
Avec le perchlorure de fer, il donne une coloration violette virant
au jaune blanchâtre, par addition d'ammoniaque. Par calcination, il répand l'odeur de gaïacol et les cendres sont neutres et
formées de sulfate de potassium. L'addition de quelques gouttes
d'acide sulfurique facilite cette calcination. Sa solution 1/20 ne
doit pas troubler par SO^4H^2 (*baryum*). La composition, comme
la solubilité du thiocol, varie d'ailleurs avec les sortes commerciales. Il présente sur le gaïacol l'avantage d'être soluble dans
l'eau et de ne pas irriter les muqueuses. On le donne dans la
tuberculose, la bronchite, à la dose de 2 à 4 grammes par jour,
en sirop, solution, comprimés, cachets de 0 gr. 50. On peut aller
sans inconvénient jusqu'à 8 grammes.

Son action peut paraître douteuse, étant donné qu'il traverse
l'organisme sans se décomposer.

RÉSORCINE (1) $OH—C^6H^4—OH$ (3) = 110

Syn. : Métadioxybenzène. — Méta-oxyphénol.

Préparation. — On l'obtient en fondant avec de la potasse
les divers benzènes-disulfonates de sodium. $C^6H^4 (SO^3Na)^2$.

Les dérivés ortho et para, aussi bien que le dérivé méta, donnent
de la résorcine.

Propriétés. — Cristaux incolores, mais devenant rouges à
l'air, inodores, de saveur sucrée et brûlante, de réaction neutre
au tournesol, solubles dans 1/2 partie d'eau à 16°, dans l'alcool,

l'éther et la benzine, insolubles dans le chloroforme. Ils fondent à 110°-111° et bouillent à 276°5, mais se subliment déjà au-dessous de cette température. Leur solution aqueuse est colorée en violet foncé par le perchlorure de fer ou par les hypochlorites. L'acide sulfurique concentré et nitreux colore la solution en jaune orangé qui passe au bleu et au rouge pourpre à 100°. La résorcine chauffée à l'ébullition avec du chloroforme et quelques gouttes de soude donne une coloration rouge. Elle se colore à chaud en rouge groseille par l'acide sulfurique-formolé ou l'acide sulfurique-vanilline.

Elle se combine aux alcalis, réduit la liqueur de Fehling, l'azotate d'argent ammoniacal, se combine à l'anhydride phtalique, pour donner la fluorescéine à fluorescence verte en milieu alcalin.

Essai. — Bouillie avec de l'eau, elle ne doit pas donner de vapeurs odorantes (*hydrocarbures*). Elle doit être incolore, volatile sans résidu et soluble dans son poids d'eau à 15°. La conserver en flacons colorés.

Pharmacologie. — La résorcine est un antiseptique et un antiputride, employé à l'*extérieur*. Son action est comparable à celle du phénol, mais sa causticité est faible pour les muqueuses. Sur la peau elle détermine une légère irritation favorable à la kératoplastie.

Employée en dermatologie contre l'acné, l'eczéma, le psoriasis, les ulcères dont la cicatrisation est activée, l'érysipèle. Conseillée aussi en injections dans les cystites, urétrites, en gargarismes dans l'angine syphilitique.

Eviter les fortes doses sur de larges surfaces épidermiques sous peine d'accidents d'empoisonnement.

Prise rarement à l'*intérieur*, comme antiseptique intestinal. Toxique, mais moins que le phénol. On la donne en pommade 1/10, solution 2 à 4 %, gargarismes 5 %, collodion 5 %.

PYROGALLOL $C^6H^3(OH)^3.(1\text{-}2\text{-}3.)$

Syn. : Acide pyrogallique. — Trioxybenzène.

Préparation. — On l'obtient en chauffant de l'acide gallique avec un peu d'eau vers 200° ; il se dédouble en acide carbonique et pyrogallol.

Propriétés. — Cristaux blancs, sans odeur, très solubles dans l'eau, l'alcool et l'éther, à peine solubles dans le chloroforme, la benzine, le sulfure de carbone ; de saveur très amère, fondant à 133°, bouillant à 293°, très oxydables à l'air, surtout en solution aqueuse qui brunit rapidement ; cette oxydation est immédiate en présence d'un alcali. L'acide sulfurique-vanilline à 5 % le colore en un beau rouge ainsi que l'acide sulfurique formolé, le perchlorure de fer, l'eau iodée ; avec un mélange de perchlorure de fer et d'acétate de soude, la coloration est bleue. Il réduit les sels d'or, d'argent et mercureux, la liqueur de Fehling.

Essai. — Doit être volatil, sans résidu, soluble dans 1 part. 7 d'eau (*acide gallique*), la solution aqueuse doit être limpide, non colorée.

Pharmacologie. — On l'emploie exclusivement à l'extérieur comme antiseptique de grande valeur. En tant que désoxydant énergique, il irrite les téguments et peut ainsi modifier favorablement certaines dermatoses comme psoriasis, herpès, lupus, épithélioma, etc. Il est très toxique, même en applications externes.

On le donne en pommade à 5 à 10 %, solution éthérée 10 %, collodion. On ne doit pas l'appliquer sur des surfaces trop étendues sous risque d'intoxication. On doit le conserver à l'abri de l'humidité et de la lumière.

APIOL $C^{12}H^{14}O^4 = 222$

Constitution. — L'apiol dérive d'un phénol tétravalent, le tétraoxybenzène $C^6H^2(OH)^4$, 1, 2, 3, 4. Ce phénol peut donner un éther diméthylique $C^6H^2.(OH)^2(OCH^3)^2$, c'est *l'apionol*, et cet éther un dérivé allylique $C^6H. C^3H^5(OH)^2(OCH^3)^2$, c'est *l'allylapionol* ; enfin ce dernier corps peut donner un éther méthylénique, c'est l'apiol. L'apiol est donc l'éther méthylénique de l'allylapionol. Sa formule est :

$$CH^2 \underset{O}{\overset{O}{<}} > C^6H = (OCH^3)^2 \quad \overset{CH^2-CH=CH^2}{/}$$

Préparation. — On l'extrait de l'essence de persil. Cette essence est obtenue par distillation des semences de persil qui sont beaucoup plus riches que les feuilles. La distillation fractionnée de cette essence en présence d'un courant de vapeur d'eau entraîne l'apiol que l'on reçoit dans un récipient refroidi où il cristallise.

Propriétés. — L'apiol pur est cristallisé ; il fond à 30° et bout à 296°-299°. Il se dissout dans l'acide sulfurique avec coloration bleu violacé. Chauffé avec une solution alcoolique de potasse, il donne un isomètre, l'*iso-apiol*, qui fond à 56° et bout à 304.

On emploie l'apiol comme antipériodique et surtout comme emménagogue à la dose de 0 gr. 10 à 0 gr. 20, matin et soir, en capsules gélatineuses.

On le fraude par addition de beurre de persil que l'on agite avec de l'eau et que l'on décolore au noir animal, ce qui lui donne un aspect vaguement cristallisé. Ce beurre de persil n'est que la matière grasse solide extraite des semences de persil.

L'apiol cristallisé n'existe que dans l'essence de graines d'une variété de Petroselinum sativum cultivée en Allemagne ; l'essence de graines françaises n'en contient pas. Aussi a-t-on demandé le remplacement de l'apiol cristallisé par les apiols liquides, produit complexe il est vrai, mais qui seuls ont servi à l'expérimentation et qui constituent le produit habituellement délivré dans les pharmacies sous le nom d'apiol.

Les apiols liquides sont obtenus en épuisant les graines de persil moulues par de l'alcool. Après macération de 48 heures, on ajoute du noir animal, on filtre et on évapore. Le liquide obtenu se sépare en 2 couches dont l'une, huileuse, qui est l'apiol liquide. On le purifie par traitement à la litharge, reprise au chloroforme et évaporation de ce dernier au bain-marie. On obtient ainsi un apiol liquide jaune s'il a été traité au noir animal, sinon vert.

L'apiol liquide est constitué par un mélange d'apiol pur, d'un terpène en $C^{10}H^{16}$, d'une huile fixe, d'une matière grasse solide appelée beurre de persil et de myristicine.

CRÉOSOTE

Préparation. — On la retire du goudron de hêtre, par distillation ménagée. La liqueur obtenue est un mélange d'eau et d'une huile que l'on soumet à une nouvelle distillation, en recueillant seulement les parties plus lourdes que l'eau. Cette huile dense est traitée par de la potasse, qui dissout la créosote, sans attaquer les hydrocarbures, qui se séparent. On recueille la solution alcaline, on la décompose par l'acide sulfurique et on la soumet à la distillation. On recueille les portions qui passent entre 200° et 220° et, pour les déshydrater, on les laisse macérer avec du chlorure de calcium : enfin, on décante.

Propriétés. — La créosote est un liquide incolore, se colorant en jaune à l'air, très réfringent, d'odeur forte et spéciale, de saveur caustique. Son point d'ébullition varie de 200° à 220° Sa densité est comprise entre 1,08 et 1,09 à 15°. Elle est peu soluble dans l'eau froide, plus soluble dans l'eau bouillante, miscible à l'alcool, l'éther, la benzine, le chloroforme, le sulfure de carbone, la glycérine, les huiles, les solutions de potasse et de soude, mais peu avec l'ammoniaque. Le savon, la saponine et le benzoate de soude facilitent sa dissolution dans l'eau. Elle dissout les résines, le soufre et le phosphore ; elle coagule l'albumine. Elle se colore en rouge pourpre par l'acide sulfurique formolé et l'acide sulfurique-vanilline. Elle est neutre au tournesol.

Sa composition est essentiellement variable, suivant la nature du bois qui l'a fournie et la température à laquelle on l'a obtenue. C'est un mélange de crésylols, de créosol, de gaïacol, avec des traces d'acide phénique. D'après BÉHAL et CHOAY, les portions qui passent de 200° à 210° ont une densité de 1,080 et contiennent en centièmes : phénol ordinaire 5,20 — ortho-crésylol 10,40 — méta et paracrésylol 11,60 — ortho-éthylcrésylol 3,6 — métaxylénol 3 — phénols divers 6,2 — gaïacol 25 — créosol et homologues 35.

Les portions qui passent de 210° à 220° ont une densité de 1,085 et sont plus riches en créosol, mais ne contiennent pas de gaïacol.

On voit par là que la quantité de gaïacol contenue dans la créosote est bien inférieure à celle admise généralement.

Le codex dit que la créosote contient environ 50 % de créosol, une quantité notable de gaïacol, du phlorol, etc.

Falsifications. — La créosote commerciale est souvent mélangée de phénol, ou bien on lui enlève le gaïacol qu'elle doit contenir et on le remplace par le phénol.

Essai. — L'*acide phénique* communique à la créosote une réaction acide.

Agitée avec 5 fois son volume d'ammoniaque officinale, la créosote pure ne se dissout qu'en faible quantité et, après repos, son volume n'a pas diminué ; s'il y a de l'acide phénique, il se dissout dans l'ammoniaque et le volume primitif diminue d'autant.

La créosote doit être neutre au tournesol avec une densité de 1,08 minimum. Elle doit se dissoudre dans son volume de lessive de soude et donner une solution liquide qui ne se trouble pas par addition de 10 à 20 part. d'eau (*hydrocarbures*). Agitée avec 2 volumes d'éther de pétrole et 2 volumes d'eau de baryte, la couche aqueuse ne doit pas se colorer en rouge, ni la couche éthérée en bleu ou en brun (*dérivés du pyrogallol*). Soumise à la distillation, l'ébullition commencé vers 200°, il passe le 1/4 du volume de 203° à 209°, la moitié de 209° à 215°, le reste avant 225°.

Commercialement, on ne trouve aucune créosote distillant dans les conditions indiquées par le codex.

Pharmacologie. — La créosote est un médicament d'une grande valeur et un bactéricide puissant. Même à doses minimes, elle préserve les substances animales de la putréfaction et arrête les fermentations. Elle constitue un excellent médicament de la tuberculose à marche lente et de la bronchite chronique. Elle facilite et diminue l'expectoration et les sueurs, calme la toux, relève l'appétit et les forces.

Doses et modes d'administration. — On l'administre à l'*intérieur* en capsules (forme mal tolérée et caustique), pilules (avec savon comme excipient), élixir, vin, sirop, associée à l'huile de foie de morue (1,50 %), en pulvérisations, inhalations, vaporisations (solutions alcooliques), injections hypodermiques (solution dans l'huile d'olive stérilisée), en lavements (solutions huileuses émulsionnées par un jaune d'œuf ou dans du lait), pommade, suppositoire.

Les cliniciens ne sont pas d'accord sur les doses à administrer ; la plupart sont partisans de hautes doses et font prendre jusqu'à 4 grammes par jour, par petites quantités à la fois ; d'autres, au contraire, admettent que les fortes doses ne sont pas absorbées ; ils donnent la créosote en solution très diluée, en ne dépassant pas 0 gr. 50 à 1 gramme par jour.

Presque toutes les préparations créosotées sont désagréables à boire et fatiguent l'estomac, si les solutions sont trop concentrées ; aussi a-t-on cherché à remplacer la créosote par le gaïacol qui semble en être le principe actif et qui est moins caustique et plus agréable au goût. Cette substitution n'est pas admise par tout le monde, car la créosote peut agir par l'ensemble des phénols qu'elle contient.

Créosal ou **Tannate de créosote.** — Combinaison du tannin avec la créosote.

Poudre amorphe, marron foncé, soluble dans l'eau, l'alcool, la glycérine. On l'emploie, à l'*intérieur*, à la dose de 1 gramme à 3 grammes par jour, et même 5 à 6 grammes en pilules, potion, solution, dans les mêmes affections que la créosote.

Créosocamphre ou **Camphorate de créosote.** — Liquide huileux, insoluble dans l'eau, soluble dans l'alcool et les huiles. Préconisé comme sédatif nerveux et utile dans les hémoptisies tuberculeuses. 1 gramme par jour en capsules ou solutions huileuses.

Créosoforme. — Produit de condensation de la créosote et de l'aldéhyde formique. Poudre inodore, insipide, non toxique, insoluble dans l'eau et les dissolvants neutres. C'est un antiseptique qui peut remplacer l'iodoforme et la créosote. A l'*intérieur*, 1 à 3 grammes en cachets

Créosotal ou **carbonate de créosote.** — S'obtient en faisant passer dans de la créosote, additionnée de soude, un courant de gaz chlorure de carbonyle $COCl^2$ jusqu'à réaction neutre. On le lave à l'eau froide additionnée de soude qui enlève la créosote non combinée.

Liquide visqueux, jaune ambré, non caustique, sentant légèrement la créosote, de densité = 1,165, insoluble dans l'eau, la glycérine, soluble dans l'alcool à 95°, l'éther, le chloroforme et les huiles. Contient environ 90 % de créosote.

Mieux supporté que la créosote, dont il n'a pas la saveur désagréable ni la causticité et qu'il met en liberté au contact de l'intestin. Se donne, à l'*intérieur*, à la dose moyenne de 6 grammes pour les adultes, mais on peut aller à 20 grammes, en capsules, ou dissous dans l'huile de foie de morue, ou, émulsionné, à l'aide soit d'un jaune d'œuf, soit de gomme arabique, soit de sirop de polygala 10 parties.

Aux enfants, de un à quatre ans, on donne 1 à 3 grammes ; de quatre à sept ans, 3 à 4 grammes ; de sept à dix ans, 4 à 5 grammes (CASSOUTE).

Phosphate de créosote ou **Phosote.** — C'est une huile dense distillant entre 190° et 203°, d'odeur faible, de saveur légèrement astringente et amère, insoluble dans l'eau, la glycérine, les solutions alcalines et huileuses (ce qui la distingue de la créosote) ; elle est soluble dans l'alcool et l'éther. Elle contient 75 % de créosote et 25 % de P^2O^5.

On l'emploie à la place de la créosote parce qu'il est dépourvu de causticité. On le donne, en pilules ou capsules, à la dose de 2 à 3 grammes par jour, dose qui peut être dépassée sans inconvénients.

Tannophosphate de créosote ou **Taphosote.** — Combinaison de tannin, d'acide phosphorique et de créosote. Liquide ambré, sirupeux, très peu soluble dans l'eau, contenant 85 % de créosote. A l'intérieur, 1 à 3 grammes en émulsion, potion, solution huileuse. Plus particulièrement désigné contre la diarrhée des tuberculeux.

Phosphite de créosote ou **Phosphotal.** — Liquide visqueux, rougeâtre, peu soluble dans l'eau, soluble dans l'alcool, l'éther, les huiles, peu toxique, mais irritant, contenant 90 % de créosote et 9,50 % d'acide phosphoreux. Se donne à la dose de 0 gr. 50 à 2 grammes aux adultes, en capsules, émulsions, lavements, injections hypodermiques.

Valérianate de créosote ou **Eosote.** — Liquide huileux, incolore et inodore, expérimenté par GRAWITZ chez des phtisiques et des sujets atteints de diverses affections gastro-intestinales.

On le donne en capsules de 0 gr. 20 à la dose de trois à neuf par jour. Cette médication est bien supportée.

Quinones

ALOINE

Glucoside retiré de l'aloès. Il en existe plusieurs variétés : la *barbaloïne* qui se trouve dans l'aloès du Cap, (5 %), de Zanzibar, de Jafferabad (20 %), Soccotrin, des Barbades, de Curaçao ; dans ces deux derniers existe aussi *l'isobarbaloïne* ; enfin la *nataloïne* et *l'homonataloïne* qui ne se trouvent que dans l'aloès du Natal. Ces deux dernières aloïnes se distinguent des précédentes par leur insolubilité dans l'eau et l'éther, elles ne donnent pas d'émodine par oxydation ; le mélange acide sulfurique et acide azotique fumant les colore en vert.

Le produit pharmaceutique est de la barbaloïne.

Propriétés. — Longues aiguilles jaune pâle, de saveur très amère, solubles dans l'eau, plus à chaud qu'à froid, dans l'alcool, l'alcool méthylique, l'acide acétique, les hydracides, les alcalis. La solution aqueuse chauffée avec 1 goutte de sulfate de cuivre et 5 centimètres cubes d'eau oxygénée donne une coloration rouge framboise ; avec une pincée de borax, coloration dichroïque à l'ébullition, orangée par transparence, verte par réflexion ; avec le perchlorure de fer à froid, coloration vert noirâtre ; avec la soude, coloration rouge à froid ; avec le bioxyde de sodium, coloration rouge cerise à chaud.

Les agents d'oxydation énergique la transforment en aloexanthine ; par une oxydation ménagée, elle se dédouble en aloémodine qui est une trioxyméthylanthraquinone et en aloïnose qui est un sucre du groupe des méthylpentoses. L'aloïne appartient donc aux oxyméthylanthraquinones ; sa formule semble être d'après Léger :

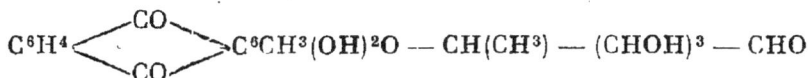

$$C^6H^4 <^{CO}_{CO}> C^6CH^3(OH)^2O - CH(CH^3) - (CHOH)^3 - CHO$$

On l'emploie comme laxatif ou purgatif à la dose de 0 gr. 05 à 0 gr. 15 par jour en cachets ou pilules, associée à dose égale de magnésie ou de sulfate ferreux qui augmentent son action.

CHRYSAROBINE $C^{20}H^{26}O^7 = 378$

Syn. : Araroba purifié.

Préparation. — On la retire de la poudre de Goa, poudre existant abondamment dans les fentes d'un arbre brésilien, l'Andira Araroba (Légumineuses) ; elle en contient près de 85 %. Pour cela on épuise cette poudre par de la benzine bouillante qui après refroidissement laisse déposer une poudre jaune.

Propriétés. — La chrysarobine est en poudre cristalline jaune, insipide, inodore, insoluble dans l'eau, soluble dans 30 parties de benzine, peu soluble dans l'alcool, le chloroforme, à peine soluble dans l'éther. Par oxydation, elle se transforme en acide chrysophanique. L'acide sulfurique la dissout en se colorant en jaune ; fondue avec la potasse, elle forme une masse brune. Elle semble être un éther oxyde du déhydrodioxyméthylanthranol.

Essai. — Doit être complètement soluble dans 30 parties de benzine ; ne doit rien laisser à la calcination. Agitée avec l'acide sulfurique pur, elle donne une coloration jaune rougeâtre ; avec la potasse étendue, coloration rouge-violet.

Pharmacologie. -- On l'emploie à *l'extérieur*, comme antiherpétique, en pommade à 4 % ou en dissolution dans l'éther et le chloroforme. Son action très irritante est souvent la cause d'érythèmes. Elle tache le linge.

L'*eurobine* est un triacétate de chrysarobine.

La *lénirobine* est un tétracétate de chrysarobine.

ACIDE CHRYSOPHANIQUE $C^{15}H^{10}O^4 = 254$

Syn. : Rhéine. — Dioxyméthylanthraquinone.

Préparation. — Se trouve dans la poudre de Goa où il prend naissance par oxydation de la chrysarobine. On le retire de la rhubarbe ou par oxydation de la chrysarobine.

On fait macérer la racine de rhubarbe dans de l'eau, qui enlève environ 50 % de matières solubles. Le marc est épuisé à chaud par la benzine, dans un appareil à déplacement. Cette benzine concentrée donne des cristaux jaunes.

Propriétés. — L'acide chrysophanique est une poudre cristalline fondant vers 162°, jaune, inodore et sans saveur, insoluble dans l'eau, soluble dans 224 parties d'alcool à 86° bouillant, 31 parties de chloroforme, 71 parties de benzine, l'éther, les alcalis dilués, peu dans l'ammoniaque. Sa solution dans la potasse est rouge pourpre ; dans l'acide sulfurique, elle est rouge. Fondu avec la potasse, l'acide chrysophanique donne une masse bleue. Il appartient à la série de l'anthracène, possède deux fonctions phé-noliques et peut être considéré comme une dioxyméthyl-anthraquinone de formule :

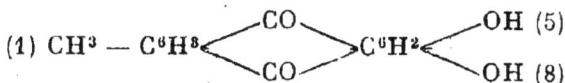

$$(1) \; CH^3 — C^6H^3 \underset{CO}{\overset{CO}{<}} > C^6H^2 \underset{OH \; (8)}{\overset{OH \; (5)}{<}}$$

Essai. — Bouilli avec une solution de carbonate de soude, il doit se déposer complètement par refroidissement et la liqueur filtrée ne doit pas précipiter par l'acide chlorhydrique (*Emodine*).

Pharmacologie. — On l'emploie, comme parasiticide et topique réducteur, à l'*extérieur*, en pommade à 5 % ou en solution chloroformique (traumaticine), contre les dermatoses, en particulier le psoriasis, en évitant de l'appliquer sur une trop grande surface sous peine d'érythèmes. Il colore la peau en roux et tache le linge.

Aldéhydes

VANILLINE (1) CHO — C⁶H³ (OCII³) (3) — OH (4) = 152

Syn. : *Aldéhyde méthyl-protocatéchique.* — *Aldéhyde vanillique.*

Préparation. — La vanilline peut s'obtenir soit par épuisement des gousses de vanille par l'éther, soit par oxydation de la coniférine (glucoside de certains conifères) soit par action du chloroforme sur le gaïacol en présence de potasse.

Aujourd'hui la vanilline se prépare surtout par oxydation soit de l'acétyleugénol, soit plus économiquement en partant de l'acétylisoeugénol. L'oxydation se fait soit par le permaganate de potasse (procédé de LAIRE), soit par les peroxydes alcalins (procédé HAARMANN et REIMER), soit enfin par électrolyse (procédé OTTO et VERLEY).

Propriétés. — La vanilline cristallise en aiguilles incolores, à odeur de vanille, fusibles à 80°-81°, sublimables vers 280° quand on chauffe avec précaution. Elle est un peu soluble dans l'eau froide (1 %), en lui donnant une réaction acide, plus soluble à chaud, soluble dans l'alcool, l'éther, le chloroforme, les huiles. Elle se combine au bisulfite de soude ; s'unit aux alcalis et décompose leurs carbonates en formant des phénolates ; elle réduit le nitrate d'argent ammoniacal et la liqueur de Fehling ; sa solution se colore en bleu par le perchlorure de fer. L'acide sulfurique la dissout en se colorant en jaune. Cette dissolution donne, à froid ou à chaud, une magnifique coloration rouge avec les phénols tels que : acide phénique, naphtol, résorcine, gaïacol, créosote, thymol, phloroglucine, menthol, terpène, pyrogallol, eucalyptol, antipyrine, pyramidon. Ces colorations s'obtiennent en projetant la substance en poudre dans la solution sulfurique de vanilline à 5 %; la présence ou l'addition d'eau fait disparaître ces colorations.

La vanilline se transforme lentement à l'air en acide vanillique fondant à 207°.

On a signalé l'addition frauduleuse de l'acide benzoïque à la vanilline. On le reconnaît en faisant bouillir avec une solution de carbonate de soude et recherchant dans le liquide froid, après filtration et neutralisation par HCl, la présence du benzoate de soude par le perchlorure de fer : précipité ocracé.

La vanilline est un stimulant général employé plutôt comme aromate que comme médicament. Elle sert à la préparation du sucre vanillé et à parfumer nombre de préparations pharmaceutiques. La vanilline naturelle est plus aromatique et son parfum se conserve mieux que celui de la vanilline synthétique.

Acétones

CAMPHRE $C^{10}H^{16}O = 152$

Préparation. — On prépare le camphre au Japon, en faisant passer de la vapeur d'eau sur des copeaux de camphrier (*Laurus Camphora*) ; le camphre est entraîné et vient se condenser sur des chapiteaux de paille où on le recueille : c'est le camphre brut.

On le purifie en Europe en le sublimant dans des ballons de verre, après l'avoir mélangé de 3 à 5 % de chaux récemment éteinte. Ces ballons sont chauffés avec beaucoup de précaution, au bain de sable, et en élevant peu à peu la température jusqu'à 205°. Le camphre se sublime et vient former, à la partie supérieure du ballon, un pain que l'on retire en brisant le matras.

Cette sublimation se fait encore dans des appareils quelconques et les cristaux sont agglomérés à la presse sous la forme de plaques en cubes très surbaissés.

On le prépare synthétiquement aujourd'hui en partant du térébenthène $C^{10}H^{16}$. Le chlorhydrate de térébenthène traité par un alcalin, par exemple la chaux, fournit un isomère, le camphène, que l'on oxyde par l'acide chromique. On emploie encore le procédé suivant : par action de l'acide oxalique sur le térébenthène, on obtient l'éther oxalique du bornéol ; on saponifie cet éther par un alcalin pour avoir le bornéol ($C^{10}H^{18}O$) et on oxyde cet alcool par l'acide chromique ; on obtient du camphre $C^{10}H^{16}O$. Ces méthodes, simples en théorie, sont en réalité délicates à utiliser en pratique.

Propriétés. — Masse cristalline incolore, translucide, onctueuse au toucher, rayée par l'ongle, d'odeur vive, de saveur amère, aromatique. Sa densité est 0,992 à 10°. Il se volatilise à la température ordinaire, fond à 175° et bout à 204°. Le commerce le livre habituellement sous forme de pains arrondis avec une ouverture au centre, ou encore en plaques carrées très denses.

Il est soluble dans 840 parties d'eau, insoluble dans la glycérine, soluble dans 0,65 parties d'alcool à 95°, très soluble dans l'éther, la benzine, l'acide acétique, les huiles, les essences. Sa solution alcoolique est dextrogyre et le degré varie avec la concentration et la provenance ; le camphre raffiné en France dévie un peu moins que le camphre massé du Japon. Le Codex accepte comme pouvoir rotatoire + 43°, pris à 15° sur une solution à 10 grammes de camphre pour 100 c. c. d'alcool absolu. Un fragment mis sur l'eau prend un mouvement giratoire dû à la vaporisation continuelle de la substance.

Il brûle à l'air avec une flamme fuligineuse. L'acide azotique le transforme en acide camphorique. Il donne toute une série de dérivés dont un certain nombre ont été découverts et étudiés par CAZENEUVE.

Essai. — Doit brûler sans résidu (*matières fixes*), donner une solution alcoolique limpide (*camphre mal raffiné*) et une solution benzénique limpide (*eau*) qui doit rester colorée par addition d'eau bromée (*huile de camphre*).

La déviation polarimétrique à 15° pour une solution à 10 grammes de camphre dans 100 c. c. d'alcool absolu doit être de 8°36, ce qui correspond à un pouvoir rotatoire de + 43°, d'après le Codex. En réalité, ce pouvoir rotatoire varie selon l'origine naturelle ou synthétique du produit.

On a récemment signalé une fraude du camphre entier par 20 % de saccharose ajouté au moment de la compression. Ce dernier corps se reconnaît par la saveur, l'odeur de caramel à la calcination et l'insolubilité dans l'alcool à 95° (LABBÉ).

Pour distinguer le camphre naturel du camphre synthétique, on a indiqué la réaction suivante : en chauffant avec précaution une pincée de camphre avec un centimètre cube d'acide chlorhydrique contenant 1 % de vanilline, il se fait, avec le camphre naturel, une coloration bleu verdâtre vers 60° et une coloration jaune avec le camphre artificiel (BOHRISCH).

D'autre part, le camphre synthétique a un pouvoir rotatoire variable selon le mode de préparation et différent de celui du camphre naturel.

Pharmacologie. — Le camphre est rarement prescrit à l'*intérieur* ; à l'*extérieur*, au contraire, ses emplois sont nombreux. Ingéré à dose moyenne, 0,50 à 1 gramme, il rend plus amples les mouvements respiratoires, il accroît l'énergie des battements cardiaques, il donne une courte impression de chaleur bientôt suivie de transpiration et de refroidissement. A dose élevée, on s'expose à des accidents graves tels que convulsions, hallucinations, délire. Il est donc toxique. On l'emploie à l'*intérieur* en pilules, potion, injections hypodermiques (huile camphrée 1 à 5 c. c.), à la dose de 0,10 à 1 gramme par jour pour relever la circulation et la respiration dans les états de collapsus et d'adynamie, dans la tuberculose pulmonaire pour diminuer l'oppression ; il est encore prescrit pour diminuer la sécrétion lactée. A l'*extérieur*, il est analgésique et antiseptique et se conseille dans les névralgies, rhumatismes, contusions, etc., en solution dans l'alcool, l'huile, l'axonge et mélangé à des liniments divers. Mélangé aux résines ou aux gommes résines, il modifie leur consistance ; c'est ainsi que le benjoin, le tolu, le mastic, la gomme ammoniaque, la résine de gaïac, prennent à son contact la consistance pilulaire. Le chloral, le salol, le phénol, le naphtol, le thymol, l'antipyrine, l'acide salicylique, etc., donnent avec lui des composés liquides.

Le camphre se pulvérise difficilement à cause de son élasticité. La pulvérisation au mortier est facilitée par addition de quelques grammes d'éther, mais le produit s'agglomère ; aussi le Codex conseille de râper le camphre et de le tamiser.

La vaseline liquide ne doit pas être substituée à l'huile dans la préparation de l'huile camphrée, sous peine de produire des indurations sous-cutanées ou profondes, très persistantes.

CAMPHRE MONOBROMÉ $C^{10}H^{15}BrO = 231$

Syn. : Bromure de camphre.

Préparation. — On l'obtient en faisant agir à chaud le brome sur du camphre en solution chloroformique. On reprend ensuite par de l'alcool bouillant, puis on laisse cristalliser. Le camphre monobromé α est officinal.

Propriétés. — Ce sont des aiguilles incolores, dures, de densité 1,44, dont l'odeur rappelle la térébenthine et le camphre, insolubles dans l'eau, peu solubles dans la glycérine, solubles dans 8,25 parties d'alcool, l'éther, le chloroforme, les huiles. Il fond à 76° et bout à 274°. Il est dextrogyre.

Essai. — Doit se volatiliser sans résidu. 0 gr. 50 agité avec 10 c. c. d'eau doit fournir un liquide neutre ne donnant qu'une légère opalescence par l'azotate d'argent (*chlorures*), 0 gr. 50 chauffé au bain-marie bouillant deux heures avec 1 gramme d'azotate d'argent et 30 c. c. d'eau doit donner un précipité pesant 0 gr. 406 après lavage à l'eau, à l'alcool et à l'éther.

Pharmacologie. — On le donne quelquefois, à l'*intérieur*, comme hypnotique et antispasmodique, à la dose de 0 gr. 50 à 1 gr. 50 en cachets, pilules ou dragées; dans l'épilepsie, la chorée, l'incontinence d'urine, les érections nocturnes, les palpitations des anémiques et des surmenés.

Chez les enfants, 0,10 à 0,40, selon l'âge.

Acides

Nous étudierons les acides comme nous l'avons fait pour la série grasse, en les groupant d'abord d'après leur valence, puis d'après leur basicité.

ACIDE BENZOÏQUE $C^6H^5.CO^2H = 122$

Préparation. — 1º PAR VOIE SÈCHE. — On extrait l'acide benzoïque en soumettant le benjoin à l'action de la chaleur.

On place un mélange de benjoin pulvérisé et de sable dans une terrine que l'on recouvre d'un papier à filtrer tendu et collé sur les bords ; on dispose au-dessus un long cône de carton et on chauffe doucement la terrine. L'acide benzoïque du benjoin se volatilise, traverse le papier à filtrer et vient se condenser dans le cône de carton d'où on peut l'enlever. Le résidu pulvérisé et chauffé fournit encore de l'acide benzoïque.

Le rendement est d'environ 40 grammes pour un kilogramme de benjoin.

2º PAR VOIE HUMIDE. — On fait bouillir pendant une demi-heure, en agitant, du benjoin, de la chaux et de l'eau, puis on filtre ; le liquide contient du benzoate de chaux soluble. On l'additionne à chaud d'acide chlorhydrique, jusqu'à acidité. Le benzoate de chaux est décomposé en acide benzoïque qui cristallise par refroidissement et en chlorure de calcium qui reste en solution. On recueille les cristaux et on les sèche au papier.

3º ACIDE BENZOÏQUE DES HERBIVORES. — On retire en grande quantité l'acide benzoïque de l'urine des herbivores, qui contient de l'acide hippurique. On concentre cette urine et on la traite par de l'acide chlorhydrique, qui dédouble l'acide hippurique en gly-cocolle et acide benzoïque ; celui-ci cristallise ; on le recueille.

4º ACIDE BENZOÏQUE SYNTHÉTIQUE. — On le prépare en oxy-dant, par l'acide azotique dilué, le chlorure de benzyle obtenu par action du chlore sur le toluène.

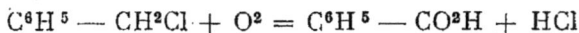

$$C^6H^5 — CH^2Cl + O^2 = C^6H^5 — CO^2H + HCl$$

5º On l'obtient encore industriellement en chauffant vers 350º un mélange de chaux éteinte et d'acide phtalique : il se fait de l'anhydride carbonique et du benzoate de chaux que l'on décom-pose par l'acide chlorhydrique pour précipiter l'acide benzoïque.

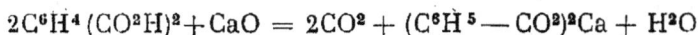

$$2C^6H^4(CO^2H)^2 + CaO = 2CO^2 + (C^6H^5 — CO^2)^2Ca + H^2O$$

L'acide phtalique se prépare en quantité par oxydation du naphtalène.

Purification. — L'acide benzoïque, surtout préparé par voie sèche, retient souvent un peu de résine et d'huile volatile.

Pour le purifier, on le fait bouillir avec de l'acide azotique ou de l'acide sulfurique étendu de 4 à 5 volumes d'eau, afin d'oxyder les matières étrangères, puis on fait cristalliser.

Propriétés. — Acide monobasique en aiguilles soyeuses, blanches, à odeur de benjoin, de saveur âcre et acide, solubles dans 373 parties d'eau froide, 15 parties d'eau bouillante, 2,4 parties d'alcool à 90°, 3,4 parties d'éther, 10 parties de glycérine, dans le chloroforme, la benzine, le sulfure de carbone, les huiles grasses. Il fond à 121° et bout à 249°. Il se sublime dès 150°. La vapeur d'eau entraîne l'acide benzoïque. Par oxydation ménagée, il donne les trois acides oxybenzoïques ; l'acide nitrique donne trois acides nitrobenzoïques ; calciné avec de la chaux, il fournit de la benzine inflammable.

Impuretés et falsifications. — L'acide benzoïque peut contenir de la résine, des huiles volatiles, de l'acide cinnamique. En dehors des sophistications courantes, on peut l'additionner d'acide hippurique et de sucre.

Essai. — Doit se volatiliser complètement sans charbonner (*acide hippurique*). 0 gr. 20 doivent se dissoudre dans 3 c. c. d'éther (*sucre, acides cinnamique, hippurique*). Doit être sans action sur une solution de permanganate de potasse à 1 % (*substances empyreumatiques*).

L'*acide cinnamique* se reconnaît en dissolvant 0 gr. 10 d'acide dans cinq centimètres cubes d'eau bouillante, ajoutant 0 gr. 10 de permanganate de potasse et laissant en contact en tube fermé ; il se forme de l'aldéhyde benzoïque reconnaissable à son odeur d'amande amère (JORISSEN).

Le *sucre* est noirci à chaud par l'acide sulfurique, qui n'altère pas l'acide benzoïque.

Pharmacologie. — L'acide benzoïque est un antiseptique faible, un stimulant, un diurétique et un expectorant. Il excite les sécrétions bronchiques et favorise l'expectoration. Il facilite la nutrition et l'expulsion des produits de désassimilation, il augmente la quantité des urines et leur acidité. On le conseille dans la diathèse urique, le rhumatisme articulaire aigu, les pyrexies graves, les bronchites aiguës et chroniques, les maladies des voies urinaires.

On le donne à l'*intérieur*, en potion ou pilules, à la dose de 1 à 2 grammes par jour. On le remplace le plus souvent par les benzoates. Il entre dans l'élixir parégorique.

BENZOATE DE BENZYLE $C^6H^5-CH^2-CO^2-C^6H^5$

Agit sur les muscles lisses en produisant leur relachement. Indiqué comme anti-spasmodique dans les hypertensions, la coqueluche, l'asthme, l'angine de poitrine, etc...

Employer une solution contenant 20 gr. de benzoate de benzyle dans 80 gr. d'alcool. Prendre 5 à 15 gouttes dans de l'eau froide, 3 à 4 fois par 24 heures.

N'est pas toxique, peut se donner longtemps et sans danger mais possède un goût désagréable.

ORTHOFORME (1) $CH^3 - CO^2 - C^6H^3 \begin{cases} OH\ (4) \\ NH^2\ (3) \end{cases} = 167$

Syn. : *Méta-amido-para-oxybenzoate de méthyle.*

Dans le commerce, deux produits un peu différents répondent au nom d'orthoforme : l'*orthoforme ancien* préparé par EINHORN et HEINZ, qui est le para-amido-méta-oxybenzoate de méthyle, et un orthoforme plus récent appelé *orthoforme nouveau*, qui est du méta-amido-para-oxybenzoate de méthyle.

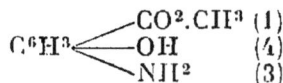

Les deux formules suivantes montrent la différence :

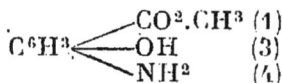

$$C^6H^3 \begin{cases} CO^2.CH^3\ (1) \\ OH \quad\quad (3) \\ NH^2 \quad\ (4) \end{cases} \qquad\qquad C^6H^3 \begin{cases} CO^2.CH^3\ (1) \\ OH \quad\quad (4) \\ NH^2 \quad\ (3) \end{cases}$$

Orthoforme ancien.   Orthoforme nouveau.

Propriétés. — Les deux orthoformes sont en poudre cristalline blanche, sans saveur ni odeur, fondant l'ancien à 120°, le nouveau à 142°.

Ils sont peu solubles dans l'eau froide, plus solubles dans l'éther, très solubles dans l'alcool, solution qui se colore en rose à l'air, insolubles dans le chloroforme, le sulfure de carbone et l'essence de térébenthine. Ils sont facilement solubles dans les alcalis, mais la solution se décompose rapidement et se colore en noir.

L'un et l'autre colorent le perchlorure de fer en violet, puis en brun.

Essai. — L'essai consiste surtout à différencier les deux orthoformes anciens et nouveau.

1° L'orthoforme ancien fond à 120°, il est insoluble dans la benzine ; le nouveau fond à 142°, il est complètement soluble dans la benzine bouillante.

2° *Action de l'hypobromite de soude.* — Dans un tube on met 1 centigramme de substance, 4 à 5 grammes de solution de soude à 30 %, puis, goutte à goutte, de l'hypobromite de soude.

On obtient une coloration rouge qui :

Avec l'*orthoforme ancien*, va en s'accentuant par addition du réactif, puis en s'atténuant ;

Avec l'*orthoforme nouveau*, s'accompagne d'un précipité rouge sang.

Si on porte le mélange à l'ébullition et qu'on sature l'excès d'hypobromite par quelques gouttes d'ammoniaque :

Avec l'*orthoforme ancien*, la liqueur devient incolore ;

Avec l'*orthoforme nouveau*, le précipité rouge se dissout en donnant, par un petit excès d'ammoniaque, un liquide orangé.

Pharmacologie. — Les deux orthoformes sont des analgésiques plutôt que des anesthésiques. Pour agir, ils doivent être appliqués sur une plaie, sur une partie dénudée, sur un épiderme ou un épithélium altéré, afin de permettre le contact direct avec les éléments nerveux. Ce sont des analgésiques locaux précieux, rendant des services incontestables pour calmer la douleur.

Ils ne sont pas toxiques, si ce n'est à dose assez élevée ; pourtant, après leur emploi, on a observé chez l'homme des symptômes soit locaux (éruptions cutanées), soit généraux (céphalalgie, température, prostration) dus sans doute à l'intolérance de certains organismes. Ces symptômes se sont produits surtout depuis la substitution de l'orthoforme nouveau à l'ancien (ne pas confondre avec vieux), qui paraissait supérieur.

Les orthoformes ont donné d'excellents résultats dans le traitement des brûlures au troisième degré, des plaies douloureuses, des ulcérations de la langue, du larynx, dans les dysphagies douloureuses, hémorroïdes ulcérées.

A l'*intérieur*, ils constituent un bon moyen pour calmer les douleurs de l'ulcère rond et du cancer de l'estomac.

On les donne, à l'*intérieur*, à la dose de 0 gr. 50 à 1 gramme par jour et même davantage, en cachets, pilules ou comprimés, en émulsion dans l'huile. A l'*extérieur*, on les emploie en poudre, solution alcoolique. On ne doit pas les employer en pommades qui facilitent leur décomposition (BARDET).

ACIDE SALICYLIQUE

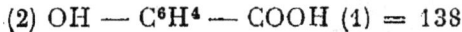

$$(2)\ OH - C^6H^4 - COOH\ (1) = 138$$

Syn. : *Acide orthoxybenzoïque.*

Préparation. — On l'obtient aujourd'hui, dans l'industrie, par le procédé de SCHMITT, qui consiste à traiter un phénate alcalin par l'acide carbonique et à chauffer à 130° environ, dans un autoclave.

On fait passer à froid un courant d'acide carbonique bien sec sur du phénate de sodium également sec, tant qu'il y a absorption ; il se forme un carbonate double de sodium et de phényle NaO — CO — O. C⁶H⁵. En chauffant ce sel pendant une heure vers 130°, dans un digesteur fermé, il y a transformation intramoléculaire avec formation de salicylate neutre de soude.

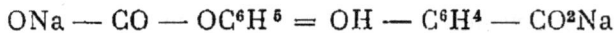

$$ONa - CO - OC^6H^5 = OH - C^6H^4 - CO^2Na$$

Si l'on chauffe au-dessus de 180°-200°, il se fait du salicylate basique de soude ou salicylate disodique NaO — C⁶H⁴ — CO²Na.

Ce sel est dissous dans l'eau et traité par l'acide chlorhydrique, qui met l'acide salicylique en liberté. On le recueille et on le fait cristalliser dans l'eau.

Purification. — L'acide salicylique est quelquefois coloré en rose. On le purifie en le dissolvant à chaud dans 4 parties de glycérine ; on délaie cette dissolution dans un excès d'eau froide, l'acide se précipite incolore.

Propriétés. — Aiguilles incolores, de saveur un peu sucrée puis âcre, d'odeur piquante provoquant l'éternuement, solubles dans 500 parties d'eau froide, 15 parties d'eau bouillante, 3 parties d'alcool à 90°, 2 parties d'éther, 50 parties de glycérine, solubles aussi dans le chloroforme et la benzine. Le borate de soude et l'acide borique facilitent sa dissolution dans l'eau.

L'acide salicylique fond à 157°, et se sublime quand on chauffe avec ménagement ; sinon, il y a décomposition en phénol et en acide carbonique. Si on le chauffe entre 160° et 240°, il se transforme en acide disalicylique, puis en salol, par perte d'eau et de CO^2. L'hydrogène naissant le transforme en aldéhyde salicylique, puis en alcool salicylique. L'acide nitrique le transforme en acide nitrosalicylique, puis en acide picrique. Avec l'acide sulfurique, il donne de l'acide sulfosalicylique, qui sert de réactif des albuminoïdes.

Réactions. — Sa solution aqueuse se colore à froid en violet avec le perchlorure de fer très étendu, coloration détruite par les acides.

Avec l'alcool méthylique et l'acide sulfurique, il se produit du salicylate de méthyle à chaud.

Par addition de 4 à 5 gouttes d'acide acétique à la solution aqueuse, puis de 4 à 5 gouttes de solution de nitrite de potasse au 1/10 et enfin d'une goutte de sulfate de cuivre au 1/10, on obtient à chaud une belle coloration rouge (JORISSEN).

Quelques cristaux d'acide salicylique chauffés avec quelques gouttes d'acide azotique le colorent en jaune orangé ; en ajoutant de l'eau puis un excès d'ammoniaque, le mélange passe à la teinte jaune picrate d'ammoniaque.

En ajoutant de l'acide salicylique à un mélange obtenu en additionnant une solution de soude à 10 %, de solution de permanganate de potasse ajoutée goutte à goutte jusqu'à coloration violette, on obtient une belle coloration verte à froid (B. MOREAU). Cette réaction est très sensible et s'obtient avec des traces d'acide salicylique ou de salicylate de soude. Le phénol donne la même réaction, mais moins nettement.

Chauffé à l'ébullition avec un excès d'eau de chaux, l'acide salicylique donne un précipité de salicylate basique de calcium

$C^6H^4 \underset{O}{\overset{CO^2}{\diagdown}} Ca$, ce qui le distingue de l'acide paraoxybenzoïque,

qui ne précipite pas dans ces conditions.

Essai. — La solution alcoolique au dixième évaporée à l'air sur un verre de montre doit laisser des cristaux blancs, aiguillés, sans liséré brun (*produits organiques étrangers*) ; elle ne doit pas précipiter l'azotate d'argent acidulé d'acide azotique (*chlorures*). La solution aqueuse sursaturée par le carbonate de soude puis agitée avec de l'éther ne doit rien lui céder (*phénol*). L'acide salycilique doit se dissoudre dans l'acide sulfurique sans coloration (*sucre*).

Pharmacologie. — L'acide salicylique est un antiseptique égal au phénol et moins toxique. Il arrête les fermentations, empêche l'action de l'émulsine sur l'amygdaline et celle de la myrosine sur le myronate de potasse. Il retarde l'altération de la bière et de l'urine, assure la conservation du lait à la dose de 0 gr. 40 °/oo et empêche la putréfaction de la viande.

Introduit dans l'organisme, il est absorbé et augmente l'élimination des matériaux azotés par les reins. Il s'élimine rapidement en nature et aussi en combinaison avec le glycocolle, c'est-à-dire à l'état d'acide salicylurique que l'on retrouve dans l'urine. A ce titre, il entrave la formation de l'acide urique. Il abaisse encore la température des fébricitants.

Doses et modes d'administration. — On l'emploie, à l'*intérieur*, comme antithermique, antirhumatismal, à la dose de 1 à 4 grammes par jour, en potion. On le remplace presque toujours par le salicylate de soude. Pour l'*usage externe*, on le donne en gargarismes, lotions, collodion, poudre ou pommade comme antiseptique et caustique léger.

On facilite sa dissolution dans l'eau par l'addition de borax ou d'acide borique. Une solution à 1 % dans de la glycérine peut s'étendre d'une proportion quelconque d'eau.

L'acide salicylique a une action trop énergique sur l'organisme pour que son emploi pour la conservation des matières alimentaires soit autorisé.

ASPIRINE $CO^2H - C^6H^4 - O - CO - CH^3 = 180$

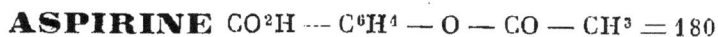

Syn. : Acide acétylsalicylique.

Préparation. — 1º Par action à 100º de l'anhydride acétique sur l'acide salicylique en présence d'acétate de soude ;
2º Action de l'acide acétique à chaud sur l'acide salicylique en présence d'un déshydratant (chlorure de zinc) ;
3º Action du chlorure d'acétyle sur l'acide salicylique.

Propriétés. — Elle se présente en aiguilles incolores, inodores, ou à légère odeur acétique, à saveur un peu acide, fusibles entre 129º et 137º selon la fabrication, solubles dans 500 parties d'eau froide, dans 4,5 parties d'alcool, 10 parties d'éther, dans le benzène chaud, le chloroforme. Sa réaction est acide. Les alcalis étendus la dédoublent en un mélange d'acétate et de salicylate qui, très légèrement acidifié, produit, par addition de perchlorure de fer étendu d'eau, une coloration violette : réaction du salicylate. Ce même liquide, plus fortement acidifié, laisse déposer l'acide salicylique, et le liquide filtré, puis calciné, donnera la réaction des acétates : par l'alcool et l'acide sulfurique à chaud, odeur d'éther acétique.

Essai. — Le point de fusion 135º porté au Codex est, en réalité, variable, car au voisinage de cette température l'aspirine se décompose avec dégagement d'acide acétique et formation d'acide salicylo-salicylique.
Il varie de 129º à 137º.
L'aspirine doit se volatiliser sans résidu et sans dégager d'odeur de caramel (*sucre*) ou de pain grillé (*acide tartrique*), se dissoudre entièrement dans l'éther (*substances minérales*). Sa solution aqueuse, facilitée en dissolvant d'abord dans un peu d'alcool, ne doit pas se colorer immédiatement en violet par une solution diluée de perchlorure de fer (*acide salicylique libre*), ni présenter l'odeur d'acide acétique (*acide acétique libre*).
L'aspirine, chauffée dans un tube à essai jusqu'à commencement de fusion puis dissoute dans l'eau, donne une coloration violette par le perchlorure de fer dilué.
0,50 d'aspirine bouillie deux à trois minutes avec une solution aqueuse 1/10 de soude donne une solution qui, acidifiée par SO^4H^2,

laisse précipiter l'acide salicylique ; le liquide filtré donne les réactions des acétates : par l'acide arsénieux et calcination, odeur infecte de cacodyle.

Dosage. — MÉTHODE ASTRUC. — Repose sur cette réaction que l'aspirine se comporte comme un acide monobasique en présence de la phtaléine et de soude N, dont 1 c. c. correspond à 0 gr. 18 d'aspirine.

On dissout 1 gr. 80 d'aspirine dans environ 50 c. c. d'alcool à 95° et on titre à la soude normale en présence de phtaléine ; on doit employer 10 c. c. de soude si le produit est pur.

Pour contrôler ce premier titrage et éviter que l'addition d'acide salicylique libre prête à confusion, on refait le dosage suivant : on ajoute au mélange précédent 20 autres c. c. de soude N, on porte au bain-marie avec réfrigérant ascendant et on maintient à l'ébullition un quart d'heure au maximum, puis on titre l'excès de soude avec une solution acide normale.

Le nombre de c. c. de soude absorbée dans ce deuxième dosage doit égaler le premier, soit 10 c. c. si le produit est pur. Si le chiffre est inférieur, soit n c. c., le titrage devient n × 0,18 égale la quantité d'aspirine vraie pour 1 gr. 80 de l'échantillon. On calcule pour 100 grammes.

Dans le premier dosage, la soude a saturé l'acidité de l'aspirine due à CO^2H de l'acide salicylique de la combinaison ; dans le second dosage, la soude absorbée l'a été par l'acide acétique de la combinaison.

Pharmacologie. — L'aspirine agit exactement comme l'acide salicylique dont elle n'a pas les propriétés irritantes sur la muqueuse stomacale. Elle traverse l'estomac sans décomposition, mais le suc intestinal en libère l'acide salicylique. Elle ne produit que rarement des bourdonnements d'oreilles et ne trouble pas l'appétit. Elle agit comme analgésique et comme antithermique, surtout dans les manifestations rhumatismales. On la donne en cachets, comprimés ou en suspension dans de l'eau sucrée, à la dose de 1 gramme, trois ou quatre fois par jour, dans le rhumatisme articulaire, névralgies, grippe, douleurs musculaires, diabète (elle diminue le sucre), coryza, coqueluche, et pour calmer la douleur dans les affections oculaires. Elle est spécialement indiquée quand le salicylate de soude est mal toléré. Son mélange avec le bicarbonate de soude devient noir, visqueux et à odeur acétique.

On ne doit pas l'associer aux sels de quinine ; le mélange se liquéfie et dégage l'odeur d'acide acétique. Il se formerait peu à peu un composé toxique, une quinotoxine, isomère de la quinine, agissant comme la digitaline. Il semble qu'il y ait là une certaine exagération, car ce mélange est fréquemment prescrit. On sait, en effet, que l'acide acétique glacial, chauffé avec les alcaloïdes du quinquina, les convertit en isomères toxiques.

Il existe chez certains malades une idiosyncrasie très nette pour l'aspirine avec phénomènes 'd'intoxication : néphrite, urticaire, larmoiement, œdème des paupières, etc. BOUVET a donné la formule suivante fournissant des comprimés d'aspirine, de compression facile et de désintégration rapide. Aspirine 50 grammes, fécule desséchée 8 grammes, gomme arabique pulvérisée 2 grammes, talc 2 gr. 50. Granuler avec de l'alcool à 95°, sécher à température aussi basse que possible et diviser en 100 comprimés.

Sels d'aspirine. — BOUVET a préparé les sels de l'acide acétylsalicylique avec le sodium, le lithium, le calcium, le magnésium et d'autres. Ils s'obtiennent en ajoutant le carbonate pulvérisé à une suspension d'aspirine dans l'alcool méthylique ; après filtration, l'addition d'éther en excès précipite le sel cherché.

Ils sont solubles dans l'eau, hygroscopiques, décomposables après quelques jours. Pourtant le sel de calcium en poudre se conserve mieux et peut se prescrire à la place de l'aspirine. Il n'irrite pas le rein et ne provoque pas de douleurs gastriques.

NOVASPIRINE

$$(HOOC - C^6H^4 - O - CO^2 - CH^2)^2 = C \underset{CO^2}{\overset{O}{<}} > CH^2.$$

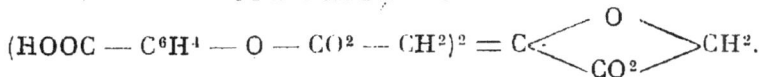

Ether disalicylique de l'acide anhydrométhylène citrique.

Poudre blanche, cristalline, inodore, insoluble dans l'eau, peu soluble dans l'éther, soluble dans l'alcool, décomposable par les alcalis en ses éléments, acide salicylique et acide citrique. Chauffée à sec, elle dégage de l'aldéhyde formique. Elle se colore en jaune par la soude, ce que ne fait pas l'aspirine.

Elle se prescrit comme l'aspirine et aux mêmes doses.

Vésipyrine. — Ether phénylique de l'aspirine ou acétylsali-cylate de phényle. $CH^3COO — C^6H^4 — CO^2 — C^6H^5$. Cristaux insolubles dans l'eau, solubles dans l'alcool, sans odeur ni saveur, fusibles vers 97°. Ils se dédoublent dans l'intestin en salol et acide acétique. Employé comme antirhumatismal et antiseptique à la façon du salol, à la dose de 2 à 5 grammes par jour en cachets.

Salacétol ou **Salicylate d'acétone.** $OH — C^6H^4 — CO^2 — CH^2 — CO — CH^3$. — Obtenu en faisant agir le salicylate de soude sur la monochloracétone ; il se forme du chlorure de sodium et du salacétol.

Aiguilles lamelleuses, fusibles vers 71°, insolubles dans l'eau froide, solubles dans l'eau bouillante, l'alcool, l'éther, le chloro-forme. Se dédouble dans l'intestin.

C'est un excellent antiseptique intestinal et urinaire qui peut se donner aux enfants. Il agit bien aussi dans le rhumatisme chro-nique et le rhumastisme articulaire aigu ; l'administration de 2 grammes est suivie, après deux ou trois heures, d'un abaisse-ment de température et de l'atténuation des douleurs. On le con-seille aussi contre les diarrhées estivales et pour le pansement des plaies.

On le donne à la dose, pour un adulte, de 1 à 4 grammes par jour en cachets de 0,50 ; pour les enfants, on donne autant de décigrammes qu'ils ont d'années.

Le salacétol peut remplacer toutes les préparations salicylées ; son emploi est surtout à recommander dans la pratique infantile.

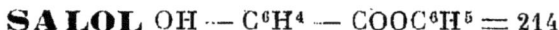

SALOL $OH — C^6H^4 — COOC^6H^5 = 214$

Syn. : Salicylate de phénol. — Salicylate de phényle.

Préparation. — On le prépare en faisant agir l'oxychlorure de phosphore ou l'oxychlorure de carbone sur un mélange de salicy-late et de phénolate de soude.

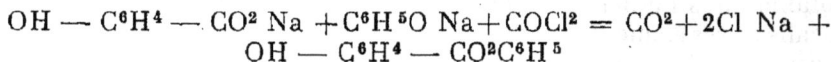

$$OH — C^6H^4 — CO^2 Na + C^6H^5O Na + COCl^2 = CO^2 + 2Cl Na + OH — C^6H^4 — CO^2C^6H^5$$

Propriétés. — Il se présente en petits cristaux d'odeur agréable de foin coupé, de saveur nulle, fusibles vers 42°5, en un liquide se décomposant par ébullition à la pression normale, bouillant à 172°-173°, sous 12 millim. de pression, insolubles dans l'eau et la glycérine, solubles dans 10 parties d'alcool à 95°, 0,3 partie d'éther, le chloroforme, la vaseline, les huiles, l'essence de santal.

L'acide sulfurique le colore en jaune ; le nitrate de potasse et l'acide sulfurique en bleu-vert. Le perchlorure de fer colore sa solution alcoolique en violet. Les alcalis le dédoublent à chaud en salicylate et phénate de soude ; la même réaction se produit dans l'organisme.

Essai. — Le salol agité avec 50 parties d'eau froide donne, après filtration, un liquide qui ne doit pas avoir de réaction acide, ni se colorer en violet par le perchlorure de fer (*acide salicylique* ou *phénol*), ni précipiter l'azotate d'argent (*chlorures*) ou l'azotate de baryte (*sulfates*). Chauffé sur une lame de platine, il ne doit laisser aucun résidu (*sels minéraux — sucre*). Il doit fondre à 42°-43°.

Pharmacologie. — On l'emploie, à l'*intérieur*, comme anti-thermique, antirhumatismal et comme antiseptique intestinal et des voies urinaires ; il rend l'urine aseptique et convient aussi bien en chirurgie que dans le traitement des affections conta-gieuses. Il se dédouble dans l'intestin seulement, sous l'influence du suc pancréatique, en ses deux composants, ce qui assure l'an-tisepsie de cet organe. On le prend surtout en cachets de 0 gr. 50 à la dose de 1 à 4 grammes par jour. A l'*extérieur*, il peut servir au pansement des plaies, soit en poudre ou sous forme de gaze salolée, pommade. Se méfier des dermites qu'il peut provoquer.

Il devient liquide au contact du camphre, du naphtol et de bien d'autres corps. Ces liquides se solidifient et cristallisent d'autant plus facilement qu'ils sont plus riches en salol. Ils ont un grand pouvoir dissolvant.

On ne doit pas en abuser car il peut devenir toxique par pro-duction de phénol dans l'intestin. On doit encore s'abstenir de l'introduire dans les poudres dentifrices, son contact fréquent sur la muqueuse des lèvres pouvant amener de l'eczéma.

Salophène ou **Salicylate d'acétylparamidophé-nol.** — OH — C^6H^4 — CO — O — C^6H^4 — NH — C^2H^3O. — Corps blanc cristallin, fusible à 188°, insipide, inodore, presque insoluble dans l'eau, soluble dans l'alcool et l'éther, soluble à froid dans les solutions alcalines qui le décomposent à chaud, avec coloration bleue.

Chauffé modérément en présence d'alcool et d'acide sulfurique, il dégage l'odeur d'éther acétique. Sa solution alcoolique se colore en violet par addition goutte à goutte de perchlorure de fer.

Le salophène doit fondre vers 188° et se volatiliser sans résidu ; il ne doit rien céder à l'eau. La soude à 30% le colore à l'ébullition en bleu virant au jaune rougeâtre ; cette solution froide se colore en vert par le chlorure de chaux et précipite par HCl des aiguilles d'acide salicylique.

Antiseptique analogue au salol et au benzonaphtol, se dédoublant au contact des alcalis de l'intestin en salicylate et phénolate alcalins. Il jouit encore de propriétés analgésiques qui le font employer dans le traitement des névralgies légères, de la migraine, du rhumatisme articulaire aigu. On le donne, à l'*intérieur*, à la dose de 2 à 4 grammes par jour, en cachets de 0 gr. 50. Il est mieux supporté que le salicylate de soude. Chez les enfants 0,15 par année, en cachets de 0,25.

SALICYLATE DE MÉTHYLE

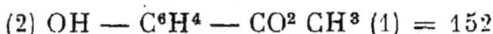

$$(2)\ OH - C^6H^4 - CO^2\ CH^3\ (1) = 152$$

Syn. : *Ether méthylsalicylique.*

Préparation. — Le salicylate de méthyle est contenu dans la proportion de 9/10 dans l'essence de wintergreen obtenue par la distillation d'une plante de la famille des Ericacées, le *Gaultheria procumbens*. On peut l'extraire de cette essence en la soumettant à la distillation et recueillant ce qui passe entre 220° et 224°.

Aujourd'hui, on prépare synthétiquement le salicylate de méthyle, soit en faisant agir le chlorure de salicyle sur l'alcool méthylique, soit surtout en traitant l'alcool méthylique par l'acide salicylique en présence d'acide sulfurique.

Propriétés. — Liquide incolore, d'une odeur aromatique forte et persistante. Sa densité est 1,18 à 1,19 à +15° ; il bout à 224°. Il est à peu près insoluble dans l'eau, soluble dans l'alcool, l'éther, le chloroforme, la vaseline liquide, les huiles. Sa solution aqueuse se colore en violet par le perchlorure de fer, coloration qui disparait par addition d'éther ou de benzine. La potasse en excès et à chaud le décompose en ses deux composants. Il est neutre aux réactifs colorés.

Il dissout l'iode sans se combiner et s'unit avec les bases pour donner des produits cristallins.

Essai. — On fraude le salicylate de méthyle par addition d'*alcool méthylique* ou *éthylique*, d'*essence de wintergreen*, d'*huile* et d'*acide salicylique*.

Doit être volatil sans résidu, neutre, sans action sur la lumièr polarisée ; présenter la densité et le point d'ébullition ci-dessus.

Après saponification par la soude à chaud, HCl en excès précipite l'acide salicylique.

La présence de l'*alcool* serait décelée par l'abaissement de la densité, l'abaissement du point d'ébullition ; enfin un lavage à l'eau entraînerait l'alcool laissant le salicylate de méthyle. Il y aurait ainsi une diminution de volume du salicylate de méthyle et on pourrait retrouver la présence de l'alcool dans les eaux de lavage.

La présence d'*essence de wintergeren* est signalée par l'acide sulfurique qui brunit et provoque une élévation notable de température. Le produit pur ne donne rien de semblable. Par calcination, il se dégage l'odeur d'acroléine, s'il y a addition d'une *huile fixe*.

La solution aqueuse de salicylate de méthyle additionnée d'*acide salicylique* donne avec le perchlorure de fer une coloration violette ne *disparaissant pas* par addition d'*éther ou de benzine*.

Pharmacologie. — Le salicylate de méthyle est un médicament antirhumatismal ; il agit mieux que l'essence de wintergreen.

On l'emploie surtout pur en badigeonnages, sur la région gonflée ou douloureuse, suivis d'un enveloppement hermétique.

LINOSSIER et LANNOIS ont montré que le salicylate de méthyle était absorbé par la peau et se transformait dans le sang en salicylate de soude. Il a donc sur ce dernier corps l'avantage de produire les mêmes effets sans passer par l'estomac et par suite sans irriter cet organe.

Le salicylate de méthyle employé dans le rhumatisme articulaire aigu calme plus vite la douleur que le salicylate de soude, de deux à six heures après l'application ; il produit à la fois une action générale et une action locale.

Dans les rhumatismes infectieux (blennorragie, scarlatine), les arthrites goutteuses, les névralgies, névrites, dans la sciatique, dans le zona, dans les douleurs fulgurantes du tabès, il agit comme analgésique et calme la douleur.

Les doses à employer sont de 2 à 5 grammes en badigeonnages répétés deux fois par jour, en recouvrant de toile imperméable et d'un pansement ouaté. Sous forme de pommade, l'incorporation se fait mal, les pommades sont fluides, peu commodes à employer et l'absorption est diminuée.

A cause de son odeur forte et persistante, certains malades l'acceptent difficilement. LASSERRE a alors songé à l'administrer par voie stomacale et il a obtenu d'excellents résultats. La dose qu'il prescrit est de 1 centimètre cube par jour dissous dans une potion alcoolisée.

On peut masquer son odeur par addition de 2% d'essence pure de lavande (PETIT).

SALICYLATE D'AMYLE $OH—C^6H^4CO^2—C^5H^{11} = 208$

Préparation. — On peut l'obtenir de la même façon que le salicylate de méthyle en remplaçant l'alcool méthylique par de l'alcool amylique. On le distille dans le vide.

Propriétés. — Liquide incolore, à odeur faible d'alcool amylique, de densité 1,065. Il bout à 115° sous une pression de 2 millimètres et à 250° à la pression ordinaire, mais en se décomposant. Il est à peu près insoluble dans l'eau, soluble dans l'éther, le chloroforme, l'alcool ; sa solution aqueuse se colore en violet par le perchlorure de fer. La soude le saponifie à l'ébullition avec formation de salicylate de soude et d'alcool amylique. L'addition de HCl précipite l'acide salicylique.

Pharmacologie. — On l'emploie à l'intérieur et à l'extérieur de la même manière et aux mêmes doses que le salicylate de méthyle.

Son odeur est plus agréable et mieux acceptée des malades.

Salène. — Corps voisin de l'aspirine. C'est un mélange

d'éther méthylique et d'éther éthylique de l'acide salicylacétique
OH — C⁶H⁴ — CO² — CH² — CO²H.

Cristaux blancs, sans odeur, solubles dans l'alcool, la benzine, le chloroforme, l'huile de ricin, plus difficilement dans l'huile d'olive. On l'emploie en solution ou pommade pour frictions dans le lumbago, torticolis, rhumatisme aigu et chronique.

Sanoforme ou Éther méthyl-diiodo-salicylique

OH — C⁶H²I² — CO²CH³. — Obtenu par l'action de l'iode sur l'essence de wintergreen ou sur le salicylate de méthyle. Il est cristallisé en fines aiguilles blanches, inodores, insipides, fusibles à 110°, solubles dans l'alcool, l'éther et la vaseline. On l'a employé avec succès dans le pansement des ulcères, à la place de l'iodoforme, dont il n'a ni l'odeur, ni la toxicité. On l'emploie en poudre, en pommade et sous forme de gaze facile à stériliser, puisque ce corps ne fond qu'à 110°.

Santyl. — Salicylate de santalol.

Obtenu avec l'acide salicylique et l'essence de santal. Huile jaunâtre à odeur faible, non irritante ; prescrit dans la blennorragie, la cystite à la dose de 25 gouttes, 3 fois par jour.

Ulmarène. — Nom

donné à un mélange en proportions déterminées d'éthers salicyliques d'alcools aliphatiques à poids moléculaires élevés (BOURCET).

Liquide lourd, légèrement jaune rosé, d'odeur agréable et peu prononcée, de saveur brûlante.

Il est insoluble dans l'eau, soluble dans 2 volumes d'alcool et dans 1 volume de benzine. Il contient 75 % de son poids d'acide salicylique. Sa solution alcoolique se colore en violet par le perchlorure de fer dilué.

Antirhumatismal possédant toutes les propriétés du salicylate de méthyle, sur lequel il a l'avantage d'être peu odorant.

On le prescrit en badigeonnages, suivis d'enveloppement ouaté à la dose de 4 à 16 grammes par jour.

Acide camphorique C⁸H¹⁴(CO²H)². — Acide bibasique

obtenu en oxydant le camphre par l'acide azotique. Le produit médicinal est l'acide camphorique droit, c'est-à-dire dérivant du camphre droit.

Cristaux blancs, de saveur amère, fusibles à 186°5, peu solubles dans l'eau froide, solubles dans l'alcool et l'éther.

On le donne à l'*intérieur* contre les sueurs nocturnes des phtisiques, à la dose de 2 à 4 grammes par jour en cachets, en 2 fois, pris 2 ou 3 heures avant l'apparition des sueurs. Son action est de courte durée, mais sans accoutumance.

ACIDE GALLIQUE

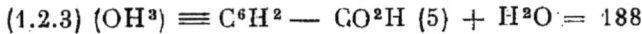

$$(1.2.3) \; (OH^3) \equiv C^6H^2 - CO^2H \; (5) + H^2O = 188$$

Préparation. — On le retire de la noix de galle par une fermentation prolongée, en milieu humide. Les moisissures, qui envahissent la masse, secrètent une diastase, la tannase, qui hydrolyse le tannin et le transforme en acide gallique. Après expression, filtration et évaporation, l'acide cristallise.

On peut encore l'obtenir en faisant bouillir du tannin avec de l'acide sulfurique étendu.

On le purifie en le dissolvant dans l'eau bouillante, décolorant au noir et faisant cristalliser.

Propriétés. — Longues aiguilles soyeuses, inodores, de saveur astringente, solubles dans 130 parties d'eau froide, 3 parties d'eau bouillante, 5 parties d'alcool à 90° froid et 40 parties d'éther. Chauffé à 220°, il fond, perd de l'acide carbonique et se transforme en pyrogallol.

Il possède 3 fonctions phénol et 1 fonction acide et peut ainsi donner de nombreux dérivés.

La solution d'acide gallique rougit le tournesol, donne un précipité bleu violacé par les sels ferriques, précipite l'émétique, mais ne précipite pas les alcaloïdes et la gélatine, comme le fait le tanin ; avec le cyanure de potassium, on obtient par agitation une belle coloration rouge (différence avec le tanin). Il est facilement oxydable, sa solution aqueuse brunit à l'air. En solution alcaline, il noircit et dégage de l'acide carbonique. Il réduit les sels d'or, d'argent et les solutions alcalines de cuivre.

L'acide gallique possède les propriétés astringentes du tanin, mais très affaiblies. Il est peu usité.

Essai. — Doit brûler sans résidu. Sa solution aqueuse ne doit pas précipiter la gélatine (*tanin*). 1 gr. agité avec 10 c. c. d'eau ne doit lui céder que 4 centigr. au maximum.

AIROL $(OH)^3 \equiv C^6H^2 - CO^2Bi(OH)I = 521$

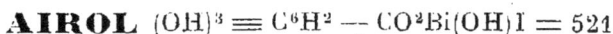

Syn. : Oxyiodogallate basique de bismuth.

Obtenu en faisant agir sur une solution azotique de sous-nitrate de bismuth, une solution d'acide gallique et une solution d'iodure de potassium.

THIBAULT, reprenant l'étude de l'airol, a constaté que sa composition est variable avec le mode de préparation ainsi que sa teneur en iode ; que si certains dissolvants comme le chloroforme, la benzine, le sulfure de carbone n'altèrent pas l'airol, d'autres tels que l'alcool, l'acétone, l'éther, l'iodure de potassium, le font passer au jaune verdâtre, puis au jaune rougeâtre en lui enlevant tout son iode. Il reste un résidu surtout constitué par l'acide bismuthogallique ou dermatol.

THIBAULT conclut de ces essais que l'airol n'est pas un produit défini mais un mélange de dermatol et de triiodure de bismuth.

Propriétés. — Poudre jaune verdâtre, inodore, insoluble dans les dissolvants ordinaires, se décomposant au contact de l'eau bouillante et aussi à l'air humide en donnant un produit rouge. Une solution de soude dissout l'airol et se teinte en rouge à la lumière. Dissous dans l'acide chlorhydrique dilué, puis agité avec de l'eau de chlore et du chloroforme, l'airol donne une coloration violette, par suite de la mise en liberté de l'iode. Une autre portion de la dissolution chlorhydrique donne, avec le perchlorure de fer, une coloration brun verdâtre (réaction de l'acide gallique). Il se colore en noir par les sulfures alcalins.

On a préconisé l'airol comme antiseptique et siccatif des plaies ; il n'est ni irritant, ni toxique. On l'emploie en poudre, en pommade ou en émulsion glycérinée pour injections urétrales.

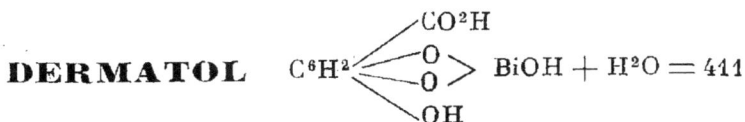

DERMATOL $\quad C^6H^2 \begin{cases} CO^2H \\ O \\ O \\ OH \end{cases} BiOH + H^2O = 411$

Syn. : Gallate de bismuth officinal. — Sous-gallate de bismuth. Acide bismuthogallique.

Préparation. — On dissout 100 grammes d'azotate neutre de bismuth dans 200 grammes d'acide acétique cristallisable et on y ajoute 500 grammes d'eau distillée, on filtre. Dans cette solution on verse, en remuant, une solution de 37 grammes d'acide gallique dans 1500 grammes d'eau distillée. Le précipité jaune produit est lavé à l'eau tiède jusqu'à ce que cette eau n'ait plus de réaction acide et on sèche vers 60°.

Propriétés. — C'est une poudre jaune de soufre, ordinairement amorphe, inodore, sans saveur, insoluble dans l'eau, l'alcool, l'éther et les acides dilués, soluble dans la lessive de soude. L'acide sulfurique étendu le dissout à chaud.

Le dermatol a une réaction acide, il possède 2 H remplaçables par un métal alcalin ; il est donc bibasique. Aussi THIBAULT le considère comme un acide bismuthogallique et non pas comme un sel basique. Il contient 56,45 % d'oxyde de bismuth anhydre.

Essai. — Traité par l'alcool ou l'éther, le dermatol n'abandonne pas d'*acide gallique*. La solution de dermatol dans 6 parties d'acide sulfurique ne doit pas bleuir par le sulfate de diphénylamine (*sous-nitrate de bismuth*), 5 c. c. de soude 1/10 doit en dissoudre à froid 0 gr. 50 sans résidu (*sels de bismuth*).

1 gr. calciné à plusieurs reprises avec de l'acide azotique, puis avec de l'acide sulfurique, le résidu dissout dans la solution chlorhydrique d'hypophosphite de soude ne doit pas produire, même à chaud, de coloration brune (*arsenic*).

Calciné, il laisse 56 % d'oxyde de bismuth anhydre. Les produits commerciaux donnent 53-54 %.

Il noircit par l'hydrogène sulfuré et les sulfures alcalins en produisant du sulfure de bismuth.

Pharmacologie. — C'est un excellent astringent antiseptique, très efficace pour diminuer les sécrétions des tissus ; employé à l'*extérieur*, dans le traitement des plaies, brûlures et maladies de la peau. On l'applique en poudre, en pommade 10 %, en glycérolé ou en pâte. On peut le prendre à l'*intérieur*, à la dose de 2 grammes en cachets ; il agit alors comme le sous-nitrate de bismuth. Il n'est pas toxique.

TANIN

Syn. : *Acide digallique.* — *Acide gallotannique.*
Acide tannique.

Préparation. — On l'extrait de la noix de galle à l'aide de
l'éther aqueux.

On place dans une allonge disposée sur une carafe 100 grammes
de noix de galle d'Alep en poudre grossière, que l'on arrose avec
le mélange suivant :

Éther rectifié.	500 gr.
Alcool à 90.	60 —
Eau.	20 —

Après 24 heures de macération laisser écouler. Le liquide qui
passe se sépare en deux couches : une couche supérieure éthérée,
renfermant la matière colorante et les corps gras ; une couche
inférieure qui est une dissolution aqueuse du tanin. On recueille
la couche inférieure dans une capsule que l'on porte ensuite à
l'étuve vers 50°. Après évaporation du dissolvant, il reste du
tanin. On peut aussi étendre la solution sur des plaques de verre
que l'on place à l'étuve. On obtient ainsi le *tanin à l'éther* (CODEX).
    Le tanin existe dans le commerce sous trois états :
    Le *tanin à l'eau*, le plus impur, obtenu en épuisant par l'eau la
poudre de noix de galle, évaporant et pulvérisant.
    Le *tanin à l'alcool*, obtenu en épuisant la poudre de noix de
galle par l'alcool à 80°, contenant 25 % d'éther. On distille l'alcool
et on pulvérise le résidu sec. Il est plus foncé en couleur que le
tanin à l'éther.
    Le *tanin à l'éther*, préparé comme il est indiqué précédem-
ment, est le plus pur et le moins coloré ; il conserve toujours une
légère odeur éthérée. C'est la sorte officinale.
    Il est constitué par un mélange riche en acide digallique, avec,
en faible quantité, des principes divers, notamment des glucosides.

Propriétés. — Le tanin officinal est une substance blanc jaunâtre, amorphe, inodore, très astringente, soluble dans 1 part.
d'eau froide, solution acide et dextrogyre, dans 2 part. d'alcool à
90° et 8 part. de glycérine, insoluble dans le chloroforme, la

benzine, l'éther de pétrole, les huiles, l'éther pur, l'éther additionné d'alcool ou d'eau le dissout. Il fond à 210°, puis se décompose. Exposé à l'air humide, il se transforme en deux molécules
d'acide gallique, par fermentation et hydratation. Les acides étendus agissent comme l'air humide. Le sel marin, l'acétate de potassium, les acides forts le précipitent de ses dissolutions. Il précipite à son tour l'émétique, l'albumine, la gélatine, la caséine,
l'amidon, certains alcaloïdes, l'eau de chaux, le chlorure de
baryum, les sels de plomb. L'iode donne dans sa solution une
coloration brune ; le bichromate de potasse, un précipité brun. Il
réduit les sels d'argent et la liqueur de Fehling et précite en noir
les sels ferriques.

Au point de vue de cette réaction, les tanins extraits des divers
végétaux peuvent être divisés en trois groupes : 1° les tanins qui
précipitent en bleu-noir ou en noir les persels de fer (tanins de la
noix de galle, de l'écorce de chêne, du sumac, du bouleau) ;
2° ceux qui les précipitent en vert noirâtre (tanin du cachou, du
quinquina, du thé) ; 3° ceux qui les colorent en gris verdâtre
(tanins du ratanhia, de l'absinthe, etc.). Ces divers tanins ont chacun une constitution spéciale.

Essai. — Doit être complètement soluble dans l'eau et combustible sans résidu (*matières minérales*). Ne doit pas perdre plus
de 12 % de son poids par dessiccation à 100° (*eau en excès*). Sa
solution aqueuse et sa solution alcoolique, au 1/10, doivent être
peu colorées et limpides. 1 gr. de tanin dissous dans 5 part. d'eau
doit, après addition de son volume d'alcool à 90°, puis de
1/2 volume d'éther officinal, donner une liqueur limpide (*extrait
aqueux* ou *extrait alcoolique de noix de galle*).

Pharmacologie. — Le tanin s'emploie comme astringent,
antisudoral, hémostatique interne et externe, comme contrepoison
des alcaloïdes et, dans l'industrie, pour rendre les peaux impu-
trescibles. On l'associe quelquefois à l'iode pour faciliter l'absorption de ce métalloïde.

On le donne à la dose de 2 à 4 grammes, à *l'intérieur*, en pilules,
sirop, vin iodotanique ; à *l'extérieur*, en solution, poudre, pommade,
crayons, suppositoires.

On ne doit pas l'associer aux alcaloïdes, aux sels métalliques,
surtout aux sels ferriques, à l'émétique, à l'albumine, à l'eau de
chaux, etc.

Le conserver en flacon coloré.

Il existe un grand nombre de tanins variant avec la plante qui les a fournis, mais dont les propriétés médicales sont presque les mêmes.

Tanalbine ou **Albuminate de tanin**. — Tanate d'albumine. — Obtenue en précipitant à froid une solution stérilisée aqueuse de gélatine à 10 p. 200 par une solution aqueuse concentrée de 12 part. de tanin en versant lentement avec agitation. Le précipité copieux, séparé par décantation, est égoutté, puis séché rapidement à température peu élevée, 40°. Poudre blanche, inodore, presque insipide, presque insoluble dans l'eau, dans les acides dilués. Soluble en brun dans les alcalis. Se colore en noir par le perchlorure de fer (CHOAY).

Bon antidiarrhéique, comparable au tanigène et à la tanalbine. Se donne en cachets de 0 gr. 50, 4 à 8 par jour pour les adultes et 3 à 6 paquets de 0 gr. 25 pour les enfants et les nourrissons.

TANIGÈNE

Syn. : Acétyltanin.

Préparé en combinant le tanin avec l'acide acétique. Selon le mode de préparation on peut obtenir des combinaisons plus ou moins riches en acide acétique ; c'est ce qui explique les différences d'aspect et de conservation des produits commerciaux qui varient avec les fabricants.

Propriétés. — Poudre gris jaunâtre, inodore, sans saveur, légèrement hygroscopique, insoluble dans l'eau froide, peu soluble dans l'eau chaude, soluble dans l'alcool, dans les solutions de soude, de borax, de phosphate de soude. Au contact de l'air humide, il se décompose en ses composants et libère de l'acide acétique. Il est inattaqué par les acides dilués. Aussi traverse-t-il l'estomac sans modification et il se dédouble, dans l'intestin seulement, en acétate de potasse et tanin, qui produit son action astringente.

On l'emploie, à *l'intérieur*, contre les diarrhées, à la dose de 0,50 à 2 grammes par jour chez l'adulte, 0 gr. 30 à 1 gramme chez l'enfant, en plusieurs fois, sans amener d'accidents secondaires fâcheux. On le prescrit en poudre ou en cachets à administrer aux repas.

Le conserver en flacon bien sec et à l'abri de l'humidité.

Tanocol. — Combinaison de gélatine et de tanin à parties égales.

Poudre grisâtre, inodore, insipide, presque insoluble dans l'eau, très difficilement soluble dans les liquides acides et en particulier dans le suc gastrique. Par contre, elle se dissout dans les liquides alcalins, dans le suc intestinal, en libérant le tanin.

C'est donc un astringent puissant, n'exerçant son action que sur l'intestin. On l'a préconisé pour le traitement des entérites aiguës et chroniques chez l'enfant et l'adulte. On le donne à la dose de 1 gramme pour les adultes, 0 gr. 50 pour les enfants, plusieurs fois par jour en cachets ou en paquets.

Tanoforme. — Produit résultant de la combinaison du tanin de galle et du formol.

Poudre légère, de couleur blanc rougeâtre, soluble dans l'alcool, insoluble dans l'eau. On l'emploie, à *l'intérieur*, en cachets, comme antiseptique et astringent, contre les diarrhées infantiles, à la dose de 0 gr. 20 par année, et à *l'extérieur*, seul ou mélangé à de l'amidon, en pommade, dans le traitement des maladies de la peau.

On peut encore préparer d'autres tanoformes par combinaison du formol avec les divers tanins végétaux, tels que ceux du ratanhia, du quinquina, etc.

Amines

ACÉTANILIDE $CH^3 — CO — NH — C^6H^5 = 135$

Syn. : *Antifébrine.* — *Phénylacétamide.*

Préparation. — On l'obtient par l'action du chlorure d'acétyle CH^3COCl ou de l'anhydride acétique sur l'aniline. On chauffe au réfrigérant ascendant et on purifie par cristallisation dans la benzine.

Propriétés. — C'est une poudre blanche cristalline, inodore, saveur amère, fondant à 114°, en un liquide bouillant à 295°

soluble dans 220 parties d'eau froide, 22 parties d'eau bouillante, 3,5 p. d'alcool à 90° froid, 1 partie d'alcool bouillant, 6 parties d'éther, 7 parties de chloroforme, insoluble dans la glycérine. Elle résiste assez bien à l'action des acides ou des alcalis.

Réactions. — Quelques centigrammes d'acétanilide chauffés avec de l'acide chlorhydrique concentré donnent du chlorhydrate d'aniline. En neutralisant la liqueur par de la potasse et ajoutant une solution récente d'hypochlorite de chaux, il se produit une coloration violette puis rouge passant au bleu.

Quand on fait bouillir 0,15 d'acétanilide avec de la solution alcoolique de potasse, puis qu'on, ajoute quelques gouttes de chloroforme on constate l'odeur désagréable de la phénylcarbilamine.

L'acide azotique la colore à chaud en jaune orangé. Le réactif de Mandelin produit une coloration rouge virant au brun noirâtre (BARRAL).

Essai. — L'acétanilide ne doit laisser aucun résidu par calcination (*matières minérales*) ; elle doit se dissoudre sans coloration dans l'acide sulfurique concentré (*matières organiques, sucre*) ; sa solution aqueuse saturée à froid doit être neutre, ne pas se colorer par le perchlorure de fer (*antipyrine, acétate, salicylate*), ni par addition d'un soluté aqueux de chlorure de chaux (*sel d'aniline*), donner avec l'eau bromée un précipité blanc.

Pharmacologie. — L'acétanilide est un analgésique et un antithermique ; cette dernière propriété est de moins en moins utilisée. Comme analgésique on la donne dans les névralgies, le rhumatisme articulaire ou musculaire, dans les douleurs des tabétiques. Elle est toxique et produit facilement de la cyanose en transformant l'hémoglobine en méthémoglobine.

On la donne, à *l'intérieur*, à la dose de 0 gr. 25 à 1 gramme par jour, en cachets ou élixir. Ne jamais dépasser 0 gr. 50 à la fois et ne pas prolonger cette médication.

La **salifébrine** est une combinaison d'antifébrine et d'acide salicylique, possédant les propriétés de ses deux composants.

Acoïne ou **Chlorhydrate de diparaanisylmonophénéthylguanidine.** — Poudre cristalline blanche, inodore, soluble dans 16 parties d'eau froide. Ses solutions sont antiseptiques, caustiques et se décomposent à l'air.

L'acoïne possède les propriétés anesthésiques de la cocaïne sans en avoir la toxicité. Ce n'est pas un anesthésique de surface elle n'agit que si le revêtement épithélial est détruit. Son action est plus lente mais plus durable que celle de la cocaïne.

On l'emploie pour rendre indolores les injections sous-cutanées ou sous-conjonctivales de substances irritantes, iode, sublimé, etc. On doit éviter l'emploi de solutions concentrées ; la formule habituelle est : acoïne, 0 gr. 10 ; chlorure de sodium, 0 gr. 80 ; eau distillée, 100 grammes.

Alypine. — Chlorhydrate de benzoyl-tétraméthyl-diamino-diméthyl-éthyl-carbinol $(CH^3)^2N$ —CH^2 — $C(C^2H^5)$ —$(OCOC^6H^5)$ — CH^2 — $N(CH^3)^2$. HCl.

Cristaux fondant à 169°, solubles dans l'eau, de réaction neutre. Ces solutions peuvent être stérilisées par 10 minutes d'ébullition à l'air sans altération ; mais, chaufféesà l'autoclave, elles deviennent légèrement acides ; on peut neutraliser par le bicarbonate de soude.

Ce corps jouit de propriétés anesthésiques égales à celles de la cocaïne ; les collyres à 1 ou 2 % anesthésient l'œil pendant 10 minutes sans produire ni mydriase, ni trouble de l'accommodation. Il est vaso-dilatateur. Il est moins toxique que la cocaïne ; les injections hypodermiques à 3 % ne déterminent aucune réaction locale. Il est utilisé surtout en oculistique.

Anesthésine ou **Paraamidobenzoate d'éthyle.** NH^2 — $C^6H^4 CO^2C^2H^5$. — Poudre blanche sans odeur ni saveur, très peu soluble dans l'eau froide, un peu plus soluble à chaud, facilement soluble dans les dissolvants neutres, les huiles et les graisses.

D'après BINZ et KOBERT, elle n'est pas toxique et agit comme anesthésique local ; 0 gr. 30 à 0 gr. 50, deux à trois fois par jour, modèrent l'hyperesthésie de l'estomac. On l'emploie aussi en pastilles contre la toux, en suppositoires contre les hémorroïdes, en pommade à 10 % contre les affections douloureuses de la peau, en solution contre les affections du larynx et du pharynx.

ADRÉNALINE $C^9H^{13}NO^3 = 183$

Syn. : Suprarénine. — *Epinéphrine.* — *Niéraline.*

Préparation. — L'adrénaline est une des substances actives des capsules surrénales et c'est de là qu'on la retire. Plusieurs procédés ont été indiqués. Celui de Bertrand donne un produit pur. Il consiste à faire macérer quarante-huit heures les capsules surrénales hachées avec de l'alcool et de l'acide oxalique ; on filtre, on concentre dans le vide. Cette solution est précipitée exactement par l'acétate neutre de plomb, puis filtrée. Le liquide est précipité par l'ammoniaque qui donne des cristaux d'adréna- line impure. On les purifie en les dissolvant à plusieurs reprises dans l'acide sulfurique et précipitant par l'ammoniaque.

Préparation synthétique. — On fait agir sur la méthylamine la chloroacétopyrocatéchine $(OH)^2 — C^6H^3 — CO — CH^2Cl$, que l'on obtient par l'action de l'acide monochloracétique sur la pyro- catéchine : il se fait de la méthylamino-acétopyrocatéchine $(OH)^2 = C^6H^3 — CO — CH^2 — NH — CH^3$ qui, sous l'influence des réducteurs, se transforme en alcool secondaire correspondant, qui est la dioxyphényléthanolméthylamine ou adrénaline (Lucius et Bruning). L'adrénaline synthétique, appelée plus spécialement suprarénine, se comporte chimiquement et physiologiquement comme le produit naturel, si ce n'est qu'elle est inactive sur la lumière polarisée.

Propriétés. — Poudre mi-cristalline blanche, sans odeur, de saveur légèrement amère, produisant sur la langue une sensation d'engourdissement. Elle est très peu soluble dans l'eau froide et l'alcool, plus soluble dans l'eau bouillante, insoluble dans l'éther, le chloroforme, la benzine ; soluble dans les acides étendus et les alcalis. Les solutions aqueuses prennent rapidement à l'air une coloration rose qu'une goutte d'acide fait disparaître.

Les cristaux humides se colorent en brun ; secs, ils se conservent sans altération.

Elle est légèrement alcaline au tournesol.

L'étude de ses produits de dédoublement montre qu'elle est un dérivé de la pyrocatéchine pourvue d'une chaîne latérale grasse et qu'elle est 1 fois alcool secondaire et 2 fois phénol (Pauly- Friedmann).

$$C^6H^3 \begin{cases} CHOH - CH^2 - NH - CH^3 \ (1) \\ OH \ (4) \\ OH \ (5) \end{cases}$$

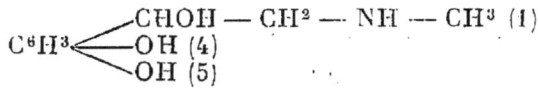

Chauffée progressivement, l'adrénaline retirée des capsules surrénales fond à 215° ; chauffée brusquement, elle fond à 263° ; elle est lévogyre. L'adrénaline synthétique fond à 207°-208° ; elle est inactive sur la lumière polarisée, mais dédoublable en droite et gauche, la gauche plus active que la droite.

Réactions. — Elle donne, avec le perchlorure de fer à 15 %, une coloration vert jaunâtre lorsque le mélange est acide, violette lorsqu'il est neutre, mauve lorsqu'il est alcalin. La solution ammoniacale est rose, l'addition d'une trace de sulfate de cuivre augmente l'intensité. La même solution ammoniacale se colore en mauve par l'eau iodée qui colore aussi en rose la solution d'adrénaline.

Elle réduit la liqueur de Fehling, les sels d'argent. Elle ne précipite pas par les réactifs ordinaires des alcaloïdes.

Essai. — Il est indispensable de contrôler l'adrénaline ; certains échantillons livrés par le commerce contenaient jusqu'à 60 % de matières étrangères. Elle doit être incolore et se dissoudre complètement dans l'acide sulfurique au 1/10 ; elle doit brûler sans résidu (*phosphate ammoniaco-magnésien*). Elle doit être lévogyre, caractère important distinguant le produit naturel du produit synthétique moins actif.

Dosage. — Pour la doser on en dissout 1 milligramme dans 5 centimètres cubes de solution N/10 d'iode. Après un quart d'heure on enlève l'excès d'iode par l'hyposulfite N/10 et on examine au colorimètre par comparaison avec une solution type à dosage connu, le liquide dont la teinte rose est en rapport avec sa teneur en adrénaline (ABELOUS, SOULIÉ, TOUJAN).

Pharmacologie. — L'adrénaline est vasoconstrictive et à ce titre c'est un hémostatique puissant et un décongestionnant très actif. Son action locale se traduit par une légère anesthésie ; de plus, aux points de contact, la muqueuse blanchit rapidement et il est possible d'opérer presque sans perte de sang. A l'intérieur, elle augmente la pression sanguine et ralentit le pouls. Elle est employée à *l'intérieur* par voie buccale ou en injections hypodermiques dans les hémoptysies, les vomissements de sang, l'asthme essentiel, les accidents consécutifs à l'emploi des arsénicaux organiques (606-914) et à *l'extérieur* dans les affections des yeux, du nez, de la gorge et les hémorragies. Administrée dans la coqueluche, les résultats ont été remarquables. On donne dans ce cas de 2 à 5 gouttes, selon l'âge, de la solution au millième, toutes les 3 heures, et la nuit, immédiatement après les quintes de toux, dans un peu d'eau sucrée. Si le résultat se fait attendre, après 3 jours augmenter de 1 goutte par dose et ainsi de suite. La coqueluche ainsi traitée ne dure que 2 à 3 semaines. L'adrénaline a l'avantage d'accentuer l'effet des alcaloïdes, en particulier de la cocaïne. On la donne en solution au millième, qui sert en applications locales, instillations oculaires, injections hypodermiques 1/2 à 2 centimètres cubes, en tablettes. A l'intérieur, 10 gouttes 5 fois par jour, dans de l'eau ou du vin. On l'additionne généralement de 5 % de chlorétone qui agit comme conservateur. Les solutions d'adrénaline se préparent par dissolution dans de l'eau additionnée d'acide chlorhydrique ou d'acide citrique en quantité juste nécessaire. Stériliser au bain-marie à 100° et non pas à 120°, il se ferait de l'oxyadrénaline inactive. L'alcali du verre facilite son altération.

L'acide sulfureux est à la fois un bon conservateur et un solubilisateur. On a conseillé la formule suivante pour la préparation de la solution au millième. Dissoudre 1 gr. d'adrénaline dans 100 c. c. de solution physiologique de chlorure de sodium, contenant 1 gr. d'anhydride sulfureux SO^2, compléter à 1000 avec de la solution de chlorure de sodium stérilisée. Elle se conserve bien en flacons pleins, bien bouchés, et en ampoules. Elle peut être associée à la cocaïne et à la novocaïne.

L'acide benzoïque est également un bon conservateur et peut se substituer à l'acide sulfureux pour la préparation et la conservation des solutions d'adrénaline (DEBUCQUET).

Citrophène ou **Citrate de triphénétidine.** — Combinaison de 1 molécule d'acide citrique avec 3 molécules de phénétidine.

Poudre blanche, fondant à 181°, de saveur acidule agréable, rappelant l'acide citrique, soluble dans 40 parties d'eau froide, dans l'eau chargée d'acide carbonique, peu soluble dans l'alcool, décomposable par les acides et les alcalis en ses deux composants.

Antithermique, analgésique et antinévralgique. Il réussit bien dans les névralgies, migraine, sciatique. C'est un bon sédatif des maladies nerveuses. Comme analgésique il est indiqué dans le rhumatisme articulaire aigu, le lumbago. Administré 'dans les fièvres, il abaisse la température lentement mais sûrement. Il est bien supporté par les enfants.

BENARIO a montré qu'il n'était pas toxique. On le donne à la dose de 1 à 4 grammes et même 6 grammes par jour, par doses de 0,50, en cachets ou en solution. Pour les enfants, 0 gr. 25, 3 à 4 fois par jour.

Sous le nom d'**apolysine** on prépare un citrate de monophénétidine très voisin, comme propriétés thérapeutiques, du citrophène.

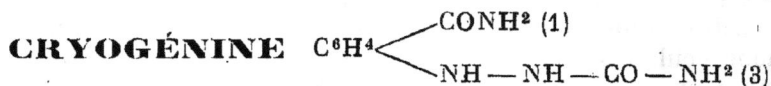

$$\textbf{CRYOGÉNINE} \quad C^6H^4 \begin{cases} CONH^2 \ (1) \\ NH-NH-CO-NH^2 \ (3) \end{cases}$$

Syn. : Métabenzamidosemicarbazide.

Préparée par LUMIÈRE et CHEVROTTIER en 1902.

' **Propriétés.** — Poudre cristalline blanche, inodore, de saveur amère, fondant à 210°, soluble à 2 % dans l'eau froide, dans l'éther à 65°, l'acétone, l'alcool amylique, très soluble dans l'acide acétique, peu soluble dans le chloroforme, la benzine.

Elle décolore le permanganate de potasse, colore en vert la liqueur de Fehling, donne avec l'acide sulfurique formolé une coloration rouge-violet, avec l'eau bromée un précipité jaune orangé, avec le réactif phosphomolybdique une coloration bleue (BARRAL) ; avec quelques gouttes de solution 1/5 d'acétate mercurique, une coloration ou un précipité saumon ; avec du bioxyde de manganèse en milieu alcalin et quelques gouttes de sous-acétate de plomb, une coloration jaune.

Pharmacologie. — Médicament non toxique, dont l'administration prolongée n'a pas d'inconvénient.

C'est un excellent antithermique amenant un abaissement de température de 1 à 2° chez les divers fébricitants, avec maximum d'action deux heures après l'ingestion. C'est encore un analgésique calmant promptement la douleur, quels qu'en soient la cause et le siège.

On la donne en cachets à la dose de 0 gr. 20 à 2 gr. 50 par jour pour un adulte ; pour un enfant de 5 à 15 ans, de 0 gr. 40 à 0 gr. 75

par jour. Il y a avantage à commencer par une dose massive en une fois, 0, 50 à 1 gr., au début, et on maintient le résultat à l'aide de doses décroissantes données tous les jours ou tous les deux jours.

CHLORHYDRATE
DE DIOXYDIAMIDOARSÉNOBENZOL

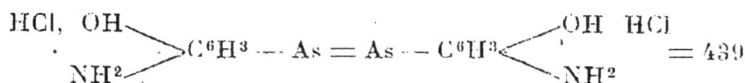

$$HCl, \quad \begin{matrix} OH \\ \\ NH^2 \end{matrix} > C^6H^3 - As = As - C^6H^3 < \begin{matrix} OH \quad HCl \\ \\ NH^2 \end{matrix} = 439$$

Syn. : Salvarsan. — 606. — Arsénobenzol.

Préparation. — Par diazotation de l'atoxyl $NH^2 - C^6H^4 -$
$$AsO < \begin{matrix} OH \\ \\ O\ Na \end{matrix}$$ et chauffage du dérivé nitré en présence de l'eau,
ce qui donne l'acide paraoxyphénylarsinique.

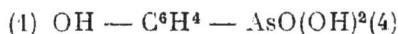

$$(1) \quad OH - C^6H^4 - AsO(OH)^2(4)$$

Cet acide peut fournir un dérivé nitré

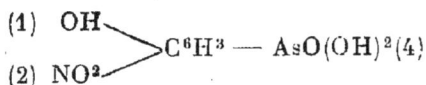

$$\begin{matrix} (1) \quad OH \\ \\ (2) \quad NO^2 \end{matrix} > C^6H^3 - AsO(OH)^2(4)$$

qui, réduit par l'hydrosulfite de sodium, donne naissance au salvarsan,

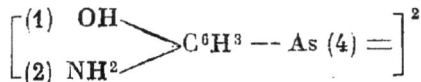

$$\left[\begin{matrix} (1) \quad OH \\ \\ (2) \quad NH^2 \end{matrix} > C^6H^3 - As\ (4) = \right]^2$$

lequel peut fixer deux molécules de HCl pour donner le chlorhydrate de dioxydiaminoarsénobenzol, forme sous laquelle on trouve habituellement le salvarsan dans le commerce.

Propriétés. — Poudre jaune, très peu soluble dans l'eau, en lui donnant une réaction acide. L'addition de deux molécules de soude précipite le dioxydiaminoarsénobenzol, par saturation des deux molécules de HCl ; avec deux nouvelles molécules de soude les H phénoliques sont saturés et la dissolution dans l'eau s'effectue.

Le salvarsan est également soluble dans l'acide chlorhydrique dilué.

Les solutions alcalines, d'un beau jaune d'or, passent au verdâtre, puis au brun, au contact de l'air, par oxydation ; elles doivent alors être rejetées. La poudre elle-même s'oxyde à l'air ; aussi la livre-t-on dans des ampoules de verre scellées, privées d'air, ou contenant un gaz inerte (azote, acide carbonique).

Le chlorhydrate contient 34,168 % de As.

Essai. — D'après Cousin, l'impureté la plus grave est l'aminophényl-arsénoxyde

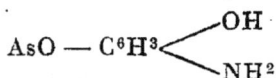

$$AsO - C^6H^3 \begin{cases} OH \\ NH^2 \end{cases}$$

qui est vingt fois plus toxique que l'arsénobenzol et se produit facilement aux dépens de celui-ci quand il reste exposé à l'air au cours de sa préparation, ou s'il est conservé en ampoules non complètement privées d'air. Il est donc important de rechercher et d'évaluer cette impureté.

Erlich donne la méthode suivante :

Dissoudre 1 gr. de salvarsan dans 10 c. c. d'alcool méthylique, compléter à 100 c. c. avec de l'eau distillée. Cette solution doit être jaune d'or et non brune (produit altéré). Ajouter 1 gr. 50 de carbonate de chaux pur, agiter, l'arsénoxyde se dissout, tandis que l'arsénobenzol se précipite. Filtrer, recueillir 50 c. c. de solution à laquelle on ajoute 75 c. c. d'eau, 5 c. c. d'acide chlorhydrique titré normal, quelques gouttes d'empois d'amidon, puis de la solution d'iode N/20 goutte à goutte jusqu'à coloration bleue.

L'iode oxyde l'arsénoxyde. Dans ces conditions, 1 c. c. Iode N/20 = 1 % d'arsénoxyde. Un salvarsan de bonne qualité contient au plus de 5 à 8 millièmes d'arsénoxyde, ce qui exige 0 c. c. 5 à 0 c. c. 8 d'iode N/20.

Cette méthode ne s'applique pas au néosalvarsan.

Dosage de l'arsenic. — Cette méthode est fondée sur la transformation de l'arsenic en acide arsénieux et son dosage par l'iode, 0 gr. 50 de salvarsan sont dissous dans 10 c. c. d'eau additionnée de 5 c. c. d'acide azotique. On chauffe et on ajoute du persulfate d'ammoniaque jusqu'à liqueur incolore. Étendre à 100 c. c. avec de l'eau, ajouter 5 c. c. de solution saturée de phosphate de soude et d'ammoniaque, puis un excès de liqueur magnésienne, s'il se fait un précipité le redissoudre dans de l'acide azotique dilué. Chauffer au voisinage de l'ébullition, ajouter un excès d'ammoniaque, laisser refroidir. Le précipité est lavé à l'eau ammoniacale, redissous dans 70 c. c. d'acide chlorhydrique, dilué à raison de 3 part. HCl pour 2 part. H^2O. Ajouter 3 gr. d'iodure de potassium dissous dans 6 gr. d'eau, puis 70 c. c. d'eau et titrer l'iode mis en liberté par l'hyposulfite de soude titré.

Les arsénobenzènes ont une composition et une toxicité variables avec chaque fabricant et parfois pour chacune des préparations d'un même fabricant, cette préparation étant délicate.

Pharmacologie. — Action fortement parasiticide, surtout marquée vis-à-vis du tréponème de la syphilis, du spirochète de la fièvre récurrente et des trypanosomes. Employé surtout contre la syphilis ; l'action est rapide et énergique.

On l'administre en injections intra-musculaires, intra-veineuses et par la voie rectale ; les injections sous-cutanées sont abandonnées.

La dose moyenne en injections intra-musculaires est de 0 gr. 40 à 0 gr. 60 pour l'homme et 0,30 à 0,50 pour la femme ; de 0,20 à 0,30 pour les enfants de 10 à 15 ans.

En injections intra-veineuses, la dose est de 0 gr. 30 pour l'homme et 0 gr. 25 pour la femme.

Les injections se font en séries de 5 à 10 injections avec intervalle de dix jours entre chaque injection. Les séries reprennent après deux mois de repos.

Il est bon de tâter d'abord la susceptibilité des malades.

Toutes les injections sont douloureuses, surtout les intra-musculaires ; elles provoquent une vive réaction fébrile qui persiste cinq à six jours.

Par la voie rectale, les malades supportent admirablement le médicament. C'est le procédé de choix pour les enfants, en dehors des cas d'urgence. L'efficacité est suffisante, sans entraîner de réaction locale ni générale.

Pour les injections intra-musculaires, on dissout par agitation dans une éprouvette graduée stérilisée la dose de salvarsan dans 10 c. c. d'eau distillée stérilisée. On peut chauffer légèrement. Puis ajouter, goutte à goutte, de la soude normale, jusqu'à réaction neutre. Il se fait un précipité gélatineux que l'on agite avec une baguette de verre stérilisée et que l'on injecte dans le muscle.

LÉVY-BING et LAFAY préconisent l'injection huileuse obtenue en délayant l'arsénobenzol, finement pulvérisé, dans un mélange de 1 partie de lanoline pour 9 parties d'huile d'œillette stérilisée.

La solution pour injections intra-veineuses se fait de la même manière que pour les injections aqueuses intra-musculaires, mais on ajoute un complément de soude normale pour obtenir la dissolution du précipité, puis on filtre sur un petit filtre stérilisé et on reçoit le liquide dans 100 à 200 c. c. de sérum physiologique.

La solution pour les lavements se fait comme pour l'injection intra-veineuse en utilisant 125 c. c. de sérum artificiel.

L'arsénobenzol a été utilisé, en poudre, comme topique local pour le pansement des chancres mous ou syphilitiques et en solution glycériné à 1/30 en applications dans l'angine de Vincent.

Aux doses habituelles, le salvarsan n'est généralement pas toxique ; il a cependant déterminé un certain nombre d'accidents très graves et même mortels. Le danger n'existe qu'au moment des premières injections ; aussi est-il prudent de commencer par de faibles doses, 0,10 à 0,15, puis d'augmenter progressivement. Les accidents dus à son pouvoir vaso-dilatateur peuvent être évités et soulagés par l'emploi de l'adrénaline.

Les solutions de salvarsan, s'altérant rapidement à l'air, ne doivent être préparés qu'au moment de leur emploi.

DIOXYDIAMIDOARSÉNOBENZOLMONO-MÉTHYLÈNE SULFOXYLATE DE SODIUM

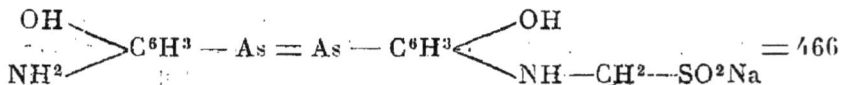

$$\begin{array}{l} OH \\ NH^2 \end{array} \!\!\!\Big\rangle C^6H^3 - As = As - C^6H^3\!\!\Big\langle \begin{array}{l} OH \\ NH - CH^2 - SO^2Na \end{array} = 466$$

Syn. : *Néosalvarsan.* — 914. — *Novarsénobenzol.*

Préparation. — Par action, dans certaines conditions, du formol et du bisulfite de soude sur le salvarsan.

On peut expliquer théoriquement la réaction de la manière suivante :

Le formol et le bisulfite de soude réagissent l'un sur l'autre, dans certaines conditions, en donnant la formaldéhyde-sulfoxylate de sodium. $OH - CH^2 - SO^2Na$.

Ce corps réagissant sur un des groupements NH² du salvarsan donnera H²O et le neosalvarsan.

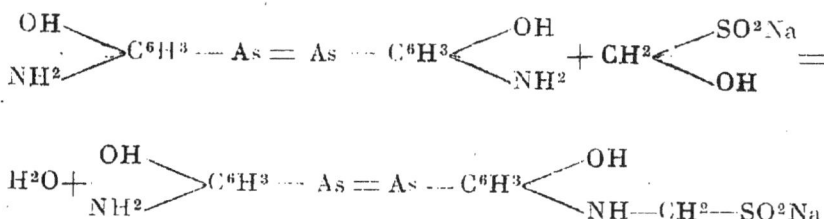

$$OH \diagdown C^6H^3 - As = As - C^6H^3 \diagup OH + CH^2 \diagup SO^2Na =$$
$$NH^2 \diagup \qquad \diagdown NH^2 \qquad \diagdown OH$$

$$H^2O + OH \diagdown C^6H^3 - As = As - C^6H^3 \diagup OH$$
$$NH^2 \diagup \qquad \diagdown NH-CH^2-SO^2Na$$

Propriétés. — Poudre jaune clair, très soluble dans l'eau sans aucune addition et dont les solutions sont neutres. Elle s'altère à l'air et se conserve dans le vide. Elle contient 32,19 % de As.

Le néosalvarsan et le salvarsan donnent l'un et l'autre les réactions suivantes : par le sulfate de cuivre et l'eau oxygénée, coloration verte passant au rouge par les acides forts ; par le perchlorure de fer ou l'eau bromée, ou l'eau chlorée, coloration rouge-violet ; par le réactif de Bougault, précipité jaune clair avec le néo et jaune orangé avec le salvarsan.

Pour différencier les deux salvarsans, on traite par l'acide chlorhydrique : le néosalvarsan donne un précipité qui se dissout à l'ébullition et reparaît par refroidissement.

Le néosalvarsan s'hydrolyse et le formol régénéré peut se déceler par le réactif fuchsine bisulfitée qui donne une coloration violette virant au bleu par HCl. Par les deux réactions ci-dessus le salvarsan ne donne ni précipité, ni coloration.

Avec l'acide acétique, le néosalvarsan forme un trouble s'accentuant par la chaleur et s'agglomérant en grumeaux, puis en précipité jaune. Par refroidissement, le liquide se trouble. Le salvarsan ne donne pas cette réaction.

Pharmacologie. — Le néosalvarsan est préférable au salvarsan dont il possède toutes les propriétés, parce qu'il est plus soluble dans l'eau, moins altérable à l'air et moins toxique.

On l'emploie dans les mêmes cas et de la même façon, c'est-à-dire en injections intra-musculaires, intra-veineuses et en lavements.

La dose est la même ou très légèrement supérieure. Les solutions se préparent en dissolvant le néosalvarsan dans la plus petite quantité d'eau possible, en général dans 10 c. c. ; pour les lavements dans 50 c. c.

Ces solutions s'altèrent rapidement, elles ne se font qu'au moment de l'emploi.

Du fait d'une moindre altération et de l'absence d'alcali dans les solutions, le néosalvarsan est moins toxique que le salvarsan ; il est bon néanmoins de tâter, au début, la tolérance du malade, par l'usage de doses faibles, augmentées progressivement.

Les injections aqueuses intra-musculaires étant très douloureuses, on leur substitue souvent les suspensions huileuses qui le sont beaucoup moins, mais qui s'absorbent plus lentement. On peut d'ailleurs calmer la douleur par des applications chaudes ou par un cachet de pyramidon ou d'aspirine.

Dans le but de préparer des solutions aqueuses susceptibles de se conserver et peu douloureuses, BALZER a préconisé un *modus faciendi* qui consiste à mélanger à une solution saturée de glucose chauffée au bain-marie vers 80°, par centimètre cube, 0 gr. 20 novarsénobenzol, 0,10 gaïacol crist., 0,01 stovaïne ; on agite fortement dans un flacon plein pour éviter l'action de l'air et on répartit dans des ampoules.

Les injections sous-cutanées, d'abord abandonnées, viennent d'être préconisées par SICARD ; elles peuvent s'effectuer par l'entourage du malade. Les doses doivent être faibles, 0 gr. 15 par injection dissous dans 1 c. c. à 1 c. c. 5 d'eau distillée ou mieux de sérum glucosé à 47 gr. pour 1000 d'eau. Faire une injection quotidienne, de préférence dans le tiers supérieur externe de la cuisse, avec séries de 15 jours, séparées par un intervalle.

Galyl ou tétraoxydiphosphaminodiarsénobenzène.

Ludyl ou phényldisulfaminotétraoxydiaminodiarsénobenzène

Ces deux corps ont été préparés par MOUNEYRAT. Ils sont en poudre jaune clair insoluble dans l'eau, et les dissolvants neutres, soluble dans l'eau additionnée d'une trace de carbonate de soude.

Le mode d'emploi est analogue à celui du néosalvarsan. Ordinairement en injections intra-musculaires, en suspension huileuse contenant 0 gr. 20 à 0 gr. 30 de produit actif par 1 c. c., ou en injections intraveineuses, en solution dans du sérum isotonique carbonaté stérilisé (12 gr. carbonate de soude pur par litre d'eau).

La dose est de 0,40 à 0,60 tous les huit jours. Trois injections à huit jours d'intervalle sont ordinairement suffisantes. Même action antisyphilitique que le salvarsan ou le néosalvarsan.

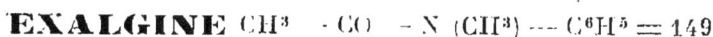

EXALGINE $CH^3 - CO - N (CH^3) - C^6H^5 = 149$

Syn. : Méthylacétanilide.

Préparation. — On l'obtient en traitant la monométhylaniline $C^6H^5 - NH - CH^3$ par le chlorure d'acétyle, et en recueillant le produit qui passe à la distillation à 245°. On le dissout ensuite dans l'eau chaude et on laisse cristalliser.

Propriétés. — L'exalgine est en petits cristaux aiguillés, blancs, de saveur un peu amère, solubles dans 60 parties d'eau froide, 2 parties d'eau bouillante, solubles dans l'alcool, le chloroforme, la benzine et l'eau alcoolisée. Sèche, elle fond à 102° et distille sans altération à 245° ; au contact de l'eau, elle fond à 90°. L'acide azotique fumant colore l'exalgine en jaune intense qui vire au rose. Sa solution dans la potasse, portée à l'ébullition, étendue d'eau, puis additionnée d'eau de chlore, à froid, donne, après quelques minutes, une coloration bleu foncé.

Essai. — Traité à l'ébullition par 10 c. c. d'acide chlorhydrique, 0,50 d'exalgine donne une liqueur, qui, saturée par l'ammoniaque, ne doit pas se colorer en violet par l'hypochlorite de chaux (absence *d'acétanilide*). Sa solution dans l'eau additionnée de chlorure de chaux ne doit pas se colorer en violet (*aniline* ou son *acétate*).

Pharmacologie. — L'exalgine est un analgésique puissant, supérieur même à l'antipyrine, puisqu'elle agit à doses moitié moindres. Elle réussit spécialement pour calmer la douleur dans les névralgies faciales, dentaires, dans les névralgies *a frigore*, dans le rhumatisme, la sciatique. Les doses de 0 gr. 15 à 0 gr. 30 par jour, en deux fois, réussissent généralement bien. Ces doses peuvent s'élever graduellement à 0,80 par jour en 4 fois. Des doses élevées déterminent de la cyanose commençant par les lèvres, des vomissements, des crises convulsives, quelquefois des syncopes et à dose excessive de la paralysie mortelle. Il vaut mieux la prescrire en cachets qu'en potion, car elle est peu soluble.

Formanilide. — Combinaison de l'acide formique avec l'aniline.

Prismes incolores, solubles dans l'eau bouillante, l'alcool, l'éther, le chloroforme. C'est un anesthésique local se rapprochant de la cocaïne. Son action est presque aussi intense, mais la durée de l'anesthésie est plus longue, dix à douze heures dans la majorité des cas. Elle a rendu de bons services dans l'anesthésie de la bouche, de la langue, du pharynx, de la muqueuse urétrale, et aussi comme antinévralgique et analgésique.

On l'emploie à la dose de 0 gr. 15 à 0 gr. 25, deux ou trois fois par jour, en solution à 2 % ou en cachets.

Elle a l'inconvénient de provoquer parfois de la cyanose.

Holocaïne $C^2H^5O — C^6H^4 — N = C (CH^3) — NH — C^6H^4 — OC^2H^5$ ou **Para-diéthoxyéthényldiphénylamidine.** Résulte de la combinaison d'une molécule de phénacétine et d'une molécule de paraphénétidine.

On emploie seulement le *chlorhydrate d'holocaïne* qui est un corps cristallin, soluble dans l'eau dans la proportion de 2,5 % à froid, dont trois gouttes de la solution à 1 % suffisent, d'après les communications de DENEFFE à l'Académie de médecine de Belgique, pour produire l'anesthésie de l'œil. Il agit à la façon de la cocaïne, comme anesthésique oculaire, mais sans produire de troubles de l'accommodation. Sa solution est inaltérable à l'ébullition, elle peut donc être stérilisée. Pourtant l'ébullition prolongée dans un vase de verre la rend opalescente par l'action de l'alcali du verre et précipitation d'un peu d'holocaïne.

Sa solution au cinquantième acidulée à l'acide sulfurique décolore deux fois son volume de permanganate au centième, ce qui la distingue du chlorhydrate de cocaïne, qui n'agit pas dans ces conditions.

Lactophénine ou **Phénolactine.** — Lactophénétidine. $C^2H^5O — C^6H^4 — NH — C^3H^5O^2.$ — Produite par l'action de l'acide lactique sur la phénétidine ; c'est de la phénacétine dont l'acide acétique est remplacé par l'acide lactique.

Cristaux incolores, de saveur légèrement amère, presque insolubles dans l'eau (1 /500), solubles dans 9 parties d'alcool. Employée à *l'intérieur*, en cachets comme antipyrétique, à la dose de 0 gr. 60 dans le rhumatisme, et comme analgésique, à la dose de 1 gramme dans les douleurs névralgiques. On peut donner de 1 à 3 grammes par jour en cachet de 0,50.

PHÉNACÉTINE (1) $C^2H^5O—C^6H^4—(4)NH—C^2H^3O=179$

Oxyéthylpara-acétanilide.

Syn. : *Phénédine.* — *Para-acétophénétidine.*

Préparation. — Obtenue par action du chlorure d'acétyle sur la phénétidine ou éther éthylique du para-amido-phénol. (1) $C^2H^5O — C^6H^4 — NH^2$ (4).

Propriétés. — Substance cristallisée en lamelles incolores, fondant à 135°, inodore, de saveur très légèrement amère, soluble dans 1400 parties d'eau froide, 70 parties d'eau bouillante, 16 parties d'alcool 95° froid, 2 parties d'alcool bouillant, dans la glycérine. Ces diverses solutions sont neutres au tournesol. L'acide sulfurique la dissout sans se colorer ; l'acide azotique la colore en jaune. Le réactif de Mandelin la colore en vert olive à froid, et rouge-brun à chaud (BARRAL), différence avec l'antifébrine qui se colore en rouge.

Essai. — Ne doit céder à l'eau qu'une trace de produit. En faisant bouillir 0 gr. 20 de phénacétine pendant une minute avec 2 centimètres cubes d'acide chlorhydrique étendu de son volume d'eau, prélevant 5 c. c. de liquide filtré, la liqueur après refroidissement se colore en violet, puis rouge vin, par addition de quelques gouttes de solution de bichromate de potasse à 1 % ou de 5 gouttes d'eau chlorée. 0,50 de phénacétine, projetée dans 2 gr. 50 d'hydrate de chloral fondu au bain-marie, le tout, chauffé 2 à 3 minutes, ne doit pas donner de coloration violette qui indiquerait la présence de *paraphénétidine* toxique.

Pour rechercher l'antifébrine, on en chauffe 0,10 avec 2 centimètres cubes de soude et 3 à 4 gouttes de chloroforme : avec le produit pur, pas d'odeur désagréable, en présence d'antifébrine odeur de phénylcarbylamine.

Pharmacologie. — Son action thérapeutique a été étudiée en

France par DUJARDIN-BEAUMETZ et LÉPINE. C'est un antithermique et un antispasmodique, mais surtout un analgésique et un antinévralgique agissant comme l'acétanilide, mais avec moins de toxicité. Elle réussit bien contre la migraine, les névralgies, l'insomnie par excès de travail ou excitabilité nerveuse. La dose est de 0 gr. 25 à 1 gramme, pris à *l'intérieur*, en cachets de 0,25. Chez les enfants, 0,05 à 0,50 par jour. Aux doses thérapeutiques, pas d'accidents toxiques ; mais à dose élevée, elle peut produire de la cyanose, des vomissements, etc.

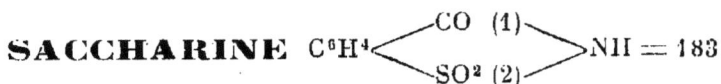

$$\textbf{SACCHARINE} \quad C^6H^4 \begin{cases} CO \ (1) \\ SO^2 \ (2) \end{cases} NH = 183$$

Syn. : Imide orthosulfobenzoïque.

Préparation. — La préparation, assez complexe, part du toluène et comprend quatre phases :

1º Préparation de l'orthosulfotoluène. $CH^3 — C^6H^4 — SO^3H$;
2º Préparation du chlorure de l'orthosulfotoluène ;
3º Transformation du corps précédent en amidosulfotoluène $CH^3 — C^6H^4 — SO^3 — NH^2$;
4º Oxydation de l'amidosulfotoluène.

Propriétés. — Poudre cristalline incolore, fondant à 223º,5, de saveur très sucrée, soluble dans 400 parties d'eau froide, 30 parties d'eau bouillante en s'altérant, dans 30 parties d'alcool à 90º froid, dans la glycérine, dans 100 parties d'éther, insoluble dans le chloroforme. Elle joue le rôle d'acide monobasique et peut donner des sels alcalins solubles dans l'eau. Le bicarbonate de soude facilite sa dissolution dans l'eau. Son pouvoir sucrant est égal à environ 500 fois celui du sucre de canne. Elle n'est pas colorée par le perchlorure de fer. Avec le carbonate de potasse, elle dégage, à chaud, l'odeur d'amandes amères. Avec la chaux, dégagement d'ammoniaque. Avec l'acétate de sodium sec et à chaud, dégagement d'hydrogène sulfuré. Fondue avec de la soude, elle se transforme en salicylate de soude bleuissant par le perchlorure de fer. Elle ne réduit pas la liqueur de Fehling.

Chauffée avec un cristal de résorcine et quelques gouttes d'acide sulfurique concentré, la saccharine donne un mélange jaune rougeâtre, puis vert sombre, lequel, après refroidissement et repris par la soude étendue, donne une fluorescence verte intense.

La saccharine, grâce à son caractère acide, peut se combiner facilement avec les bases minérales et organiques pour donner des sels définis et bien cristallisés. Un grand nombre d'entre eux ont été préparés par Défournel, entre autres le saccharinate de quinine. Les saccharinates de soude et d'ammoniaque sont les plus employés.

Essai. — Doit être incolore et combustible sans résidu. Elle ne doit pas fondre au-dessous de 223° (*Imide parasulfobenzoïque*). Elle ne doit pas noircir au contact de l'acide sulfurique concentré ; sa solution dans un alcali ne doit pas réduire la liqueur de Fehling (*sucre*).

Chauffée avec du carbonate de soude et du nitrate de soude, elle se convertit en sulfate facile à caractériser.

Chauffée avec de la magnésie et de l'eau, elle ne doit pas dégager d'*ammoniaque*.

La solution aqueuse bouillante ne doit donner avec le perchlorure de fer ni précipité (*acide benzoïque*) ni coloration violette (*acide salicylique*).

Pharmacologie. — La saccharine jouit de propriétés antiseptiques et antiputrides ; elle traverse l'organisme sans se décomposer et se retrouve dans les urines.

On l'emploie pour la conservation des matières alimentaires et on cherche à la substituer au sucre dans la préparation des sirops, limonades, etc. Cette pratique est considérée comme inoffensive par certains expérimenteurs et comme dangereuse par d'autres.

La Société de thérapeutique a formulé les conclusions suivantes : dans l'état actuel de nos connaissances, on peut admettre que la saccharine n'est pas toxique aux doses habituellement employées pour remplacer le sucre. Il est bon néanmoins de ne pas l'administrer chez l'enfant, le vieillard et les sujets à rein insuffisant. Les propriétés antiseptiques et irritantes signalées parfois seraient dues à la saccharine et disparaîtraient dans les saccharinates alcalins. La saccharine n'a aucune valeur alimentaire. Les sujets à fonctions digestives très énergiques peuvent l'utiliser sans inconvénient, mais il serait regrettable d'en généraliser l'emploi.

On la donne en comprimés de 0 gr. 10, pure ou additionnée de bicarbonate de soude, comme édulcorant, à la place du sucre, aux diabétiques ; elle peut encore entrer dans la préparation d'un élixir dentifrice antiseptique et sert à masquer la saveur de certains médicaments.

Saccharinate d'ammoniaque

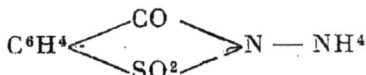

$$C^6H^4 \diamondsuit \begin{matrix} CO \\ SO^2 \end{matrix} \diamondsuit N - NH^4$$

Obtenu en versant sur de la saccharine, placée dans une capsule, une quantité d'ammoniaque suffisante pour la dissoudre. La température s'élève. En abandonnant la solution à elle-même, elle donne des cristaux blancs

Cristaux d'une puissance sucrante plus élevée que celle de la saccharine, ne laissant pas d'arrière-goût à la gorge, aussi solubles dans l'eau froide que dans l'eau chaude, solubles dans les alcools méthylique et éthylique, insolubles dans les autres dissolvants organiques. Chauffé, ce sel fond vers 150°, puis se décompose en dégageant de l'ammoniaque.

Ce saccharinate a été breveté sous le nom de *sucramine*. On a cherché à l'introduire dans la consommation sous le nom de *sucre sucraminé*, constitué par du sucre imprégné de sucramine pour exalter son pouvoir sucrant.

Saccharinate de soude. — Peut s'obtenir en mélangeant deux solutions dans l'alcool méthylique, l'une de saccharine, l'autre de soude. Il se dépose des cristaux. Ces cristaux, dissous dans de la glycérine à température assez élevée, donnent une solution très sucrée autrefois utilisée dans le commerce pour remplacer le sucre dans la préparation des limonades, sirops et boissons, etc.

Sucrol ou **Dulcine.** — Paraphénétol-carbamide. NH^2 — CO — NH — C^6H^4 — OC^2H^5. — Obtenu en chauffant en vases clos vers 160° un mélange équimoléculaire de paraphénétidine, et d'urée.

Lamelles brillantes, blanc jaunâtre, ou poudre d'un blanc neigeux, fondant à 173°, de saveur sucrée, soluble dans 800 parties d'eau froide, 150 parties d'eau bouillante, dans l'alcool, l'acétate .

d'éthyle, peu soluble dans l'éther, le chloroforme, la benzine, la glycérine (0,20 %).

La dulcine possède un pouvoir sucrant 200 fois plus élevé que celui du sucre de canne ; sa saveur est plus agréable que celle de la saccharine. Sans être inoffensive, elle est moins toxique que la saccharine. On s'en sert comme édulcorant.

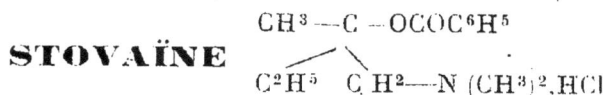

STOVAÏNE

$$CH^3 - C - OCOC^6H^5$$
$$C^2H^5 \quad CH^2 - N(CH^3)^2, HCl$$

Syn. : Chlorhydrate d'amyléine. — Chlorhydrate de diméthylaminobenzoyldiméthyléthylcarbinol.

Préparation. — On fait agir le bromure d'éthylmagnésium sur la diméthylaminoacétone, on obtient le diméthylaminopentanol sur lequel on fait réagir le chlorure de benzoyle, il se fait de la stovaïne.

Propriétés. — Lamelles brillantes, rappelant le chlorhydrate de cocaïne, fondant à 175°, très solubles dans l'eau, solubles dans l'alcool, l'éther acétique. La solution aqueuse est légèrement acide au tournesol, neutre à l'hélianthine ; elle précipite par les réactifs généraux des alcaloïdes.

Essai. — Pour distinguer la stovaïne du chlorhydrate de cocaïne, il y a le point de fusion 175° au lieu de 181°,5 et aussi la réaction suivante : On met dans un tube à essai quelques centigrammes de stovaïne sur lesquels on verse 4 à 5 gouttes d'acide sulfurique ; après dégagement de HCl et dissolution, on verse une dizaine de gouttes d'eau, il se fait un précipité blanc d'acide benzoïque. Le sel de cocaïne ne produit rien dans ces conditions.

Pharmacologie. — Anesthésique local puissant, comparable à la cocaïne, mais moins toxique. C'est un tonique du cœur et un vaso-dilatateur, contrairement à la cocaïne, ce qui évite les accidents de syncope et permet d'opérer le malade assis. Il s'emploie dans les mêmes cas que la cocaïne, en particulier dans l'anesthésie oculaire, les injections intrarachidiennes, les injections sous-cutanées, les badigeonnages des muqueuses, etc. On la donne à *l'intérieur* à la dose de 0 gr. 01 à 0 gr. 05 en pastilles, potion, cachets composés, et à *l'extérieur* en pommade, solution, suppositoires, instillations (solution à 1 /25), injections sous-cutanées de 1 à 4 c. c. de solution à 0. gr. 50 pour 100 ; en injections intrarachidiennes. 1 /2 c. c. d'une solution à 10 %. Pour les extractions dentaires, elle est recommandée de préférence à la cocaïne. Les solutions peuvent être stérilisées à 100°-105° sans décomposition, mais à 120° la décomposition commence ; l'alcalinité du verre favorise cette décomposition comme pour la cocaïne.

2° CORPS AROMATIQUES APPARTENANT A D'AUTRES SÉRIES QUE LA SÉRIE BENZÉNIQUE

Analgène ou **Ortho-éthoxy-paramonobenzoyl-aminoquinoléine.** — Poudre cristalline, incolore, insipide, fondant à 155°, insoluble dans l'eau, soluble à chaud dans l'alcool fort.

Antithermique et analgésique qui se donne à la dose de 1 à 3 grammes par jour en cachets de 0,50. L'urine des malades qui absorbent ce médicament se colore en rouge.

ANTIPYRINE

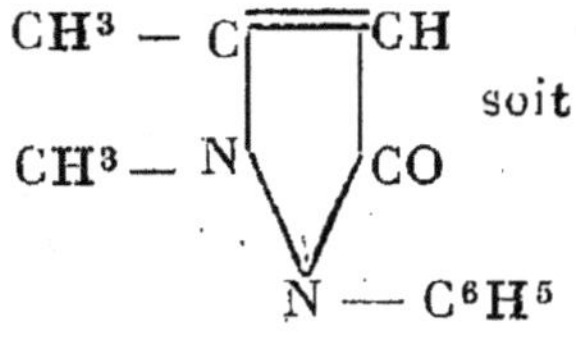

$$\begin{array}{c} CH^3 - C\!\!=\!\!=\!\!CH \\ \quad \\ CH^3 - N\backslash\;/CO \\ \quad \\ N - C^6H^5 \end{array}$$

soit $C^{11}H^{12}N^2O = 188$

Syn. : *Analgésine.* — *Diméthyloxyquinizine.* — *Phényl* (1), *diméthyl* (2,3), *pyrazolone* (5).

Découverte en 1883 par KNORR.

Préparation. — On l'obtient en faisant agir dans un autoclave l'iodure, le bromure ou le chlorure de méthyle sur le produit de la réaction de la phénylhydrazine C^6H^5 — NH — NH^2 sur l'éther acétylacétique $C^2H^3O\ CH^2$ — $CO^2\ C^2H^5$. La préparation de l'antipyrine se fait en deux phases :

1° Préparation de phénylméthylpyrazolone par l'action de l'éther acétylacétique sur la phénylhydrazine ;

2° Méthylation du produit précédent en chauffant avec du chlorure de méthyle.

On fait cristalliser dans le toluène, puis dans l'eau.

Propriétés. — C'est un corps cristallin, blanc, fusible à 111-112° (FRANÇOIS), inodore, de saveur légèrement amère, soluble dans moins de son poids d'eau froide, dans 1 partie 1/2 d'alcool à 90°, 1 partie de chloroforme, 50 parties d'éther, facilement dans la benzine et le toluène. Il s'unit aux acides pour donner des sels et facilite la dissolution de la quinine et de la caféine dans l'eau. L'antipyrine se combine avec de nombreux corps, en particulier avec les phénols, avec le chloral pour donner l'hypnal, avec certains acides organiques, tels que l'acide salicylique. Le formol le précipite en donnant du diantipyrine-méthane.

Réactions. — Le *perchlorure de fer* produit, dans la solution aqueuse d'antipyrine, une coloration ou un précipité rouge sang.

L'*acide acétique* et le *nitrite de sodium*, une coloration bleu verdâtre.

L'*acide chlorhydrique*, une coloration verte.

L'*acide chlorhydrique* et le *ferricyanure de potassium* donnent, à l'ébullition, une coloration vert foncé et un précipité vert bleuâtre (GAY et FORTUNÉ).

L'*acide chlorhydrique* et le *chlorate de potasse*, à l'ébullition, donnent une liqueur jaune rougeâtre qui, par refroidissement, laisse déposer des gouttelettes huileuses rouge vif, solubles dans le chloroforme qui se colore en jaune orangé.

L'*acide azotique nitreux* (une goutte) colore en vert, à froid, et en rouge pourpre, à chaud, une solution d'antipyrine à 1 %.

Pour obtenir cette réaction facilement, on ajoute à la solution d'antipyrine quelques gouttes d'acide azotique et une parcelle très faible de nitrite de potasse ; il se produit à froid une coloration verte ; on ajoute un excès azotique, on chauffe : coloration rouge pourpre.

Acide sulfurique et acide azotique. — En versant dans un mélange à parties égales d'acide sulfurique et d'acide azotique quelques centimètres cubes d'une solution contenant environ 5 % d'antipyrine, on obtient une coloration rouge carmin ; par addition d'eau, elle passe au rose violacé (DENIGÈS).

L'*eau iodée* donne, avec une solution d'antipyrine, un précipité rouge brique soluble dans un excès d'eau iodée.

Le *tannin* et l'*acide picrique* donnent des précipités.

L'antipyrine, chauffée à sec avec du *chlorure de zinc*, dégage une odeur de créoline ou de thymol.

Essai. — L'antipyrine commerciale est ordinairement pure. Par ébullition avec un peu d'eau, les premières vapeurs dégagées doivent être inodores (*traces de dissolvants hydrocarbonés*). Elle ne doit pas jaunir par la soude à chaud (*sucre*).

Dosage. — Le procédé du Codex, basé sur la transformation, en milieu aqueux, de l'antipyrine en iodantipyrine insoluble, ne donne que des résultats appromitifs et très irréguliers ; il doit être abandonné. Le coefficient de transformation est d'ailleurs faux.

PROCÉDÉ BOUGAULT. — A 10 c. c. de solution aqueuse d'antipyrine à 1 %, on ajoute 1 gramme de bicarbonate de potasse, puis un volume connu de solution décinormale d'iode employée en excès. Il se forme un trouble brun, puis des aiguilles d'iodantipyrine souillées d'iode. Après une heure de contact, on acidule par 1 c. c. d'acide acétique (et non pas HCl), puis on ajoute 10 c. c. de chloroforme pour décomposer la combinaison d'iode et d'iodantipyrine, et on titre l'excès d'iode avec la solution N/10 d'hyposulfite de soude, ajoutée jusqu'à décoloration ; un gramme d'iode absorbé correspond à 0 gr. 740 d'antipyrine.

BOUGAULT avait antérieurement indiqué une méthode de dosage à l'aide d'une solution alcoolique d'iode en présence de bichlorure de mercure, moins pratique que la précédente.

Pharmacologie. — L'antipyrine est surtout un analgésique, elle calme la douleur ; elle est aussi, mais à un degré moindre, un antipyrétique, c'est de là qu'elle tire son nom.

Elle diminue l'élimination des toxines ainsi que la quantité d'urine éliminée, ce qui a fait dire, suivant l'expression de RENAUT, que l'antipyrine ferme le rein. Reste à savoir si l'élimination ne se fait pas par d'autres voies. Elle provoque souvent de l'intolérance gastrique et des éruptions cutanées ou des sueurs fréquentes. Son élimination se fait en nature, surtout par les urines, dont la couleur devient alors orangé foncé.

On administre l'antipyrine comme antithermique et aussi pour combattre l'élément douleur. Son action est rapide, mais d'une faible durée ; aussi doit-on prendre des doses fractionnées et souvent répétées. On l'a conseillée encore comme antispasmodique dans l'asthme, la coqueluche, comme antidiabétique pour diminuer la polyurie et le sucre et comme hémostatique externe. A la dose de 2 grammes par jour, elle tarit en cinq ou six jours la sécrétion lactée.

Doses et modes d'administration. — Les doses à prescrire, à l'*intérieur*, sont de 0 gr. 50 à 1 gramme à la fois jusqu'à 4 grammes par jour en moyenne. On a pu en faire absorber sans inconvénient jusqu'à 20 grammes par vingt-quatre heures. Chez les enfants, en moyenne 0 gr. 20 par année et par jour en plusieurs fois. On la prend en cachets, potion, solution, lavements, injections sous-cutanées. Le sirop d'écorces d'oranges amères masque bien sa saveur.

On l'associe fréquemment au bicarbonate de soude ou à l'eau de Vichy pour faciliter sa tolérance gastrique et annihiler son action sur le rein. A l'*extérieur*, on l'emploie en solution à 30 % ou en poudre que l'on applique localement, comme hémostatique, pour arrêter un saignement de nez, l'hémorragie d'une coupure, d'une petite blessure, de piqûres de sangsues. Pour les mêmes usages on fait un collodion à l'antipyrine (2/8), une pommade qui est encore analgésique.

Incompatibilités. — L'antipyrine est incompatible avec le phénol, le naphtol, le chloral, le salicylate de soude, le sublimé ; son mélange à ces différentes substances produit des corps liquides peu connus. Avec le tannin et les infusions ou extraits qui en contiennent, il se forme un précipité. Avec les substances qui contiennent de l'acide azotique, nitrites, nitrates, il y a production d'une matière verte.

L'association de l'antipyrine et de la quinine ne peut qu'être heureuse, car elle augmente la solubilité de l'alcaloïde du quinquina.

Acétopyrine ou **Acéto-salicylate d'antipyrine**. — C'est une combinaison d'acide acétylsalicylique (aspirine) et d'antipyrine.

Poudre blanche, cristalline, fusible à 64°–65°, peu soluble dans l'eau froide, plus soluble dans l'eau chaude, soluble dans l'alcool. Elle donne, comme l'antipyrine, une coloration rouge avec le perchlorure de fer.

On l'emploie comme antipyrétique, dans le rhumatisme articulaire, les migraines, la fièvre typhoïde, à la dose de 1 à 3 grammes par jour, en cachets de 0 gr. 50.

Cacodylate d'antipyrine. — $OH — AsO = (CH^3)^2C^{11}H^{12}$ $N^2O, 2H^2O$. — Contient 20,71 % d'arsenic et 51,93 % d'antipyrine. Obtenu par L. Barthe en ajoutant à 1 molécule d'acide cacodylique en solution hydroalcoolique concentrée, 1 molécule d'antipyrine dissoute dans de l'eau alcoolisée. On porte à l'ébullition et on abandonne sous cloche au-dessus d'acide sulfurique. Petits cristaux solubles dans l'alcool, dans 4 part. d'eau à 12°, fusibles au-dessous de 100°. La solution aqueuse donne par la potasse et la soude un précipité blanc ; par l'acide acétique et le nitrite de sodium une coloration bleue ; par le perchlorure de fer une coloration rouge sang (L. Barthe).

Méthylarsinate d'antipyrine — $(OH)^2 = AsOCH^3$ $2 C^{11}H^{12}N^2O, 4H^2O$. — Contient % 12,75 d'arsenic et 63,94 d'antipyrine. Se prépare en versant dans une solution hydroalcoolique tiède de 1 molécule d'acide méthylarsinique, une solution alcoolique concentrée de 2 molécules d'antipyrine. On porte à l'ébullition, on filtre et on abandonne sous cloche à acide sulfurique. S'obtient ainsi en beaux cristaux se colorant en rose à l'air, solubles dans 3 part. 5 d'eau à 20° et dans l'alcool. La solution aqueuse donne toutes les réactions de l'antipyrine comme celle du cacodylate d'antipyrine (L. Barthe).

Ferropyrine ou **Ferripyrine.** — S'obtient facilement en mélangeant une solution concentrée d'antipyrine avec une solution de perchlorure de fer. Poudre orangée, soluble dans 5 parties d'eau froide, en donnant une solution rouge sombre et dans 9 parties d'eau bouillante. Elle contient 64 % d'antipyrine, 12 % de fer et 24 % de chlore.

On l'emploie, à l'*intérieur* et surtout à l'*extérieur*, comme hémostatique, non caustique. La solution à 20 % peut servir au tamponnement des plaies saignantes et pour arrêter les épistaxis, les hémorragies utérines, les saignements après avulsion des dents. A l'*intérieur*, la ferropyrine est indiquée dans les états chlorotiques accompagnés de névralgies ou de migraines, à la dose de 0 gr. 05 à 0 gr. 50 par jour en cachets, pilules ou potion. Il est probable que ferropyrine et ferripyrine sont deux corps identiques.

Iodopyrine ou **Iodantipyrine.** $C^{11}H^{11}IN^2O$. — Obtenue en versant une solution de 13 gr. 50 d'iode dissous à la faveur de l'iodure de potassium, dans une solution bouillante contenant 10 grammes d'antipyrine et 35 grammes d'acétate de soude pour 500 grammes d'eau et laisser refroidir.

Cristaux, fondant vers 160°, insipides, inodores, peu solubles dans l'eau froide et l'alcool, plus solubles à chaud, solubles dans le chloroforme, peu solubles dans l'éther. Le perchlorure de fer ne colore pas sa solution en rouge, ce qui a lieu pour l'antipyrine.

On l'emploie, à l'*intérieur*, comme antithermique et antirhumatismal, à la dose de 0 gr. 50 à 1 gr. 50 par jour.

PYRAMIDON $C^{13}H^{17}N^3O$

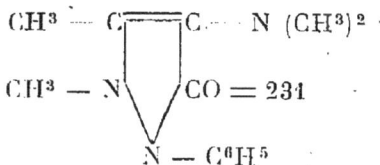

$$CH^3 - C{=}C - N(CH^3)^2$$
$$CH^3 - N\diagdown \diagup CO = 231$$
$$N - C^6H^5$$

Syn. : *Diméthylaminoantipyrine.*
Phényl (1)-*diméthyl* (2-3)-*diméthylamino* (4)-*pyrazolone* (5).

Le pyramidon est de l'antipyrine dont un H est remplacé par le radical $N(CH^3)^2$.

Préparation. — On le prépare en réduisant, par le zinc et l'acide chlorhydrique, la nitroso-antipyrine, ce qui donne de l'amino-antipyrine. Ce composé traité par l'iodure de méthyle donne de l'acide iodhydrique et le diméthylaminoantipyrine ou pyramidon.

Propriétés. — Poudre cristalline blanche, fondant à 108°, de saveur peu accentuée, soluble dans 10 parties d'eau froide, davantage dans l'eau chaude avec maximum a 70°, soluble dans l'alcool, la benzine, presque insoluble dans l'éther. Le pyramidon est neutre au tournesol et à la phtaléine et alcalin à l'hélianthine et, à la cochenille. Il se combine avec les acides pour donner des sels. Il donne des dérivés iodés et ne précipite pas par le formol.

Réactions. — Elles se font sur la solution aqueuse et en ajoutant goutte à goutte les réactifs.

Le *perchlorure de fer* étendu produit une coloration violette fugace.

Il en est de même de la plupart des oxydants, *acide azotique*, eau *bromée,* eau *iodée, teinture d'iode, hypochlorites alcalins, bioxyde de plomb, azotate d'argent.*

Le *réactif de Mandelin* (sulfovanadate d'ammoniaque) donne une coloration brun acajou qui passe au vert olive, puis au vert clair (BARRAL).

Le *nitrite de soude* et *l'acide sulfurique,* coloration violette fugace.

Le *calomel,* le pyramidon et quelques centimètres cubes d'eau produisent une coloration violette qui devient rose à chaud (PÉGURIER).

Le *bichlorure de mercure,* le *tanin, l'acide picrique* le précipitent.

Essai. — Doit fondre à 108° et brûler sans résidu.

Recherche de l'antipyrine. — On met dans un tube à essai environ 0,05 de pyramidon, 4 à 5 c. c. d'eau et une légère pincée de nitrite de soude, puis on y ajoute goutte à goutte un mélange de 3 part. d'acide acétique et 1 part. d'acide sulfurique ; il se fait une coloration violette fugace qui disparaît, surtout avec un excès de nitrite, en laissant un liquide incolore, si le pyramidon est pur, et vert s'il y a de l'antipyrine. Cette réaction très sensible signale 2 % d'antipyrine.

1 gr. de pyramidon, dans un tube à essais, avec 5 c. c. d'eau, 5 c. c. d'acide chlorhydrique, 2 c. c. de formol, chauffé pendant 4 heures au bain-marie bouillant doit, après refroidissement, addition de 10 c. c. d'eau et alcalinisation par l'ammoniaque, ne donner aucun dépôt cristallin même après 24 heures. L'*antipyrine* donnerait de fines aiguilles (Codex).

Dosage.—PROCÉDÉ DU CODEX. — Basé sur ce que le pyramidon fonctionne comme une base monoacide au contact de l'hélianthine. On le sature au moyen de l'acide sulfurique. N/$_{10}$, dont 1 c. c. correspond à 0 gr. 0231 de pyramidon.

Dissoudre 0 gr. 50 de pyramidon dans 50 c. c. d'eau, ajouter quelques gouttes d'hélianthine qui vire au jaune, puis goutte à goutte de la solution N/10 d'acide sulfurique jusqu'à teinte rose. Le volume de solution titrée employée multiplié par 0 gr. 0231 × 200 = pyramidon pur %. Le produit officinal exige de 20 c. c. à 21 c. c. 75 de solution acide titrée, ce qui correspond à un minimum de 92,40 de pyramidon %.

Pharmacologie. — Le pyramidon est un succédané de l'antipyrine, présentant sur elle quelques avantages.

Il agit d'abord à dose beaucoup moindre : 0 gr. 25 produisent les mêmes effets que 1 gramme d'antipyrine ; cette action est aussi plus progressive et persiste plus longtemps. Il ne produit pas ou très peu de fatigue d'estomac et ne donne pas d'accidents congestifs. Il n'influence pas le cœur ni la tension artérielle. Il diminue un peu la quantité d'urine éliminée, mais moins que l'antipyrine. Il ne produit pas d'érythème de la peau. Il active les échanges et les **oxydations** améliorant ainsi le coefficient azoturique.

Les urines des malades qui absorbent du pyramidon sont colorées en rouge par présence d'acide rubazonique provenant de la décomposition du produit.

C'est un antithermique et un analgésique précieux qui réussit où d'autres médicaments tels que l'antipyrine ont échoué. On le donne dans la fièvre typhoïde, la grippe, le rhumatisme articulaire, les névralgies, la migraine, les douleurs des tabétiques. Il ne convient pas aux diabétiques, dont il augmente le sucre urinaire.

On administre le pyramidon en potion ou en cachets de 0 gr. 30 à la dose de 1 gramme par jour (on peut aller à 3 grammes dans des cas spéciaux) en trois ou quatre fois. Aux enfants, on donne 0,05 par année et par jour. L'hypothermie rapide qu'il détermine constitue un grave danger chez les tout jeunes enfants, il convient peu aux vieillards.

Une dose de 5 grammes en une fois a déterminé chez un adulte des symptômes graves suivis de guérison.

Il présente l'inconvénient de déterminer une sudation abondante, comme cela se passe d'ailleurs pour beaucoup d'autres antithermiques. Il faut éliminer la gomme des préparations de

pyramidon ou chauffer à l'ébullition le julep gommeux avant
d'introduire le pyramidon, sous peine de produire une coloration
violette due aux oxydases de la gomme.

Le pyramidon est incompatible avec le chloral, le naphtol, les
phénols, avec lesquels il donne des produits liquides, avec le
tanin, les oxydants, les combinaisons mercurielles et argentiques,
les sels de quinine acides (BRETIN).

CAMPHORATE DE PYRAMIDON

Combinaison de l'acide camphorique avec le pyramidon. L'acide
camphorique étant bibasique, il peut y avoir un *camphorate acide*
et un *camphorate neutre*.

Préparation. — En prenant 1 molécule de pyramidon et 1 molécule d'acide camphorique, on obtient le camphorate acide ; avec
2 molécules de pyramidon pour 1 molécule d'acide camphorique,
on obtient le camphorate neutre. Ces deux sels se préparent de la
même façon.

On chauffe soit à sec, soit en dissolution éthérée le pyramidon
et l'acide camphorique. On laisse refroidir.

AUBERT le prépare en mélangeant 200 grammes d'acide camphorique et 224 grammes de pyramidon, le tout pulvérisé finement, puis on ajoute une petite quantité d'eau. Le mélange se
liquéfie, devient pâteux, puis se prend en masse. On pulvérise
cette masse solidifiée qui est du camphorate acide de pyramidon.

On obtient les mêmes résultats en se servant d'éther à la place
d'eau (PORTERET).

Propriétés. — Poudre blanche, cristalline, de saveur acide,
possédant la solubilité du pyramidon.

Pharmacologie. — Les camphorates acide ou neutre de pyramidon sont des antithermiques de premier ordre : ils déterminent
un peu moins de sudation que le pyramidon seul ; à ce titre, ils
conviennent particulièrement aux phtisiques. On les donne en
cachets à la dose de 1 gramme par jour en deux fois.

Salicylate de pyramidon. — Poudre blanche, amère,

soluble dans 7 parties d'eau. Se donne à la dose de 0,50 à 0,75 en cachets dans le rhumatisme articulaire aigu et dans les affections qui relèvent de ses deux composants.

SALIPYRINE $C^{11}H^{12}N^2O.C^7H^6O^3$

Syn. : Salicylate d'antipyrine. — Salicylate d'analgésine.

Préparation. — 1° On l'obtient en ajoutant peu à peu à une solution aqueuse concentrée et bouillante de 100 parties d'antipyrine 73 p. 4 d'acide salicylique. Par refroidissement, il se dépose des cristaux incolores.

2° On l'obtient encore en mélangeant une solution éthérée d'acide salicylique à une solution chloroformique d'antipyrine ; il se dépose rapidement de beaux cristaux blancs.

Propriétés. — Poudre cristalline incolore de saveur amère et sucrée, soluble dans 200 parties d'eau froide, dans 25 parties d'eau bouillante, dans l'alcool, l'éther et le chloroforme. Elle fond à 91°. Sa solution aqueuse rougit le tournesol et se colore en violet par le perchlorure de fer.

Elle contient 57,7 % d'antipyrine et 42,3 % d'acide salicylique.

Essai. — La salipyrine agitée avec de l'acide chlorhydrique étendu et de l'éther donne, par évaporation de l'éther, un résidu qui présente les réactions de l'acide salicylique. La liqueur aqueuse neutralisée présente les réactions de l'antipyrine.

Pharmacologie. — La salipyrine est un antithermique et un analgésique agissant bien dans le rhumatisme articulaire, pour faire disparaître la douleur et le gonflement, dans les névralgies, le rhumatisme chronique et au début de la grippe. On la donne, à l'*intérieur*, en cachets ou potion, à la dose de 2 à 6 grammes par jour, par 0 gr. 50 à 1 gramme à la fois. Elle est généralement bien tolérée. Pour les enfants, environ 0,15 par année et par jour en plusieurs fois.

On ne doit pas l'associer, dans les potions ou sirops, à des substances acides telles que sirop de limon, car il se précipite de l'acide salicylique qui trouble la préparation et en modifie la composition.

Novocaïne ou **Chlorhydrate de paraamidobenzoyldiéthylaminoéthanol** $NH^2 — C^6H^4 — CO^2 — C^2H^4 — N(C^2H^5)^2$, HCl. — Se prépare en traitant la solution aqueuse de paraaminobenzoate de soude par une quantité équimoléculaire de bromure d'éthylène. On obtient ainsi le paraaminobenzoate de brométhyle. Celui-ci, chauffé à 120° en solution alcoolique avec 2 molécules de diéthylamine, fournit le paraaminobenzoyldiéthylaminoéthanol. On lave à l'eau, on dissout dans l'éther, on précipite à chaud par une solution alcoolique d'acide chlorhydrique.

Aiguilles fusibles à 156°, solubles dans 1 partie d'eau en donnant une solution neutre, solubles dans 50 parties d'alcool. Ces solutions précipitent par les alcalis et les réactifs des alcaloïdes.

2 c. c. de solution de novocaïne à 0,20 % additionnés de 2 gouttes de solution de nitrite de soude 1/10 puis de 3 gouttes d'acide sulfurique concentré donnent à chaud, après départ de l'acide nitreux et addition de 5 gouttes réactif de Millon, une coloration rose persistante (SANCHEZ).

A 2 c. c. de la même solution de novocaïne, ajouter 3 gouttes de soude, chauffer rapidement et verser goutte à goutte une solution iodo-iodurée jusqu'à teinte jaune ; il y a formation d'iodoforme (SANCHEZ).

La novocaïne ne précipite ni avec le phosphate de soude *(Stovaïne)* ni avec le borate de soude 1/20 *(Stovaïne-Cocaïne)*.

C'est un anesthésique comparable à la cocaïne, mais 6 à 7 fois moins toxique. Son action se produit lentement, après 5 à 6 minutes, et il faut employer des doses plus élevées, mais l'anesthésie persiste plus longtemps. Son mélange à l'adrénaline augmente son action (BRANDT).

On l'emploie en injections sous-cutanées, instillations, ou en applications sur les muqueuses. On se sert également de solutions huileuses dans l'huile d'olives ou d'amandes douces, mais préparées avec la base et non avec le chlorhydrate, qui y est insoluble.

Les injections ne sont ni irritantes, ni douloureuses ; elles ne provoquent pas de vaso-dilatation ; l'addition d'adrénaline prolonge la durée de l'anesthésie et en augmente l'intensité. Sa toxicité est nulle aux doses habituelles.

Elle convient pour les petites opérations de chirurgie, incision d'abcès, extraction de dents, ongle incarné, etc. On utilise des solutions à 0,50 à 2 % dans le sérum physiologique : elles se stérilisent à l'ébullition.

La formule la plus habituelle est celle de RECLUS : sérum artificiel 100 c. c., novocaïne 0 gr. 50, adrénaline 1 °/oo XXV gouttes. Stériliser séparément la solution de novocaïne dans le sérum et celle d'adrénaline et ne mélanger qu'au moment de l'emploi.

Employée en injections hypodermiques, elle produit rapidement de l'anesthésie locale, anesthésie qui est incomplète si les trois substances ont été stérilisées ensemble (SCHWARTZ).

Une température de 100° diminue considérablement l'activité de la novocaïne ; aussi BRETEAU conseille d'utiliser des solutions non stérilisées de novocaïne dans de l'eau saturée d'acide benzoïque. Le mélange novocaïne et adrénaline est encore plus sensible à l'action de la chaleur et, dès 60°, il y a diminution des propriétés physiologiques, d'où l'indication de stériliser séparément la solution de chaque produit.

L'**allocaïne** est identique à la novocaïne.

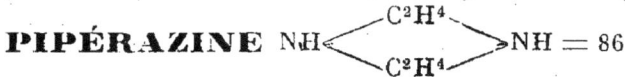

$$\textbf{PIPÉRAZINE} \quad NH \Big\langle {{}^{C^2H^4}_{C^2H^4}} \Big\rangle NH = 86$$

Syn. : Diéthylénediimine. — Pipérazidine.

Préparation. — Par action de l'ammoniaque sur le chlorure d'éthylène, il se fait de l'éthylénediamine $NH^2 — C^2H^4 — NH^2$. Pour la transformer en pipérazine, traiter sa solution alcoolique par q. s. d'éther oxalique, il se fait de l'éthylène-oxamide

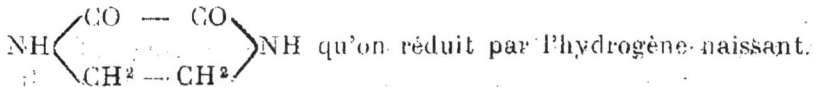

$$NH \Big\langle {{}^{CO — CO}_{CH^2 — CH^2}} \Big\rangle NH$$

qu'on réduit par l'hydrogène naissant.

Propriétés. — Elle cristallise anhydre soit par évaporation de sa solution aqueuse, soit par refroidissement d'une solution alcoolique chaude. Les cristaux sont incolores, fusibles à 104°, bouillant à 145°-146°, sans odeur, de saveur fraîche et piquante, solubles dans l'eau, l'alcool, insolubles dans l'éther ; ils sont déliquescents et se transforment en hydrate de pipérazine, cristaux, contenant 6 H^2O, fondant à 44° et bouillant à 130°, absorbant facilement

CO^2. C'est cet hydrate que l'on trouve dans le commerce et non pas le produit anhydre. Elle forme avec l'acide chlorhydrique un sel bien cristallisé. L'iodure de bismuth et de potassium donne dans ses solutions un précipité rouge rubis d'iodure double de bismuth et de pipérazine caractéristique vu au microscope. On a préparé le benzoate, le glycérophosphate, le méthylarsinate et le salicylate de pipérazine (Astruc).

C'est une base di-acide énergique saturant les acides forts.

Pharmacologie. — On l'administre avec avantage chez les goutteux, graveleux, rhumatisants ; elle agirait mieux que les sels de lithine. Elle se combine avec 12 fois son poids d'acide urique en donnant un urate soluble dans l'eau et facilement éliminable. La diurèse est augmentée. On la donne, à l'*intérieur*, à la dose de 0,50 à 2 grammes par jour en plusieurs fois, en potion, solution ou injection hypodermique, jamais en cachets.

Le **lycétol** ou tartrate de diméthylpipézarine est très soluble dans l'eau, il possède les mêmes propriétés que la pipérazine, est moins hygrométrique et s'emploie à la dose de 2 à 5 grammes par jour, en cachets et solutions.

Le **cacodylate de pipérazine** s'obtient en faisant réagir 1 molécule de pipérazine sur une dissolution aqueuse de 2 molécules d'acide cacodylique ; on évapore à consistance sirupeuse ; la cristallisation se fait après quelques jours.

En opérant en solution alcoolique, les cristaux se font mieux.

Cristaux incolores, très hygroscopiques, à 4 molécules d'eau, très solubles dans l'eau, moins dans l'alcool fort (Astruc).

Citrate de pipérazine. — Obtenu en mélangeant deux solutions alcooliques, l'une de 3 molécules de pipérazine, l'autre de 2 molécules d'acide citrique : des cristaux se forment peu à peu.

Fines aiguilles blanches, soyeuses, de saveur légèrement salée, très solubles dans l'eau, insolubles dans l'alcool. Il se conserve sans altération (Astruc).

Le **sidonal** est du quinate de pipérazine agissant bien aussi chez les goutteux et rhumatisants, à la dose de 3 à 5 grammes par jour en cachets ou solution.

Pyridine C^5H^5N. — Retirée de la distillation sèche des os en vases clos.

Liquide incolore, très mobile, d'odeur ammoniacale, de réaction fortément alcaline au tournesol, de densité $= 0,9855$, bouillant à 116°. Il est soluble dans l'eau, l'alcool, l'éther et les huiles et donne des fumées avec HCl.

La pyridine fournit un grand nombre de combinaisons. Elle se comporte comme l'ammoniaque et précipite les sels de zinc, d'alumine, de fer.

Chauffée, ses vapeurs ne doivent pas rougir un papier imprégné de phtaléine.

On l'administre comme antiasthmatique en inhalations qui durent vingt à vingt-cinq minutes, trois fois par jour. Pour cela, on verse 4 à 5 grammes de pyridine sur une assiette placée dans la chambre du malade, avoir soin de protéger les yeux, ou inhalation d'air ayant barboté dans une solution à 10 %.

Quinoléine C^9H^7N. — Base retirée du goudron de houille ou obtenue par réaction de la potasse sur la quinine ou la cinchonine.

Liqueur incolore, d'odeur d'amandes amères, de saveur âcre, se colorant à la lumière, peu soluble dans l'eau, soluble dans l'alcool et l'éther. Employée comme antiseptique, pour l'*usage externe*, en solution à 5 %, et en inhalation contre la coqueluche à la dose de 10 à 20 gouttes dans 100 grammes d'eau bouillante. Elle diminue le nombre et l'intensité des quintes et abrège la durée de la maladie.

BLEU DE MÉTHYLÈNE

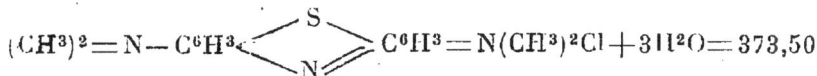

$$(CH^3)^2 = N - C^6H^3 \overset{S}{\underset{N}{\diagdown\diagup}} C^6H^3 = N(CH^3)^2Cl + 3H^2O = 373,50$$

Syn. : *Bleu de phénylène.*

Préparation. — Le bleu de méthylène appartient au groupe des thiazines. On l'obtient en oxydant la diméthylparaphénylène-diamine par le perchlorure de fer en présence de l'hydrogène sulfuré.

Propriétés. — C'est une poudre cristalline, bleu sombre, à éclat bronzé, soluble dans 20 parties d'eau froide en la colorant en bleu intense ; sa solution alcoolique est verte. Le glucose, en milieu alcalin, le zinc et l'acide chlorhydrique, décolorent cette solution au voisinage de l'ébullition, par formation de blanc de méthylène.

L'addition d'une goutte de perchlorure de fer ramène la coloration bleue.

Le sel double de zinc et de tétraméthylthionine, employé en teinture sous le nom de bleu de méthylène, ne doit pas être confondu avec le produit officinal dépourvu de zinc. Pour distinguer celui-ci, on chauffe le bleu dans une capsule avec une trace d'acide sulfurique ; il reste un résidu qui, traité par l'acide azotique puis porté au rouge à l'air, disparaît sans laisser de résidu ou tout au plus de 0,25 à 0,40 %, quantités tolérées par les pharmacopées étrangères.

Pharmacologie. — Le bleu de méthylène a été préconisé par ERLICH et LIPPMAN comme analgésique. On l'a administré avec succès dans les névralgies simples, avec des succès moindres dans les névrites et les douleurs de l'ataxie ; il a donné aussi de bons résultats dans le rhumatisme articulaire aigu.

Il peut être prescrit dans les cas de fièvre intermittente simple, lorsque, pour une cause quelconque, les sels de quinine sont contre-indiqués. On s'est servi du bleu de méthylène mélangé aux médicaments pour s'assurer de leur administration aux malades et aussi pour déterminer le degré de perméabilité des reins chez les cardiaques, l'urine des malades qui absorbent ce médicament étant plus ou moins bleue.

En ophtalmologie, le bleu de méthylène est un précieux antiseptique. On l'administre en collyre à 1/800 (1 centigramme de bleu dans 8 grammes d'eau distillée), en instillation, matin et soir. A l'*intérieur*, on le donne en pilules à la dose de 0 gr. 10 à 0 gr. 60 par jour, chez l'adulte, en plusieurs fois, en cachets, pilules.

Les taches produites sur le linge par ce colorant disparaissent par l'emploi des alcalins, en particulier du carbonate de soude.

On ne doit pas confondre le bleu de méthylène avec le bleu de méthyle, qui est un dérivé de la rosaniline et qui n'a pas les mêmes propriétés.

Le **carmin d'indigo**, employé en pharmacie pour la coloration de certains produits pour l'usage externe, est un sel de l'acide sulfo-indigotique. Cet acide est obtenu par l'action de l'acide sulfurique concentré sur l'*indigotine*, matière colorante extraite de l'indigo et à laquelle on donne aussi le nom de *bleu d'indigo*.

Cet acide a comme formule :

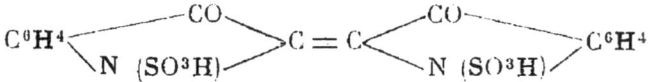

$$C^6H^4 \diagdown \begin{array}{c} -CO- \\ N \ (SO^3H) \end{array} \diagup C = C \diagdown \begin{array}{c} -CO- \\ N \ (SO^3H) \end{array} \diagup C^6H^4$$

Trypanroth. — Matière colorante formée d'un mélange de 1 molécule de tétrazobenzidine monosulfonée et 2 molécules de β naphtylamine bisulfonate de soude.

Poudre rouge brun, sans odeur, insipide, soluble dans l'eau. Préconisée contre le cancer par HORAND et JABOULAY, la lymphadénie. Se donne en injections hypodermiques à la dose de 0 gr. 50 dissous dans 40 centimètres cubes d'eau, tous les deux ou trois jours. Elles sont douloureuses, aussi les additionne-t-on de cocaïne.

CHAPITRE III

Alcaloïdes végétaux et leurs sels

GÉNÉRALITÉS

Définition. — Les alcaloïdes végétaux sont des composés organiques, azotés, analogues aux bases minérales et pouvant se combiner aux acides pour donner des sels, le plus souvent cristallisés, et présentant beaucoup d'analogie avec les sels ammoniacaux. Bien que dérivant de corps très différents, ils présentent un ensemble de propriétés et de réactions qui leur sont communes et qui les rapprochent de l'ammoniaque et des alcaloïdes artificiels (amines et amides).

Leur formule de constitution n'est encore connue que pour quelques termes; mais ils se rattachent tous à la série aromatique. Ce sont, pour la plupart, des amines secondaires ou tertiaires. Les uns, et c'est le plus grand nombre, sont solides et fixes ; d'autres sont liquides et volatils (cicutine, nicotine). Les alcaloïdes fixes sont presque tous oxygénés ; les alcaloïdes volatils, au contraire, ne contiennent pas d'oxygène.

Les alcaloïdes bleuissent le tournesol rouge, sont peu solubles dans l'eau, solubles dans l'alcool et souvent dans l'éther, le chloroforme, les huiles et les hydrocarbures. Le plus grand nombre sont lévogyres. Ils sont décomposables par la chaleur, attaquables par le chlore, le brome, l'iode, en donnant des produits de substitution (ex. : chlorocodéine). La plupart sont monoacides, d'autres, tels que la quinine, sont biacides. Le charbon végétal ou animal peut les absorber en quantité considérable.

Les alcaloïdes végétaux sont nombreux ; un petit nombre seulement sont utilisés en thérapeutique. On les classe en séries dont les suivantes basées sur leur constitution. Séries pyridique, pyrrolidinique, glyoxalinique, tropanique, quinoléique, isoquinoléique, uréique.

Les réactifs qui permettent de les reconnaître peuvent se diviser en deux catégories : les réactifs précipitants et les réactifs colorants.

Réactifs précipitants. — 1° SOLUTION D'IODURE DE POTASSIUM IODÉ (*Réactif de Bouchardat*). — On l'obtient en dissolvant dans 10 centimètres cubes d'eau distillée 2 grammes d'iodure de potassium et 2 grammes d'iode. On complète à 100 c. c. avec de l'eau. Ce réactif donne avec les alcaloïdes des précipités foncés, généralement rouge-brun.

2° IODURE DOUBLE DE POTASSIUM ET DE MERCURE (*Réactif de Mayer*). — Obtenu avec : sublimé 1 gr. 35 ; iodure de potassium, 5 gr. ; eau distillée, quantité suffisante pour 100 c. c. Donne des précipités blancs ou jaunâtres, amorphes ou cristallins.

3° IODURE DE POTASSIUM ET DE BISMUTH (*Réactif de Dragendorff*). — Mettre dans un vase 5 gr. sous-nitrate de bismuth pulvérisé, 40 c. c. d'eau et 10 c. c. HCl. Si la dissolution n'est pas complète, l'achever par addition goutte à goutte de HCl. Ajouter ensuite une solution de 40 gr. IK dans 100 c. c. d'eau (Denigès). Ce réactif donne des précipités rouges ou orangés.

4° IODURE DE POTASSIUM ET DE CADMIUM (*Réactif de Marmé*). — On prépare ce réactif en dissolvant 5 gr. d'iodure de cadmium et 10 gr. iodure de potassium dans 110 c. c. d'eau. On obtient avec ce réactif des précipités incolores puis jaunâtres.

5° PHOSPHOMOLYBDATE DE SODIUM (*Réactif de Sonnenschein*). — On le prépare en mélangeant une solution azotique de phosphate de sodium à une solution azotique de molybdate d'ammoniaque. On laisse vingt-quatre heures : il se forme un précipité qu'on lave et qu'on dissout dans de la soude. On évapore à siccité, on calcine jusqu'à cessation de vapeurs ammoniacales. Le précipité est dissous dans l'eau additionnée d'un peu d'acide azotique. Ce réactif donne des précipités amorphes, blancs ou jaunâtres, se colorant quelquefois en bleu ou en vert.

6° PHOSPHO-ANTIMONIATE DE SODIUM (*Réactif de Schulze*). — Obtenu en mélangeant goutte à goutte une solution de 3 gr. de trichlorure d'antimoine à une solution de 9 gr. de phosphate de sodium dans 100 c. c. d'eau. Donne des précipités blancs amorphes.

7° PHOSPHOTUNGSTATE DE SODIUM (*Réactif de Scheibler*). — Solution à 10 % dans l'eau. Agissant comme le précédent. S'emploie en milieu légèrement acide.

8° ACIDE SILICO-TUNGSTIQUE. (*Réactif de Bertrand*). — Ou son sel de soude à 5 % dans l'eau. Donne à froid, et mieux à chaud, des précipités jaunes, chamois ou saumon. Une légère acidité favorise la réaction.

9° CHLORURE D'OR 3 % OU CHLORURE DE PLATINE 10 % DANS L'EAU. — Donnent des précipités jaunes pouvant servir au dosage de l'alcaloïde.

10° BICHROMATE DE POTASSIUM (sol. 10 %). — Précipités jaunes.

11° ACIDE PICRIQUE (sol. saturée). — Précipités jaunes.

12° TANNIN (sol. 10 %). — Précipités blancs ou gris.

Réactifs colorants. — 1° ACIDE SULFURIQUE. — Donne une coloration tantôt jaune (vératrine), tantôt rouge (morphine).

2° ACIDE SULFURIQUE ET ACIDE AZOTIQUE (*Réactif d'Erdmann*). — Obtenu en ajoutant X gouttes d'acide azotique à 100 grammes d'acide sulfurique. Donne des colorations diverses, souvent rouges.

3° SULFOMOLYBDATE DE SODIUM (*Réctif de Frœhde*). — Obtenu en dissolvant dans 100 centimètres cubes d'acide sulfurique 1 gr. de molybdate de sodium. Ce réactif donne des colorations variables, souvent bleues ou violettes (morphine).

4° SULFOMOLYBDATE D'AMMONIUM. — Obtenu en dissolvant 5 gr. de molybdate d'ammonium dans 5 centimètres cubes d'eau, en chauffant légèrement ; après refroidissement on verse dans 100 centimètres cubes d'acide sulfurique. Ce réactif produit les mêmes colorations que le précédent et peut le remplacer ; mais la première teinte obtenue est seule caractéristique, la nuance finale étant toujours bleue, par réduction du réactif.

5° SULFOVANADATE D'AMMONIUM (*Réactif de Mandelin*). —

Obtenu en dissolvant 1 gramme de vanadate d'ammonium dans 200 grammes d'acide sulfurique. Donne une coloration violette, surtout avec la strychnine.

Alcaloïdes de l'opium

Les alcaloïdes retirés de l'opium sont très nombreux ; les uns existent tout formés dans ce suc, d'autres ne sont que des produits de transformation des premiers, sous l'influence des réactifs chimiques.

La plupart de ces alcaloïdes ont entre eux des rapports de constitution encore peu connus ; c'est ainsi que la codéine n'est que l'éther méthylique de la morphine, que la narcéine se rapproche nettement de la narcotine.

De tous ces corps, quelques-uns seulement sont utilisés en thérapeutique et méritent d'être étudiés dans ce livre.

MORPHINE $C^{17}H^{19}NO^3, H^2O = 303$

Préparation. — Procédé Grégory et Robertson. — On retire la morphine de l'opium en la combinant à l'acide chlorhydrique et décomposant le chlorhydrate par l'ammoniaque.

Le Codex de 1884 indiquait :

```
Opium . . . . . . . . . . . . . . . . .   100 gr.
Chlorure de calcium fondu . . . . . . . .   12  —
```

On prépare une infusion concentrée d'opium, à laquelle on ajoute, à chaud, le chlorure de calcium dissous dans 2 parties d'eau, puis de l'eau froide ; on laisse déposer. La morphine, qui se trouve dans l'opium à l'état de méconate et de sulfate, est décomposée par le chlorure de calcium ; il se forme du chlorhydrate de morphine et un mélange de méconate et de sulfate de calcium peu solubles. On enlève par filtration les sels de calcium, qui ont entraîné les manières résineuses, et la liqueur concentrée est mise à cristalliser. Il se dépose, après quelques jours, des cristaux de chlorhydrate double de morphine et de codéine que l'on décolore au noir animal et que l'on fait recristalliser dans l'eau bouillante. Ces cristaux, que l'on désigne souvent sous le nom de *sel de Grégory*, sont ensuite dissous dans l'eau chaude et traités par l'ammoniaque, à chaud, qui précipite la morphine et laisse la codéine en solution. Le précipité est lavé à l'eau froide, séché et recristallisé dans l'alcool bouillant.

Dans l'industrie, plusieurs autres procédés sont employés.

Propriétés. — La morphine cristallise en prismes incolores, de saveur amère, de densité = 1,322. Elle est soluble dans 5.000 parties d'eau froide, 500 parties d'eau bouillante, 40 parties d'alcool absolu froid, 265 parties d'alcool à 90°, 33 parties 4 à 78°, 380 parties d'alcool amylique, insoluble dans la benzine, presque insoluble dans les huiles grasses et les huiles essentielles. Cristalllisée, elle est insoluble dans l'éther anhydre, le chloroforme et le benzène, mais elle s'y dissout un peu récemment précipitée. Son meilleur dissolvant est l'alcool à 94° qui en dissout 5 % à froid et 8 % à l'ébullition. Tous ces chiffres de solubilité n'ont rien d'absolu et sont variables avec les auteurs.

L'anisol la dissout bien à chaud, elle se précipite entièrement par refroidissement (Hugounenq). Elle est aisément soluble dans les acides étendus, dans l'eau de chaux, la potasse, la soude, à peine dans l'ammoniaque. Le bicarbonate de soude et l'ammoniaque la précipitent de ses sels mais à l'ébullition seulement. Chauffée à 110° elle perd son eau de cristallisation et fond sans se décomposer ; au-dessus de 230°, elle se détruit. Chauffée en tubes scellés avec de l'acide chlorhydrique, elle perd H_2O et se transforme en apomorphine. Elle est lévogyre.

Elle possède un OH alcoolique et un OH phénolique qui se manifeste dans les réactions avec le perchlorure de fer et elle jouit de propriétés réductrices énergiques. Elle réduit l'acide iodique, le chlorure d'or, le permanganate et le ferricyanure de potassium, etc. Elle s'unit aux bases pour donner des morphinates et aux acides pour former des sels bien cristallisés. Elle sature une molécule d'acide monobasique.

Elle apparaît comme appartenant au groupe du phénanthrène et contient une chaîne oxyéthylaminée reliant 2 carbones d'un noyau dioxyphénanthrénique.

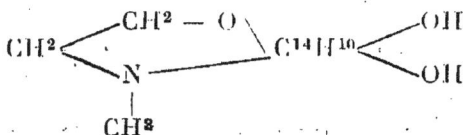

Impuretés. — La morphine contient souvent de la narcotine, par défaut de purification.

Essai. — On traite la morphine pulvérisée par le chloroforme qui ne dissout que la narcotine et la laisse par évaporation. On peut, sur ce résidu, faire des réactions caractéristiques de la narcotine. La morphine doit encore être complètement soluble dans la soude étendue.

Réactions. — Les réactions de la morphine doivent être faites de préférence dans de petites capsules en porcelaine et sur le sel à l'état solide ; les réactifs ne doivent être ajoutés que par quelques gouttes à la fois.

Acide azotique. — Une goutte ou deux donnent, à froid, surtout sur des cristaux, une coloration rouge orangé, ne passant pas au violet, quand on chauffe avec du chlorure stanneux (différence avec la brucine).

Perchlorure de fer. — En solution étendue et neutre, donne une coloration bleue qui devient verte, en présence d'un excès de réactif.

Perchlorure de fer et ferricyanure de potassium. — Le mélange de ces deux solutions donne un liquide vert, que la morphine ramène au bleu par réduction du sel ferrique en sel ferreux avec formation de bleu de Prusse.

Azotate d'argent ammoniacal. — Est réduit même à froid et surtout à chaud ; la liqueur noircit par précipitation d'argent.

Permanganate de potasse. — Est également réduit, en solution très étendue ; il y a décoloration et précipité marron.

Acide iodique. — Une solution au 1/10 d'acide iodique, additionnée de morphine ou de ses sels, est réduite avec mise en liberté d'iode que l'on peut déceler par addition d'empois d'amidon : coloration bleue ; ou en agitant avec du sulfure de carbone : celui-ci se colore en violet.

Réactif de Frœhde. — Versé sur la substance solide, il donne une belle coloration violette qui devient verte à chaud. L'addition d'un grain de nitrate de potassium, à chaud, produit une coloration rouge qui pâlit et disparaît. A défaut de réactif de FRŒHDE, on peut mélanger la morphine avec du molybdate d'ammoniaque pulvérisé et ajouter un excès d'acide sulfurique. On obtient les mêmes colorations.

Eau oxygénée et sulfate de cuivre. — On dissout le sel de morphine soluble dans 10 c. c. d'eau. On ajoute 1 c. c. H_2O_2, 1 c. c. d'ammoniaque et 1 goutte sulfate de cuivre à 3 à 4 %, on agite ; le liquide se colore du rose au rouge intense à froid. (DENIGÈS).

Acide sulfurique et sucre. — En ajoutant une goutte d'acide sulfurique à un mélange intime de morphine et de sucre pulvérisé il se produit, surtout à chaud, une coloration pourpre intense. La codéine et l'aconitine donnent cette réaction. L'addition de quelques gouttes d'eau bromée facilite la réaction.

Acide sulfurique et acide azotique. — En dissolvant la morphine dans l'acide sulfurique et versant au-dessus et sans mélanger l'acide azotique, il y a coloration d'abord rougeâtre, puis bleue et orangée. On peut encore employer de l'acide sulfurique contenant 0 gr. 20 % d'acide azotique et le faire agir sur quelques cristaux.

Acide sulfurique formolé. — On ajoute à 2 ou 3 centimètres cubes d'acide sulfurique 5 gouttes de formol, puis quelques gouttes de solution d'un sel de morphine ou mieux quelques cristaux ; il se développe par agitation une belle coloration violette.

Le *nitrate d'urane* dilué donne à froid une coloration rouge sang (ALOY).

Parmi les réactifs généraux les iodures doubles donnent des précipités, l'acide phosphomolybdique, le chlorure d'or également. Le chlorure de platine et l'acide picrique sont moins sensibles.

Les réactions les plus sensibles sont celles du perchlorure de fer et du ferricyanure de potassium, de l'acide iodique et de l'empois d'amidon, enfin l'action du réactif de FRŒHDE.

Pharmacologie. — La morphine est l'alcaloïde de l'opium le plus important et le plus employé, il l'est exclusivement à l'état de sel. L'absorption en est lente par l'estomac, plus rapide par voie rectale et surtout par voie hypodermique. L'élimination se fait par les urines à l'état d'oxymorphine.

Ses principales applications thérapeutiques sont déterminées par son action sur le système nerveux. Elle agit comme narcotique, comme sédatif, comme analgésique pour calmer toutes les douleurs, par exemple dans les insomnies douloureuses, les névralgies de tout ordre, les coliques néphrétiques, hépatiques, saturnines, l'appendicite, etc. Contre les spasmes musculaires, les affections gastriques douloureuses, les diarrhées, la dysenterie, les hémorragies intestinales et pulmonaires, la toux, le point de côté. Elle est indiquée dans de nombreuses formes de dyspnée, elle rend la respiration plus lente et plus facile : l'injection de morphine est le traitement de choix de l'accès d'asthme vrai. Elle serait contre-indiquée dans les dyspnées par défaut d'hématose due à certaines lésions pulmonaires. Elle diminue toutes les sécrétions, bronchiques, urinaires, sauf la sueur. Elle ralentit les échanges organiques et fait baisser le taux des composants de l'urine.

Doses et modes d'administration. — On l'administre, à l'*intérieur*, à la dose de 0 gr. 01 à 0 gr. 05 par jour, en potion, sirop, pilules, injections hypodermiques, surtout à l'état de sel (chlorhydrate ou sulfate). Les doses élevées produisent des phénomènes toxiques, souvent suivis de mort, ou constituent, par l'habitude, le morphinisme chronique. Les préparations opiacées agissent de la même façon et doivent d'ailleurs leurs propriétés en grande partie à la morphine.

Il est prudent de ne pas administrer la morphine aux enfants au-dessous de 3 ans, et aux vieillards.

A l'*extérieur*, en pommade, huile, suppositoires.

Le Codex donne comme dose maxima à l'*intérieur*, pour le chlorhydrate de morphine, 2 centigr. en une fois et 8 centigr. en 24 heures ; mais il est difficile de préciser les doses, une large tolérance s'établissant rapidement par l'usage, en même temps que diminue l'effet thérapeutique. D'où l'indication de ne jamais user que momentanément et par nécessité de la morphine, sous peine de provoquer l'état de morphinisme.

Acétate de morphine. — $C^{17}H^{19}NO^3C^2H^4O^2 + 3\ H^2O$ = 399. — Obtenu en dissolvant 2 parties de morphine dans 1 partie d'acide acétique étendu et marquant 8° B. On laisse 24 heures, puis on sèche à l'air.

Sel cristallisé en fines aiguilles solubles dans l'alcool, dans

17 parties d'eau froide, 1 partie d'eau bouillante. A 130°, il perd son eau. Il est peu employé.

L'ébullition de ses solutions le décompose partiellement en déposant de la morphine libre.

Bromhydrate de morphine $C^{17}H^{19}NO^3BrH$, 2 H^2O = 402. — On le prépare de la même façon que le chlorhydrate, c'est-à-dire en dissolvant de la morphine pulvérisée dans une solution d'acide bromhydrique jusqu'à réaction alcaline. On concentre, on laisse cristalliser et on sèche à l'air.

Aiguilles incolores, solubles dans 25 parties d'eau froide, devenant anhydres à 100°, contenant 78,89 % de morphine.

On l'emploie aux mêmes doses et dans les mêmes cas que le chlorhydrate de morphine.

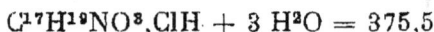

CHLORHYDRATE DE MORPHINE

$$C^{17}H^{19}NO^3, ClH + 3 H^2O = 375,5$$

Préparation. — On délaie de la morphine pulvérisée dans l'eau chaude et on ajoute peu à peu de l'acide chlorhydrique jusqu'à dissolution, tout en maintenant la liqueur alcaline. On concentre au bain-marie et on laisse cristalliser.

Propriétés. — Le chlorhydrate de morphine est en aiguilles soyeuses, de saveur amère, solubles dans 24 parties d'eau froide, 1 partie d'eau bouillante, 50 parties d'alcool à 90° froid, et 20 parties de glycérine. A 100°, il perd ses trois molécules d'eau de cristallisation. Le bicarbonate de soude et l'ammoniaque précipitent la morphine à l'ébullition, dans ses dissolutions ; la potasse et la soude agissent de même à froid, mais un excès redissout le précipité.

La solution aqueuse est lévogyre, le pouvoir rotatoire varie en raison inverse de la concentration ; il est de — 98°,4 à + 18° dans une solution à 2 gr. dans 100 c. c. d'eau.

Le commerce le livre en pains cubiques, obtenus en évaporant la solution dans des moules, et dont la richesse en morphine varie avec le degré de dessiccation.

Le chlorhydrate de morphine cristallisé à 3 H^2O contient

75,90 % de morphine, 9,72 % de ClH et 14,38 % d'eau ; il est neutre au tournesol.

Il donne toutes les réactions de la morphine.

Falsifications. — Peut contenir narcotine, codéine, apomorphine, eau en excès. On le fraude par addition de sucre ou de substances minérales.

Essai. — Le chlorhydrate de morphine ne doit pas perdre plus de 15 % de son poids à 100° (*eau en excès*), ni noircir au contact de l'acide sulfurique concentré et froid (*sucre*), ni laisser de résidu blanc après calcination complète (*substances minérales*) ; il doit être entièrement soluble dans un excès de potasse (*narcotine, codéine*).

Sa solution dans l'acide acétique dilué ne doit pas se troubler à froid par le tanin. (*Narcotine*).

Dissoudre 0 gr. 05 de chlorhydrate de morphine dans 2 c. c. d'eau, ajouter 2 c. c. de solution à 5 % de bicarbonate de soude, mélanger en évitant une forte agitation. Le mélange doit rester limpide. Si le sel contient de la *narcotine* (à partir de 1 %) ou de l'*apomorphine* (à partir de 2 %) il se produit, immédiatement, un précipité. Abandonner le mélange ; après une heure, le liquide et le précipité, s'il est formé, doivent être incolores. Une coloration forte indique la présence de l'*apomorphine* (à partir de 0,01 %). Ribault. Dans ce dernier cas, si on agite avec du chloroforme, celui-ci se sépare coloré en bleu (Codex).

Pharmacologie. — Le chlorhydrate de morphine jouit de toutes les propriétés de la morphine. C'est le sel le plus employé ; on en fait des potions, solutions, sirop (0 gr. 05 %), injections hypodermiques (1/50). On le donne à l'*intérieur*, à la dose de 5 milligr. à 0 gr. 03 par jour, en plusieurs fois. Dose maxima 0 gr. 02 en une fois et 0 gr. 08 en 24 heures. Chez les enfants de 3 ans à 5 ans, 1 à 5 milligr. ; de 5 à 10 ans, 1/2 à 1 centigr. par 24 heures. Mêmes doses en lavements et suppositoires. Son action se manifeste au bout de cinq à dix minutes, lorsqu'on le prend en injections sous-cutanées et après quinze à trente minutes, quand on l'absorbe par la bouche. On prépare les injections avec de l'eau stérile et on stérilise au bain-marie à 100°, un quart d'heure et non pas à l'autoclave, ce qui colore le liquide et produit un peu d'apomorphine.

L'eau de laurier-cerise ne doit pas s'employer, elle donne avec le temps un précipité de cyanure de morphine.

L'alcalinité du verre du flacon ayant servi à la stérilisation est une cause importante d'altération et de coloration des solutions de chlorhydrate de morphine stérilisées. Aussi doit-on vérifier l'alcalinité de ce verre si on veut assurer au liquide une conservation convenable. Pour cela, on met dans le flacon quelques gouttes de phtaléine, un peu d'eau et on maintient une demi-heure dans l'eau bouillante. Si le liquide se colore en rose, le verre est trop alcalin, il faut le laver à l'eau bouillante.

CHLORHYDRATE D'ETHYLMORPHINE

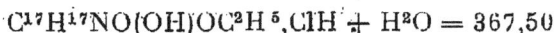

$$C^{17}H^{17}NO(OH)OC^2H^5,ClH + H^2O = 367,50$$

Syn. : Dionine.

Préparation. — Obtenu en chauffant une solution alcoolique de morphine avec de l'iodure d'éthyle ou du sulfate neutre d'éthyle en présence de potasse. On reprend par l'éther que l'on agite avec de l'acide chlorhydrique dilué. On décante et évapore la solution aqueuse ; on purifie par cristallisation dans l'eau.

Propriétés. — Poudre cristalline blanche, sans odeur, de saveur légèrement amère, fondant à 122°-123° ; au-dessus, elle se décompose.

Elle est soluble dans 12 parties d'eau: ce qui lui assure un avantage sur l'héroïne et la péronine, qui ne sont que peu solubles dans l'eau. Sa solution est neutre. Elle est encore soluble dans 22 parties d'alcool 90° insoluble dans l'éther et le chloroforme.

Elle se rapproche beaucoup de la codéine, dont elle présente toutes les réactions ; elle s'en différencie cependant par l'ammoniaque qui donne dans les solutions de codéine un précipité soluble, même dans un léger excès de réactif ; avec la dionine, le précipité se dissout plus difficilement dans l'ammoniaque et se reprécipite au bout d'un certain temps. Elle se différencie facilement de la morphine par le mélange ferricyanure et perchlorure de fer qui ne bleuit pas avec la dionine, elle ne réduit pas l'acide iodique.

Pharmacologie. — La dionine est employée comme sédatif et hypnotique à la place de la morphine et de la codéine. Elle détermine des effets plus durables; le sommeil produit est plus léger ;

elle calme la toux. Elle est analgésique, elle agit sur la respiration pour calmer la dyspnée, mais moins que l'héroïne.

En thérapeutique oculaire, la dionine possède une action analgésiante particulière, très profonde et très durable, due à l'absorption du médicament par la conjonctive. Elle doit être employée dans tous les cas où l'on veut calmer des douleurs violentes sur lesquelles les anesthésiques locaux habituels sont restés sans action.

Une parcelle déposée dans la cavité d'une dent cariée et maintenue par un tampon de coton calme les souffrances et les névralgies dentaires.

On l'administre dans les affections des voies respiratoires pour calmer la toux et la douleur, dans l'asthme, les névralgies, crises gastriques, etc., en cachets, pilules, solution, potion, sirop, injections hypodermiques, à la dose de 15 milligrammes à 6 centigrammes par jour. Chez les enfants de 2 à 3 ans, 4 milligrammes par jour ; de 3 à 6 ans, 6 à 12 milligrammes. En thérapeutique oculaire, on prescrit un collyre à 2 % ; trois ou quatre gouttes en instillations deux fois par jour. A dose égale, la dionine est moins toxique que la morphine.

CHLORHYDRATE
DE BENZYLMORPHINE

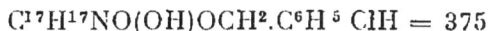

$$C^{17}H^{17}NO(OH)OCH^2.C^6H^5 \; ClH = 375$$

Syn. : Péronine.

Propriétés. — Poudre légère, blanche, cristalline, saveur amère, soluble dans 133 parties d'eau froide, 10 parties d'eau bouillante, dans 218 parties d'alcool à 95°, 100 parties d'alcool méthylique, 390 parties de chloroforme, insoluble dans l'éther, l'acétone et les acides étendus.

La solution aqueuse est neutre et de saveur amère. L'addition d'un alcali donne un précipité caséeux blanc de benzylmorphine. Si on fait bouillir la solution aqueuse de péronine avec ClH dilué, il se fait de la morphine et du chlorure de benzyle.

Elle se différencie de la morphine par les réactions suivantes (Schneegans). L'acide sulfurique concentré la dissout avec mise en liberté d'acide chlorhydrique. Le liquide chauffé passe du jaune au rouge foncé.

L'acide sulfurique additionné d'une trace d'acide nitrique donne avec la péronine un liquide brun-rouge à froid ; avec la morphine et la codéine la coloration est verdâtre ou violet-noir. Le perchlorure de fer ne la colore pas en bleu.

Pharmacologie. — Bon narcotique prenant place entre la morphine et la codéine. On le préconise contre la toux opiniâtre de la bronchite et de la phtisie, comme calmant des douleurs rhumatismales et névralgiques, des accès d'asthme. On l'administre à la dose de 2 à 4 centigrammes en une fois en solution, pilules, sirop, dose qui peut être répétée au besoin deux ou trois fois par jour.

DIACÉTYLMORPHINE $C^{17}H^{17}NO(C^2H^3O)^2 = 337$

Syn. : Héroïne.

Préparation. — On l'obtient en chauffant vers 85° de la morphine au réfrigérant ascendant avec de l'anhydride acétique en proportion convenable et de l'acétate de sodium fondu, dans les conditions ordinaires de préparation des dérivés acétylés, ou à froid par action du chlorure d'acétyle qui dissout la morphine avec production de chlorhydrate de diacétylmorphine que l'on dissout dans l'eau, précipite par le carbonate de soude, extrait par le chloroforme que l'on évapore.

Propriétés. — Poudre cristalline, blanche, très fine, inodore, de saveur légèrement amère, de réaction alcaline. Son point de fusion est de 171°-172°. Elle est presque insoluble dans l'eau acidulée, dans le chloroforme, la benzine, peu soluble dans l'alcool froid, l'éther et les huiles. Les acides forts la décomposent à chaud en dégageant de l'acide acétique.

L'héroïne est l'éther diacétique de la morphine, c'est-à-dire qu'elle résulte de la combinaison de deux molécules d'acide acétique avec les deux OH de la morphine.

Pour distinguer l'héroïne de la morphine, il suffit de chauffer avec un peu d'alcool et d'acide sulfurique étendu et on perçoit avec l'héroïne l'odeur d'éther acétique.

Elle ne réduit pas l'acide iodique et ne se colore pas en bleu par le perchlorure de fer.

On emploie surtout le *chlorhydrate d'héroïne*, poudre blanche, soluble dans 2 part. d'eau, 11 part. d'alcool 90°, insoluble dans l'éther, fondant à 231°-233°.

Pharmacologie. — L'héroïne est un médicament analgésique. Elle présente sur la morphine l'avantage de ne pas produire de troubles des organes de la digestion, sauf un peu de constipation mais moins tenace qu'avec la morphine. Son action sur l'élément douleur s'est montrée supérieure à celle de la morphine ; elle se fait sentir immédiatement ou au plus tard une demi-heure après l'ingestion.

Son action calmante s'exerce surtout sur la toux et sur la dyspnée.

Elle produit une action modératrice sur la respiration en diminuant le besoin de respirer ; elle amène donc une respiration plus calme et plus lente. Elle présente l'inconvénient d'être deux fois plus toxique pour l'homme que la morphine (GANTIN) ; elle n'est pas hypnotique ou ne l'est que secondairement en calmant la douleur.

On l'administre à la dose de 5 milligrammes en une fois, soit en injections hypodermiques, soit par voie stomacale ; on peut répéter cette dose trois ou quatre fois par jour. Avec l'habitude on peut donner 1 centigramme chaque fois, mais il est imprudent de dépasser cette limite ; 2 centigrammes constituent le maximum par vingt-quatre heures.

On la donne pour soulager les crises d'oppression de l'asthme, de la toux, de la phtisie, dans les laryngites, bronchites, etc.

Sulfate de morphine. — $(C^{17}H^{19}NO^3)^2SO^4H^2 + 5 (H^2O)$ = 758. — Obtenu en dissolvant à chaud la morphine pulvérisée, dans une petite quantité d'acide sulfurique diluée ; on laisse cristalliser.

Sel en aiguilles incolores, solubles dans 32 parties d'eau froide, moins d'une partie d'eau bouillante, peu solubles dans l'alcool et l'éther. Il contient 75,2 % de morphine. On l'emploie aux mêmes doses que le chlorhydrate.

APOMORPHINE $C^{17} H^{17} NO^2 = 267$

Préparation. — On chauffe vers 150°, en tube scellé, pendant trois heures, un mélange de 1 partie de morphine et 20 parties d'acide chlorhydrique pur. Après refroidissement, on recueille le liquide, on l'étend d'eau et on sature par un excès de bicarbonate de soude. L'apomorphine se précipite en même temps que la morphine non transformée. On épuise le mélange par l'éther qui ne dissout pas la morphine. La solution éthérée, additionnée de quelques gouttes d'acide chlorhydrique, laisse cristalliser le chlorhydrate d'apomorphine. On le dissout dans l'eau bouillante et on ajoute du bicarbonate de soude qui précipite l'apomorphine ; on sèche rapidement.

Propriétés. — L'apomorphine est une base cristallisable, blanche, soluble dans 45 parties d'eau froide, dans l'eau bouillante, l'alcool, l'éther et le chloroforme. Exposée à l'air humide, elle verdit rapidement. Ses solutions aqueuses se colorent de la même façon. Elle se distingue de la morphine par sa solubilité dans l'éther et le chloroforme. Les acides la saturent en donnant des sels cristallisés et solubles.

Le *perchlorure de fer* dilué la colore en rose, l'*acide azotique* en rouge pourpre, l'*acide chlorhydrique* en brun-rouge.

L'*eau oxygénée* acide, un cristal de *bichromate de potasse*, puis agitation avec du chloroforme, celui-ci se sépare, coloré en bleu (WANGERIN).

Le *bichlorure de mercure*, 5 gouttes de solution saturée, plus 5 gouttes d'acétate de soute 1/10, le tout ajouté à 10 c. c. de solution à essayer, puis ébullition de quelques secondes, refroidissement, agitation avec 1 à 2 c. c. d'alcool amylique qui se colore en bleu plus ou moins foncé (GRIMBERT et LECLÈRE) ; sensible au 1/500,000.

L'*azotate d'argent ammoniac* est réduit immédiatement à froid.
On emploie surtout le chlorhydrate.

Chlorhydrate d'apomorphine. $C^{17} H^{17} NO^2$; ClH. — Aiguilles blanches ou grisâtres (mais non vertes), solubles dans 40 parties d'eau, 20 parties d'alcool à 90°, insolubles dans l'éther et le chloroforme.

La solution aqueuse doit être neutre et à peine colorée. Le

bicarbonate de soude, la potasse et la soude y donnent un précipité blanc soluble dans un excès des deux derniers réactifs.

Le chlorhydrate d'apomorphine ne doit pas contenir de *morphine* et par suite, examiné au microscope, ne montrer que des
cristaux prismatiques et non des fines aiguilles aplaties. Il doit
brûler sans laisser de résidu (*substances minérales*).

On l'emploie comme expectorant, mais surtout comme vomitif à
effets rapides en injections hypodermiques à la dose de 1 centigramme. Comme expectorant, on le donne en potion ou pilule à la
dose de 2 milligrammes en une fois, 4 à 5 fois par vingt-quatre
heures.

Les solutions de chlorhydrate d'apomorphine se colorent en
vert très rapidement, après quinze à trente minutes ; cette altération diminue l'activité du sel. Une trace d'acide citrique empêche
la coloration.

L'alcalinité du verre, l'air, les vapeurs d'ammoniaque sont des
causes d'altération des solutions. Aussi doit-on vérifier l'alcalinité
du verre comme pour le chlorhydrate de morphine et ne pas stériliser à l'autoclave.

On doit conserver le chlorhydrate d'apomorphine à l'abri de
l'air qui le verdit par oxydation et rejeter tout sel qui colore en
rouge l'éther sec et donne avec l'eau une solution à 1 % notablement verte.

Les solutions ne doivent se préparer qu'au moment du besoin.

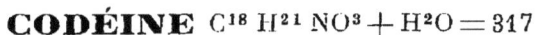

CODÉINE $C^{18} H^{21} NO^3 + H^2O = 317$

Préparation. — 1° La codéine est un produit secondaire de la
préparation de la morphine et se retrouve, à l'état de chlorhydrate, dans les eaux mères, après traitement du chlorhydrate
double de morphine et de codéine par l'ammoniaque. On concentre ces eaux mères ; il cristallise du chlorhydrate d'ammoniaque et du chlorhydrate de codéine, souillé d'un peu de morphine. Par une deuxième cristallisation dans l'eau, le sel ammoniacal reste en dissolution. Les cristaux de sel de codéine sont
triturés avec une solution de potasse en excès, qui précipite la
codéine et dissout la morphine qui peut s'y trouver. Le précipité, d'abord visqueux, devient pulvérulent ; on le lave à l'eau
froide, on le sèche et on le dissout dans l'éther bouillant. Cette

solution laisse, par évaporation, de la codéine cristallisée (Codex de 1884).

2º On prépare aujourd'hui une codéine artificielle, en dissolvant de la morphine dans de la soude, et sur cette solution on fait agir du chlorure, de l'iodure ou du sulfate de méthyle, on fait cristalliser dans l'alcool. Il se fait du morphinate de méthyle ou codéine (GRIMAUX).

Propriétés. — Cristaux incolores, volumineux, un peu efflorescents, solubles dans 118 parties d'eau froide, 15 parties d'eau bouillante en passant par l'état huileux, solubles dans l'alcool, l'éther, le chloroforme, la benzine, l'ammoniaque, insolubles dans l'éther de pétrole, la potasse ou la soude, solubles à froid dans l'anisol (8 % à 10º).

La codéine se déshydrate à 100º et fond à 155º en s'altérant ; elle est lévogyre : $\alpha = -135º8$, pour une solution à 2 gr. pour 100 c. c. d'alcool à 95º. L'acide azotique concentré la détruit ; étendu, il donne de la nitrocodéine. L'acide sulfurique la dissout. Le chlore, le brome, l'iode fournissent des produits de substitution (chlorocodéine, iodocodéine, etc.). L'acide chlorhydrique la décompose à 150º en apomorphine et chlorure de méthyle. Le chlorure de zinc la transforme en apocodéine $C^{18} H^{19} NO^2$, l'acide chromique en *oxycodéine* $C^{18} H^{21} NO^4$. Elle se combine aux acides étendus pour donner des sels.

Les différents produits de dédoublement que l'on retire de la codéine montrent qu'elle peut être envisagée comme un éther méthylique de la morphine, un morphinate de méthyle $C^{17} H^{18} NO^3 . CH^3$.

Falsifications. — On fraude la codéine par addition de chlorhydrate de morphine, de sucre candi, de substances minérales.

Essai. — Le *chlorhydrate de morphine* se reconnaît en ce qu'il réduit l'acide iodique, bleuit le mélange de ferricyanure et perchlorure de fer à froid et rougit par l'acide azotique ; la codéine pure ne donne pas ces réactions.

Le *sucre* noircira par addition d'acide sulfurique, en chauffant légèrement ; donnera par calcination un résidu noir en dégageant l'odeur de caramel ; jaunira par ébullition avec la soude.

Les *substances minérales* resteront comme résidu blanc après calcination complète, la codéine pure étant volatile.

Réactions. — La codéine se distingue de la morphine par sa solubilité dans l'éther et dans l'ammoniaque et son insolubilité dans la potasse. Elle est soluble à froid dans l'anisol, la morphine y est à peu près insoluble. Elle ne réduit pas l'acide iodique, ni le permanganate de potasse et ne colore pas en bleu le perchlorure de fer.

Acide sulfurique pur. — Dissout à froid la codéine sans la colorer sensiblement ; mais si l'acide est ferrugineux, il se produit une coloration bleue ou rosée.

Acide sulfurique et perchlorure de fer. — Le mélange d'acide sulfurique et d'une goutte de perchlorure de fer donne, avec la codéine, une coloration verte à froid et bleue quand on chauffe avec précaution.

Acide sulfurique et sucre. — La codéine triturée avec du sucre et additionnée de quelques gouttes d'acide sulfurique, prend, surtout à chaud, une coloration pourpre devenant violette (comme la morphine).

Acide sulfurique et acide azotique. — La solution sulfurique de codéine, additionnée de quelques gouttes d'acide azotique, prend une coloration brune.

Réactif de Frœhde. — Donne une couleur vert sale, passant au bleu foncé après quelques minutes, ou à chaud, ou encore par addition d'une goutte d'eau.

Sulfomolybdate d'ammoniaque. — Il produit les mêmes colorations que le réactif de Frœhde.

Eau chlorée. — Dissout la codéine sans se colorer : par addition d'ammoniaque, on obtient une coloration rouge-brun.

Hypochlorite de sodium. — En délayant la codéine avec 2 à 3 gouttes d'hypochlorite de sodium, puis 2 à 3 gouttes d'acide sulfurique, on obtient une coloration bleu céleste.

L'*aloïne* en solution alcoolique ajoutée à une solution alcoolique de codéine donne à froid, après quinze minutes, une coloration rose.

Pharmacologie. — De tous les alcaloïdes de l'opium employés en thérapeutique, la codéine est le plus toxique après la morphine, bien que beaucoup moins dangereuse que celle-ci. Les idées sont d'ailleurs partagées à ce sujet.

Rabuteau admet comme dose maxima 15 centigrammes, tandis que Bardet soutient avoir fait prendre 80 centigrammes de codéine en une seule fois, sans accidents toxiques, ni action hypnotique, ce qui n'empêche pas que des empoisonnements graves se soient produits par l'emploi du sirop de codéine.

Son action soporifique est faible et bien inférieure à celle de la morphine, elle produit plutôt le calme que le sommeil ; ses propriétés analgésiques sont également peu accusées. Elle semble mieux agir que celle-ci pour arrêter la toux et faciliter l'expectoration ; elle ne trouble pas l'appétit et ne produit pas de constipation.

Doses et modes d'administration. — On la donne à l'*intérieur*, à la dose de 0 gr. 01 à 0 gr. 05 en une fois, 0 gr. 05 à 0 gr. 10 et même jusqu'à 0 gr. 20 progressivement par vingt-quatre heures, en pilules, potion, sirop (0 gr. 20 %). Chez les enfants, 2 grammes par année et par jour de sirop de codéine.

On a préparé des sels de codéine, tous plus solubles dans l'eau que l'alcaloïde, mais qui jusqu'à présent sont restés presque sans emploi.

Bromure de codéine ou **Broméine** $C^{18\,21}NO^3$, $(BrH)^2$, H^2O. — Aiguilles soyeuses solubles dans l'eau et l'alcool, insolubles dans l'éther, fusibles à 161-162°. Hypnotique, calmant, préconisé avec succès contre les insomnies, les phobies nocturnes des enfants. Il donne aussi de bons résultats contre la coqueluche, l'adénopathie trachéo-bronchique, les toux nerveuses. Dans le cancer de l'estomac, il serait analgésique et antivomitif. Employé par voie sous-cutanée, c'est un sédatif de crises d'emphysème pulmonaire et d'asthme qui cessent rapidement.

On le donne à la dose de 4 à 8 centigr. par jour en sirop, pilules. Par voie hypodermique, 2 à 4 centigr. au moment de la crise.

Iodure de codéine ou **Iodéine**. — Est un biiodhydrate de codéine C^{18} H^{21} NO^3 2 IH. — Aiguilles jaune paille, solubles dans 60 parties d'eau froide, peu solubles dans l'alcool froid, solubles dans le chloroforme, insolubles dans l'éther, décomposées par les acides sulfurique et azotique. Préconisé contre l'asthme, la dyspnée, l'emphysème, la bronchite, en pilules, potion, sirop à la dose de 2 à 15 centigrammes par jour.

PHOSPHATE DE CODÉINE

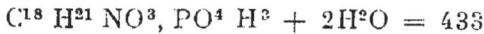

$$C^{18} H^{21} NO^3, PO^4 H^3 + 2H^2O = 433$$

Préparation. — Obtenu en dissolvant 8 gr. de codéine dans 10 gr. d'acide phosphorique à 25 % ; on évapore en partie cette solution et on précipite par de l'alcool fort. Préparé ainsi, il retient deux molécules d'eau de cristallisation. C'est le sel officinal. Cristallisé dans de l'alcool aqueux, il ne conserve qu'une demi-molécule d'eau.

Propriétés. — Petits prismes incolores, inodores, de saveur amère, solubles dans 3,5 parties d'eau froide, peu solubles dans l'alcool, insolubles dans l'éther et le chloroforme.

Le phosphate de codéine est soluble sans coloration dans l'acide sulfurique concentré et froid. Sa solution aqueuse donne avec l'azotate d'argent un précipité blanc de phosphate d'argent soluble dans les acides citrique et azotique dilué. La solution aqueuse précipite également en blanc par la lessive de soude ; ce précipité, qui est de la codéine, reste insoluble dans un excès de réactif.

Essai. — La solution aqueuse 1/20 de phosphate de codéine ne doit pas donner les réactions de la *morphine*, en particulier ne pas se colorer en bleu par le mélange ferricyanure de potassium et perchlorure de fer, ne pas se colorer en jaune à chaud avec l'acide iodique ; la solution chlorhydrique ne doit pas se troubler par le chlorure de baryum (*sulfates*).

Pharmacologie. — Employé de préférence à la codéine en injections hypodermiques à cause de sa solubilité dans l'eau. Dose maxima 0 gr. 075 en une fois, 0 gr. 30 en vingt-quatre heures.

Prescrit comme eupnéique et dans les insomnies nerveuses.

Chlorhydrate d'apocodéine C^{18} H^{19} $N\bar{O}^2$, ClH. — Obtenu en déshydratant la codéine au moyen du chlorure de zinc à 180°. L'apocodéine formée est ensuite combinée à l'acide chlorhydrique. Poudre vert brunâtre, soluble dans l'eau, l'alcool et l'éther en donnant des solutions vertes. Le perchlorure de fer la colore en brun-rouge, l'acide azotique en rouge carmin, l'acide picrique donne un précipité jaune.

C'est un sédatif et un hypnotique qui augmente les mouvements péristaltiques de l'intestin et les sécrétions glandulaires. A la dose de 2 à 5 centigrammes par la bouche ou en injections hypodermiques, il calme l'agitation des aliénés et il produit des effets laxatifs. Une injection de 0,02 de sel procure généralement une ou plusieurs selles dans les quatre heures qui suivent. Il n'occasionne ni vomissements, ni action nocive.

NARCÉINE C^{23} H^{27} $NO^8 + 3$ $H^2O = 499$

Préparation. — On extrait la narcéine des eaux mères d'où l'on a retiré la morphine et la codéine. Ces eaux mères sont concentrées et additionnées d'ammoniaque ; la narcotine, la thébaïne et les résines se précipitent. On filtre et on ajoute de l'acétate de plomb ; on filtre encore, on enlève l'excès de plomb par addition d'acide sulfurique, on filtre, on neutralise par l'ammoniaque et on concentre à pellicule. Par refroidissement il se dépose de la narcéine impure. On la dissout à chaud dans de l'eau alcoolisée, on agite avec du noir animal pour décolorer et, après filtration, on laisse cristalliser.

2° On prépare aujourd'hui de la narcéine synthétique en partant de la narcotine. Le chloro ou l'iodo-méthylate de narcotine traité par de la soude donne de la narcéine.

Propriétés. — La narcéine cristallise en aiguilles soyeuses, incolores, inodores, de saveur amère. Elle est peu soluble dans l'eau froide (1 p. 1.285) et dans l'alcool froid (1 p. 945), plus soluble à chaud et dans l'eau chaude (1 p. 230), soluble dans le chloroforme, insoluble dans l'éther, soluble dans les alcalis. Le benzoate et le salicylate de soude facilitent sa dissolution dans l'eau. Elle fond vers 145°, en perdant un molécule d'eau de constitution. Quand elle l'a reprise, elle ne fond plus qu'à 160°. Elle devient anhydre à 100°.

C'est une base tertiaire faible qui possède une fonction acide : elle se combine aux bases pour donner des produits cristallisables : par exemple, la narcéine potassique qui fond à 90°, et aussi avec les acides pour donner des sels.

Sa formule semble être la suivante :

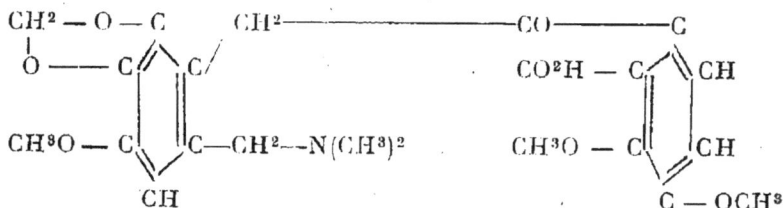

$$CH^2 - O - C \quad CH^2 \underline{\hspace{4cm}} CO \underline{\hspace{1cm}} C$$

$$O \underline{\hspace{1cm}} C \underset{C}{/\!\!/} \underset{/}{\backslash} C \underline{\hspace{3cm}} CO^2H - C \underset{CH}{/\!\!/} \backslash CH$$

$$CH^3O - C \underset{CH}{\backslash\!\!/} C - CH^2 - N(CH^3)^2 \quad CH^3O - C \underset{CH}{\backslash\!/} CH$$

$$CH \qquad\qquad C - OCH^3$$

Réactions. — La narcéine ne réduit pas l'acide iodique et n'est pas colorée en bleu par le perchlorure de fer, ce qui la distingue de la morphine.

L'*acide sulfurique concentré* la dissout en se colorant en gris à froid et rouge à chaud ; par addition d'une trace d'acide azotique au liquide froid, il se fait des bandes violettes. Mélangée à du sucre, puis traitée par l'acide sulfurique, elle prend une teinte brunâtre.

L'*acide sulfurique* et le *tanin* au bain-marie, coloration verte.

L'*acide sulfurique* et une trace de *phénol* ou de *résorcine* donne à chaud une coloration rouge (ARNOLD).

La solution sulfurique d'*urotropine* la colore en jaune safran (MANCEAU).

L'*eau chlorée* la dissout en prenant une teinte verte qui, après addition d'ammoniaque, passe au jaune et au rouge.

L'*eau iodée* lui communique une couleur bleue.

Le *réactif de Frœhde* donne une coloration verte à froid, puis rouge à chaud.

L'*acide phosphomolybdique* et *l'iodure double de bismuth et de potassium* sont des réactifs très sensibles de la narcéine.

Essai. — La narcéine doit être complètement soluble dans l'alcool bouillant, ne rien céder à l'éther (*méconine*), ne pas réduire l'acide iodique, ni colorer en bleu le perchlorure de fer (*morphine*), ne pas laisser de résidu à la calcination (*substances minérales*), ni donner l'odeur de caramel (*sucre*)

Pharmacologie. — Chez l'homme, la narcéine est l'alcaloïde de l'opium le plus soporifique, après la morphine; c'est l'un des moins dangereux. Elle procure un sommeil léger, suivi d'un réveil facile, exempt de malaises ; elle est analgésique et convient particulièrement pour calmer la toux. Aussi devrait-on l'employer plus fréquemment dans la médecine infantile, à la place de la codéine, puisqu'elle est moins toxique ; pourtant elle est assez inégale dans ses effets.

On la donne à l'*intérieur*, en pilules et surtout en sirop, à la dose de 0 gr. 02 à 0 gr. 10 ; chez les enfants, 1/2 centigramme par année et par jour.

La dose maxima pour l'adulte est de 0,05 en une fois et 0,20 par jour.

Le sirop de narcéine se prépare en dissolvant la narcéine dans l'eau à l'aide de q. s. d'acide acétique ou chlorydrique ou mieux de 3 fois son poids d'acide citrique ou de 2 parties de benzoate de soude.

On emploie quelquefois, à la place de la narcéine, son *chlorhydrate* $C^{23}H^{27}NO^8ClH$, qui est un sel cristallisé, soluble dans l'eau et l'alcool ; ses solutions sont acides.

Antispasmine. — Mélange de 1 molécule de narcéine sodique et de 3 molécules de salicylate de soude. Poudre blanche un peu hygrométrique, très soluble dans l'eau. Conseillée dans divers états spasmodiques douloureux, dans la toux convulsive, la coqueluche, à la dose de 5 à 15 centigrammes par jour.

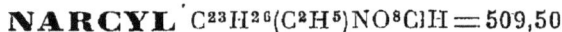

NARCYL $C^{23}H^{26}(C^2H^5)NO^8ClH = 509,50$

Syn. : Chlorhydrate d'éthylnarcéine.

Obtenu par action de la narcéine sodée sur l'iodure ou le sulfate d'éthyle, puis dissolution de l'éthylnarcéine dans l'acide chlorhydrique.

Propriétés. — Aiguilles soyeuses, incolores, fondant à 205°, solubles dans 120 parties d'eau froide, rendues plus solubles par addition d'acide citrique ou de benzoate de soude, solubles dans l'alcool, le chloroforme, peu dans l'éther. Sa solution aqueuse traitée par l'eau chlorée et l'ammoniaque prend une coloration rouge cerise ; traité par de la soude étendue, il se fait un précipité blanc insoluble à froid dans un excès de réactif, tandis que dans les mêmes conditions la narcéine donne un précipité soluble. Le narcyl précipite en jaune l'acide picrique et en rouge le réactif iodo-ioduré, colore en vert le réactif de Mandelin.

C'est un analgésique et non un hypnotique. Il donne de bons résultats comme sédatif de la toux et comme antispasmodique. On le prescrit à la dose de 0,10 par jour en sirop, granules, pastilles ou injection hypodermique.

Stypticine ou Chlorhydrate de cotarnine $C^{12}H^{13}O^3N,ClH + H^2O$. — La cotarnine se produit par oxydation de la narcotine, elle s'unit aux acides pour donner des sels. Son chlorhydrate est en poudre amorphe, jaune soufre, de saveur amère, soluble dans l'eau.

Médicament vasoconstricteur à l'intérieur et à l'extérieur. Employé comme hémostatique et anticongestif surtout contre les métrorragies. A *l'intérieur*, 0,05 4 à 5 fois par jour en pilules ou en cachets ; à *l'extérieur*, en pommade ou en solution à 30 %.

Alcaloïdes des quinquinas

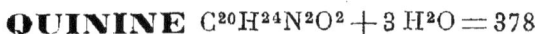

QUININE $C^{20}H^{24}N^2O^2 + 3H^2O = 378$

Syn. : Hydrate de quinine.

La quinine existe dans le quinquina où elle se trouve combinée aux acides quinique et quinotannique ; on la prépare en partant du sulfate de quinine.

Préparation. — On précipite une solution de sulfate de quinine par l'ammoniaque, on obtient de la quinine et du sulfate d'ammonium.

On délaie 100 gr. de sulfate basique de quinine dans 2 litres d'eau et on ajoute goutte à goutte, en agitant, de l'acide sulfurique dilué jusqu'à dissolution, puis on additionne d'un excès d'ammoniaque environ 120 gr. On laisse douze heures en agitant de temps à temps ; la quinine se dépose. On la lave à l'eau distillée jusqu'à ce que l'eau de lavage ne contienne plus de sulfate d'ammonium (c'est-à-dire ne précipite plus par le chlorure de baryum), on recueille sur un filtre et on sèche à l'air libre (Codex).

Propriétés. — Fines aiguilles incolores, fusibles à 57°, dans l'eau de cristallisation, inodores, de saveur très amère, insolubles dans l'eau froide (1 p. 1670), très peu dans l'eau bouillante (1 p. 902), soluble dans l'alcool, le chloroforme, l'éther et la benzine. La potasse, la soude et surtout l'ammoniaque en dissolvent une certaine proportion, mais la présence des carbonates alcalins diminue cette solubilité.

Exposée sous une cloche, au-dessus de l'acide sulfurique, elle perd son eau et devient anhydre. A l'air, dès 20°, elle perd une molécule d'eau et devient anhydre à 115° ; elle fond alors vers 172°. Sa réaction est alcaline.

Elle est lévogyre : son pouvoir rotatoire à 15° $= - 144°,5$ dans une solution de 1 gr. d'hydrate de quinquine dans 100 c. c. d'alcool à 97° et — 167°,5 avec une solution de 1 gr. 64 de quinine sèche dans 100 c. c. d'alcool absolu.

L'acide acétique à chaud la transforme en une base toxique, la *quinotoxine*.

Distillée avec de la potasse, elle produit de la quinoléine. Chauffée avec un excès d'acide sulfurique, elle se transforme d'abord en acide *sulfoquinique* puis en un isomère, la *quinicine*. L'acide azoteux produit de l'*oxyquinine* ; l'hydrogène naissant de l'*hydroquinine*. Les réducteurs la changent en hydroquinone. L'acide chlorhydrique à 140° la dédouble en chlorure de méthyle et *apoquinine*. Elle s'unit avec la cupréine pour donner de l'*homoquinine*.

La quinine est bi-acide, c'est-à-dire qu'elle exige pour être saturée 2 molécules d'acide monobasique ou une molécule d'acide bibasique ; elle peut donc former des sels basiques et des sels neutres. Les sels basiques sont peu solubles dans l'eau, ils ont une réaction neutre au tournesol, aussi les appelait-on autrefois sels neutres. Les vrais sels neutres sont solubles dans l'eau, ils ont une réaction acide, aussi les appelait-on sels acides.

La quinine appartient à la série quinoléique, elle renferme une fonction éther et deux fonctions amine tertiaire. Elle représente de la méthylcupréine ou encore de la méthoxycinchonine.

Sa formule probable est :

$$CH^3O - C \overset{\displaystyle CH \quad C——CH^2——\quad N}{\underset{\displaystyle CH \quad N}{\overset{\displaystyle \diagup\diagdown \diagup\diagdown CH}{\underset{\displaystyle HC \diagdown\diagup \diagdown\diagup CH}{C}}}} \quad HOC \overset{CH^2}{\underset{CH}{\overset{|}{\underset{|}{CH^2}}}} \overset{|CH^2}{\underset{CH—CH=CH^2}{\overset{}{}}}$$

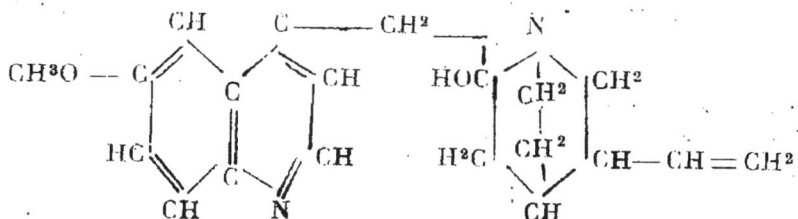

Réactions. — L'*ammoniaque* donne dans la solution des sels de quinine un précipité blanc caillebotté.

Eau chlorée et ammoniaque. — Une pincée de sel de quinine 1 à 2 centimètres cubes d'eau chlorée récente (jusqu'à disparition de la fluorescence), puis de l'ammoniaque en excès donnent une coloration ou un précipité vert (*réaction de la thalléoquinine*) et par addition d'acide chlorhydrique, coloration rouge sang.

Eau chlorée et ferrocyanure de potassium. — En ajoutant à une solution d'un sel de quinine volume égal d'eau chlorée saturée récente, puis un excès de solution de ferrocyanure de potassium, enfin quelques gouttes d'ammoniaque, on observe une coloration ou un précipité rouge groseille.

On peut, dans ces deux réactions, remplacer l'eau chlorée par de l'eau bromée ou par une dissolution d'hypochlorite de chaux additionnée de quelques gouttes d'acide chlorhydrique.

La *teinture d'iode*, ajoutée en excès à une solution alcoolique de sulfate de quinine, donne à froid un précipité brun violacé de sulfate d'iodo-quinine ou, à chaud et par refroidissement, des cristaux mordorés verts qui portent le nom de cristaux d'*hérapathite*.

Antipyrine, eau bromée et ammoniaque. — Si on ajoute à la quinine partie égale d'antipyrine, puis quelques gouttes d'eau bromée et ensuite de l'ammoniaque, il se produit une coloration rose violacé.

Hyposulfite de soude et sulfate de cuivre. — Une solution d'hyposulfite de sodium à 10 % mélangée à volume égal d'une solution de sulfate de cuivre à 5 %, le tout versé goutte à goutte dans une solution alcoolique de quinine, donne un précipité jaune amorphe. Cette réaction est commune à tous les alcaloïdes du quinquina.

1 goutte d'*eau oxygénée* et 1 goutte de solution de *sulfate de cuivre* 1 % ajoutées à une solution neutre d'un sel de quinine donnent à l'ébullition une coloration rouge framboise qui passe rapidement au bleu puis au vert. En présence d'acide et d'alcool la sensibilité est diminuée.

Les solutions de quinine sont d'une belle fluorescence bleue, très sensible. L'addition d'acide sulfurique augmente cette propriété ; l'acide chlorhydrique la fait disparaître.

Pharmacologie. — La quinine se place parmi les meilleurs fébrifuges et amers. Elle est aussi antiseptique et empêche les fermentations putrides. Appliquée sur la peau intacte, elle ne semble pas être absorbée. Introduite dans l'estomac, elle excite l'appétit et favorise les fonctions digestives, en même temps qu'elle agit comme antithermique. Elle provoque parfois de l'intolérance gastrique. Elle s'élimine par l'urine, la sueur, le lait, la salive. Les doses un peu élevées produisent des troubles congestifs de l'encéphale se traduisant par des étourdissements, par des bruissements d'oreilles ; à hautes doses, elle est toxique et peut déterminer des accidents mortels.

On administre la quinine avec succès toutes les fois qu'il s'agit d'abaisser la température et de combattre la fièvre. C'est le remède par excellence des fièvres intermittentes d'origine palustre, car elle détruit énergiquement l'hématozoaire du paludisme. A petites doses 0,10 à 0,20 elle agit comme stimulant du système nerveux et comme vaso-constricteur pour combattre les hémorragies internes. On ne l'emploie qu'à l'état de sels, dont les doses varient de 0,20 à 3 grammes et plus, par jour, en pilules, cachets, injections hypodermiques, intramusculaires, lavements.

Les injections sont toujours douloureuses : on emploie de préférence le chlorhydrate basique ou le formiate de quinine. La dose de 0 gr. 20 de sel par 1 c. c. de liquide donne le minimum de douleur. On les rend indolores par addition de 0 gr. 20 d'uréthane ou de 0 gr. 20 d'antipyrine.

La quinine administrée par voie sous-cutanée se fixe en partie dans les muscles et s'élimine lentement. Prise par voie buccale, elle s'élimine plus rapidement ; c'est donc la voie d'introduction la meilleure pour une action rapide. (VALDIGUIER et LACAZE.)

Elle est peu absorbée par l'intestin, dont l'alcalinité précipite la quinine de ses sels. Une partie peut être salifiée et absorbée, mais une notable proportion traverse l'intestin sans être assimilée. (Lépinois et Michel.)

L'emploi de comprimés de quinine glutinisés constitue donc un mode incertain d'administration ; ils sont en partie rejetés avec les matières fécales. (Valdiguier et Lacaze.)

Arséniate de quinine. — Il existe différents arséniates de quinine, selon qu'une molécule d'acide arsénique est combinée avec une ou deux molécules de quinine.

Dorvault indique le mode de préparation suivant :

Dissoudre à l'ébullition 10 grammes de quinine pure dans un mélange de 3 grammes d'acide arsénique avec 100 grammes d'eau. Par refroidissement il se fait des cristaux d'arséniate de quinine, que l'on redissout dans l'eau bouillante et qu'on fait recristalliser par évaporation.

Sel blanc, cristallin, léger, soluble dans l'eau et l'alcool faible, insoluble dans l'alcool fort et l'éther.

On le conseille contre le rhumatisme et le paludisme, à la dose de 1 à 10 centigrammes par jour, selon la nature du sel et sa teneur en acide arsénique.

Arsénite de quinine. — Obtenu en faisant digérer de la quinine récente avec une solution alcoolique d'acide arsénieux.

On peut encore dissoudre 3 grammes d'acide arsénieux et 1 gr. 50 de carbonate de potasse dans 125 grammes d'eau à l'ébullition ; puis ajouter une solution de 12 gr. 50 de sulfate de quinine dans l'eau bouillante. Le précipité formé est recueilli sur un filtre : c'est du biarsénite de quinine, sel blanc, insoluble dans l'eau, soluble dans l'alcool.

Préconisé dans les maladies de la peau, les fièvres intermittentes, les névralgies. (Kingdom.)

Il existe d'ailleurs plusieurs arsénites de quinine et ces sels sont peu étudiés.

Sous le nom de **chinaphtol** on livre une combinaison à molécules égale de quinine et de naphtol β. C'est une poudre jaune, amère, insoluble dans l'eau froide, difficilement soluble dans l'eau chaude et l'alcool. Le chinaphtol agit comme antiseptique de l'intestin et antipyrétique. On le donne à la dose de 2 à 3 grammes par jour en cachets de 0 gr. 50.

ARISTOCHINE $CO(C^{20}H^{24}N^2O^2)^2 = 674$

Syn. : Carbonate neutre de quinine. — Aristoquinine.

Obtenu par action de la quinine sur une dissolution d'oxychlorure de carbone dans la pyridine. On précipite par l'eau et fait cristalliser dans l'alcool.

Propriétés. — Ne diffère de l'euquinine que par la substitution d'une molécule de quinine au radical éthyle.

Poudre blanche, ayant le toucher du talc, fondant à 189°, complètement insipide, insoluble dans l'eau, soluble dans le chloroforme et l'alcool, difficilement soluble dans l'éther, capable de donner avec les acides forts des sels solubles.

C'est le sel le plus riche en quinine 96,10 %.

Pharmacologie. — L'aristochine a une action spéciale sur la fièvre paludéenne et dans ce cas est supérieure aux autres sels de quinine. Elle a une action favorable dans le traitement de la coqueluche en diminuant le nombre et l'intensité des quintes. Ses autres indications sont celles de la quinine.

Elle est peu toxique et son insipidité la rend précieuse pour la médecine infantile. On la donne en cachets à la dose de 1 gr. à 1 gr. 50 par jour pour les adultes ; 0,10 en moyenne, délayés dans l'eau, par année et par jour, pour les enfants, mais on peut doubler. L'ingestion d'une boisson acide après l'absorption facilite son action.

BROMHYDRATE BASIQUE DE QUININE

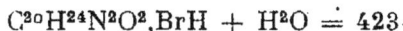

$$C^{20}H^{24}N^2O^2, BrH + H^2O = 423$$

Syn. : Monobromhydrate de quinine.

Préparation. — On traite une solution de sulfate basique de quinine par une solution de bromure de baryum ; il se précipite du sulfate de baryte et le bromhydrate de quinine reste en solution.

Le Codex de 1884 fait prendre :

Sulfate de quinine officinal.	100 gr.
Bromure de baryum cristallisé.	38 —
Eau distillée	1.000 —

On délaie le sulfate de quinine dans 800 grammes d'eau environ, on porte ce liquide à l'ébullition et on y verse peu à peu la solution de bromure de baryum. On filtre pour enlever le sulfate de baryum ; on concentre et on laisse cristalliser. Les cristaux sont ensuite séchés à l'air libre.

Propriétés. — Aiguilles soyeuses, incolores, de saveur très amère, solubles dans 44,5 parties d'eau froide, 1 partie d'eau bouillante, 3 parties d'alcool, 6 parties d'éther, 12 parties de chloroforme.

Il n'est pas efflorescent à l'air et perd la totalité de son eau de cristallisation à 100°.

Il est lévogyre : son pouvoir rotatoire = — 143° à + 16° pour une solution à 1 gr. de sel dans 100 c. c. d'eau, soit une déviation de — 2°,86 prise dans un tube de 0^m20. Il contient 76,60 parties de quinine, 19,15 d'acide bromhydrique et 4,25 d'eau pour 100 parties.

L'acide bromhydrique le dissout en le transformant en bromhydrate neutre.

Essai. — Ne doit laisser aucun résidu par calcination (*sels minéraux fixes*) et se dissoudre complètement dans l'eau, l'alcool, dans l'acide sulfurique concentré (*matières étrangères*) et sans coloration appréciable dans l'acide azotique (*morphine brucine*).

La solution aqueuse ne doit troubler que faiblement par le chlorure de baryum (*traces de sulfates*), pas du tout par l'acide sulforique dilué (*sels de baryum*), ni dégager à chaud par la soude des vapeurs alcalines au tournesol (*ammoniaque*).

Pour reconnaître la présence d'*alcaloïdes étrangers* on effectue l'essai suivant : dissoudre à l'ébullition 0 gr. 950 de bromhydrate basique de quinine dans 50 gr. d'eau et ajouter au liquide bouillant 0. gr. 50 de sulfate de soude cristallisé. Après dissolution complète et rétablissement du poids initial, s'il y a lieu, on laisse refroidir et on maintient le liquide à 15° une demi-heure en agitant de temps en temps ; on filtre. 5 c. c. du liquide filtré agités doucement avec 5 c. c. de solution aqueuse d'ammoniaque à 10 %

de NH³ doivent donner un mélange limpide restant tel même après
24 heures, si le sel est privé d'alcaloïdes étrangers (cinchonine,
cinchonidine, quinidine).

Pour retrouver la présence de l'antipyrine ou du pyramidon
effectuer les recherches indiquées au sulfate basique de quinine.

Pharmacologie. — Peu irritant pour l'estomac. En tant que
composé bromé, il est plus spécialement désigné pour les névralgies,
arthralgies, palpitations. On le donne en pilules ou cachets à
la dose de 0,30 à 2 grammes par jour.

BROMHYDRATE NEUTRE DE QUININE

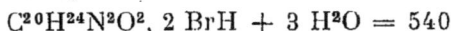

$$C^{20}H^{24}N^2O^2, 2\ BrH + 3\ H^2O = 540$$

Syn. : *Bibromhydrate de quinine.*

Préparation. — On décompose le sulfate neutre de quinine
par le bromure de baryum ; il se produit du sulfate de baryte insoluble et du bromhydrate neutre de quinine qui reste en solution.

Sulfate de quinine officinal.	100 gr.
Acide sulfurique dilué (solut. au 1 /10) .. .	112 — 50
Bromure de baryum cristallisé.	76 —
Eau distillée	1.000 —

On dissout le sel de quinine dans l'acide sulfurique dilué, on
étend à 800 centimètres cubes environ et on porte à l'ébullition.
Le sulfate basique se transforme en sulfate neutre. On y verse
peu à peu la solution de bromure de baryum, en agitant. On filtre
pour enlever le sulfate de baryte, on concentre à 350 grammes et
on fait cristalliser. On sèche les cristaux à l'air.

Propriétés. — Prismes transparents, légèrement jaunes, fondant à 80-81°, solubles dans 7 parties d'eau froide, plus solubles
dans l'alcool et dans l'eau bouillante, insolubles dans l'éther. La
solution aqueuse rougit le tournesol.

Il n'est pas efflorescent à l'air, et à 100° il perd la presque totalité de son eau de cristallisation. Il est lévogyre : son pouvoir
rotatoire = — 186° à 17° pour une solution contenant 1 gramme
de sel hydraté dans 100 c. c. d'eau, soit une déviation de — 2° 95
prise dans un tube de 0m20.

Il contient pour 100 parties : 60 parties de quinine, 30 parties d'acide bromhydrique et 10 parties d'eau.

Essai. — Ce sont les mêmes que pour le bromhydrate basique. Il y a lieu cependant d'apporter les modifications suivantes à la recherche des alcaloïdes étrangers. Opérer sur 1 gr. 21 de bromhydrate neutre de quinine (au lieu de 0 gr. 950), alcaliniser faiblement la solution par de l'ammoniaque diluée, puis ajouter 1 gr. de sulfate de soude (au lieu de 0 gr. 50).

Pharmacologie. — Sa solubilité dans l'eau froide le rend très commode pour les injections hypodermiques. On le donne à la dose de 0 gr. 30 à 2 grammes et plus par jour.

CHLORHYDRATE BASIQUE DE QUININE

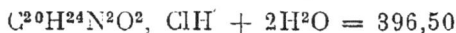

$$C^{20}H^{24}N^2O^2, ClH + 2H^2O = 396,50$$

Préparation. — On le prépare par double décomposition entre le sulfate basique de quinine et le chlorure de baryum. On pèse :

Sulfate de quinine officinal.	100 gr.
Chlorure de baryum cristallisé.	28 —
Eau.	1.000 —

On opère comme pour le bromhydrate basique (Codex 1884).

Propriétés. — C'est un sel incolore, en longs prismes soyeux, brillants, très amers, fusibles à 190°, solubles dans 25 parties d'eau froide, dans 1 partie d'eau bouillante, dans 3 parties d'alcool à 90°, dans 10 parties de glycérine et dans 3 parties de chloroforme surtout à l'état anhydre. L'acide chlorhydrique le dissout en le transformant en chlorhydrate neutre. L'antipyrine en augmente la solubilité à tel point que le mélange de 1 gramme de chlorhydrate de quinine et de 0 gr. 50 d'antipyrine est soluble dans 2 parties d'eau. Les solutions aqueuses sont légèrement alcalines.

Il est presque inaltérable à l'air ; à 50°, il perd 1 molécule d'eau et il devient anhydre lentement à 100° et rapidement à 103°. Il est lévogyre : son pouvoir rotatoire = — 147°8 à 17° pour une solution de 1 gramme de sel desséché à 100° dans 100 c. c. d'eau,

ce qui correspond à une déviation de — 2°96 au tube de 0ᵐ20.
Il contient pour 100 parties : 81,71 part. de quinine, 9,21 part.
d'acide chlorhydrique et 9,08 part. d'eau.

Essai. — Même essai que pour le bromhydrate basique de
quinine. Dans la recherche des alcaloïdes étrangers, opérer sur
0 gr. 891 de chlorhydrate basique de quinine.
1 gramme de sel ne doit pas perdre par dessiccation complète
plus de 0 gr. 09 de son poids (*eau* en excès), ni moins de 0 gr. 08
(*sel effleuri*).

Pharmacologie. — Ce sel est rapidement absorbé et bien
toléré par l'estomac ; c'est l'un des plus actifs.
On en prépare des solutions pour injections hypodermiques à
l'aide de l'antipyrine, qui facilite sa dissolution dans l'eau et rend
l'injection à peu près indolore. On emploie de préférence : chlorhydrate basique, 3 gr. ; antipyrine, 2 gr. ; eau q. s. pour 10 c. c.
La dose est de 0 gr. 40 à 1 gr. 50 en cachets, pilules, injections
hypodermiques ou intramusculaires, lavements.

CHLORHYDRATE NEUTRE DE QUININE
$$C^{20}H^{24}N^2O^2, 2ClH + 2\ 1/2H^2O = 442$$

Syn. : *Bichlorhydrate de quinine.*

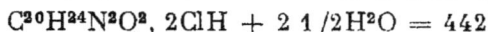

Préparation. — On l'obtient, d'après le Codex de 1884, par
double décomposition entre le sulfate neutre de quinine et le
chlorure de baryum.

Propriétés. — Cristaux en fines aiguilles incolores, se colorant
à l'air, solubles dans moins de 1 partie d'eau froide, très solubles
dans l'alcool. Les solutions aqueuses rougissent fortement le
tournesol ; alcalinisées par un alcali ou un carbonate alcalin, il se
fait une cristallisation de chlorhydrate basique.
Obtenu par cristallisation dans l'alcool absolu, il retient 1 molécule d'alcool. Cristallisé dans l'alcool aqueux, il garde 1 molécule
d'alcool et 1 molécule d'eau. Exposé à l'air, il perd son alcool et
se transforme en sel à 2 1/2 H²O. Chauffé à 37°, il perd seulement
l'alcool ; à 100°, il perd eau et alcool Exposé ensuite à l'air humide,
il absorbe 2 molécules 1/2 d'eau.

Le sel officinal est lévogyre ; son pouvoir rotatoire $= -219°5$ à 15° pour une solution de 1 gramme de sel desséché à 100° dans 100 c. c. d'eau, ce qui correspond à une déviation de $-4°39$ dans un tube de 0^m20. Ce pouvoir rotatoire augmente avec la concentration.

Le chlorhydrate de quinine contient pour 100 parties : 73,30 part. de quinine, 16,52 part. d'acide chlorhydrique et 10,18 part. d'eau.

Essai. — Identique à celui du bromhydrate de quinine ; mais dans la recherche des alcaloïdes étrangers, opérer sur 0 gr. 993 de chlorhydrate neutre et utiliser 1 gramme de sulfate de soude.

Pharmacologie. — On l'emploie surtout en solution aqueuse pour injections hypodermiques. Les doses sont de 0 gr. 50 à 1 gr. 50 par jour.

Il est indispensable de préparer cette solution avec du sel cristallisé et non pas avec du chlorhydrate basique dissous à l'aide d'acide chlorhydrique, car on obtient des solutions très acides, attaquant les aiguilles de la seringue et provoquant de la douleur et quelquefois des abcès. Il serait préférable d'abandonner ce sel et de le remplacer, même pour les injections, par le chlorhydrate basique rendu très soluble par addition d'antipyrine.

Le **chlorhydrate double de quinine et d'urée** a été préconisé par Solis-Cohen comme très efficace contre les affections paludéennes. Il le donne à la dose de 0 gr. 60 matin et soir, soit en injections hypodermiques aqueuses, soit par voie stomacale.

Le **chlorhydrate de quinine et de caféine**, appelé encore *basicine*, n'est qu'un mélange de 2 parties de chlorhydrate de quinine et 1 partie de caféine possédant les propriétés de ses deux composants.

Chlorhydrophosphate de quinine. — Cristaux de saveur amère, solubles dans 2 parties d'eau, renfermant environ 50 % de quinine, 32,04 % d'acide phosphorique et 6,01 % d'acide chlorhydrique. Il a été employé avec succès contre la malaria et les céphalalgies nerveuses. On le donne aux doses habituelles des sels de quinine.

Chlorhydrosulfate de quinine $(C^{20}H^{24}N^2O^2)^2$ SO^4H^2 2 ClH, $+$ 3 H^2O. — Obtenu en dissolvant le sulfate basique de quinine dans la quantité convenable d'acide chlorhydrique et faisant cristalliser. Poudre cristalline, incolore, soluble dans son poids d'eau froide. Il contient 74,31 % de quinine, autant que le sulfate basique. On l'emploie surtout en injection hypodermique, contenant 0,50 de sel par centimètre cube. 1 à 2 grammes par jour.

Il semble, d'après GEORGES, que ce sel ne soit pas une espèce chimique bien définie et qu'il varie avec chaque fabricant. D'autre part, l'eau froide le dissocierait en un mélange de chlorhydrate neutre et de sulfate neutre. Dans ces conditions, il serait inférieur au chlorhydrate de quinine, plus riche que lui en alcaloïde.

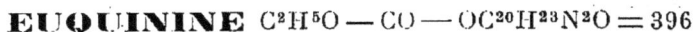

EUQUININE C^2H^5O — CO — $OC^{20}H^{23}N^2O = 396$

Syn. : Ethylcarbonate de quinine.

Préparation. — Obtenu en faisant agir sur la quinine le chlorocarbonate d'éthyle.

Propriétés. — Cristaux blancs, fondant à 95°, d'abord insipides, puis légèrement amers, peu solubles dans l'eau, solubles dans l'alcool, l'éther, le chloroforme. L'euquinine a une réaction basique et donne des sels avec les acides. Ses solutions dans les acides azotique et sulfurique étendus présentent, comme celle de la quinine, une belle fluorescence bleue. Elle donne les mêmes réactions que la quinine, si ce n'est qu'elle ne précipite pas l'iodure double de bismuth et de potassium et qu'elle ne donne pas les cristaux d'hérapathite (TIKOMIROF).

Pharmacologie. — L'euquinine a les propriétés des sels de quinine mais présente de sérieux avantages. Son absence d'amertume la fait accepter très facilement, en suspension dans l'eau, par les enfants. De plus, elle n'occasionne pas de troubles dyspeptiques et de bourdonnements d'oreilles comme la quinine. Elle produit les mêmes résultats que la moitié de son poids de quinine.

On l'administre en cachets à la dose, pour les adultes, de 0 gr.50 à 3 grammes, par jour, en cachets de 0,50. Chez les enfants, 0,40 jusqu'à 5 ans, 0,80 jusqu'au 10 ans par jour, en plusieurs fois, en suspension dans l'eau ou dans une potion gommeuse. Eviter de

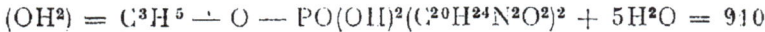

l'associer à des préparations acides, sirop de limon, sirop de groseilles, qui lui rendent sa saveur amère par décomposition du sel.

Formiate basique de quinine ou Quinoforme ($C^{20}H^{24}N^2O^2, CO^2H^2$). — Obtenu en saturant la quinine par une dose équimoléculaire d'acide formique. Sel blanc, cristallisé en aiguilles soyeuses fondant à 109°, soluble dans 19 parties d'eau froide, 8 parties d'eau chaude, soluble dans l'alcool, le chloroforme, peu dans l'éther, insoluble dans les huiles. Il est lévogyre et contient 87,56 % de quinine. La solution aqueuse est neutre aux réactifs.

Le formiate basique sert surtout à la préparation des injections hypodermiques à cause de sa solubilité dans l'eau. Il offre de réels avantages sur les autres sels de quinine et en particulier sur le chlorhydrate neutre dont les solutions sont acides, ce qui les rend douloureuses en injections et amènent parfois des phénomènes inflammatoires, même des abcès. Le formiate basique est neutre et ne précipite pas en présence du sérum sanguin.

On le prescrit à la dose de 0,25 à 0,50 en cachets et de 0,10 à 0,20 en injections hypodermiques en solution à 5 %.

GLYCÉROPHOSPHATE BASIQUE DE QUININE

$$(OH^2) = C^3H^5 - O - PO(OH)^2(C^{20}H^{24}N^2O^2)^2 + 5H^2O = 910$$

Préparation. — On peut l'obtenir en neutralisant une solution titrée d'acide glycérophosphorique par une quantité équivalente de quinine (Moncourt) ou par double décomposition entre le sulfate basique de quinine et le glycérophosphate de chaux en solution (Moncourt).

1° Procédé Falières. — Dans 400 à 500 grammes d'éther à 65° on fait dissoudre 75 gr. 6 de quinine cristallisée, on ajoute à cette solution 17 gr. 2 d'acide glycérophosphorique dissout dans 60 grammes d'alcool à 96°. Il se produit un précipité blanc de glycérophosphate de quinine que l'on recueille et qu'on lave avec 40 grammes d'éther. On laisse sécher à l'air sur des plaques poreuses. On obtient un sel à 7 H²O.

2° Procédé Prunier. — Dans une dissolution d'acide oxalique au 1/20 environ, on verse en agitant une solution saturée de glycérophosphate de chaux en léger excès. On laisse quelques heures et on filtre pour enlever l'oxalate de chaux. A la liqueur acide et limpide on ajoute un léger excès d'hydrate de quinine délayé dans l'eau. On porte à l'ébullition pour dissoudre le sel, on filtre chaud pour séparer la quinine insoluble et par refroidissement, il se dépose une abondante cristallisation de glycérophosphate de quinine. On lave ces cristaux à l'eau et on sèche à la température ambiante. On obtient le sel à 5 H^2O.

Propriétés. — Les propriétés du glycérophosphate de quinine varient avec son mode de préparation, chaque procédé donnant un sel particulier. C'est ainsi que le sel obtenu par FALIÈRES retient 7 H^2O et devient anhydre vers 125°-130° en donnant une masse vitreuse brune. Il est soluble dans 353 parties d'eau distillée froide, 26 parties d'alcool absolu, 28 parties de glycérine.

Le sel obtenu par PRUNIER cristallise avec 5 H^2O qu'il perd par la chaleur. Il fond à 150° et brunit dès 60° en se décomposant. Il est soluble dans 600 parties d'eau froide, moins de 100 parties d'eau bouillante, soluble dans l'alcool, la glycérine et les acides, moins soluble dans l'éther et le chloroforme.

MONCOURT a obtenu un glycérophosphate de quinine en fines aiguilles, ne contenant que 4 H^2O, soluble dans 200 parties d'eau froide, 66 parties d'eau bouillante, 33 parties d'alcool à 95° froid, très soluble dans l'alcool bouillant, insoluble dans l'éther.

Des indications qui précèdent il ressort que les échantillons commerciaux de glycérophosphate basique de quinine ne constituent pas un seul et même corps, parfaitement défini, mais des produits très voisins comme composition.

Quand on traite une solution de ce sel à froid par un alcali, soude, potasse ou ammoniaque, les 4/5 seulement de la quinine sont précipités et il reste 1/5 qui ne se précipite qu'à l'ébullition pour se redissoudre par refroidissement (PRUNIER), ce qui semble indiquer qu'une partie de la quinine est en combinaison éthérée avec la glycérine.

Le Codex accepte comme officinal le sel à 5 H^2O. Il se présente en aiguilles incolores, inodores, de saveur très amère. Il fond à 146°. La chaleur et la lumière le jaunissent un peu. Dans le vide, il perd 3 molécules d'eau ; à 100° il devient anhydre. Il est soluble dans 300 parties d'eau froide, 60 parties d'eau bouillante, avec maximum de solubilité à 75°, plus soluble dans l'alcool, très soluble dans la glycérine, insoluble dans l'éther et le chloroforme.

Le glycérophosphate de quinine est lévogyre ; son pouvoir rotatoire = — 130°75 à 20° en solution à 2 grammes de sel dans
100 c. c. d'alcool absolu.

La solution aqueuse est faiblement alcaline au tournesol et non
fluorescente, mais elle le devient par addition d'acide phosphorique ou sulfurique. Il est soluble dans les acides étendus et présente les réactions de la quinine et de l'acide glycérophosphorique.

Il contient pour 100 parties : 71,21 part. de quinine, 18,90 part.
d'acide glycérophosphorique et 9,89 part. d'eau.

Essai. — Le glycérophosphate basique de quinine doit présenter
les réactions de la quinine ; il ne doit pas précipiter directement
par la mixture magnésienne, ni par le nitromolybdate d'ammoniaque, mais la précipitation doit se faire après calcination.

Desséché à 100°, il ne doit pas perdre plus de 10 % de son poids
d'eau (*eau en excès*). Il doit être combustible sans résidu fixe
(*matières minérales fixes*) ; ne pas dégager de vapeurs alcalines au
tournesol par chauffage avec la soude (*ammoniaque*) ; se dissoudre
entièrement dans l'acide sulfurique étendu (*matières insolubles*)
et dans un mélange de 1 volume alcool à 95° et 2 volumes de
chloroforme (*sels minéraux*).

La solution aqueuse ne doit pas précipiter par l'oxalate d'ammoniaque après addition d'acide acétique (*calcium*), ni par l'azotate d'argent en présence d'acide azotique (*chlorures*), ni sensiblement par le chlorure de baryum (*sulfates*).

Dosage. — On le dose après calcination comme il est indiqué
pour le glycérophosphate de chaux. On devra obtenir environ
7,8 % d'acide phosphorique supposé anhydre.

Une solution de 0 gr. 50 de sel desséché à 100° dans 50 c. c.
d'eau additionnée de 6 gouttes d'acide chlorhydrique dilué donne
au tube de 0m20 une déviation de — 4°16 correspondant à un
pouvoir rotatoire de — 213° à 18°.

Pharmacologie. — Le glycérophosphate de quinine réunit les
propriétés de la quinine à celles de l'acide glycérophosphorique,
qui est un tonique nerveux par excellence. Son usage se recommande dans la malaria et dans la convalescence des maladies
fébriles graves.

On le donne en cachets ou pilules de 0 gr. 10, à la dose de 0 gr. 30
à 1 gramme par jour.

Glycérophosphate neutre de quinine $OH)^2 = C^3H^5$ — $O - PO(OH)^2$. $C^{20}H^{24}N^2O^2$, $10H^2O$. — Poudre cristalline jaunâtre, humide au toucher, d'aspect corné quand on la prive d'une partie de son eau de cristallisation. Elle est soluble dans 145 parties d'eau et 16 parties d'alcool absolu.

Sel mal défini. Il n'a, comme avantage sur le sel basique, que d'être plus soluble dans l'eau, mais il est moins riche en quinine dont il ne contient que 48 % environ. Peu employé.

Lactate basique de quinine $C^{20}H^{24}N^2O^2$, $C^3H^6O^3$ = 414. — On le prépare en saturant à chaud l'acide lactique par de la quinine pure. Ce sont des aiguilles minces, flexibles, solubles dans 11 parties d'eau froide et dans l'alcool, insolubles dans l'éther. Il contient 78,26 % de quinine. Il ne présente aucun avantage sur les autres sels de quinine.

Méthylarsinate neutre de quinine. — Se prépare directement en solution pour injections hypodermiques en employant molécules égales de quinine anhydre, d'acide méthylarsinique et d'antipyrine qui favorise la dissolution dans l'eau. On peut prendre :

Quinine anhydre séchée à 100°	2 gr.	10
Acide méthylarsinique	0 gr.	90
Antipyrine	1 gr.	30
Eau . . . . Q. S. pour 30 c. c.		

Dissoudre à l'ébullition, filtrer, compléter au volume.

Cette solution contient par c. c. 0 gr. 10 de sel de quinine et 0 gr. 07 de quinine anhydre. On la stérilise à 60°. Elle précipite le sérum sanguin (Picon).

Saloquinine $C^6H^4 - OH - CO^2$. $C^{20}H^{23}N^2O$. — Ether salicylique de la quinine. — Obtenu en chauffant la quinine avec une quantité équimoléculaire de salicylate de méthyle ou par action de la quinine sur une solution pyridique de chlorure de salicyle. Poudre cristalline, blanche, sans saveur, fusible à 130°, insoluble dans l'eau, soluble à chaud dans l'alcool et l'éther. Elle possède des propriétés fébrifuges et s'emploie comme analgésique. C'est un véritable éther de la quinine produit avec élimination d'une molécule d'eau. Ne donne pas de bourdonnements d'oreilles. 0,50 à 2 grammes par jour en cachets.

La *rheumatine* est du salicylate de saloquinine. Poudre inso-

luble dans l'eau, fusible à 179°. S'emploie comme antirhumatismal,
1 gramme par jour en 3 ou 4 fois.

Salicylate basique de quinine $C^{20}H^{24}N^2O^2$ $C^7H^6O^3$
$+ 1/2 H^2O = 471$. — Obtenu par double décomposition entre le
salicylate de soude et le sulfate de quinine basique, ou encore en
mélangeant une solution alcoolique de quinine à une solution
alcoolique d'acide salicylique. Cristaux soyeux, flexibles, de saveur
amère, très peu solubles dans l'eau froide (1/900), solubles dans
20 parties d'alcool fort, 120 parties d'éther et dans le chloroforme.
Ses solutions colorent en violet le perchlorure de fer dilué. Il
contient 68,80 % de quinine et 29,30 % d'acide salicylique. Fébrifuge et analgésique employé contre le rhumatisme articulaire aigu
à la dose de 0,50 à 2 grammes par jour en cachets.

SULFATE BASIQUE DE QUININE

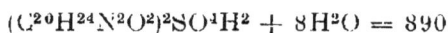

$$(C^{20}H^{24}N^2O^2)^2SO^4H^2 + 8H^2O = 890$$

Syn. : Sulfate de quinine officinal.

Préparation. — 1° PROCÉDÉ DE LABORATOIRE. — On prépare
le sulfate de quinine en épuisant du quinquina jaune par l'acide
chlorhydrique étendu ; on en précipite la quinine par la chaux et
on la redissout dans l'acide sulfurique.
Le Codex de 1884 indique :

Quinquina calisaya concassé.	1.000 gr.
Acide chlorhydrique officinal	60 —
Eau	12.000 —
Chaux vive	100 —

On fait bouillir pendant une demi-heure le quinquina avec
l'acide chlorhydrique étendu ; le quinate de quinine qui se trouve
dans le quinquina est décomposé et transformé en chlorhydrate
de quinine soluble. La décoction obtenue est additionnée de chaux
vive ; la quinine se précipite avec l'excès de chaux. On filtre ; le
résidu est lavé à l'eau froide, séché et épuisé par de l'alcool à 90°
bouillant, qui enlève la quinine. Après distillation, on agite le
résidu avec de l'acide sulfurique étendu, qui s'empare de la quinine.
On l'additionne de noir animal, on concentre et on filtre. La liqueur,
exactement neutralisée par l'ammoniaque, laisse cristalliser le sulfate de quinine par refroidissement. On le sèche au-dessous de 36°.

2º PROCÉDÉ INDUSTRIEL. — On peut encore faire, avec du quinquina jaune pulvérisé et de la chaux éteinte, une pâte qu'on sèche à l'étuve, qu'on pulvérise et qu'on épuise par l'huile lourde de pétrole. On extrait la quinine de cette huile à l'aide de l'acide sulfurique, comme il est indiqué précédemment.

Le sulfate de quinine se prépare aujourd'hui en grand aux Indes anglaises et à Java, où la culture des quinquinas est en pleine prospérité.

Cl. VERNE a rapporté de ces pays des renseignements très intéressants.

C'est ainsi qu'à Mungpoo, en 1900, on fabriquait annuellement 5.000 kilogrammes de sulfate de quinine cristallisé blanc et 2.000 kilogrammes d'alcaloïdes amorphes légèrement jaunes. A Bandoeng, dans l'île de Java, on produisait annuellement 50.000 kilogrammes de sulfate de quinine. Dans l'Inde, on emploie exclusivement pour l'extraction de la quinine les Q. ledjeriana qui offrent l'avantage, bien que leur culture soit un peu délicate, d'être riches en quinine et très pauvres en cinchonine (moins de 0,50 %).

A Mungpoo (Indes), on extrait la quinine par le procédé suivant :

L'écorce de quinquina, réduite en poudre, est mise à bouillir avec de l'acide chlorhydrique étendu. Ce décocté décanté est neutralisé par la soude et agité avec du pétrole de Birmanie. On décante ce pétrole et on le brasse avec de l'eau acidulée par de l'acide sulfurique. On obtient une solution de sulfate de quinine qu'on sépare par décantation, que l'on concentre par la chaleur et qu'on laisse cristalliser. On obtient un sulfate un peu moins blanc, mais en plus belles aiguilles que celui du commerce français et contenant moins de 1/2 % de cinchonine.

A Bandoeng (Java), la poudre d'écorce de quinquina est reçue dans une solution de soude à 5 % chauffée à 50º. On agite avec du pétrole maintenu à la même température ; on le décante et on le brasse avec de l'eau tiède acidulée avec de l'acide sulfurique. La solution aqueuse décantée laisse cristalliser le sulfate de quinine. On l'essore et on le maintient quelque temps à l'étuve à 29º. On obtient ainsi très économiquement du sel blanc renfermant moins de 1/2 % de cinchonine.

Purification. — Un moyen simple consiste à transformer le sulfate basique en sulfate neutre par addition d'acde sulfurique dilué. On essore le sel cristallisé. La presque totalité de la cinchonidine reste dans l'eau mère. On dissout le sel dans 35 parties d'eau bouillante, on neutralise au carbonate de soude et on laisse cristalliser. On obtient ainsi le *sulfate lourd*. En effectuant la cristallisation lentement et en présence d'un peu de sulfate d'ammoniaque dont on élimine les dernières traces par essorage avec une petite quantité d'eau, on obtient le *sulfate léger*. Cette forme légère se produit aussi quand on laisse cristalliser le sulfate de quinine avec un peu de sulfate de cinchonidine.

Propriétés. — Le sulfate de quinine cristallise en aiguilles prismatiques, dures, brillantes, du système clinorhombique ; il est doux et constitue le *sulfate lourd* ; c'est le sel officinal. Quand il contient un peu de sulfate de cinchonidine, il est en belles aiguilles, d'un toucher cotonneux : c'est le *sulfate léger du commerce*. Les cristaux sont lévogyres, de réaction légèrement alcaline, de saveur très amère. Ils perdent rapidement de l'eau à l'air sec, pour se transformer en sel à 2 H^2O ; à 100°, ils deviennent lentement anhydres, rapidement à 115°. Ils sont solubles dans 570 parties d'eau froide, 30 parties d'eau bouillante, 80 parties d'alcool froid à 80°, 6 parties à l'ébullition, 36 parties de glycérine, insolubles dans l'éther et le chloroforme. L'antipyrine facilite leur dissolution dans l'eau, ainsi que les acides tartrique, citrique, chlorhydrique et sulfurique. La dissolution dans les acides étendus est fluorescente à reflet bleuâtre, surtout en solution étendue, fluorescence qui disparaît après addition d'acide chlorhydrique ou d'un chlorure soluble.

Une solution alcoolique d'iode, versée dans une solution chaude de sulfate de quinine, produit, après refroidissement, des cristaux incolores par transparence et verts par réflexion, constitués par du sulfate d'iodo-quinine et désignés le plus souvent sous le nom de cristaux d'hérapatite $C^{20}H^{24}N^2O^2I^2$. SO^4H^2. $5H^2O$. Le sulfate basique en dissolution dans l'eau acidulée donne, par addition d'ammoniaque, un précipité d'hydrate de quinine.

Le sulfate basique de quinine est lévogyre ; son pouvoir rotatoire à 15° est de — 243°,5 pris dans une solution contenant 0 gr. 50 de sulfate basique desséché à 100°, dissous par addition de 2 c. c. d'acide sulfurique dilué et d'eau q. s. pour 50 c. c., ce qui correspond à une déviation de —4°,87 prise dans un tube de 0m20.

Le sulfate basique de quinine contient pour 100 parties : 72,81 parties de quinine, 11,01 parties d'acide sulfurique et 16,18 parties d'eau.

Impuretés et falsifications. — Le sulfate de quinine mal préparé contient des sulfates de cinchonine, de cinchonidine ou de quinidine, qu'on lui ajoute d'ailleurs souvent par fraude et en quantité considérable. On l'a aussi falsifié avec de l'acide borique, du sulfate de chaux, de l'antipyrine, du pyramidon, du sucre, de la salicine, de l'amidon, de la farine, etc.

Essai. — Le sulfate de quinine doit satisfaire aux essais suivants :

1º Il doit être entièrement soluble dans un mélange de 1 volume d'alcool à 95º avec 2 volumes de chloroforme, ainsi que dans l'acide sulfurique dilué, tandis que la plupart des *substances minérales* restent insolubles, ainsi que l'*amidon* et la *farine*.

2º Il ne doit pas laisser de cendres par calcination (*matières minérales* fixes). Les sels ammonicaux sont faciles à reconnaître en chauffant avec de la potasse : départ de NH^3 bleuissant le tournesol rouge.

3º Il ne doit pas se colorer par l'addition d'acide sulfurique concentré (*sucre*, *glucosides*), ni réduire la liqueur de Fehling, ni précipiter l'azotate d'argent (*chlorures*).

4º La recherche de la *cinchonidine* se fait en dissolvant le sel dans l'eau additionnée d'acide tartrique ; on ajoute peu à peu une solution claire de bicarbonate de soude, qui donne un précipité en présence d'un sel de cinchonidine, la liqueur étant encore acide. On ne doit pas arriver jusqu'à neutralisation, car alors la quinine elle-même serait précipitée par le bicarbonate de soude.

5º On recherche la *cinchonine* en mettant en suspension 1 gramme de sulfate de quinine dans 20 centimètres cubes d'éther pur, puis on ajoute 2 centimètres cubes d'ammoniaque, on agite. Les alcaloïdes sont précipités, la quinine et la cinchonidine se dissolvent dans l'éther, la cinchonine reste insoluble et donne un anneau blanc à la séparation des liquides s'il y en a au moins 3 %.

6º La *quinidine* se trouve en dissolvant le sel de quinine dans l'eau et ajoutant un léger excès d'oxalate d'ammoniaque, qui précipite la quinine. On filtre : la liqueur claire donnera par addition d'ammoniaque un précipité, s'il y a un sel de quinidine. La solution aqueuse de sulfate basique précipite par l'iodure de potassium s'il y a de la quinidine.

7º La *salicine* se reconnaît en ajoutant quelques goutte d'acide sulfurique à la solution : il se développe une coloration rouge intense. On peut aussi chauffer avec du bichromate de potassium et de l'acide sulfurique ; il se dégage de l'aldéhyde salicylique, à odeur de reine des prés.

8° Le sulfate de quinine ne jaunit pas à l'ébullition avec la soude (*sucre*).

9° 1 gramme de sulfate basique desséché à 100° jusqu'à poids constant ne devra pas perdre moins de 0 gr. 15 et plus de 0 gr. 17 de son poids (*eau*).

Pour retrouver l'antipyrine ou le pyramidon, agiter environ 0 gr. 30 de sel de quinine avec 10 c. c. d'eau froide, filtrer ou décanter.

Dans ce liquide la présence de l'*antipyrine* sera décelée par le perchlorure de fer, 1 goutte : coloration rouge, ou par addition d'une trace de nitrite de soude et de quelques gouttes d'acide azotique : coloration verte à froid.

La présence du *pyramidon* dans ce même liquide se reconnaîtra avec le perchlorure de fer, 1 goutte : coloration violette fugace, ou avec une trace de nitrite de soude et quelques gouttes d'acide acétique : coloration violette à froid.

Essai du Codex. — Le Codex recommande l'essai suivant pour reconnaître l'absence des alcaloïdes du quinquina autres que la quinine. Il est basé sur ce fait que le sulfate de quinine est moins soluble dans l'eau que les sulfates des autres alcaloïdes du quinquina, et que la quinine est plus soluble dans l'ammoniaque que les autres alcaloïdes du quinquina.

Dissoudre à l'ébullition dans 30 grammes d'eau distillée 1 gramme de sulfate basique de quinine officinal, refroidir rapidement en agitant sans cesse et maintenir le vase une demi-heure dans un bain d'eau à + 15° en agitant fréquemment. Filtrer à 15° et pratiquer sur le liquide clair les deux opérations suivantes :

1° 5 centimètres cubes de cette liqueur sont introduits dans un tube à essai ; on verse à la surface et sans mélanger 5 centimètres cubes d'ammoniaque pure à 10 %. On bouche le tube et on le renverse doucement. On doit obtenir une liqueur restant limpide pendant vingt-quatre heures. Un trouble persistant ou des cristaux indiquent la présence en quantité inacceptable d'autres alcaloïdes que la quinine.

2° 5 centimètres cubes de la solution faite à 15°, évaporés à l'étuve à 100°, ne doivent pas laisser plus de 8 milligrammes de résidu.

Cet essai du Codex n'indique pas le degré de pureté du sulfate de quinine, mais simplement s'il contient une proportion d'alcaloïdes étrangers supérieure à 1%, dose que l'on tolère.

Le pouvoir rotatoire doit être celui indiqué précédemment.

Pharmacologie. — Le sulfate basique de quinine était autrefois le sel de quinine le plus couramment employé. Il a perdu de sa vogue depuis qu'on a préparé des sels de quinine beaucoup plus solubles dans l'eau, tels que les bromhydrates ou les chlorhydrates, qui sont aujourd'hui couramment prescrits. Il possède toutes les propriétés de la quinine comme antipériodique et fébrifuge, et, de plus, il est antiseptique. Il irrite l'estomac, qui le tolère mal ; il ne convient pas pour la préparation des injections hypodermiques.

Modes d'administration et doses. — On le donne, à l'*intérieur*, en pilules, qui se font bien avec l'acide lactique comme excipient, en cachets, poudre, potion, lavement, pommade, suppositoires, à la dose de 0 gr. 50 à 2 grammes par jour. On facilite sa dissolution dans l'eau par addition d'acide sulfurique ou d'eau de Rabel, d'acide tartrique ou d'acice citrique ; 50 centigrammes de sulfate de quinine sont solubles dans 60 parties d'eau froide, après addition de 0 gr. 10 d'acide tartrique ou de 0 gr. 30 d'acide citrique. On associe souvent le sulfate de quinine à l'antipyrine, association heureuse, car le sel de quinine est ainsi rendu plus soluble.

Le mélange sulfate de quinine et aspirine à parties égales donne un liquide à forte odeur acétique avec formation de quinotoxine rendant le mélange toxique.

On masque assez facilement la saveur amère des potions aux sels de quinine par addition de glycyrrhizate d'ammoniaque ou de saccharine.

SULFATE NEUTRE DE QUININE

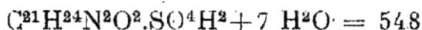

$$C^{21}H^{24}N^2O^2.SO^4H^2 + 7\ H^2O = 548$$

Syn. : Bisulfate de quinine.

Préparation. — On l'obtient en dissolvant du sulfate basique de quinine dans l'eau additionnée d'acide sulfurique.

On prend :

Sulfate basique de quinine.	100 grammes
Acide sulfurique dilué (solution au 1/10).	120 —

On dissout le sel de quinine dans la solution sulfurique étendue d'un peu d'eau, on cencentre et on fait cristalliser (Codex 1884).

Propriétés. — Il cristallise en prismes orthorhombiques fins et allongés s'ils se sont formés par refroidissement d'une liqueur tiède ; ils sont épais et volumineux lorsqu'ils proviennent de l'évaporation spontanée d'une liqueur froide.

Il est soluble dans 11 parties d'eau froide, 32 parties d'alcool, solutions possédant une fluorescence bleue. Sa saveur est très amère. Il s'effleurit à l'air dès 20° et peut perdre avec le temps $6H^2O$; il devient anhydre à 100°. Chauffé rapidement, il fond d'abord dans son eau à 80°, puis à 135° en se transformant en sulfate de quinicine.

Il est lévogyre ; son pouvoir rotatoire $= - 204°,8$ à 17° pour une solution de 1 gramme de sel à $7H^2O$ dans 100 c. c. d'eau, ce qui correspond à une déviation de $- 4°,09$ prise au tube de $0^m 20$.

Il est acide au tournesol, se colore à la lumière, donne avec l'ammoniaque, selon les doses, du sulfate basique ou de l'hydrate de quinine.

Il contient, pour 100 parties, 59,13 parties de quinine, 17,88 parties d'acide sulfurique et 22,99 parties d'eau.

Essai. — Les mêmes que pour le sulfate basique. Pour rechercher les alcaloïdes étrangers, dissoudre à l'ébullition 1 gr. 380 de sulfate neutre dans 25 c. c. d'eau, neutraliser par l'ammoniaque avec le tournesol comme indicateur, compléter le poids à 31 gr. 50 et laisser une demi-heure à 15° en agitant ; filtrer à 15° et pratiquer sur ce liquide les deux essais 1 et 2 du Codex indiqués pour le sulfate basique.

Pharmacologie. — Le sulfate neutre de quinine, étant plus soluble que le sulfate basique, mériterait d'être plus fréquemment utilisé ; il convient mieux que ce dernier pour la préparation des injections hypodermiques. C'est d'ailleurs en sulfate neutre que se transforme le sulfate basique de quinine toutes les fois qu'on le dissout dans l'eau, à la faveur de l'acide sulfurique ou de l'eau de Rabel. On l'administre aux mêmes doses que le sulfate basique.

Cependant HOWARD et CHICK ont montré que le sulfate neutre de quinine se transforme facilement par la chaleur en bisulfate de quinicine, produit toxique ; que cette décomposition commence dès 60° avec coloration des solutions ; qu'ainsi on ne devrait jamais employer le bisulfate de quinine pour préparer une solution devant être stérilisée.

Sulfovinate basique de quinine $C^{20}H^{24}N^2O^2$, SO^4H.

C^2H^5. — Obtenu par le procédé de LIMOUSIN, en mélangeant une solution alcoolique de sulfate de quinine avec une solution alcoolique de sulfovinate de soude. On filtre, on distille pour enlever l'excès d'alcool et on laisse cristalliser le sulfovinate de quinine.

Ce sel est très soluble dans l'eau ; il contient beaucoup de quinine (72 %) et s'élimine très rapidement. Aussi est-il très précieux pour la préparation des injections hypodermiques. D'après CONSTANTIN PAUL, il agit mieux que le sulfate de quinine. Son emploi s'est vulgarisé en Algérie, dans le traitement des fièvres paludéennes. On le donne aux doses du sulfate de quinine.

Tannate de quinine. — Obtenu en versant dans une

solution d'acétate de quinine une solution de tannin jusqu'à redissolution du précipité. On sature ensuite exactement avec du bicarbonate de soude. Le tannate de quinine se dépose ; on le lave à l'eau et on le sèche à l'air. Poudre jaune, amorphe, presque insoluble dans l'eau, l'éther et le chloroforme, soluble dans l'alcool, la glycérine et les acides. Il contient 20,6 % de quinine.

Prescrit surtout chez les enfants, contre la coqueluche ; sa saveur peu amère le fait accepter facilement. On le donne à l'*intérieur*, en poudre, pilules ou cachets, à la dose de 0 gr. 20 à 0 gr. 50.

VALÉRIANATE BASIQUE DE QUININE

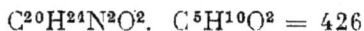

$$C^{20}H^{24}N^2O^2. \quad C^5H^{10}O^2 = 426$$

Préparation. — Obtenu en versant une solution alcoolique concentrée d'hydrate de quinine dans de l'acide valérianique en léger excès. On ajoute deux volumes d'eau et on laisse évaporer dans une étuve, à 50° (Codex 1884), ou encore par double décomposition au sein de l'alcool faible, entre le valérianate de potasse et le sulfate basique de quinine. Le liquide filtré est évaporé, le sulfate de potasse formé restant insoluble.

Propriétés. — C'est un sel en cristaux volumineux incolores, à odeur désagréable et tenace d'acide valérianique, de saveur très amère, soluble dans 70,5 parties d'eau à 15°, dans moins d'eau bouillante, 6 parties d'alcool froid, 1 partie d'alcool bouillant, peu soluble dans l'éther. Il fond vers 80° et perd de l'acide à 100° ; il est alcalin au tournesol et fortement lévogyre. Il contient, pour 100 parties, 76,05 parties de quinine et 23,95 parties d'acide valérianique.

Essai. — Il doit se dissoudre entièrement dans l'alcool à 95° (*matières étrangères*) et brûler sans résidu (*matières minérales fixes*). Sa solution aqueuse acidulée ne doit précipiter ni par le chlorure de baryum (*sulfates*) ni par l'azotate d'argent (*chlorures*).

Pharmacologie. — On lui a attribué longtemps les propriétés antispasmodiques de la valériane, bien à tort, car la valériane n'agit que par son essence et ses glucosides. Le valérianate est donc simplement fébrifuge et antipériodique, à la façon des autres sels de quinine. On le donne, à l'*intérieur*, en cachets ou pilules, à la dose de 0 gr. 30 à 1 gramme par jour.

CINCHONINE $C^{19}H^{22}N^2O = 294$

Préparation. — 1° On retire la cinchonine du quinquina gris par un procédé analogue à celui qui fournit le sulfate de quinine. On obtient un mélange de sulfates de cinchonine et de quinine que l'on purifie en utilisant la plus grande solubilité du sel de cinchonine. On en précipite la cinchonine par la chaux et on l'enlève par l'alcool bouillant.

2° On la retire encore des eaux mères ayant servi à la préparation de la quinine et d'où l'on a précipité la quinidine et la cinchonidine ; la cinchonine, plus soluble, reste en solution. On additionne cette solution d'un alcali, qui précipite la cinchonine.

Après l'avoir séparée, on la transforme en sulfate neutre qu'on purifie par plusieurs cristallisations. La base est isolée par addition d'ammoniaque et cristallisée dans l'alcool.

Pour purifier le produit commercial de l'hydrocinchonine qu'il peut contenir, on le transforme en sulfate neutre que l'on fait recristalliser plusieurs fois et que l'on dissout dans l'alcool bouillant. On décompose la solution par l'ammoniaque et on fait cristalliser dans l'alcool bouillant.

Propriétés. — Cristaux blancs, un peu lustrés, inodores, de saveur amère, très peu solubles dans l'eau froide ou chaude, l'éther et le chloroforme, solubles dans 100 parties d'alcool froid et 30 parties d'alcool bouillant. La cinchonine est biacide et bleuit le tournesol ; son pouvoir rotatoire est dextrogyre. Le chlore, le brome et l'iode donnent des produits de substitution ; l'acide azotique la change en *oxycinchonine*, l'acide chlorhydrique à 150º en *apocinchonine* et l'acide sulfurique concentré en un isomère la *cinchonicine*.

La cinchonine commerciale contient, d'après JUNGFLEISCH et LÉGER, jusqu'à 20 % d'hydrocinchonine. Pure, elle fond à 264º3. Son pouvoir rotatoire en solution à 0,60 % dans l'alcool absolu à 17º est de 229º6. En dissolution à 1% dans l'eau additionnée de quatre molécules de HCl par molécule de cinchonine, il est de 263º4.

Réactions. — La cinchonine se différencie de la quinine en ce que les solutions de ces sels ne sont pas fluorescentes.

L'*eau chlorée* et l'*ammoniaque* la précipitent en blanc, sans coloration verte. L'addition de ferrocyanure de potassium ne donne pas de coloration rouge.

Le *persulfate d'ammoniaque*, en présence d'acide sulfurique, donne avec la quinine une coloration intense, rien avec la cinchonine.

Pharmacologie. — Antithermique dans les mêmes conditions que la quinine, mais avec moins d'efficacité. Elle est plus toxique. On donne 0 gr. 50 à 1 gramme par jour en cachets ; mais elle est peu employée.

Sulfate basique de cinchonine $(C^{19}H^{22}N^2O)^2 SO^4H^2 + 2 H^2O = 722$. — Cristaux parfois volumineux, perdant leur eau de cristallisation à 100°, dextrogyres, solubles dans 65 parties d'eau, 5 p. 8 d'alcool froid, 60 parties de chloroforme, insolubles dans l'éther et la benzine. Ses solutions sont amères, non fluorescentes. Il contient 81,44 % de cinchonine et 4,99 % d'eau.

On l'emploie comme antipériodique à la dose de 1 gramme à 2 gr. 50 par jour et comme tonique, 5 à 15 centigrammes, trois à quatre fois par jour. Très peu employé ; inférieur au sulfate de quinine ; peut provoquer de la céphalée, de l'angoisse précordiale, même de l'affaiblissement du cœur.

JUNGFLEISCH et LÉGER ont indiqué récemment que le sulfate de cinchonine contient souvent jusqu'à 20 % de sulfate d'hydrocinchonine. Le sulfate pur serait moins soluble dans l'eau que ne l'indiquent les chiffres précédents (1 partie dans 72 parties d'eau à 12°).

CINCHONIDINE $C^{19}H^{22}N^2O$

On l'extrait des résidus de la préparation du sulfate de quinine.

Les eaux mères de ce dernier sel sont précipitées par la soude et le précipité est repris par l'éther, qui enlève la quinine qu'il peut contenir. Le résidu, formé de cinchonidine, quinidine et cinchonine, est dissous dans l'acide sulfurique dilué. La liqueur exactement neutralisée par l'ammoniaque est additionnée d'une solution concentrée de tartrate double de potassium et de sodium. Après vingt-quatre heures, le précipité de tartrate de cinchonidine est déposé ; on le décompose par l'ammoniaque, qui précipite la cinchonidine, que l'on purifie par cristallisation dans l'alcool.

Propriétés. — Cristaux blancs, fusibles à 202°5, de saveur amère, insolubles dans l'eau, solubles dans l'alcool, l'éther, un peu dans le chloroforme et possédant toutes les propriétés de la quinine ; mais elle est moins active. Elle est lévogyre et biacide. Son tartrate est peu soluble dans l'eau ; son oxalate est plus soluble que celui de la quinine. Elle se rapproche de la cinchonine, dont elle est un isomère.

On utilise depuis quelque temps un *iodure double de bismuth et de cinchonidine*. C'est une poudre rouge orangé, insoluble dans l'eau et les dissolvants ordinaires, et possédant des propriétés antiseptiques. Robin le préconise dans certaines formes de dyspepsie à fermentation butyrique ; il le donne à la dose de 1 à 5 centigrammes par cachet, associé à la magnésie calcinée ; à prendre un cachet à la fin de chaque repas.

Bromhydrate basique de cinchonidine. — Se prépare comme le sel correspondant de quinine. Aiguilles incolores fondant à 233°, de saveur amère, solubles dans 40 parties d'eau froide. Contient 74,81% de cinchonidine. Action de la cinchonidine ; peu employé.

Bromhydrate neutre de cinchonidine. — Cristaux légèrement jaunâtres, solubles dans 6 parties d'eau. Contient 59,75 % de cinchonidine. 0,30 à 2 grammes et plus en cachets. A peine utilisé.

Sulfate basique de cinchonidine $(C^{19}H^{22}N^2O)^2SO^4H^2$ $+ 6H^2O = 794$. — Obtenu par dissolution de la cinchonidine dans une proportion convenable d'acide sulfurique dilué, puis cristallisation dans des solutions étendues. Le sel qui se dépose ainsi retient $6H^2O$; c'est le sel officinal. Dans les solutions concentrées il se dépose avec $2H^2O$.

Aiguilles fines, incolores, de saveur amère, lévogyres, solubles dans 96 parties d'eau froide, très solubles dans l'alcool, insolubles dans l'éther.

Par exposition à l'air ce sel perd une molécule d'eau de cristallisation ; il devient anhydre à l'étuve à 100°. Ses solutions sont alcalines au tournesol ; elles sont précipitées par les alcalis et les carbonates alcalins avec dépôt de cinchonidine. Son pouvoir rotatoire est — 144°,3 pris dans une solution à 1 gramme de sel anhydre dans 100 c. c. d'eau.

Il contient pour 100 parties : 74,06 part. de cinchonidine, 12,34 part. d'acide sulfurique, 13,60 part. d'eau.

Le sulfate de cinchonidine dissous dans 40 parties d'eau bouillante et additionné d'un excès de sel de Seignette donne un précipité par refroidissement ; si l'on filtre après 24 heures, le liquide ne devra pas se troubler par addition de deux gouttes d'ammoniaque diluée, sinon il y a *cinchonine* ou *quinidine*. Les solutions aqueuses du sel officinal additionnées d'acide sulfurique ne doivent pas être fluorescentes, ni se colorer par addition d'eau chlorée puis d'ammoniaque (*quinine*).

On l'emploie comme succédané du sulfate de quinine à la dose de 50 centigrammes en une fois, 1 gr. 50 à 2 grammes par jour contre le paludisme. Il est inférieur au sulfate de quinine, mais ne produit pas de troubles nerveux, ni de bourdonnements d'oreilles. Il est peu employé.

Alcaloïdes des solanacées

ATROPINE $C^{17}H^{23}NO^3 = 289$

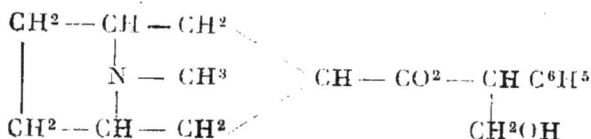

$$CH^2 --- CH --- CH^2$$
$$| \quad N --- CH^3 \quad CH --- CO^2 --- CH \; C^6H^5$$
$$CH^2 --- CH --- CH^2 \quad\quad\quad CH^2OH$$

Syn. : *Tropyltropéine. — Daturine.*

Préparation. — 1° L'atropine s'extrait de la belladone, en traitant le suc de la plante fraîche par du carbonate de potasse et enlevant l'alcaloïde par le chloroforme.

On prépare du suc de racines fraîches de belladone et on l'additionne de carbonate de potasse jusqu'à réaction alcaline ; l'atropine est mise en liberté. On agite le mélange à plusieurs reprises avec du chloroforme, qui dissout l'alcaloïde ; on laisse déposer et on décante, à l'aide d'un entonnoir à robinet, la liqueur chloroformique qui laisse l'alcaloïde après évaporation. Cet alcaloïde, dissous dans de l'alcool à 90°, est décoloré au noir animal et la solution alcoolique filtrée est versée dans cinq à six fois son poids d'eau : l'atropine cristallise rapidement (Codex, 1884).

2° En pratique, on épuise la plante par de l'alcool, on évapore pour obtenir un extrait qui est additionné d'ammoniaque en excès, et épuisé par l'éther qui enlève l'alcaloïde. On le dissout dans l'acide sulfurique dilué, on décolore au noir et on précipite de nouveau par l'ammoniaque en présence d'éther. Celui-ci évaporé donne l'atropine commerciale, mélange d'atropine et d'hyoscyamine. Pour la purifier, on la dissout dans l'alcool et on verse dans 5 à 6 fois son poids d'eau pour faciliter la cristallisation.

Propriétés. — L'atropine est en fines aiguilles incolores, inactives sur la lumière polarisée par mélange d'atropines gauche et droite, fusibles à 115°5, de saveur amère, solubles dans 500 parties d'eau froide et 50 parties d'eau bouillante, 8 parties d'alcool froid, 25 parties d'éther, 35 parties de benzine et 4 parties de chloroforme, très solubles dans l'alcool amylique. C'est une base puissante, monoacide, bleuissant le tournesol, donnant des sels bien cristallisés. L'acide chlorhydrique concentré l'hydrate à 100° et la dédouble en acide tropique ou acide phénylhydracry-

lique C^6H^5—$CH\diagdown \begin{matrix} CH^2OH \\ CO^2H \end{matrix}$ et en une base nouvelle, la tropine

($C^8H^{15}NO$). LADENBURG a fait la synthèse de l'atropine en combinant l'acide tropique et la tropine. Sa synthèse totale a été faite par WILLSTATER. Elle est isomérique avec l'hyosciamine.

Réactions. — Un mélange de *bichromate de potassium cristallisé* et *d'acide sulfurique* développe à chaud, avec l'atropine, une odeur de fleur d'oranger ou d'aubépine (réaction de GULIELMO).

Mettre dans un tube à essai une pincée d'atropine ou de ses sels, 2 c. c. SO^4H^2 1/10, 1 goutte solution saturée de chromate de potasse, on porte à l'ébullition : on perçoit l'odeur d'aubépine et en continuant de chauffer celle d'amandes amères (*aldéhyde benzoïque*).

Si on verse sur de l'atropine un peu *d'acide azotique*, qu'on évapore à sec avec précaution, et si on ajoute quelques gouttes d'une solution alcoolique de potasse, il se produit une coloration violette, passant au rouge vineux (réaction de VITALI).

Avec l'*iodure de potassium ioduré*, l'atropine donne un précipité brun kermès.

Le *bichlorure de mercure* en solution à 3 % dans l'alcool à 50° donne, à chaud, un précipité rouge d'oxyde mercurique. Cette réaction ne se fait pas avec les sels d'atropine.

En solution alcoolique, elle précipite en noir l'*azotate mercureux*. Elle colore en rose la *phtaléine*.

Une trace d'atropine, bouillie deux minutes dans un mélange à parties égales d'*acide acétique* et *d'acide sulfurique*, auquel on ajoute ensuite quelques gouttes d'acide acétique cristallisable, produit une liqueur douée d'une fluorescence verte.

Les oxydants transforment l'atropine en acide benzoïque et aldéhyde benzoïque à odeur d'amandes amères.

Quelques gouttes de solution d'atropine dans l'œil d'un cobaye ou d'un lapin produisent immédiatement de la dilatation de la pupille.

Essai. — Ne doit pas laisser de résidu à la calcination (*matières minérales fixes*). Le chloro-aurate obtenu par précipitation de la solution d'un sel d'atropine par le chlorure d'or doit former des cristaux non brillants fusibles à 135°.

Une atropine fortement lévogyre contient de l'hyoscyamine qui accompagne presque toujours le produit commercial.

Pharmacologie. — L'atropine est un poison violent dont l'absorption est très rapide. Elle agit d'une façon spéciale sur l'œil en produisant la dilatation de la pupille. Son action interne est antagoniste de l'action physiologique de la morphine. Elle diminue toutes les sécrétions et s'élimine rapidement par les urines. On l'emploie surtout à l'*extérieur*, comme mydriatique, pour faciliter l'exploration de l'œil. A l'*intérieur*, elle agit comme **narcotique** et antispasmodique et comme antisécréteur. On l'administre, à l'*intérieur*, en sirop, granules ou pilules, à la dose de 1/2 à 2 milligrammes par jour et, à l'*extérieur*, en collyre et pommade.

SULFATE NEUTRE D'ATROPINE

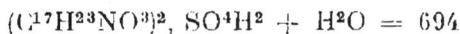

$$(C^{17}H^{23}NO^3)^2, SO^4H^2 + H^2O = 694$$

Préparation. — On le prépare en délayant l'atropine pulvérisée dans 2 parties d'eau distillée ; on y ajoute juste assez d'acide sulfurique pour obtenir la dissolution, puis on évapore à siccité vers 40°, dans une étuve (Codex, 1884).

On l'obtient comme premier terme de la préparation de l'atropine. L'évaporation de l'éther laisse l'atropine que l'on dissout dans l'acide sulfurique dilué, on décolore au noir, on filtre, concentre et fait cristalliser par évaporation à l'étuve vers 40°.

Propriétés. — C'est un sel blanc, en petits cristaux efflorescents, de saveur amère, neutres au tournesol, fusibles, quand ils sont anhydres, vers 184°, très solubles dans moins de 1 partie d'eau froide, dans 3 parties d'alcool, insolubles dans l'éther,

le chloroforme et la benzine. Il contient pour 100 parties :
83,29 d'atropine, 14,12 d'acide sulfurique et 2,59 d'eau.

Essai. — Le sel commercial contient souvent beaucoup de sulfate d'hyoscyamine ; dans ce cas, la solution aqueuse sera fortement lévogyre.

Le sulfate d'atropine doit être neutre au tournesol; caractère important, sans quoi il est douloureux pour l'œil ; il ne doit pas laisser de résidu par calcination (*sels minéraux*).

Il doit se dissoudre sans coloration dans l'acide sulfurique concentré même après addition d'acide azotique (*morphine, brucine, vératrine*). Sa solution aqueuse doit être inactive sur la lumière polarisée et ne pas précipiter par addition de quelques gouttes d'ammoniaque (*alcaloïdes étrangers*) ; il doit donner les réactions de l'atropine.

Pharmacologie. — Le sulfate d'atropine se prescrit toujours pour l'usage externe à la place de l'atropine dont il possède toutes les propriétés mydriatiques, antisudorales et antisécrétrices. On le donne, à l'*intérieur*, en injections hypodermiques, en granules de 1/2 milligramme en augmentant graduellement jusqu'à 1 milligramme 1/2 maximum par jour. Son ingestion provoque une sensation de sécheresse de la bouche et de soif assez désagréable. A l'*extérieur*, en collyre. Sa solution aqueuse est rapidement envahie par une algue microscopique qui lui enlève graduellement son efficacité. On doit, pour éviter l'efflorescence des cristaux, le conserver en flacons bien bouchés.

Bromhydrate de méthylatropine $C^{18}H^{25}NO^3BrH$. — Cristaux fondant à 222°, solubles dans l'eau et l'alcool faible, insolubles dans l'éther et le chloroforme. Possède les propriétés de l'atropine, mais il est moins toxique. Il n'occasionne pas de sécheresse de la gorge. Employé contre les sueurs nocturnes des phtisiques à la dose de 6 à 12 milligrammes en granules. A l'extérieur, en collyre à 1/200.

Hyoscyamine $C^{17}H^{23}NO^3$. — Se retire de la jusquiame noire, de la belladone, et du datura. On peut l'extraire des eaux mères de l'atropine par l'éther ou le chloroforme. Le produit obtenu est souillé d'atropine : on le purifie par cristallisation de son chloroaurate que l'on décompose ensuite par H²S. L'alcaloïde est mis en liberté par le carbonate de potasse à froid, on l'enlève par le chloroforme qui, par évaporation, donne des aiguilles soyeuses d'hyoscyamine. Pure, elle fond à 106° et son chloroaurate à 159°-160°. C'est l'isomère de l'atropine, en laquelle elle se transforme par action des alcalis. Elle est un peu soluble dans l'eau, soluble dans l'éther et le chloroforme.

L'alcaloïde de la jusquiame est l'hyoscyamine gauche. Elle est plus active que l'hyoscyamine droite et que l'atropine et pas plus toxique que cette dernière sur le système nerveux central. Elle pourrait donc lui être substituée (TIFFENEAU).

Médicament très actif et dangereux. Il produit une excitation passagère suivie de dépression plus ou moins considérable du système nerveux. Il est indiqué comme sédatif contre les névralgies rebelles, les névrites, les phénomènes spasmodiques persistants (chorée, paralysie agitante) à la dose de 1/2 à 1 milligramme par jour en granules, et en solution aqueuse à l'état de sulfate.

Scopolamine ou **Hyoscine** $C^{17}H^{21}NO^4 + H^2O$. — Alcaloïde extrait de diverses plantes de la famille des Solanacées (Scopolia atropoïdes) où elle se trouve mélangée à l'hyoscyamine. Elle reste dans les eaux mères de la préparation de l'hyoscyamine retirée des semences de datura et de belladone. Pour la purifier on utilise la moindre solubilité du chloroaurate d'hyoscine qui fond à 212°-214°. On l'emploie sous forme de *bromhydrate*, qui est en cristaux incolores, fusibles vers 180°-190°, de saveur amère et brûlante, lévogyres solubles dans l'eau, solution qui rougit le tournesol, peu solubles dans l'alcool, l'éther et le chloroforme.

Ce corps a été beaucoup expérimenté depuis quelque temps, et on lui a donné au début les propriétés d'un anesthésique général. Quand on injecte sous la peau 1 centigramme de chlorhydrate de morphine associé à 1 milligramme de bromhydrate de scopolamine, on amène le sommeil au bout de 20 à 30 minutes. En faisant une seconde injection deux heures après et une troisième une heure après, on obtient une anesthésie suffisante pour permettre des opérations chirurgicales. Mais un certain nombre d'accidents mortels se sont produits. Alors on a diminué les doses de scopolamine, on a combiné cette narcose avec l'emploi du chloroforme ou de l'éther. La question est toujours à l'étude, elle semble même un peu abandonnée par crainte d'accidents, la scopolamine paraissant très toxique avec une sensibilité individuelle très variable.

C'est encore un mydriatique puissant et un sédatif nerveux comme l'hyoscyamine. Doses de 1 /10 de milligramme à un milligramme en granules et injections hypodermiques.

Alcaloïdes divers

ACONITINE $C^{34}H^{47}O^{11}$ (SCHULZE)

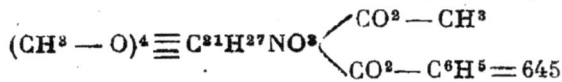

$$(CH^3 - O)^4 \equiv C^{31}H^{27}NO^3 \underset{\diagdown CO^2 - C^6H^5 = 645}{\overset{\diagup CO^2 - CH^3}{}}$$

On trouve dans le commerce différentes aconitines : aconitine anglaise, acotinine allemande, acotinine française ou de Duquesnel, etc... Ces diverses aconitines, qui ont une activité très différente, proviennent de diverses variétés d'aconit. Elles se présentent sous deux formes : 1° amorphe ; 2° cristallisée.

Pendant un certain temps l'aconitine n'a été connue qu'à l'état amorphe et impur ; aujourd'hui, le Codex n'enregistre, comme officinale, que l'aconitine cristallisée.

Préparation. — PROCÉDÉ DUQUESNEL. — L'aconitine française est le principe actif de l'aconit napel, Aconitum napellus (Renonculacées).

Pour l'obtenir, on épuise la racine d'aconit napel, pulvérisée par une solution alcoolique d'acide tartrique. Il se forme du tartrate d'aconitine. Le liquide est filtré, distillé, pour enlever l'alcool, et le résidu dissous dans l'eau froide, pour séparer les graisses et les résines. La solution filtrée est additionnée de bicarbonate de soude, qui précipite l'alcaloïde et d'éther qui le dissout. La solution éthérée, décantée, abandonne l'aconitine par évaporation spontanée. Pour la purifier, on la dissout dans de l'eau additionnée d'acide tartrique et on précipite de nouveau l'alcaloïde par le bicarbonate de soude, en présence d'éther. La solution éthérée, mélangée d'éther de pétrole, laisse déposer l'aconitine cristallisée.

Propriétés. — L'aconitine pure est cristallisée, incolore, peu soluble dans l'eau, la glycérine et l'éther de pétrole, soluble dans

37 parties d'alcool, 64 parties d'éther, 5 parties de benzine, 3 parties de chloroforme. Son point de fusion est douteux, 194° (*Codex*) par chauffage rapide, 185° par chauffage lent, 197° d'après SCHULZE, en se décomposant. Elle est dextrogyre dans l'alcool et lévogyre dans la benzine, ainsi que ses sels. Son pouvoir rotatoire à 18° est de 12° pris dans une solution à 2 grammes d'aconitine dans 100 c. c. d'alcool absolu. Il est de — 36° pris dans la benzine, à la même concentration. Sa saveur est acre mais non amère et produit un picotement sur la langue. L'aconitine s'altère rapidement et perd son efficacité. Les acides la dissolvent bien, en donnant des sels cristallisés.

Les alcalis dédoublent à chaud l'aconitine en acide acétique, acide benzoïque et en une nouvelle base, l'*aconine*, qui se comporte comme un tétraphénol. D'après MANDELIN, l'aconitine serait contenue dans la plante à l'état d'éther benzoïque ou vératrique de l'aconine suivant la provenance. L'aconitine de provenance française ou allemande serait la benzoylacétylaconine, tandis que l'aconitine anglaise ou pseudo-aconitine serait la vératroylacétylaconine. L'aconitine anglaise, traitée par l'acide azotique fumant, donne un corps jaune qui devient rouge pourpre par ébullition avec la potasse alcoolique. La solution sulfurique de l'alcaloïde, traitée à chaud par l'acide vanadique, prend une coloration rougeviolacé. Ces deux réactions n'appartiennent pas à l'aconitine française pure.

Réactions. — L'aconitine est un des alcaloïdes les plus difficiles à caractériser par les procédés chimiques ; l'épreuve physiologique (amplitude des battements cardiaques) est le meilleur moyen de vérifier sa pureté. On a cependant indiqué les réactions suivantes :

Le *permanganate de potassium* en solution, produit avec une solution d'aconitine à 0 gr. 05 % un précipité violacé, cristallin, peu soluble.

Le *réactif de Fröhde* donne un précipité blanc, soluble dans l'ammoniaque avec coloration bleue.

Si l'on chauffe directement sur une flamme jusqu'à émission de vapeurs, la coloration est violette.

Avec l'*acide phosphorique* seul, coloration variable, nulle si le produit est pur, rouge violacé à chaud si le produit est impur.

Avec l'acide phosphorique contenant 1/25 de molybdate de

soude et après chauffage à feu direct jusqu'à émission de vapeurs, il se fait une coloration brillante rouge-violacée.

L'*acide sulfurique* dissout l'aconitine à froid, sans coloration. Ces réactions ne sont pas caractéristiques.

Une réaction plus probante est fournie par l'iodure de potassium en liqueur acétique : il se forme un iodhydrate cristallin, peu soluble et d'aspect assez caractéristique.

On chauffe, au bain-marie, une trace d'aconitine avec 5 à 10 gouttes de brome, puis on ajoute 1 centimètre cube d'acide azotique fumant et on évapore à sec. Le résidu est additionné de 1 centimètre cube de solution alcoolique saturée de potasse et on évapore : on obtient une masse rouge ou brune qui, refroidie, se colore en vert par addition de 5 à 6 gouttes de sulfate de cuivre.

La teinture d'iode, le tanin, les iodures doubles précipitent l'aconitine.

Essai. — L'aconitine chauffée à 100° avec l'acide phosphorique officinal ne doit pas le colorer en violet ; ni se colorer en jaune, puis en brun, enfin en violet au contact de l'acide sulfurique concentré (*principes étrangers*).

L'aconitine, arrosée d'acide azotique fumant, puis chauffée au bain-marie jusqu'à évaporation à siccité, donne un résidu qui, mouillé d'une solution alcoolique récente au 1/10 de potasse, ne doit pas produire de coloration rouge pourpre (*pseudo aconitine*) ou violette (*atropine*).

Les solutions étendues d'aconitine ne doivent pas avoir une saveur amère prononcée qui indiquerait la présence de produits de dédoublement (*aconine, benzoylaconine, benzoate de benzoylaconine*).

Pharmacologie. — C'est un poison très violent agissant surtout sur le système nerveux et qui ne semble pas s'altérer en traversant l'organisme. On l'ordonne comme antinévralgique et analgésique exerçant particulièrement son action sur le trijumeau.

Doses et modes d'administration. — On prescrit l'aconitine à l'*intérieur*, à la dose de 1/10 à 1/4 de milligramme, en granules ; mais on utilise de préférence l'azotate d'aconitine. L'aconitine cristallisée, étant beaucoup plus active que l'aconitine amorphe, doit être employée à doses moindres. Son action doit être exactement surveillée ; car certains sujets présentent une véritable intolérance pour cet alcaloïde et des doses de 1/2 milligramme ont provoqué des empoisonnements de la dernière gravité. Aussi conseille-t-on d'espacer les doses et de ne donner à la fois que 1/10 de milligramme. Ne pas dépasser 1 milligramme par jour. De toutes façons, c'est un médicament très dangereux. Le Codex en fait une poudre colorée au centième.

AZOTATE D'ACONITINE
$$C^{34}H^{47}NO^{11},NO^{3}H = 708$$

Syn. : Nitrate d'aconitine.

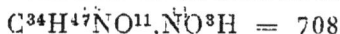

Préparation. — On l'obtient en dissolvant l'alcaloïde dans de l'acide azotique dilué jusqu'à neutralisation exacte. On concentre et on laisse cristalliser (Codex 1884).

Propriétés. — Il se présente en cristaux incolores, souvent volumineux, fondant à 200° en s'altérant, solubles dans 10 parties d'eau bouillante, moins solubles dans l'eau froide. Le pouvoir rotatoire à 18° est de — 35°8 pris dans une solution à 2 grammes de sel dans 100 c. c. d'eau. Les solutions aqueuses sont neutres et précipitent en blanc par les alcalis ; c'est de l'aconitine. Il contient 91,10 part. d'aconitine et 8,90 part. d'acide azotique.

Pharmacologie. — On le donne, à l'*intérieur*, aux mêmes doses que l'aconitine cristallisée et avec les mêmes précautions. Pour faciliter la manipulation de ce sel très dangereux, le Codex fait préparer une poudre au centième ainsi composée :

Nitrate d'aconitine	1 gr.	
Sucre de lait pulvérisé	96 — 50	
Carmin	2 — 50	

On triture longtemps le sel d'aconitine avec une faible partie du sucre de lait et le carmin, puis on ajoute peu à peu le reste du sucre, en continuant la trituration jusqu'à obtention d'une poudre de couleur absolument uniforme. Un gramme de cette poudre contient 0 gr. 01 de sel d'aconitine. L'addition du carmin a pour but de faire reconnaître, par l'homogénéité de la teinte, si le mélange est parfait. Cette poudre sert à la préparation des cachets, granules, pilules et doit remplacer, en toute circonstance, le nitrate d'aconitine.

ARÉCOLINE

$$C^8H^{13}NO^2 \text{ ou} - CH^3 - CO^2 - CH - CH^2 \atop \qquad \qquad \mid \atop \qquad \qquad CH^2 \atop \qquad \qquad \mid \atop \qquad \qquad CH = CH} \Big\rangle N - CH^3 = 155$$

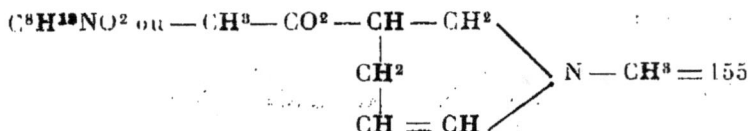

Préparation. — L'arécoline est un des alcaloïdes de la noix d'arec, graine de l'areca catechu (Palmiers).

Pour l'obtenir, on épuise ces noix pulvérisées par de l'acide sulfurique dilué. La solution acide, filtrée et concentrée, est additionnée d'iodobismuthate de potassium, qui précipite tous les alcaloïdes. Le précipité lavé est mis à bouillir avec du carbonate de baryum ; les sels d'alcaloïdes entrent en solution et il reste insoluble un oxyiodure de bismuth. Cette liqueur, filtrée, concentrée, est alcalinisée par la soude et épuisée par l'éther, qui enlève l'arécoline et la laisse après évaporation.

Propriétés. — Liquide incolore, huileux, très alcalin, soluble dans l'eau, l'alcool, l'éther, le chloroforme ; distillant à 220° ; utilisé exclusivement à l'état de bromhydrate comme vermifuge et tænifuge. Très toxique.

BROMHYDRATE D'ARÉCOLINE

$$C^8H^{13}NO^2, BrH = 236$$

Sel anhydre en petits cristaux incolores fusibles à 170°, très solubles dans l'eau froide et l'alcool chaud ; sans action sur la lumière polarisée ; neutres au tournesol. Sa solution aqueuse 1/20, ne précipite ni par la soude, ni par le tanin, ni par le chlorure de platine, ni par le sublimé. Cette solution concentrée donne avec le chlorure de platine un chloroplatinate orangé fusible à 176°, et avec l'iodobismuthate de potassium un précipité rouge grenat, caractéristique vu au microscope.

Très peu employé comme vermifuge à la dose maxima de 1/2 milligramme pour une dose, et 1 milligr. 5 par vingt-quatre heures.

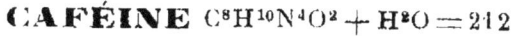

CAFÉINE $C^8H^{10}N^4O^2 + H^2O = 212$

Syn. : Théine. — Méthylthéobromine. — Triméthyxanthine.

Préparation. — La caféine existe dans le café (0,80 à 1,80 %), en combinaison avec les acides cafétannique et caféique, dans le thé (0,45 %), dans la noix de kola (2,34 %), dans le guarana (5 %).

1° On l'extrait en épuisant le café vert pulvérisé par de l'eau bouillante, qui dissout la caféine et un peu d'acide malique. On ajoute à cette infusion de l'acétate de plomb liquide pour précipiter l'acide malique ; on filtre. Dans la liqueur on fait passer un courant d'hydrogène sulfuré pour éliminer l'excès de plomb à l'état de sulfure ; on filtre et après concentration on laisse cristalliser.

2° On l'extrait surtout des débris de thé dont on fait, avec de l'eau et de la chaux éteinte, une pâte qu'on épuise par le chloroforme, lequel enlève la caféine et la laisse après distillation. On reprend par de l'eau bouillante, on décolore au noir animal et on fait cristalliser.

Préparation synthétique industrielle. — A la suite de nombreux travaux de FISCHER sur la caféine synthétique, la maison allemande Bœringher et fils, de Waldhoff, a pris de nombreux brevets pour la préparation de cette substance en partant de l'acide urique du guano ou de ses dérivés méthylés. Cette préparation comprend deux phases :

1° Préparation des acides uriques méthylés ; 2° transformation de ces acides en caféine.

Les acides uriques méthylés s'obtiennent en faisant réagir l'aldéhyde formique sur l'acide urique en solution alcaline. Puis on fait agir sur ces acides méthylés soit l'oxychlorure de phosphore, soit le perchlorure de phosphore et l'iodure de méthyle,

pour les transformer en chloro-caféine, puis en caféine par action
de l'acide iodhydrique. C'est ainsi que l'acide tétraméthylurique
chauffé avec de l'oxychlorure de phosphore donne de la chloro-
caféine que l'acide iodhydrique transforme en caféine avec
dégagement de HCl.

Fischer a indiqué un autre mode de synthèse employé dans
l'industrie en partant de l'acide diméthylurique.

Propriétés. — La caféine hydratée cristallise en aiguilles
blanches, soyeuses, de saveur amère, solubles dans 75 parties
d'eau froide, dans 2 parties d'eau bouillante, 110 parties d'alcool
à 95°, 40 parties d'alcool à 80°, 9 parties de chloroforme, 154 part.
de benzine, dans le tétrachlorure de carbone ; peu solubles dans
l'éther. A 100°, elle devient anhydre et fond à 234°. Le benzoate,
le salicylate, le cinnamate de soude et l'acide citrique facilitent
beaucoup sa dissolution dans l'eau. L'eau bromée la transforme
en bromocaféine ; l'iode donne une série de dérivés instables tels
que iodo, diiodo et tétraiodocaféine, iodhydrate, etc. Elle offre une
réaction faiblement alcaline et sature les acides en donnant des
sels instables. Ses produits de dédoublement la montrent comme
étant de la méthyl-théobromine ou théobromine dont un H a été
remplacé par le radical méthyl CH^3. Elle représente encore de
l'acide urique $C^5H^4N^4O^3$ ayant perdu un oxygène et dont 3 H
ont été remplacés par trois radicaux méthyle [$C^5H(CH^3)^3N^4O^2$],
ou encore de la xanthine triméthylée.

La synthèse de la caféine a été réalisée en partant de l'acide
cyanhydrique ; Gautier, en hydratant l'acide cyanhydrique, a pu
le transformer en xanthine. Fischer a transformé la xanthine en
théobromine, en traitant à 100° le dérivé plombique de la xanthine
par l'iodure de méthyle. D'autre part, la théobromine argentique
traitée par l'iodure de méthyle, donne la caféine.

La caféine semble avoir la formule de constitution suivante :

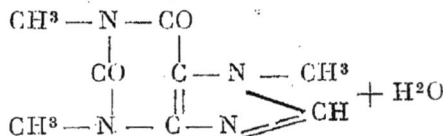

$$
\begin{array}{l}
CH^3 - N - CO \\
\quad\quad |\quad\quad | \\
\quad CO\quad C - N - CH^3 \\
\quad\quad |\quad\quad || \quad\quad\quad \diagdown \\
CH^3 - N - C - N \diagup CH \quad + H^2O
\end{array}
$$

qui en fait un dérivé 1, 3, 7-triméthylxanthine ou 1, 3, 7-triméthyl-
2, 6-dioxypurine. Elle appartient donc plutôt aux dérivés de l'acide
urique qu'au groupe des alcaloïdes.

Réactions. — L'*acide azotique concentré* ou l'eau chlorée dissolvent la caféine ; en évaporant à sec on obtient la tétraméthylalloxanthine qu'une goutte d'ammoniaque colore en rouge pourpre.

Le *sulfomolybdate d'ammoniaque* prend peu à peu une teinte bleu clair.

RÉACTION DE WEIDEL. — On place dans une capsule quelques cristaux de caféine, 1 goutte HCl et quelques paillettes de chlorate de potasse, on évapore à siccité, le tout se colore en orange. Après refroidissement, 1 goutte de NH^3 donne une coloration pourpre.

Si on chauffe à l'ébullition et jusqu'à décoloration un mélange préalablement pesé de 0 gr. 10 de caféine, 2 c. c. d'eau, 1 c. c. de HCl, 10 c. c. d'eau bromée saturée exempte de $SO^4 H^2$, puis qu'on rétablisse le poids primitif avec de l'eau distillée, on obtient une liqueur qui, refroidie, teint la peau en rouge et dont 2 c. c. additionnés d'une goutte de sulfate ferreux à 5 % et de 2 à 3 gouttes d'ammoniaque donnent une coloration bleu indigo (FRANÇOIS).

L'*iodure de bismuth et de potassium* donne un précipité rouge rubis dans la solution chlorhydrique.

Le *tanin* un précipité blanc soluble dans un excès.

Essai. — La caféine ne doit pas laisser de résidu par calcination (*sels minéraux*) ; elle doit se dissoudre sans coloration dans les acides azotique et sulfurique (*alcaloïdes étrangers, sucres*) et entrer en solution dans 9 à 10 part. de chloroforme. Sa solution aqueuse doit être neutre au tournesol et ne pas troubler par l'eau chlorée (*théobromine*) ni par l'iodure de potassium iodé (*alcaloïdes étrangers*).

Pharmacologie. — La caféine employée à faible dose (0,10 à 0,50) est un tonique du cœur, régularisant les battements et augmentant la tension sanguine ; elle accroît la respiration et empêche l'essoufflement ; elle favorise la contractibilité musculaire, les efforts et la marche ; elle augmente l'activité cérébrale et facilite ainsi le travail intellectuel ; elle est diurétique par action directe sur le filtre rénal, elle n'entrave pas la désassimilation, ce n'est donc pas, comme on l'a cru, un antidéperditeur ou aliment d'épargne.

On la prescrit dans les affections du cœur, la syncope, l'asthme, l'hydropisie, la migraine et certaines névralgies.

Doses et modes d'administration. - On l'administre à l'*in*-

térieur, à doses faibles et répétées, 0 gr. 30 à 1 gramme par jour, en paquets de 0,10, en potion, en pilules, mais surtout en injections hypodermiques. Ces injections se préparent à l'aide du benzoate, du salicylate ou du cinnamate de soude. Un gramme de caféine, se dissout dans 2 gr. 50 d'eau, grâce à l'addition de 0 gr. 775 de salicylate de soude ou de 1 gr. 18 de benzoate de soude ou de 0,85 de cinnamate de soude.

Le benzoate colore un peu la solution quand la caféine n'est pas très pure.

Pour les enfants, ne pas dépasser 0,20 et éviter son emploi dans le jeune âge.

La caféine associée à l'antipyrine devient plus soluble dans l'eau en même temps qu'elle renforce l'action de ce dernier médicament.

A hautes doses, la caféine est toxique et produit une violente excitation du système nerveux.

Bromhydrate de caféine $C^8N^{10}N^4O^2$, HBr $+$ 2 H^2O = 311. — On l'obtient en dissolvant la caféine dans un excès d'acide bromhydrique concentré. Par refroidissement, il se dépose des cristaux se colorant à l'air, décomposables par l'eau, par l'alcool et par la chaleur déjà à 110°, en donnant de l'acide bromhydrique et de la caféine.

Le *chlorhydrate de caféine* présente exactement les mêmes propriétés.

Symphorols. — On désigne sous ce nom les sels provenant de la saturation de la caféine sulfo-conjuguée. On en connaît trois : à base de sodium, lithium et strontium. La caféine-sulfonate de sodium est un sel soluble, de saveur très amère, non toxique, s'employant à l'*intérieur*, à la dose de 0 gr. 50 à 1 gramme, en potion. Les sels de l'acide caféine-sulfonique ont été préconisés par HEINTZ, comme d'excellents succédanés de la caféine, dont ils n'auraient pas l'action excitante, tout en conservant l'action diurétique et cardiaque.

Iodure de caféine. — Les combinaisons de l'iode avec la caféine sont fort nombreuses, soit qu'il s'agisse de produits de substitution, d'addition ou d'iodhydrate de caféine.

Sous le nom d'*iodure de caféine*, le commerce livre un iodhydrate de tétraiodocaféine fortement souillé d'iode ; il est soluble dans l'alcool et l'éther, mais il se décompose au contact de l'eau et à la lumière en mettant en liberté de l'iode qui peut agir comme irritant dans l'estomac. C'est donc une mauvaise préparation.

Iodocaféine. — Mélange de caféine et d'iodure de sodium, qui se donne à la dose de 0 gr. 50 à 3 grammes par jour.

On a préconisé de nombreux sels de caféine tels qu'acétate, azotate, bromhydrate, chlorhydrate, citrate, valérianate. La plupart de ces corps sont décomposables au contact de l'eau et de l'alcool ; quant aux deux derniers, leur existence est mise en doute et les produits commerciaux ne sont que des mélanges de caféine et d'acide citrique ou valérianique ou de valérianate d'ammoniaque. Leurs propriétés thérapeutiques et leurs posologies ne diffèrent pas d'ailleurs de celles de la caféine.

Le citrate de caféine est fait en mélangeant poids égaux de caféine et d'acide citrique et le valérianate avec une partie d'acide valérianique ou 1.2 partie de valérianate d'ammoniaque et 2 parties de caféine.

Le salicylate de caféine a été obtenu à l'état de combinaison (BRISSEMORET).

Le *citrate de caféine et d'antipyrine* s'obtient en mélangeant 90 gr. d'antipyrine, 9 gr. de caféine, 1 gr. d'acide citrique, 8 gr. d'eau. On chauffe au bain-marie jusqu'à évaporation complète et on pulvérise le résidu.

Le *benzoate de caféine et de soude* se prépare en évaporant à siccité une dissolution de 50 gr. caféine, 50 gr. benzoate de soude, dans 100 gr. d'eau.

Le *salicylate de caféine et de soude* s'obtient par évaporation à sec d'une solution de 50 gr. caféine. 50 gr. salicylate de soude dans 100 gr. d'eau.

CICUTINE $C^8H^{17}N = 127$

Syn : Conicine. — Conine droite. — α propylpipéridine.

Préparation. — On l'extrait des fruits de ciguë, en déplaçant l'alcaloïde par un alcali.

On mélange des fruits de ciguë contusés, de la chaux éteinte, de l'eau et on distille. La chaux met en liberté la cicutine, qui passe à la distillation. Pour la purifier, on neutralise le liquide distillé par l'acide sulfurique : il se produit du sulfate de cicutine ; on concentre, on ajoute de la potasse qui met l'alcaloïde en liberté et on distille de nouveau. La cicutine obtenue est déshydratée par une troisième distillation sur des fragments de potasse caustique et dans un courant d'hydrogène.

On a pu l'obtenir synthétiquement par hydrogénation de l'allyl-pipéridine. L'alcaloïde obtenu est optiquement inactif ; mais si on en fait le tartrate, on peut le dédoubler en tartrate gauche et tartrate droit et si on isole l'alcaloïde de ce dernier sel, il est identique à la cicutine naturelle.

Propriétés. — Au point de vue de son action sur la lumière polarisée il existe quatre cicutines isomériques, droite, gauche, racémique et inactive. La cicutine droite est la sorte officinale. C'est un alcaloïde liquide, incolore ou jaunâtre, oléagineux, d'odeur forte, de réaction fortement alcaline, bouillant vers 170°, mais émettant déjà des vapeurs à la température ordinaire ; il est donc dangereux de la sentir. La cicutine est complètement volatile, dextrogyre et se dissout dans 90 parties d'eau froide, moins soluble dans l'eau bouillante, soluble dans l'alcool, l'éther, la benzine, le chloroforme, les huiles. La vapeur d'eau l'entraîne ; dans ce cas elle bleuit le tournesol rouge et rougit la phtaléine.

Exposée à l'air, elle se colore promptement et se résinifie. Avec les acides, elle forme des sels difficilement cristallisables. Sa constitution est la suivante qui en fait une propylpipéridine.

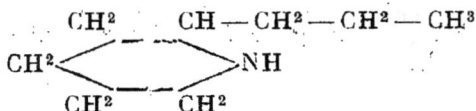

$$CH^2 < \begin{matrix} CH^2 & CH - CH^2 - CH^2 - CH^3 \\ & NH \\ CH^2 & CH^2 \end{matrix}$$

Réactions. — La cicutine coagule l'albumine et donne des fumées blanches au contact de l'acide chlorhydrique.

Avec le *sulfate de cuivre*, elle produit un précipité bleu, soluble dans l'alcool et l'éther.

L'*iodure de bismuth et de potassium* fournit un précipité rouge orangé.

L'*iodure de potassium iodé* ainsi que le *tanin* donnent des précipités.

Le *chlorure d'or* fournit un précipité blanc jaunâtre, insoluble dans l'acide chlorhydrique.

Le *bichlorure de mercure* un précipité abondant, soluble dans l'acide chlorhydrique.

L'*acide azotique* la transforme en acide butyrique.

L'*acide chlorhydrique* évaporé avec de la conicine donne un résidu bleu foncé.

Le *sulfure de carbone* l'épaissit et la teinte en jaune.

La *solution éthérée oxalique* versée dans une dissolution chloroformique de cicutine donne un précipité cristallin d'oxalate de cicutine.

Pharmacologie. — La cicutine est un poison redoutable dont l'action rappelle celle de l'acide prussique. On l'emploie à l'intérieur comme sédatif contre les névroses, les affections spasmodiques, le tétanos, etc., à l'extérieur comme résolutif et fondant.

On la donne, rarement à l'*intérieur*, à la dose de 1 à 5 milligrammes, par demi-milligramme, en pilules, granules. Son efficacité est douteuse.

Bromhydrate de cicutine $C^8H^{17}NBrH = 208$. — Obtenu en dirigeant un courant d'acide bromhydrique sec dans une solution éthérée de cicutine. Insoluble dans l'éther, il se dépose.

Propriétés. — Cristaux incolores, de saveur un peu amère, solubles dans 2 parties d'eau et 3 parties d'alcool, peu solubles dans l'éther et le chloroforme. Il fond à 211°.

Il est inactif sur la lumière polarisée. Il est neutre au tournesol, ne se colore pas à l'air, brûle sans résidu.

Les alcalis le décomposent avec mise en liberté de cicutine qui se dépose en gouttelettes ou reste en solution selon la concentration. Par ébullition les vapeurs bleuissent le tournesol.

Le bromhydrate de cicutine doit fondre à 211°, être combustible sans résidu. La cicutine séparée du sel par un alcali doit se dissoudre dans le chloroforme ou l'éther et laisser par évaporation de ces dissolvants un résidu huileux.

On l'administre très rarement, surtout en injections hydopermiques et aussi en sirop, pour les mêmes usages que la cicutine aux doses de 1 à 2 centigrammes par jour. RICHAUD admet que ces doses sont faibles et qu'on pourrait donner de 3 à 5 centigrammes une à deux fois par jour. Il est très toxique.

COCAINE $C^{17}H^{21}NO^4 = 303$

Syn. : Méthyl-benzoyl-ecgonine.

Préparation. — 1° On extrait la cocaïne des feuilles de l'*Erythroxylon coca*, en traitant leur décoction par de l'acétate de plomb qui enlève le tanin, on sépare l'excès de plomb par le carbonate de soude et la cocaïne par l'éther de pétrole qui la laisse par évaporation. Pour la purifier on la transforme en chlorhydrate de cocaïne que l'on dialyse et on précipite la cocaïne par le carbonate de soude en présence d'éther de pétrole qui la laisse par évaporation. Elle retient toujours d'autres alcaloïdes, hygrine isatropylcocaïne (Lossen).

2° Aujourd'hui on prépare de la cocaïne artificielle en partie synthétique.

La feuille de coca contient en abondance une base, l'ecgonine, et d'autres alcaloïdes capables de se transformer en celle-ci.

On commence par extraire en bloc tous les alcaloïdes de la coca ; ces alcaloïdes sont mis à bouillir avec de l'acide chlorhydrique qui transforme un certain nombre d'entre eux en chlorhydrate d'ecgonine, duquel par un alcali et un dissolvant convenable on isole l'ecgonine. C'est cette base qui sert ensuite à la préparation de la cocaïne. Pour cela on la traite suivant les indications de Liebermann et Giesel par l'anhydride benzoïque ; il se forme de la benzoylecgonine que l'on chauffe avec de l'iodure de méthyle et une solution de potasse dans l'alcool méthylique : de la cocaïne prend naissance.

On peut aussi transformer d'abord l'ecgonine en méthylecgonine par l'iodure de méthyle, puis traiter par le chlorure de benzoyle pour obtenir la cocaïne.

Ainsi préparée, elle est pure et le rendement beaucoup plus élevé que dans la méthode précédente.

Propriétés. — La cocaïne existe sous plusieurs états stéréoisomériques ; la variété gauche est l'officinale.

La cocaïne officinale est en prismes clinorhombiques incolores, inodores, de saveur amère, fusibles à 98°, peu solubles dans l'eau, solubles dans l'alcool, l'éther le chloroforme, l'huile de vaseline, l'éther de pétrole, les corps gras. Elle est lévogyre ; son pouvoir rotatoire varie avec les dissolvants. Il est de

— 29o4 à 18o dans une solution de 2 gr. cocaïne pour 100 c. c.
d'alcool absolu et de — 50o6 dans une solution de 2 gr. cocaïne
dans 100 c. c. de benzine. C'est une base fortement alcaline monoacide saturant facilement les acides. Chauffée à 100o avec de l'acide
chlorhydrique concentré, elle se dédouble en acide benzoïque,
alcool méthylique et une nouvelle base, l'*ecgonine* $C^9H^{15}NO^3$,
dépourvue de propriétés anesthésiques.

La cocaïne paraît avoir la constitution représentée par le
schéma :

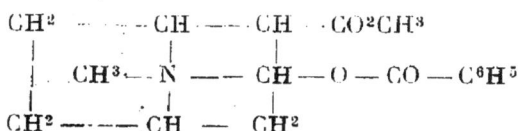

$$CH^2 - CH - CH - CO^2CH^3$$
$$| \quad CH^3 - N - CH - O - CO - C^6H^5$$
$$CH^2 - CH - CH^2$$

L'action anesthésique semble liée à la présence du groupe CO^2
— C^6H^5 et de la fonction amine tertiaire.

Réactions — La *soude* donne un précipité blanc dans les
dissolutions de sels. L'*acide chlorhydrique* et le *bichromate de
potasse* goutte à goutte, précipité jaune soluble dans un excès de
bichromate.

Acide azotique et potasse. — La cocaïne est traitée dans une
capsule par quelques gouttes d'acide nitrique et le mélange est
évaporé à sec, au bain-marie. On ajoute à froid quelques gouttes
de solution alcoolique de potasse ; il se produit, en chauffant, une
coloration violette et il se dégage une odeur aromatique agréable
de benzoate de méthyle.

La même réaction s'obtient en chauffant vers 100o quelques
minutes 0 gr. 10 de cocaïne et 1 c. c. de SO^4H^2. On ajoute goutte à
goutte 2 c. c. d'eau et on perçoit l'odeur de benzoate de méthyle.
Par refroidissement l'acide benzoïque cristallise.

Le *perchlorure de fer*, 1 goutte sur quelques cristaux donne à
l'ébullition un trouble rougeâtre dû à la précipitation de benzoate
de fer.

1 centigramme de cocaïne, dissous dans 2 gouttes d'eau et additionné de solution à 1 /300 de *permanganate de potasse*, donne un
précipité violet.

L'*acide picrique* ou le *chlorure d'or* donnent des précipités
jaunes cristallins de forme spéciale, reconnaissables au microscope.

L'*iodure de potassium iodé*, précipité rouge.

Le *chlorure de palladium* et l'*eau chlorée*, précipité rouge.

L'*acide sulfurique* et *un cristal de bichromate de potasse* donnent à chaud une coloration brune qui passe au vert foncé.

Un mélange de cocaïne et de *calomel* humecté d'eau noircit à chaud.

L'*iodure de mercure et de potassium*, précipité blanc à froid, jaune à chaud.

L'*acide sulfurique* additionné de 2 % *d'urotropine* donne une coloration rouge vin qui augmente avec la température et disparaît en laissant un dépôt brun (PISANI).

La plupart de ces réactions sont difficiles à obtenir.

La réaction physiologique se fait mieux ; elle consiste à mettre un peu de l'alcaloïde sur la pointe de la langue ; l'anesthésie se produit aussitôt.

Essai. — La cocaïne mal purifiée peut renfermer de l'ecgonine, de l'isatropylcocaïne, alcaloïde dangereux, ou être falsifiée avec du sucre ou des matières minérales. Elle ne doit pas se colorer par l'acide sulfurique concentré (*ecgonine, sucre*), ni laisser de résidu après calcination (*matières minérales*).

La recherche de l'isatropylcocaïne se fait comme il est indiqué pour le chlorhydrate de cocaïne.

Pharmacologie. — La cocaïne est un médicament de grande valeur, comme anesthésique local. Son action se produit, en général, après 5 à 10 minutes et dure de 15 à 20 minutes. Elle agit d'une façon remarquable sur le globe oculaire en rendant la cornée complètement insensible en deux ou trois minutes. Elle s'emploie encore pour anesthésier le pharynx et les cordes vocales pour diminuer la douleur dans les cas de brûlure, de gastralgie, etc. En odontologie, elle sert pour l'avulsion sans douleur des dents ; elle calme les douleurs dentaires. Elle permet encore de faire de l'anesthésie locale pour des opérations de courte durée, telles qu'ouverture d'un abcès, d'un anthrax, d'un panaris, etc.

Elle rétablit la perméabilité des narines dans le coryza aigu, arrête les éternuements. Son application produit de la vaso-constriction, utilisée pour arrêter certaines hémorragies.

On a cherché à l'employer comme anesthésique général en pratiquant des injections intrarachidiennes ; le succès n'a pas été complet, mais on a pu cependant, grâce à ces injections, faire de grandes opérations, telle que désarticulation de l'épaule, sans endormir le malade. Il faut ajouter qu'on a eu à enregistrer plusieurs cas de mort subite.

Dans toute application chirurgicale de la cocaïne, le malade devra être mis en position horizontale et jamais assis, pour éviter la syncope. Les solutions employées en injections hypodermiques seront très diluées, en général 1 % ; ne pas dépasser 0,10 en plusieurs injections de 0,02 maximum, suffisamment espacées.

Doses et modes d'administration. — On la donne, à l'*intérieur*, en solution, pastilles ou injections hypodermiques, à la dose par jour, de 0 gr. 01 à 0 gr. 10, jamais plus de 0,02 à la fois, et à l'*extérieur*, en solutions, gargarismes, collutoire, collyre, pommade, suppositoires, etc. Les solutions à 1 ou 2 % suffisent pour anesthésier les muqueuses, de 2 à 5 % pour calmer les prurits. On lui associe fréquemment l'adrénaline, qui possède des propriétés vasoconstrictives remarquables et renforce son action. On ne doit pas oublier que la cocaïne est un poison violent dont l'usage doit être surveillé. L'abus crée le cocaïnisme et de l'accoutumance permettant de supporter des doses assez élevées.

Certaines personnes présentent une susceptibilité particulière à l'égard de la cocaïne et des doses même faibles peuvent amener des accidents ; aussi doit-on toujours ne l'employer qu'avec beaucoup de précaution et d'abord à doses faibles pour se renseigner sur la sensibilité du malade. On l'emploie presque exclusivement sous forme de chlorhydrate de cocaïne.

En dehors de ce composé, on a préparé plusieurs autres sels de cocaïne tels que : *cantharidate, citrate, oléate, phénate, saccharate, salicylate*, qui n'ont rien de particulièrement avantageux. Le salicylate de cocaïne est cependant recommandé en oculistique, à cause de la conservation parfaite de ses solutions.

On donne encore, sous le nom de *cocapyrine*, un mélange de cocaïne et d'antipyrine.

Sous le nom de *cocaïnidine* on désigne un nouvel alcaloïde de la feuille de coca, signalé par Schaeffer. Il est moins soluble dans l'éther de pétrole que la cocaïne, son point de fusion est plus élevé, ses propriétés anesthésiques égales mais de plus courte durée.

CHLORHYDRATE DE COCAINE

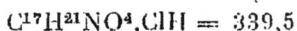

$$C^{17}H^{21}NO^4,ClH = 339,5$$

Préparation. — On le prépare en dissolvant la cocaïne gauche dans l'acide chlorhydrique, jusqu'à neutralisation ; on concentre et on fait cristalliser dans l'alcool, dans l'eau ou dans un mélange de dissolvants. Par cristallisation dans l'eau, il conserve deux molécules d'eau qu'il perd à 100°. Par cristallisation dans l'alcool, il est anhydre.

On l'obtient d'ailleurs en premier lieu dans la préparation de la cocaïne naturelle.

Le sel anhydre est seul officinal.

Propriétés. — C'est un sel blanc, en petits cristaux, inodore, très soluble dans moins de la moitié de son poids d'eau froide, un peu moins soluble dans l'alcool faible, le chloroforme ; insoluble à froid dans l'acétone, l'éther pur et sec, la benzine, l'éther de pétrole ; de saveur légèrement amère, anesthésiant la langue et le palais. Il fond à 186° (180°, 181° d'après Jernastad). Cristallisé avec 2 H²O, il fond à 181°5.

Il est lévogyre ; son pouvoir rotatoire est de — 71°94 pris à 20° dans une solution de 2 gr. de sel desséché à 100° dans 100 c. c. d'eau, ce qui correspond à une déviation de — 2°87 pour un tube de 2 décimètres de long.

La solution aqueuse de chlorhydrate de cocaïne est neutre et facilement altérable. L'ammoniaque et les alcalis en précipitent la cocaïne. La solution de permanganate de potasse en excès donne un précipité violet caractéristique dans les solutions contenant plus de 1 gr. de sel %. La solution aqueuse au millième donne, avec le chlorure d'or ou avec l'acide picrique, des précipités solubles à chaud, qui, par refroidissement, se déposent cristallisés avec des formes particulières. Les sels de mercure précipitent le chlorhydrate de cocaïne de ses dissolutions. Mélangé à du calomel par trituration en présence d'une goutte d'eau ou d'alcool, il se colore en noir par mise en liberté de mercure.

Essai. — 1° Il ne doit pas perdre de son poids à 100° ni être acide au tournesol.

2° Chauffé sur une lame de platine, le chlorhydrate de cocaïne brûle avec une flamme fuligineuse, sans laisser de résidu et sans odeur de caramel (*sucre*).

3° Il doit se dissoudre dans l'acide sulfurique concentré sans se colorer, sinon il renferme de l'*ecgonine* ou du *sucre*.

4° Une dissolution de 0 gr. 10 de chlorhydrate de cocaïne dans 100 centimètres cubes d'eau, additionnée de 2 gouttes de NH^3 à 10 %, doit donner, par agitation, après dix à quinze minutes, un liquide clair, surnageant un précipité cristallin de cocaïne qui ne se forme plus dès qu'il y a 1 % d'*isatropylcocaïne* (MAC-LAGAN), et le liquide reste trouble et opalescent. Cette dernière base est particulièrement toxique.

HARDY a signalé, pour la recherche de l'*isatropylcocaïne*, l'application de la réaction de Vitali pour l'atropine (voir cet alcaloïde). Cette réaction donne avec la *benzoylecgonine*, la *cinnamylecgonine* et la *cinnamylcocaïne*, à froid, une coloration jaune, brunissant rapidement au bain-marie ; avec la *tropacocaïne*, à froid, une coloration jaunâtre faible ; avec l'isatropylcocaïne, à froid, une coloration violette qui, à chaud, devient intense, passe au brun et disparaît. La réaction de Vitali appliquée à l'*isatropylcocaïne* est plus spécifique et plus sensible que celle du Codex qui réagit également en présence de benzoylecgonine, cinnamylcocaïne, etc.

5° A 5 centimètres cubes d'un soluté aqueux au 1/50, si on ajoute trois gouttes d'acide sulfurique au 1/10 et une goutte de solution de permanganate de potasse à 1 % le mélange doit rester rose au moins une demi-heure, sans quoi le sel est souillé de *cinnamylcocaïne*. Dans ce cas, une solution du sel chauffée avec un excès de permanganate dégage l'odeur d'amandes amères, par formation d'aldéhyde benzoïque.

6° Une solution à 2 °/oo ne doit pas précipiter par 2 centimètres cubes d'ammoniaque, sans quoi le sel contient du *chlorhydrate d'eucaïne*.

7° SCHAEFFER indique l'essai suivant, basé sur ce fait que les chromates des autres alcaloïdes de la coca sont moins solubles que le chromate de cocaïne dans l'eau pure ou acidulée par HCl.

On dissout 0 gr. 05 de chlorhydrate de cocaïne dans 20 centimètres cubes d'eau distillée, on ajoute 5 centimètres cubes d'une solution à 3 % d'acide chromique et 10 centimètres cubes d'une solution à 10 % d'acide chlorhydrique. Si le chlorhydrate contient des alcaloïdes étrangers, un trouble se produit soit immédiatement, soit au bout de quelques heures, suivant la quantité d'impuretés.

8° Le phosphate de soude ne doit pas donner de **trouble laiteux** (Stovaïne).

9° Pour retrouver la *novocaïne*, mélanger 0 gr. 10 de produit, 5 c. c. d'eau, 5 gouttes ClH, 2 gouttes de nitrite de soude 1/10, puis 0 gr. 20 de naphtol SO dissous dans un peu de soude ; il se fait un précipité **rouge** écarlate soluble en **rouge** violacé dans SO^4H^2 (BATTA et GENOT).

Pharmacologie. — On emploie le chlorhydrate de cocaïne comme anesthésique et analgésique, de la même façon et aux mêmes doses que la cocaïne, dont il possède toutes les propriétés et dont il est le sel le plus employé.

Quand on chauffe les solutions aqueuses de chlorhydrate de cocaïne pour les stériliser, il se dédouble partiellement en alcool méthylique et benzoylecgonine.

DUFFOUR et RIBAUT ont montré que l'alcalinité du verre a une influence considérable sur ce dédoublement, mais en pratique il est négligeable quand on ne dépasse pas 100°. Au-dessus, il augmente avec la température et l'alcalinité. Pour reconnaître l'alcalinité du verre, on verse, dans le flacon à essayer, une solution à 1 % de sublimé qu'on chauffe 1/2 heure à 110° à l'autoclave. Si le verre est neutre, pas de coloration ; s'il est alcalin, précipitation d'oxyde jaune.

RECLUS prétend que la stérilisation sans décomposition est possible en opérant de la façon suivante :

Une solution à 1 % de chlorhydrate de cocaïne est répartie dans de petits flacons, bouchés par un tampon de coton, que l'on plonge au bain-marie à l'autoclave. On élève graduellement la température jusqu'à 100°, et on maintient l'ébullition une demi-heure.

Une légère acidité facilite la conservation des solutions de chlorhydrate de cocaïne et retarde la décomposition par la chaleur.

On associe fréquemment le chlorhydrate de cocaïne au borate de soude dans les collyres ou collutoires. Les deux sels donnent un précipité qu'on fait disparaître par addition d'un peu d'acide borique qui fait également disparaître le précipité formé par la réunion du protargol et du chlorhydrate de cocaïne.

Chlorhydrate de cocaïne et eau de laurier-cerise donnent

aussi un précipité qui se dissout par addition goutte à goutte d'eau de chaux et agitation.

On utilise encore le chlorhydrate de cocaïne en le dissolvant dans du chlorure d'éthyle dans la proportion de 2 à 4 %. Ce liquide est placé dans des tubes-ampoules et sert sous forme de pulvérisations pour l'anesthésie dentaire.

Dans la préparation des pommades au calomel et à la cocaïne, il faut éviter de dissoudre le sel dans l'eau sans quoi la pommade noircit.

Les solutions de chlorhydrate de cocaïne, pour être isotoniques avec les larmes doivent contenir 1 gr. 76 de chlorure de sodium pour les solutions aqueuses à 1 gr. de sel de cocaïne % et 0 gr. 76 de chlorure de sodium pour les solutions à 3 grammes de sel de cocaïne p. 100. (LUMIÈRE et CHEVROTIER).

Formiate de cocaïne $C^{17}H^{21}NO^4, CH^2O^2$. — Obtenu par saturation d'une molécule de cocaïne par une molécule d'acide formique.

Cristaux blancs, brillants, soyeux, neutres, fondant à 42°, se décomposant au-dessus, solubles dans 41 parties d'eau froide, solution qui se décompose à l'ébullition, solubles dans 2 p. 5 d'alcool, insolubles dans l'huile et la vaseline.

S'emploie aux usages habituels des sels de cocaïne, mais surtout en injections hypodermiques à la dose de 1 à 5 centigrammes.

Ce sel offre l'avantage de neutraliser en partie l'action vaso-constrictive de la cocaïne par l'action inverse de l'acide formique.

Des autres sels de cocaïne il faut citer : le *bromhydrate* et l'*iodhydrate*, sels cristallisés n'offrant aucun avantage ; l'*azotate* en gros cristaux inaltérables, sel neutre, très soluble dans l'eau, l'alcool, le chloroforme ; le *sulfate* cristallisé, sel très acide ; le *salicylate*, produit de bonne conservation, susceptible de cristalliser, neutre au tournesol, très soluble dans l'eau. Le *benzoate* a la consistance du miel, se conserve difficilement ; le *phénate* est pâteux ; le *borate* est pulvérulent, mal défini.

COLCHICINE $(C^{22}H^{25}NO^6 = 399)$

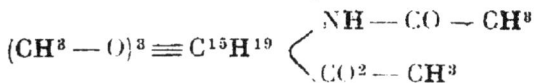

$$(CH^3 - O)^3 \equiv C^{15}H^{19} \left\langle \begin{array}{l} NH - CO - CH^3 \\ CO^2 - CH^3 \end{array} \right.$$

Préparation. — Retirée des semences de colchique. On les épuise par de l'alcool bouillant, on évapore cette solution à sec.

Le résidu est repris par une solution d'acide tartrique, puis on agite avec du chloroforme qui s'empare de la colchicine et la laisse par évaporation ; on la fait cristalliser dans un mélange de chloroforme et d'éther de pétrole (HOUDÉ).

Propriétés. — La colchicine cristallise dans le chloroforme en retenant 2 molécules du dissolvant qu'elle perd lentement à l'air, rapidement au contact de l'eau chaude. La colchicine officinale est celle qui, cristallisée dans le chloroforme, a été privée de son chloroforme.

On la trouve dans le commerce en masse gommeuse, non cristallisée, jaunâtre, inodore, de saveur très amère. Elle est soluble dans l'eau, plus à froid qu'à chaud, l'alcool, le chloroforme, peu soluble dans l'éther et le benzène. Ces solutions donnent avec l'ammoniaque un précipité blanc soluble dans un excès ; avec l'acide sulfurique une coloration jaune ; avec l'acide sulfurique contenant une trace de nitrate alcalin une teinte rouge brunâtre, de même avec le réactif de Frœhde ; avec l'acide azotique fumant une coloration violette passant au rouge brun. Hydrolysée par les acides elle se dédouble en alcool méthylique et colchicéine et elle réduit la liqueur de Fehling.

Elle est lévogyre et son point de fusion est imprécis. A 120°, elle devient molle, à 135° elle est partiellement fondue et complètement à 150°.

Essai. — Ne doit être que faiblement colorée en jaune et présenter les caractères et réactions ci-dessus. Elle doit brûler sans résidu et se dissoudre dans l'alcool et le chloroforme.

Pour reconnaître le chloroforme de cristallisation, mélanger 0 gr. 10 à 0 gr. 20 de colchicine avec 3 grammes de chaux sans chlore, chauffer au rouge, dissoudre la masse refroidie dans de l'acide azotique dilué et ajouter de l'azotate d'argent, il ne doit pas se produire de précipité blanc de chlorure d'argent si le chloroforme est absent.

Pharmacologie. — Remède spécifique de l'accès de goutte aiguë, à la dose de 1/2 à 2 milligr. par jour, en granules. Produit très toxique. L'administrer avec beaucoup de prudence car il s'accumule dans l'organisme si les reins fonctionnent mal. Le conserver à l'abri de la lumière et de l'humidité.

ÉMÉTINE C³⁰H⁴⁰N²O⁵ (Hesse) = 508

Préparation. — On l'extrait de la racine d'ipéca, qui contient environ 20% d'alcaloïdes : émétine, céphéline et un peu de psy_chotrine.

L'ipéca de Rio est plus riche en émétine ; l'ipéca de Carthagène plus riche en céphéline.

La poudre d'ipéca est lavée à l'éther, séchée puis épuisée par de l'alcool 95°. On distille et le résidu est additionné de 10 à 13 % de son poids d'une solution concentrée de chlorure ferrique.

Le coagulum produit est mélangé de carbonate de soude pulvérisé jusqu'à réaction alcaline, séché au bain-marie et épuisé par l'éther de pétrole qui, par évaporation, donne l'émétine à peu près pur (Kung).

Propriétés. — Elle est blanche, amorphe ou cristallisée en aiguilles inodores, de saveur âcre et amère, jaunissant à l'air. Elle est soluble dans l'alcool, le chloroforme, la benzine, peu soluble dans l'eau froide, l'éther, le pétrole, plus soluble à chaud. Elle fond vers 74° (d'après Carr, Pyman, Hesse) en se colorant en jaune. Elle est lévogyre.

Les divers alcaloïdes de l'ipéca ont entre eux des rapports très nets de constitution chimique. L'émétine est de la méthylcéphéline et la psychotrine est de la céphéline — H².

Réaction. — Parmi les réactifs généraux, les plus sensibles sont le chlorure d'or, le chlorure de platine, l'acide picrique, le réactif de Bouchardat, l'iodobismutate de potassium et l'iodomercurate de potassium.

Les alcalis, dans les solutions des sels, précipitent en partie l'émétine. L'acide azotique donne des composés à odeur de musc.

Les réactions suivantes sont plus typiques et s'obtiennent avec 1/2 milligr. d'émétine.

Broyer dans un mortier 5 centigrammes de *permanganate de potasse* et 5 gouttes d'*acide sulfurique* ; 2 gouttes de ce mélange verdâtre versés sur une trace d'alcaloïde dans une capsule donne une coloration violette très vive (Péroni).

Une trace d'émétine mélangée de 5 centigrammes *molybdate d'ammoniaque* et 4 gouttes d'*acide sulfurique* donne une solution incolore, passant au vert après quelque temps. La céphéline avec ce réactif donne immédiatement une coloration rouge-brun passant peu à peu au vert pâle (Lowin).

Quelques cristaux de *chlorate de potasse*, quelques gouttes d'*acide chlorhydrique* et une goutte de solution d'émétine produisent une coloration rouge orangé passant au violet. L'*hypochlorite de chaux* et un acide faible donnent la même réaction (ANDREW T. SNELLING).

Pharmacologie. — L'émétine paraît exercer une action spécifique sur l'*Entamœba hystolica* qui détermine la dysenterie amibienne. Elle est tuée immédiatement par une solution au dix-millième. Aussi l'a-t-on utilisée dans le traitement de ces dysenteries. En quelques jours les selles muqueuses et sanguinolentes disparaissent ainsi que la douleur et la température. L'agent infectieux disparaît peu à peu, mais il peut y avoir des rechutes.

L'émétine s'utilise également contre les hémoptysies, les hématémèses, les hémorragies intestinales, la pneumonie et la broncho-pneumonie, dans la bronchite aiguë et chronique.

On la donne de préférence en injection hypodermique, plus rarement intra-veineuse. Par voie sous-cutanée, série de 6 à 8 jours de traitement, séparées par des repos de 15 jours.

Éviter l'injection intra-musculaire, qui est douloureuse.

Par voie stomacale elle agit bien aussi, surtout dans l'amibiose chronique où elle est supérieure aux autres voies d'absorption, mais pour éviter les vomissements il faut employer des pilules kératinisées qui ne libèrent l'alcaloïde que dans l'intestin.

La dose moyenne d'émétine est de 6 à 8 centigrammes par jour en plusieurs fois et jusqu'à 10 centigrammes exceptionnellement.

La dose globale pour une période complète serait de 0 gr. 80 à 0,90. L'élimination se fait lentement en 40 à 60 jours.

On doit se servir d'émétine pure et en solution récente.

On substitue généralement à l'émétine le chlorhydrate.

Chlorhydrate d'émétine. — Obtenu en précipitant la solution éthérée d'émétine par une solution alcoolique d'acide chlorhydrique employée en quantité convenable pour obtenir un sel neutre, l'émétine étant diacide. Il est en petits cristaux blancs solubles dans l'eau, solution neutre. Il possède les réactions chimiques et les propriétés thérapeutiques de l'émétine. C'est lui qui s'emploie de préférence ; on doit stériliser ses solutions au-dessous de 100°.

On a encore préconisé par la voie stomacale *l'iodure double de bismuth et d'émétine* à la dose quotidienne de 0 gr. 10 à 0 gr. 18, en capsules à enrobage protecteur afin que la mise en liberté ne se fasse que dans l'intestin grêle, pour éviter l'intolérance gastrique.

ERGOTININE $C^{35}H^{41}N^5O^6 = 627$

Préparation. — L'ergotinine se prépare en épuisant le seigle ergoté pulvérisé par de l'alcool à 95° ; puis on transforme l'alcaloïde en citrate, on le précipite par du bicarbonate de soude, on l'enlève par l'éther et on le fait cristalliser dans l'alcool.

Propriétés. — L'ergotinine est en fines aiguilles inodores, insipides, incolores, mais se colorant assez promptement à la lumière. Elle est insoluble dans l'eau, soluble dans 200 parties d'alcool à 95° froid, moins soluble dans l'éther, très soluble dans le chloroforme. Elle fond à 205° en brunissant. Ses solutions ont une fluorescence violette et sont fortement dextrogyres. Son pouvoir rotatoire est de + 335° pour une solution contenant 0 gr. 50 d'alcaloïde dans 100 c. c. d'alcool à 95°. C'est une base faible donnant des sels difficilement cristallisables.

Réactions. — L'*acide sulfurique étendu et nitreux*, ajouté à la solution éthérée de l'alcaloïde, produit une coloration rouge-violet passant au bleu.

L'alcaloïde mélangé de *sucre* donne par addition d'*acide sulfurique* une coloration rose, puis brune.

L'ergotinine doit être complètement soluble dans l'acide lactique concentré.

Pharmacologie. — L'ergotinine possède les propriétés de l'ergot de seigle ; c'est un hémostatique très efficace, employé aussi en obstétrique pour provoquer les contractions de l'utérus. On l'administre surtout en injections hypodermiques, à la dose de 1/4 à 1 milligramme. La dissolution dans l'eau se fait à l'aide de l'acide lactique.

D'après TANRET, cet alcaloïde est le principe actif du seigle ergoté. D'après KOBERT, ce serait la *kornutine*, et l'ergotinine de TANRET ne serait pas une substance unique, mais un mélange de kornutine et d'autres impuretés.

On a préparé de l'acétate, du bromhydrate et chlorhydrate d'ergotinine : ce sont des sels cristallisés, solubles dans l'eau et pouvant servir à la préparation des injections hypodermiques.

ÉSÉRINE $C^{15}H^{21}N^3O^2 = 275$

Syn. : Calabarine. — Physostigmine.

Préparation. — On l'extrait de la fève de Calabar (*Physostigma venenosum*), en la transformant en tartrate d'ésérine, que l'on décompose par un bicarbonate alcalin. On enlève l'alcaloïde avec de l'éther.

La fève de Calabar pulvérisée est épuisée par de l'alcool fort, additionné d'acide tartrique. On distille pour enlever l'alcool. Le résidu formé de tartrate d'ésérine est dissous dans l'eau froide et traité par du bicarbonate de soude, qui met l'alcaloïde en liberté. On agite avec de l'éther, on décante la couche éthérée et, par évaporation, on obtient l'ésérine. On peut la purifier par cristallisation dans l'éther (Codex 1884).

Propriétés. — Lamelles incolores, mais se colorant en rose ou en jaune au contact de l'air, lévogyres, peu solubles dans l'eau, solubles dans l'alcool, l'éther, le chloroforme, la vaseline et la benzine. Elle fond vers 105° et se décompose à 150°. Elle se combine aux acides pour donner des sels bien cristallisés qui se colorent à l'air et sont presque tous déliquescents et de conservation difficile.

Réaction. — *Alcalis.* — Au contact de la potasse ou de la soude en excès, l'ésérine donne un précipité blanc qui se redissout et, par agitation à l'air, la liqueur se colore en rouge, puis en bleu. Cette solution, agitée avec du chloroforme, lui cède sa matière colorante, qui est de la *rubrésérine* (produit d'oxydation).

Ammoniaque. — Chauffée au bain-marie avec l'ammoniaque, l'ésérine prend, par évaporation de l'alcali à l'air libre, une belle coloration bleue.

Acide sulfurique concentré. — Cet acide la colore en jaune, puis, vingt heures après le mélange, en rouge ; l'eau de chlore ou l'eau bromée font virer immédiatement au rouge franc.

L'eau bromée donne un précipité jaune.

L'hypochlorite de chaux, une coloration rouge.

Pharmacologie. — L'ésérine est un alcaloïde toxique dont la principale propriété est de contracter la pupille. Elle produit sur l'œil l'effet contraire de l'atropine, dont elle peut neutraliser l'action mydriatique. On l'emploie en oculistique, surtout en collyre. On utilise de préférence ses sels : le bromhydrate, le salicylate, qui sont solubles dans l'eau. Les conserver à l'abri de la lumière.

D'après les recherches de DUQUESNEL, les solutions colorées d'ésérine ou de ses sels ont perdu une partie de leur activité ; aussi ne doit-on les préparer qu'au moment du besoin.

On a indiqué, pour empêcher la coloration, d'additionner les solutions de 4% d'acide borique. Cette addition ne modifie pas l'action physiologique de l'alcaloïde.

D'après PANAS et SCRINI, les solutions huileuses d'ésérine à 1 % se conservent beaucoup mieux que les solutions aqueuses et s'emploient en collyre.

Bromhydrate d'ésérine $C^{15}H^{21}N^3O^2$, BrH. — Obtenu en saturant d'ésérine une solution d'acide bromhydrique ; on évapore jusqu'à consistance sirupeuse et on laisse cristalliser.

Cristaux en masses fibreuses, légèrement rougeâtres, non déliquescents, très solubles dans l'alcool et dans l'eau, solutions qui se colorent rapidement, peu solubles dans l'éther.

On l'emploie, à l'*extérieur*, en collyre à 1 %.

SALICYLATE D'ÉSÉRINE

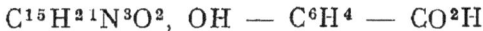

$$C^{15}H^{21}N^3O^2, OH — C^6H^4 — CO^2H$$

Syn. : Salicylate de physostigmine.

Préparation. — Obtenu en mélangeant une solution éthérée de 10 grammes d'ésérine à une solution éthérée de 5 gr. 25 d'acide salicylique. On lave le précipité à l'éther et on le fait cristalliser dans l'alcool éthéré.

Propriétés. — Cristaux incolores ou un peu jaunâtres, très amers, fusibles à 182°, solubles dans 130 parties d'eau froide et 12 parties d'alcool à 90° froid, insolubles dans l'éther. La solution aqueuse est neutre au tournesol ; elle se colore en violet par le perchlorure de fer.

Le salicylate d'ésérine évaporé à sec à l'air en présence d'ammoniaque donne un résidu bleu soluble dans l'ammoniaque et dans l'alcool en donnant des liqueurs bleues qui virent au rouge par addition d'acide acétique.

Le salicylate d'ésérine doit brûler sans résidu; il doit être incolore, donner des solutions aqueuses incolores et neutres ; il doit se dissoudre dans 12 parties d'alcool à 90°, à 15° et dans l'acide sulfurique concentré et froid sans coloration immédiate. (*Sucre, alcaloïdes étrangers*).

On l'emploie pour les mêmes usages que l'ésérine et surtout en collyres à 1/200. C'est le sel d'ésérine le plus stable et le mieux cristallisé. Il présente l'avantage de ne pas être déliquescent et de donner des solutions aqueuses que les algues n'envahissent que lentement mais qu'il ne faut préparer qu'au moment du besoin. Le sel doit être conservé à l'abri de la lumière et de l'humidité.

Sulfate d'ésérine. — Obtenu par saturation exacte d'une solution éthérée d'ésérine avec de l'acide sulfurique au 1/10 ; le sel se précipite.

Sel amorphe, jaunâtre, déliquescent, très soluble dans l'eau et l'alcool, insoluble dans l'éther. Ses solutions s'altèrent et rougissent rapidement à la lumière.

Employé, à l'*extérieur*, en collyre à 1/200.

HOMATROPINE $C^{16}H^{21}NO^3 = 275$

Syn. : Phénylglycolyl-tropéine.

Alcaloïde artificiel préparé par LADENBURG. PETIT et POLONOWSKY l'ont obtenu en chauffant l'éther méthylique de l'acide amygdalique avec la tropine en présence d'un agent déshydratant.

Propriétés. — Petits prismes incolores, hygroscopiques, fusibles vers 98°, sans odeur, de saveur amère, très solubles dans l'alcool et le chloroforme, moins solubles dans l'éther et la benzine, peu solubles dans l'eau. Les solutions ont une réaction très alcalines et sont inactives sur la lumière polarisée.

L'homatropine doit se dissoudre sans coloration dans l'acide sulfurique concentré. Évaporée à sec au bain-marie avec quelques gouttes d'acide azotique fumant et le résidu arrosé de solution alcoolique récente de potasse, on obtient une coloration violette intense. Cette réaction est fournie aussi par l'atropine.

L'homatropine est l'homologue inférieur de l'atropine : elle n'en diffère que par CH^2 en moins.

Pharmacologie. — Elle présente les propriétés mydriatiques de l'atropine tout en étant moins toxique ; mais elle est bien peu usitée. On la donne en collyre à 5 centigrammes dans 10 grammes d'eau.

Bromhydrate d'homatropine $C^{16}H^{21}NO^3BrH$. — Poudre cristalline incolore, sans odeur, de saveur amère, fondant à 212°, très soluble dans l'eau. La solution est neutre au tournesol et donne un précipité blanc par addition d'un léger excès de soude.

On emploie ce sel de préférence à la base précédente, parce qu'il est soluble.

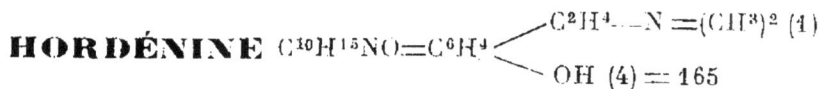

HORDÉNINE $C^{10}H^{15}NO = C^6H^4 \begin{cases} C^2H^4 - N = (CH^3)^2 \ (1) \\ OH \ (4) \end{cases} = 165$

Préparation. — Alcaloïde naturel obtenu par LÉGER en partant des touraillons ou germes de l'orge provenant des fabriques de bière. Traités par la méthode de STASS, l'alcaloïde est enlevé du milieu alcalin au moyen de l'éther. Celui-ci, évaporé, laisse un résidu poisseux qui se prend en cristaux ; on le purifie par décoloration au noir et cristallisation dans l'alcool.

Propriétés. — Cristaux anhydres, incolores, presque insipides, fondant à 117°,8, volatils sans décomposition à 140°-150°, inactifs sur la lumière polarisée, solubles dans l'alcool, l'éther, le chloroforme, moins solubles dans la benzine, peu solubles dans l'eau.

C'est une base forte monoacide, qui déplace à froid l'ammoniaque de ses sels. Elle n'est pas colorée par l'acide sulfurique, mais elle réduit le permanganate de potasse acide, l'azotate d'argent ammoniacal, l'acide iodique.

C'est une base tertiaire avec un oxydryle phénolique.
On l'utilise exclusivement à l'état de sulfate.

Sulfate d'hordénine ($(C^{10}H^{15}NO)^2SO^4H^2, H^2O$. — Aiguilles prismatiques incolores, de saveur amère, très solubles dans l'eau (50 %), solubles à chaud dans l'alcool à 80°, d'où elles se déposent par refroidissement, peu solubles dans l'alcool à 95°.

Une goutte solution de sulfate d'hordénine et une goutte solution iodo-iodurée donnent des cristaux jaune-brun d'aspect spécial au microscope (DÉNIGÈS).

2 c. c. solution de sulfate d'hordénine, 2 gouttes de formol et 2 c. c. SO^4H^2, le tout porté à l'ébullition quelques instants, prend une belle teinte vert-émeraude (DÉNIGÈS).

Conseillé contre la dysenterie des pays chauds, la fièvre typhoïde, la gastro-entérite infantile (MERCIER et JOYEUX); comme tonique du cœur et modificateur du tube digestif (SABRAZÈS et GUÉRIVE).

S'administre par voie stomacale et sous-cutanée sous forme de sirop, potion, pilules, capsules, ampoules, à la dose de 1 gramme par jour en plusieurs fois ; aux enfants 5 centigrammes par année. La tolérance du malade est parfaite, et la toxicité du médicament est faible.

HYDRASTINE

$C^{21}H^{21}NO^6$ ou $(CH^3O)^2 = C^6H^2$ ... $= 383$

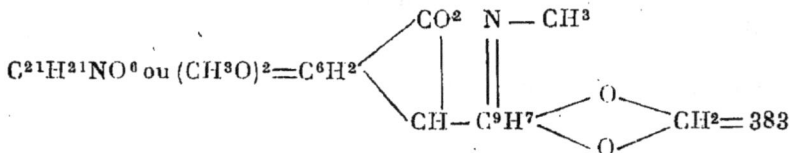

Préparation. — On l'extrait du rhizome d'*Hydrastis canadensis* (Renonculacées) par lixiviation à l'alcool, transformation en sulfate d'hydrastine, précipitation par l'ammoniaque, cristallisation dans l'alcool bouillant.

Propriétés. — L'hydrastine cristallise en prismes blancs, brillants, inodores, de saveur amère, insolubles dans l'eau, solubles dans 120 parties d'alcool, 83 parties d'éther, 2 parties de chloroforme, 16 parties de benzine. Elle fond à 132° et émet après fusion des vapeurs jaunes.

Elle est lévogyre. Son pouvoir rotatoire est de — 67°8 pris à 17° sur une solution contenant 2 gr. 50 d'alcaloïde dans 100 c. c. de chloroforme.

Ses sels sont, au contraire, dextrogyres. Ainsi, une solution de 4 grammes d'hydrastine, 0 gr. 7624 HCl pur gazeux dans 100 c. c. de liquide a un pouvoir rotatoire de + 127°,3.

L'acide sulfurique la dissout sans coloration à froid et avec une teinte violette à chaud. Avec l'acide azotique, coloration jaune passant au rouge. Traitée par le sulfomolybdate d'ammoniaque, elle prend une couleur vert olive. Le permanganate de potasse ajouté à une solution sulfurique diluée d'hydrastine donne une fluorescence bleue intense par formation d'hydrastinine. Le réactif de Nessler précipite en noir ses solutions.

Par oxydation, elle se transforme en un autre alcaloïde, l'*hydrastinine* $C^{11}H^{13}NO^3$, et en acide opianique. D'après SCHMIDT, l'hydrastine ne serait que de la narcotine ayant perdu OCH³.

C'est une base forte, monoacide, alcaline au tournesol.

Pharmacologie. — On emploie l'hydrastine comme tonique et comme hémostatique interne, contre les hémorragies viscérales, pulmonaires, utérines. A haute dose, elle est toxique. On la prescrit, à l'*intérieur*, à la dose de 0 gr. 10 à 0 gr. 30 par jour, en cachets ou pilules, surtout à l'état de chlorhydrate. Elle est assez infidèle.

Chlorhydrate d'hydrastine. — Poudre blanche, cristalline, inodore, de saveur amère, très soluble dans l'eau, peu soluble dans l'alcool.

HYDRASTININE $C^{11}H^{13}NO^3 = 207$

$$CH^3 - NH - CH^2 - CH^2 \underset{COH}{\overset{}{\diagup}} C^6H^2 \underset{O}{\overset{O}{\diamond}} CH^2$$

Obtenue par oxydation de l'hydrastine par l'acide azotique ou par l'acide sulfurique dilué. On la précipite par l'ammoniaque et on la fait cristalliser dans l'alcool. Dans cette opération, l'hydrastine s'oxyde, s'hydrate et se transforme en un mélange d'acide opianique et d'hydrastinine.

On l'a préparée synthétiquement.

Poudre cristalline blanche, fusible vers 117°, peu soluble dans l'eau, soluble dans l'alcool, l'éther et le chloroforme. Elle donne, avec la plupart des acides, des sels solubles dans l'eau. Elle a une saveur très amère et elle n'agit pas sur la lumière polarisée. Elle noircit le réactif de Nessler (JORISSEN).

L'hydrastinine se différencie de l'hydrastine en ce que cette dernière est insoluble dans l'ammoniaque.

On l'a préconisée à la dose de 5 à 10 centigrammes en pilules ou en injections hypodermiques contre les hémorragies, métrorrhagies, métrites, surtout à l'état de chlorhydrate. C'est un bon cardio-tonique dont l'action est plus nette et plus franche que celle de l'hydrastine.

Chlorhydrate d'hydrastinine. — $C^{11}H^{12}NO^2Cl$ = 225,5. — Obtenu par combinaison de l'acide et de la base avec élimination d'une molécule d'eau. Il cristallise anhydre en aiguilles jaunâtres fusibles à 212° avec altération. Il est très soluble dans l'eau, solution légèrement fluorescente en bleu, de saveur amère, neutre au tournesol, inactif sur la lumière polarisée. Il se dissout dans l'alcool, peu dans l'éther ou le chloroforme.

Les solutions aqueuses précipitent par le bichromate de potasse, le chlorure de platine, l'iodure de potassium iodé, la soude, pas par l'ammoniaque. Le réactif de Nessler le colore en noir.

0 gr. 10 de chlorhydrate dissous dans 3 c. c. d'eau et additionnés peu à peu de 4 à 5 gouttes de lessive de soude à 15 % produisent un trouble laiteux qui disparaît d'abord par agitation, puis il se fait, après repos, des cristaux incolores d'hydrastinine se déposant d'un liquide incolore.

Son action est celle de l'hydrastinine, avec l'avantage d'être soluble dans l'eau. On l'emploie aux mêmes doses.

PELLETIÉRINE $C^8H^{15}NO$ = 141

La pelletiérine existe dans l'écorce de grenadier, d'où TANRET a extrait quatre alcaloïdes différents : la méthyl-pelletiérine, la pseudo pelletiérine, l'isopelletiérine, la pelletiérine. Les deux premiers alcaloïdes ne sont pas tœnifuges.

Préparation. — On pulvérise de l'écorce sèche de racines de grenadier et on l'humecte avec un lait de chaux pour former une pâte qu'on place dans une allonge. On l'épuise à l'eau distillée, et ce liquide est ensuite fortement agité avec du chloroforme, qui dissout les alcaloïdes. A l'aide d'un entonnoir à robinet, on décante le chloroforme et on l'agite avec de l'eau additionnée d'acide sulfurique, qui transforme les quatre alcaloïdes en sulfates. On ajoute du bicarbonate de soude en poudre, qui précipite la méthyl-pelletiérine et la pseudo pelletiérine, et on agite avec du chloroforme, qui enlève ces deux alcaloïdes. On décante le chloroforme ; la liqueur restante est additionnée de lessive de soude et de chloroforme : l'isopelletiérine et la pelletiérine sont mises en liberté et se dissolvent dans le chloroforme que l'on décante et qui, par évaporation, laisse les deux alcaloïdes mélangés. C'est ce mélange qui constitue la pelletiérine commerciale (TANRET).

Propriétés. — Liquide oléagineux, altérable à l'air, incolore ou jaunâtre, très alcalin, dextrogyre, d'odeur vireuse, soluble dans l'eau, l'alcool, l'éther et le chloroforme. Il forme, avec les acides, des sels cristallisables.

Réactions. — La pelletiérine, traitée par *l'acide sulfurique* concentré et un cristal de *bichromate de potasse*, donne une coloration verte.

Pharmacologie. — Tœnifuge excellent, mais souvent mal toléré et toxique, que l'on donne à *l'intérieur*, surtout à l'état de sel (sulfate ou tannate). On administre un purgatif une heure après.

Sulfate de Pelletiérine. — Sel mixte de pelletiérine et d'isopelletiérine.

Cristaux incolores ou jaunâtres, de saveur un peu amère, solubles dans l'eau et l'alcool, insolubles dans l'éther. Ses solutions s'altèrent assez rapidement.

On le donne en cachets, à la dose de 0 gr. 30 à 0 gr. 50. Il jouit d'une grande activité à cause de sa solubilité et peut donner lieu à des accidents d'intoxication. On le mélange à du tanin, 0 gr. 40, ou, mieux, on lui préfère le tannate.

Faire garder au malade la position horizontale, les yeux fermés, pour éviter les phénomènes d'intolérance : vertiges, sensation de défaillance.

Tannate de Pelletiérine. — Poudre grise, peu soluble dans l'eau, soluble dans les acides, que l'on administre à l'*intérieur*, de préférence à tout autre sel de pelletiérine, à la dose de 0,50 à 0,80, après l'avoir dissous dans l'eau à l'aide d'un peu d'acide tartrique. C'est généralement un mélange de sulfate de pelletiérine et de tanin.

PILOCARPINE $C^{11}H^{16}N^2O^2 = 208$

Préparation. — On l'obtient en précipitant la solution de son azotate par de l'ammoniaque et agitant avec du chloroforme. Celui-ci, lavé à l'eau puis décanté, desséché au chlorure de calcium et évaporé, donne la pilocarpine (Codex 1884).

Propriétés. — Substance amorphe, visqueuse, dextrogyre, non volatile, de saveur légèrement amère, soluble dans l'eau, l'alcool, l'éther, le chloroforme, la benzine, se combinant facilement aux acides. La potasse et la soude la dissolvent en donnant des sels de l'acide pilocarpinique par fixation d'eau sur la pilocarpine. L'acide azotique fumant la transforme en jaborandine $C^{10}H^{12}N^2O^3$. L'acide chlorhydrique à 200° la transforme en *pilocarpidine* ou *isopilocarpine*.

Réactions. — Avec l'*acide sulfurique*, la pilocarpine prend une coloration jaune qui passe au vert émeraude par addition d'un cristal de *bichromate de potasse*.

En traitant la solution aqueuse d'un sel de pilocarpine par l'*ammoniaque* et le *chloroforme*, agitant, décantant le chloroforme et le laissant évaporer, on obtient un résidu qui, mélangé de *calomel*, prend une coloration grise allant jusqu'au noir.

En dissolvant 0 gr. 01 à 0 gr. 02 de chlorhydrate de pilocarpine dans un peu d'eau distillée, ajoutant 1 à 2 centimètres cubes d'eau oxygénée acide, un cristal de bichromate de potasse, enfin du chloroforme, ce dernier liquide se sépare, après agitation et repos, coloré en bleu (HELCH).

Le *persulfate de soude* colore la solution en jaune en dégageant des vapeurs bleuissant le tournesol (BARRAL).

Le *réactif de Mandelin* donne une coloration jaune d'or à chaud, virant au vert, puis au bleu (BARRAL).

L'acide sulfurique formolé à chaud produit une teinte allant du jaune au brun en passant par le rouge sang (BARRAL).

Pharmacologie. — La pilocarpine est un diurétique et un sudorifique puissant. Elle augmente fortement la sécrétion de la salive, des larmes, de la sueur, en même temps qu'elle produit une contraction rapide de la pupille. Elle est très toxique, mais on peut neutraliser son action au moyen de l'atropine qui est son antagoniste par excellence. On ne l'emploie qu'à l'état de sels. Le chlorhydrate et le nitrate sont bien cristallisés ; le sulfate reste visqueux. Ils sont tous trois solubles dans l'eau.

On la prescrit au début des affections catarrhales des bronches, dans les hydropisies rénales. Elle active aussi la croissance des cheveux.

CHLORHYDRATE DE PILOCARPINE

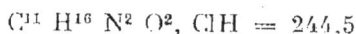

$$C^{11} H^{16} N^2 O^2, ClH = 244,5$$

Obtenu en ajoutant à de l'acide chlorhydrique étendu de trois volumes d'eau de la pilocarpine jusqu'à réaction faiblement acide. On évapore dans le vide ou sous la cloche à acide sulfurique (Codex 1884).

Propriétés. — Aiguilles incolores, déliquescentes, fondant à 200°, solubles dans 1 p. 5 d'eau, dans l'alcool, insolubles dans l'éther, le chloroforme ; contenant 85,07 % de pilocarpine.

Il est dextrogyre ; son pouvoir rotatoire = +91° à 18° pris sur une solution contenant 2 gr. de sel dans 100 c. c. d'eau. Sa solution aqueuse présente une légère réaction acide ; elle précipite par la potasse et la soude, mais le précipité est soluble dans un excès d'alcali ou de chlorhydrate de pilocarpine. Le sel sec chauffé dans un tube avec de la potasse dégage l'odeur de triméthylamine.

Broyé avec du calomel et un peu d'eau, il noircit par réduction du sel mercureux.

Il doit être entièrement volatil, se dissoudre dans l'eau sans trouble, ni coloration, ainsi que dans l'acide sulfurique à froid. Il donne les réactions de la pilocarpine.

On l'emploie, de préférence à la pilocarpine, en collyre à 1/200, pommade 0,20 % ou à l'intérieur à la dose de 0 gr. 01 à 0 gr. 02 par jour, en potion, granules, injections hypodermiques.

AZOTATE DE PILOCARPINE

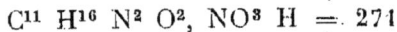

$$C^{11} H^{16} N^2 O^2, NO^3 H = 271$$

On épuise les feuilles ou l'écorce contusée du jaborandi par de l'alcool à 80° renfermant 8 grammes d'acide chlorhydrique par litre. La solution alcoolique obtenue est distillée pour recueillir l'alcool. Le résidu, formé de chlorhydrate de pilocarpine, est dissous dans de l'eau distillée ; on ajoute un excès d'ammoniaque qui met l'alcaloïde en liberté, puis du chloroforme qui le dissout par agitation. On agite le chloroforme avec de l'eau à laquelle on ajoute goutte à goutte de l'acide azotique jusqu'à réaction faiblement acide. Cette solution aqueuse évaporée abandonne du nitrate de pilocarpine qu'on fait cristalliser dans l'alcool bouillant (Codex 1884).

Propriétés. — Il se présente en cristaux incolores, inodores, de saveur amère, solubles dans 8 parties d'eau, peu solubles dans l'alcool froid et le chloroforme, insolubles dans l'éther. Il est dextrogyre. Son pouvoir rotatoire est de + 82°2 à 18° pour une solution contenant 2 gr. de sel dans 100 c. c. d'eau.

Il est neutre au tournesol ; sa solution concentrée précipite par la potasse ou la soude, mais le précipité est soluble dans un excès d'alcali ou d'azotate de pilocarpine. Il présente les réactions de la pilocarpine. Il doit se volatiliser sans résidu ; se dissoudre dans l'eau et l'alcool sans coloration.

La solution aqueuse ne doit pas dégager d'*ammoniaque* par addition de soude ; ne pas précipiter par l'azotate d'argent (*chlorures*), ni par le chlorure de baryum (*sulfates*). La présence de *pilocarpidine* abaisse le point de fusion et le pouvoir rotatoire.

Il contient 76,75 % de pilocarpine et 23,25 % d'acide azotique.

Ses usages sont ceux de la pilocarpine, qu'il remplace presque toujours. On le donne aux mêmes doses et de la même manière que le chlorhydrate.

SPARTÉINE $C^{15} H^{26} N^2$

Préparation. — On l'extrait du genêt à balai *Genista scoparia* (Légumineuses) ; on épuise les feuilles et rameaux de genêt par de l'alcool à 60°, on transforme l'alcaloïde en tartrate, on le précipite par du carbonate de potasse et on l'enlève par l'éther (HOUDÉ).

On peut encore épuiser la plante par de l'eau faiblement sulfurique. On distille la liqueur en présence de carbonate de soude : la spartéine passe à la distillation. On la purifie par distillation dans le vide.

Propriétés. — C'est un liquide incolore, brunissant à l'air, oléagineux, d'odeur pénétrante, de saveur amère, peu soluble dans l'eau, plus à froid qu'à chaud, soluble dans l'alcool, l'éther et le chloroforme. Sa réaction est fortement alcaline. Elle bout à 325°. L'eau oxygénée la transforme en oxyspartéine.

C'est une diamine bitertiaire (MOUREU et VALEUR) biacide à l'hélianthine et monoacide au tournesol et à la phtaléine.

Réactions. — L'acide *chlorhydrique* l'altère à l'ébullition, en développant une odeur de souris.

Le *brome* dégage beaucoup de chaleur en présence de la spartéine et produit une résine brune.

L'*iodure de potassium iodé* donne un précipité rouge brique à froid.

L'*acide chromique* donne, par chauffe légère, une coloration verte, puis en continuant de chauffer, la masse déflagre et il se dégage l'odeur de cicutine.

L'*acide picrique* produit à froid un précipité jaune.

Le *sulfure d'ammonium* avec l'alcaloïde ou les sels donne, après quelques instants, une coloration rouge orangé (GRANDVAL et WALSER).

La solution saturée à froid d'alcaloïde précipite par la chaleur ; la réaction est plus sensible en présence de carbonate de soude (VALEUR).

Pharmacologie. — La spartéine est un tonique du cœur qui régularise les battements cardiaques et en augmente l'énergie ; la tension artérielle n'est pas modifiée.

Elle est utile dans tous les états d'hypotension artérielle et dans les périodes où l'administration de la digitale est suspendue ; elle maintient l'énergie du cœur et combat l'arythmie. Son action est incertaine, mais lorsqu'elle doit agir, les effets se manifestent rapidement. Les phénomènes d'accumulation sont rares. On la prescrit dix à douze jours, puis on suspend. On a récemment mis en doute son action toni-cardiaque.

Elle est toxique. Appliquée en badigeonnages, elle agit comme anesthésique local à la manière de la cocaïne et comme régulateur de la température, l'élevant ou l'abaissant, suivant qu'elle est au-dessous ou au-dessus de la normale. On emploie exclusivement le sulfate de spartéine.

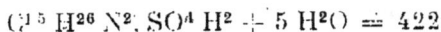

SULFATE DE SPARTÉINE

$$C^{15} H^{26} N^2, SO^4 H^2 + 5 H^2O = 422$$

Préparation. — En dissolvant la spartéine dans une quantité convenable d'acide sulfurique, puis évaporer pour amener à cristallisation.

On peut opérer en milieu aqueux ou en milieu éthéré et la proportion d'eau de cristallisation varie selon le procédé. Les cristaux peuvent être anhydres ou retenir 3, 5 ou 8 molécules d'eau. Le sel officinal est à 5 molécules d'eau. Il s'obtient quand on sature une solution éthérée de spartéine par de l'acide sulfurique à 25 %.

Propriétés. — Cristaux incolores, de saveur amère, solubles dans 2 parties d'eau, dans 5 parties d'alcool à 90°, insolubles dans l'éther. Desséchés à 100°, ils perdent leur eau de cristallisation et fondent à 145°. Le sulfate de spartéine est dextrogyre. Son pouvoir rotatoire est de + 22° à 18° pour une solution contenant 2 gr. de sel officinal dans 100 c. c. d'eau.

Il se dissout sans coloration dans l'acide sulfurique et dans l'acide azotique. La solution aqueuse est acide au tournesol ; elle précipite abondamment par les réactifs généraux des alcaloïdes. La potasse donne un trouble laiteux, puis des gouttelettes huileuses insolubles dans un excès de réactif. Le sulfure d'ammonium versé sur un fragment de sel le colore en rouge orangé. Le chlorure mercurique ne précipite la solution de sulfate de spartéine à 10 % qu'après addition d'acide chlorhydrique.

Cette solution à 10 % additionnée de volume égal de solution de carbonate de soude 10 %, ne produit aucun précipité à froid, mais si on plonge le mélange dans l'eau à 40°, il se fait un trouble qui disparaît au-dessous de 30°, la spartéine étant plus soluble à froid qu'à chaud (VALEUR).

L'iodure de potassium solide donne par agitation un précipité cristallin d'iodhydrate de spartéine.

L'acide picrique donne un précipité jaune cristallin. Le ferrocyanure de potassium un précipité miroitant jaune pâle ; la teinture d'iode un précipité rouge-brun.

Le sulfate de spartéine officinal contient pour 100 : 55,45 de spartéine, 23.22 d'acide sulfurique, 21,23 d'eau de cristallisation.

Essai. — Le sulfate de spartéine doit être incolore, brûler sans résidu (*matières minérales étrangères*), ne perdre par dessiccation à 100° que 21 à 22 % de son poids (*eau en excès*).

0 gr. 10 de sulfate de spartéine chauffé avec 5 gouttes de chloroforme et 1 c. c. de solution alcoolique de potasse (ne pas employer la soude) ne doit pas dégager l'odeur désagréable de l'isocyanate de phényle (*sulfate d'aniline*).

Dosage. — On peut doser la spartéine par alcalimétrie en dissolvant 0 gr. 422 de sulfate de spartéine dans 10 c. c. d'eau environ et en titrant goutte à goutte, en présence de phtaléine, avec de la soude décinormale dont 1 c. c. correspond à 0 gr. 0422 de sulfate de spartéine. La méthode ne donne des résultats qu'à 5 % près.

Pharmacologie. — On le donne, à l'*intérieur*, comme médicament cardiaque, à la dose de 0 gr. 05 à 0 gr. 10 par jour, en solution, sirop, cachets, pilules, injections hypodermiques.

STRYCHNINE $C^{21} H^{22} N^2 O^2 = 334$

Préparation. — La strychnine existe dans la noix vomique et dans un certain nombre de plantes de la famille des Loganiacées, en même temps que la brucine, l'igasurine, etc.

Pour extraire la strychnine, on épuise par de l'alcool bouillant la noix vomique finement divisée. La solution alcoolique est distillée pour retirer l'alcool et le résidu, dissous dans l'eau, est mélangé de chaux éteinte pour mettre l'alcaloïde en liberté. Le mélange est séché à l'étuve et épuisé par de l'alcool bouillant qui enlève la strychnine. En distillant cet alcool, la strychnine reste comme résidu, mélangée d'un peu de brucine. Pour la purifier, on la dissout dans l'acide azotique et on fait cristalliser : l'azotate de brucine reste en dissolution. On dissout les cristaux dans l'eau, on décolore à chaud au noir animal et, après filtration, on ajoute de l'ammoniaque, qui précipite la strychnine. On reprend par l'alcool à 85° bouillant pour la faire cristalliser (Codex 1884).

Propriétés. — Cristaux en octaèdres rectangulaires, incolores, de saveur très amère, fusibles à 284°, très peu solubles dans l'eau froide (1 p. 7.000) et dans 2500 parties d'eau bouillante, peu solubles dans l'alcool à 90° froid (1/160), dans la benzine (1/165), très solubles dans le chloroforme (1 p. 6), insolubles dans l'éther pur. La strychnine se comporte comme une base énergique mono-acide et sature bien les acides ; elle est lévogyre mais la nature du dissolvant a une grande influence. Son pouvoir rotatoire est de — 31°,5 à 25° pris dans une solution contenant 1 gr. de strychnine en solution dans 100 c. c. d'eau faiblement chlorhydrique. Traitée par la potasse, elle dégage à chaud de la quinoléine. L'acide azotique la transforme en *nitrostrychnine* ; les oxydants en *oxystrychnine* ou en acide *strychnique* ; l'électrolyse en *strychnidine* et *tétrahydrostrychnine* ; l'iodure de méthyle fournit des *méthylstrychnines*.

Réactions. — L'*acide azotique* dissout la strychnine très pure sans la colorer ; mais il se produit habituellement une coloration jaunâtre due à la présence de la brucine ; l'addition d'un cristal de chlorate de potasse produit à chaud une teinte rouge écarlate (BLOXAM).

L'*acide sulfurique* concentré la dissout à froid, sans coloration, et si on ajoute un cristal de *bichromate de potasse* ou des traces d'un oxydant quelconque, *bioxyde de plomb*, *bioxyde de magnésie*, *carbonate de manganèse*, etc., il se produit à froid une belle coloration bleue, qui devient violette, puis rouge, et à chaud une coloration rouge immédiate, passant au vert.

L'*acide sulfurique contenant 0 gr. 50 %* de *permanganate de potasse* donne avec la strychnine et ses sels une belle coloration violette passant au rose. Cette réaction se fait bien avec les sels solides ; si on emploie les solutions, il faut en ajouter quelques gouttes à un excès de réactif. On peut aussi ajouter au cristal à examiner une parcelle de permanganate de potasse solide, puis de l'acide sulfurique ; la même coloration se produit (réaction de WENZELL).

Le *sulfovanadate d'ammoniaque* donne, dans les mêmes conditions que précédemment, une coloration violette passant au rouge.

L'eau chlorée ou *l'eau bromée* produisent dans une solution de strychnine un précipité blanc de strychnine trichlorée ou. tribromée, soluble dans l'ammoniaque.

Le *bichlorure de mercure* en excès et à froid donne un précipité blanc formé d'aiguilles groupées en étoiles.

Le *bichromate de potasse* dans la solution du sulfate neutre de strychnine donne un précipité jaune de bichromate de strychnine.

Le tanin, l'acide picrique et les iodures doubles donnent des précipités.

Réaction de TAFEL. — On dissout 0 gr. 10 de sel de strychnine dans 10 centimètres cubes d'eau. A 1 centimètre cube de ce liquide on ajoute 2 centimètres cubes d'eau, 4 gouttes d'acide chlorhydrique et de la poudre de zinc en excès. On chauffe et on filtre. Il se fait en petite quantité de la strychnidine et de la tétrahydrostrychnine. Si au liquide filtré on ajoute 1 goutte de perchlorure de fer étendu, on obtient une belle coloration rouge safrané qui ne disparaît pas en chauffant.

Essai. — La strychnine doit se dissoudre à froid dans l'acide sulfurique concentré sans se colorer en rose (*brucine*) ni en noir (*sucre*) ; elle ne doit pas se colorer en rouge par l'acide azotique dilué de 3 parties d'eau (*brucine*), ni laisser de résidu par calcination (*substances minérales*).

Pharmacologie. — La strychnine prise en petite quantité est un amer des plus énergiques ; elle stimule toutes les fonctions organiques. A dose plus forte, c'est un excitant du système nerveux. A dose élevée, c'est un poison violent qui paralyse les nerfs sensitifs, en excitant les nerfs moteurs. On la donne comme tonique et stimulant de l'estomac et contre la neurasthénie, la paralysie, l'ataxie, l'alcoolisme aigu et chronique, etc. Elle possède une efficacité remarquable contre le *delirium tremens* d'origine alcoolique (FERNET).

Modes d'administration et doses. — Elle s'ordonne à l'inté-

714

ALCALOÏDES

rieur, à la dose de 1 à 5 milligrammes par jour, sous forme de granules, pilules, *gouttes amères de Baumé*. On l'emploie surtout à l'état de sulfate. A l'*extérieur*, on la donne comme excitant, sous forme de liniment ou de pommade.

Hartenberg considère la strychnine comme le médicament spécifique de toute insuffisance nerveuse, mais les doses habituellement prescrites sont trop faibles pour produire des résultats. Il conseille de donner ce médicament à la dose maximum supportée par le malade et en injections hypodermiques en utilisant la solution de sulfate de strychnine à 1 %. Commencer par 6 milligr. pour la femme et 8 milligr. pour l'homme et augmenter chaque jour d'un demi-milligr. Ne plus augmenter que lentement quand apparaît l'ivresse légère, des vertiges, de la raideur des mâchoires et des jambes. On aurait ainsi obtenu d'excellents résultats dans la neurasthénie, les affections médullaires, les névrites, le diabète, le cancer, les états de dénutrition. Ce mode d'emploi est dangereux et ne peut être adopté qu'après une plus longue expérimentation.

Les sels de strychnine sont incompatibles avec les alcalins, avec les phosphates et arséniates alcalins qui donnent dans les solutions un précipité de strychnine (Dunlop).

On évite la précipitation de la strychnine par le glycérophosphate ou le cacodylate de soude en ajoutant de la glycérine, ou de l'alcool, ou mieux du sucre.

D'après Filippi, la présence de la quinine modifie les propriétés physiologiques et les réactions chimiques de la strychnine, en particulier la coloration obtenue avec le bichromate de potassium et l'acide sulfurique, ainsi que la forme cristalline du picrate de strychnine.

Arséniate de strychnine $C^{21}H^{22}N^2O^2,AsO^4H^3$. — Aiguilles incolores, solubles dans 20 parties d'eau et dans l'alcool. S'emploie à la dose de 1 à 5 milligrammes, en granules ou solution.

Azotate de strychnine $C^{21}H^{22}N^2O^2NO^3H$. — Aiguilles incolores, solubles dans 60 parties d'eau froide, peu solubles dans l'alcool, insolubles dans l'éther et le chloroforme. S'emploie comme la strychnine.

Cacodylate de strychnine. — Produit cristallisé blanc, peu soluble dans l'eau (1 p. 750), plus soluble dans l'alcool (1 p. 50), très soluble dans la glycérine. Se donne comme médicament strychnique à doses progressives, en commençant par 2 milligrammes jusqu'à 20 milligrammes.

On peut préparer extemporanément du cacodylate de strychnine en solution titrée pour injections hypodermiques, selon la formule de BERTRAND, avec :

Cacodylate de soude 3 gr. 20, sulfate de strychnine 5 centigr., alcool phénique à 10 %, 10 gouttes, acide lactique officinal 3 gouttes, eau distillée. Q. s. pour 50 c. c. Mêler à froid et stériliser à 80° par chauffage discontinu. Préparation stable et non douloureuse dont 1 c. c. contient un milligr. de sulfate de strychnine.

Méthylarsinate de strychnine. — A été obtenu en saturant à l'ébullition une solution hydroalcoolique de 1 molécule d'acide méthylarsinique par deux molécules de strychnine et faisant cristalliser (BARTHE). On a ainsi un sel neutre contenant 3 molécules d'eau et soluble dans 15 parties d'eau.

Les sels commerciaux correspondent au sel acide. On l'obtient en dissolvant 1 gr. 40 d'acide méthylarsinique pur et sec dans 30 c. c. d'eau froide que l'on additionne ensuite de 100 c. c. d'alcool à 90°. On chauffe au bain-marie et on ajoute peu à peu 3 gr. 34 de strychnine pure pulvérisée et desséchée. Après la dissolution, qui est rapide, on évapore dans le vide sulfurique et on laisse cristalliser. On a ainsi de longues aiguilles incolores, moins amères que celles du sulfate, solubles dans 14 parties, 5 d'eau à 20°, dans 146 parties d'alcool à 90°, très peu solubles dans le chloroforme, insolubles dans l'éther. Elles sont lévogyres et s'altèrent dès 60° quand on les chauffe à sec.

SULFATE NEUTRE DE STRYCHNINE

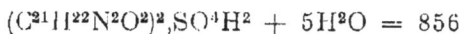

$$(C^{21}H^{22}N^2O^2)^2, SO^4H^2 + 5H^2O = 856$$

Préparation. — On l'obtient en dissolvant la strychnine dans de l'acide sulfurique dilué, jusqu'à neutralité au tournesol. On évapore à siccité et on fait cristalliser, en reprenant par de l'alcool à 90° bouillant (Codex, 1884).

Cristallisé ainsi dans l'alcool 90°, il retient $5H^2O$ et constitue le sulfate de strychnine officinal. Cristallisé dans l'eau il retient $7H^2O$. La proportion d'eau de cristallisation retenue varie d'ailleurs avec l'état de la liqueur dans laquelle il se dépose.

Propriétés. — Ce sel cristallise en aiguilles incolores, très amères, solubles dans 36,5 parties d'eau à 17°, 75 parties d'alcool froid, insolubles dans l'éther.

Il contient 78,04 de strychnine pour 100 gr., 11,45 d'acide sulfurique et 10,51 d'eau, qu'il perd à 100°.

Il est lévogyre ; son pouvoir rotatoire est de — 26° à + 25° pris dans une solution de 2 gr. 50 de sel officinal dans 100 c. c. d'eau, ce qui correspond à une déviation de — 1°,30 pour un tube de 2 décimètres.

Calciné, le sel brûle sans résidu. L'acide sulfurique le change en sulfate acide moins soluble dans l'eau. Les oxydes, carbonates alcalins, le phosphate disodique, donnent dans la solution aqueuse du sel un précipité de strychnine d'apparence laiteuse d'abord, puis cristallin, insoluble dans un excès de réactif.

Essai. — Le sulfate de strychnine doit être neutre au tournesol, ne perdre que 10,5 % de son poids par dessiccation à 100° et donner toutes les réactions de la strychnine.

Pharmacologie. — C'est le plus employé des sels de strychnine, dont il possède toutes les propriétés. On le donne, à l'*intérieur*, à la dose de 1 milligramme à 1 centigramme par jour, en granules, pilules, sirops, injections hypodermiques.

Il est incompatible avec le phosphate disodique.

THÉOBROMINE $C^7H^8N^4O^2 = 180$

Syn. : Diméthylxanthine, 3-7.

Préparation. — La théobromine s'extrait des coques, embryons, feuilles, et tous déchets du cacaoyer. Ceux-ci, privés de matière grasse, sont mélangés intimement avec de la chaux éteinte et épuisés par de l'alcool à 80° à l'ébullition. La liqueur alcoolique laisse déposer des cristaux par refroidissement. Par évaporation de la liqueur mère on obtient une nouvelle cristallisation de théobromine. Ces cristaux de théobromine entraînent un peu de caféine que l'on enlève par un traitement à l'alcool froid ou à la benzine froide.

FISCHER a obtenu synthétiquement la théobromine en traitant l'acide 3-7 diméthylurique par l'oxychlorure de phosphore ; il se fait de la chlorothéobromine, que l'acide iodhydrique transforme en théobromine, acide chlorhydrique et iode.

Elle se prépare encore synthétiquement en faisant agir de l'iodure de méthyle sur de la xanthine plombique ou argentique ; il se fait de la diméthylxanthine et de l'iodure de plomb ou d'argent.

Propriétés. — Elle se présente en cristaux aiguillés incolores, se sublimant vers 290° sans fusion préalable, solubles dans 1600 parties d'eau froide, 149 parties d'eau bouillante, 4050 parties d'alcool 95° à 20°, dans 8477 parties de chloroforme à froid ; presque insolubles dans l'éther froid, insolubles dans la benzine et le tétrachlorure de carbone. Ces solutions sont neutres et légèrement amères. Elle se dissout dans les acides, l'eau de chaux et les alcalis ; le benzoate et le salicylate de soude facilitent sa dissolution dans l'eau. Elle se comporte comme un acide et une base faibles. Elle est inactive sur la lumière polarisée.

Sa formule est :

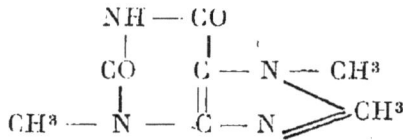

$$
\begin{array}{l}
\mathrm{NH} - \mathrm{CO} \\
\quad | \qquad | \\
\mathrm{CO} \quad\ \mathrm{C} - \mathrm{N} - \mathrm{CH^3} \\
\quad | \qquad || \\
\mathrm{CH^3} - \mathrm{N} - \mathrm{C} - \mathrm{N} \!\!>\!\! \mathrm{CH^3}
\end{array}
$$

qui en fait une diméthylxanthine 3-7 ou encore une 3-7 diméthyl, 2-6 dioxypurine.

Elle ne diffère de celle de la caféine que par l'absence d'un radical CH^3.

Réactions. — Dissoudre à chaud dans un tube 0 gr. 10 de théobromine dans 2 centimètres cubes d'eau et 1 centimètre cube d'acide chlorhydrique, ajouter 10 centimètres cubes de solution N/10 d'iode (iode, 1,27 ; KI, 2 grammes ; H^2O, 100 centimètres cubes) ; il se forme un précipité noir, dense, qu'on laisse déposer quelques minutes. On dissout vers 80° le précipité humide dans 10 centimètres cubes de solution de KI à 10 % et, par refroidissement, il se dépose des cristaux noir verdâtre de tétra-iodure de théobromine.

Dans un tube à essai, dissoudre à chaud 0 gr. 10 de théobromine dans un centimètre cube d'acide azotique et 2 centimètres cubes d'eau, ajouter 10 centimètres cubes de solution à 10 % d'azotate d'argent. Chauffer jusqu'à liqueur limpide et par refroidissement il se dépose des cristaux en aiguilles remplissant presque le tube (FRANÇOIS).

La même réaction s'obtient quand on additionne d'azotate argent une solution ammoniacale de théobromine qu'on maintient à l'ébullition ; la théobromine argentique se sépare sous la forme d'une poudre cristalline insoluble.

Oxydée à chaud par l'eau chlorée, l'eau bromée ou l'acide azotique, la théobromine donne, comme la caféine, de la tétraméthylalloxanthine que l'ammoniaque colore en rouge.

Une solution chlorhydrique contenant 1/20 de théobromine précipite en brun chocolat l'iodobismuthate de potassium ; la caféine, dans les mêmes conditions, produit un précipité rouge vif.

Essai. — La théobromine doit être incolore, doit se sublimer vers 260° sans laisser de résidu sensible (*matières étrangères fixes*), ne rien perdre par chauffage à 100° (*eau*). Calcinée, elle ne doit pas dégager l'odeur de caramel (*sucre*).

On la fraude avec de la caféine qui se reconnaît par trituration à froid avec de la benzine ou du tétrachlorure de carbone ; la théobromine pure ne cède rien à ces véhicules, la caféine s'y dissout.

La substitution complète se reconnaît en ce que la caféine est très soluble dans le chloroforme froid, la théobromine très peu. De même dans l'eau bouillante.

Pharmacologie. — Puissant diurétique agissant en excitant l'épithélium rénal et sans modification de la tension sanguine. Son action est rapide et ne provoque ni accoutumance ni intolérance, sauf à haute dose. Préconisée toutes les fois que la quantité d'urine est notablement diminuée et contre les œdèmes et les épanchements de séreuses, surtout chez les cirrhotiques et les cardiaques. On la donne à la dose de 1 à 4 gr. par jour, par 0,50 à la fois, en cachets. Suspendre au bout de 5 à 6 jours.

DIURÉTINE

Syn. : Salicylate de soude et de théobromine.

Préparation. — On dissout, à l'aide d'une faible chaleur, 100 grammes de théobromine dans 555 centimètres cubes de solution normale de soude caustique (à 40 gr. de NaOH pure par litre). On dissout, d'autre part, 88 gr. 70 de salicylate de soude dans 180 grammes d'eau et on filtre. On mélange les deux liquides, on évapore au bain-marie, on recueille la pellicule qui s'est formée par évaporation, ainsi que la partie solide qui reste au fond de la capsule, on sèche, pulvérise et tamise.

La teneur en théobromine de ce produit est de 45 à 48 %.

Propriétés. — C'est une poudre blanche, cristalline, inodore, de saveur d'abord sucrée puis amère, soluble dans l'eau et dans l'alcool, insoluble dans l'éther. Sa solution aqueuse se colore en violet par le perchlorure de fer. Dissoute dans l'acide azotique, elle donne par évaporation un résidu soluble dans l'ammoniaque, en produisant une coloration rouge violacé.

Ce corps ne représente pas une combinaison définie, mais un simple mélange des deux composants : salicylate de soude et théobromine.

Pharmacologie. — On conseille la diurétine comme diurétique puissant, agissant directement sur le rein. Elle serait supérieure à la caféine, comme ne produisant pas d'insomnie, ni d'agitation, et à la théobromine, à cause de sa solubilité, qui facilite son absorption. On la donne à l'*intérieur*, en potion, en cachets ou paquets de 1 gramme à la fois, à la dose de 3 à 5 grammse en 24 heures.

Elle est incompatible avec les acides faibles ou les sels acides tels que bicarbonates, sirops de fruits, etc.

Urophérine ou **Salicylate de théobromine et de lithine**. — Obtenue en saturant l'acide salicylique par molécules égales de théobromine et de lithine.

Corps soluble dans l'eau, plus assimilable que la diurétine (GRAM) et qu'il faut employer à plus faible dose pour obtenir les mêmes résultats. Il n'a pas d'action anormale sur le cœur ; associé à la digitale, il produit d'excellents effets. On le donne à la dose de 3 à 4 grammes par jour en solution, pilules ou capsules.

Agurine. — Mélange de théobromine sodée et d'acétate de sodium. Poudre blanche, soluble dans l'eau, employée comme diurétique à la dose de 1 à 4 grammes par jour en solution ou en cachets. Elle offre sur la diurétine l'avantage d'être plus riche en théobromine et de ne pas provoquer d'action secondaire comme le salicylate de soude.

Théobromose ou **Théobromine lithique.** — Aiguilles soyeuses, très solubles dans l'eau, contenant 96,24 % de théobromine. On la donne en solution ou injection hypodermique. Offre l'avantage d'être soluble et très riche en théobromine.

Théolactine. — Combinaison de théobromine sodée avec le lactate de soude. Poudre blanche, soluble dans l'eau, de saveur amère, déliquescente. Se donne comme diurétique puissant à la dose de 1 gramme plusieurs fois par jour, de préférence en lavements, car elle produit fréquemment des vomissements, absorbée par la voie stomacale.

Urocitral. — Citrate de théobromine et de soude. Poudre blanche, soluble dans l'eau chaude, de saveur amère et salée, contenant 45 % de théobromine. Préconisé contre le rhumatisme à la dose de 0,50 à 1 gramme.

Paraxine ou **Diméthylaminoparaxanthine.** — Aiguilles blanches, solubles dans l'eau chaude, peu solubles à froid, solubles dans les alcalis et les acides. Elle fond à 126° et se sublime. Elle ne donne que faiblement la réaction de la murexide avec l'acide azotique et l'ammoniaque. C'est un diurétique très énergique agissant à la façon de la diurétine. On donne de 2 à 8 paquets de 0,50 par jour dans une infusion chaude ou en cachets.

THÉOPHYLLINE $C^7H^8Az^4O^2$, $H^2O = 198$

Syn. : Théocine — Diméthylxanthine 1-3.

Préparation. — La théocine constitue l'un des principes actifs du thé d'où on la retire après extraction de la caféine. Aujourd'hui elle se prépare synthétiquement en partant des dérivés de l'acide urique comme pour la caféine et la théobromine.

Propriétés. — Poudre cristalline blanche, de saveur amère, fondant à 264°. Elle cristallise avec H_2O qu'elle perd à 110°. Elle est soluble dans 179 parties d'eau froide, très soluble dans l'eau bouillante, peu soluble dans l'alcool froid, davantage à chaud. Elle joue le rôle d'acide faible et peut se combiner avec les acides et avec les bases en donnant des sels peu stables. Elle a une réaction légèrement acide. Elle ne donne pas la réaction de la murexide, mais, évaporée avec de l'acide azotique, le résidu passe au jaune avec les alcalis. Elle donne avec l'azotate d'argent une théocine argentique, qui, traitée par l'iodure de méthyle, fournit de la caféine.

C'est un isomère de la théobromine dont elle se distingue par sa plus grande solubilité dans l'eau. Sa formule est :

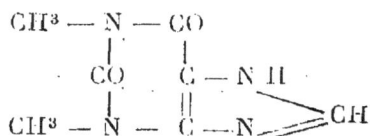

$$CH_3 - N - CO$$
$$| \qquad |$$
$$CO \qquad C - N H$$
$$| \qquad ||$$
$$CH_3 - N - C - N \diagup CH$$

Pharmacologie. — C'est un diurétique puissant, agissant directement sur l'épithélium rénal. Sa toxicité et ses propriétés convulsivantes sont intermédiaires entre celles de la caféine et de la théobromine. Elle produit fréquemment des phénomènes d'intolérance gastrique. On la donne à la dose de 0 gr. 60 à 0 gr. 90 par jour en cachets, en trois fois, ou dans une infusion chaude. Elle se recommande dans les hydropisies cardiaques ou rénales, dans l'ascite, etc.

VÉRATRINE

Préparation. — Retirée des semences de Cévadille (Sabadilla officinarum) Liliacées. On épuise la poudre de cévadille par de l'alcool à 80° additionné de 2 % de SO_4H_2. Après neutralisation du liquide par la chaux hydratée, puis distillation à basse température et sous pression réduite pour chasser l'alcool, l'extrait est dissout dans l'acide sulfurique dilué et le liquide est agité avec cinq fois son volume d'éther pour enlever les matières résineuses. Après décantation de l'éther, la liqueur aqueuse est alcalinisée par l'ammoniaque et agitée avec un excès d'éther qui s'empare de a vératrine. L'éther décanté et évaporé donne comme résidu le mélange qui constitue la vératrine officinale.

Propriétés. — Le plus souvent poudre blanche, amorphe, irritante, de saveur âcre et brûlante, presque insoluble dans l'eau, soluble à froid dans 4 parties d'alcool à 90°, 2 parties de chloroforme, 10 parties d'éther. Le produit commercial est constitué par un mélange de plusieurs alcaloïdes : vératrine α ou cévadine, vératrine β ou asagréine, vératrine γ ou cévine et vératrine δ.

Réactions. — L'*acide chlorhydrique* concentré et bouillant lui communique une teinte rouge après quelques minutes d'ébullition.

L'*acide sulfurique* la colore en rouge fuchsine à chaud et en jaune verdâtre à froid, avec fluorescence verte.

Le *sulfomolybdate d'ammoniaque* lui donne une coloration rouge carmin à chaud.

Le *sucre* ou le *furfurol* mélangé à la vératrine, puis additionné de 1 à 2 gouttes d'acide sulfurique pur, donne une teinte jaune gomme-gutte passant au vert, au bleu, puis au violet.

La dissolution à chaud de 1 partie vératrine dans 2 parties alcool absolu donne par refroidissement une cristallisation d'alcoolate de vératrine α qui, redissoute à chaud dans l'alcool à 50°, donne de la vératrine α ou vératrine cristallisée, fusible à 205°, beaucoup plus active que la sorte amorphe, mais non officinale.

Pharmacologie. — La vératrine est un médicament dangereux, usité comme diurétique, antipyrétique et antinévralgique. On l'a conseillée dans certaines affections nerveuses. On l'administre à l'*intérieur*, à la dose de 1 à 20 milligrammes, en pilules, en granules, par fractions ; à l'*extérieur*, en pommade contre les névralgies, la sciatique et les douleurs rhumatismales. Son absorption par les narines produit des éternuements violents et répétés : aussi, quand on la triture au mortier, il faut éviter de respirer les poussières ou l'arroser avec un peu d'alcool avant la pulvérisation. Elle est, d'ailleurs, presque abandonnée à juste raison, ses indications n'étant pas bien précises. Elle est très toxique.

YOHIMBINE C²²H²⁸N²O³ = 368

Alcaloïde fourni par l'écorce de Corynanthe Johimbe (Rubia-cées) et découvert par SPIÉGEL.

Propriétés. — Poudre cristalline blanche, fusible à 232°-234°, soluble dans l'alcool, l'éther, le chloroforme, insoluble dans l'eau, se colorant facilement à la lumière en jaune, puis en rouge. Elle se colore en vert, puis en jaune par l'acide azotique fumant après évaporation ; par addition de potasse alcoolique, il se fait une coloration rouge cerise. Une trace de glucose et de l'acide sulfu-rique étendu la colorent en rose vineux au bain-marie. Elle réduit les solutions alcalines d'argent et précipite en jaune par l'acide picrique.

Cet alcaloïde jouit de propriétés aphrodisiaques, surtout mani-festes dans les formes neurasthéniques de l'impuissance. Il ne produit aucune excitation sur les reins et son emploi peut être prolongé deux à trois semaines consécutives. Il est cependant contre-indiqué, d'après SCHALENKAMP, dans toutes les inflamma-tions aiguës ou chroniques siégeant dans la sphère génitale, mais surtout à la fin des inflammations du testicule et de l'épidi-dyme.

On emploie de préférence le *chlorhydrate d'yohimbine* en solu-tion à 1 %, laquelle solution doit être faite à chaud, en petite quantité, et mise dans un flacon de couleur jaune, car elle se con-serve mal, quelques semaines à peine. 10 gouttes de cette solution correspondent à 5 milligrammes de sel que l'on peut administrer trois fois par jour et même quatre fois dans les cas rebelles. On le donne aussi en injections hypodermiques et en tablettes dosées à 5 milligrammes, 3 tablettes par jour.

Le *chlorhydrate de yohimbine* est en petits cristaux incolores, fusibles à 290°, peu solubles dans l'eau froide, plus solubles à chaud. Un cristal mis sur la langue produit une anesthésie passa-gère. On l'a essayé en oculistique pour remplacer le chlorhydrate de cocaïne.

CHAPITRE IV

Glucosides

On donne le nom de glucosides à des combinaisons qui ont la propriété de se dédoubler, par fixation d'eau, en divers produits parmi lesquels se retrouvent toujours un ou plusieurs sucres et plus spécialement du glucose ; ce sont des éthers. On peut les diviser en deux catégories : les glucosides artificiels et les glucosides naturels. Ces derniers seuls sont utilisés, jusqu'à présent, en thérapeutique. Ils sont tous retirés des végétaux.

La plupart des glucosides naturels ont une fonction chimique complexe. Les uns sont formés par l'union d'un alcool, d'une aldéhyde ou d'un acide au sucre ; d'autres par la combinaison de plusieurs corps différents à la matière sucrée. Il en est qui contiennent du carbone, de l'oxygène et de l'hydrogène ; d'autres renferment, en plus, de l'azote (amygdaline) ou du soufre (sinigrine). Ils sont généralement neutres au tournesol, rarement acides (caïncine) ou alcalins (vincétoxine), solubles dans l'eau et l'alcool. Les acides minéraux et les bases les dédoublent à l'ébullition en donnant toujours un sucre, souvent du glucose et d'autres corps de constitution simple ou compliquée ; certains ferments ou champignons agissent de même, en particulier la diastase, l'émulsine. Après hydratation, ils réduisent la liqueur de Fehling et agissent sur la lumière polarisée, le sens et l'intensité dépendant de la nature du sucre libéré. Leur mode d'extraction et leurs réactions les rapprochent des alcaloïdes avec lesquels on les a confondus pendant longtemps.

Introduits dans l'économie, ils se dédoublent, sous l'influence des ferments et des diastases, en donnant un sucre et d'autres corps qui peuvent être toxiques. Ces produits de dédoublement se retrouvent en partie dans l'urine.

Les glucosides naturels sont très nombreux ; chaque plante en fournit un ou plusieurs, et leur emploi en médecine tend à se généraliser. Nous n'étudierons que ceux qui servent en thérapeutique.

Adonidine $C^{24} H^{40} O^9$. — Se retire de l'Adonis vernalis. On épuise la plante par l'alcool à 95° ; la liqueur est additionnée d'acétate basique de plomb, filtrée, concentrée et traitée par une solution concentrée de tanin légèrement ammoniacale. Le précipité lavé est décomposé par l'oxyde de zinc. On reprend par l'alcool absolu bouillant et on purifie par plusieurs cristallisations dans l'éther (TAHARA).

Produit jaunâtre amorphe, incolore, de saveur amère, insoluble dans l'eau, soluble dans l'alcool, hygroscopique.

Médicament toni-cardiaque et diurétique augmentant la tension sanguine, régularisant les battements cardiaques, faisant disparaître les œdèmes. Ne s'accumulant pas, on peut le prescrire plus longtemps. On le donne en pilules ou granules dosées de 1 à 5 milligrammes à la dose journalière de 10 à 20 milligrammes.

Le *tannate d'adonidine* se prescrit par 1 et 2 centigr. par jour.

CONVALLAMARINE $C^{23} H^{44} O^{12} = 512$

Préparation. — Retirée du muguet, Convallaria maïalis, où elle se trouve avec la convallarine, glucoside purgatif insoluble dans l'eau, soluble dans l'alcool.

La plante est épuisée par l'eau et cette solution précipitée par l'acétate basique de plomb ; on élimine par H^2S l'excès de plomb, et on ajoute du tanin qui précipite la convallamarine ; on l'enlève par un traitement à l'alcool chaud qui la dissout. On la purifie par redissolution et reprécipitation par le tanin et enlèvement à l'alcool chaud.

Propriétés. — C'est une substance blanche ou jaunâtre, amorphe, très amère, soluble dans l'eau, davantage dans l'alcool, insoluble dans l'éther et le chloroforme ; elle est fortement lévogyre. Les acides la dédoublent en glucose et en une autre substance, la *convallamarétine*. L'acide sulfurique concentré la colore en jaune, puis en rouge-brun ; l'acide chlorhydrique en rouge-grenat à chaud.

Pharmacologie. — La convallamarine est un excellent tonique du cœur, à conseiller pour combattre les palpitations et l'insuffisance mitrale. Sous son influence, le pouls se ralentit et devient plus régulier, la quantité d'urine augmente ; il n'y a pas d'accumulation. A dose forte, elle est toxique.

On la prescrit comme succédané de la digitaline et en particulier quand on en suspend l'administration.

On la donne à l'*intérieur*, chez l'adulte, à la dose de 1 à 10 centigrammes par jour, en pilules ou solution alcoolisée.

DIGITALINE $C^{34} H^{56} O^{10} = 582$

Syn. : *Digitoxine*

La digitaline est un glucoside retiré d'une digitale *Digitalis purpurea* (Scrofulariacées) qui en contient en moyenne 0,35 %.

Il règne une très grande confusion à propos de la nature et de la désignation des diverses digitalines ; ce qui tient à ce que les chimistes ont donné des noms identiques à des corps différents et aussi à ce que les produits préparés ont été pendant longtemps impurs. C'est ainsi qu'on trouve de la digitaline de KILIANI analogue à la digitaléine de SCHMIEDEBERG ; de la digitaline de SCHMIEDEBERG analogue à la digitaléine de HOUDAS ; de la digitaline de NATIVELLE analogue à la digitoxine, mais différente de la digitaline d'HOMOLLE et QUEVENNE.

De la digitale pourprée on a extrait de nombreux produits parmi lesquels il faut citer la *digitonine*, la *digitaléine*, la *digitoxine*, la *digitaline amorphe*, la *digitaline cristallisée*. Les deux premiers sont solubles dans l'eau, insolubles dans le chloroforme ; les trois autres sont insolubles dans l'eau, solubles dans le chloroforme.

Il existe plusieurs produits commerciaux désignés sous le nom de digitaline :

1° La *digitaline allemande* (*digitalinum verum*), ou digitaline de KILIANI, qui est insoluble dans le chloroforme, n'a pas de produit correspondant en France ; on lui substitue quelquefois la digitaléine qui est soluble dans l'eau. Elle doit être rejetée, car elle ne possède pas les propriétés de la digitaline française.

2° La *digitaline française, chloroformique, amorphe* ou *cristallisée*, qui est insoluble dans l'eau, soluble dans le chloroforme. C'est de la digitaline pure.

3º La *digitoxine* est un produit allemand, insoluble dans l'eau, soluble dans le chloroforme et considéré aujourd'hui comme identique à la digitaline cristallisée française.

En somme : la digitaline allemande ne serait souvent que de la digitaléine française ; la digitoxine allemande serait de la digitaline chloroformique française ; la digitaline allemande est insoluble dans le chloroforme ; la digitaline française y est soluble.

Le Codex français ne signale que la digitaline cristallisée ou de NATIVELLE.

Préparation. — Les feuilles de digitale sont épuisées par l'eau, puis par l'alcool à 50 %.

La dissolution alcoolique évaporée en extrait est additionnée d'acétate basique de plomb, puis filtrée, neutralisée et concentrée. Le résidu est repris par du chloroforme qui est ensuite évaporé. La masse brune obtenue est lavée à l'éther ou au benzène pour enlever des matières colorantes, puis reprise par de l'alcool à 80º et décolorée au noir animal. Par concentration on obtient des cristaux de digitaline que l'on purifie par recristallisation dans un mélange de chloroforme et d'alcool méthylique.

Propriétés. — Selon la nature du dissolvant dans laquelle elle a cristallisé, la digitaline est anhydre ou retient de l'eau en proportions variables ; dans un mélange de chloroforme et d'alcool méthylique, elle se dépose à l'état anhydre ; dans l'alcool à 85º bouillant, elle cristallise avec 5 H^2O.

La *digitaline* officinale est en lamelles blanches, rectangulaires, fondant à 243º, très amères, insolubles dans l'eau, le sulfure de carbone et la benzine, peu solubles dans l'éther, solubles dans 80 parties d'alcool absolu et dans 43 parties d'alcool à 90º, très solubles dans le chloroforme. Elle est anhydre.

La digitaline a été considérée d'abord comme un glucoside puis classée par ARNAUD comme anhydride d'acide. Elle fait retour aux glucosides avec KILIANI qui a montré qu'elle se dédouble en *digitoxigénine* et *digitoxose* qui se rapproche des sucres cétoniques.

Réactions. — L'acide *chlorhydrique* et l'acide *phosphorique* colorent, à chaud, la digitaline en vert émeraude.

L'*acide sulfurique* donne une teinte verte que l'addition de brome fait passer au rouge groseille ; avec le *bichromate de potasse*, la teinte verte passe au bleu, puis au brun.

L'*acide azotique* la colore en jaune doré. Cette solution évaporée à sec laisse un résidu que l'ammoniaque colore en rouge.

L'*eau régale* produit une coloration jaune qui passe au vert.

Quand on chauffe légèrement la digitaline avec un mélange à parties égales d'alcool et d'acide sulfurique, puis qu'on ajoute une goutte de perchlorure de fer, il se développe une teinte bleue verdâtre qui s'accentue par le refroidissement et persiste plusieurs heures (LAFON).

L'addition de *bile desséchée* et *d'acide sulfurique* concentré à une solution aqueuse de digitaline produit une belle coloration rouge.

Le *chloral anhydre* dissout rapidement la digitaline en prenant, à chaud, une teinte vert-jaune qui devient violette, puis verte (BERTHELOT et JUNGFLEISCH).

Une dissolution d'une trace de digitaline dans 2 c. c. d'acide acétique cristallisable contenant 5 milligr. de sulfate ferrique, versée, sans mélange, à la surface de 2 c. c. d'acide sulfurique contenant 5 milligr. de sulfate ferrique produit une zone brune, passant au vert et au bleu indigo, coloration qui, après une demi-heure, a envahi tout l'acide acétique.

Essai. — La digitaline doit être entièrement volatile (*sels minéraux*) ; complètement soluble dans le chloroforme (*digitaline allemande*) ; ne rien céder à l'eau, ni à la benzine ; ne pas perdre sensiblement de son poids à l'étuve à 100° (*eau*).

Pharmacologie. — La digitaline est le plus puissant des médicaments cardiaques. A faible dose, elle ralentit les mouvements du cœur, qui ne bat plus qu'à 60 et même 40 pulsations par minute ; mais à mesure que la fréquence diminue, le pouls devient plus fort, les contractions du cœur sont renforcées. La digitaline est un diurétique indirect, elle n'agit qu'en augmentant la pression sanguine. En somme, elle agit comme régulateur et tonique du cœur et rend de grands services dans les affections cardiaques.

Des accidents fréquents d'empoisonnement ont été signalés, qui tiennent, d'une part à l'emploi de doses trop élevées, et d'autre part à la différence de dénomination de ces composés en France et en Allemagne, différence que nous avons signalée précédemment, la digitaline française étant beaucoup plus active que la digitaline allemande.

En résumé, le pharmacien ne doit employer que de la digitaline chloroformique cristallisée, c'est-à-dire entièrement soluble dans le chloroforme, parce qu'elle est plus pure, et ne se servir que du produit français, qui est beaucoup plus actif, ou de la digitoxine allemande. La digitaline allemande se reconnaît à ce qu'elle est insoluble dans le chloroforme ; la digitaline française y est, au contraire, soluble entièrement.

Modes d'administration et doses. — On prescrit la digitaline cristallisée à l'*intérieur*, en pilules, granules, sirop, solution titrée au millième, à la dose de 1/10 de milligramme à 1 milligramme par jour ; suspendre fréquemment la médication. Les granules doivent être titrés au 1/10 de milligramme, ou tout au plus au 1/4 de milligramme ; on se sert pour leur préparation de la poudre au 1/100, inscrite au Codex ; cette poudre se prépare comme nous l'avons indiqué pour l'aconitine. C'est un poison violent dont on doit surveiller les effets. Elle s'accumule quand les reins sont altérés et produit des accidents. Un des premiers symptômes d'intoxication est le pouls irrégulier, bigéminé.

Digalène ou **Digitoxine soluble.** — Principe extrait de la feuille de digitale par un procédé encore inconnu. CLOETTA lui attribue la même composition chimique qu'à la digitoxine, mais elle est soluble dans le chloroforme et dans l'eau. Elle aurait toutes les propriétés de la digitaline, serait moins toxique et agirait plus rapidement à cause de sa solubilité.

On la trouve dans le commerce exclusivement sous forme de solution aqueuse titrée, contenant 5 % d'alcool, 25 % glycérine· 1 c. c. représente 0 millig. 3 d'alcaloïde.

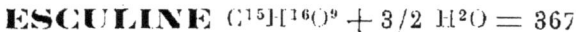

ESCULINE $C^{15}H^{16}O^9 + 3/2\ H^2O = 367$

Préparation. — Glucoside extrait de l'écorce de tige du marronnier d'Inde (Œsculus hippocastanum).

Cette écorce pulvérisée est épuisée par l'ammoniaque ; le liquide obtenu, additionné d'alumine pour faire une pâte, est séché, puis épuisé par de l'alcool à 95°. Par concentration et refroidissement de l'alcool, l'esculine cristallise. Pour la purifier on l'agite avec de l'eau contenant la moitié de son volume d'éther qui la dissout ; on fait cristalliser dans l'alcool (FAIRTHORNE).

On la retire encore de l'écorce de châtaignier en desséchant l'extrait aqueux au bain-marie, pulvérisant le résidu et l'épuisant par de l'alcool fort qui, après concentration, laisse déposer l'esculine.

Propriétés. — Cristaux prismatiques blancs, fondant vers 160°, de saveur amère, peu solubles dans l'eau et l'alcool froid, plus solubles à chaud, très solubles dans l'éther. Sa solution aqueuse est fluorescente ; cette propriété s'exagère par addition d'un alcali et disparaît en présence d'un acide. A l'ébullition, les acides la dédoublent en glucose et *esculétine* qui n'est autre chose que la dioxycoumarine.

L'esculine fournit avec la potasse alcoolique une luminescence très intense et très belle, instantanément supprimée par addition d'eau (DUBOIS).

On l'emploie comme fébrifuge, pour combattre les fièvres intermittentes quotidiennes et les névralgies périodiques. Elle est bien supportée et ne produit pas d'accidents nerveux

Elle s'administre à l'*intérieur*, en cachets ou élixir, à la dose de 1 à 2 grammes par jour.

Ouabaïne. — Glucoside retiré par ARNAUD d'une Apocynacée de la côte orientale d'Afrique, l'Acokanthera ouabaïo, et retrouvé par le même auteur dans le Strophantus glaber du Gabon.

C'est un corps cristallisé peu soluble dans l'eau, très soluble dans l'alcool, de formule approximative $C^{30}H^{46}O^{12}$.

C'est un médicament cardiaque énergique, se plaçant à côté de la digitaline et agissant parfois dans des cas où celle-ci est sans effet ; c'est encore un diurétique.

Pour les uns, c'est un médicament dangereux (FIESSENGER) ; d'autres ont fait de nombreuses injections sans accidents graves et ont obtenu des effets remarquables (VAQUEZ et LUTEMBACHER).

On l'administre en comprimés de 1/10 de milligr., 2 ou 3 par jour pendant 2 à 3 jours consécutifs ; mais par cette voie il y aurait peu d'action et une intolérance rapide.

Les essais ont été faits par injections intra-veineuses, ce qui gêne pour généraliser son emploi.

La solution d'ouabaïne est irritante et ne peut s'injecter sous la peau.

Il est impossible de formuler une opinion précise sur ce médicament qui est encore à l'étude.

Salicine C^6H^4 $(OC^6H^{11}O^5)$ CH^2OH. — Obtenue en épuisant les écorces de saule par l'eau bouillante, laissant digérer 24 heures avec de la litharge, filtrant et évaporant à consistance sirupeuse : la salicine se dépose. On la purifie par recristallisation dans l'eau et décoloration au noir.

Aiguilles soyeuses, fusibles à 201°, très amères, solubles dans l'eau et l'alcool, insolubles dans l'éther. Sous l'influence des acides elle se dédouble en glucose et *saligénine* $C^6H^4(OH)CH^2OH$. L'acide sulfurique concentré la colore en rouge foncé. Elle se transforme dans l'économie en aldéhyde salicylique, acide salicylique et acide salicylurique.

Employée comme fébrifuge et antipériodique en cachets, pilules ou sirop, à la dose de 1 à 3 grammes par jour. Elle est mieux supportée que la quinine.

STROPHANTINE $C^{31}H^{48}O^{12} = 612$

Syn. : Inéine.

Ce composé a été retiré des semences de *Strophantus hispidus* (Apocynacées) qui est la plante officinale.

On a extrait de divers *Strophantus* des glucosides se rapprochant de la strophantine officinale.

HARDY et GALLOIS ont isolé les premiers un glucoside des graines de strophantus et FRASER en étudia la composition chimique. Puis CATILLON retira du *Strophantus Kombe* une strophantine cristallisée, différente de celle déjà obtenue par ARNAUD, qui isola, du *Strophantus glaber*, un glucoside identique à l'ouabaïne du bois d'ouabaïo. Enfin, THOMS a extrait du *Strophantus hispidus* une autre strophantine et du *Strophantus gratus* un glucoside identique à l'ouabaïne. Tous ces produits sont désignés sous le nom de strophantine dans le commerce et ont une constitution chimique assez voisine, mais encore mal étudiée.

Préparation. — Pour la préparer, on traite les semences

pulvérisées, préalablement privées des poils soyeux, par de l'éther qui enlève les matières grasses, puis on les épuise par de l'alcool à 70 % chaud. On évapore la solution alcoolique en consistance d'extrait ; l'extrait est précipité par l'acétate basique de plomb dont l'excès est enlevé par H^2S ; après filtration et concentration dans le vide, on abandonne à la cristallisation. On la purifie par décoloration au noir et recristallisation dans l'eau (ARNAUD). THOMS, pour la purifier, la dissout dans l'eau et ajoute du sulfate d'ammoniaque pur et pulvérisé ; la strophantine est précipitée en flocons. On reprend par de l'alcool absolu et on précipite par l'éther.

Propriétés. — Aiguilles aplaties, blanches, opaques, d'aspect micacé, de saveur très amère, fondant à 185°. Elle brûle à l'air sans résidu. Elle est soluble, avec mousse persistante, dans 40 parties d'eau froide, 13 parties d'alcool absolu froid, environ 4 parties d'alcool bouillant, soluble dans la glycérine, insoluble dans l'éther, la benzine, le chloroforme. Elle est dextrogyre : pour une solution à 2 gr. 30 dans 100 c. c. d'eau, le pouvoir rotatoire est de + 30°.

La solution de strophantine ne réduit pas la liqueur de Fehling ; elle la réduit après avoir été chauffée avec de l'acide sulfurique ou chlorhydrique. Elle réduit à chaud l'azotate d'argent.

L'acide sulfurique la colore en brun, puis en vert ; en présence d'un cristal de bichromate, on obtient une coloration bleue.

La solution aqueuse de strophantine additionnée d'une trace de perchlorure de fer, puis d'acide sulfurique concentré, donne un précipité rouge-brun, qui passe au vert après deux heures. Réaction très sensible.

L'acide chlorhydrique, à chaud, donne une coloration verte.

Le *tanin* donne un précipité blanc, soluble dans un excès d'eau.

Les *acides dilués* transforment la strophantine en glucose et *strophantidine* qui se dépose facilement.

Pharmacologie. — La strophantine est un tonicardiaque comme la digitaline, mais n'augmente pas la pression sanguine ni la diurèse. Les avis sont partagés sur le point de savoir si elle s'accumule comme la digitaline. On la donne dans les mêmes conditions, et en surveillant son emploi, car elle est très toxique.

On prescrit, à l'*intérieur*, 1/10 de milligramme en une fois, en granules (cinq par jour au maximum) préparés avec de la poudre de strophantine au 1/100 du Codex.

En injections intra-musculaires ou par voie stomacale, la strophantine est moins toxique qu'en injections intraveineuses lesquelles ont provoqué des accidents graves aux doses habituelles.

CHAPITRE V

Corps non sériés

———

Nous étudierons sous ce titre quelques substances qu'il est difficile de classer ailleurs : ce sont l'absinthine, la cantharidine, la glycyrrhizine, la quassine, la santonine et la thyroïodine.

ABSINTHINE $C^{15}H^{20}O^4 = 264$

Extraite par BRACONNOT de la grande absinthe, *Artemisia absinthium* ; obtenue cristallisée par DUQUESNEL. Sa préparation est longue et compliquée.

Propriétés. — Corps blanc, inodore, d'une amertume extrême et persistante, cristallisant difficilement en fines aiguilles prismatiques. Elle fond à 68°. Elle est à peu près insoluble dans l'eau, très soluble dans l'alcool et le chloroforme, moins soluble dans l'éther. On ne sait pas quelle est sa constitution chimique: c'est peut-être un glucoside.

Pharmacologie. — L'absinthine augmente l'appétit ou le rétablit lorsqu'il a disparu ; elle combat la constipation d'une façon marquée. On l'emploie contre la chloro-anémie, contre l'anorexie sans lésions organiques du tube digestif. Elle est surtout indiquée lorsque avec l'anorexie il existe une constipation plus ou moins opiniâtre. On la donne à la dose de 0 gr. 10, dix minutes avant le repas, deux fois par jour.

ADRIAN et TRILLAT ont retiré de l'absinthe un produit cristallisé blanc qu'ils ont appelé *anabsinthine* et qui se différencie de l'absinthine par son point de fusion, 236°-238°, et sa solubilité dans l'éther. Elle ne semble pas avoir de propriétés physiologiques.

CASCARINE

Retirée par Leprince de l'écorce de Cascara Sagrada (Rhamnus Purshiana). Pour l'obtenir, cette écorce, grossièrement pulvérisée, est épuisée par une solution bouillante de carbonate de soude. La solution est neutralisée par l'acide sulfurique, on filtre et on évapore. On dessèche à 50°, on épuise par de l'acétone ; la solution acétonique chaude, légèrement acidifiée par l'acide sulfurique, est versée dans un grand excès d'eau. Après 24 heures, le précipité, brun verdâtre, est purifié par cristallisation dans l'alcool et le chloroforme.

La cascarine cristallise en aiguilles orangées, insipides, insolubles dans l'eau, solubles dans l'alcool, moins solubles dans le chloroforme, solubles en rouge pourpre dans les liqueurs alcalines. Fondue avec la potasse elle donne de la phloroglucine. On lui attribue la formule $C^{12}H^{10}O^5$. En réalité, la cascarine n'est pas un corps défini, mais un mélange de divers anthraglucosides.

Employée comme laxatif dans la constipation habituelle et comme cholagogue. On la donne à la dose de 5 à 30 centigrammes par jour en pilules.

CANTHARIDINE $C^{10}H^{12}O^4 = 196$

Syn. : Anhydride cantharidique

Préparation. — Elle se trouve dans la cantharide et les insectes vésicants, mylabres, meloès, où elle existe en partie libre, en partie à l'état de sel de magnésie.

On place la poudre de cantharides dans un appareil à digestion continue, et on l'épuise par le chloroforme qui dissout la cantharidine et les matières grasses. On distille pour retirer la totalité du dissolvant et on délaie le résidu froid dans le sulfure de carbone qui s'empare des matières grasses. On filtre : la cantharidine reste sur le filtre. On la reprend par de l'alcool à 90° bouillant et on laisse cristalliser (MONTREUX).

On peut aussi l'extraire des Meloës, que l'on épuise par l'éther acétique.

Propriétés. — Cristaux le plus souvent en lamelles, incolores, inodores, neutres aux réactifs, insolubles dans l'éther de pétrole, à peine solubles dans l'eau et l'alcool froid, plus solubles dans l'alcool chaud, l'éther, l'éther acétique, la benzine, les huiles, le chloroforme surtout à chaud et l'acétone. Les acides acétique et formique la dissolvent bien. Les acides minéraux la dissolvent également, mais l'addition d'eau la précipite. Elle se dissout bien dans les alcalis en donnant des cantharidates alcalins, solubles dans l'eau. Elle fond à 218° ; se volatilise dès la température ordinaire ; se sublime à partir de 120° et abondamment au-dessus de 218°, en fines aiguilles.

La cantharidine est considérée comme un anhydride d'acide ; en présence d'un alcali, elle s'empare d'une molécule d'eau et se transforme en un acide bibasique faible, l'acide cantharidique, formant des sels décomposables par les acides ordinaires.

Chauffée avec de l'acide iodhydrique elle fournit un isomère, l'*acide cantharique* $C^{10}H^{12}O^4$, qui, distillé avec de la chaux, donne le *cantharène* ou dihydro-orthoxylène.

Sa formule peut être représentée par :

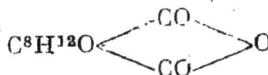

$$C^8H^{12}O < \begin{matrix} CO \\ CO \end{matrix} > O$$

ou en formule développée, d'après GADAMER.

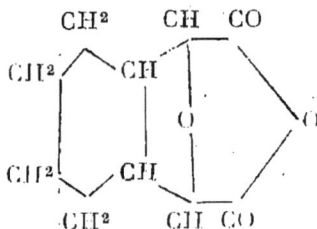

Cette formule symétrique rend compte de l'inactivité optique de la cantharidine.

Essai. — La cantharidine doit être entièrement soluble dans le chloroforme et dans la potasse diluée, insoluble dans l'eau et sublimable sans résidu.

Réactions. — Dissoute dans une solution faible d'alcali, la cantharidine donne un sel qui cristallise. La solution de ce sel donne, avec le *chlorure de baryum*, un précipité blanc ; avec l'*acétate de plomb*, un précipité blanc ; avec le *sulfate de cuivre*, un précipité vert ; avec les *sels de cobalt*, un précipité rouge.

La cantharidine portée à l'ébullition avec l'*acide sulfurique*, puis additionnée d'un cristal de *bichromate de potasse*, donne une vive effervescence et produit une masse verte.

Pharmacologie. — La cantharidine appliquée localement est un vésicant très énergique et très douloureux. Son action se produit assez rapidement. Elle est absorbée par la peau, pénètre dans le sang et atteint d'une manière spéciale le système rénal. C'est une substance très toxique, même à l'état de vapeurs, amenant la mort après de violentes douleurs. On l'a préconisée, à l'*intérieur*, contre la tuberculose ; à l'*extérieur*, elle sert de base à des pommades, teintures, emplâtres révulsifs, employés contre les affections des voies respiratoires. Sa solution chloroformique peut servir en badigeonnage comme vésicatoire.

Dans ces diverses préparations, c'est la poudre de cantharides qui sert le plus souvent, et quelquefois le cantharidate de potasse.

La dissolution glycérique de cantharidine n'a pas de propriétés vésicantes.

Conserver la cantharidine en vases bien bouchés.

Cantharidate de potasse $C^{10}H^{12}O^5K^2 + H^2O = 308$. — Obtenu avec

Cantharidine	10 gr.
Potasse caustique	5 — 75
Eau	200 —

On chauffe au bain-marie, dans un ballon, jusqu'à dissolution complète, et on laisse cristalliser par refroidissement. Il y a fixation de la cantharidine et de la potasse, sans élimination d'eau.

Fines aiguilles incolores, solubles dans 25 parties d'eau froide, 12 parties d'eau bouillante, peu solubles dans l'alcool, insolubles dans l'éther et le chloroforme.

La solution aqueuse est alcaline ; additionnée d'acide sulfurique, la cantharidine se précipite et se redissout par addition de chloroforme.

Employé à l'*extérieur*, il possède toutes les propriétés vésicantes de la cantharidine ; mais son absorption par la peau serait, dit-on, très faible ; par suite, les emplâtres préparés avec ce produit n'auraient pas d'action sur les reins, d'où son utilisation pour la fabrication d'un sparadrap. Pris à l'intérieur, c'est un toxique énergique.

GLYCYRRHIZINE AMMONIACALE

Syn. : Glyzine. — Glycyrrhizate d'ammoniaque

Préparation. — Elle existe toute formée dans le bois de réglisse, d'où on la retire. Pour cela, on fait macérer dans l'eau froide la racine de réglisse contusée et on porte rapidement à l'ébullition pour coaguler l'albumine. On filtre, on concentre et on ajoute à froid de l'acide sulfurique dilué ; il se forme un précipité de glycyrrhizine qui est lavé et dissout dans de l'ammoniaque diluée. Cette solution est étendue au pinceau sur des plaques de verre, que l'on dessèche à l'étuve, vers 40°.

La lixiviation à froid donne un rendement meilleur qu'à chaud, car la chaleur hydrolyse la glyzine. La lixiviation à l'eau ammoniacale froide augmente le rendement.

Propriétés. — La glyzine se présente en écailles brunes, translucides, inaltérables à l'air, solubles dans l'eau, surtout à chaud, en lui donnant une saveur sucrée, avec arrière-goût de réglisse ; cette solution est de couleur jaune et mousse fortement. La glyzine est un peu soluble dans l'alcool, insoluble dans l'éther. Sa solution, additionnée d'acide sulfurique, laisse déposer des flocons jaunâtres de *glycyrrhizine*.

TCHIRCH et CÉDERBERG considèrent ce corps comme étant de l'acide glycyrrhizique tribasique, $C^{41}H^{55}O^7 (OH)^6 (CO^2H)^3$. Il se dédouble en acide glycuronique et acide glycyrrhétique ; ce n'est donc pas un glucoside.

On se sert de la glyzine en thérapeutique pour édulcorer les potions et les boissons d'atelier l'été et pour masquer la saveur de certains médicaments, en particulier de la quinine, du sulfate de magnésie, de l'iodure de potassium.

D'après Plenderleith, les solutions de sels d'alcaloïdes sont précipités par la macération de réglisse ou par le glycyrrhizate d'ammoniaque, avec formation de glycyrrhizates d'alcoloïdes insolubles. Cette précipitation est particulièrement nette avec les sels de quinine et de strychnine. Il est donc dangereux de masquer par de la glycine, la saveur amère de la strychnine, le précipité formé pouvant être absorbé dans les dernières parties du liquide.

QUASSINE $C^{32}H^{42}O^{10} = 586$

Préparation. — Principe actif du bois du *Quassia amara* et du *Picræna excelsa* (Rutacées).

On fait avec de l'eau additionnée de carbonate de soude une décoction de bois de quassia que l'on évapore à consistance d'extrait mou. Cet extrait est épuisé par de l'alcool fort bouillant et la solution alcoolique est additionnée d'acide sulfurique dilué par de l'alcool, jusqu'à cessation de précipité. Le liquide filtré est mélangé avec un lait de chaux ; l'excès de chaux est précipité par un courant de CO^2, on filtre, on concentre, on laisse cristalliser.

On purifie la quassine par une nouvelle cristallisation dans l'alcool.

Propriétés. — La quassine cristallisée est en lamelles rectangulaires à éclat micacé ou en fines aiguilles blanches, inodores, fondant à 210°, de saveur très amère, solubles dans 400 parties d'eau froide, 30 parties d'alcool à 85° froid, 21 parties de chloroforme froid, très solubles dans l'alcool bouillant, solubles dans les acides concentrés et les alcalis caustiques, mais non dans les carbonates alcalins, peu solubles dans l'éther et dans l'éther de pétrole.

Elle est dextrogyre : son pouvoir rotatoire est de + 37°,8 pris sur une solution contenant 4 gr. 22 de quassine dans 100 c. c. de chloroforme. Ce degré est rarement obtenu avec les produits commerciaux.

Le tanin précipite sa solution ; l'acide azotique la transforme en acide oxalique. L'acide sulfurique la dissout avec coloration jaune verdâtre. Ce n'est pas un glucoside ; en présence des acides dilués, elle donne à chaud de l'acide quassique et pas de glucose. La quassine, par perte d'eau, donne un anhydride, le *quasside*. Avec l'acide chlorhydrique elle fournit du chlorure de méthyle et de l'acide quassique, acide bibasique. Sa composition chimique est incomplètement connue ; elle semble être l'éther diméthylique de l'acide quassique. Peut-être n'est-elle qu'un mélange.

Pharmacologie. — La quassine agit comme amer et excite l'appétit ; elle augmente la sécrétion des glandes salivaires, du foie et des reins ; à hautes doses, elle est toxique. On la donne en granules ou pilules, contre l'anorexie, dans les dyspepsies atoniques, dans la chloro-anémie, les convalescences, etc. La dose est de 2 milligrammes à 2 centigrammes par jour pour la quassine cristallisée, à prendre en cachets ou pilules. Il faut en surveiller les effets.

La quassine amorphe, utilisée autrefois, ne doit plus s'employer ; elle représentait un mélange de quassine cristallisée et d'impuretés dont les effets étaient variables.

SANTONINE $C^{15}H^{18}O^3 = 246$

Syn. : Anhydride santoninique

Préparation. — Principe actif des capitules de l'*Artemisia maritima* (Synanthérées) appelées encore *Semen-contra*. On l'extrait à l'état de santoninate de chaux, que l'on décompose ensuite par l'acide acétique.

On épuise, par de l'alcool fort bouillant, un mélange de semen-contra pulvérisé et de chaux éteinte. Ce liquide alcoolique est distillé pour enlever l'alcool ; la partie aqueuse restante est évaporée au bain-marie. On ajoute de l'acide acétique jusqu'à acidité et on laisse au repos : la solution aqueuse laisse cristalliser la santonine. Pour la purifier, on la dissout dans l'alcool absolu bouillant ; on ajoute du noir animal et on filtre. Par refroidissement, on obtient des cristaux incolores de santonine (Codex 1884).

Propriétés. — La santonine est en lamelles incolores, d'aspect nacré, sans odeur, de saveur amère, solubles dans 5000 parties d'eau froide, 250 parties d'eau bouillante, 40 parties d'alcool fort, 3 parties d'alcool bouillant, 72 parties d'éther froid, 4,5 parties de chloroforme froid, dans l'acide acétique surtout à chaud, dans la benzine, les huiles grasses, insoluble dans l'éther de pétrole. Sa densité est 1,247 ; elle fond à 170° et son pouvoir rotatoire est lévogyre, = — 171°6 pris sur une solution contenant 2 grammes de substance dans 100 c. c. d'alcool à 90°. Ce pouvoir varie avec le degré de l'alcool employé. Sa constitution n'est pas encore connue. On la considère comme un anhydride d'acide ; elle se dissout à chaud dans les alcalis, les carbonates alcalins et dans un lait de chaux, en formant des sels de l'acide *santoninique* $C^{15}H^{20}O^4$, qui perd de l'eau vers 100° pour régénérer la santonine.

Cet acide santoninique chauffé avec de l'eau de baryte se transforme en un isomère, l'acide *santonique* $C^{15}H^{20}O^4$, fusible à 171°.

La santonine, en solution acétique, se transforme au soleil en acide *photosantonique* $C^{15}H^{22}O^5$, et en solution alcoolique en photosantonate d'éthyle. Chauffée avec un réducteur (chlorure d'étain) elle se transforme en acide *santoneux* $C^{15}H^{20}O^3$.

Exposée à la lumière en cristaux ou en solution, elle jaunit rapidement en produisant de la photosantonine ou chromosantonine soluble en jaune dans l'alcool et le chloroforme. Par évaporation de ces dissolvants, on obtient des cristaux incolores.

Réactions. — Chauffée à l'air, la santonine brûle avec une flamme fuligineuse, en laissant un charbon qui brûle également, sans laisser de cendres. La *potasse* en solution alcoolique la colore à chaud en rose. La solution alcaline neutralisée précipite en jaune le perchlorure de fer et en vert le sulfate de cuivre.

L'acide sulfurique concentré la dissout et par addition de 1 goutte de *perchlorure de fer* étendu, il se produit à chaud une coloration rouge pourpre.

L'acide sulfurique et le *formol* donnent une coloration rouge intense en chauffant modérément.

En chauffant à sec, dans une capsule, quelques paillettes de santonine et des traces de *cyanure de potassium* pulvérisé, on obtient une coloration rouge, passant au brun-jaune. En reprenant par l'eau, on observe une fluorescence brune et verte.

Le mélange de santonine et d'une solution de *chlorure de zinc*, évaporé à sec, laisse un résidu bleu-violet.

Essai. — La santonine doit être incolore ou à peine jaune et complètement soluble dans le chloroforme, elle ne doit pas laisser de résidu par la calcination (*matières minérales, acide borique*), ne pas noircir par l'acide sulfurique en chauffant légèrement (*sucre*); traitée par l'acide sulfurique et un cristal de bichromate de potasse, elle ne doit pas donner de coloration bleue passant au violet et au rouge (*strychnine*) ; elle ne doit pas jaunir par la soude à l'ébullition (*sucre*).

Pharmacologie. — La santonine est un excellent vermifuge, facile à prendre et très actif contre les ascarides, les oxyures vermiculaires et même les lombrics. NEGRO l'a employée avec succès, à la dose maxima de 0 gr. 15 par jour, en prises de 0 gr. 02 toutes les trois heures, chez un grand nombre de tabétiques, qui voient leurs douleurs disparaître pour plusieurs jours. SÉJOURNET, de Bourges, a préconisé son usage dans le diabète : elle agit sur l'activité hépatique, calme le système nerveux, permet un régime moins rigoureux. La dose quotidienne serait de 1 pilule de 25 milligrammes à chaque repas pendant quinze jours, puis repos de quelques jours et reprise du traitement. Même à dose thérapeutique, elle produit parfois des troubles de la vision (xanthopsie), les objets paraissent colorés en jaune, le sang est coloré en jaune, l'urine est safranée si elle est acide et rouge pourpre si elle est alcaline. A haute dose, elle est toxique. On doit la conserver en flacon jaune et à l'abri de la lumière. Les cristaux jaunis redeviennent blancs par cristallisation dans l'alcool.

Doses et modes d'administration. — On l'administre, à l'*intérieur*, en biscuits, tablettes, poudre, dans un peu de lait, à la dose de 5 à 20 centigrammes pour un adulte, 1 centigramme par année pour les enfants, de préférence mélangée à du sucre ou en pastilles. Il est préférable de la faire prendre dans la journée ou le soir, plutôt que le matin à jeun. On ne doit jamais en donner aux enfants âgés de moins de trois ans.

Les boissons acidulées ou huileuses diminuent les risques d'absorption et de diffusion de la santonine, tandis que les boissons alcooliques ou alcalines les augmentent.

Dosage. — Les pastilles de santonine commerciales sont fréquemment falsifiées ou mal dosées. Pour rechercher et même doser la santonine qu'elles contiennent, on en pulvérise 5 grammes que l'on épuise par le chloroforme. Ce dernier, évaporé, laisse comme résidu la santonine, que l'on pèse. Pour les pastilles au chocolat, il faut d'abord épuiser la poudre par l'éther de pétrole pour enlever le beurre de cacao, puis lixivier au chloroforme et finir comme précédemment.

THYROÏODINE DE BAUMANN

Syn. : Iodothyrine. — Thyroïdine

Préparation. — BAUMANN a découvert, dans les glandes thyroïdes, un corps organique iodé, contenant 10 % d'iode et qui paraît bien en être le principe actif.

On fait digérer toutes les matières albuminoïdes des glandes thyroïdes par un suc gastrique artificiel ; ce qui reste est la thyroïodine impure. On la purifie en la dissolvant dans la soude et la précipitant par un acide, à plusieurs reprises. Ensuite on sèche à l'étuve. Rendement 1 à 3 °/oo.

Propriétés. — Poudre brunâtre, insoluble dans l'eau, la benzine, le chloroforme, le sulfure de carbone, difficilement soluble dans l'alcool, soluble dans les alcalis, doù les acides la précipitent. Elle fond en s'altérant et n'entre pas en ébullition. L'iode qu'elle contient est à l'état de combinaison organique et ne peut pas se déceler par les réactifs ordinaires. Pour reconnaître sa présence, il faut calciner au rouge, la thyroïodine avec de la potasse et du nitrate de potasse, laisser refroidir, reprendre par un peu d'eau, ajouter de l'acide azotique nitreux, enfin agiter avec du chloroforme, qui se colore en violet.

Pharmacologie. — La thyroïodine ne devant être administrée qu'à la dose de quelques milligrammes, il était indispensable de la mélanger, après en avoir dosé l'iode, à une poudre inerte, de façon que 1 gramme du mélange représente toujours la même quantité de principe actif. C'est dans ce but que BAUMANN fit mélanger le produit pur au sucre de lait, en proportion telle qu'un gramme du mélange correspond exactement à un gramme de glande fraîche moyenne, soit à 3 milligrammes d'iode. C'est à cette poudre que BAUMANN donna le nom de *iodothyrine*, et c'est sous ce nom qu'elle est livrée par le commerce.

Les indications thérapeutiques de la thyroïodine sont les mêmes que celles des préparations à base de glandes thyroïdes. Son administration doit être surveillée avec beaucoup de soin.

Le traitement thyroïdien sous ses différentes formes est, d'après LÉPINE, indiqué dans le myxœdème spontané, dans certains cas d'obésité, dans le rachitisme, l'infantilisme, pour la consolidation des fractures, dans les goitres non kystiques et dans quelques cas d'aliénation mentale. Exceptionnellement, il a donné de bons résultats dans quelques cas spéciaux de goitre exophtalmique. Mais, dans cette affection, il doit être administré avec la plus grande prudence. On l'a vu réussir dans quelques cas d'affections chroniques de la peau, particulièrement dans le psoriasis.

Il est important de faire remarquer que la tolérance du malade pour ces préparations est très variable. Il faut donc toujours commencer le traitement par de faibles doses, et le suspendre dès que l'on observe les symptômes de thyroïdisme (palpitations, nausées, diarrhée, syncope).

Il est utile aussi de bien spécifier que la médication thyroïdienne est loin d'être inoffensive et qu'en particulier chez les cardiaques elle peut être très dangereuse, amenant parfois subitement des accidents graves.

Voici, d'après BAUMANN, les doses de la poudre au sucre de lait indiquée précédemment à employer dans les différentes affections justiciables du traitement thyroïdien :

Goitre parenchymateux . . .	0 gr. 25 à 1 gr. 50 par jour.
Myxœdème	0 — 25 à 2 et 3 gr.
Obésité	0 — 25 à 4 et 5 —
Psoriasis.	0 — 25 à 5 et 6 —

La seule forme pharmaceutique à employer est le cachet médicamenteux. Cesser la médication dès que le malade accuse des palpitations et des maux de tête.

CHAPITRE VI

Matières albuminoïdes

Caséinate de sodium Nutrose. — On désigne ainsi une préparation renfermant 13,8 % d'azote. On l'obtient en mélangeant de la caséine sèche avec une proportion calculée d'hydrate de sodium. On fait bouillir avec de l'alcool fort et on sèche le précipité.

C'est une poudre soluble dans l'eau, d'un goût agréable, facilement digestive, que l'on peut administrer dans du lait chaud ou du bouillon à la dose de 30 à 60 grammes par jour, dans les mêmes conditions que la peptone.

Iodocaséine. — Poudre blanche contenant environ 8,7 % d'iode, soluble à chaud dans l'alcool étendu, insoluble dans les dissolvants ordinaires, soluble dans les alcalis étendus d'où les acides la précipitent. Elle donne la réaction du biuret. L'iode y est combiné d'une manière stable, comme dans la thyroïodine. Chauffée avec SO^4H^2, elle dégage des vapeurs d'iode.

L'iodocaséine semble jouir de propriétés analogues à celles de la thyroïodine naturelle.

GÉLATINE

Syn. : Grénétine

Préparation. — La gélatine s'obtient à l'aide de l'osséine, matière albuminoïde de l'os, isolée au moment de la préparation du phosphate tricalcique, ainsi qu'à l'aide des tendons. Ces matières, far digestion à l'autoclave à 120°, en présence de l'eau, se transporment en gélatine.

Pour purifier la gélatine, on la fait digérer plusieurs jours dans l'eau froide qui enlève les matières solubles. Le résidu est dissout dans l'eau bouillante, on filtre et, par évaporation et refroidissement dans des moules, on obtient les plaques de gélatine. Pour l'avoir très pure, il faut précipiter par un excès d'alcool sa solution aqueuse.

Le nom de *grénétine* désigne spécialement la gélatine pure.

Propriétés. — La gélatine est généralement en plaques rectangulaires, transparentes, plus ou moins blanches selon le degré de pureté. Elle est insoluble dans l'alcool et l'éther. Dans l'eau chaude elle se gonfle assez pour laisser croire à une dissolution ; par refroidissement, ces solutions se prennent en gelée. Pourtant, si on maintient une ébullition prolongée, surtout à température élevée (140°), elle se dissout, donne la *colle forte* et ne se prend plus en gelée par refroidissement.

La *grénétine* est en plaques minces, flexibles, blanches, transparentes, solubles dans l'eau chaude. La solution chaude à 1 % se prend par refroidissement en une gelée incolore, sans saveur, ni odeur.

La gélatine est lévogyre, non dialysable. Le suc gastrique et les acides étendus la transforment en peptone. Le tanin donne avec elle un produit imputrescible. Le ferrocyanure acétique ne la précipite pas. Sous l'influence de la lumière, le bichromate de potasse donne avec de la gélatine un produit insoluble. Cette réaction est utilisée en photographie et en héliogravure. Le formol insolubilise aussi la gélatine en donnant le glutol, antiseptique utilisé en thérapeutique. L'alcool, ou l'acide picrique précipite ses solutions.

Essai. — La grénétine ne doit pas laisser, après calcination, plus de 2 % de cendres. Sa solution aqueuse doit être neutre au tournesol ; elle ne doit pas se colorer par le ferro-cyanure de potassium (*fer*) ni par H^2S (*métaux*).

En pratique, la gélatine, même la meilleure, donne une solution acide.

Pharmacologie. — La gélatine favorise la coagulation du sang et à ce titre jouit de propriétés hémostatiques qui l'ont fait utiliser dans le traitement des métrorrhagies, des épistaxis, des pertes sanguines provenant d'hémorroïdes internes, des vomissements de sang, de l'anévrisme de l'aorte. La gélatine agit encore localement et donne de bons résultats dans les hémorragies externes. On applique sur la face saignante une bande de gaz imprégnée d'une solution de gélatine stérilisée et tiède. Dans l'épistaxis, on se sert d'un tampon de sérum gélatiné stérilisé.

Pour les *injections hypodermiques*, on prépare un sérum gélatiné avec : chlorure de sodium 7 grammes, gélatine 10 grammes, eau distillée q. s. pour 1000 grammes que l'on stérilise.

Pour l'usage *externe*, on emploie des solutions de sérum gélatiné à 5 % et même davantage.

La gélatine sert encore à la préparation des capsules médicamenteuses, perles, ovules.

La stérilisation de toutes ces solutions présente une grande importance, la gélatine étant un excellent milieu de culture microbienne et contenant fréquemment le bacille du tétanos. D'autre part une stérilisation prolongée peptonise en partie la gélatine, or les peptones sont anticoagulants. Le sérum gélatiné officinal se fait à 1 % de gélatine et se répartit en flacons de 100 c. c. qui sont stérilisés à la vapeur d'eau sous pression à 110° pendant 15 minutes.

La gélatine stérilisée a servi encore avec succès au traitement de la diarrhée des nourrissons (WEILL). Pour cela, on fait une solution de gélatine 1/10 que l'on répartit par 10 c. c. dans des tubes à essais, bouchés avec un tampon de coton, et on stérilise comme précédemment et avec soin. De 4 à 8 tubes par jour qu'on fait liquéfier à la chaleur et qu'on mélange au biberon au moment de la tétée.

Tannate de gélatine. — Dissoudre à chaud 10 gr. de gélatine blanche (grénétine) dans 100 gr. d'eau environ ; stériliser cette solution, pour détruire les germes possibles dans la gélatine, puis étendre avec de l'eau jusqu'à 1800 c. c. environ. Dans ce liquide verser à froid, lentement, et en agitant une solution de 12 gr. de tanin dans 200 c. c. d'eau environ. Il se fait un précipité blanc, caséeux, que l'on sépare, égoutte et sèche rapidement à température peu élevée.

On obtient ainsi une poudre blanche inodore, presque insipide, très peu soluble dans l'eau et dans les acides dilués, soluble dans les alcalis.

C'est un antidiarrhéique comparable au tanalbine, au tanigène.

dont on donne, aux adultes, par jour 4 à 8 cachets de 0 gr. 50 et
aux enfants de 3 à 6 cachets de 0 gr. 25.

OXYHÉMOGLOBINE

Syn. : *Hémoglobine*

On désigne généralement sous le nom d'hémoglobine la matière
colorante du sang quel qu'il soit ; or, en réalité, l'hémoglobine est
la matière colorante du sang veineux, l'oxyhémoglobine étant la
matière colorante du sang artériel. C'est cette dernière qui doit
constituer le produit pharmaceutique.

Préparation. — L'oxyhémoglobine s'obtient facilement avec le
sang de cobaye, de chat, de chien ou de cheval.

Plusieurs procédés ont été indiqués.

1º PROCÉDÉ DE SCHULZ. — On abandonne au froid et au repos
du sang frais de cheval additionné de 1,5 º/₀₀ d'oxalate d'ammoniaque ; les globules se déposent au fond du liquide. On les sépare
par décantation, on les redissout dans deux volumes d'eau et cette
solution, refroidie à 0º, est additionnée d'un volume égal d'une
solution de sulfate d'ammoniaque également refroidie à 0º, qui
précipite les stromas, le fibrinogène et la globuline. Le filtratum
abandonné à la température ordinaire donne de l'*oxyhémoglobine*
cristallisée pure qu'on recueille et sèche dans le vide partiel et
sec.

2º Le produit commercial désigné sous le nom d'*hémoglobine*
en paillettes s'obtient en évaporant sur des plaques de verre du
sang défibriné. C'est un mélange d'oxyhémoglobine, d'albumines
et de sels provenant du sang.

Propriétés. — L'oxyhémoglobine est une poudre rouge brique
cristalline, soluble dans l'eau froide (solution à faire au mortier)
en la colorant en rouge sang, insoluble dans l'alcool et l'éther. En
solution étendue (0,2 à 0,5 %), l'oxyhémoglobine présente à l'examen spectroscopique deux bandes d'absorption séparées par un
intervalle coloré, lequel disparaît pour être remplacé par une
bande unique obscure (bande de Stokes), quand on ajoute au sang
un réducteur tel que sulfate ferreux, sulfure ammonique, etc.

L'oxyhémoglobine est une matière albuminoïde ferrugineuse très complexe ; elle contient 0,42 % de fer quand elle provient du sang humain. L'alcool, le chlorure de sodium, les acides et les alcalis concentrés la dédoublent. Elle perd facilement son oxygène ; elle rougit légèrement au tournesol ; les réducteurs la transforment en hémoglobine, laquelle par oxydation donne de la méthémoglobine. Certains gaz, comme l'oxyde de carbone, l'acide cyanhydrique, chassent l'oxygène de l'oxyhémoglobine et donnent des combinaisons appelées carboxyhémoglobine, cyanhémoglobine, etc. Sous l'influence de la chaleur et d'un acide ou d'un alcali dilués ou encore du suc gastrique, l'oxyhémoglobine se dédouble en une globuline et en un pigment ferrugineux, l'hématine, qui avec l'acide chlorhydrique donne le chlorhydrate d'hématine ou hémine de TEISCHMANN.

On emploie en pharmacie des hémoglobines sèches ou des hémoglobines liquides titrées. Comme hémoglobines sèches, on délivre l'*hémoglobine vraie* ou oxyhémoglobine pure, cristallisée en petits cristaux qui perdent assez rapidement leur forme cristalline et l'*hémoglobine en paillettes*, paillettes larges, minces, transparentes, de couleur rouge clair, ressemblant à du citrate de fer ammoniacal, d'aspect beaucoup plus beau que la sorte précédente et pourtant plus impure. Elle contient, à côté de l'oxyhémoglobine, l'albumine et les sels du sérum, des corpuscules graisseux et souvent une matière gommeuse étrangère ajoutée frauduleusement.

L'hémoglobine liquide est désignée sous le nom d'*hémocristalline*, solution à 50 % d'oxyhémoglobine cristallisable dans de l'eau glycérinée, et d'*hémoglobine liquide*, solution à 50 % d'hémoglobine en paillettes dans de l'eau glycérinée.

Falsification. — On substitue souvent à l'hémoglobine du sang coagulé, desséché et pulvérisé. On le reconnaît à ce qu'il n'a pas l'aspect cristallin et qu'il est insoluble dans l'eau. On y retrouve facilement la fibrine.

Si à une solution de 0,10 de paillettes dans 5 c. c. d'eau distillée on ajoute volume égal d'éther et on agite à deux reprises : avec l'oxyhémoglobine pure, le mélange se sépare rapidement en deux couches, avec le sang desséché, il se fait une émulsion.

De même en employant 1 c. c. d'hémoglobine liquide, 5 c. c. d'eau, 5 c. c. d'éther et agitant à plusieurs reprises, le mélange se sépare rapidement en deux couches avec l'oxyhémoglobine vraie en solution et la surface de séparation seule paraît rosée (BÝLA).

On peut établir la valeur d'une hémoglobine en comparant sa puissance colorante à celle d'un échantillon type, dans une solution à 5 centigr. pour 25 c. c. d'eau.

Les hémoglobines liquides qui donnent des reflets violacés ont un commencement d'altération et doivent être rejetées.

Pharmacologie. — L'oxyhémoglobine est employée en thérapeutique sous le nom d'hémoglobine. On a cru trouver en elle le ferrugineux par excellence puisque le fer y existe en combinaison organique et sous la même forme que dans le sang ; mais les résultats obtenus ne sont pas supérieurs à ceux que donnent les autres ferrugineux. On l'emploie en poudre, cachets, sirop, élixir, vin, etc., à la dose de 0 gr. 40 à 0 gr. 50, deux fois par jour pour les adultes. Ses préparations liquides (solutions, vin, élixir) doivent être exactement neutralisées par NaOH étendue sous peine de devenir troubles par production d'hématine. Le sirop est la meilleure des formes.

KÉRATINE

On donne ce nom à un groupe de matières albuminoïdes qui sont moins riches en carbone, plus riches en azote et en soufre que les albumines proprement dites. Elles forment la majeure partie de la soie, des plumes, de la corne, de la laine, des ongles, de l'épiderme.

La kératine varie comme composition avec la provenance.

Préparation. — On l'extrait surtout de la corne et des tiges de plume. Pour cela, la corne est réduite en poudre et épuisée successivement par l'eau, l'alcool, l'éther, les acides étendus ; enfin on la fait digérer à 40° dans du suc gastrique artificiel pour solubiliser les autres albumines. Le résidu non attaqué constitue la kératine.

Propriétés. — C'est une poudre brun clair, insoluble dans l'eau, qui la gonfle et la ramollit à chaud, insoluble dans les acides étendus, soluble dans les alcalis en cédant du soufre et en se

transformant en alcali-albumine, albumose et peptone. L'acide
acétique concentré la dissout également.

Pharmacologie. — La kératine ne sert en pharmacie qu'à la
préparation des pilules dites kératinisées, c'est-à-dire entourées
d'une couche de kératine. Cet enrobage a pour but de préserver la
pilule de l'attaque du suc gastrique et de lui permettre d'arriver
intacte jusqu'à l'intestin, où le suc pancréatique dissout, par son
alcali, la kératine et permet à la pilule de se désagréger et de
produire son action. On évite ainsi, aux personnes dont l'estomac
fonctionne mal, l'action des médicaments sur cet organe. La
kératinisation des pilules est une opération délicate pour laquelle
aucune formule pratique n'a encore été donnée. On se sert soit
d'une solution de kératine dans l'acide acétique ou dans l'ammoniaque, soit de kératine en poudre très fine que l'on fait adhérer
aux pilules par l'intermédiaire de teinture de benjoin.

On se sert beaucoup, aujourd'hui, pour l'enrobage des pilules,
du **gluten,** matière albuminoïde des farines de céréales, qui
possède, comme la kératine, la propriété de n'être attaqué que
dans l'intestin. On enrobe la pilule d e poudre de gluten, fixée par
un adhésif convenable, ou on dispose le médicament dans une
capsule de gluten.

PEPTONES

Les peptones sont des produits qui résultent de la transformation des matières albuminoïdes, soit par le suc gastrique ou le suc
pancréatique, ce sont les peptones naturelles, soit par l'action des
ferments solubles ou de la chaleur, dans les digestions artificielles,
ce sont les peptones artificielles. Ces dernières seules sont utilisées en pharmacie.

On donne le nom de peptones vraies à celles, qui, en solution,
ne sont pas précipitées par le sulfate d'ammoniaque à saturation,
Les produits commerciaux sont toujours des mélanges complexes,
variables avec la matière albuminoïde employée et avec le mode
de préparation ; ils renferment surtout des peptones vraies et
aussi des albumoses et des sels.

Bien que leurs compositions ne soient pas identiques, elles sont
assez voisines pour que leurs propriétés soient les mêmes.

Toutes les matières albuminoïdes peuvent servir à la prépara-

tion des peptones (albumine de l'œuf, viande, caséine, gélatine). Il
en est de même des divers ferments ; d'où la division des peptones
artificielles en *peptones pepsiques, peptones pancréatiques, peptones papaïques* et *peptones industrielles* : ces dernières obtenues par l'action prolongée de la chaleur et des acides sont surtout riches en albumoses. Les peptones pepsiques à base de
viande sont les plus employées ; on les prépare soit à l'aide de
l'acide chlorhydrique (peptones chlorhydropepsiques), soit avec
l'acide tartrique (peptones pepsino-tartriques).

Préparation. — Peptones chlorhydro-pepsiques. — On
prend un kilo de viande de bœuf dégraissée et finement hachée ;
on délaie dans 5 litres d'eau additionnée d'environ 50 grammes
d'acide chlorhydrique, on ajoute 20 grammes de pepsine extrac-
tive et on laisse digérer douze heures à 50°, en agitant de temps en
temps. Le mélange se fluidifie et devient transparent. On laisse
ensuite refroidir et on filtre sur un papier mouillé, pour séparer
les matières grasses. On prélève un échantillon du liquide, qui ne
doit se troubler ni par l'ébullition, ni par l'acide azotique froid, ce
qui indique l'absence d'albumine et par suite une peptonisation
complète (sans quoi, il faudrait ajouter de la pepsine et faire
digérer de nouveau). On sature exactemement le tout par du bicarbonate de soude, et on évapore au bain-marie, au-dessous de 75°,
jusqu'à ce que le liquide ait une densité de 1,150 (*peptone liquide*),
ou à siccité (*peptone sèche*).

2° Peptones pepsino-tartriques. — L'emploi de l'acide tartrique remplaçant l'acide chlorhydrique a pour but d'éviter la formation de chlorure de sodium qui, restant dans la peptone, donne
aux vins et élixirs un goût désagréable.

On prépare ces peptones de la même façon que les peptones
chlorhydriques, mais en employant, pour les mêmes doses,
10 litres d'eau additionnée de 15 grammes d'acide tartrique. A la
fin de l'opération, on sature seulement la moitié du liquide par
du bicarbonate de soude et on ajoute l'autre moitié : il se forme
du bitartrate de sodium qui se dépose. On décante et on évapore
au degré voulu.

Dans l'industrie, la viande est parfois remplacée, en totalité ou
en partie, par de la gélatine.

Propriétés. — La *peptone sèche* est blanche, un peu jaunâtre, amorphe, à peine odorante, de saveur faible un peu amère, et de plus salée si elle est chlorhydro-pepsique, très soluble dans l'eau insoluble dans l'éther, le chloroforme et l'alcool absolu, mais soluble dans l'alcool dilué. Ces solutions moussent et filtrent facilement à chaud. Cette peptone correspond à six fois son poids de viande environ ; elle est hygrométrique.

Aujourd'hui, on prépare des peptones spongieuses qui sont en masses volumineuses, très légères, d'un blanc à peine jaune, très solubles dans l'eau et très hygrométriques.

La *peptone liquide* est sirupeuse, de couleur jaune ambré, d'odeur non désagréable ; sa densité est de 1,150. Elle s'altère rapidement ; aussi l'additionne-t-on de 50 grammes de glycérine et 50 grammes d'alcool par kilo, pour la conserver. Cette peptone correspond à trois fois son poids de viande environ.

La *peptone de gélatine* est blanche, sans odeur animale, de saveur peu accentuée.

La peptone est lévogyre ; elle dialyse mieux que les albuminoïdes, mais moins bien que les sels ; elle s'altère à partir de 110° pour fondre à 200°.

Les solutions de peptone sont légèrement acides et chassent l'acide carbonique des carbonates de chaux et de baryte en donnant des peptonates solubles.

L'acide métaphosphorique les précipite, précipité soluble dans un excès de réactif ; le nitrate d'argent ammoniacal les colore peu à peu en rouge-brun ; le tanin et l'acide picrique les précipitent, ainsi que le sous-acétate de plomb, l'iodomercurate de potassium, les sels d'argent, le chlorure mercurique.

Les acides phosphotungstique, phosphomolybdique, l'iodure de potassium iodé les précipitent en milieu légèrement acide.

Les peptones ont des caractères communs avec les matières albuminoïdes ; mais elles s'en distinguent en ce qu'elles sont solubles dans l'eau, qu'elles ne se coagulent pas par la chaleur, ne précipitent pas par les acides, en particulier par l'acide azotique, ni par le sulfate d'ammoniaque. L'alcool concentré les précipite, mais le précipité est soluble dans l'eau, le réactif de Tanret et le réactif citro-picrique les précipitent, précipité soluble à chaud. Elles donnent la réaction du biuret (potasse et sulfate de cuivre étendu, coloration violette).

Falsifications. — Les peptones peuvent contenir des albumoses par défaut de digestion ; on les fraude par addition de

P.C. 49

glucose, de dextrine, de gélatine, de lactose, ainsi que l'a montré HUGOUNENQ. De toutes ces falsifications, cette dernière est de beaucoup la plus fréquente.

Essai. — Le *glucose* se reconnaît par la liqueur de Fehling qui donnera un précipité ocreux, tandis qu'elle prendra simplement une teinte rosée violacée si la peptone est pure.

La *dextrine* par l'eau iodée : coloration rouge violacé.

Le *lactose*, en saturant à chaud la solution diluée de peptone, d'acétate neutre de plomb et ajoutant goutte à goutte de l'ammoniaque en excès au liquide bouillant : on obtient une coloration jaune, puis orange, puis rouge s'il y a du lactose.

La *gélatine*, en faisant une solution concentrée à chaud de peptone qui se prendra en gelée par refroidissement.

Les *albumoses* se reconnaîtront en ajoutant à la solution de peptone du chlorure de sodium en solution saturée et quelques gouttes d'acide acétique : on obtient à froid un précipité qui disparaît à l'ébullition pour se reformer par refroidissement. On peut aussi ajouter quelques gouttes d'acide azotique : il se fait un précipité qui disparaît à chaud. La solution de peptone pure ne doit pas précipiter par l'acide azotique ; elle doit donner la réaction du biuret.

La distinction des peptones pepsiques et des peptones pancréatiques se fait par addition d'eau bromée à leur solution aqueuse ; les premières donnent un précipité jaune et les secondes une coloration rouge violacé passant au brun par un excès de réactif. De plus, les peptones pancréatiques contiennent de la leucine et de la tyrosine.

La *peptone de gélatine* se reconnaît d'après SALKOWSKI, en ajoutant à 1 c. c. de solution de peptone à 5 % 5 c. c. d'acide acétique et 5 c. c. d'acide sulfurique : il se fait, avec la peptone de gélatine, une coloration jaune, et, avec la peptone de viande, une coloration violette. Le réactif de Millon, ajouté à volume égal à la solution de peptone, donne un précipité incolore avec la peptone de gélatine, et rougeâtre avec la peptone de viande.

Ces réactions deviennent inutilisables dans le mélange des deux peptones.

Titrage. — 1º MÉTHODE DE DENAYER. — Elle repose sur cette réaction qu'une solution de peptone, traitée par l'alcool à 95º, donne un précipité d'autant plus abondant que la peptone est plus nutritive, et cet alcool dissout d'autant plus de substances (créatine, créatinine, leucine) que la peptone est de moins bonne qualité.

On prend 2 grammes de peptone que l'on dissout dans 10 c. c. d'eau distillée. On additionne cette solution de 100 grammes d'alcool à 95° et on laisse vingt-quatre heures. On décante le liquide ; le précipité est lavé à l'alcool, séché à l'étuve et pesé. Les liqueurs alcooliques réunies sont distillées et le résidu, séché à l'étuve, est pesé. Une bonne peptone donne, dans ces conditions, 1 gr. 40 environ de précipité, soit 70 %.

Cette méthode n'est qu'approximative, elle compte les albumoses comme des peptones.

2° PROCÉDÉ ALLEN. — On dissout 1 gramme de peptone dans 50 c. c. d'eau, on ajoute 1 c. c. d'acide sulfurique au 1/5, puis du sulfate de zinc en poudre à saturation. On laisse une demi-heure, les albumoses se déposent. On recueille le précipité, on le lave avec de la solution saturée de sulfate de zinc et on y dose l'azote par la méthode de Kjeldahl. Le chiffre obtenu multiplié par 6,25 donne le poids d'albumose.

Dans le liquide de précipitation on ajoute un grand excès d'eau bromée, les peptones se précipitent. Après une demi-heure, on filtre sur un tampon de coton de verre, on lave le précipité à l'eau froide et on y dose l'azote. On calcule le chiffre de peptone correspondant en multipliant par 6,25.

Pharmacologie. — La peptone est absorbée directement par le tube digestif et peut servir d'aliment chez les malades débilités. On l'emploie encore fréquemment pour faire de la suralimentation ou en lavement pour l'alimentation des cancéreux. Elle intervient dans la préparation des peptonates.

Modes d'administration et doses. — On administre la peptone, à *l'intérieur*, en cachets, sirop, vin, élixir, lavements, ou délayée dans du lait ou du bouillon; à la dose de 1 à 2 cuillerées à soupe pour la peptone sèche, 2 à 4 cuillerées à bouche pour la peptone liquide.

Conservation. — Les peptones sont très altérables, surtout la peptone sèche. On doit la conserver en vases parfaitement clos, à l'abri de la chaleur et de l'humidité, et ne jamais se servir de celle qui a subi un commencement de putréfaction, reconnaissable à l'odeur, la peptone étant un excellent milieu de culture pour les microbes et pouvant déterminer des symptômes graves d'empoisonnement par la présence des toxines, en particulier de la diarrhée et des vomissements.

La peptone bien sèche et sans odeur ne détermine pas d'accidents. On la conserve en petites divisions ou dans des flacons spéciaux à bouchon de verre creux contenant comme desséchant de la chaux vive.

Peptones iodées. — Combinaisons d'iode et de peptone, solubles dans l'eau, la glycérine et l'alcool faible. Elles ne sont décomposées que dans l'intestin et le tube digestif les tolère bien, sans production d'accidents d'iodisme. On les emploie comme médicaments iodés à la façon des huiles iodées ou des préparations iodo-tanniques.

On les obtient en chauffant quinze minutes, à l'autoclave à 125°, une solution de peptone à 50 % avec de l'iode finement pulvérisé en présence de chloroforme ; par exemple, 200 c. c. solution de peptone à 50 %, 10 grammes d'iode, 5 grammes de chloroforme. Après refroidissement, on filtre, on chauffe de nouveau cinq minutes à l'autoclave à 125°, puis on évapore au bain-marie pour avoir une poudre, ou sur des plaques de verre à l'étuve pour obtenir des paillettes, ou encore on étend d'un volume convenable pour avoir une solution titrée par rapport à l'iode fixé. La teneur en iode est variable selon la nature de la peptone et le mode de préparation. Cet iode est en combinaison organique et il faut un réactif énergique pour le libérer. La dose à prescrire varie selon la richesse en iode, en moyenne de 2 à 10 centigrammes d'iode par jour.

SOMATOSE

Préparation. — D'une façon générale, on peut préparer les albumoses en chauffant des matières albuminoïdes (viandes) entre 90° et 105° avec un acide organique (acide oxalique, citrique, tartrique, etc.) qu'on élimine ensuite par la chaux.

Propriétés. — Poudre blanc jaunâtre, finement granuleuse, sans odeur et presque sans saveur, soluble dans l'eau. Elle contient, d'après GOLDMANN, 88 % d'albumose de viande et 12 % de peptone environ.

Pharmacologie. — La somatose est surtout une matière alimentaire ; elle est indiquée dans tous les cas où la suralimentation s'impose. Son emploi détermine le relèvement de l'appétit et une augmentation sensible du poids. Elle produit de bons effets chez les anémiques, les chlorotiques, les convalescents, les tuberculeux, les cachectiques. Elle peut se donner aux enfants qui s'alimentent mal.

On la prescrit à la dose de 10 à 15 grammes par jour, soit 3 à 5 cuillerées à café, dans un véhicule quelconque, lait, bouillon, sauf le vin. Aux enfants on donne de 3 à 6 grammes.

Ferro-somatose. — Préparation de somatose et de fer en combinaison organique. Contient 2 % de fer. Expérimentée par Roos à Fribourg, elle convient principalement aux chlorotiques. La dose de 5 à 10 grammes par jour stimule l'appétit, élève la teneur du sang en hémoglobine, augmente le poids du corps, améliore la nutrition. Elle n'a pas la saveur astringente des préparations ferrugineuses et n'altère pas les dents.

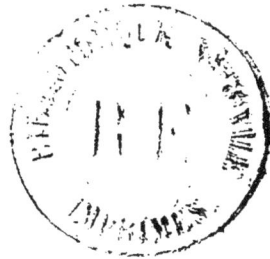

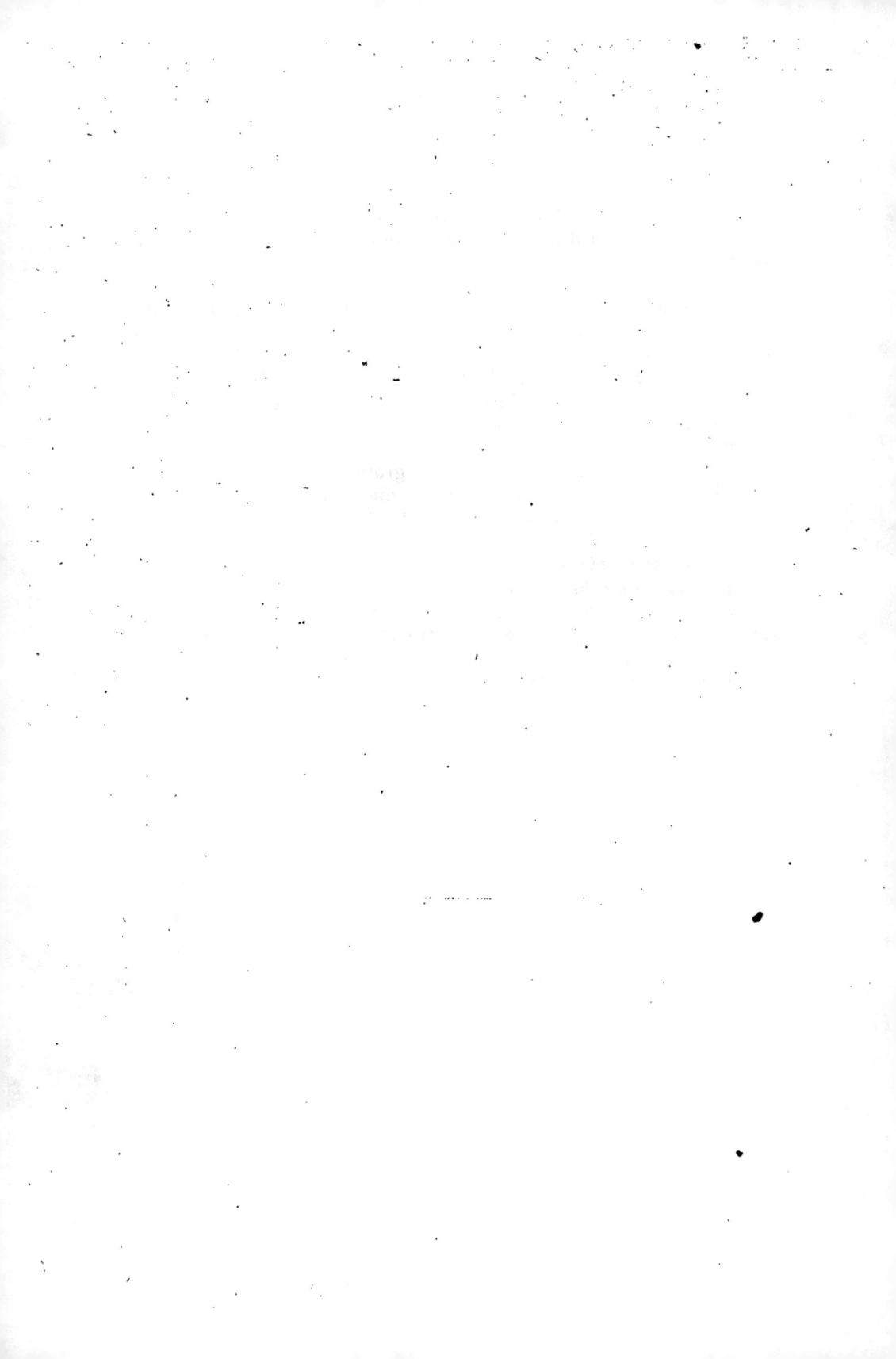

TABLE ALPHABÉTIQUE

___

A

B

D

E

F

G

H

M

N

O

P

T

X

Y

Z

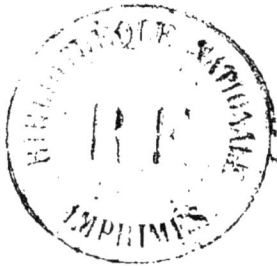

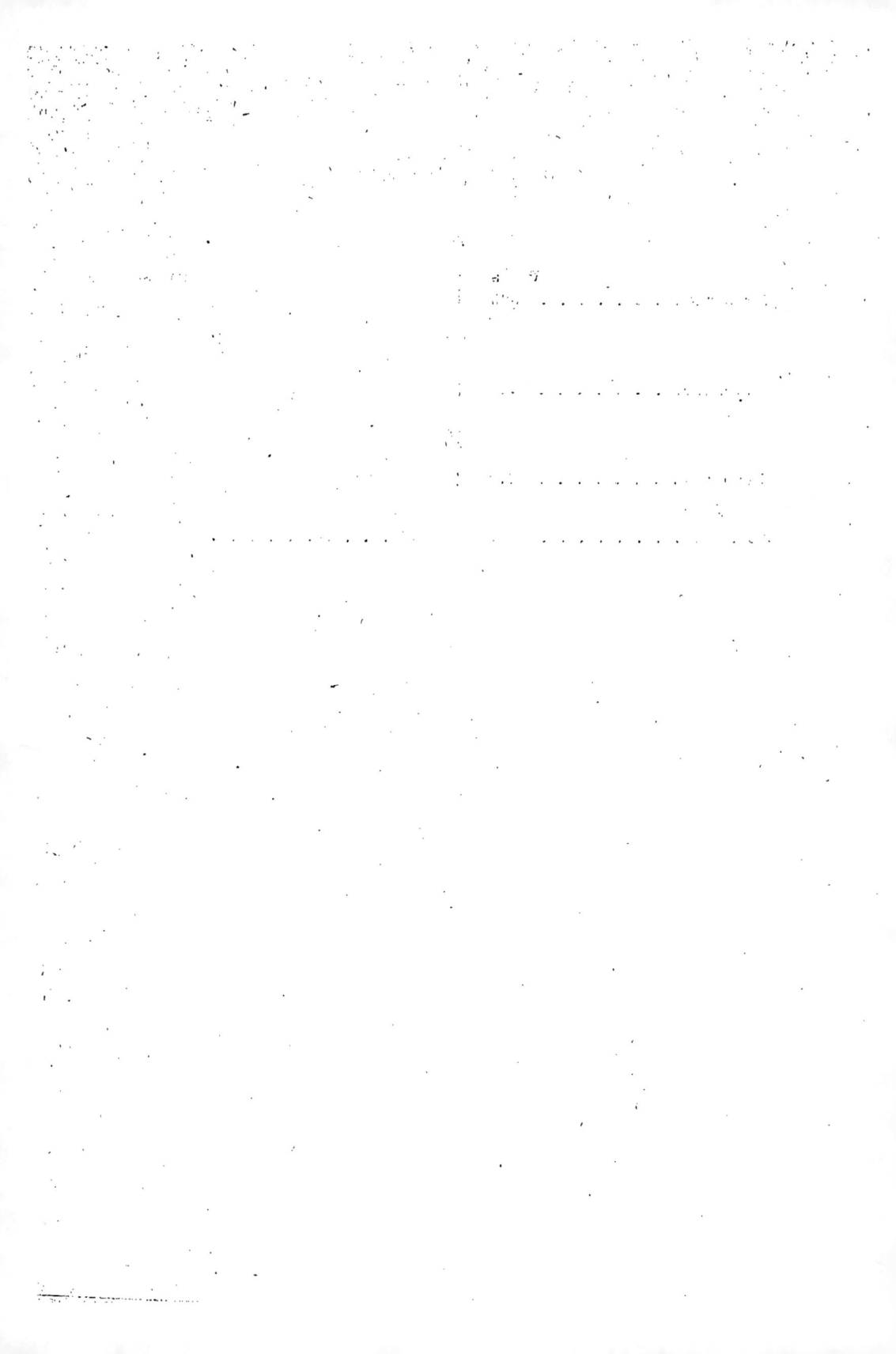

TABLE DES MATIÈRES

———

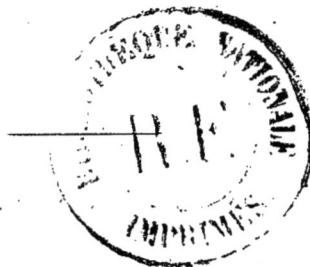

A. MALOINE & FILS, Éditeurs
27, Rue de l'École-de-Médecine, 27, PARIS

VIENT DE PARAITRE

TRAITÉ

DE

PHARMACIE GALÉNIQUE

Par A. ASTRUC

Docteur ès sciences

Professeur à l'Université de Montpellier

2 VOLUMES

In-8, 1921, 1191 pages, 206 figures................ 55 francs

EXTRAIT DE LA TABLE DES MATIÈRES

Opérations pharmaceutiques. — Opérations mécaniques, physiques, chimiques, stérilisation. Désinfection.

Formes pharmaceutiques. — Médicaments spéciaux d'origine animale ; à opérations physiques, à opérations chimiques.

Médicaments complexes. — *Médicaments complexes internes :* sirops, conserves, gelées, pâtes. Électucures, pains, pilules, capsules, cachets, comprimés. — *Médicaments complexes destinés aux cavités du corps :* Injections, inhalations, gargarismes, collutoires, dentifrices, collyres, suppositoires, bougies, etc. — *Médicaments complexes externes :* Pulvérisations, fumigations, bains, lotions, pommades, savons, cataplasmes, pansements, etc.